全科医生
诊疗与处方手册

戴德银　田卫卫　张德云　主编

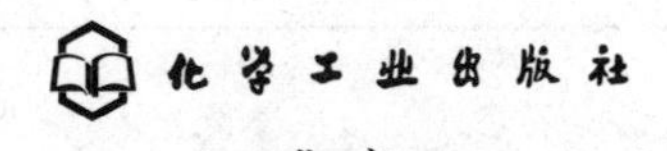

·北京·

本书为针对全科医师的培训提高用书，为一线临床医师结合具体临床实践编写而成，收录疾病病种全，对临床各科700余种疾病的临床表现、诊断要点、防治原则、具体用药等内容进行了简明论述，所载药物达2000余种，覆盖临床常用药物。本书内容覆盖面广、文字简明、条目清晰，适合基层医师、全科医师参考使用。

图书在版编目（CIP）数据

全科医生诊疗与处方手册/戴德银，田卫卫，张德云主编.—北京：化学工业出版社，2019.2（2025.5重印）
ISBN 978-7-122-33333-9

Ⅰ.①全… Ⅱ.①戴…②田…③张… Ⅲ.①临床医学-诊疗-手册②处方-汇编 Ⅳ.①R4-62②R925

中国版本图书馆CIP数据核字（2018）第268045号

责任编辑：李少华　　加工编辑：何　芳
责任校对：宋　夏　　装帧设计：关　飞

出版发行：化学工业出版社（北京市东城区青年湖南街13号　邮政编码100011）
印　　装：河北延风印务有限公司
850mm×1168mm　1/32　印张24¾　字数813千字
2025年5月北京第1版第9次印刷

购书咨询：010-64518888　　售后服务：010-64518899
网　　址：http://www.cip.com.cn
凡购买本书，如有缺损质量问题，本社销售中心负责调换。

定　　价：68.00元

编写人员名单

主　　编　戴德银　田卫卫　张德云

副 主 编　李　鹏　孙　薏　唐阳琳

编写人员（以姓氏笔画为序）

于新玉　王　尧　王　江　王　奎　王雪燕
王跃蓉　王维萍　王　皓　王鑫惠　亓占中
方宏洋　邓聪颖　龙　君　卢海波　田卫卫
代升平　皮儒先　任婷婷　刘云杰　刘丛丛
刘亚红　刘江南　刘　英　刘　洋　刘晓轩
刘　辉　江　林　汤亚忻　许群芬　孙　薏
巫婷婷　李　丁　李光清　李　红　李　青
李　峰　李　鹏　李　燕　杨洪富　肖代兰
吴　巧　何文秀　何思璇　何恩福　何　菱
张卫华　张　方　张永超　张进华　张伶俐
张德云　林芸竹　郁　杰　罗　敏　周　铣
郑　雪　孟　青　赵祝英　赵　艳　胡晓允
钟成清　钟国成　顾明忠　钱亚玲　唐文艳
唐阳琳　唐　超　康　侨　康晓曦　梁丽洪
梁　超　梁颖隽　敬新蓉　雷　蕾　廖学敏
廖　琦　廖　皓　谭金哲　薛永新　薛　峰
戴德银　檀臻炜　魏　婕

主　　审　李　健　张俊琦　刘少山

学术秘书　代升平

前言

全科医生是保障居民健康的“守门人”，在基层医疗卫生服务中发挥着重要作用。全科医生需求量很大。在“十二五”期间，中央财政累计投入95亿元，建设近600家全科医生临床培训基地；累计投入200亿元，支持开展全科医生培训工作；全面实施全科专业住院医师规范化培训，认定了730个全科专业住培基地。充分体现了党和政府对“全科医生工程”的高度重视！从长远看，未来全科医生的人数肯定要多于专科医生。

本书为临床一线医师、药师合力编写而成，涵盖临床各科700余种常见病，涉及临床表现（症状与体征）、诊断要点、防治原则（措施）、合理用药、预防、预后等相关内容，所载药物2000余种，基本囊括了《中华人民共和国药典》（在药名右上角“[]”中标明“典”），《国家基本医疗保险、工伤保险和生育保险药品目录》（在药名右上角“[]”中标明“保甲”或“保乙”），《国家基本药品目录》（在药名右上角“[]”中标明“基”）的常用治疗药物；也收集了部分疗效确切的新特药，方便医务人员合理用药和读者查询，以确保诊断准确，治疗有效，用药合理，预防到位。

在编著本书过程中，特别注意各种感染性疾病及各系统常见、多发和难治性疾病的经典疗法和防治新成果、新进展，并力求简明精炼，方便读者快速查阅。

本书内容丰富，文字精炼，适合临床医务人员、全科医生参考，也适用于医药院校实习生、毕业生、进修生和关注健康的大众读者阅读参考。

由于编者水平有限，如发现书中疏漏之处，殷切希望并非常欢迎及时批评指正，谢谢！

中国人民解放军西部战区空军医院　主任药师　戴德银

2019年1月

目录

第一章　传染病

第二章 常见中毒性疾病急救

第三章 肿瘤防治

第四章 神经精神系统疾病

第五章 循环系统疾病

第六章　呼吸系统疾病

第七章　消化系统疾病

第八章　内分泌-代谢系统疾病

第九章　泌尿生殖与妇科疾病

第十章　结缔组织及骨关节疾病

第十一章　眼科、耳鼻咽喉及口腔、颌面部疾病

第十二章　皮肤科疾病

第十三章 婴幼儿疾病

第一章 传染病

第一节 细菌感染与用药

麻风

麻风是由麻风分枝杆菌引起的一种慢性传染病，主要侵犯皮肤和周围神经，在抵抗力低的病例中，到了中晚期可累及深部组织和内脏器官。麻风死亡率低，但可导致肢体残疾。

【临床表现与诊断要点】

1. 主要通过与麻风患者的长期密切接触传播。鼻是麻风杆菌排出的主要出口，可经呼吸道、破损皮肤、伤口感染而致病。人对麻风杆菌有不同程度的自然获得性免疫。大多数接触者在感染后建立了对麻风杆菌的特异性免疫力，从而以亚临床感染方式终止感染，不发生麻风病，仅少数人对麻风杆菌无免疫力，或免疫低下者才易感染致病。潜伏期3个月～10年，平均2～5年。国内发病率已降到0.5/10万。

2. 临床典型表现

（1）皮肤（毛发损害） 皮肤神经末梢浅感觉（温觉、触觉、痛觉）障碍；汗腺分泌障碍；毛发、眉毛、毳毛可脱落；经耳后等皮肤斑疹、丘疹、结节、斑块、浸润、水疱、溃疡（萎缩）等病变组织活检可找到麻风杆菌（瘤型与界线类麻风）。

（2）周围神经损害 可见耳大神经受累、“爪形手”或“猿手”。受累的周围神经症状可呈棱状、结节状或均匀的粗大，有痛感或压痛，有时出现干酪样坏死、纤维性变化及钙化等。损害常局限于外周神经和皮肤，呈红色或暗红色斑块状、环状或地图状，红斑、浅色斑或小丘疹聚集等。

临床特征采用五级分类法可分为：结核样型（TT）、偏结核样型界线类（BT）、中间界线类（BB）、偏瘤型界线类（BL）、瘤型麻风（LL）。也有未定类麻风（I）。

【防治措施与用药】

1. 明确诊断后应尽早开始规范治疗。

2. 世界卫生组织推荐用多种药物联合化疗。

（1）多菌型　利福平[保甲]＋氨苯砜[保甲]＋氯法齐明（氯苯吩嗪）[保乙]，疗程24个月，用药剂量视病情酌定。氯法齐明有抗麻风杆菌核酸代谢、杀菌、抗炎、抗Ⅱ型麻风反应的作用。口服200～300mg/d，1次服，待反应控制后，缓慢减量。

（2）少菌型　利福平[保甲]＋氨苯砜[保甲]，疗程6个月，用药剂量视病情酌定。尚可选用醋氨苯砜[保甲]注射给药。

3. 密切注意治疗药物的不良反应，用药期间应定期检查血常规和肝功能。

4. 对症支持治疗。麻风反应时应慎用沙利度胺（反应停）[保乙]、肾上腺皮质激素、氯苯达诺（B663）、普鲁卡因、雷公藤等相应治疗。

5. 隔离治疗直至治愈为止。

炭　疽

炭疽是炭疽杆菌感染所致的一种急性传染病，属自然疫源性疾病。

【临床表现与诊断要点】

1. 临床表现

（1）皮肤炭疽　最常见。典型表现为皮肤坏死，黑痂或焦痂浅溃疡，多见于面、颈、手、肩等裸露部分，溃疡周围有成群小水疱，附近组织有广泛非凹陷性水肿，疼痛不显著，局部淋巴结肿大而无明显压痛。中等度发热，全身中毒症状严重。

（2）肺炭疽　起病急骤，或先有2～4d的不适，如寒战、高热等严重的中毒症状，咳嗽、血痰、呼吸困难、发绀；肺部有啰音及胸腔积液。也可先出现低热、肌痛、干咳、心前区压迫（痛）感等，然后突然出现呼吸窘迫、气急、喘鸣、血样痰、咳嗽、胸痛、大汗等，伴寒战、高热、心率增快等。

(3) 肠炭疽　较少见。起病急，常有发热，持续呕吐，严重腹泻、血样便，无里急后重等急性胃肠炎、腹膜炎型急腹症的表现。

(4) 脑膜急性感染　罕见。表现为脑膜刺激征。

2. 病原及流行病学　炭疽与职业有关，如农民、兽医、屠宰工人、皮革加工者等；有接触病畜及其皮毛史；肠炭疽有进食病畜肉类（食品）史；有本病接触史。

3. 细菌学检查　取水疱内容物、皮肤病灶分泌物、呕吐物、粪便、痰、血液、脑脊液做涂片或培养，发现炭疽杆菌可确诊。

【防治措施与用药】

1. 患者强制住院，严格隔离。

2. 皮肤损害禁忌挤压及手术切开。可用1∶2000高锰酸钾液外洗，敷以四环素软膏，用纱布包扎。

3. 尽早应用抗菌药物

(1) 治疗皮肤炭疽可选用以下药物。

环丙沙星[保甲]　0.4～1.5g，口服，分2～3次，疗程60d。必要时可予静脉给药。

多西环素（盐酸美他环素）[保甲]　300mg，口服，每日2次，疗程60d。

阿莫西林[保甲]　1～4g，口服，分3～4次，连服60d。

(2) 治疗肺炭疽可选用以下药物。

环丙沙星[保甲]　用法同皮肤炭疽。

多西环素联合克林霉素　多西环素（用法同皮肤炭疽）联合克林霉素0.5～1g，口服，每日3～4次；或再加利福平0.15～0.6g，每日1次。

青霉素[保甲]　1000万～2000万U/d，静脉滴注，并可同时合用氨基糖苷类（链霉素、庆大霉素、阿米卡星、依替米星等），疗程2～3周。

抗炭疽血清[保甲]　对毒血症严重患者除了应用抗生素治疗外，可同时应用抗炭疽血清肌注或静注，第1天100ml，第2～3天各30～50ml，应用前必须做皮肤过敏试验。预防：肌内注射20ml/次。或遵医嘱用。

4. 对症支持治疗　对患者的分泌物和排泄物应按消灭芽孢的方法彻底消毒；进高热量流质或半流质饮食；必要时静脉补液，出血严重时应适当输血；皮肤炎性水肿患者应用肾上腺皮质激素，一般用氢化可的松 100～200mg/d 短期静脉滴注，但必须在应用足量的青霉素（抗菌药物）治疗、控制感染的前提下采用。有弥散性血管内凝血（DIC）者，应及时应用肝素、双嘧达莫（潘生丁）等药物治疗。

破伤风

破伤风是各种原因所致的外伤时，破伤风杆菌侵入伤口而引起的一种严重厌氧菌感染。新生儿破伤风应按乙类传染病报告。

【临床表现与诊断要点】

1. 平均潜伏期 7～14d，潜伏期越短病情越重。有伤口深、污染重且未彻底清创消毒，或产后感染或新生儿脐带消毒不良等病史。

2. 临床表现　开始常有乏力、头痛、失眠、全身不适、烦躁不安等前驱症状；以后出现颜面肌和咀嚼肌痉挛而致苦笑面容、张口困难、牙关紧闭、颈肌痉挛、颈项强直（波及背部肌肉）、角弓反张、膈肌和膈间肌痉挛，可有呼吸困难或窒息。较轻微的刺激即可引起阵发性抽搐发作，但患者神志清醒。亦有突发高热、寒战、神志不安、表情淡漠、有恐怖感、恶心、呕吐、头痛、脱水、脉速、心悸等；重症常出现低温、脉细、呼吸短浅、血压下降等。伤处有进行性剧烈疼痛，广泛的组织坏死、恶臭如尸味，其渗出物带有气泡；伤口周围严重水肿、发热、明显触痛。伤口周围皮肤呈黄棕色或青铜色，皮下有气肿。

3. 实验室检查

（1）伤口渗出物涂片及细菌培养可发现革兰阳性梭状芽孢杆菌。

（2）白细胞总数及中性粒细胞增多，红细胞及血红蛋白减少。

4. 影像学检查　X 线透视或拍片，在局部软组织内可见气层。

【防治措施与用药】

1. 患者应住院治疗，保持环境安静、避免刺激。

2. 皮肤损害的清创应在使用抗生素、镇静药后 1h 内进行。

3. 及早应用抗生素及抗毒素药物。遇有较深伤口或污染、污秽创伤时，应预防注射精制破伤风抗毒素。

精制人破伤风抗毒素[保甲]　用前必须做皮试，阴性后方能应用。①预防用：皮下或肌内注射，一次 1500～3000IU，儿童和成人剂量相同，重症时增加剂量 1～2 倍。经 5～6d 仍未消除危险者，还应重复注射。②治疗用：肌内或静脉给药，首剂 5 万～20 万 IU，儿童和成人剂量相同；以后视病情决定剂量和给药间隔时间；尚可将适量剂量注射于伤口周围组织中。③新生儿破伤风，24h 内分次或 1 次肌内注射抗毒素 2 万～10 万 IU。用前知晓不良反应与处理，需仔细看说明书。

破伤风免疫球蛋白制剂[保乙]　用药前无须做皮肤过敏试验。臀部肌注。儿童、成人预防破伤风每次 250IU；治疗为 3000～6000IU，一次性静滴或肌注，可多点注射。

马抗破伤风血清　应用前必须做皮肤过敏试验；皮试阳性者采用脱敏疗法。首日 5 万 U 静滴，以后 1 万 U/d，总剂量 1500 万～2000 万 U。

可选用以下抗生素。

青霉素[保甲]　1000 万～4000 万 U，分 2～4 次，静滴，连用 7～10d。用药前必须做皮肤过敏试验。

甲硝唑[保甲]　500mg，静滴，每日 2 次；或 2.0～2.5g，分次口服；或甲硝唑栓 1.0g，直肠内给药。

多西环素[保甲]　口服，首次 0.2g，以后每次 0.1g，每日 1～2 次。

4. 支持对症治疗。大量使用抗惊厥药和镇静药，控制痉挛发作。

气性坏疽

本病为产气荚膜梭菌感染及多种厌氧菌混合感染所致，一旦发现，应立即以特殊感染病例报告医院感染管理部门。

【临床表现与诊断要点】

1. 病史　有外伤史，多发生于下肢，潜伏期 10～48h，也可达 5～6d。好发于战伤和农业劳动时的外伤。

2. 临床表现　起病急骤、病情发展快，病死率为 25%～40%。

(1) 局部表现　伤口局部组织出现肿胀和胀裂样剧痛，伤口周围皮肤高度水肿；渗出物淡棕色、稀薄、恶臭、混有气泡。创口内肌肉呈暗红色，如煮熟的牛肉，无弹性，切割也不流血。

(2) 全身表现　明显毒血症症状、高热、呼吸急促、脉搏细速、血压偏低；热病容，重症者很快出现感染中毒性休克。

3. 细菌学检查　创口渗出物细菌培养、涂片镜检见产气荚膜梭菌，或抗原抗体试验阳性，可明确诊断。

【防治措施与用药】

1. 患者住单间病房，实施床旁接触隔离。

2. 尽早进行清创术，清除感染组织和坏死组织，取创口分泌物做需氧菌及厌氧菌培养。必要时应截肢。

3. 早期足量应用抗厌氧菌药物，合并需氧菌感染时联合应用抗需氧菌药物。

4. 抗菌药物的临床应用

（1）青霉素联合克林霉素

青霉素[保甲]　成人240万～2000万U/d，儿童20万～40万U/(kg·d)，分4～6次加入少量5%葡萄糖注射液中，间歇快速滴注。输液中青霉素钠盐浓度一般为1万～4万U/ml。给药前皮肤过敏试验必须为阴性。

克林霉素[保甲/乙]　成人抗需氧菌时，用600～1200mg/d，分2～4次肌注或静注；抗厌氧菌感染时，一般用1200～2700mg/d，极重型感染用到4800mg/d。儿童月龄1个月以上，重症感染者用15～25mg/(kg·d)，极重症者可按25～40mg/(kg·d)，分3～4次给药。或遵医嘱。

（2）其他药物　可选用多西环素[保甲]、氯霉素[保甲]、头孢曲松[保甲]、红霉素[保甲]。多西环素和氯霉素不适用于儿童。

① 头孢曲松钠　一般感染1g/d，1次肌注或静注；严重感染2g/d，分2次给予；儿童用量一般按成人量1/2给予。肌注：将1g药量溶于适量0.5%利多卡因注射液中，深部肌内注射；静注：将1g药量溶于10ml灭菌注射用水中，2～4min注射完；静滴：将1g药量溶于5%～10%葡萄糖注射液或0.9%氯化钠注射液（生理盐水）50～100ml中，于0.5～1h内滴完。

② 其余三种药　按病情酌用。

布氏菌病（波状热）

布氏菌病是布氏杆菌引起的急性或慢性自然疫源性乙类传染病，俗称波状热。一旦发现，应立即向有关部门报告。

布氏杆菌全球分布，地中海地区、亚洲、中南美洲为高发区；国内多见于内蒙古、东北、西北等地区；20世纪90年代以来，散发病例以30%～50%的速度增长，个别地区发生暴发流行。在我国，牧民接触羊羔为主要传播途径，兽医为病畜接生也极易被传染。剥牛羊皮、剪羊毛、挤乳、切病畜肉、屠宰病畜、儿童玩羊等均可受染，布氏杆菌从接触处的破损皮肤进入人体。也可经消化道黏膜、呼吸道黏膜、眼结膜、性器官黏膜感染致病。以春末夏初或夏秋之间产羊羔季节发病率较高。

有急性布氏杆菌病、布氏杆菌骨髓炎和心内膜炎之分。

【临床表现与诊断要点】

1. 临床表现　本病临床表现变化多端，但个体病例表现很简单，仅为局部脓肿，或很复杂而表现为几个器官或系统同时受累。羊型、猪型病情较重，牛型症状较轻，部分病例可不发热。国内以羊型病例多见，潜伏期7～60d，一般2～3周，个别可达数月至1年以上。未经治疗的自然病程3～6个月（平均4个月），也可仅为1个月，或长达数年以上。

2. 实验室检查

(1) 淋巴细胞相对增多，血细胞沉降率（简称血沉）在急性期增速，慢性期亦偏高。

(2) 各种培养需时较长，4周后仍无生长可放弃。

(3) 血清凝集试验，效价1∶160为阳性，若效价有4倍以上增高，提示近期有布氏杆菌感染；酶联免疫吸附试验（ELISA）或亲和素酶联试验阳性有助于诊断。皮内试验24～48h观察结果，慢性期患者几乎100%呈阳性或强阳性反应。

【防治措施与用药】

1. 抗病原菌治疗

(1) 宜选药物　多西环素＋庆大霉素（或链霉素）2～3周。

多西环素[保甲]　饭后口服，100mg，每日2次，首次剂量加倍。8岁以上儿童体重不超过50kg者剂量4mg/(kg·d)，以后2mg/(kg·d)；严重感染者4mg/(kg·d)，50kg以上体重者按成人剂量口服。

庆大霉素[保甲]　肌注，8万U/次，每日2～3次，症状控制后改为口服。

链霉素[保甲]　肌注，0.5～1.0g，每日1～2次。

新型氨基糖苷类　如奈替米星[保乙]、依替米星[保乙]，抗菌作用强，不良反应明显少于庆大霉素和链霉素。有条件者可选用。

(2) 可选药物　多西环素联合利福平6周，或复方磺胺甲噁唑＋庆大霉素2周。

利福平[保甲]　饭前1h口服，分2～3次。

多西环素和庆大霉素用法同前。

2. 对症支持治疗

(1) 急性感染对症支持治疗　患者应卧床休息，注意水、电解质及营养的补充，给予足量B族维生素及维生素C以及易消化饮食。高热者可同时应用解热药；必要时联用肾上腺皮质激素改善毒血症症状（必须与抗生素联合，用法如前），疗程3～4d。当感染累及中枢神经系统及长期有睾丸肿痛者，可视为应用激素的指征。

（2）慢性感染对症支持治疗　除应用抗菌药物治疗外，对脓性病灶可予手术引流，布氏杆菌骨髓炎应予彻底清创，脊柱炎或椎间盘感染一般无须外部引流，关节炎患者偶做滑膜切除术。

（3）菌苗疗法　布氏杆菌菌体疫苗静脉注射，首剂25万菌体，以后依次为50万、125万、500万、1000万、2000万、5000万、7500万、1亿、1.5亿菌体。每次注射后引起短暂的发热为有效。活动性肺结核、风湿热、恶性肿瘤、肝功能不全者及孕妇禁用。

鼠疫（耶尔森菌病）

鼠疫为鼠疫杆菌所致的烈性甲类传染病。传染性大，病死率高，一旦发现，应立即向有关部门报告。本病先流行于鼠类及其他啮齿动物，后借鼠蚤传染给人类。此种“鼠—蚤—人”是鼠疫（腺型）的主要传播方式。肺型可经飞沫传播。

【临床表现与诊断要点】

1. 临床表现　潜伏期2～3d，预防接种后可延至9～12d。近年来轻型及隐性感染表现为不规则低热，全身症状轻，局部淋巴结轻度肿大、压痛，无出血现象，多见于流行初期、流行末期或预防接种者。临床上主要有腺型鼠疫、肺型鼠疫、败血症型鼠疫。

（1）腺型鼠疫亦称淋巴结型。多发生于流行初期，起病急，突发高热，常伴畏寒、全身疼痛，可有恶心、呕吐；急性淋巴结炎在第1天即发生，第4天达高峰，以腹股沟部最多，其次为腋窝与颈部和颌下淋巴结，局部剧痛、肿胀，与浅层组织粘连，周围组织红肿热痛显著；一般为单侧，偶或双侧、多处同时出现。淋巴结很快出现化脓与坏死。如能度过7d，康复概率高。未及时治疗的多数患者，在淋巴结肿大后病情加剧，3～5d内因严重毒血症、休克，继发败血症或肺炎而死亡。

（2）肺型鼠疫多见于流行高峰期，显著毒血症，在24～36h内出现咳嗽、呼吸短促、发绀等，剧烈胸痛、咳痰（初时稀薄，稍带泡沫，不久即成鲜红色血痰，含有大量病菌）、呼吸困难加剧，但肺部仅可闻及散在湿啰音或胸膜摩擦音；可因休克、心力衰竭等在2～3d内死亡。患者临终前皮肤高度发绀，故俗称“黑死病”。

（3）败血症型鼠疫可原发或继发。全身中毒症状险恶，起病急骤、寒战、高热、神志不清、谵妄或昏迷，全身极度衰竭，皮肤与黏膜出血严重，可有鼻出血、呕血与便血、尿血等现象。

2. 实验室检查

（1）病原标本涂片镜检、培养发现鼠疫杆菌；血清的抗体滴度呈4倍增高时可明确诊断。

（2）白细胞总数及中性粒细胞增多。贫血属轻中度，程度依出血情况而定。肠炎型鼠疫的大便呈血样或黏液血便。

【防治措施与用药】

1. 患者应强制住单间病房，严格按甲类传染病消毒与隔离，病房环境应达到无鼠、无蚤。

2. 禁止挤压淋巴结。

3. 早期足量应用敏感的抗菌药物。

4. 抗病原治疗可选用以下药物。

庆大霉素[保甲]　成人160～320mg/d，分2～3次，疗程7～10d。

链霉素[保甲]　宜用于腺型鼠疫等较轻症病例，成人2g/d，分2～4次；退热后1g/d，疗程7～10d。

多西环素（强力霉素）[保甲]　成人口服，首次0.2g，以后每次0.1g，每日1～2次。8岁以上儿童，首剂4mg/kg，以后2～4mg/kg，每日1～2次，疗程7～10d。亦可选用四环素3～4g，分4次口服，或1.5～2g，分2次静滴。或遵医嘱。

磺胺嘧啶联合甲氧苄啶[保甲]　磺胺嘧啶（SD）[保甲]400mg＋甲氧苄啶（TMP）50mg，每日3～4次；或SD 2～4g首次口服，之后每4h 2g；或复方磺胺甲噁唑[保甲]每日口服2次，每次1.0g；均可与等量碳酸氢钠同服，体温正常3～5d后停药。可酌情增减剂量。

重症鼠疫宜联合用药　如链霉素＋氯霉素或四环素（多西环素）[保甲]、庆大霉素＋氯霉素或四环素（多西环素）[保甲]等。进行抗菌治疗的重症患者，可短期（3～5d）联用糖皮质激素，如静滴氢化可的松100～300mg/d。

5. 对症支持治疗　急性期绝对卧床，进流质或半流质饮食。按需静脉补液；烦躁不安、局部淋巴结疼痛者，给予镇静药、镇痛药；呼吸困难者给氧；出现休克、DIC、心力衰竭等应按感染性休克处理。

肿大淋巴结可用抗菌药物外敷，其周围组织内注入链霉素 0.5g（或庆大霉素 8 万 U）。已化脓者应切开排脓（宜在应用足量抗生素 24h 以上才施行）。眼型鼠疫可用四环素眼膏、金霉素眼膏、氯霉素眼药水滴眼。皮肤型鼠疫可用抗菌药液湿敷、冲洗或抗菌药膏外敷。

6. 预防　冻干鼠疫活菌苗在上臂外侧划痕接种。用乙醇消毒，待乙醇干后滴上菌液（每人份滴 0.05ml），用消毒针划成“井”字。划痕长度为 1～1.5cm，应以划破表皮稍见血迹为宜。划痕处用针涂压十余次，使菌液充分进入划痕内。接种后局部至少应裸露 5min。

土拉菌病（兔热病）

土拉菌病是土拉杆菌感染所致急性自然疫源性传染病。主要宿主是野兔，其次是鼠类和羊。传播途径：①直接接触（狩猎、加工及病死动物的血、肉、排泄物污染皮肤、黏膜、结膜而侵入人体）；②吸血昆虫叮咬，或昆虫被压碎后其体液沾染皮肤及黏膜；③食用污染的食物和饮水；④染菌飞沫吸入或侵入眼结膜、皮肤创口而发病。易感人群：猎人、屠宰工、肉类加工和皮毛加工工人、农牧民及实验室工作人员。

【临床表现与诊断要点】

1. 临床表现　潜伏期 1～10d，一般 3～4d。起病急骤，多数持续高热可达 39～40℃，寒战；毒血症症状，如头痛、肌肉酸痛、出汗、乏力等；少数高热呈弛张型或间歇型，未治疗者发热可持续1～3 周，甚至迁延数月。临床分型为：①溃疡病型和腺型；②肺型；③胃肠型；④伤寒型或中毒型；⑤眼腺型；⑥咽腺型或混合型。

2. 实验室检查

（1）白细胞计数多正常，偶达 13×10^9/L 者，血沉常增快。

（2）病原标本分离出病原菌或细菌培养出病原菌可明确诊断。

（3）血清免疫学试验抗体阳性。

【防治措施与用药】

1. 对症支持治疗　①饮食应含足量蛋白质和热量；②肿大淋巴结若无脓肿形成，宜用硫酸镁溶液局部湿敷；③局部溃疡清洗消毒。

2. 抗病原治疗　可选用以下敏感抗生素。

庆大霉素[保甲]　肌注或静滴 80mg，每日 2～3 次（间隔 8h），疗程 7～10d。氨基糖苷类药物均有效。

四环素[保甲]　口服 2～4g/d，分 3～4 次，疗程 10～14d。四环素类药物均敏感，可选用。

氯霉素[保甲] 疗效良好，体重在50kg以下又合并脑膜炎者剂量为50mg/(kg·d)；成人1.5～2.0g/d，分1～2次静脉给药疗效好；成人口服0.25～0.5g，每日3～4次。或遵医嘱。

3. 预防 强调个人防护、预防接种，一般采用减毒活菌苗皮下划痕法。疫区居民（西藏、青海、内蒙古、黑龙江、山东等地区）每5年接种1次，每次均为0.1ml。亦可服用减毒活疫苗及气溶胶吸入法，均有良好预防效果。

鼻疽

鼻疽是由马鼻疽假单胞菌属引起的感染性疾病，属自然疫源性人畜共患病。马鼻疽假单胞菌为革兰阴性需氧菌。其主要宿主为马、骡、驴，其次为山羊、绵羊、犬、猫和骆驼，人也可被感染，但较少见，一旦发生将非常严重。患者也可成为传染源。该病以接触传染为主。易感人群为兽医、饲养员、骑兵、屠宰工人和农民。

【临床表现与诊断要点】

1. 临床表现 大多数人因接触病畜（兽）而感染。潜伏期1～5d（局部化脓性感染）或10～14d（急性肺部感染）。急性型表现为高热、多处蜂窝织炎或脓肿；慢性型常迁延数月至数年，伴不规则低热、多处脓肿和瘘管。由于感染途径不同，临床表现分为四型。

（1）急性局部化脓性感染 细菌从破损皮肤侵入，形成小结节，伴局部淋巴管和全身症状，包括发热、寒战等，继而进展为感染部位皮肤呈蜂窝织炎、坏死、溃疡，并沿淋巴管出现成串结节性脓肿，甚至瘘管，排出红色或灰白色脓液。可累及眼、鼻、口腔，产生黏液性分泌物，继而出现溃疡和肉芽肿等。可伴有全身症状。

（2）急性肺部感染 病菌由呼吸道或继发于其他部位感染侵入肺部发病，表现为发热、乏力、头痛和胸膜炎等，可伴淋巴结大、脾大。X线诊断为大叶性肺炎、支气管肺炎、早期肺脓肿。

（3）败血症型 病菌广泛侵入全身，表现为全身性丘疹、脓疱，内脏器官广泛受累，常在7～10d内死亡。

（4）慢性化脓型感染 多发性皮下或肌内脓肿，可伴发热、淋巴结肿大、黏膜溃疡，可累及肺、胸膜、骨骼、眼、肝、脾及中枢神经系统。少数呈恶病质，内脏器官可呈淀粉样变性。病程可达数月至数年，有自限愈合倾向和复发性。

2. 实验室检查

(1) 白细胞总数轻度增多，也可减少或正常。淋巴细胞数相对增多。

(2) 病原标本涂片或细菌培养出致病菌，或血清学检查阳性，可明确诊断。

【防治措施与用药】

鼻疽假单胞菌对喹诺酮类、头孢他啶[保乙]、亚胺培南/西司他丁[保乙]、氯唑西林（氟氯西林）[保甲]等体外高度敏感。以往人类鼻疽一般用链霉素[保甲]（成人1g/d，分2次肌注）、磺胺嘧啶[保甲][50～100mg/(kg·d)，分3～4次口服]、四环素（成人2g/d，分4次口服）的联合用药，疗程4周以上。

根据《抗菌药物临床应用指导原则》，假单胞菌属感染宜选用头孢他啶[保乙]、头孢哌酮/舒巴坦[保乙]、头孢吡肟[保乙]、哌拉西林/舒巴坦[保乙]等抗假单胞菌β-内酰胺类＋氨基糖苷类（庆大霉素、阿米卡星）；可选哌拉西林/三唑巴坦或环丙沙星等喹诺酮类联合氨基糖苷类（阿米卡星、依替米星）；或选碳青霉烯类（亚胺培南/西司他丁、美罗培南等）联合氨基糖苷类（同上）。一般应联合用药。

慢性化脓性感染应做常规外科引流。一般对症治疗同其他传染病。

类鼻疽

类鼻疽是类鼻疽假单胞菌引起的自然疫源性人畜共患病。类鼻疽假单胞菌属革兰阴性需氧菌，系自然腐生菌。

类鼻疽假单胞菌可经破损皮肤、口腔、鼻孔滴入或吸入侵袭致病。在流行区人群隐性感染率为7%～10%，马、猪等隐性感染率分别达9%～18%、35%，人群中少有带菌者。国外多见于东南亚、澳大利亚北部及其毗邻地区。人群普遍易感。新进疫区、糖尿病、酒精中毒、脾切除、获得性免疫缺陷综合征（简称艾滋病）者容易感染。

【临床表现与诊断要点】

1. 临床表现　潜伏期多为4～5d。临床表现多样化，与鼻疽极为相似，可参阅“鼻疽”。类鼻疽可分为隐匿性感染、无症状肺浸润、急性局部化脓性感染、急性肺部感染、急性败血症、慢性化脓性感染和复发性感染7种类型，但各型间可重叠，难以区分。

2. 实验室检查

(1) 血常规中可有贫血，中性粒细胞数增多，白细胞计数可正常。

(2) 病原标本涂片或细菌培养可查出类鼻疽假单胞菌；血清学检查阳性；尿中类鼻疽假单胞菌抗原阳性等均可明确诊断。

【防治措施与用药】

1. 对症支持治疗。

2. 抗病原治疗（参阅“鼻疽”）。

类鼻疽假单胞菌一般对四环素[保甲]、氯霉素[保甲]、阿米卡星[保甲]、复方磺胺异噁唑[保甲]敏感。90%以上类鼻疽菌对β-内酰胺类抗生素中的头孢他啶[保乙]、头孢噻肟[保甲]、头孢哌酮[保乙]、哌拉西林[保甲]、氯唑西林[保甲]、氟氯西林[保乙]、阿莫西林/克拉维酸钾[保乙]、替卡西林/克拉维酸钾以及氨苄西林、氨苄西林钠/舒巴坦钠（优立新）[保乙]等敏感。

(1) 轻度感染　可给予四环素[保甲]［40mg/(kg·d)］，或多西环素（强力霉素）[保甲]、氯霉素[保甲]（40mg/kg），或复方磺胺甲噁唑[保甲]（每6h 2～4 片），也可口服阿莫西林/克拉维酸钾[保甲]（每 8h 500mg），疗程 60～150d。

(2) 中度感染者需联合应用两种抗菌药物，疗程 30d，然后单用复方磺胺甲噁唑（剂量同轻症）30～120d。

(3) 危重患者，如急性败血症或急性肺炎型，需静脉使用抗生素，如头孢他啶［100～120mg/(kg·d)］＋复方磺胺甲噁唑（口服 2 片，每日 2 次）。也可选用静滴哌拉西林 6～8g/d，重症用 8～18g/d（哌拉西林/他唑巴坦可按哌拉西林剂量折算，但作用更强，可适当减少剂量）或亚胺培南/西司他丁静滴 500～700mg，每 12h 1 次，重症可增至 4g/d，分 3～4 次，疗程 30d；继以口服复方磺胺甲噁唑（口服 2 片，每日 2 次）或阿莫西林/克拉维酸钾（成人及 40kg 体重以上者按阿莫西林剂量计算，口服 250～500mg，每日 3～4 次），疗程 6 个月或更长，以预防复发。

痰培养转阴时间平均为 6 周。如痰培养阳性持续 6 个月，应考虑进行肺切除术。有肺外化脓性病灶者，必须连续抗菌治疗 6～12 个月，同时辅以外科引流；做细菌药物敏感试验，及时调整用药。

军团菌感染（战壕热）

军团菌病是由军团菌属细菌引起的临床综合征。因 1976 年美国费城召开退伍军人大会时暴发流行而得名。军团菌系需氧革兰阴性杆菌，以嗜肺军团菌最易致病。病原菌主要来自土壤和污水，由空气传播，自呼吸道侵入。现已提出了超过30种军团杆菌，至少19种是人类肺炎的病原菌。

【临床表现与诊断要点】

1. 临床表现　分为肺炎型和非肺炎型。

（1）肺炎型　潜伏期一般为2～10d，前驱症状为乏力、头痛、全身肌肉酸痛，于1～2d内突然发热，体温可达40℃以上，多呈稽留热。病程早期即可出现多系统受累症状。绝大多数患者有咳嗽，起初为干咳，半数患者后转成非脓性黏稠痰或略带脓性痰，痰中常含少量血丝，个别可咯血。少数患者有胸痛，呼吸困难较为多见。肺部可闻及细湿啰音。继之可出现明显肺实变体征。约25%有恶心、呕吐及腹泻等消化道症状，有的腹泻为唯一首发症状。神经症状多见于急性期，包括不同程度意识障碍、肌张力增强或震颤、步态不稳等，可有暂时性肢体软瘫，无神经系统定位体征。多数病例体温于8～10d下降，肺炎等全身症状随之好转。但重症病例可发生心、肝、肾功能损害，甚至功能衰竭致死，亦可迁延并发肺脓肿等。

（2）非肺炎型（庞蒂亚克热）　此型为军团菌感染的轻型，潜伏期为5～66h，半数为36h左右。发冷或发热起病，体温一般不超过39.5℃，伴头痛、肌痛等。呼吸道症状不严重，半数患者仅轻度干咳及胸痛，部分咽喉干痛。非肺炎型的病程3～5d自愈。

2. 相关检查

（1）外周血象　白细胞计数升高，多在（10～20）$\times 10^9$/L，中性粒细胞增多，可见核左移；呼吸道分泌物（痰液或气管内吸取物）革兰染色不能发现大量占优势菌群，仅见少量中性粒细胞。

（2）血清学　①间接荧光抗体法：双份血清抗体效价增高4倍以上，且≥1∶128，或者恢复期单份血清效价≥1∶956者可以诊断本病，多于3周末（少数6周）血清抗体效价可达诊断标准。本法阳性率约80%。②直接荧光抗体法：由已知抗体检测患者呼吸道分泌物的致病菌，阳性率可达50%，可做早期诊断。

3. 诊断依据　军团菌病、军团菌感染的临床诊断比较困难，仅凭其临床表现很难与其他病原体所致的胸部感染鉴别，所以必须进行血清学或病原学检查方可确诊。①可为流行或散发发病，多发生于中老年或有慢性疾病患者。②发热、大汗、咳嗽，咳白黏痰，伴胸痛、肌痛及乏力。神经、精神症状或恶心、呕吐、腹泻，严重者可出现肾功能衰竭表现。③呼吸困难，相对缓脉。肺部可有湿啰音和实变体征或有胸膜摩擦音。④白细胞总数增高，肝功能可异常，血尿素氮增高。⑤胸部X线显示单叶或多叶变化较迅速的片状阴影，常伴有脓肿形成，胸腔积液征。⑥特殊检查：直接荧光抗体试验阳性。肺活检组织用特殊染色军团菌阳性；间接荧光抗体试验阳性。特异性血清抗体滴定>1∶256，或双份血清对比高4倍；放射免疫测定法或酶联免疫吸附试验测定尿中可溶性细菌抗原，痰、胸液和肺组织特殊培养有嗜肺军团菌生长。

【防治措施与用药】

1. 抗菌治疗　首选红霉素【保甲】，疗效最为可靠。

（1）轻症病例　每次0.5～1g，每日4次服。或红霉素片（肠溶片），口服，成人1～2g/d。

（2）较重者　乳糖酸红霉素成人1～2g/d，分次静脉滴注，连用2～3周。

（3）重症患者　用红霉素治疗剂量的高值。

此外，也可选用阿奇霉素【保乙】、罗红霉素【保乙】、克拉霉素（甲基红霉素）【保乙】、环酯红霉素【保甲】、琥乙红霉素【保乙】、依托红霉素【保乙】、乙酰螺旋霉素【保乙】。

2. 对症治疗　维持水和电解质的平衡、呼吸衰竭时应用人工呼吸器、休克时应用血管活性药物和其他抗休克措施、急性肾功能衰竭时应用透析疗法均为重要的治疗措施。

3. 积极治疗并发症　军团菌病为一全身性疾病，重者可发生多器官的并发症，积极治疗并发症十分重要。如救治低钠血症、休克、呼吸衰竭、DIC等。胸腔积液量多时，可穿刺引流。急性肾功能衰竭时，应做血液透析治疗等。

【预后】

军团菌病的病死率约为15%，年龄越大，病死率越高，有基础疾病或免疫缺陷者病死率亦高。死亡原因多数为呼吸衰竭，其次为休克和急性肾功能衰竭。如能早期诊断及给予有效治疗，病死率可降低。

坏死性筋膜炎（食肉菌感染）

坏死性筋膜炎是一种较为少见的以皮下组织和筋膜坏死为特征的软

组织感染，全身中毒症状重，并发症多且凶险，如弥散性血管内凝血（DIC）、中毒性休克、多器官功能衰竭等，这些并发症是导致患者死亡的主要原因，但发病率并不高。早年文献资料称本病为“医院内坏疽”“急性感染性坏疽”“化脓性筋膜炎”“溶血性链球菌坏疽”等。本病是多种细菌的混合感染，其中主要是化脓性或溶血性链球菌、金黄色葡萄球菌及革兰阴性菌和厌氧菌。本病只损害皮下组织和筋膜，不累及感染部位的肌肉组织是其重要特征。

【临床表现与诊断要点】

1. 症状体征　病灶部位的感觉神经被破坏后，疼痛会消失，甚至出现麻木，为其特征之一。随着病情进展恶化，迅速出现血性水疱、奇臭的血性或黑色渗出液。全身可出现中毒症状，如畏寒、高热、厌食、脱水、意识障碍、低血压、贫血、黄疸等，甚至弥散性血管内凝血、中毒性休克。

2. 不同的病原菌感染可有不同的临床表现，可表现为急性坏死过程或慢性顽固性潜在性病变，且多见于糖尿病、心血管疾病及肾脏病患者。

（1）溶血性链球菌性坏疽　本病若是由溶血性链球菌所引起的严重急性化脓性疾病，也可能是一种坏疽性丹毒。特点为暴发性病程，很快出现局部红肿疼痛及大疱或血疱，有灼热感，部分融合成片，水疱易破，破后剥离则呈坏死的表皮，露出鲜红的糜烂面，部分坏死较深的形成坏疽及溃疡，多见于四肢。多伴有高热、衰竭等全身症状，治疗不及时可因败血症或休克而死亡。

（2）梭状芽孢杆菌或非梭状芽孢杆菌厌氧性蜂窝织炎　多发于污秽伤口部位，特别是肛周、腹壁、臀部及下肢等易污染的部位。表现为皮肤突然出现红、肿、热、痛等症状，很快发展为中心呈黑色的斑块，黑色区逐渐变成坏疽，并出现发热、寒战。分泌物呈黑色并有恶臭，常含有脂肪小滴。梭状芽孢杆菌感染者皮损四周有明显的捻发音等气性坏疽表现，混合性厌氧菌群感染者则无此表现。

（3）Fornier 坏疽　是发生于男性阴茎、阴囊、会阴及腹壁的严重坏疽。可能为肠内杆菌、革兰阳性菌或厌氧菌混合感染所致。多见于糖尿病、局部外伤、嵌顿包茎、尿道瘘或生殖器部位手术后的患者。临床表现为局部皮肤突发红肿，并很快发展成中心暗红色斑块、溃疡，溃疡边缘为潜行性，表面有浆液性渗出，压痛剧烈，常有发热。

3. 血液相关检查 呈类白血病反应，白细胞计数升高，大多在(20～30)×10^9/L，有核左移，并出现中毒颗粒。因细菌溶血毒素和其他毒素对骨髓造血功能的抑制，60%～90%患者的红细胞和血红蛋白有轻度至中度的降低。可有低血钙。血胆红素升高提示有红细胞溶血情况。血中有链球菌诱导产生的抗体（链球菌释放的透明质酸酶和脱氧核糖核酸酶B能诱导产生滴度很高的抗体），有助于诊断。

4. 其他辅助检查 X线摄片可见皮下组织内有气体。取筋膜组织进行冷冻切片，对诊断也有帮助。

【防治措施与用药】

由于食肉菌感染多发生于被海产品刺伤或在海边及海水里受伤或相关损伤后所致，因此应及时用清水冲洗伤口，并涂上碘伏（活力碘）【保甲/乙】消毒。如果出现皮肤红肿、疼痛、发热等感染表现，应及时就诊。

坏死性筋膜炎是外科危重急症，需要紧急处理，尽可能早诊断、早清创，尽快应用大剂量广谱抗菌药治疗和全身支持治疗。在获得药敏试验结果之后，及时使用敏感抗生素精准抗菌治疗。其中早期彻底清创是治疗的关键所在。有条件时进行高压氧（仓）治疗，有助于控制厌氧菌感染。具体用药如下。

(1) 首先给予大剂量青霉素静脉滴注或注射青霉素/头孢菌素类抗生素；万古霉素【保乙】、碳青霉烯类（亚胺培南/西司他汀钠【保乙】）；抗厌氧菌药物如第四代喹诺酮类（莫西沙星【保乙】、加替沙星【保乙】）、奥硝唑；或敏感的抗病毒药等。对其他敏感菌可能有效的抗菌药物有利福平【保甲】、利奈唑胺【保乙】、达托霉素【保乙】或抗真菌药物两性霉素B脂质体【保乙】、卡泊芬净【保乙】、米卡芬净【保乙】等。

(2) 全身症状较重者可同时应用糖皮质激素如甲泼尼龙【保乙】。加强支持疗法及对症治疗。

第二节 螺旋体、立克次体感染与用药

钩端螺旋体病

钩端螺旋体病简称钩体病，是由各种不同型别的致病性钩端螺旋体

引起的急性传染性人畜共患病，俗称“打谷黄”“稻瘟病”。各种不同型别的致病性钩端螺旋体（钩体）通过暴露的皮肤进入机体而致病。鼠类和猪为主要传染源。此外，犬、牛以及蛇、蛙、兔、鸡、鸭、鹅等有可能是钩体的中间宿主。钩体在干燥环境下数分钟即可死亡，极易被稀盐酸、含氯石灰、甲酚皂液、苯酚、肥皂水、0.5%氯化汞、紫外线及50～55℃ 0.5h杀灭或灭活。

【临床表现与诊断要点】

1. 临床表现　因个体免疫水平的差别、受染菌株的不同，临床表现轻重不一。典型病例起病急骤，早期有高热、全身无力和酸痛、结膜充血、腓肠肌压痛、表浅淋巴结肿大；中期可伴有肺弥漫性出血，明显的肝、肾、中枢神经系统损害；晚期多数患者恢复，少数患者可出现发热、眼葡萄膜炎及脑动脉闭塞性炎症等。重症肺弥漫性出血、肝肾功能衰竭治疗不及时可致死。好发季节为7～9月份。10～39岁农村男性发病者占80%以上。渔民、下水道工人、屠宰工人、饲养员及外地进入疫区人员也易染病。潜伏期2～10d，一般7～12d。

2. 实验室检查

(1) 常规检查与血液生化检查。黄疸病例的白细胞计数半数在$(10\sim20)\times10^9/L$以上，最高达到$70\times10^9/L$，少数病例可出现类白细胞反应。中性粒细胞占81%～95%；出血者可有贫血、血小板减少。尿常规检查中大部分病例有轻度蛋白尿、白细胞、红细胞或管型出现。黄疸病例有胆红素增高，2/3病例低于342μmol/L，最高达1111μmol/L。50%病例有肌酸磷酸激酶（CPK）增高（可达5倍）。血清转氨酶亦可升高。

(2) 病原体分离及血清学试验结果（聚合酶链反应）可明确诊断。

【防治措施与用药】

1. 早期发现、早期诊断、早期休息与就地治疗。

2. 尽早进行抗菌药物治疗，可杀灭钩端螺旋体，减轻病情，减少器官损害及缩短病程。

3. 抗病原体治疗

(1) 首选青霉素[保甲]　肌注：成人80万～160万U/d，儿童3万～6万U/(kg·d)，分2～4次用。静滴：成人首剂40万U，以后120万～160万U/d，重症160万～240万U/d，极个别360万～2000万U/d，最高剂量达4000万U/d；儿童剂量为20万～40万U/(kg·d)，分4～

6次加入适量5%葡萄糖液中间歇快速滴注（输液中青霉素浓度1万～4万U/ml）。疗程7d，或体温正常后2～4d。谨慎合用肾上腺皮质激素。用药前必须做皮试，皮试阴性后方可应用。

（2）对青霉素过敏者可选用阿莫西林[保甲]（亦必须皮试阴性）、多西环素[保甲]、庆大霉素[保甲]、红霉素[保甲]、氯霉素[保甲]等治疗。轻症可口服用药。中度、重度可注射给药。剂量和用药疗程应视病情酌定。

（3）为避免治疗后出现雅里希-赫克斯海默反应，初始治疗阶段抗菌药物的剂量宜小。

4. 对症支持治疗。

5. 预防　管理好传染源，灭鼠；加强对猪、犬、羊、牛的检疫，粪便管理及无害化消毒。切断传染途径。保护易感人群。

莱 姆 病

莱姆病是一种蜱媒螺旋体病，由博氏包柔螺旋体引起，为一种可能慢性化的虫媒传染病。林区地方流行病，白足鼠、鹿为主要传染源，几种近缘的硬蜱为主要传播媒介，蜱媒螺旋体由蜱叮咬后进入人体而致病。尚有母婴传播的胎传感染。

【临床表现与诊断要点】

1. 临床表现　①通常以具特征性的扩展性皮损伴流感样或脑膜炎样症状起病（第一期）；②随后可出现脑膜炎、脑神经或周围神经炎、心肌炎、移行性骨骼肌疼痛（第二期）；③或可见到间歇性、慢性关节炎，慢性神经系统或皮肤异常（第三期），故以往曾称为“慢性游走性红斑”（ECM）。潜伏期3～32d，多数为7～9d。

（1）皮肤表现　①慢性游走性红斑。②其他皮肤表现如多发环状继发皮损2～100个，继发皮损除掌、蹠皮肤及黏膜外，全身均可发生。

（2）神经系统表现　病理初期呈“脑膜炎”样表现。

（3）心脏表现　发生率8%～10%，可出现一度和二度房室传导阻滞；少数人有房颤、心包炎等表现。

（4）关节表现　50%～80%患者出现关节受损。

（5）其他表现　约10%患者早期见肝炎样症状与体征。少数患者有弥漫性腹痛，个别有腹泻、脾大、眼眶周围水肿及睾丸肿痛；偶有虹膜炎，甚至全眼炎并导致视力丧失等。

2. 实验室检查　①血清冷沉淀球蛋白阳性。②血清学酶联免疫吸附试验（ELISA）最敏感，出现 ECM 时可见特异性 IgM 效价明显增高；而出现关节炎时见特异性 IgG 效价增高，并可持续年余或更久。

【防治措施与用药】

1. 在不同疾病阶段选用药物有所不同，疗程应足够，以彻底杀灭螺旋体。游走性红斑疗程 10～20d；有心肌炎、脑膜炎、关节炎者疗程 3～4 周。

2. 抗菌药物治疗

（1）游走性红斑　①成人宜选多西环素[保甲]100mg，每日 2 次，疗程 10～20d。儿童与孕妇禁用。②儿童或孕妇可选用阿莫西林[保甲]50mg/(kg・d)；头孢呋辛酯[保甲]成人口服 250～500mg，儿童口服 125mg，均为每日 2 次。③对上述药物过敏者可选用红霉素，口服 250mg，每日 4 次，但复发率高；克拉霉素[保乙]、阿奇霉素[保甲/乙]也可酌情选用。

（2）心肌炎　宜选头孢曲松[保甲]1～2g/d，头孢噻肟[保甲]0.5～1.0g，每日 2～4 次；或大剂量青霉素 2000 万 U/d，静脉分次给药，疗程 3～4d。可选多西环素、阿莫西林，用法用量参见游走性红斑。

（3）面神经麻痹　宜选多西环素[保甲]、阿莫西林[保甲]；可选头孢曲松[保甲]。用法用量参见游走性红斑、心肌炎。

（4）脑膜（脑）炎　宜选头孢曲松[保甲]；可选头孢噻肟[保甲]、青霉素[保甲]。用法用量参见心肌炎。

（5）关节炎　宜选多西环素[保甲]、阿莫西林[保甲]；可选头孢曲松[保甲]、青霉素[保甲]。用法用量参见游走性红斑、心肌炎。

3. 对症支持治疗。

回　归　热

回归热是由回归热螺旋体引起的急性传染病。回归热螺旋体对干燥、热和多种化学消毒剂较敏感，但耐低温，在血凝块中于 0℃可存活 3 个月。根据传播途径，可分为有虱传播途径和蜱传播回归两种。在国内主要是南疆、山西等地区春、夏季（4～8 月）经体虱传播。少数可经头虱、臭虫等传播；亦可经受损皮肤、黏膜及血液和母婴途径传播。

【临床表现与诊断要点】

1. 临床表现　潜伏期平均 1 周。表现为急起急退的发热、全身肌肉酸痛、1 次或多次复发、脾大等（亦可引起肝、肾、心、胸、骨髓等病变），重症有黄疸和出血倾向，病程中患者易并发支气管肺炎，常为致死原因；孕妇易流产或早产；脾出血或破裂、阑尾炎样急性腹痛偶见；尚可引起各种炎症。

2. 实验室检查 ①外周血象白细胞总数可达（15～20）$\times 10^9$/L，可做厚血片或离心浓缩后染色检查（必要时采血1～2ml接种于小鼠腹腔中，一般于1～2d内从血中可检查出病原体，可明确诊断）。②也可做尿和脑脊液检查发现病原体。③血清免疫学试验阳性。

【防治措施与用药】

1. 对症支持治疗。

2. 抗菌治疗 虱传回归热和蜱传回归热抗菌治疗原则相同，初始治疗时抗菌药物的剂量不宜过大，以免出现雅里希-赫克斯海默反应。可应用以下抗生素，供参考。疗程7～10d。

青霉素[保甲] 60万～80万U/d，分2次肌注，首选。

四环素[保甲] 成人口服1.5～2.0g/d，儿童8岁以上者30～40mg/(kg·d)，均分3～4次。

多西环素（强力霉素）[保甲] 成人口服100～200mg/d。

氯霉素[保甲] 成人口服1～2g，小儿25～50mg/(kg·d)，分3～4次服。

头孢曲松[保甲] 成人肌注或静注0.5～2.0g/d，分2次。

梅 毒

梅毒是由梅毒螺旋体引起的慢性传染病，属性病之一。病原体为密螺旋体属中的苍白螺旋体，即苍白密螺旋体。梅毒螺旋体在人体外的生存力弱，在干燥环境中和阳光直射下迅速死亡，普通消毒剂和100℃时可被迅速杀灭。主要通过性交传播，也可通过接吻、哺乳、输血及意外直接接种或从破损皮肤、黏膜处进入人体染病。可母婴传播。

【临床表现与诊断要点】

1. 临床表现 初起时即为全身感染，病程缓慢，在发展过程中可侵犯任何器官和组织，产生各种症状，甚至危及生命，有时可潜伏多年甚至终生不露丝毫痕迹，有自愈倾向，但易复发。临床分后天梅毒和胎传梅毒两类。

（1）后天梅毒的典型特征

① 一期梅毒：主要为硬下疳，在感染后3周左右发生。

② 二期梅毒：可分为早发梅毒疹，可见玫瑰疹或斑疹型梅毒疹、丘疹型梅毒疹、脓疱型梅毒疹；晚发或迟发梅毒疹、复发梅毒疹等。

③ 三期梅毒或晚期梅毒：皮肤黏膜梅毒疹等。

（2）胎传梅毒的典型特征

① 早期胎传梅毒：一般于出生后 3 周至 3 个月之间发生，可见营养障碍、皮疹、黏膜损害等以及骨损害，肝、脾及全身淋巴结均可肿大。

② 晚期胎传梅毒：可发生结节性梅毒疹和梅毒树胶肿，与晚期后天梅毒相似。晚期胎传梅毒有 3 个特殊临床表现：基质性角膜炎、神经性聋、哈钦森牙。此外也可发生马鞍鼻、马刀胫、上腭弓狭窄及锁骨病征。偶见中枢神经和心血管梅毒。

2. 实验室检查

（1）血清学检查，现采用非螺旋体抗原血清试验，有性病研究实验室试验（VDRL）及不加热血清反应素试验（USR）两种。

（2）梅毒螺旋体镜检、脑脊液检查、心肺荧光和 X 线检查、组织病理学检查等有助于诊断。

如果通过各种检查尚不能明确诊断，可用青霉素做治疗试验。

【防治措施与用药】

1. 必须先明确诊断，才可施行治疗。治疗早，效果好。对早期传染性梅毒，发现后应立即治疗，以免传染他人。

2. 应按时进行规范的治疗，否则有碍机体反应性的产生，易导致复发且以神经和心血管系统梅毒复发率高。

3. 预备治疗。在治疗晚期梅毒时，如开始即用较大剂量青霉素等抗梅毒螺旋体作用较强的药物可产生以下后果。

（1）治疗性休克　又称雅里希-赫克斯海默反应，在注射 24h 内发生局部和全身反应。局部表现为原有梅毒疹更加红肿，全身表现为发冷、发热等。如果发生于皮肤损害，预后尚可；若发生于心血管或神经系统，则可危及生命（短时间内杀死大量梅毒螺旋体，释放出较多异常蛋白或毒素所致）。

（2）治疗矛盾　指内脏梅毒治疗后迅速好转，形成大量瘢痕组织，但器官代偿功能跟不上机体需要，甚至出现发热、黄疸、肝脾大等，可危及生命。

4. 治疗后跟踪随访，对症处理。

5. 抗梅毒螺旋体临床用药参考。

（1）早期梅毒（一期、二期）

普鲁卡因青霉素[保乙]　肌注 80 万 U/d，连用 10d。

苄星青霉素[保乙]　240 万 U，1 次注射，每侧臀部各注射 120 万 U。

红霉素[保甲]　总剂量 30g，2g/d，分 4 次口服；或用四环素（剂量同红霉素），共连用 15d。适用于对青霉素过敏者。肝肾功能不全者禁用。

（2）晚期梅毒（三期）

普鲁卡因青霉素[保乙]　总剂量 1200 万 U，每日肌注 80 万 U，共 15d。

苄星青霉素[保乙]　总剂量 720 万 U，每周 1 次双侧臀部注射各 120 万 U，连用 3 周。

红霉素[保甲]　对青霉素过敏者采用红霉素，总剂量 60g，每日 500mg，每日 4 次，共 30d；或四环素，剂量同上；亦可选用克拉霉素、阿奇霉素、罗红霉素，疗效较肯定。

（3）晚期心血管或神经系统梅毒

普鲁卡因青霉素[保乙]　总剂量 2400 万 U，肌注 80 万 U/d，共 15d；2 周后同样注射 1200 万 U。

（4）孕妇梅毒

① 普鲁卡因青霉素，肌注 80 万 U/d，疗程遵医嘱。

② 对青霉素过敏者改用红霉素或四环素，用法用量同前。

（5）胎传梅毒

① 早期胎传梅毒（一期、二期）：普鲁卡因青霉素，肌注 5 万 U/(kg·d)，共 10d。总剂量不超过成人同期病情所用量。

② 晚期胎传梅毒（三期）：普鲁卡因青霉素，肌注 5 万 U/(kg·d)，总剂量不超过成人同期病情所用量。对青霉素过敏者可改用红霉素或罗红霉素[保甲/乙]、克拉霉素[保甲/乙]、阿奇霉素[保甲/乙]；8 岁以下儿童禁用四环素。

立克次体病

立克次体病为立克次体目中某些致病微生物所引起的多种急性感染的统称，呈世界性或地方性流行。传播媒介主要为节肢动物，如蜱、虱、蚤、螨等，也可因家畜（如猫、犬等）抓咬而染病。人则是流行性斑疹伤寒和战壕热的唯一或主要传染源。病原体经皮肤侵入人体致病。

【临床表现与诊断要点】

1. 临床表现　可见发热、头痛和皮疹三联征，多发于春季和夏季，常有蜱咬、近期野营或职业性暴露病史等。人类主要立克次体病如下。

（1）流行性斑疹伤寒　又称虱传斑疹伤寒或典型斑疹伤寒，是普氏立克次体通过虱传播的急性传染病；其临床特点为持续高热、头痛、瘀点样皮疹或斑丘疹，可有中枢神经系统症状。自然病程为2～3周。患流行性斑疹伤寒后数月至数年后，可能出现复发，称为复发型斑疹伤寒（Brill-Zinsser病）。

（2）地方性斑疹伤寒　也称鼠型斑疹伤寒，为鼠蚤媒介传播的急性传染病，临床特征与流行性斑疹伤寒相似，但病情较轻，病程较短，皮疹很少出血。

（3）恙虫病　又称丛林斑疹伤寒，是由恙虫立克次体引起的急性传染病，属自然疫源性疾病之一。啮齿类动物为其主要传染源，恙、螨幼虫为传播媒介。临床特征为高热、毒血症、皮疹、焦痂和淋巴结肿大等。

（4）Q热　由贝纳柯克斯体引起的急性传染病，为自然疫源性疾病之一。临床特征为急性发热、头痛、肌痛，无皮疹，常伴有间质性肺炎、肝功能损害等，外斐反应阴性；部分病例呈慢性临床经过。急慢性Q热分别由含不同质粒的贝纳柯克斯体急慢性株所致。

（5）猫抓病　由汉赛巴通体经猫抓、咬伤人体后引起的传染病。临床表现多变，但以局部皮损及引起淋巴结肿大为主要特征，病程具自限性。

（6）战壕热　又名五日热，由五日热巴通体经虱传播的急性传染病。人为唯一传染源。春、冬季节发病多见。临床特征为周期性发热，严重肌肉疼痛，胫骨痛，眼球痛，复发倾向及持久的立克次体血症。偶见心内膜炎、多发性血管瘤、内脏紫癜等；早期偶见短暂性红色斑丘疹。无症状立克次体血症可持续数月，甚至1～2年或更长。以患者血液喂虱，在虱肠道中可找到立克次体（外斐反应阴性）。应与伤寒、流行性斑疹伤寒、回归热等鉴别。

2. 实验室检查

（1）用于立克次体诊断主要常用外斐反应，宜取双份或三份血清标本（初入院、入院后第2周和恢复期）滴定效价在1∶600以上者为阳性，有4倍以上增长者更具诊断意义。

（2）病原体的分离可采用鸡胚培养、组织培养或豚鼠、大鼠、小鼠等动物接种。除战壕热的病原体和其他巴通体属外，其他人类立克次体病原体的初代分离均采用豚鼠（和）小鼠接种。分离出病原体即可明确诊断。

（3）早期有效的治疗可使抗体延迟1周左右，因而需在发病后4～6周重复血清学检查1次。

【防治措施与用药】

立克次体为细胞内寄生微生物，抗菌药物应用必须坚持完成7d全疗程。多西环素[保甲]（强力霉素）、四环素[保甲]、氯霉素[保甲]等及喹诺酮类对各种立克次体均有相当疗效。多西环素的疗效较优，可使发热及其他症状及早消退，病程明显缩短，病死率大幅度下降。由于目前应用的抗菌药物仅能抑制立克次体的繁殖，而不能将其全部杀灭，因而某些立克次体病用药后的复发可见增多，故应坚持用药7d。对于确诊的危重患者，在疗程中可采用短期约3d大剂量肾上腺皮质激素（简称激素）联合抗生素治疗，以及必要的对症支持治疗。

常见立克次体的病原治疗参考如下。

1. 流行性斑疹伤寒　宜选多西环素[保甲]0.1g，每日口服2次；尚有0.2g 1次顿服而获良效的报道，且退热较四环素组为快。可选四环素[保甲]、氯霉素[保甲]1.5～2.0g/d，分3～4次口服，热退尽后1～2d即可停药，疗程3～6d；国外也有主张用药10d，而国内仍主张坚持用药7d即可。一般应用上述抗菌药物后12～24h病情即有明显好转，毒血症状（包括头痛）迅速改善或消失，体温于2～4d内降至正常，以4d为最常见，皮疹于体温正常后数日消退。

2. 地方性斑疹伤寒　选用抗菌药物同流行性斑疹伤寒。

3. 恙虫病　宜选多西环素[保甲]，可选四环素[保甲]、氯霉素[保甲]，用法用量参见流行性斑疹伤寒。亦可选用环丙沙星0.2g，每日口服2次，疗程7d，国内用药后复发少见。

4. Q热　宜选多西环素[保甲]，可选四环素[保甲]、氯霉素[保甲]，用法用量参见流行性斑疹伤寒，但疗程可延长至10d。慢性患者可加用利福平[保乙]0.15g，每日2～3次。

5. 战壕热　治疗宜用四环素[保甲]、多西环素[保甲]或氯霉素[保甲]，用法用量参见流行性斑疹伤寒，疗程7～10d，预后一般良好。

复发性上述立克次体病的治疗，同原发或初发病。

第三节 病毒感染与用药

传染性非典型肺炎（简称非典）、流行性感冒、呼吸道病毒性疾病（鼻病毒、冠状病毒、流感病毒、副流感病毒、腺病毒、呼吸道合胞病毒及其他病毒）见第六章。带状疱疹见第十二章。病毒性肝炎见第七章。

流行性乙型脑炎

流行性乙型脑炎，简称“乙脑”，经蚊传播，流行于夏秋季，主要分布于亚洲尤其是东南亚地区。已知自然界中存在不同毒力的乙脑病毒，其毒力受到外界多种因素的影响，可发生变化。

【临床表现与诊断要点】

1. 临床表现　流行于夏秋季。起病急，有发热及不同程度中枢神经系统症状；重型患者病后可出现后遗症。潜伏期10～15d，可短至4d，长至21d。大多数呈隐性感染或轻症，仅少数出现中枢神经系统症状，分以下四期。

（1）初热期　病初3d，为病毒血症期，体温39℃左右，少数患者有颈项轻度强直，易误诊为“感冒”。

（2）极期　病程3～10d，体温持续上升至40℃以上，并持续不退至极期结束。全身症状加重，出现明显神经系统症状及体征，意识障碍加重，渐转入昏迷，并出现惊厥。重症惊厥反复发作，出现肢体强直性瘫痪，昏迷加重，深浅反射消失，颈强及脑膜刺激征明显。可发生颅内压轻至重度增高、脑水肿等，可进展至中枢性呼吸衰竭，甚至发生脑疝。

（3）恢复期　极期过后即进入恢复期。体温下降，昏迷者经过短期的神情呆滞或神志淡漠而逐渐清醒。神经系统体征逐渐改善或消失。此期因人而异，1～6个月才逐渐恢复。

（4）后遗症　5％～20％患者主要表现为意识异常、智力障碍、痴呆、癫痫样发作及肢体强直性瘫痪等。

临床分为轻型、普通型、重型和极重型等。极重型初热期体温迅速上升达40.5～41℃或更高，伴反复发作难以控制的持续惊厥。于1～2d

内转入深昏迷，肢体强直，重度脑水肿，发展至中枢性呼吸衰竭或脑疝；死亡率高，存活者均有严重后遗症。病死率约10%。

2. 诊断要点

（1）有上述流行病学和临床的证据，包括起病急，有发热、头痛、呕吐、嗜睡等表现；重症患者有惊厥及昏迷，颈强及脑膜刺激征阳性。

（2）实验室检查有以下特征。

① 血象：白细胞总数（10～20）$\times 10^9$/L，儿童可达 40×10^9/L；病初中性粒细胞可达0.8以上，1～2日后淋巴细胞占优势。但有部分患者血象始终正常。

② 脑脊液检查：无色透明，压力增高，白细胞（5～500）$\times 10^6$/L，个别达 1000×10^6/L。病初1～2d以中性粒细胞为主，以后则单核细胞增多。若分离出病毒可确诊。

③ 血清学检查：如特异性IgM抗体反应测定、单克隆抗体反向血凝抑制试验、补体结合试验、中和试验、血凝抑制试验等均有助于诊断。

【防治措施与用药】

1. 一般对症治疗　如退高热、抗惊厥、控制呼吸障碍和衰竭及控制循环衰竭等。

2. 抗病毒治疗　病初可用广谱抗病毒药（如利巴韦林）静脉滴注。干扰素有增强机体细胞抗病毒的能力，但其有效程度尚待进一步明确。参考用量如下。

利巴韦林[典][保甲]　静脉滴注时，成人0.5～1g/d，分2次，疗程3～7d；小儿10～15mg/(kg·d)，分2次给药，每次静脉滴注20分钟以上，疗程3～7d。

干扰素　我国药典收载品种有重组人干扰素α1b[典]、重组人干扰素α2a[典]、重组人干扰素α2b[典]、重组干扰素β[典]等，用法与用量应参照说明对症应用。

肾上腺糖皮质激素　氢化可的松[典]、甲泼尼龙[典]等有抗炎、退热、降低毛细血管通透性、保护血脑屏障、降低脑水肿、抑制免疫复合物形成及保护细胞溶酶体膜等作用，对重症和早期患者可短期应用，一般不超过3～5d。

3. 中医药治疗　可用石膏、大青叶、板蓝根、金银花、连翘等清热解毒、抗病毒中药配方，有头痛、恶寒等表证时加淡豆豉、薄荷；便秘加生大黄。40℃以上时宜用生石膏、生甘草、水牛角；高热伴惊厥可用牛黄抱龙丸、羚羊角粉；同时存在昏迷可用安宫牛黄丸、石菖蒲、郁金等，或复方麝香注射液[典]（又名醒脑静，有苏醒作用），可每隔2～4h静脉推注一次，也可静脉滴注。

4. 恢复期及后遗症的康复治疗

（1）功能性锻炼，如理疗、体疗、中药治疗、针灸、推拿等。

（2）饮食调养，增加一些补脑益智的食品和药膳（如核桃、鱼类）等。

（3）心理疗法。

5. 预防　灭蚊、人群免疫、动物宿主的管理。

狂犬病（恐水病）

狂犬病又名恐水病，是由狂犬病病毒所致的急性传染病、人畜（兽）共患病。多见于犬、狼、猫等动物。人被病兽咬（抓）伤而感染。

【临床表现与诊断要点】

1. 有被犬、狼、狐、猫等病兽咬（抓）伤的历史，潜伏期15d至1～2年，多为30～90d。

2. 全部病程3～5d，分为以下三个阶段。

（1）前驱期　对声、光、风等刺激开始敏感，喉发紧，四肢蚁爬感。

（2）激动期　体温38～40℃。全身痛，抽搐，精神失常，有幻听、幻视。恐水为突出的特点；饮水、见水、闻水声或听到“水”字，皆可引起咽喉痉挛和全身抽搐。此期常向四周乱吐唾液。

（3）麻醉期　痉挛停止，出现瘫痪，流涎，感觉和反射消失，瞳孔散大，呼吸衰竭而死亡。

3. 实验检查　包括血常规、尿常规及脑脊液，病毒分离、核酸测定（PCR法测定RNA，以唾液标本检测的阳性率高）、动物接种、抗体检查等有助于诊断。

【防治措施与用药】

1. 狂犬病疫苗（人用浓缩狂犬病疫苗）　用于预防狂犬病。被病兽咬（抓）伤者于0（第1天）、3（第4天）、7（第8天）、14（第15天）、30（第31天）天各注射本疫苗1支；儿童用量相同。3处以上被严重咬伤者，应于0～3天注射加倍量疫苗，或按说明书。注意：①凡被犬及其他病兽咬伤、抓伤时，应用肥皂水反复冲洗伤口，再用碘酊消毒数次，不宜包扎和（或）缝合；②及时用疫苗；③忌饮酒、浓茶和剧烈运动、劳动。

2. 抗狂犬病血清[典][保甲]　配合狂犬病疫苗，用于被病兽严重咬伤如头、脸、颈部，或多部位咬伤者进行预防注射；越早越好，咬后48h内注射本品，可减低发病率。受伤部位应先进行处理，若伤口曾用其他化学药品处理过，应用肥皂水或灭菌注射用水冲洗干净。先用本品在受伤部位浸润注射，余下的血清进行肌内注射（头部咬伤可于颈背部肌内注射）。被狂犬（病兽）咬抓伤越早，注射疫苗和抗血清越好。注射总剂量按40U/kg，严重者可增至80～100U/kg，在1～2d内分次注射，注射完毕后开始注射狂犬病疫苗。亦可同时注射狂犬病疫苗，但注射部位必须分开。

3. 按需要给予破伤风抗毒素或类毒素，以及适宜的抗生素、肾上腺皮质激素等，对症处理。

4. 人狂犬病免疫球蛋白[保乙]　主要用于被狂犬或其他动物咬伤、抓伤患者的被动免疫。在当地防疫站遵医嘱皮下浸润注射用。

5. 捕杀病犬（兽）、野犬并及时焚毁或消毒深埋；对饲养家犬、警犬、实验用犬、宠物犬加强管理、登记，定期预防接种。

流行性出血热

流行性出血热（EHF）是病毒引起的自然疫源性疾病，鼠类为主要传染源。亦称肾综合征出血热（HFRS）。病理学以全身小血管和毛细血管广泛性损害，临床上以发热、低血压、出血、肾损害为特征。

【临床表现与诊断要点】

1. 临床潜伏期4～46d，2周多见，可见五期。

（1）发热期

① 体温常达39～40℃，呈稽留热或弛张热。伴畏寒或寒战。

② 特殊中毒症状，如颜面潮红、水肿或球结膜水肿，结膜充血或出血，表情迟钝呈醉酒样。

③ 有少数患者呈视力障碍、神志不清、脑膜脑炎症状。

④ 皮肤、黏膜有出血点；重症有鼻衄、呕血、咯血、便血；束臂试验多呈阳性。

⑤ 热程3～6d，可渐退或骤退。退热后症状反而加剧。全身中毒症

状及毛细血管损害体征有“三痛”即头、腰和眼眶痛，“三红”即颜面、颈部及上胸部皮肤潮红表现。有各种毛细血管损害，如出血、充血和外渗体征。

（2）低血压休克期　血压显著下降，甚至发生休克现象；尿量减少，出血现象增多。

（3）少尿期　主要表现为肾脏受损。发病初期即有少尿倾向，可逐渐发展成为急性肾衰竭表现。

（4）多尿期　一般出现在病程的第9～14天。

（5）恢复期　从病程第4周起，各种症状逐渐缓解。

2. 实验室检查

（1）血象　白细胞于初期减少，以后常增加，第3天常达（15～30）$\times 10^9$/L；重症可达50$\times 10^9$/L，有少数呈类白血病反应。血小板减少，出凝血时间延长；淋巴细胞增多；血细胞比容增高。

（2）尿常规　病程第2天可出现大量蛋白尿。尿呈红黄色说明含大量蛋白及红细胞，有时有膜样和（或）纤维样组织。多尿期的尿比重下降。

（3）血生化　少尿期血钾及非蛋白氮增高，二氧化碳结合力降低。

（4）脑脊液检查　少数患者脑脊液中蛋白及白细胞增多。

（5）免疫学检查　检测血清和尿液中特异性IgM和IgG抗体。IgM抗体1∶20为阳性，IgG抗体1∶40为阳性，病程中滴度上升4倍为诊断依据。

（6）其他　可见胆红素升高等。

【防治措施与用药】

以综合对症治疗为主。早期应用抗病毒药物治疗。中晚期针对病理生理改变治疗。原则上早发现、早休息、早治疗和就地治疗。注意防治休克、肾衰竭、出血。

1. 发热期治疗　主要采用抗病毒及免疫治疗，可选用或联用以下药物。

利巴韦林[典][保甲]　成人静滴0.6～1.0g，连续3～5d；儿童首次33mg/kg，以后15mg/(kg·d)，每日3～4次静滴；总疗程7d。

干扰素[保乙]　100万U肌注，每日1次，连用3～5d。

高效价人体免疫球蛋白[保乙]　1ml肌注，应于发病3d内遵医嘱注射。

糖皮质激素 甲泼尼龙[典][保乙]40～80mg，或地塞米松[典][保甲]5～10mg静注。用于需要改善中毒症状者。

止吐 甲氧氯普胺[典][保甲]（灭吐灵）10mg或维生素B_6 50mg静滴，用于呕吐症状明显者。

此外，预防DIC及防治水电解质平衡紊乱，可应用右旋糖酐40（低分子右旋糖酐[保甲]）、香丹注射液、达肝素钠（低分子肝素）抗凝，疗程1～3d；每天输注平衡液1000ml，高热、大汗、腹泻时可增量，酌情对症处理。

2. 低血压休克期治疗 可酌情选用以下药物。

（1）去甲肾上腺素[保甲]2～4mg溶于5%葡萄糖注射液或平衡液[保甲/乙]500ml中，缓慢静脉滴注；输液不宜过多过快，以免引起肺水肿、心力衰竭等。调整胶体渗透压可输血浆或人血白蛋白。必要时用氢化可的松。

（2）纠正酸中毒 可选用5%碳酸氢钠[保甲]5mg/kg，或11.2%乳酸钠3ml/kg酌情静脉滴注。

（3）血管活性药物 首选酚妥拉明[保甲]，重症可以小剂量缓慢静滴，继以0.1～0.3mg/min静滴，一般以10～20mg溶于500～1000ml葡萄糖注射液中输注。或多巴胺[保甲]10～20mg溶于100ml 5%葡萄糖注射液，初以2～5μg/(kg・min)滴入，然后酌情调整，最大滴速0.5mg/min。或山莨菪碱[保甲]5～10mg（儿童每次0.3～2.0mg/kg），加入20ml 50%葡萄糖注射液中静脉注射，每10～30min 1次，直至缓解；亦可用阿托品0.3～0.5mg（儿童每次0.03～0.05mg/kg）。必要时用甲泼尼龙（甲基强的松龙）[保乙]40～80mg或地塞米松[保甲]10～20mg加入100ml 10%葡萄糖注射液中滴注。毛花苷C（西地兰）0.2～0.4mg加入40ml 50%葡萄糖液中缓慢静脉推注，1～2次/d。

3. 少尿期治疗 应注意以下几点。

（1）严格限制摄入水量，每天入量不超过出量700ml。酌情用利尿药，或依他尼酸（利尿酸）25mg肌注或静注。

（2）高血钾时可用大量葡萄糖注射液合并胰岛素注射（亦可用能量合剂加入葡萄糖注射液中滴注）。

（3）酸中毒或尿毒症时，可静脉滴注11.2%乳酸钠注射液3ml/kg。

（4）支持对症用药。

4. 多尿期治疗 饮食中补充足量水分和电解质；补充钾盐（静脉滴注宜缓）；可多饮菜汤、果汁；或口服氯化钾1～2g，每日3次（氯化钾缓释剂可口服)。

5. 恢复期治疗　应补充营养，继续休息，逐步恢复活动。

6. 对症支持治疗　在整个病程中饮食选用流质或半流质，注意保障高糖、低蛋白与低盐。

病毒性脑膜炎

病毒性脑膜炎是由多种病毒所致的软脑膜（软膜和蛛网膜）弥漫性炎症，是中枢神经系统感染性疾病中常见的一种临床综合征。

【临床表现与诊断要点】

1. 急性起病，体温38℃以上且呈持续性；头痛多剧烈，伴喷射性呕吐或恶心呕吐；脑膜刺激症状和程度不同的意识障碍（但多不严重）；脑脊液呈非化脓性改变；外周白细胞多为正常；病毒特异性抗原或抗体转阴性，或特异性核酸检查阳性。

2. 体征　颈部强直有轻度抵抗，凯尔尼格征阳性。

3. 实验室检查

(1) 有报道柯萨奇B病毒感染者脑脊液中的细胞可多达3×10^9/L。

(2) 用ELISA及免疫荧光法检测各种病毒特异性IgM抗原或抗体，有助于早期诊断。

(3) 用聚合酶链反应（PCR）检查患者脑脊液中单纯疱疹病毒DNA。PCR扩增后再用特异性探针杂交，可获得满意的结果。

【防治措施与用药】

1. 支持对症治疗　高热可给予物理降温、补液、补充电解质及维生素。可用20%甘露醇、呋塞米（速尿）、糖皮质激素降颅内压，减轻脑组织水肿，改善脑膜刺激症状。

2. 抗病毒药物治疗　可酌情选用或联用以下药物。

阿昔洛韦（无环鸟苷）[保甲]　口服0.2～0.4g，每日4次，疗程7～10d。重症用0.6g加入10%葡萄糖注射液中缓慢静滴1h，每8h 1次，疗程5～7d。

阿糖腺苷（Ara-A）[保乙]　以5～10mg/kg加入500ml葡萄糖氯化钠注射液中静脉滴注，每日1次，疗程10d，对阿昔洛韦耐药者可使用本品。

更昔洛韦[保乙]　高效低毒广谱抗病毒药。通常成人每次5mg/kg，静注每12h 1次，滴注时间不少于1h，疗程2～3周。本品不良反应主要为可逆性中性粒细胞减少、血小板减少及贫血，多发生在化疗早期；偶见发热、皮疹、轻度肝功能损害、转氨酶升高和尿肌酐升高等。应定期复查血象和肝肾功能。

肠道病毒所致各系统感染

肠道病毒包括柯萨奇病毒、埃可病毒、脊髓灰质炎病毒等。患者及病毒携带者为传染源。病毒主要从粪便排出，持续1～18周，也可从咽部排出，约持续34周。患者脑脊液、血液、胸腔积液、皮疹疱浆、骨髓、唾液及尿中均可分离出病毒。主要经肠道，也可经呼吸道或由污染的手、食品、衣服、用具等传染而发病。

柯萨奇病毒和埃可病毒传播广，夏秋季小儿易染病，成人也可发病，继发感染可高达40%～70%，隐性感染与显性感染之比为130∶1。本病全年可见，以夏秋季居多；同一地区每年流行病毒型常变异，健康人尤其是小儿粪便携带病毒率为5%～50%。

脊髓灰质炎病毒详见“脊髓灰质炎（小儿麻痹症）”。

【临床表现与诊断要点】

1. 柯萨奇病毒A型可致无菌性脑膜炎、瘫痪性疾病、脑炎、多发性神经根炎、心肌炎、心包炎、急性淋巴结节性咽炎、手足口病、流行性肌痛、疱疹性咽峡炎、上呼吸道感染、婴儿肺炎、出疹性疾病、急性出血性眼结膜炎、肝炎、婴儿腹泻等。

2. 柯萨奇病毒B型可致无菌性脑膜炎、瘫痪性疾病、脑炎、心肌炎、心包炎、流行性肌痛、疱疹性咽峡炎、上呼吸道感染、肺炎、出疹性疾病、发热性疾病、肝炎。

3. 埃可病毒可致无菌性脑膜炎、瘫痪性疾病、脑炎、多发性神经根炎、心肌炎、心包炎、流行性肌痛或胸痛、疱疹性咽峡炎、呼吸道疾病、出疹性疾病、婴儿腹泻、肝炎以及手足口病等。

4. 肠道病毒68型可致肝炎、毛细支气管炎；肠道病毒69型见于墨西哥，且有疾病报道；肠道病毒70型可致急性出血性眼结膜炎、脑膜炎、瘫痪性疾病、多发性神经根炎。肠道病毒71型可致脑炎、脑膜炎、口腔炎、咽炎、出疹性疾病、手足口病、肌病。

5. 实验室检查

（1）病毒分离　可采取咽拭子、粪便、脑脊液、胸腔积液、心包积液、血液、疱浆活检或尸检组织分离到病毒，阳性标本再以特异性免疫血清做中和试验进行型别鉴定。

（2）中性粒细胞或白细胞计数可增高或正常。

（3）人体感染肠道病毒后，可产生三种特异免疫抗体：唾液及肠道局部可产生分泌型 IgA，血清中最早出现 IgM，起病后 2 周被 IgG 所取代，IgG 持续较久，代表持久型特异性免疫力。IgM 中和抗体上升表示新近感染，而 IgG 中和抗体的增高常表示既往感染。IgG 能通过胎盘传至胎儿，使之获得被动免疫，但小儿体内的 IgG 半衰期仅 3 周，不能持久；IgM 不能通过胎盘。查出以上三种抗体，可明确诊断。

疾病恢复期（起病 3～4 周）血液中抗体效价较早期有 4 倍或 4 倍以上增高，则有新近感染的可能，以中和抗体测定最为可靠。

临床上出现流行性肌痛、疱疹性咽峡炎、婴儿急性心肌炎、无菌性脑膜炎、急性流行性眼结膜炎等症候群；且重复临床分离到同一型别病毒，可明确诊断。

【防治措施与用药】

1. 一般支持对症治疗　急性期卧床休息，呕吐腹泻者要注意水电解质平衡。对惊厥及严重肌痛者，应适当给予镇静药和镇痛药。出现急性心肌炎伴心力衰竭时，应及早应用快速洋地黄化疗法，或毛花苷 C，尽快及时供氧、利尿等急救。

2. 发病早期一般忌用肾上腺皮质激素，以免促进病毒繁殖。但若发生急性心肌炎伴心力衰竭、休克或严重心律失常者，成人应慎用氢化可的松[保甲]（0.2～0.3g/d）或泼尼松[保甲]（20～40mg/d）；小儿慎用氢化可的松［20mg/(kg・d)］或泼尼松［1～2mg/(kg・d)］，疗程 1～3 个月。症状缓解后可逐渐递减至撤药。

3. 对接触患者的婴幼儿、体弱或免疫功能低下者，可注射丙种球蛋白 3～6ml 或胎盘球蛋白 6～9ml 以预防感染。

4. 广泛服用脊髓灰质炎减毒活疫苗，使肠道产生干扰作用而控制其他肠道病毒引起的无菌性脑膜炎的流行。

5. 重视环境和个人卫生（如饭前便后洗手），加强体育运动，提高身体素质。

塔希纳病毒感染（布尼亚病毒感染）

塔希纳病毒属布尼亚病毒科，经蚊虫叮咬在牛、羊、猪等动物和人间传播，并在欧洲大陆和西亚地区流行。

【临床表现与诊断要点】

①感染该病毒的患者表现为突发高热，持续3～5d，伴有头痛、精神欠佳，少数人出现关节痛等症状，各年龄人群均可感染。自然界中，野兔、啮齿类动物是该病毒的储存宿主。②血清抗体检测有助于确诊。

【防治措施与用药】

①防治措施参阅“流行性乙型脑炎”和“流行性出血热”。包括防蚊灭蚊、人群免疫和动物宿主管理、灭鼠等。②对症处理，如退热（物理降温和退热药物治疗）、镇痛和心理治疗、补液并纠正电解质失衡等。③抗病毒治疗。可试用利巴韦林[保甲]、干扰素（重组人干扰素α1b、α2a、α2b、β等）[保乙]、更昔洛韦[保乙]、喷昔洛韦[保乙]等；人体免疫球蛋白等。

脊髓灰质炎（小儿麻痹症）

脊髓灰质炎为夏秋季常见脊髓灰质炎病毒（小核糖核酸病毒科肠道病毒属）引起的急性传染病。传染源为患者或无症状病毒携带者。

【临床表现与诊断要点】

1. 经胃肠道和呼吸道传染，1～5岁患儿多见。以前临床分五期，即前驱期、瘫痪前期、瘫痪期、恢复期和后遗症期。

2. 临床表现　主要有发热，咽痛，肢体疼痛，部分患者可发生松弛性瘫痪。流行时以隐性感染和无瘫痪患者较多，普种疫苗前尤以婴幼儿患病较多，故称“小儿麻痹症”。主要病变在脊髓灰质，损害严重者可有瘫痪后遗症。

3. 脊髓灰质炎病毒为人类肠道病毒，目前认为人是其天然唯一宿主。感染后人体对同型病能产生较持久性免疫力。脊髓灰质炎病毒具有C、D两种抗原。检测出抗原和特异性抗体，有助于明确诊断。

发病1周内，可从鼻咽部及粪便中分离出病毒，粪便可持续阳性2～3周，早期从血液或脑脊液中分离出病毒的临床意义更大。一般用组织培养分离法；而PCR法检测肠道病毒RNA，较组织培养快速。

【防治措施与用药】

1. 急性期治疗

(1) 严密隔离至发病后40d，卧床休息，避免劳累。肌痛处可局部湿热敷或服镇痛药。瘫痪肢体应置于功能位置。瘫痪前期可静脉注射50%葡萄糖注射液及维生素C 0.5～1g，每日1次，连续数日。维生素

B_{12} 50～100mg，肌注，每日1次，15～30d为1个疗程。

（2）高热、中毒症状重的早期患者，可肌注丙种球蛋白制剂，3～6ml/d，连续2～3d；重症患者可予泼尼松口服或氢化可的松静滴，连续3～5d。继发细菌性感染时加用敏感的抗生素。

（3）呼吸肌及呼吸中枢瘫痪者，必须保持呼吸道畅通，必要时采用气管切开、人工呼吸器及给予呼吸兴奋药、高压氧疗法等。

2. 促进瘫痪恢复

（1）加兰他敏0.05mg/(kg·d) 肌注或皮下注射，每日1次，30d为1个疗程。

（2）瘫痪停止发展以后，可采用物理疗法，如针灸、按摩、电疗等。

艾滋病

艾滋病又称获得性免疫缺陷综合征（AIDS），艾滋病的病原为人类免疫缺陷病毒（HIV），临床表现为全身衰竭和免疫功能低下，引起一系列机会感染（卡氏肺孢子虫病等）及卡波西肉瘤。AIDS的传播途径有三种：性传播、血液传播及母婴传播。传播迅速，病死率极高。目前已报道的HIV至少有51种亚型毒株。

【临床表现与诊断要点】

1. 临床表现　感染HIV后大多无临床症状，10%～20%患者潜伏期2～10年，平均5年。其潜伏期长短与感染HIV剂量有关。输血感染者剂量较大，潜伏期相对较短，性传播感染剂量较少，故潜伏期较长。自疑“阴性艾滋病”者八成有病原体感染，而这些人心理压力特别大。

（1）急性感染期　有时可出现单核细胞增多症状或急性脑膜炎（为3～21d）典型症状，发热、出汗、乏力、肌肉关节痛、淋巴结肿大、咽炎、恶心、呕吐、头痛、腹泻、皮疹、神经症状、脑膜刺激征。症状出现5周左右，血中抗HIV抗体阴性转为阳性，以后进入一个长短不一的无症状潜伏期。性交感染者的血清抗体阳转时间为2～3个月，输血感染者的血清HIV抗体阳转时间为2～8周。

（2）持续性全身淋巴结病综合征　排除其他病因，全身淋巴结除腹股沟部外至少2个淋巴结肿大（>1cm），至少3个月。淋巴结活检反应性增生伴发热，体重减轻>10%、腹泻、Th/Ts倒置。

（3）AIDS相关复合征（以下至少有2项） ①发热（>37.8℃）间断或持续>3个月；②体重下降>10%；③淋巴结肿大（增生），除腹股沟部外至少2个淋巴结肿大且3个月以上；④间断或持续腹泻3个月以上；⑤乏力；⑥间断或持续盗汗3个月以上。

（4）AIDS合并其他感染期 除上述症状外，尚具有严重细胞免疫缺陷，特别是辅助性淋巴细胞（CD_4）严重缺损；发生各种致命性机会感染，如卡氏肺孢子虫病（PCP）；发生各种恶性肿瘤，如卡波西肉瘤等。

2. 实验室检查异常

（1）AIDS患者外周血细胞常减少，血红蛋白降低，网织红细胞不断增高。淋巴细胞总数（0.35～0.38）$\times 10^9$/L，明显低于健康人（1.5～4.0）$\times 10^9$/L。T细胞38%～50%，明显低于健康人（69%～81%）。辅助T细胞（CD_4）2%～9%，明显低于健康人（44%～55%）。抑制性T细胞（CD_8）数可高达35%～50%（正常为27%～29%）；$CD_4/CD_8<1$（正常1.2～1.5）。

此外，自然杀伤细胞的活力降低，40%患者呈无活力。T细胞对植物血凝素和刀豆素的反应明显减弱或缺乏。淋巴母细胞转化率降低。各类免疫球蛋白含量正常或升高，胸腺素α_2的均值升高，干扰素γ增多，白介素-2下降；体液中反转录酶活性增高。

（2）血清学检查HIV抗体阳性，或脑脊液中HIV抗体阳性率约达82%，有助于明确诊断。

（3）国产艾滋病唾液检测试剂灵敏度比国外产品的灵敏度高10～100倍，只用棉签在口腔内5min蘸取唾液后，在试剂盒中加入几种不同的检测试剂，30min就可快速检测出是否感染艾滋病；这与HIV抗体酶联免疫试剂阳性符合率达99.09%，阴性符合率99.79%，总符合率99.61%；并使艾滋病检测的窗口期从4周至2个月缩短为3周。

3. 有流行病学史 包括同性恋或异性恋者有多个性伴侣史，或配偶、性伴侣抗HIV抗体阳性；有静脉吸毒史；输注被HIV污染的血液制品及抗HIV抗体阳性者所生子女等；以及有出国史等。

【防治措施与用药】

1. 抗HIV治疗 有以下几个研究方向。

（1）抑制HIV吸附，如可溶性重组CD_4^+等。

（2）抑制HIV反转录酶，可选用或试用核苷类反转录酶抑制药、非核苷类反转录酶抑制药及复合制剂。

齐多夫定[保甲]　0.5～0.6g/d 或 2000mg，每 4h 1 次口服，按时间给药。有贫血者每次 100mg。副作用为骨髓抑制、药物热、皮疹等。同类药物尚有去羟肌苷（DDI）0.75mg，每 8h 1 次；扎西他滨（DDC）500～750mg/d，分 2 次服用。

拉米夫定（贺普丁）[保甲]　口服 150mg，每日 2 次；可与齐多夫定联用。

去羟肌苷[保甲]　为艾滋病病毒（HIV）复制抑制药，为美国第 2 个被批准用于治疗 HIV 感染的药物，且为齐多夫定（AZT）的替代药。适用于成年或 6 个月以上较严重的 HIV 感染者，或对齐多夫定不能耐受者及治疗期间有明显的临床免疫学恶化的艾滋病患者。体重在 50～74kg 者推荐剂量为：片剂，每 12h 口服 200mg；缓冲粉末剂，每 12h 口服 250mg；两者剂量差异是因为片剂的生物利用度比用缓冲粉末剂配的溶液高 20%～25%。对体重在 50kg 以下者或 74kg 以上的成人和儿童，其推荐剂量按 200mg/(m^2·d)，可酌情增减。约 9%的患者在推荐剂量或低于推荐剂量时发生胰腺炎；外周神经痛发生率约 34%；偶见视网膜失色素症；头痛和腹泻发生率约 30%；20%～25%患者出现恶心、呕吐、腹痛、失眠、药疹；有 10%～20%患者可呈现忧郁、腹痛、便秘、口炎、味觉障碍、肌痛、关节炎及肝药酶升高。

司他夫定[保甲]　为第 4 个抗艾滋病病毒（HIV）核苷类抑制药。能延长艾滋病患者的生存期，缓解艾滋病的症状，能增加 CD_4^+ 细胞，是抗 HIV 的首选药之一。用于治疗不能耐受齐多夫定治疗的艾滋病患者，或已接受齐多夫定治疗又出现症状或免疫功能抑制明显的 3 个月至 12 岁的艾滋病病毒感染的婴幼儿和儿童。口服：体重在 60kg 以上者 40mg，每日 2 次；体重在 60kg 以下者 30mg，每日 2 次。如果出现周围神经症状、转氨酶明显升高，停用后可完全恢复，应降低剂量恢复治疗，体重在 60kg 以上者为 20mg，每日 2 次；体重在 60kg 以下者为 15mg，每日 2 次。

奈韦拉平[保甲]　为用于艾滋病的第 1 个非核苷类反转录酶抑制药。口服：前 14d 为每次 200mg，每日 1 次；以后改为每日 2 次。如果治疗中断 7d 以上再用本品，应如前述从头开始。

依非韦仑（依法韦仑）[保乙]　非核苷类艾滋病病毒（HIV）反转录酶抑制药。口服：成人每日服药一次 600mg，单用或与其他抗病毒药联用。

(3) 蛋白酶抑制药　抑制 HIV 调控蛋白活性。

茚地那韦[保甲]　对艾滋病病毒（HIV）的Ⅰ型和Ⅱ型蛋白酶有很强的竞争性抑制作用。抗艾滋病，口服，每次 800mg，每日 3 次，饭前 1h 或 2h 用温开水送服。

利托那韦[保甲]　作用同茚地那韦。口服，每次 600mg，每日 2 次，餐时服用。

奈非那韦[保甲]　为艾滋病病毒Ⅰ型（HIV-Ⅰ）蛋白酶抑制药。口服：成人每次 750mg，每日 2～3 次；2～13 岁儿童推荐剂量为 20～30mg/kg，每日 2～3 次，均可在餐时服用。本品粉剂可以和少量的水、奶、婴儿食品或者食物添加剂混匀后服用，以获得全剂量。本品在混匀后的保存时间是 6h。常与齐多夫定、拉米夫定合用。

沙奎那韦[保甲]　为高效、高选择性艾滋病病毒（HIV）蛋白酶抑制药。用于艾滋病，与其他药物合用治疗严重的 HIV 感染，如 CD_4^+ 细胞计数低于 0.3×10^9/L，能增加 CD_4^+ 细胞计数，降低血中 HIV 总量。口服：每次 600mg，每日 3 次，饭后服用。合用药物剂量：齐多夫定每次 200mg，每日 3 次；去羟肌苷每次 0.75mg，每日 3 次。

(4) 复合制剂

齐多夫定/拉米夫定　片剂，每片含齐多夫定 300mg，拉米夫定 150mg，适用于 HIV 感染的成人及 12 岁以上儿童。12 岁以下儿童禁用。可与或不与食物同服，每次 1 片，每日 2 次。

阿巴卡韦/拉米夫定/齐多夫定　片剂，每片含阿巴卡韦 300mg，拉米夫定 150mg，齐多夫定 300mg。用于艾滋病及 HIV-1 感染者。体重不足 40kg 者不宜用。老人慎用。18 岁以上成人口服 1 片，每日 2 次。

(5) 阻止 HIV 颗粒装配。

(6) 破坏 HIV 颗粒的稳定性。

此外，一种名为 SAMHDI 的蛋白质能降解 HIV 复制所需要的脱氧核苷酸，有开发前景。新药“特鲁瓦达”抗艾滋病有效，尚需临床进一步验证。

2. 中医药治疗　乾坤宁是四川恩威中医药研究所临床研究成果，主要由黄连、黄芪、栀子、茯苓、三棱等中药精制而成。用于艾滋病、乙肝病毒感染及需要提高机体免疫功能的患者。饭前服，每次 4 片，每日 3 次，1 个月后增至每次 6 片，3 个月为 1 个疗程。

3. 防治并发感染

(1) 卡氏肺孢子虫病　可采用复方磺胺甲噁唑（复方新诺明，

SMZ/TMP)[保甲]或喷他脒（戊烷脒），口服 1 片（0.52g），每日 2 次。

（2）隐球菌病　可采用两性霉素 B[保甲/乙] 0.3～0.6mg/(kg·d)，总量2～3g，静脉滴注（脂质体副作用小，患者耐受量提高）。亦可选用氟康酮、伏立康唑等抗真菌药。

（3）鸟型分枝杆菌感染　可选用异烟肼[保甲]、利福平[保甲]、氯酚苯嗪[保甲]及环丙沙星[保甲]、氧氟沙星[保甲]等抗生素，可参阅“肺结核”。

（4）弓形体感染　可选用磺胺嘧啶[保甲]、乙胺嘧啶[保甲]、林可霉素[保甲]、克林霉素[保乙]。

（5）疱疹病毒感染　可选用阿昔洛韦（无环乌苷）[保甲]、更昔洛韦[保乙]等，参阅“皮肤科疾病与用药”。

（6）卡波西肉瘤（KS）　可采用放疗、化疗（拓扑异构酶抑制药）联用。

4. 对症支持治疗。

5. 研制抗 HIV 疫苗　2011 年澳大利亚研究人员在分析 100 名艾滋病病毒携带者血液样本时发现，这些人感染 HIV 后，体内能产生 HIV 抗体，该抗体可促使人体免疫系统找到并攻击 HIV，从而不会发病。这种抗体虽不能起到治疗 AIDS 的效果，但却有预防作用。在 HIV 抗体基础上研发预防 AIDS 疫苗是可预期的。

登革热（登革病毒感染）

登革热是由登革病毒（DENV）引起的急性传染病，主要通过埃及伊蚊或白纹伊蚊叮咬传播。登革热广泛流行于全球热带及亚热带地区，仅 2014 年我国华南地区如广东等就发病 3 万例以上，死亡近 20 人。人群普遍易被感染。

【病原】

登革病毒属黄病毒科黄病毒属，呈球形，直径 45～55nm；有 4 个血清型（CDENV-1、DENV-2、DENV-3 和 DENV-4），均可感染人。DENV 对热敏感，56℃ 30min 可灭活，但在 4℃条件下可存活数周之久，超声波、紫外线、0.05％甲醛溶液、乳酸、高锰酸钾、甲紫等均可灭活之。病毒在 pH7～9 时最稳定，在－70℃或冷冻干燥状态下可长期存活。

【流行病学】

传染源为登革热患者、隐性感染者和 DENV 感染的非人灵长类动物及病毒的媒介伊蚊。故伊蚊叮咬是主要传播途径。人群普遍易感，但感染后仅有部分人发病。被 DENV 感染后，人体对同型病毒科产生持久免疫力，但对异型病毒感染不能形成有效保护，若再次感染异型或多种不同型血清型病毒，机体可能产生免疫反应，从而导致严重的临床症状。该病流行于全球热带及亚热带地区，尤其在东南亚、太平洋岛屿和加勒比海等 100 个国家和地区；我国广东、云南、福建、海南及台湾等均可引发本地登革热流行，且主要发生在夏秋季节，居家待业和离退休人员发病率高。

【临床表现】

潜伏期 3～15d，多数 5～8d。典型病程分以下三期。

急性发热期：常急性起病，发热可伴畏寒，24h 内可达 40℃。部分发热者 3～5d 后降至正常，1～3d 后再度上升称为双峰热型。发热时可伴有头痛，全身肌肉、骨骼和关节疼痛，明显乏力，并可出现恶心、呕吐、腹痛、腹泻等胃肠症状。该期一般持续 2～7d，在病程 3～6d 内，颜面、四肢有充血性皮疹或点状出血疹。典型皮疹在四肢呈针尖样出血点及“皮岛”样表现等，或可有牙龈出血、注射部位瘀点及束臂试验阳性等皮下出血现象等。

极期：部分患者高热持续不缓解，或退热后病情加重，血浆渗漏，休克及重要脏器损伤等，可见腹部剧痛、持续呕吐等。血浆渗漏多见有白细胞和血小板减少。血浆渗漏者可见结膜水肿、心包积液、腹水和胸腔积液等。少数无明显血浆渗漏者仍可出现严重出血，如皮下血肿、消化道大出血、阴道大出血、颅内出血、咯血、肉眼血尿等；脑炎或脑病病症（如剧烈头痛、嗜睡、烦躁、谵妄、抽搐、昏迷、颈强直等），ARDS，急性心肌炎，急性肝衰竭，急性肾衰竭等。

恢复期：极期后 2～3d，病情好转，胃肠症状减轻，各种症状缓解而逐渐恢复正常。

多数为普遍登革热，少见重症登革热，个别患者仅有发热期及恢复期。

重症登革热预警指征：①高危人群，如二次感染患者，伴有糖尿病、高血压、冠心病、肝硬化、消化性溃疡、哮喘、慢阻肺、慢性肾衰等基础性疾病患者；②老人、婴幼儿、肥胖及重症营养不良者、孕妇；③退热后病情恶化、腹部剧痛、持续性呕吐、血浆渗漏表现、明显出血倾向、肝大＞2cm 患者；④血小板快速下降，HCT 升高者。

并发症：可出现中毒性肝炎、心肌炎、输液过量、电解质及酸碱失衡、二重感染、急性血管内溶血等。

【实验室及相关检查】

1. 血常规　白细胞总数减少，多数患者早期开始下降，第4～5天降至最低点，以中性粒细胞下降为主；多有血小板减少，最低可降至$10\times10^9/L$以下。

2. 尿检可见少量蛋白、红细胞及管型。

3. 生化值异常，可见转氨酶、乳酸脱氢酶、心肌酶、尿素氮和肌酐升高；ALT、AST呈轻中度升高，少数患者胆红素升高，血清白蛋白下降，可见低血钾等电解质紊乱现象；凝血功能异常，可见纤维蛋白原减少，凝血时间延长，重症病例的凝血因子Ⅱ、Ⅴ、Ⅶ、Ⅸ和Ⅹ减少。

4. 初次感染者发病后3～5d可检出IgM抗体，发病2周后达高峰，可维持3个月，发病1周后可检出IgG抗体，IgG抗体可维持数年甚至终生；发病1周内，在患者血清中检出高水平特异性IgG抗体提示二次感染，也可结合捕获法检测的IgM/IgG抗体比值进行综合判断。CT或胸片可见一侧或双侧胸腔积液，部分患者有间质性肺炎表现；B超可见脾大，重症可致胆囊壁一过性增厚，并出现心包、腹腔和盆腔积液。CT和磁共振成像可发现脑水肿、颅内出血、皮下组织出血。

【诊断与鉴别诊断】

1. 疑似病例　符合登革热临床表现，有流行病学史（发病前15d内到过疫区或居住地有登革热病例发生），或有白细胞和血小板减少者。

2. 临床确诊病例　符合登革热临床表现，有流行病学史，并有白细胞、血小板减少，单份血清登革热特异性IgM抗体阳性。

3. 确诊病例　疑似或临床确诊病例，急性期血清检出NSI抗原或病毒核酸，或分离出登革病毒或恢复期血清特异性IgG抗体阳性或滴度呈4倍以上升高。

4. 重症有下列之一者　①严重出血包括皮下血肿、呕血、便血（黑粪）、阴道流血、肉眼血尿、颅内出血；②休克；③重要脏器功能障碍或衰竭：肝损伤［ALT和（或）AST＞1000IU/L］、ARDS、急性心功能衰竭、急性肾功能衰竭、脑病（脑炎、脑膜脑炎）等。

5. 主要鉴别诊断　基孔基雅热、荨麻疹、猩红热、发热伴血小板减少综合征；与发热伴皮疹疾病如麻疹、荨麻疹、猩红热、流脑、斑疹伤寒、羌虫病等。

【防治措施与用药】

提倡早发现、早治疗、早防蚊隔离。主要采取支持及对症治疗措施。重症病例需早期识别和及时救治。

1. 一般治疗　①卧床休息，清淡饮食；②防蚊隔离至退热及症状缓解；③监测神志、生命体征、尿量、血小板、HCT 等。

2. 对症治疗　①退热以物理降温为主；②补液以口服补液盐为主；③镇痛止痛可给予地西泮、罗通定等对症处理。

3. 重症治疗　应进行电解质动态监测。①补液原则是维持良好的组织器官灌注，可给予平衡盐等晶体液，渗出严重者应及时补充白蛋白等胶体液；在尿量达约 0.5ml/(kg・h) 的前提下，应尽量减少静脉补液量。②在补液原则的前提下，同时积极纠正酸碱失衡并抗休克治疗。③止血措施：严重鼻衄者局部止血；胃肠出血者给予制酸药；严重出血者可及时输注红细胞；临床有试用最低安全有效的蛇毒凝血酶制剂的报道。④其他对症治疗。

此外，具有清热解毒、凉血化瘀、益气固脱、醒脑开窍的口服中成药或静脉滴注的中药注射液等，由临床经验丰富的中医师辨证选用，其效颇佳。

埃博拉病毒感染（埃博拉出血热）

埃博拉病毒（Ebola virus，EBV）感染又称为埃博拉出血热（Ebola hemorrhagic fever，EHF），是 EBV 引起的一种急性出血性传染病。2014 年发生在西非的 EBV 感染近 3 万人，其中死亡近 8000 例。埃博拉病毒属于丝状病毒科，有包膜，非节段性，负链 RNA 病毒。丝状病毒科包括马尔堡病毒属、*cuevavirus* 属和 EBV 属。其 EBV 属有 5 个不同的病毒种，即扎伊尔 EBV、苏丹 EBV、本迪布焦 EBV、大森林 EBV、来斯顿 EBV 病毒。其中来斯顿亚型（Reston）只感染灵长类动物，其他均可感染人类，最致命的是扎伊尔（Zaire）亚型。2014 年西非流行的病毒是新型的扎伊尔 EBV 亚种。对病毒有效的消毒方法包括蒸汽灭菌、化学消毒、焚烧。

【病原与流行病学】

EBV 是一种人畜共患的病原体，果蝠是 EBV 最重要携带者。2014 年西非 EBV 疫情最初感染者为一名 2 岁男童，通过接触蝙蝠而被感染。

人与人之间的传播可引起爆发，这往往是由野生动物传播到人类开始，病毒变种的遗传基因几乎相同，与西非爆发的疫情相同。EBV不能通过飞沫传播。EBV感染者只在出现症状后才具有传染性。与被感染者分泌物的直接接触，如唾液，是EBV传播的基本途径。患者除唾液外，其他分泌物、呕吐物、腹泻物、血液、汗液、眼泪等均可通过直接接触而传播。

易感人群主要为与有EBV感染症状患者密切接触的医护人员、亲属，以及吃果蝠、羚羊或其他可能感染EBV的人群等。

【临床表现】

EBV感染人类后潜伏期2～21d，多数在感染8～9d后病情危重。一旦被感染，患者在1～2d内出现症状。其主要症状为：①突然发热，可高达39.4～40.5℃；②极度虚弱，喉咙痛，头痛；③大量呕吐和腹泻。

更严重的症状，如凝血功能障碍与血小板减少症，可在1～2d内发生，从而导致鼻腔或口腔出血，伴随皮肤出血性水疱。在3～5d内出现肾功能衰竭，并导致多器官功能衰竭和弥散性血管内凝血，伴随明显的体液流失。

【实验室检查】

①RT-PCR检测阳性。②抗原检测也可以一起检查，作为确诊检测。而抗体检测（例如IgM和IgG）是次要的检测方法。

【诊断与鉴别诊断】

①早期感染下诊断较难，因早期症状与其他类型的传染病相似，如疟疾、拉萨热、伤寒、霍乱，甚至脑膜炎；只有在3～5d后或更晚的时间，随着内出血，该疾病的特征——出血性水疱才变得明显。②患者有流行病学史，如与埃博拉患者有密切接触史。③患者最近有在疫情国家或地区居住或旅游史，以及突然出现病毒感染症状，就应进行实验室筛查，明确诊断。

【防治措施及用药】

1. 切断传播途径　凡来自非洲疫区人员，如有发热、极度虚弱、头痛、肌痛、咽痛、结膜充血等症状，入境时应立即主动向出入境检疫机构口头申报，防止非洲埃博拉出血热传入中国。严格执行疫情控制措施。

2. 疫苗研制与临床应用　我国成功研制出埃博拉病毒检测试剂盒，也研制出埃博拉疫苗，在临床前期试验中通过了验证。WHO也批准了加拿大埃博拉疫苗用于临床试验。目前最有前途的疫苗方法基于重组技术，如通过病毒颗粒转染质粒。水泡性口炎病毒载体生产的颗粒对恒河猴有24～48h的保护效应。

3. 目前埃博拉病毒的治疗手段主要是对症治疗，如输液、输血和血小板输注；而康复患者的血清疗法最为有效，输注恢复健康的埃博拉病毒感染者的血浆，其前提是康复患者血浆中含有中和抗体。此外，试用新药"BCX4430"可能有效；澳大利亚烟草提取物"ZMQPP"实验性研究也有一定预期效果。

4. 预后　2014年西非埃博拉病毒感染患者通常在发病后8～9d死亡，若存活超过2周者生存预后良好。根据当年资料，本迪布焦埃博拉病毒致死率<40%，扎伊尔为50%，苏丹高达70%～90%，综合非洲2014年埃博拉病毒感染数据，此次疫情死亡率大约53%。

马尔堡出血热（马尔堡病毒感染）

马尔堡出血热（Marburg hemorrhagic fever，MHF）是由马尔堡病毒（MRBV）引起的急性发热伴有严重出血为主要特征的传染病，经密切接触传播，传染性强，病死率高。此病毒主要来自非洲绿猴并流行于非洲，曾称之为青猴病和非洲出血热。

【病原与流行病学】

1. 病原　MRBV与埃博拉病毒同属丝状病毒科（*Filoviridae*），为单股负链RNA病毒。病毒体呈多态性，病毒颗粒直径80nm，长度700～1400nm，表面有突起，有包膜。病毒基因组RNA长约19kb，编码7种病毒蛋白，目前只发现一种血清型。可在多种组织细胞中生长繁殖。MRBV对热有中度抵抗力，56℃ 30min不能完全灭活，但60℃ 1h感染性丧失。在室温及4℃存放35d其感染力基本不变，−70℃可长期保存，一定剂量的紫外线、γ射线、次氯酸、酚类、脂溶剂、β-丙内酯等均可灭活。

2. 流行病学　MRBV的宿主动物有灵长类（如绿猴）、蝙蝠、鼠类等。人被接触感染后可传染其他人，该病毒也可经气溶胶传播、注射途径传播和性传播等。人类对MRBV普遍易感。病毒可广泛分布于患者的各脏器、血液、尿液和一些分泌物中，并因污染环境而引起传播。有从恢复期患者病后80d的眼房水和精液中分离出MRBV的报道。

【临床表现与诊断要点】

1. 潜伏期3～9d，最长可超过2周。临床表现为多系统损害，以发热、出血症状为主，病情严重，病程4～16d。死亡患者多在发病后6～9d死亡，主要死于循环衰竭、肝肾功能衰竭和出血性休克。临床症状主要如下。

① 发热及毒血症：起病急，发热且体温在数小时内升至高达40℃或以上，为稽留热或弛张热，伴有畏寒、出汗，持续3～4d后体温下降，但有些患者可在第12～14天再次上升。伴乏力、全身肌肉酸痛、剧烈头痛、表情淡漠等。

② 消化系统可在发病后2～3d出现恶心、呕吐、腹泻，重症因连续水样便引起脱水。症状可持续1周。可有肝功能异常及胰腺炎。

③ 出血及出血倾向见于发病后4～6d，表现为鼻、牙龈、结膜和注射部位等皮肤黏膜出血，咳血痰、咯血、便血、血尿、阴道出血，甚至多脏器出血。严重者可发生弥散性血管内凝血（DIC）及出血性休克，甚至死亡。

④ 皮疹多见于发病后第5～7天，开始为红色丘疹，1d后逐渐变为融合性斑丘疹，不痒。3～4d后皮疹消退，脱屑。约50%患者有黏膜充血、腋窝淋巴结肿大、软腭出现暗红色黏膜疹。

⑤ 其他表现：可有浅表淋巴结肿大，咽痛、咳嗽、胸痛、少尿、无尿及肾功能障碍等。后期可因病毒在精液、泪液和肝中宿存，引起睾丸炎、睾丸萎缩等，并成为潜在的传染源。

2. 病理学检查　除横纹肌、肺和骨骼外，几乎所有器官均可受损，其中肝、肾、淋巴组织的损害最重，脑、心、脾次之。

3. 实验室检查　马尔堡病毒高度危险，与活病毒相关实验需在BSL-4实验室进行。①病毒抗原阳性；②血清特异性IgM抗体阳性；③恢复期血清特异性IgG抗体滴度比急性期有4倍以上增高；④从患者标本中检测出马尔堡病毒RNA；⑤从患者标本中分离到马尔堡病毒。

4. 诊断　①疑似病例应具有上述流行病学史和临床表现。②确诊病例应在疑似病例的基础上具备实验室检测结果中任何一项阳性者。

5. 鉴别诊断　埃博拉出血热、肾综合征出血热、新疆出血热、埃希纳病毒感染（布尼亚病毒感染）、拉沙热、登革热以及其他病毒性出血热等。

【防治措施与用药】

1. 一旦发现马尔堡出血热疑似或确诊病例时，应参照甲类传染病的报告要求，按“其他传染病要求”，通过国家疾病监测信息报告管理系统进行网络直报。

2. 预防控制措施　①加强输入性马尔堡出血热监控。②对疫区游客和居住者（特别是医务人员和援建人员）宣传防控和健康知识。③密切关注马尔堡出血热疫情动态和严格疫情控制措施落实与管理。④加强实验室生物安全管理。

3. 治疗原则与用药　目前尚无特效药治疗。一般采用对症处理和支持疗法。现有抗病毒药物疗效有待证实。

① 一般支持治疗：应卧床休息，就地隔离治疗。给高热量、适量维生素流食和（或）半流食。补充足够的液体和电解质，以保持水、电解质和酸碱平衡。

② 对症和并发症治疗：预防及控制出血。有明显出血者应输新鲜血，以提供大量正常功能的血小板和凝血因子；血小板明显减少者应输血小板；对合并有DIC者可用肝素等抗凝药治疗。心功能不全者应用强心药（如地高辛、毒毛花苷K、毛花苷C、去乙酰毛花苷）；肾性少尿者应按急性肾功能衰竭处理，限制入液量，给予利尿药，保持水、电解质和酸碱平衡，有条件者进行透析疗法；肝功能受损者可给予保肝治疗（可选用还原型谷胱甘肽、促肝细胞生长素、多烯磷脂酰胆碱、甘草酸二胺等）；抗生素可用于敏感菌引起的并发感染症。

③ 恢复期患者血清治疗：如给早期患者注射恢复期患者的血清，可能有效。

④ 预后：病死率高达20%～90%。体内病毒量高，肝、肾等主要脏器功能损害严重者预后差。

黄热病（黄热病毒感染）

黄热病（yellow fever）是一种由黄热病毒引起、经蚊传播的急性传染病，属国际检疫的传染病之一。临床主要表现为发热、黄染、出血等，疫区病死率高达20%～40%。主要在中南美洲和非洲热带地区流行，在蚊和非人灵长类之间周期性地发生自然感染循环。

【病原】

黄热病毒（yellow fever virus）属黄热病毒科黄热病毒属，病毒呈球形颗粒，直径37～50nm，外有脂质包膜，表面有棘突。病毒基因组为不分节段的单股正链RNA，约由11000核苷酸组成。相对分子量约为3.8×10^6。它只有一个血清型。可与黄病毒其他成员如登革热病毒、西尼罗病毒、圣路易脑炎病毒产生交叉血清学反应。该病毒有嗜内脏如肝、肾、心等（人和灵长类）和嗜神经（小鼠）的特性。黄热病病毒抵抗力弱，易被热、乙醚、去氧胆酸钠和常用消毒剂等迅速灭活，在50%甘油溶液中成活数月，在冻干情况下可保持活力多年。

【流行病学】

1. 传染源　①城市型主要传染源为患者及隐性感染者，特别是发病4d以内的患者。②丛林型主要传染源为猴及其他灵长类。

2. 传播途径　①城市型以埃及伊蚊为唯一传播媒介，以人—埃及伊蚊—人的方式流行。②丛林型则以猴—非洲伊蚊或趋血蚊属等—猴的方式循环。人因进入丛林中而受染；蚊吮吸患者、病猴血后经9～12d即具传染性，可终生携带病毒并可经卵传播。

3. 易感人群　城市中易感者多为儿童，因成人多因感染而获得免疫。在丛林中患者多为男性，感染后可获得持久免疫力，未发现有再感染者。

【临床表现与诊断要点】

1. 本病潜伏期3～6d。临床表现差异大，可从轻度自限性到死亡性感染。典型临床表现分为四期。

(1) 病毒血症期　急性起病，寒战、发热，体温可达39～40℃，相对缓脉；剧烈头痛、背痛、全身肌肉痛、恶心、呕吐；结膜和面部充血，鼻衄。可有蛋白尿。症状持续3～5d。

(2) 缓解期　感染发病3～5d后，出现12～24h的缓解期，表现为体温下降，头痛消失，全身基本症状改善。此期体内病毒被清除，血中可查到非感染性免疫复合物，轻度患者可在此期痊愈。

(3) 肝肾损害期　15%～25%患者自缓解期后进入此期。体温再次升高，全身症状重新出现，频繁呕吐，上腹痛等。出现黄疸并逐渐加深；可出现瘀点瘀斑、鼻衄、黏膜广泛出血甚至腔道大出血；肾功能异常、尿量减少、蛋白尿；心脏损害可见ST-T波异常，少见急性心肌扩张；可出现脑水肿，脑脊液蛋白升高但白细胞不高；高血压、心动过速、休克；顽固性呃逆提示预后不良。此期患者20%～50%在发病后7～10d死亡。

（4）恢复期　极度疲乏虚弱，可持续2～4周。有在恢复期死亡的报道，部分由于心律失常、转氨酶升高可持续至恢复期后数月。一般无后遗症。

2. 实验室检查

（1）血清特异性IgM抗体采用ELISA、免疫荧光法等检测，捕获检测IgM抗体的结果较为可靠。一般发病后第5～7天出现IgM抗体，而血清特异性IgG抗体在患者恢复期检测时，恢复期血清IgG抗体滴度较急性期呈4倍以上升高可确诊。

（2）黄热病患者早期血中病毒滴度较高，可进行早期诊断；使用黄热病毒特异的单克隆抗体检查病毒抗原，可以避免和其他黄病毒的交叉反应。应用RT-PCR、Real-Time PCR等核酸扩增技术检测黄热病毒RNA。这些方法特异性强，灵敏性高，可用于早期诊断。

（3）发病4d内直接从全血或死者肝组织中分离出病毒可确诊。

3. 对于黄疸前患者，应及早取血标本做病毒分离和抗体、抗原检测，后期主要检测病毒特异性抗体。

4. 鉴别诊断　早期或轻型病例应与流感、伤寒、斑疹伤寒、拉萨热等鉴别。发热伴有黄疸者应与各种病因性肝损害、钩端螺旋体病等鉴别。发热伴出血者应和肾综合征出血热、登革热、蜱传播回归热（小儿手足口病）、恶性疟疾、黑尿热及其他病毒性出血热鉴别。

【防治措施与用药】

本病无特效药物治疗，主要为对症支持治疗。

1. 一般治疗　急性期患者应卧床休息，就地治疗，防止感染扩散，对患者应尽心护理和对症治疗。

2. 对症治疗　①营养支持。②补液，维持水、电解质和酸碱平衡。③预防和治疗出血、低血压性休克，预防和治疗肝肾功能衰竭和继发性感染等各种并发症。

3. 主要预防措施　①控制传染源。②切断传播途径。③保护易感人群。④应用黄热病毒疫苗。1936年，通过鸡胚连续传代生产出黄热病毒17D减毒活疫苗沿用至今。很多黄热病流行国家对9月龄婴儿进行常规免疫。美国每年有25万前往热带地区的旅游者和军人接种黄热病疫苗，以预防此病。但近年来发现，黄热病疫苗可能引起某些重要脏器受染和病变，尤其是60岁以上接种者发生率可达五万分之一，因此建议对前往流行地区且具有真正暴露危险的人群接种黄热病疫苗。

4. 预后　被黄热病毒感染出现临床症状发生率为5%～20%，轻型感染后可自行痊愈。少数病例病情危重者抢救不及时或患者免疫力极低下者终致死亡。新进入疫区的外来人口病死率高达30%～40%，少有后遗症。

寨卡病毒感染（婴幼儿小头症）

寨卡病毒感染是由寨卡病毒引起的一种自限性急性传染病，主要通过埃及伊蚊叮咬传播，亦可通过母婴传播（包括宫内感染和分娩时感染）、血源传播和性传播。临床特征主要为皮疹、发热、关节痛或结膜炎，极少引起死亡。世界卫生组织（WHO）认为，新生儿小头畸形、吉兰-巴雷综合征（格林-巴利综合征）可能与寨卡病毒感染有关。寨卡病毒感染主要在全球热带及亚热带地区流行。

【临床表现与诊断要点】

1. 临床表现　有被埃及伊蚊和白纹伊蚊叮咬史。潜伏期一般为3～12d。感染寨卡病毒后，仅20%出现症状，且症状较轻。主要表现为皮疹（多为斑丘疹）、发热（多为中低度发热），并可伴有非化脓性结膜炎、肌肉和关节痛、全身乏力以及头痛，少数患者可出现腹痛、恶心、腹泻、黏膜溃疡、皮肤瘙痒等。症状持续2～7d缓解，预后良好，重症与死亡病例罕见。婴幼儿感染病例还可出现神经系统、眼部和听力等改变。孕妇感染寨卡病毒可能导致胎盘功能不全、胎儿宫内发育迟缓、胎死宫内和新生儿小头畸形等，故俗称为“婴幼儿小头症”。

2. 血液学检查　①部分病例可有白细胞和血小板减少。采用酶联免疫吸附法（ELISA）、免疫荧光法等进行寨卡病毒IgM检测。②寨卡病毒中和抗体检测：采用空斑减少中和试验（PRNT）检测血液中和抗体。应尽量采集急性期和恢复期双份血清进行检测。寨卡病毒抗体与同为黄病毒属的登革热病毒、黄热病毒和西尼罗病毒抗体等有较强的交叉反应，易产生假阳性，在诊断时应注意鉴别。

3. 病原学检查　①病毒核酸检测：采用荧光定量RT-PCR检测血液、尿液、精液、唾液等标本中的寨卡病毒核酸。②病毒抗原检测：采用免疫组化法检测寨卡病毒抗原。③病毒分离培养：可将标本接种于蚊源细胞或哺乳动物细胞等方法进行分离培养，也可使用乳鼠脑内接种进行病毒分离。

4. 诊断　根据流行病学史、临床表现和相关实验室检查综合判断。

（1）疑似病例　符合流行病学史且有相应临床表现。①流行病学史：发病前14d内在寨卡病毒感染病例报告或流行地区旅行或居住；或者接触过疑似、临床诊断或确诊的寨卡病毒感染患者。②临床表现：难以用其他原因解释的发热、皮疹、关节痛或结膜炎等。

（2）临床诊断病例　疑似病例且寨卡病毒 IgM 抗体检测阳性，同时排除登革热、流行性乙型脑炎等其他常见黄病毒属感染。

（3）确诊病例　疑似病例或临床诊断病例经实验室检测符合下列情形之一者：①寨卡病毒核酸检测阳性。②分离出寨卡病毒。③恢复期血清寨卡病毒中和抗体阳转或者滴度较急性期呈4倍以上升高，同时排除登革热、流行性乙型脑炎等其他常见黄病毒属感染。

【防治措施与用药】

1. 一般治疗　寨卡病毒病通常症状较轻，不需要做出特别处理，以对症治疗为主，加强营养支持。在排除登革热之前避免使用阿司匹林等非甾体抗炎药物治疗。

2. 对症治疗

（1）高热不退患者可服用解热镇痛药，如对乙酰氨基酚，成人用法为250～500mg/次、每日3～4次，儿童用法为10～15mg/(kg·次)，可间隔4～6h 1次，24h内不超过4次。儿童应避免使用阿司匹林以防并发 Reye 综合征。

（2）伴有关节痛患者可使用布洛芬，成人用法为200～400mg/次，4～6h 1次，儿童5～10mg/(kg·次)，每日3次。

（3）伴有结膜炎时可使用重组人干扰素α滴眼液，1～2滴/次滴眼，每日4次。

3. 中医药治疗　本病属中医“疫疹”范畴，可参照“疫疹”辨证论治。

4. 其他　对感染寨卡病毒的孕妇，建议定期产检，每3～4周监测胎儿生长发育情况。

5. 预防　目前国内尚无疫苗进行预防，最佳预防方式是防止蚊虫叮咬。建议准备妊娠及妊娠期女性谨慎前往寨卡病毒流行地区。患者及无症状感染者应当实施有效的防蚊隔离措施10d以上，4周内避免献血，2～3个月内如发生性行为应使用安全套。2016年9月，美国过敏和传染病研究所科研人员在《科学》杂志发表论文称，他们开发出全新的 DNA（脱氧核糖核酸）寨卡疫苗，动物实验证明，这种疫苗能阻止猴子感染寨卡病毒。该疫苗已经进入人体临床试验阶段以验证其用于人类的安全性和有效性。

拉沙热（拉沙病毒感染）

拉沙热（Lassa fever）亦称拉萨热，是由拉沙病毒引起、主要经啮齿类动物传播的一种急性传染病。主要流行于尼日利亚、利比亚、塞拉利昂、几内亚等西非国家。拉沙病毒可通过损伤的皮肤和黏膜侵入，进入淋巴系统和血液循环。临床表现为发热、寒战、咽炎、胸骨后疼痛和蛋白尿，可出现多系统病变，以肝损伤最常见。国内已有临床病例防治的报道。

【病原】

拉沙病毒（Lassa virus）属沙粒病毒科，为负链 RNA 病毒，对理化因素的抵抗力弱，对酸、热、紫外线、脂溶剂、去污剂等敏感。拉沙病毒可在 Vero 细胞中繁殖，也可以感染多种动物如鼠类和恒河猴等。1969 年在西非尼日利亚首次发现拉沙病毒，并以发现该病毒的地点命名为拉沙热病毒。

【流行病学】

拉沙热具有传染力强、传播快、发病率高的特点。主要传染源和宿主为啮齿类动物，以多乳鼠为主，次为黑家鼠和小鼷鼠。多乳鼠感染拉沙病毒并不发病，带病率高，呈慢性持续性无症状感染，其尿、唾液染毒可污染食物和水源。受染患者和隐性感染者亦为传染源，可引起医院内感染。

该病为人畜共患病，可经直接或间接接触鼠排泄物而感染。鼠排泄物、分泌物及含拉沙病毒者血液、分泌物可通过破损皮肤、黏膜和污染食物传播给接触者。也可发生人际传播、医院内感染和实验室感染。人普遍易感。机会性感染，但儿童患病率略低。感染后会产生免疫力，但免疫期限尚不清楚。

【临床表现与诊断要点】

1. 拉沙热潜伏期 6～21d。起病缓慢，症状包括全身不适、发热、咽痛、咳嗽、恶心、呕吐、腹泻、肌痛及胸腹部疼痛，发热为稽留热或弛张热，常见咽部结膜炎症状和渗出，约 80％的人类感染为轻症或无症状，其他表现为严重多系统疾病。疾病在妊娠期尤为严重，超过

80%的孕妇可致流产。严重病例常发生低血压或休克、胸腔积液、出血、癫痫样发作、脑病和颈部水肿，也常伴有蛋白尿和血液浓缩。恢复期可发生暂时性脱水和运动失调。25%的患者可发生神经性耳聋，1～3个月后仅半数患者可恢复部分功能。总病死率约1%，住院病死率约15%，疫区病死率则25%或以上。妊娠第3个月妇女和胎儿病死率更高。谷草转氨酶高于150U/L和高病毒血症者，预后较差。

2. 实验室检查

（1）一般检查　血常规白细胞分类中淋巴细胞增多，血小板减少，尿中可见蛋白尿、血尿、管型和大便潜血（＋）；生化检查可有AST、ALT、BUN升高。

（2）血清血检查　早期和恢复期两次血清特异性IgG或IgM型抗体递增4倍以上或抗原（＋）均有诊断意义。

（3）病原学检查　①一般拉沙病毒抗原于发病后第1周出现。②病程第5天内大多数患者血清中可测出病毒核酸，发病30d内半数以上患者仍可检测。③采集发病14d内患者血清或血标本进行病毒分离。

3. 诊断依据　①流行病学资料有生活在拉沙热流行地区或3周内有疫区旅行史；临床特点有发热、咽炎、胸骨后疼痛，蛋白尿可作为早期诊断线索；实验室检查有血清特异性病毒抗原阳性，血清特异性IgM抗体阳性，恢复期IgG抗体滴度比急性期有4倍以上增高，从患者标本中检出病毒RNA和分离到该病毒。②疑似病例具有流行病学史和临床表现。③确诊病例：在疑似或临床诊断基础上具备诊断依据中实验室检查任何一项者。

4. 鉴别诊断　应与流感、疟疾、伤寒、黄热病、其他病毒性出血热如埃博拉出血热等鉴别。

【防治措施与用药】

利巴韦林虽非特效药，但却有效。对症治疗且应严密隔离至少3～4周。

1. 对症支持治疗　卧床休息，水电解质平衡，补充血容量，防治休克，密切观察心肺功能，监测血压、肾功能和肝功能；继发细菌感染时使用抗生素治疗。

2. 利巴韦林（ribavirin，三氮唑核苷、病毒唑）[保甲/乙]　发热期均可应用，应尽早应用，病程1周内接受治疗可降低病死率。首选静脉给药。成人首剂量30mg/kg，最大剂量≤2g；之后每6h给药1次，剂量为16mg/kg，每次最大剂量为≤1g，持续4d；再改为8mg/kg，每天最大剂量≤0.5g，连用6d。儿童按体重给药，和成人同。若口服给药，成人首剂量2g，之后按体重：>75kg者服0.6g，2次/d；<75kg者服0.5g，2次/d，或上午服0.4g，下午服0.6g，连服10d。儿童按30mg/kg，一次服；之后按15mg/(kg·d)，分2次，连服10d。

3. 免疫血浆疗法　1～2U/次，10～12h可见效。

4. 预后　大部分病例预后良好，少数可遗留听力丧失等后遗症。一般病死率约1%，重症病死率为15%～25%，孕妇感染后流产率和病死率较高。

5. 预防　①控制传染源，灭鼠和整治环境；②切断传播途径（防鼠和避免直接接触鼠类及其排泄物）；③保护易感人群（加强个人防护，避免接触患者血液、体液和排泄物，防止皮肤破损和黏膜被接触感染）。

西尼罗热（西尼罗病毒感染）

西尼罗热（West Nile fever）是由西尼罗病毒所致的一种虫媒传染病。1937年人类首次从乌干达西尼罗省的一名发热女子血中分离出该病毒，故名“西尼罗病毒”。该病毒颗粒40～60mm，脂质双分子膜包裹一个直径在30nm左右的20面体核衣壳。该病毒有3种结构蛋白：核衣蛋白（C）、包膜蛋白（E）和膜蛋白（prM/M）。该病毒属于黄病毒科黄病毒属（*Flavirus*），有包膜RNA病毒。病毒对热、紫外线、化学试剂如乙醚等敏感，加热至56℃时30min即可灭活。

携带西尼罗病毒的蚊虫叮咬人时，该病毒便进入人体内，人体的特异性和非特异性免疫功能可能将病毒限制在局部并清除，临床上表现为隐性感染。当入侵病毒量较大且人体免疫力不足以清除病毒时，病毒入血而引起病毒血症，并可进入中枢神经系统。已证明神经元细胞是病毒在中枢神经系统的主要靶细胞，可引起脑实质和脑膜炎症，严重者危及患者生命。

【流行病学】

非洲、北美和欧洲是西尼罗病毒感染的流行地区。亚洲的印度、马来西亚、泰国、菲律宾、土耳其、以色列、印度尼西亚、巴基斯坦和澳大利亚等有该病毒感染的报告。我国尚无此报道，但应警惕境外传入。

西尼罗病毒感染的传染源主要是鸟类如家雀、知更鸟、杜鹃、海鸥等。鸟类感染后产生的病毒血症至少可持续3d，足以使蚊虫感染。人、马和其他哺乳动物感染后不产生高滴度的病毒，不通过蚊虫在人与人、人与动物间传播。

蚊虫是本病的主要传播媒介，以库蚊为主。蚊虫因叮咬感染西尼罗病毒并出现病毒血症的鸟类而感染。病毒在蚊虫体内生长繁殖后进入蚊子唾液。人和动物被蚊虫叮咬而受染。有输血、器官移植受染病例。哺乳和胎盘也可传播病毒。

人类对西尼罗病毒普遍易感，但多为隐性感染。老年人感染易发展为脑炎、脑膜炎、脑膜脑炎，死亡率亦较高。主要在夏秋季流行，与媒介密度高和蚊体内带病毒率高有关。

【临床表现与诊断要点】

1. 临床表现　潜伏期 3～12d。临床可分为隐性感染、西尼罗热、西尼罗病毒脑炎或脑膜炎三种类型。患者应有疫区经历，发病前 2 周内有蚊虫叮咬史。

（1）西尼罗病毒隐性感染约占 80%，不出现任何症状，但血中可查到抗体。

（2）西尼罗热可出现发热、头痛、肌肉疼痛、恶心、呕吐、皮疹、淋巴结肿大等类似感冒症状，持续 3～6d 后自行缓解。

（3）西尼罗病毒脑炎或脑膜炎占极少数，多发生于老年人和儿童。起病急骤、高热、持续不降，伴有头晕、头痛剧烈、恶心，可有喷射性呕吐、嗜睡、昏睡、昏迷，可有抽搐，脑膜刺激征阳性，巴氏征及布氏征阳性，可因脑疝而导致呼吸衰竭甚至死亡。近年重症感染呈明显上升趋势。极个别患者表现为急性弛缓性麻痹，患者出现急性无痛、不对称性肌无力，脑脊液淋巴细胞增多。偶尔也可表现为西尼罗病毒性心肌炎、胰腺炎或肝炎等。

2. 实验室检查　血清西尼罗病毒抗体 IgM 阳性，恢复期较急性期 IgG 抗体滴度升高 4 倍以上或 PCR 检测到血清中西尼罗病毒核酸，有确诊意义。若从血标本中分离到该病毒则可明确诊断。

3. 鉴别诊断　乙型脑炎、其他病毒性脑膜炎、中毒型菌痢、化脓性脑膜炎、结核性脑膜炎和脑型疟疾。

【防治措施与用药】

轻症患者呈自限性经过。重症西尼罗病毒感染尚无特效药，对脑炎或脑膜炎患者应积极对症治疗。

1. 一般治疗　卧床休息，尽量避免不必要刺激。保持呼吸道通畅，昏迷者应注意定时翻身、拍背、吸痰、吸氧、防压疮。注意精神、意识、生命体征以及瞳孔变化。给足够的营养及维生素，保持水、电解质和酸碱平衡。

2. 高热降温　以物理降温为主，首选冰帽降温，同时酒精擦浴，放置冰袋；药物降温为辅，阿尼利定、柴胡、吲哚美辛栓均可选用。

3. 抗惊厥或抽搐　由脑水肿或脑栓塞（疝）所致惊厥或抽搐，应立即采用脱水药20%甘露醇快速静滴降颅内压，吸痰，保持呼吸道通畅，必要时切开气管，给氧通气。镇静用地西泮（安定）10～20mg/次（成人），小儿按每次0.1～0.3mg/kg，肌内注射；必要时静脉缓慢注射，但不超过10mg，或成人水合氯醛1.5～2.0g/次，小儿每次50mg/kg（每次≤1g），鼻饲或保留灌肠。或苯巴比妥钠成人一次肌内注射0.1g。

对脑水肿无抽搐者，甘露醇用法用量同前；呋塞米（速尿）、高渗葡萄糖可辅助脱水治疗，糖皮质激素（地塞米松、氢化可的松、甲泼尼龙等）可减轻脑水肿，可短期应用。

4. 呼吸衰竭　常规对症急救。可静脉注射呼吸兴奋药洛贝林、可拉明、利他林等，必要时气管插管、气管切开，及时机械通气治疗等。

5. 对西尼罗热疑似和确诊病例按甲类传染病“其他传染病”的相应规定进行报告，防止和控制境外传入该病。保护易感人群，隔离患者，切断传染病，开展有效、大规模灭蚊，户外活动时应防蚊叮咬。

裂谷热（裂谷热病毒感染）

裂谷热（Rift Valley fever）是由布尼亚病毒科白蛉病毒属裂谷热病毒（Rift Valley fever virus，RVFV）引起的急性传染病，为人畜共患病之一。主要传播媒介为多种脊椎动物，包括绵羊、山羊、牛、水牛、骆驼，RVFV可感染鸡胚、鼠类、猴和家禽，并产生高滴度病毒。

【病原与流行病学】

1. RVFV为RNA病毒，颗粒直径为90～110mm，球形有包膜。可在vero、BHK-21和C6/36等细胞中繁殖；对理化因素的抵抗力较强，能够抵抗0.5%石炭酸6个月，56℃ 40min才可灭活，在60℃以下可存活多年。RVFV对酸（pH 3.0以下）、脂溶剂、去污剂和甲醛敏感。

2. 人对RVFV普遍易感。主要通过直接接触感染动物的组织、血液、分泌物和排泄物或食用未煮熟的肉、奶等引起；或被伊蚊、库蚊、按蚊和其他蚊种叮咬而传播，但以伊蚊为主，少见有气溶胶实验室感染的报道，但尚未见人与人传播的报道。儿童发病率较低，男多于女，动物养殖和屠宰人员、兽医等为高危人群。本病一年四季均可发生，疫区与季节分布主要与媒介活动有关。非洲和西亚地区发病率较高，近年传入境内病例有个案报道。参见本书埃希纳病毒感染（布尼亚病毒感染）。

【临床表现与诊断要点】

1. 潜伏期2～6d，有少数不超24h。多数为隐性感染，只有少数感染后有发热、肝炎、视网膜炎等症状。患者可突然发热，伴畏寒、寒战、头痛、乏力、肌肉关节疼痛等症状；但多数表现较轻微，常在2周后恢复。部分典型病例可表现为多系统受累。

① 视网膜炎（1%～20%）：多见于病程1～3周。表现为视物模糊或视力下降，有时产生盲点。严重时致视网膜脱落。视力障碍可持续10～12周。当损伤在黄斑或严重出血和视网膜脱落，约50%患者可能单眼或双眼永久性失明。

② 出血综合征（约1%）：于病程2～4d后出现。重症病例往往死于出血、休克及肝、肾功能衰竭。

③ 脑膜脑炎：可单独出现，也可能和出血综合征同时出现，于病程1～4周突然发生脑膜脑炎症状，重症可抽搐、偏瘫、昏睡、去大脑强直、昏迷甚至死亡。存活病例可有后遗症，如偏瘫。

2. 实验室检查　一般检查血常规、尿常规、肾功能、肝生化和脑脊液检查等均可出现异常，但非特异性。常采集发病4d内患者血清标本进行检测。一般患者发病5d后出现IgM抗体阳性，可持续2个月。以下结果可以确诊：①病毒抗原阳性；②血清特异性IgM抗体阳性；③恢复期血清特异性IgG抗体滴度比急性期增高4倍以上；④从患者送检标本中检出RVFV RNA；⑤从患者送检标本中分离到RVFV。

3. 鉴别诊断　应与流感、乙脑、病毒性肝炎、布氏杆菌病、Q热和其他病毒性出血热相鉴别。

【防治措施与用药】

1. 当接诊到确诊病例或疑似病例时，应参照甲类传染病报告的要求，通过国家疾病监控（测）信息报告管理系统进行网络直报，报告病例类别选择“其他传染病”。符合《国家突发公共卫生事业相关信息报告管理工作规范（试行）》要求的，按照相应的规定进行报告。

2. 本病无特效药物治疗。因多为轻症病例且病程较短，无需特别治疗。而重症病例则主要对症支持治疗。

（1）对症和支持治疗　①高热：用物理降温或小剂量解热镇痛药，避免大量出汗。②呕吐：可用甲氧氯普胺（胃复安）、维生素 B_6。③出血：发现弥散性血管内凝血（DIC），可早期用肝素，应用酚磺乙胺、维生素C等，补充血容量、血浆、白蛋白、全血、纤维蛋白原、血小板等替代疗法治疗DIC。④肝损伤：保肝、退黄、营养支持，可用甘草酸制剂。⑤颅内高压：可用20%甘露醇（1～2g/kg）快速静脉滴注脱水，必要时每4h一次。⑥肾功能衰竭：少尿、无尿、高钾血症等应积极进行血液透析，同时注意维持水、电解质和酸碱平衡。

（2）利巴韦林RVFV治疗，早期试用参见“拉沙热”论述。

3. 预防　①控制传染源，可预防接种灭活或减毒疫苗。②切断传播途径，应避免与患病动物组织、体液、排泄物接触；不食未熟肉类、奶等。③保护易感人群。

诺如病毒（诺瓦克病毒）感染性腹泻

诺如病毒又称诺瓦克病毒（Norwalk viruses，NV）、札如病毒、人类杯状病毒，属人类杯状病毒科中诺如病毒属的原型代表株。它是一组形态相似、抗原性略有不同的病毒颗粒。诺如病毒遗传高度变异，在同一时期和同一社区内可能存在遗传特性不同的毒株流行。诺如病毒抗体没有显著的保护作用，尤其是没有长期免疫保护作用，极易造成反复感染。诺如病毒感染性腹泻在全世界范围内均有流行，全年均可发生感染，感染对象主要是成人和学龄儿童，寒冷季节呈现高发。在中国5岁以下腹泻儿童中，诺如病毒检出率为15%左右，血清抗体水平调查表明中国人群中诺如病毒的感染亦十分普遍。

【临床表现与诊断要点】

1. 感染者粪便和呕吐物中可以发现诺如病毒，可以通过口服、接触、水源等几种方式感染诺如病毒。诺如病毒感染性强，以肠道传播为主，可通过污染的水源、食物、物品、空气等传播，常在社区、学校、餐馆、医院、托儿所、孤老院及军队等处引起集体暴发。

2. 潜伏期多在24～48h，最短12h，最长72h。感染者发病突然，主要症状为恶心、呕吐、发热、腹痛和腹泻。儿童患者呕吐普遍，成人患者腹泻为多，24h内腹泻4～8次，粪便为稀水便或水样便，无黏液脓血。大便常规镜检白细胞<15/HP，未见红细胞。原发感染患者的呕吐症状明显多于继发感染者，有些感染者仅表现出呕吐症状。此外，也可见头痛、寒战和肌肉痛等症状，严重者可出现脱水症状。诺如病毒属病毒引起的腹泻，具有发病急、传播速度快、涉及范围广等特点，是引起非细菌性腹泻暴发的主要病因。

3. 临床诊断　主要依据流行季节、地区、发病年龄等流行病学资料、临床表现以及实验室常规检测结果进行诊断。在一次腹泻流行中符合以下标准者，可初步诊断为诺如病毒感染：①潜伏期24～48h；②50%以上发生呕吐；③病程12～60h；④粪便、血常规检查无特殊发现；⑤排除常见细菌、寄生虫及其他病原体感染；⑥确诊病例：除符合临床诊断病例条件外，在粪便标本或呕吐物中检测出诺如病毒。

【预防措施与用药】

1. 目前尚无特效的抗病毒药物，以对症或支持治疗为主，一般不需使用抗生素；黄连素有抑制病毒，收敛和调整肠道功能的作用，可试用。本病一般预后良好。脱水是诺如病毒感染性腹泻的主要死因，对严重病例尤其是幼儿及体弱者应及时输液或口服补液，以纠正脱水、酸中毒及电解质紊乱。

2. 预防　①注意个人卫生，勤洗手。②提倡喝开水，不吃生冷食品和未煮熟煮透的食物，尤其是禁止生食贝类等水产品，减少到校外的餐厅就餐，特别是无牌无证的街边小店。③发病后立刻就诊，并报告所在单位、社区。④对患者、疑似患者和带菌者要分别隔离治疗。

中东呼吸综合征（MERS病毒感染）

中东呼吸综合征（MERS病毒感染）俗称玛斯或摩尔斯冠状病毒病。人类冠状病毒有三种：HCOV 229E、HCOV OC63，可致感冒；HCOV NL63，易致上呼吸道感染；HCOV HKU1和SARS-COV，易致肺炎。中东呼吸综合征冠状病毒（MERS-COV）首例报道于2012年9月下旬的沙特。病原特征仍有待研究。

【临床表现与诊断要点】

1. 人群普遍易感染。高危人群为与单峰骆驼、蝙蝠有密切接触史者，与MERS病毒感染患者有密切接触的一线医务人员、同住患者、家人等。重症病例为患有糖尿病、肾病、慢性肺部疾病、免疫功能低下者。MERS-COV 传染性比 SARS-COV 弱，但致病性较强且症状较重。

2. 潜伏期 2～14d，多为 4～6d。患者出现感染症状时可排出病毒，但传染持续时间不明。潜伏期多不具传染性，但有直接接触分泌物或经气溶胶飞沫传播，也有证据经粪—口传播的途径。

3. 患者无特异性症状和体征。临床可表现为重症、轻症和无症状感染。一般表现为肺炎等急性呼吸道感染。伴发热（体温≥38℃）、咳嗽、气短；多发病急且进展快，可致肺水肿、呼吸窘迫综合征（ARDS）、感染性休克等；可引起肾衰竭、心包炎、弥散性血管内凝血（DIC）等并发症；或有腹泻等胃肠道症状及普通感冒等症状。

4. 韩国自沙特输入性 MERS 病例有 2～4 代医院内感染的报道，2～4 代病例往往比原发病例症状轻，且多为轻症或无症状感染。

5. 影像学检查可表现为单侧或双侧胸腺下和基底部分布，以磨玻璃影为主，可出现实变影；部分病例可有不同程度胸腔积液。

6. 实验室检查　我国已成功研发 MERS 快速检测试剂盒，可早期确诊 MERS。病毒核酸阳性可早期诊断。病毒分离出 MERS-COV 阳性则明确诊断。其他可有淋巴细胞减少，肌酸激酶、肝转氨酶升高等。

【防治措施与用药】

目前尚无特效药治疗。主要是按烈性传染病管理进行防治，如切断传播途径，严格隔离观察，正确对症支持治疗。

1. 严格烈性传染病疫区出入境管理、隔离观察、医院隔离治疗、彻底环境消毒、切断传播途径、保护易感高危人群和探视人员。重症病例 ICU 治疗。转送过程中严格隔离防护。

2. 卧床休息，维持水、电解质平衡，密切监测病情变化。定期血、尿常规检查、血气分析、血生化及胸部影像学复查，必要时氧疗，包括鼻导管、面罩给氧，必要时无创或有创通气。

3. 抗病毒治疗可试用利巴韦林干扰素 α 常规剂量联合治疗。据 2015 年 6 月 16 日《健康报》报道，复旦大学基础医学病毒实验室姜世勃等研制的多肽类药物 HR_2P、$HR_2P\text{-}M_2$ 以鼻道给药的小动物实验表明，对 MERS 冠状病毒感染的预防和疗效显著，可有效保护动物免受致死剂量 MERS 冠状病毒的攻击。目前正在进行 $HR_2P\text{-}M_2$ 肌肉和静脉给药的动物实验。

4. 出院标准　体温基本正常。临床症状好转，病原学检测 2～4d，连续两次阴性，可出院或转至其他相应科室治疗其他疾病。

第四节 寄生虫病与用药

阿米巴病

阿米巴病是溶组织内阿米巴引起的疾病，有肠阿米巴病和肠外阿米巴病之分。原虫常寄居于大肠肠腔内而无症状，呈携带状态；也可侵入肠壁而引起结肠溃疡、炎性损伤、慢性腹泻、暴发性痢疾等各种类型的阿米巴肠病。若病原体由肠道经血流侵入肝脏（亦可经局部直接蔓延）、肺及脑等肠外组织，亦可产生相应脏器的阿米巴病，如阿米巴肝脓肿。肠阿米巴还可侵犯邻近部位，如皮肤、子宫颈和阴道等。常见的病理改变是组织溶解性坏死，其好发部位是盲肠、升结肠、直肠、乙状结肠，其余是阑尾和回肠末端。有急性期和慢性期之分。

【临床表现与诊断要点】

1. 临床表现

（1）无症状型　仅在患者粪便中有包囊排出。

（2）普通型　典型的阿米巴痢疾大便量中等，粪质较多，腥臭，血性黏液便，呈果酱样，但更多的仅有稀便或水样便，臭，有时含黏液或血，间歇期大便基本正常。

（3）暴发型　起病急，高热，大便每日10次以上，排便前有较长时间剧烈的肠绞痛，伴里急后重，粪便较多，呈黏液血性或血水样便，并有呕吐、失水、虚脱，甚至肠出血、肠穿孔；抢救不及时，可于1～2周内死亡。

2. 诊断要点

（1）多为散发性，夏秋季发病率较高。

（2）有上述临床表现。

（3）新鲜粪便可镜检到活动的阿米巴滋养体。

（4）可并发阿米巴肝脓肿或肠穿孔性腹膜炎。

（5）胸部阿米巴病可有巧克力色脓液、巧克力样痰，脓液中查及阿米巴滋养体，痰中查见阿米巴原虫；超声波、X线、CT等影像检查有助于诊断。结合血清学、分子生物学和肠纤维镜检查可明确诊断。

【防治措施与用药】

1. 预防　同“细菌性痢疾”。

2. 一般治疗

（1）急性期者应卧床休息，肠道隔离，给予流质或少渣饮食。

（2）慢性期者应避免刺激性食物，注意维持营养。

（3）大量腹泻者需纠正水、电解质紊乱，必须静脉补液，发生休克时及时输液、输血，并加用血管活性药物。

3. 并发症治疗　有细菌混合感染时加用适当的抗生素，肠出血时予及时输血，肠穿孔时采用手术治疗并应用甲硝唑和广谱抗生素；阿米巴脓胸，如脓液或积液量大时，应尽早进行胸腔闭式引流术等。肝脓肿有穿破危险者采用穿刺引流。

4. 抗病原治疗　主要应用抗阿米巴药物。对侵入组织的阿米巴有杀灭作用者，称组织内杀阿米巴药，如吐根碱类依米丁、去氢依米丁，氨基喹啉类氯喹及四环素族类等；对肠腔内阿米巴有效者，称肠内抗阿米巴药，如双碘喹啉、泛喹酮（安痢平）、巴龙霉素、二氯尼特等。卡巴胂则主要用于治疗慢性阿米巴痢疾，也可用于丝虫病等的治疗。以甲硝唑为代表的硝基咪唑类药物对肠内、外阿米巴病均有效。

甲硝唑[典][保甲]　用于治疗肠内和肠外阿米巴病、阴道滴虫病及厌氧菌感染。成人肠阿米巴病一次0.4～0.6g，每日3次，疗程7d；肠外阿米巴病一次0.6～0.8g，每日3次，疗程7～10d。小儿阿米巴病按35～50mg/(kg·d)，分3次口服，10d为1个疗程。

替硝唑[典]　同甲硝唑。肠阿米巴病时，口服500mg，每日2次，疗程5～7d；或2g顿服，疗程3～5d。肠外阿米巴病时，2g，每日1次，顿服，疗程7～10d。

奥硝唑、塞克硝唑（二甲硝咪唑）等为硝基咪唑类药物，同甲硝唑。

双碘喹啉[典][保乙]　用于治疗轻型或无明显症状的阿米巴痢疾，对急性阿米巴痢疾及较顽固病例宜与甲硝唑联合应用，才能达到根治效果；对肠外阿米巴病（如肝脓肿）无效。成人口服0.4～0.6g，每日3次，连服14～21d。小儿剂量为5～10mg/kg，用法同成人。

依米丁[保乙]　适用于肠外阿米巴或急性、重症病例需紧急控制病情又无法口服用药者，不可门诊使用。器质性心脏病、肾功能不全、孕妇忌用。常用剂量1mg/(kg·d)，成人0.06g/d或0.03g/d，每日2次，深部肌内注射，连续 6d；重症者再继续以 0.03g/d，连续 6d，共 12d；病情顽固者 0.06g/d，连续 9d，停 3d 后，再以同剂量继续 3d。

氯喹[保甲]　口服，第 1、第 2 日，2 次/d，300mg/次；第 3 日改为 2 次/d，150mg/次。治疗肠外阿米巴病可连服 20d，必要时可延长。

疟疾

疟疾是疟原虫所引起的传染病。主要通过按蚊叮咬而感染。由于疟原虫种类不同，临床表现有差别，常见的有间日疟、三日疟及恶性疟三种。以间歇性寒战、高热、出汗、脾大和贫血等为特征，恶性疟有侵犯内脏引起凶险发作的倾向。夏秋季流行，8～10 月份为流行高峰，恶性疟以西南地区较多。

【临床表现与诊断要点】

1. 间日疟　一般起病较急，病程分以下三个阶段。

（1）发冷期　寒战、面色苍白、皮肤呈鸡皮样，持续 0.5～2h。

（2）发热期　寒战停止后即高热，面色潮红，口渴，有时恶心、呕吐或伴有头痛，体温升至 40～41℃，持续 4～5h。

（3）出汗期　起病 5～7h 后患者大量出汗，体温骤降，以后恢复正常。发作以后患者多无症状，间歇期为 1d，如患者受二重或三重以上感染，亦可每日发作。

2. 三日疟　隔 2d 发作一次，如重复感染者亦可隔日或每日发作。

3. 恶性疟　热型不规则，可出现疟疾的危险发作，如脑型（伴有谵妄、昏迷）、胃肠型（伴有剧烈腹痛、呕吐或腹泻）、过高热型（42～43℃，可迅速死亡）、寒冷型（体温低、冷汗、休克）及黑尿热型（贫血明显，尿中含大量血红蛋白而呈暗红或黑色，严重者可继发急性肾功能衰竭）。

4. 查体　常见脾大，严重病例可出现黄疸、贫血；肝大；脑部变化（恶性疟），肠黏膜充血、出血和变性。血涂片找到疟原虫可确诊。

【防治措施与用药】

1. 一般治疗同其他急性传染病，如休息、半流质饮食等。

2. 控制临床发作，应用消灭裂殖体的药物。

氯喹[典][保甲]　能有效控制疟疾的症状，是控制临床发作常用而有效的药物，主要杀灭裂殖体，对间日疟配子体和恶性疟幼稚型配子体亦有杀灭作用。一般在用药 24～48h 后热退，48～72h 血涂片原虫可转阴。

临床用磷酸氯喹片，成人间日疟首次口服1g，6h后0.5g，第2、第3日各0.5g。恶性疟静脉滴注磷酸氯喹注射液，第1日1.5g，第2、第3日各0.5g，一般每0.5～0.75g氯喹加入500ml 5%葡萄糖注射液，第1日药量于入院12h内滴完。预防疟疾，口服0.5g，每周1次。小儿间日疟首次按10mg/kg，最大量不超过600mg，6h后按体重5mg/kg再服1次，第2、第3日按5mg/(kg·d)用药。脑型恶性疟首日按18～24mg/kg（超过60kg者按60kg计算），第2日按体重12mg/kg，第3日按体重10mg/kg，输液浓度为每0.5g磷酸氯喹加入500ml 10%葡萄糖注射液或5%葡萄糖氯化钠注射液，每分钟滴12～20滴，第1日药量应在8～12h内1次滴完。

青蒿素[典][保甲、乙] 主要用于间日疟、恶性疟的症状控制，以及耐氯喹株的治疗，也可用于凶险型恶性疟，如脑型疟等。口服首次1g，6h后0.5g，第2、第3日各0.5g；直肠给药，首次0.6g，6h后0.6g，第2、第3日各0.4g。同类药物尚有青蒿琥酯[典]、蒿甲醚[典]、双氢青蒿素[典][保甲]，功效相似，应遵医嘱用。

奎宁[典][保甲] 用于恶性疟，也可用于治疗间日疟。成人常用量［严重病例（如脑型）可用二盐酸奎宁］按体重5～10mg/kg（最高量500mg），加入500ml 0.9%氯化钠注射液中静脉滴注，4h滴完，12h重复1次，病情好转后改为口服。小儿按5～10mg/kg（最高剂量500mg），用法同成人。

咯萘啶（疟乃停）[典][保乙] 用于治疗脑型、凶险型及耐氯喹株所致恶性疟，也用于治疗间日疟。成人常用量：口服，第1日服2次，每次0.3g，间隔6h；第2、第3日各服0.3g。或静脉滴注，一次按体重3～6mg/kg，加入200～500ml 5%葡萄糖注射液中，于2～3h滴完；间隔6h重复1次，12h总量按12mg/kg。或肌内注射，一次按体重24mg/kg，共给2次，间隔6h。小儿口服剂量按24mg/kg，用法同成人。注射剂量参照成人。

用于控制临床症状发作、杀灭裂殖体的药物尚有哌喹[典][保乙]、甲氟喹、本芴醇[典]、卤泛群、蒿甲醚[保甲]、乙胺嘧啶[保甲]、磺胺多辛[保乙]、羟氯喹[保乙]等，可对症选用。

3. 控制复发、中断传播的药物

磷酸伯氨喹[典][保甲] 主要用于根治间日疟。对各种疟原虫的配子体有较强的杀灭作用。成人常用量，口服根治间日疟，每次13.2mg，每日3次，连服7d。用于消灭恶性疟原虫配子体时，每日服26.4mg，连服 3d。

4. 疟疾现症患者合并疗法简介　见表 1-1。

表 1-1　疟疾现症患者合并疗法

药　物	规格、剂型	每疗程总剂量	用法用量
磷酸氯喹[典][保甲]	每片含基质 0.15g	1.2g	第 1 日顿服氯喹 4 片，第 2、第 3 日各顿服 2 片
磷酸伯氨喹[典][保甲]	每片含基质 7.5mg	180mg	每日顿服 3 片，连服 8d
奎宁[典][保甲]	每片含双硫酸盐 0.12g		每日 3 次，每次 3 片，连服 4d
磷酸伯氨喹[典][保甲]	每片含基质 7.5mg	180mg	每日顿服 3 片，连服 8d
磷酸咯萘啶[典][保乙]	每片含基质 0.1g	1.2g	第 1 日，每次 3 片，每日 2 次，第 2、第 3 日各顿服 3 片
磷酸伯氨喹[典][保乙]	每片含基质 7.5mg	180mg	每日顿服 3 片，连服 8d

5. 凶险型疟疾的治疗

① 抗疟疾药物，选用前述的磷酸咯萘啶、青蒿素、氯喹注射液、二盐酸奎宁（用法前述）。

② 氢化可的松 300mg/d 静脉滴注，或地塞米松 20mg 静注，分次给予，连用 3～5d。

③ 右旋糖酐 40 500ml/d 静脉滴注，主张早期应用。可酌情用肝素防治并发的弥散性血管内凝血（DIC）。

④ 应用甘露醇防治脑水肿，高热时物理降温，对症急救呼吸衰竭、心力衰竭、休克、酸中毒和肾衰竭，液量应控制在 1500～2000ml，并预防感染等。

6. 疟疾患者休止期根治方案　见表 1-2。

表 1-2　疟疾患者休止期根治方案

药　物	剂　型	成人每疗程总剂量	用法用量
氯喹[典][保甲]	每片含基质 0.15g	0.6g(4 片)	每日顿服氯喹 4 片，伯氨喹每日 4 片，连服 4d
伯氨喹[典][保甲]	每片含基质 7.5mg	120mg(16 片)	
乙胺嘧啶[典][保乙]	每片含基质 6.25mg	100mg(16 片)	第 1、第 2 日每日各服乙胺嘧啶 8 片，伯氨喹每日 4 片，连服 4d
伯氨喹[典][保甲]	每片含基质 7.5mg	120mg(16 片)	

7. 预防措施　如灭蚊、控制传染源、保护易感者（可应用抗疟片 1 号、抗疟片 2 号、抗疟片 3 号或氨苯砜＋乙胺嘧啶）及免疫预防。

黑热病（利什曼原虫病）

黑热病又名内脏利什曼原虫病，是由杜氏利什曼原虫引起、经白蛉传播的地方性寄生虫病。

【临床表现与诊断要点】

1. 临床特征为长期不规则发热、消瘦，进行性脾、肝和淋巴结肿大及全血细胞减少症等。特殊临床类型的黑热病有皮肤型黑热病和淋巴结型黑热病。

2. 在白蛉繁殖季节（5～9月份）有居住史、被白蛉叮刺史或输血史。

3. 实验室检查检出患者血中利什曼原虫是确诊的依据，血清免疫学检查有辅助诊断意义。

【防治措施与用药】

1. 一般治疗　卧床休息，注意口腔卫生，给予营养、易消化食物和足够的电解质与水分；贫血者可给予铁剂、叶酸，必要时输血，并给予多种维生素；脾功能亢进、脾大者，或经杀虫治疗后脾大未见缩小，脾功能亢进持续者，可考虑脾切除。

2. 抗原虫用药

葡萄酸锑钠[典][保甲]　用于治疗黑热病。肌内或静脉注射：一般成人一次1.9g（6ml），每日1次，连用6～10d；或总剂量按体重90～130mg/kg（以50kg为限），等分6～10次，每日1次。小儿总剂量按体重150～200mg/kg，分6次，每日1次。对敏感性较差的虫株感染者，可重复1～2个疗程，间隔10～14d；对全身情况较差者，可每周注射2次，疗程3周或更长；对近期曾接受锑剂治疗者，可减少剂量。

喷他脒（戊烷脒）[典][保甲]　为治疗黑热病、卡氏肺孢子虫病的药物；亦用于治疗非洲锥虫病；对晚期伴中枢神经系统感染的锥虫病患者则疗效差。临用时新鲜配制成10%溶液，做深部肌内注射。剂量按体重4mg/kg，每日1次，黑热病连用14d，必要时间隔1～2周后复治。

【预后】

取决于治疗是否及时以及有无并发症，如继发细菌感染（齿龈溃疡、坏疽性口炎、肺炎等）、急性粒细胞缺乏症（中性粒细胞显著减少或完全消失；患者常有高热、咽部溃疡与坏死等）。未经治疗的患者死亡率可高达95%，多在病后1～2年内因继发感染而死亡。经上述特效治疗后，病死率已降至1%。

血吸虫病

血吸虫病由日本血吸虫寄生于门静脉系统所引起，经皮肤接触含有尾蚴的疫水而感染。

【临床表现与诊断要点】

1. 主要病变是虫卵沉积于肠道或肝脏等组织而引起的虫卵肉芽肿。

（1）急性期有发热、肝大与压痛、腹痛、腹泻、便血等；血嗜酸粒细胞显著增多。

（2）慢性期以肝脾大或慢性腹泻为主要表现。

（3）晚期表现主要与肝门静脉纤维化有关，临床上有巨脾、腹水等。由于新旧病变交叉存在，故急慢性期症状不易截然分开。

（4）侵袭期相当于尾蚴侵入人体到成虫产卵阶段，可有微热、畏寒、轻咳、皮肤斑疹及荨麻疹，数日自退。

2. 粪便镜检得虫卵或孵化出毛蚴，肠镜镜检取肠黏膜可找到虫卵，均可明确诊断。血清免疫学检查有重要价值。

【防治措施与用药】

1. 控制传染源　在流行区对患者进行普查和同步治疗（见下述用药吡喹酮）。耕牛用2%硝硫氰胺混悬液一次静脉注射，水牛剂量为1.5mg/kg，黄牛剂量为2mg/kg，治愈率98%以上。消灭丁螺，加强粪便管理和保护水源，推广应用沼气；保护易感人群。

2. 病原治疗用药

吡喹酮[典][保甲]　为广谱抗吸虫和绦虫药物。适用于各种血吸虫病、华支睾吸虫病、并殖吸虫病、姜片虫病以及绦虫病和猪囊尾蚴病。用于治疗血吸虫病、各种慢性血吸虫病采用总剂量60mg/kg的1～2d疗法，每日剂量分2～3次，餐间服。急性血吸虫病患者总剂量120mg/kg，每日分2～3次服，连服4d。体重超过60kg者按60kg计算。不良反应见“华支睾吸虫病”用药。

硫氯酚[典][保甲]　主要用于并殖吸虫病，从略。

华支睾吸虫病

华支睾吸虫病是华支睾吸虫寄生于人体胆道系统内引起的一种疾

病。由于食用受感染的生鱼后引起，成虫在肝胆内管内寄生并产卵。轻者可无症状，严重者可引起肝硬化，并与肝癌的发生有关；儿童严重感染可引起营养不良和发育障碍。猫、犬等是本病的储存宿主。

【临床表现与诊断要点】

轻症可无症状，或仅胃部有压重感、饱满感。急性感染者可有寒战、高热伴消化道症状。需查大便发现虫卵才能明确诊断。

【防治措施与用药】

1. 宣传教育，注意饮食卫生，不吃生鱼或半生鱼虾；吃火锅等时生鱼片必须熟透。广泛推广农村沼气，严禁人畜生粪直接入鱼塘。

2. 病原治疗用药

吡喹酮[典][保甲]　用于华支睾吸虫病，总剂量为210mg/kg，每日3次，连服3d。不良反应有头晕、头痛、恶心、呕吐、腹痛、腹泻、乏力、四肢酸痛等，一般程度较轻，持续时间较短，不影响治疗。少数患者出现心悸、胸闷、一过性转氨酶升高、精神异常或消化道出血。

阿苯达唑[保甲]　杀虫作用缓慢，且强度不及吡喹酮。剂量采用每次10mg/kg，每日2次，连服7d，总剂量以140mg/kg为宜，虫卵转阴率可达90%以上。

3. 有临床指征时，可考虑手术治疗（合并急慢性胆囊炎、胆总管炎、胆石症等）。

4. 一般治疗和对症处理。

肺吸虫病

肺吸虫病为人畜（兽）共患病，由卫氏并殖吸虫（肺吸虫）、斯氏并殖吸虫等寄生人体所致。因生食或半生食含囊蚴的溪蟹或蝲蛄而感染。其他食肉动物包括野生动物亦可感染。流行区域甚广，饮用受染溪流生水（史）也可致病。

【临床表现与诊断要点】

1. 临床特点有长期咳嗽、咳铁锈色痰或癫痫、头痛、瘫痪等；或有持续性嗜酸粒细胞增多而已排除其他寄生虫病；有游走性皮下结节或包块等。

2. 患者的痰、粪和各种体液内找到虫卵，或皮下结节等活检找到虫卵、童虫或成虫是确诊的可靠依据。免疫学试验特异性、敏感性均高，有助于诊断。

【防治措施与用药】

1. 宣传教育　不饮生溪水，不吃生或半生的溪蟹、蝲蛄、醉蟹和腌蟹。人、畜共治。粪便沼气化，避免生粪入溪、池。开展鲶鱼及鸭饲养，可借以除去第1、第2中间宿主。

2. 病原治疗用药

吡喹酮[典][保甲]　用于肺吸虫病，一次25～30mg/kg，每日3次，连服3d。可参阅“血吸虫病”用药与“华支睾吸虫病”用药。

阿苯达唑[典][保甲]　也可用于肺吸虫病，剂量为400mg/kg，分2次，连服7d。

硫氯酚（别丁）[典][保甲]　主要用于肺吸虫病。剂量为50mg/(kg·d)，成人一般用3g，分3次服，隔日服药，15～20d为1个疗程。脑型病例应将疗程延长至25～30d。有严重心、肝、肾疾病者禁用。副作用较轻，主要为消化道反应，如恶心、呕吐、腹痛、腹泻等，其次为头晕、头痛、荨麻疹等；偶有皮肤出血点及感光过敏反应；个别患者出现雅里希-赫克斯海默反应必须暂停用药，对症紧急处理，偶致中毒性肝炎和肝功能异常。

3. 有临床指征时，可考虑手术和对症治疗。

姜片虫病

姜片虫是寄生于人体的最大吸虫。人生食红菱、荸荠、莲藕、茭白等时用齿啃皮而吞入囊蚴。囊在十二指肠内脱囊，囊内的后尾蚴游离出来后吸附在小肠黏膜上吸取营养，经1～3个月发育为成虫。从囊蚴进入人体至发育为成虫产卵需2～3个月，成虫可成活1～2年，长者可达4年余。

【临床表现与诊断要点】

1. 感染轻者可无明显症状，重者常有上腹部隐痛、善饥、恶心、呕吐、间歇性腹泻或腹泻与便秘交替。粪便中常有未消化食物残渣，量多，稀薄而奇臭，潜血试验偶呈阳性。儿童久病可有营养不良、贫血、消瘦、腹胀，面部、下肢或全身水肿，偶见腹水、胸腔积液、发育障碍。以慢性腹泻、消化功能紊乱、营养不良（维生素缺乏）等为主要临床表现。

2. 确诊有赖于虫卵的检出。采用涂片法和沉淀法，一次粪检三张涂片一般可检出虫卵。虫卵少者应用沉淀法。

【防治措施与用药】

1. 不吃、不啃带皮的生菱角、荸荠、藕等水生植物。食前充分洗净，烹饪熟透才进食。推广农村沼气化粪池，禁止生粪、新粪施用于水生植物和鱼类；禁食生鱼片（或生鱼菜肴）。

2. 病原治疗用药

吡喹酮[典][保甲]　以 15mg/kg，顿服，或分上午、下午两次服用。治愈率可达 100%。副作用轻，可有头痛、头昏、乏力、腹痛等，能自行逐渐消失。

阿苯达唑[典][保甲]　成人口服 400mg，每日 2 次，连服 5d，治疗 4 周虫卵转阴率达 72%。服药者可有轻度头晕、乏力、腹痛、腹胀等，短期内可自行消失。

硫氯酚[典][保甲]　成人剂量 3g，儿童 50mg/kg，晚间顿服或连服 2 晚，不排便者给予泻药，一次服药有效率达 70%以上，仅有少数患者出现腹痛、腹泻。

中药如槟榔成人 50g，儿童每岁 2～3g（总量不超过 30g），切成薄片，广木香 9g，加水 300ml 煎 1h，浓缩至 100ml，早晨空腹 1 次，或分 2 次服，连服 3d，治愈率 90%以上。可有轻度恶心、呕吐、腹痛等反应；治疗结束后可自行消失。

蛔虫病

蛔虫病是蛔虫寄生于人体所引起的疾病。由进食被蛔虫卵污染的食物而感染。

【临床表现与诊断要点】

1. 幼虫所致症状　短期大量吞食感染性虫卵时，约 1 周后出现咳嗽、哮喘、气急、发热、血丝痰等；重症有咯血、胸痛、呼吸困难、发绀。X 线示两侧肺阴影加深，肺野有点状或絮片状阴影。

2. 成虫所致症状　可有脐周不固定腹痛。有时腹部疼痛可较重，但无腹部阳性体征。有吐虫或排虫的历史，粪便镜检发现蛔虫卵。有时伴食欲缺乏、恶心、呕吐、腹泻及便秘；严重感染者尚可有营养不良、精神不安、烦躁、磨牙、瘙痒；部分患者可出现过敏反应、血管神经性水肿、顽固性荨麻疹。

3. 并发症　胆道蛔虫病、蛔虫性肠梗阻、肠穿孔及腹膜炎。

【防治措施与用药】

1. 注意饮食卫生，不吃被蛔虫卵污染的食品，如不洁咸菜、生菜、瓜果等；便后洗手。

2. 病原治疗用药

甲苯达唑（甲苯咪唑）[典][保甲]　治疗蛲虫、蛔虫、钩虫、鞭虫、粪圆线虫病均有效，为广谱驱虫药。成人常用量：治疗蛔虫、蛲虫病时，200mg顿服。不良反应：有可能引起脑炎综合征，多为迟发性反应；极少数有胃肠道刺激症状，如恶心、腹部不适、腹痛、腹泻等，乏力、皮疹，偶见剥脱性皮炎、全身性脱毛症、粒细胞或血小板减少等，多可自行恢复。孕妇、哺乳期妇女、2岁以下小儿和严重肝肾功能不全者禁用。

阿苯达唑[典][保甲]　除甲苯达唑的适应证外，还可用于旋毛虫、猪囊尾蚴和包虫病。治疗蛔虫病和蛲虫病，一次400mg，顿服。不良反应与禁忌证同甲苯达唑。

盐酸左旋咪唑[典]　价格低廉，服用方便，成人一次口服150mg，儿童按2～3mg/kg计算，临睡前1次顿服，或早、晚2次分服。本品可使虫体肌肉麻痹，制止蛔虫窜动，防止胆道蛔虫病发生。不良反应仅有头晕、头痛、失眠等，停药后可自行消失。

枸橼酸哌嗪[典][保乙]　用于蛔虫和蛲虫感染。驱蛔虫时，成人常用量为3～3.5g，或糖浆制剂19～22ml，睡前1次服，连服2d；小儿一次按0.15g/kg，或糖浆制剂0.6～1ml/kg，每日量不超过3g（糖浆制剂不超过19ml），连服2d。

伊维菌素　广谱驱虫药，口服按100～200μg/kg，3d为1个疗程。一般口服驱蛔虫，50～200μg/kg，每周1次，连用4次，100%有效。

蛲虫病

蛲虫病是蛲虫寄生于人体肠道（结肠和盲肠）而致病。多见于年幼儿童，成人亦可得病，在家庭和托幼机构、小学生中可引起流行。

【临床表现与诊断要点】

1. 以肛门周围、会阴部夜间瘙痒为主要症状，及轻度消化道症状；患儿可于夜间突然惊哭、躁动不安、睡不安宁，以致白天精神不振、食欲减退，逐渐消瘦，大多无其他症状。成人因影响睡眠，仍对健康不利。成人和患儿凡有夜寐不安、夜惊及肛周、会阴瘙痒者应怀疑本病。

2. 患儿好咬指甲、性情怪僻等心理行为偏异。偶有蛲虫爬入女孩阴道、尿道而引起阴道炎、尿道炎；如钻入阑尾可致阑尾炎，甚至腹膜炎、肠壁脓肿等。

3. 确诊需找到成虫或虫卵。因雌虫一般不在肠内产卵，故粪中虫卵检出率仅5%左右。宜在患儿入睡2～3h后，在较亮的灯光下仔细检查肛周皮肤皱褶处，找到白线头样蛲虫即可确诊。将透明胶纸剪成4～5cm长，于清晨患者大便前以胶纸黏面向肛门周围皮肤皱褶处粘取虫卵，然后将此纸黏面铺于滴有生理盐水的玻片上，置低倍显微镜下检查，可找到虫卵。连续3次阴性者方能排除本病。

【防治措施与用药】

1. 培养个人卫生习惯，便后洗手。培养儿童养成勤洗手、勤洗澡、勤剪指甲、勤换内衣裤、幼儿穿满裆裤、纠正吮（咬）指（甲）的坏习惯。衣服被褥勤洗、勤暴晒，必要时清洗后蒸煮灭菌、消毒；室内外清洁大扫除等。

2. 病原治疗用药，可选用以下药物。

甲苯达唑[典][保甲]　200mg，顿服。不良反应见“蛔虫病”用药。

恩波吡维铵（扑蛲灵，吡维氯铵，吡维铵）　具有杀蛲虫作用，其作用原理是可能干扰肠虫的呼吸酶系统，抑制需氧呼吸，并阻碍肠虫对葡萄糖的吸收，影响虫体的生长和繁殖。曾一度为治疗蛲虫的首选药。口服：儿童5mg/kg（按本品碱基计），总量不超过0.25g。成人0.25～0.3g，睡前服。为避免复发，可间隔2～3周再服2～3次。偶有恶心、呕吐、肌痉挛、腹痛、腹泻和荨麻疹等反应。本品可将粪便染成红色。有胃肠炎者忌用。

噻嘧啶（双羟萘酸噻嘧啶，抗虫灵）[典][保乙]　用于蛲虫感染，5～10mg/(kg·d)，睡前顿服，连服7d。

3. 外用药治疗　肛周奇痒者，可于每晚睡前清洗肛门周围后，在皮肤上搽3%噻嘧啶软膏1周，或用噻嘧啶栓剂每晚1粒塞入肛门内，连用3～5d，或用蛲虫油膏，内含百部浸膏3%及0.2%甲紫，连续10～30d，有杀虫和止痒作用。

钩虫病

钩虫病由十二指肠钩虫或美洲钩虫经皮肤侵入人体所引起。

【临床表现与诊断要点】

1. 主要临床表现为虚弱、贫血以及由贫血引起的一系列症状，如营养不良、胃肠功能失调等，重者可致发育障碍及心功能不全。

2. 在田间赤足工作者易受感染。钩蚴所致皮炎俗称“肥水疙瘩”“粪疙瘩”“粪触块”“粪毒”等。皮炎多发生于手指或足趾间、足背、踝部等，数日可消失，抓痒可继发细菌感染，局部淋巴结肿大，偶可出现一过性荨麻疹。受染后3～5d可出现呼吸系统症状，如咳嗽、喉痒、声音嘶哑；重者呈剧烈干咳和哮喘发作、血丝痰等，多在数日自行消失，长者可达1～2个月。

3. 成虫引起的症状，粪便中有钩虫卵而无明显症状者称为钩虫感染；粪便中既有钩虫卵又有明显临床症状者称为钩虫病。患者面色苍黄、易倦、无力、皮肤毛发干燥无光以及各种消化道症状，如上腹痛或不适，异食癖（如喜吃泥土、砖块、生米、生豆、生果、茶叶、瓦片、碎纸、木炭等）。严重者可出现贫血性心脏病、营养不良、发育不良及黏膜（眼结膜、甲床）苍白。

4. 粪便镜检可找到虫卵，潜血试验阳性。

【防治措施与用药】

1. 防疫措施　普治患者；粪便管理，沼气发酵，卫生教育；个人防护，流行区穿雨靴作业或行走。

2. 病原治疗用药

阿苯达唑胶囊[典][保甲]　治疗钩虫病，一次400mg，每日2次，连服3d。

甲苯达唑[典][保甲]　治疗钩虫病，一次200mg，每日2次，连服3d。

噻嘧啶（双羟萘酸噻嘧啶）[典][保乙]　治疗钩虫病按10mg/kg（一般为500mg），顿服，连服3d。

3. 钩蚴移行症的治疗

（1）左旋咪唑涂肤剂，即左旋咪唑750mg+70%二甲亚砜水溶液100ml，轻者每日涂搽3次即可，重症需连续涂药2d才获效。

（2）53℃热水浸2s，间歇8s，持续25min。

（3）艾卷或纸卷点火患部熏灸5min；或热吹风机吹3s，间隙7s，均可止痒，局部消炎。

丝虫病

丝虫病是丝虫寄生于淋巴组织、皮下组织或浆膜腔所致的寄生虫病。该病曾被世界卫生组织定为6种危害性最严重的热带病之一。蚊虫为主要传播媒介。

【临床表现与诊断要点】

1. 临床表现

（1）急性期　主要表现为淋巴管炎（发热、四肢有离心性“红线”，或游走性片形红肿——“流火”）、精索炎、睾丸炎等，均反复发作。

（2）慢性期　主要为淋巴系统阻塞。最常见的有淋巴管曲张，阴囊淋巴积液（阴囊部皮肤及皮下组织有淋巴液淤滞、水肿），乳糜尿（乳白色或带有血色，盛于玻璃瓶中可分为三层，重时有凝块而致排尿困难）及象皮肿（如象皮腿、阴囊象皮肿等，可肿得很大，皮肤粗糙、增厚、褶皱重叠）。

2. 南方流行区有淋巴系统病变或原因不明的周期性发热者，应考虑本病。

3. 夜间取血数滴以低倍镜直接检查，发现活动微丝蚴即确诊。

【防治措施与用药】

1. 一般治疗　急性期应休息，局部冷敷，重者可给解热药、镇痛药；如继发感染可给予有效的抗菌药物。普查普治及灭蚊防蚊。

2. 病原治疗用药

伊维菌素[典]　治疗罗阿丝虫病，0.3～0.4mg/kg，顿服；治疗马来丝虫病和班氏丝虫病，0.2～0.4mg/kg，顿服。

枸橼酸乙胺嗪（海群生、益群生）[典][保甲]　适用于班氏丝虫、马来丝虫和罗阿丝虫感染；也用于盘尾丝虫病，但不能根治。餐后口服。

① 治疗班氏丝虫病和马来丝虫病：国内目前常用总量4.2g，7d疗法，即每日服0.6g，分2～3次服，7d为1个疗程。间隔1～2个月，可应用2～3个疗程。或大剂量疗法，即1～1.5g，夜间顿服法，也可间歇服用2～3个疗程。

② 治疗罗阿丝虫病：宜用小剂量，一次按2mg/kg，每天3次，连服2～3周，必要时间隔3～4周可复治。

③ 治疗盘尾丝虫病：初期药物剂量宜小，按体重不超过0.5mg/kg，首日服1次，第2日服2次，第3日增至1mg/kg，服3次；如无严重不良反应，增至2mg/kg，日服3次，总疗程14d。如全身反应在初治时很重，可暂停或减少剂量，必要时可给予糖皮质激素（如泼尼松）。

④ 预防：在我国南方丝虫病流行区，可将乙胺嗪掺拌食盐中制成药盐，全民食用以杀死血液中的微丝蚴，防治效果可靠，为消灭丝虫病传染源的较好措施。

盐酸左旋咪唑[典]　治疗丝虫病，4～6mg/kg，分3次服，连服3d。

绦虫病

绦虫病古称寸白虫或白虫病，在中国寄生人体的绦虫有带绦虫、膜壳绦虫、棘球绦虫和裂头绦虫。带绦虫有肥胖带绦虫（牛带绦虫）和链状带绦虫（猪带绦虫）两种，前者以成虫寄生人体，后者以成虫或幼虫寄生人体。膜壳绦虫以成虫寄生人体。棘球绦虫和裂头绦虫在国内均以幼虫寄生人体，前者见后述“包虫病”，后者以局部敷贴蛙肉致眼内感染。猪带绦虫为有钩绦虫，牛带绦虫为无钩绦虫。

【临床表现与诊断要点】

1. 人的感染是进食不熟的含有囊虫的猪肉或牛肉所致。虫卵由粪便排出体外，被猪、牛食入后发育成为囊虫。人也可以是猪带绦虫的中间宿主，食入其虫卵后发生囊虫病，出现皮下囊肿结节，甚至发生癫痫。

2. 诊断要点

（1）曾食过未熟透的猪肉或牛肉。

（2）大便排出白色节片。

（3）粪便镜检发现绦虫卵。

【防治措施与用药】

1. 肉类要煮熟透后食用；加强粪便管理，推广沼气发酵熟化，避免污染饲料，以避免猪、牛误食染病；加强宰杀和防疫工作，禁止疫肉进入市场；注意个人卫生，便后洗手。此外，疫区居民不宜生食或凉拌鲜菜。

2. 病原治疗用药

吡喹酮[典][保甲]　牛带绦虫病和猪带绦虫病，20mg/kg，清晨顿服，1h后服用硫酸镁；短膜壳绦虫病和阔节裂头绦虫病，25mg/kg，顿服。

阿苯达唑[典][保甲]　口服300mg，2次/d，3d为1个疗程，疗效好。治疗短膜壳绦虫病、长膜壳绦虫病，疗程可延长至5d。有致畸性，孕妇忌用。

氯硝柳胺[典][保乙]　驱牛带绦虫和猪带绦虫，成人一次口服1g，隔

1h后再服1g，2h后导泻，并可进食；驱短膜壳绦虫，成人初剂2g，继以每天1g，连服6d，必要时间隔1个月后复治；2～6岁小儿1g/d，2岁以内0.5g/d，连服6d。

棘球蚴病（包虫病）

本病是食入棘球绦虫的虫卵所致。直接感染主要是与犬密切接触，其皮毛上虫卵污染手指后经口感染。若犬粪中虫卵污染蔬菜和水源，尤其人畜共饮同一水源，也可致间接感染。在干旱多风地区，虫卵随风飘扬，也有经呼吸道传播的可能。属人畜共患病、地方性寄生虫病和某些人群的职业病。

【临床表现与诊断要点】

1. 多见于畜牧区，患者多与犬、羊等有密切接触。

2. 上述患者如有缓慢发生的腹部无痛性肿块（坚韧、光滑、囊样）或咳嗽、咯血等症状，应疑为包虫病。并进一步做X线、超声检查、CT和放射核素检查以明确诊断。免疫电泳试验、酶联免疫吸附试验具有较高的灵敏性和特异性。

【防治措施与用药】

1. 用槟榔驱除犬体内的绦虫；勿将患包虫病病畜（牛、羊、猪）的内脏喂狗；注意个人卫生、饮食卫生，防止犬粪污染食物。

2. 手术治疗。勿穿刺，囊液漏出可发生过敏性休克。

3. 阿苯达唑[典][保甲]　治疗囊型包虫病时，国际上推荐剂量与疗程为8～15mg/(kg·d)，连续4周，停药2周；可反复治疗3～4个疗程。国内有人建议长期大剂量用阿苯达唑，剂量为20mg/kg，疗程17～66个月（平均36个月），长期随访CT扫描示明显进步，大部分病例原病区域全部钙化而获痊愈，有效率达91.7%。治疗中应监测肝、肾功能与骨髓。孕妇忌用。

猪囊尾蚴病

本病又称囊虫病，是链状带绦虫（猪带绦虫）的幼虫（囊尾蚴）寄生于人体各组织引起的疾病。

【临床表现与诊断要点】

1. 囊尾蚴可侵犯人体各种脏器，引起相应的症状，其中以侵犯脑部最为严重。人体为链状带绦虫的中间宿主。

2. 患者肠绦虫病史，或粪便中发现绦虫卵或妊娠节片，有参考诊断意义。

3. 皮下结节和眼囊虫病临床较易诊断；疫区有癫痫发作、颅内压增高、精神障碍三大症状者，应考虑有本病的可能。

4. 头颅X线平片、头颅CT与MRI均有诊断价值。免疫学检查（补体结合、间接血凝、酶联免疫吸附试验等）较灵敏；活组织病理切片见到囊腔中有囊尾蚴头节为特征性诊断。

【防治措施与用药】

1. 加强饮食卫生，不吃未熟的食物。早期发现、诊断和根治。

2. 病原治疗用药

吡喹酮[典][保甲]　治疗猪囊虫病和猪囊尾蚴病总剂量120～180mg/kg，分5次服，3次/日。

阿苯达唑[典][保甲]　治疗脑型囊虫病18mg/(kg·d)或20mg/(kg·d)，分3次口服，10d为1个疗程，一般需1～3个疗程。疗程间隔视病情酌定。皮肤肌肉型剂量为15mg/(kg·d)，用法同前，2～3周可重复1个疗程；或连服1个月，可提高疗效。

3. 有临床指征者，考虑手术治疗。

贾第虫病

贾第虫病或称梨形鞭毛虫病，是蓝伯贾第虫寄生于人体小肠所致的疾病。临床特征性表现为腹泻；偶可寄生于胆道，发病儿童居多。海狸、牛、羊、马、猪、犬、猫是动物保虫宿主。本病遍及全球，旅游感染者发病率较高。我国30个省市调查的感染率2.5%，以新疆、西藏、河南为高。艾滋病者、性接触者尤其是同性恋者也可能是传播途径。

【临床表现与诊断要点】

1. 潜伏期9～10d。典型症状是暴发性水泻，恶臭，多伴有腹胀、臭屁和嗳气、恶心、厌食、呕吐、疲劳及中上腹绞痛，罕有黏液血便。慢性期为间歇性稀便。

2. 临床无特殊表现，主要借粪便直接涂片及醛醚或硫酸锌浓集法确诊。

3. 贾第虫寄生胆道可引起胆囊炎或胆管炎，偶有肝功能异常。胆石中心偶见贾第虫包囊，虫体大量寄生于阑尾时可引起急性或慢性阑尾炎（10%）。

【防治措施与用药】

1. 对患者，尤其是对带虫者彻底治疗；注意个人卫生和饮食卫生，加强水源保护等。淡水蛤可作为水源贾第虫污染的生物监测。

2. 抗虫药物简介

替硝唑[典][保乙]　成人口服每次150mg，每天2次，7d为1个疗程。单剂量2g，每天1次顿服，疗效也可达90%～100%，副作用轻，约10%患者有轻微的胃肠道反应，偶有头痛、头晕等不适。

甲硝唑[典][保甲]　成人口服200mg，每天3次，疗程1周；儿童15mg/(kg·d)，分3次，疗程7d。疗效较好。若合并有溶组织阿米巴原虫感染时，宜将剂量增大为400～600mg，每天3次，疗程10d，继而予双碘喹啉600mg，每天3次，疗程20d。不适感有口内金属味、恶心、倦怠、嗜睡等，服药时和停药后24h内应禁酒。

痢特灵（呋喃唑酮）[保甲]　成人口服100mg，每天3次，7～10d为1个疗程。儿童剂量为1.25mg/(kg·d)，每天4次，10d为1个疗程。

附：其他5种寄生虫病用药简介

肝片吸虫病：病原体为肝片形吸虫。首选药物为吡喹酮[保甲]，一次14mg/kg，3次/d，连服3d。次选药物为阿苯达唑[保甲]，400mg，顿服，连服7d。

粪类圆线虫病：病原体为粪类圆线虫。首选药物为阿苯达唑[保甲]，400mg，顿服，连服6d。必要时在2周后重复给药1次。

鞭虫病：病原体为鞭虫。首选药为阿苯达唑[保甲]，400mg，2次/d，连服3d；或甲苯咪唑[保甲]，100mg，2次/d，连服3d。次选药物为噻嘧啶[保乙]，一次6mg/kg，2次/d，连服2d。

旋毛虫病：病原体为旋毛虫。首选药为阿苯达唑[保甲]，400mg，2次/d，连服7d。若为严重感染者，可加服糖皮质激素。

广州管圆线虫病：病原体为广州管圆线虫。首选药为阿苯达唑[保甲]，一日20mg/kg，分3次服，连服7d。可合用糖皮质激素，以减轻杀虫引起的炎症反应。

蜱虫传播病（“蜱叮咬病”或“蜱虫病”）

蜱虫，也叫草爬子，背上有硬壳的蜱虫为硬蜱，没有硬壳的为软蜱（四川俗称叫“叮狗虫”），是一类藏在山岳草丛中或寄生在多种脊椎动物（如鼠、兔、犬、猫、牛、羊等）体表（毛、发）的暂时性寄生虫，也是一些人兽（畜）共患病的传播媒介和储存宿主。全世界已发现的蜱虫约800多种，我国已记录的蜱虫约110种。

蜱的一生经过四个发展阶段：虫卵、幼虫、若虫、成虫。蜱不仅在发育的每一个阶段都吸血，而且要长时间大量吸血，吸饱血的蜱体积可比吸血前胀大几倍、几十倍甚至100多倍，是名副其实的“吸血鬼”。而吸人血的蜱虫多为若虫和成虫。

蜱虫叮咬有一定规律。硬蜱多在白天叮咬，软蜱多在夜间吸血。常常附着在人体的头皮、腰部、腋窝、腹股沟及脚踝下方等部位。蜱的头、胸、腹是融合在一起的，看不见头，虫体前端只有颚和螯肢口下板组成的口器，被称为假头。叮咬人时，它会用螯肢牢牢抓住皮肤表层，将假头深深地刺入皮肤真层；蜱的口器有倒刺，刺入皮肤后难以被拔除，在受到刺激后会钻得更深，并吐出更多的唾液而传播多种疾病，此时应及时去医院就诊，先在叮咬处消毒、局麻，再用镊子将蜱虫连同它口器里的倒刺全去除。研究发现，蜱虫携带新型布尼亚病毒，蜱虫叮咬人体后，会引发发热伴血小板减少综合征，急性期患者及尸体血液或血性分泌物具有传染性。直接接触患者血液或血性分泌物可导致感染。

【临床表现】

蜱虫可传播包括病毒、细菌、螺旋体、原虫等近200种疾病，病毒性疾病有森林脑炎、新疆出血热、凯萨努森林病、兰加特脑炎、鄂尔斯克出血热、西尼罗热等；螺旋体病有莱姆病、蜱媒回归热（地方性回归热）等；立克次体病有人粒细胞无形体病、巴通体病、北亚蜱传立克次体病（西伯利亚蜱传斑疹伤寒）、Q热、落基山斑点热、纽扣热等；细菌性疾病有鼠疫、布氏杆菌病、兔热病等；原虫病有巴贝西原虫病等。2011年3月17日出版的《新英格兰医学杂志》刊出了中国疾控中心首次发现新型布尼亚病毒，正式命名为发热伴血小板减少综合征布尼亚病毒（SFTSV，简称新布尼亚病毒），确定为“蜱咬病”的元凶，并已制备了大量的实验室检测试剂分发到各省份。

SFTSV致病的临床和流行病学特征：患者主要表现为发热、消化道症状、血小板减少、白细胞减少、肝肾功能损害，部分患者有出血表现。医务人员要密切观察患者有无呕血、咯血、牙龈出血、血便或血尿等出血表现。该病主要发生在丘陵、山区，患者以从事农业生产的成年农民为主，部分患者被蜱叮咬，流行期为4～10月，高峰期为5～7月。国内有12个省份发现疑似无形体病例。河阳省信阳等地区相继发生并报告了被蜱咬后发热伴血小板减少为主的多脏器损害，救治无效死亡18例；北京、山东亦各报告了因蜱虫叮咬后的重症患者因多脏器衰竭死亡各1例。

【防治措施与用药】

①浅色长袖衣裤可防蜱虫叮咬，注意个人防护。可穿紧口、浅色、光滑的长袖衣、长袜长靴，戴防护帽，外露部位喷涂驱蚊（虫）药，注意防蜱叮咬。②按传染病常规防治“蜱虫病”，加强患者的血液和血性分泌物管理。尽快确诊病原体，安全有效应用抗微生物药。③对症处理，必要时可成分输血、补液，以控制症状恶化等。④参阅相关感染性疾病的防治。⑤氨基甲酸酯类农药速灭威（叶蝉散）对寄生于家畜体外蜱虫有杀灭作用。

第二章 常见中毒性疾病急救

第一节 日常生活中毒急救与用药

永久性染发剂中毒

永久性染发剂的主要化学成分为芳香胺类，其中最主要的有苯二胺、萘胺、酚基胺，在浓度较高或品质不纯时，对染发者及被染发者均可造成局部损害；误服后可致中毒，主要引起正铁血红蛋白血症、溶血及肝损害。

【临床表现与诊断要点】

局部接触染发剂（染发），可引起急性接触性皮炎或湿疹样改变，局部皮肤瘙痒，后出现斑丘疹、水疱、红肿，溃烂后有较多渗液，并可继发感染，少数患者可发生哮喘。小儿口服染发剂可引起恶心、呕吐、腹痛，重者可发生正铁血红蛋白血症、溶血等，还可出现肝功能异常，极重者可致死亡。

【防治措施与用药】

1. 不提倡染发，注意保护肝脏。

2. 正铁血红蛋白血症按苯胺中毒处理，即皮肤接触中毒者应脱去污染衣物，以5%醋酸或75%乙醇冲洗皮肤，后以大量清水（忌用热水）冲洗，亦可用肥皂水、碳酸氢钠洗涤后再用清水冲洗。轻者以维生素C 0.5～1g加入50%葡萄糖液20～40ml缓慢静注；1%亚甲蓝5～

10ml（1～2mg/kg）加入25%葡萄糖液20～40ml缓慢静注；2～4h后重复注射1次。重度中毒者可选用或联用下列药物：1%亚甲蓝10～15ml加入25%葡萄糖注射液40ml静脉缓注；或4%甲苯胺蓝10mg/kg，静脉缓注，每4h 1次；尚有试用甲硫氨酸2g，连用3d。

3. 清水洗胃，口服药用炭、硫酸镁导泻。

4. 保护肝脏、肾脏，可对症应用相应的药物，如肝病用复方氨基酸（3AA或6AA或20AA）注射液[保甲]、肾病用复方氨基酸（9AA）注射液[保乙]静脉滴注（限于危重病例）。

5. 皮肤污染者以75%乙醇、2%碳酸氢钠及清水冲洗；接触性皮炎可用炉甘石洗剂、三黄洗剂、氟轻松霜剂；有渗液、糜烂者可用0.1%依沙吖啶溶液、3%硼酸水，或马齿苋、龙胆煎水湿敷；症状重者应用抗组胺药（异丙嗪、西替利嗪）或激素，并预防感染。

6. 口服中毒者治疗中禁用解热镇痛类药物，禁用苯巴比妥（鲁米那）、水合氯醛及异戊巴比妥。

干洗剂中毒

干洗剂为高级衣物干洗用的去污剂，主要成分为四氯乙烯或三氯乙烯，为刺激性易挥发性液体，用其洗衣物时，可因吸入大量挥发性蒸气而中毒，口服亦可中毒。时有干洗店工作人员和居民中毒的报道。

【临床表现与诊断要点】

吸入低浓度干洗剂蒸气，可感头痛、头晕，眼、鼻刺激，流泪，咽干；随浓度、剂量的增加可出现流涎、口内微甜感、恶心、呕吐、咳嗽、酒醉样改变、情绪异常、口唇麻木、精神恍惚；严重者有心悸，心电图呈ST-T改变、传导阻滞；烦躁、嗜睡、呼吸困难、抽搐、昏迷、喉头水肿等。急性期过后出现肝功能异常。

【防治措施与用药】

1. 吸入中毒者的治疗　①立即脱离有毒环境，转移至空气流通处，静卧、吸氧，呼吸困难者用呼吸兴奋药，必要时气管切开，保持呼吸道通畅。②地塞米松及祛痰药雾化吸入，以减轻喉头水肿及支气管反应，促进排痰。

2. 口服中毒者的治疗　用2%碳酸氢钠液、清水或1∶5000高锰酸钾液洗胃；胃内注入100～200ml医用液状石蜡，或口服硫酸镁溶液导泻，或高位灌肠。

3. 静脉滴注维生素C 2～5g；口服或静脉滴注2%～4%（或5%）碳酸氢钠溶液；缓慢静脉注射10%葡萄糖酸钙或10%氯化钙注射液20ml。

4. 静脉滴注20%甘露醇注射液200ml，利尿排毒（有肺水肿者禁用）。

5. 对症治疗，但救治中禁用肾上腺素、拟肾上腺素类药、含氯麻醉药、乙醇（酒精）；忌油腻饮食。

天然气（沼气）中毒

天然气（沼气）中主要含有甲烷，虽然甲烷本身对人体无太大毒性，但当空气中甲烷浓度达到25%以上时，可导致人体缺氧而出现神经系统表现；在极高浓度时，可因缺氧致脑损害、昏迷、呼吸中枢麻痹。每年均有因误入深化粪池、深菜窖、深井时间过长而死亡的病例报道。油气田天然气中毒时，除甲烷所致缺氧外，还包括硫化物导致的中毒。此外尚有燃气热水器引起中毒致死的报道。

【临床表现与诊断要点】

意外或误吸入天然气、沼气后可出现头痛、头晕、乏力、注意力分散，精细动作不准确，严重者有嗜睡、昏迷、呼吸困难、心搏快而弱，最后出现呼吸麻痹，甚至死亡。

【防治措施与用药】

1. 立即脱离现场，到空气新鲜处，吸氧，有条件者应加压吸氧或高压氧治疗；应用呼吸兴奋药，如洛贝林（山梗菜碱）、尼可刹米（可拉明）等。对呼吸停止者应进行人工呼吸。禁用吗啡、肾上腺素。

2. 治疗脑水肿　20%甘露醇200ml静脉滴注，地塞米松10mg静脉滴注。可酌情使用高渗葡萄糖注射液、三磷腺苷辅酶A胰岛素注射液（能量合剂）、利尿药等。

3. 对症治疗　使用燃气热水器洗澡中毒者，除因缺氧外，还因为缺氧燃烧产生大量一氧化碳（煤气）而中毒，这是矛盾的主要方面，应按一氧化碳中毒治疗。

石油液化气中毒

石油液化气为石油裂解后的一种产品，在常温、常压下为气态，因含有少量戊烷及硫化氢，略带臭味，冷却或加压可使其转变为液态，便于贮存、运输。在发生大量泄漏时，可致人中毒。

【临床表现与诊断要点】

临床表现为头痛、头晕、乏力、恶心、步态蹒跚、嗜睡以及烦躁、幻觉、谵妄等麻醉症状；重症表现为意识障碍、昏迷、小便失禁，呼吸快而弱甚或停止。

皮肤接触石油液化气，呈局部疼痛、麻木、皮肤苍白、皮温降低，重者发生冻伤。

【防治措施与用药】

1. 脱离现场，到空气新鲜处吸氧，应用呼吸兴奋药，如洛贝林、尼可刹米等。呼吸停止者行人工呼吸。脱去被污染物，用清水冲洗受染皮肤。

2. 积极预防和治疗脑水肿，降低颅内压，可静脉滴注20%甘露醇注射液等。

3. 冻伤者以温水洗浴复温。有临床指征时由外科处置，或对症治疗。

4. 在缺氧环境中烧石油液化气所致中毒，多为一氧化碳中毒，请参阅一氧化碳（煤气）中毒。

一氧化碳（煤气）中毒

一氧化碳俗称煤气，由呼吸道大量吸入，迅速弥散入血，由于与血红蛋白的亲和力比氧大300倍，而结合后解离却极慢，从而引起急性血液性缺氧。

【临床表现与诊断要点】

中毒往往在无明显感觉的情况下发生。最初仅感乏力、头晕、头痛、眼花、耳鸣、恶心、呕吐，继而全身不适、站立不稳、昏睡、意识模糊；部分患者有烦躁、惊叫，以后出现面色潮红、皮肤黏膜呈现樱桃红色，以两颊、口唇、前额及股内侧最明显，还有心率加快、昏迷；严重中毒者深度昏迷，各种反射消失，呼吸浅而快，血压下降，大小便失禁，四肢张力增加，瞳孔先缩小后散大，最后出现陈-施呼吸、循环衰竭。

依据中毒史，如在通气不良的室内烧煤取暖，燃气热水器使用、安装不当，在密闭的车库内持续发动汽车或其他汽油机，在封闭的车内长时间开放空调等；有上述临床症状即可诊断。皮肤黏膜呈樱桃红色为重要特征，血碳氧血红蛋白测定有确定性意义。

【防治措施与用药】

1. 立即脱离现场至空气新鲜处，抢救者进入室内应取低姿势。保温，给氧，氧流量为4～5L/min，加压给氧效果更好。有条件进行高压氧治疗。呼吸停止者应进行人工呼吸，气管插管，给氧，给呼吸兴奋药，如尼可刹米（可拉明）、洛贝林（山梗菜碱）、二甲弗林等。无条件给氧，可用0.3%过氧化氢（双氧水）注射液100ml静脉滴注，必要时重复给予。

2. 肾上腺素注射液1mg肌内注射（心搏停止者心内注射），可兴奋心肌，收缩脾脏，使“血库”中未与一氧化碳结合的血液释出而减轻缺氧。

3. 防治脑水肿、脑损害　可用20%甘露醇注射液250ml静脉滴注，8h内可重复1～2次，无血压下降者可用利尿药，如呋塞米（速尿）20～40mg肌内注射，每天2次；氢化可的松200mg或地塞米松10～30mg静脉滴注；改善脑细胞代谢可用50%葡萄糖注射液100ml或（和）维生素C 500～1000mg静脉滴注；可应用三磷腺苷辅酶A胰岛素注射液（能量合剂）、醒脑静；必要时可采用人工冬眠疗法。

4. 严重中毒者可行输血、换血治疗及人工低温冬眠疗法。

5. 对症治疗　呈兴奋状态者可用苯巴比妥钠0.1～0.2g皮下注射，禁用吗啡。浅昏迷者可用0.1%普鲁卡因500ml静脉滴注（必须皮试阴性），2～4h内滴完，每天1次，共5～7d。尚可加用山莨菪碱或阿托品注射液等血管扩张药改善脑血流，纠正缺氧。

缺氧患者应注意纠正酸中毒，可静滴5%碳酸氢钠200～250ml，有利于改善细胞代谢。忌用亚甲蓝，以免加重缺氧。

窖、池、坑、洞内有害气体中毒

在生产、生活中，人们常需要进入菜窖、沼气池、腌渍池、矿井、发酵池、下水道、粪池等操作、作业或贮取物品，若防护不当，极易发生中毒。因为窖、池、坑、洞内和城市下水道相对较密闭，通风不良，加上内存物的作用，可有较大量的有害气体产生（表2-1），并形成缺氧环境。由于上述封闭结构用途和内存物不同，产生的有害气体亦有差异。

表 2-1　封闭结构所含有害气体

封闭结构	有害气体来源	主要有害气体
城市下水道	污物分解、发酵	硫化氢、氨、沼气
贮(化)粪池(坑)	粪、尿发酵产气	氨、硫化氢
沼气池	有机物发酵产气	甲烷、氨、二氧化碳、硫化氢
菜(薯)窖、水果窖	菜、薯、水果呼吸,腐败产气	二氧化碳、硫化氢、氨
腌菜池	蔬菜腐烂产气	硫化氢、氨
发酵罐	发酵产气	二氧化碳
煤窑(矿井)	窑(井)内存气、爆破产气	甲烷、二氧化碳、一氧化碳
货船底舱	生物呼吸,内燃机排气	二氧化碳、一氧化碳
深水沉箱作业	生物呼吸、排气,机械作业产气	二氧化碳、一氧化碳

【临床表现与诊断要点】

上述封闭结构内可产生大量有害气体，并聚积于相对封闭的空间，造成局部氧气减少，形成乏氧环境。这类中毒，除上述气体吸入中毒外，缺氧也是引起机体损害的重要因素，综合叠加会导致窒息性中毒。以二氧化碳为主的中毒，表现为头痛、头晕、耳鸣、气急、胸闷、乏力、脉快而弱、面颊发绀、烦躁、谵妄、呼吸困难，继而嗜睡、淡漠、昏迷、反射消失、瞳孔散大、二便失禁、血压下降，甚至死亡。

以硫化氢为主的中毒者除有上述呼吸困难，呼气带臭鸡蛋味外；将乙酸试纸浸入2%乙酸铅乙醇溶液中，至现场取出暴露0.5min，如颜色为绿黄色→棕色→黑色或为其中任何一种颜色，均提示有硫化氢存在。

甲烷（沼气）和一氧化碳中毒，分别参阅“天然气（沼气）中毒”和“一氧化碳（煤气）中毒”。

氨中毒轻者表现为眼、鼻、咽喉部有辛辣感，流涕，溢泪，咳嗽，咳痰，头晕，头痛，声嘶，吞咽困难；结膜充血、水肿；肺部可闻及干性啰音。重症为吸入高浓度氨气所致，表现为呛咳、胸闷、呼吸困难、咳血样泡沫痰，痰中可带坏死脱落的组织，继而出现肺炎、肺水肿及休克；部分患者可因喉头反射性痉挛而窒息，导致“闪击样”死亡。神经系统表现为烦躁甚至昏迷；部分患者可发生中毒性心肌炎，表现为心脏扩大、心音低钝、心律失常；心电图表现为心肌损害、传导阻滞，少数患者可引起中毒性肝炎。尚有眼、消化道、皮肤中毒（损害）的表现。

【防治措施与用药】

1. 立即脱离现场或通风。送风后或佩戴防毒面具者方能进入救人。将患者救出后，在空气新鲜处进行人工呼吸，心脏按压，吸氧（避免高压、高流量、高浓度给氧，以免呼吸中枢更抑制），开始时1～2L/min，随患者呼吸好转逐渐增大给氧量至4～5L/min，直至采用高压氧治疗。

2. 呼吸兴奋药　如洛贝林（山梗菜碱）、尼可刹米（可拉明）等交替、联合使用。

3. 防治脑、肺水肿　应用脱水药、激素、限制进液量和进液速度，进钠量亦应控制。

4. 硫化氢中毒可用细胞色素C 30mg加入10%葡萄糖注射液中静脉滴注，以纠正细胞呼吸障碍；10%硫代硫酸钠40ml静脉注射；维生素C加入高渗葡萄糖注射液中静脉注射；亚甲蓝10mg/kg加入50%葡萄糖注射液中静脉滴注或注射；或谷胱甘肽0.2g肌内注射，每天1次；或L-半胱氨酸0.1～0.2g，肌内注射，每天1次；极重症可行换血、输血治疗。

5. 氨中毒者应保持呼吸道通畅。呼吸困难、窒息者，立即行气管切开，间断滴入或雾化吸入异丙肾上腺素、麻黄碱、普鲁卡因、地塞米松等，以松弛支气管平滑肌。注意吸出脱落的支气管黏膜。分泌物多、黏稠者可雾化吸入α-糜蛋白酶或半胱氨酸甲酯及3%硼酸溶液，蒸气吸入安息香酊。预防感染可吸入抗生素。中和氨可雾化吸入3%醋酸溶液或3%硼酸溶液。

6. 各种不明（暂时）有害气体中毒时可支持、对症治疗，给予多种维生素、细胞色素C、能量合剂、高渗糖，防治感染等。救治中要注意同时有无其他毒气中毒存在。

铅中毒

铅是一种柔软的、呈蓝灰色的金属，可溶于酸。铅及其化合物在生产、生活中应用广泛。常用的铅化合物有一氧化铅（黄丹、密陀僧）、二氧化铅、四氧化铅（铅丹、红丹、广丹、樟丹、红铅）、氯化铅、硫化铅（黑锡丹）、硫酸铅（汽车电瓶内）、硝酸铅、醋酸铅（乙酸铅、铅糖）、碱式碳酸铅（铅白）等，对人体均有较大毒性。若长期用报纸或印刷品包裹食品食用，也可能引起慢性铅中毒。

【临床表现与诊断要点】

1. 铅及其化合物主要经呼吸道和消化道中毒，急性中毒以误入消化道为主。在酸性环境中，铅的溶解度增大，吸收迅速，进入细胞内起原浆毒作用。可抑制各种含巯基的酶系统，使细胞代谢障碍。病理改变以肝、肾、脑最显著，且抑制血红蛋白的合成，并有溶血作用。可溶性铅中毒量为2～3g，致死量约为50g。

2. 口服中毒量的铅后，可感口内有金属味、流涎、呕吐，呕吐物为白色奶块状（含氯化铅），腹部绞痛、腹泻、黑粪（硫化铅）；有的可有肠麻痹、胀气、肠梗阻征、肝大、转氨酶增高甚至出现黄疸；贫血、血红蛋白尿也很常见。沉积于骨骼中的铅的半衰期约20年，慢性铅中毒牙龈处可见一灰黑色线。

3. 神经症状为剧烈头痛、眩晕、周围神经麻痹，重者有谵妄、痉挛、瘫痪乃至昏迷。

4. 实验室检查可见血铅升高（>0.03mg%或1.93μmol/L），尿铅升高（>0.1mg/L，或>50nmol/L），血点彩红细胞>300个/100万红细胞。尿中粪卟啉呈强阳性。

【防治措施与用药】

1. 清除毒物

① 急性中毒时立即用1%硫酸镁或硫酸钠洗胃，以形成难溶性铅，防止大量吸收，并给予硫酸钠导泻、可灌服药用炭，由大便排出。

② 催吐，用0.5%～1%硫酸铜或1%硫酸锌溶液，先喝少量，逐渐增加至呕吐，亦可皮下注射阿扑吗啡2.5～5mg，小儿可口服吐根糖浆10～15ml。

③ 洗胃后还可用33%硫酸镁（或口服20g）30～50ml导泻。

2. 保护胃黏膜　口服牛奶、蛋清，亦可口服药用炭20g吸附胃内毒物。

3. 铅中毒时解毒药应用参考如下。

依地酸钙钠[典][保甲]　成人常用量：每天1g，加入5%葡萄糖注射液250～500ml，静滴4～8h，连用3d，停药4d为1个疗程；肌内注射，用0.5g加1%盐酸普鲁卡因注射液2ml，稀释后做深部肌内注射，每天1次，疗程参考静滴。

二巯丁二钠[典][保甲]　成人常用量：1g，临用配成10%溶液，立即缓慢静脉注射，10～15min注射完毕。

二巯丙醇[典][保甲]　铅性脑病宜用本品和依地酸钙钠联合治疗。剂量为二巯丙醇4mg/kg，每4～6h 1次，肌内注射；依地酸钙钠12.5mg/kg，每天2次，加入5%葡萄糖注射液中静脉滴注，治疗3～5d后，改用青霉胺治疗3～6个月。

青霉胺[典][保甲]　口服，0.25～0.3g，每天3～4次，连服5～7d、停

药2～3d为1个疗程。用药前应做青霉素过敏试验。

其他解毒药如二巯丙磺钠[保甲]、二巯丁二酸[典][保甲]、喷替酸钙钠（DTPA-$CaNa_3$，促排灵）[保甲]等驱铅治疗效果良好，可按说明书对症选用（略）。

4. 对症治疗　保护肝脏，治疗脑水肿，腹痛可注射阿托品0.5mg，贫血可用纠正贫血药。10%葡萄糖酸钙10ml加入25%葡萄糖注射液50ml中，缓慢静注，钙剂可促进血中游离铅进入骨中而降低毒性，并可缓解腹绞痛；可每4～6h 1次。重症铅性脑病应予肾上腺糖皮质激素，脱水药降低颅内压等治疗。

5. 预防　预防职业性铅中毒要控制熔铅炉温在400～500℃以下。减少或消灭铅尘和铅烟，采用密闭操作或吸风回收。禁用含铅的壶盛酒；严控食品、药品含铅超标；全面推广使用无铅汽油。教育青少年不要把铅笔含在口内。控制车间铅烟小于0.03mg/m^3，铅尘小于0.05mg/m^3，四乙铅小于0.005mg/m^3。

酒精中毒与酒依赖

酒精中毒又名乙醇中毒，酒精为无色、易燃、易挥发的液体；易溶于水和大多数有机溶剂。乙醇中毒和酒依赖主要见于酗酒。各类含酒精饮料含乙醇浓度差异很大，其中高度酒中乙醇含量可达50%～60%，中度酒为20%～40%（以33%较多），而啤酒中乙醇含量仅2%～5%，果酒中乙醇含量可达10%左右。成人一次口服乙醇中毒剂量按纯酒精计为75～80g，致死量悬殊极大，为250～500g。

【临床表现与诊断要点】

乙醇对神经系统具有先兴奋后抑制的作用，可使中枢神经系统抑制，大剂量可致呼吸中枢麻痹和心脏抑制。吸入大量乙醇蒸气可感头痛、头晕、易激动、乏力、震颤及酒醉感。大量饮酒后，最初表现为兴奋性增强、面红、言语增多、激动，以后逐渐出现动作笨拙、语无伦次、平衡失调、步态不稳、恶心、呕吐，有的可有烦躁，继之昏睡、打鼾、颜面苍白、皮肤湿冷。重者脉搏快但弱、血压下降、肌肉瘫软、呼吸困难，最后出现呼吸麻痹。临床常分为兴奋期、共济失调期、昏迷期。根据患者的呼出气、呕吐物有酒味，从呼出气、血和尿中测出乙醇含量，可明确诊断。交通管制“醉驾”有明确规定和限量。

酒精依赖患者对乙醇已产生很高的耐受性，尽管一次饮酒量很大，表现却与以上不同。当患者乙醇形成依赖性，一旦停止饮酒或骤然减量就会出现一系列以中枢神经系统抑制为主的乙醇依赖性戒断综合征：①心理依赖，强烈的饮酒欲，无时间、地点和场合酗酒；②躯体依赖，一般于末次饮酒后6～12h发病，高峰在2～3d，4～5d后改善。

【防治措施与用药】

1. 一般醉酒应卧床休息，饮柠檬汁或蜂蜜水；重者应急救处理：①温水或1%碳酸氢钠、枸橼酸钠溶液洗胃，亦可用药用炭悬液、生理盐水洗胃（剧烈呕吐者可免洗胃），洗胃前先抽出胃内容物；②预防吸入性肺炎；③对烦躁不安、过度兴奋者可用小剂量地西泮，但忌用吗啡（阿扑吗啡）、氯丙嗪、苯巴比妥，严重者可用腹膜透析或血液透析（血乙醇含量5g/L，伴酸中毒）；④昏迷者应注意保温，头部置冰袋降温。

2. 处于深睡或昏迷状态者，可给予安钠咖0.5g肌注，或二甲弗林8mg静注或静滴。有呼吸衰竭者，给予洛贝林10mg肌注，氧气吸入，必要时行人工呼吸，抢救休克。血压下降时应静脉输液，保证有效血容量，应用升压药物，可用纳洛酮0.4～0.8mg加入50%葡萄糖注射液40ml中静注，必要时重复给药1次。防治脑水肿，可用脱水药20%甘露醇注射液250ml缓慢静脉滴注降颅内压，防治脑水肿。

3. 对症措施可给予能量合剂或胰岛素20U、50%葡萄糖注射液100ml静脉注射或滴注，同时注射维生素B_6、烟酸各100mg。

4. 乙醇依赖性戒断综合征的治疗。首选半衰期长的地西泮、氯氮䓬治疗。它们与乙醇有交叉耐受性，进行替代治疗。一旦替代成功，戒断症状消失，再将替代药物逐渐减量，直至停药。肝功能受损害者应减少用药剂量或用半衰期短的苯二氮䓬类镇静药。可用α受体激动药可乐定0.2mg，每天3次，口服，可减少戒断症状。

尚可用双硫仑0.25g，每天3次，口服，共6周，治疗酒瘾。

近年来有应用纳曲酮、纳洛酮、碳酸锂等治疗酒精依赖有效的报道。在治疗戒酒综合征时，给予心理治疗、补充营养和B族维生素、叶酸；多塞平和阿替洛尔常用安全剂量治疗可减少复饮，提高戒断率。

5. 部分患者可出现低血糖性昏迷，应注意与乙醇直接作用引起的昏迷相鉴别，确定为低血糖昏迷者应及时用高渗葡萄糖液纠正（可口服）。

6. 同时治疗慢性酒精中毒性多系统器官（如肝、肾）损伤及其并发症。

亚硝酸盐中毒

亚硝酸盐中毒是进食较多含有硝酸盐的蔬菜、苦井水、蒸锅水所致的肠源性发绀。新鲜腌制咸菜或变质陈腐的韭菜、菠菜、卷心菜、萝卜、莴苣等含有较多的硝酸盐。进食亚硝酸盐超标的腌制品和变质蔬菜，在肠道细菌可将硝酸盐还原为亚硝酸盐，均可引起中毒。

【临床表现与诊断要点】

亚硝酸盐是氧化剂，吸收后使血红蛋白氧化为正铁血红蛋白。重度中毒者出现意识障碍和昏迷，后者无携氧功能，使组织缺氧。一般进食后1～3h发病，短者仅10～15min，长者可达20h。临床表现与“正铁血红蛋白血症”相同，主要表现为缺氧和发绀。严重缺氧可致心肌损伤、意识障碍和昏迷。根据进食情况和临床表现，结合亚硝酸盐定性分析和鉴别，可明确诊断。

【防治措施与用药】

1. 预防肠源性发绀应避免食用变质腐败的蔬菜、腌制食品或新近腌制咸菜。经分析，5～10d的腌菜中亚硝酸盐含量最高。苦井水、过夜的蒸锅水含有较多的硝酸盐和亚硝酸盐，应禁止食用。避免误将亚硝酸钠当作食盐使用。

2. 一旦发现中毒，可选用亚甲蓝、葡萄糖注射液、维生素C注射治疗。亚甲蓝剂量为1～2mg/kg，用25%（50%）葡萄糖注射液20～40ml稀释后缓慢注射，在30～60min内可使正铁血红蛋白血症消失。如1h后发绀未退，则可重复上述剂量。亚甲蓝注射过速可产生恶心、呕吐、腹痛等；小儿超过15mg/kg可引起溶血反应。发生溶血性贫血时，除输血外可静滴氢化可的松200～300mg/d，积极防治肾功能衰竭。

3. 有人用山莨菪碱治疗有效，以联合用药为好。

4. 有意识障碍、昏迷者给予纳洛酮治疗可取得良好疗效。

5. 对症治疗。

第二节 常见农药中毒急救与用药

有机磷农药中毒

我国目前生产和使用的有机磷农药近100种。根据农药的生产和流通（使用）过程，有机磷农药中毒可分为生产性中毒、使用性中毒和农产品农药残留中毒。生产性中毒主要通过皮肤及呼吸道（防护不当）吸收而中毒；使用性中毒主要为消化道（误服或自服）和呼吸道途径吸收中毒；农产品农药残留中毒主要是服食含有残留农药的食品，呈慢性中毒。

【临床表现与诊断要点】

1. 通过皮肤吸收者，多在接触农药 12h 后发病；经口或呼吸道吸入者发病较早，多于接触后 30min 内出现症状，且病情进展很快，病死率高。农药残留量超标食品中毒者潜伏期长，数月、数年甚至更长的时间才发病。临床表现大致可归纳为以下三类。

（1）毒蕈碱样症状　副交感神经异常兴奋，导致内脏平滑肌、腺体以及汗腺等兴奋，产生毒蕈碱样症状。表现为食欲缺乏、恶心、呕吐、腹痛、腹泻、瞳孔缩小、视力模糊、多汗、流涎、支气管痉挛、呼吸道分泌物增多、呼吸困难、发绀等。

（2）烟碱样症状　交感神经及运动神经受刺激，导致交感神经节及横纹肌兴奋性增加，与烟碱样症状相似：肌肉震颤、抽搐、肌无力（尤其是呼吸肌）、心率加快、血压上升等。

（3）中枢神经系统症状　眩晕、头痛、倦乏无力、烦躁不安、发热、失眠、震颤、精神恍惚、言语不清、惊厥、昏迷等。

根据临床经验，可大致将有毒蕈碱样症状及一般神经系统症状者视为轻度中毒；出现肌肉震颤者视为中度中毒；而出现昏迷、惊厥、肺水肿时，为重度中毒。

有机磷化合物中毒后数日或数周，可出现迟发性神经精神症状，表现为肢端感觉及运动障碍（手套、袜套样损害），部分患者可出现癔症性瘫痪、精神抑郁、一过性狂躁、癫痫样发作等症状（多见于中毒较重、昏迷时间较长的患者）。肌电图检查显示神经源性损害。

皮肤接触有机磷农药（如敌敌畏乳油）后数小时，可出现局部瘙痒、烧灼感、红肿，甚至出现水疱、糜烂。

2. 血清胆碱酯酶活力测定是诊断有机磷中毒的重要指标，且可判定中毒程度、疗效及估计预后，但不能过分依赖化验结果。

3. 应采集患者呕吐物、呼吸道分泌物、洗胃抽出液及体液做有机磷化合物鉴定，测定尿、血中有机物（磷）分解物有助于诊断。

【防治措施与用药】

1. 迅速将中毒者带离中毒现场（环境），脱去染毒的衣物。用肥皂水或清水彻底清洗皮肤、头面部及毛发。眼染病时，可用生理盐水反复清洗，然后滴入1%阿托品溶液数滴。注意保持呼吸道畅通，防止误吸呕吐物致窒息。

2. 经消化道中毒者，务必做到及时、正确、反复、彻底洗胃。

洗胃液的选择：洗胃液可起到机械冲洗、中和、解毒及吸附等作用。有机磷农药中毒常用的洗胃液有2%～3%碳酸氢钠溶液、生理盐水、1∶5000高锰酸钾溶液及清水。除敌百虫中毒禁用碱性溶液而用高锰酸钾溶液外，其余多采用碳酸氢钠溶液。乐果、对硫磷、马拉硫磷等中毒不宜采用高锰酸钾溶液，以免氧化成毒性更强的化合物。但临床上对初诊的农药中毒患者往往不易明确具体的毒物，最好先用清水洗胃。洗胃液的温度以32～38℃为宜。一般洗胃液总量为1万～2万毫升。洗胃结束后，可经胃管注入硫酸镁或硫酸钠30～50g导泻，也可用肥皂水灌肠，以清除肠道内的毒物。

3. 硫酸阿托品注射液可拮抗体内过量的乙酰胆碱引起的毒蕈碱样症状，抑制腺体分泌及平滑肌兴奋，缓解中枢神经系统症状。因此，阿托品为有机磷化合物中毒的特效拮抗药。其应用原则是及早、足量、反复、持续应用及快速阿托品化。

在洗胃的同时，甚至在洗胃开始前，一经确诊为有机磷中毒，应立即开始使用阿托品，切不可等待洗胃完毕后才开始使用。阿托品的具体用法如下。

有机磷轻度中毒：阿托品首剂1～2mg，肌注或口服。每1～2h 1次。达阿托品化后改为0.5～1mg，肌注或口服，每4～6h 1次。

有机磷中度中毒：阿托品首剂2～4mg，肌注或静注，每15～30min 1次。达阿托品化后减为1～2mg，每2～4h 1次。

有机磷重度中毒：阿托品首剂5～10mg，静脉注射。每10～30min 1次，达阿托品化后减为2～5mg，每1～2h 1次，静注。

阿托品化的指征：①瞳孔扩大不再缩小；②颜面潮红、皮肤干燥；③腺体分泌减少，口干无汗；④肺部啰音减少或消失；⑤心率加快。达阿托品化后，由于毒物在胃肠内继续吸收，仍需将阿托品适当减量维持3～7d，不可过早大幅度减量或骤然停药，尤其对马拉硫磷及乐果中毒患者，更应延长维持时间，以防反跳。

4. 胆碱酯酶复能药的应用　可使胆碱酯酶脱磷化而恢复活性，并可直接与血中有机磷结合成无毒的化合物而排出体外。复能药应尽早使用，超过3d者，胆碱酯酶已老化，复能药无效。乐果与胆碱酯酶结合为不可逆性，故复能药治疗无效。代表药物有氯解磷定和碘解磷定。

(1) 氯解磷定　①轻度中毒，0.25～0.5g，肌内注射，2～4h重复；②中度中毒，0.5～0.75g，肌内注射，2h后重复注射但应改为0.5g，共2～3次；或静脉滴注，0.25g/h，连续滴注4～6h；③重度中毒，1.0g，肌注或缓慢静脉注射，30～60min后症状无改善者可重复；以后每2～4h给予0.5g，24h总量不超过4.0g。

(2) 碘解磷定（解磷定、解磷毒）　除能复合胆碱酯酶外，尚有一定的阿托品样作用，故对毒蕈碱样症状有一定的疗效。其用法与氯解磷定相同，但剂量为氯解磷定的1.5倍，仅供静脉注射或滴注用。

(3) 同类药物尚有双复磷、双解磷　其解毒作用虽然比上述二药强，但副作用大而少用。胆碱酯酶复能药与阿托品有协同作用，两者同时应用需防过量。

5. 防治并发症及对症处理

(1) 呼吸衰竭时对症处理　①及时行气管插管或气管切开，保持呼吸道通畅；②持续低流量给氧以提高氧分压（PaO_2）；③纠正酸碱平衡失调及电解质紊乱；④选用呼吸兴奋药（尼可刹米、洛贝林）；⑤人工呼吸器辅助呼吸。

(2) 控制肺水肿　①合理使用阿托品；②给氧，吸入去泡剂，酌情应用足量的糖皮质激素、脱水药、利尿药和强心药。

(3) 重症可考虑输血或换血疗法。

(4) 禁用吗啡、新斯的明、毒扁豆碱、氯琥珀胆碱、氯丙嗪等。如患者出现烦躁不安或痉挛、惊厥时，可用10％水合氯醛15ml灌肠或苯巴比妥0.1g肌注（呼吸不良时忌用）。

(5) 防治治疗过程中的“反跳”现象。一旦出现“反跳”，治疗同“重度中毒”方法。

氨基甲酸酯类农药中毒

与有机磷农药相比，氨基甲酸酯类农药是较新型的有机合成农药。主要用于防治居室昆虫及家畜体外寄生虫，具有高效、作用快、残毒低的特点。其对昆虫的选择性强，对人畜毒性低，易分解，体内无蓄积等。常用的农药有西维因（胺甲萘）、速灭威（叶蝉散）、呋喃丹（虫螨威）、涕灭威（特灭克）、混灭威（杀死威）、双乙威、杀虫环、禾大壮

（除虫剂）、除草丹（拦草净）、灭草猛（卫农）等。灭鼠安毒力较弱，亦属氨基甲酸酯类农药，其救治方法相同。

【临床表现与诊断要点】

1. 氨基甲酸酯类农药中毒的临床表现与有机磷农药中毒时相似，但中毒症状急骤而严重，并在短时内即能恢复正常。临床表现有：头晕、头痛、乏力、恶心、呕吐、流涎、多汗、瞳孔缩小，严重者出现呼吸困难、肌肉震颤、腹痛、腹泻、意识障碍、抽搐、惊厥、发绀、昏迷、大小便失禁等。皮肤接触者可致局部炎症反应，出现风疹块、瘙痒，愈后皮肤留下深色（色素沉着）。灭鼠安中毒主要有中枢神经系统症状，呼吸急促、抽搐等。

2. 实验室检查　血液中胆碱酯酶活力降低（早期），心电图有异常改变，呕吐物或清洗液中检测到相应的毒物，可明确诊断。

【防治措施与用药】

1. 清除毒物，迅速脱离中毒环境，脱去染毒衣物，用肥皂水或2%碳酸氢钠溶液清洗染毒部位。经口中毒者，立即用2%碳酸氢钠溶液洗胃，然后注入50%硫酸钠50ml导泻。

2. 硫酸阿托品注射液0.5～1.0mg肌注或静脉滴注，每1～2h 1次，必要时用5mg/支针剂，迅速阿托品化，然后减量，维持时间不宜太久，以免阿托品过量。

3. 氢溴酸东莨菪碱（654-2）注射液对氨基甲酸酯类中毒的治疗效果优于阿托品。因小剂量时可兴奋呼吸中枢，防止呼吸衰竭；而大剂量时具有明显的催眠作用，不易导致惊厥。一般按10～50mg/kg静脉注射或肌内注射，每30min 1次，直到阿托品化，然后减量维持2～3d。

4. 重症可选用糖皮质激素抑制应激反应，防治肺水肿、支气管痉挛、休克。保持呼吸道畅通，必要时切开气管，维持水电解质平衡，适当应用抗生素预防感染。

5. 禁用肟类复能药。

拟除虫菊酯类杀虫剂中毒

拟除虫菊酯类杀虫剂杀虫效果优于天然除虫菊，具有杀虫谱广、杀虫效果好、低残留、在环境中分解快等特点。常用农药有溴氰菊酯（敌杀死）、杀灭菊酯（速灭杀丁）、二氯苯醚菊酯、胺菊酯、苄呋菊酯等。对机体作用和损害的部位主要在神经系统，尤其是中枢神经系统。

【临床表现与诊断要点】

拟除虫菊酯类杀虫剂可通过皮肤、呼吸道及消化道等吸收中毒，临床表现如下。

① 局部刺激症状：潮红、丘疹、瘙痒、烧灼感、肿胀、脱屑、疼痛等。首次接触中毒症状尤为明显。

② 消化道症状：有流涎、恶心、呕吐、腹痛、腹泻、消化道出血等。

③ 神经系统症状：头昏乏力、精神萎靡、四肢麻木、震颤、阵发性抽搐或惊厥、神志恍惚、呼吸困难、惊厥性扭曲、舞蹈样症状、昏迷等。

病程可迁延数日，中毒者多死于呼吸衰竭。

有农药接触史（服毒自杀或他杀可立即死亡），典型临床表现及尿液中检出毒物、呕吐物及相关标本测定可明确诊断。

【防治措施与用药】

1. 消除毒物　迅速脱离中毒现场至空气新鲜处。脱去染毒衣物，用肥皂水或2%碳酸氢钠溶液冲洗局部。经口中毒者，立即用2%～5%碳酸氢钠溶液反复洗胃，然后用50%硫酸镁或硫酸钠约50ml导泻。

2. 染毒的皮肤清洗后，局部涂以羊毛脂、凡士林或可的松软膏以保护皮肤，避免光照。眼睛染毒者，先用生理盐水冲洗，然后用弱蛋白银溶液或四环素可的松眼膏点在眼结膜上，闭目轻揉。

3. 吸入中毒者，可给予半胱氨酸衍生物（如甲基胱氨酸）雾化吸入。

4. 对症处理　可酌情选用能量合剂、糖皮质激素、B族维生素、维生素C、肌苷、氯化钾等；抗抽搐、惊厥；防治脑水肿、肺水肿；强心、抗心律失常；维持酸碱及电解质平衡；选用抗生素防治感染等。

有机氯农药中毒

有机氯农药是国内外生产、使用历史较长、应用范围较广的一类化学杀虫剂。其杀虫谱广，毒性较低，残效期长，易污染环境，可在人、畜体内蓄积，导致机体损害。如六六六、滴滴涕（二二三）、狄氏剂、毒杀芬、氯丹、七氯等，多属中低级毒物。

【临床表现与诊断要点】

1. 如经呼吸道吸入者，除可发生支气管炎症及肺水肿外，尚可有明显的呼吸道刺激症状，如咽喉部异物感、灼热、剧烈咳嗽、痰多以及咯血等。如经皮肤接触者，可出现局部红肿、瘙痒、烧灼感、丘疹以及水疱等损害。眼部污染时，可发生结膜炎、眼肌痉挛、流泪、疼痛等。根据中毒程度，可分为以下类型。

① 轻度中毒：全身不适、乏力、头痛、头晕、出汗、流涎、恶心、食欲缺乏、失眠、肌纤维颤动，头面部感觉异常。

② 中度中毒：除上述症状外，尚有呕吐、腹痛、四肢酸痛、共济失调、抽搐、震颤、视力障碍、呼吸困难等。

③ 重度中毒：上述症状明显，且有发热、多汗、心悸、血压下降、发绀、肺水肿、强直性痉挛、昏迷、心室纤颤以及呼吸困难等，最终可死于呼吸衰竭。

2. 实验室检查　可有血沉加快，血糖早期升高后期降低，血钙降低，尿中可出现蛋白、红细胞及颗粒管型等。患者呕吐物、洗胃抽出液及尿中可测出毒物及其代谢物，有助于明确诊断。

【防治措施与用药】

1. 迅速将中毒者脱离有毒环境，用肥皂水或清水彻底清洗皮肤；眼部污染者，先用生理盐水冲洗，然后可滴入0.5%丁卡因滴眼液。

2. 经口中毒者，立即催吐，然后用2%～5%碳酸氢钠溶液反复洗胃，促使有机氯分解；艾氏剂中毒可用1∶2000高锰酸钾溶液洗胃。洗毕用50%硫酸镁溶液约50ml导泻。禁用油类泻剂，以免促进有机氯继续吸收而加重中毒。

3. 对症处理　如有惊厥、躁狂者，可给予苯巴比妥钠或采用亚冬眠疗法，以缓解中枢神经系统缺氧状态。血钙降低者，应静脉注射葡萄糖酸钙。静脉输液加速毒物排泄。

4. 注意事项　①救治过程中，禁止使用肾上腺素（因可提高心肌应激性，诱发心室颤动，导致心搏骤停）。②保持呼吸道通畅，必要时气管插管或切开，吸出分泌物，给氧，静滴氨茶碱。呼吸衰竭时，给予尼可刹米（可拉明）、洛贝林（山梗菜碱）等呼吸兴奋药。肺水肿时给予利尿药、强心药和糖皮质激素等。③输液中给予高渗葡萄糖注射液、大量维生素C注射液等保肝药物。④对症治疗。

有机汞农药中毒

有机汞农药虽已很少用，但仍有部分地区将这类农药用于棉籽、稻谷浸种及防治稻瘟病。常用有机汞农药有乙基汞、苯汞、氯化乙基汞（西力生）、磷酸乙基汞（新西力生、谷仁乐生）、醋酸苯汞（赛力散）、磺胺汞（富民龙）。氯酚羟基汞（乌斯普龙）使用较少。

【临床表现与诊断要点】

1. 主要临床表现

（1）皮肤黏膜损害　主要表现为皮肤充血、红肿、烧灼感、密集丘疹；重者可出现水疱、溃破、糜烂、创面不易愈合等。

（2）消化系统症状　主要为汞对黏膜刺激引起，表现为恶心、呕吐、腹痛、腹泻、流涎、口有金属味，甚至血便。

（3）心血管系统损害　主要表现为心肌损害，心电图显示早搏、传导阻滞等。

（4）神经系统症状　主要蓄积于脑组织内，表现为头痛、头晕、失眠多梦、记忆力减退、语言障碍、共济失调、四肢无力、下肢活动困难甚至截瘫、昏迷等。

（5）眼部污染　可引起结膜充血水肿、角膜水肿、畏光、流泪、视物模糊、眼底视神经盘充血、黄斑区中央凹反射发暗、视野缩小、视力严重障碍等。

2. 诊断要点　尿中汞含量明显升高（24h尿汞＜5μmol/L）；有明确的接触或误服史，以及上述临床特征，可予诊断。驱汞试验阳性也有助于诊断。

【防治措施与用药】

1. 迅速清除毒物　用清水清洗皮肤；经口中毒者立即用2％碳酸氢钠反复洗胃，然后用33％硫酸镁30～50ml导泻。

2. 应用重金属解毒药

二巯丙磺钠（二巯基磺酸钠）[典][保甲]　肌内注射，每次5mg/kg，第1日用3～4次，第2日用2～3次，第3～7日每日1～2次，7d为1个疗程。亦可采用间歇给药疗法，即用药3d、停4d，可连用几个疗程，直至症状基本消失、尿汞接近正常。

二巯丁二钠（二巯基丁二酸钠）[典][保甲]　肌内注射，每次1～2g，用生理盐水或5％葡萄糖注射液配成5％～10％的溶液，缓慢静注，每日用量不超过3g。连用数日至症状缓解。

对汞中毒解救有效的药物还有二巯丙醇[典][保甲]、二巯丁二酸[保甲]、青霉胺等。中药土茯苓、绿豆衣、甘草、川花椒及大枣具有一定驱汞作用，可酌情选用。

3. 对症治疗　保持口腔卫生，可用1∶5000高锰酸钾溶液或3%过氧化氢溶液漱口，适当选用镇痛药、镇静药（催眠药）、静脉输入能量合剂、维生素C等保护心肌；已有肾功能损害者，慎用解毒药。皮肤接触性损害者，可用硼酸溶液湿敷，并涂以5%二巯丙醇软膏或糖皮质激素软膏，注意保护创面，防治感染。

有机氮杀虫剂中毒

有机氮杀虫剂主要用于防治水稻、棉花、果树等植物的害虫，在农村中应用广泛。常用有机氮杀虫剂有杀虫脒、杀螨脒、克死螨双甲脒(螨克)、去甲杀虫脒等。杀虫脒及其代谢产物能使体内正常的血红蛋白变成正铁血红蛋白，导致组织器官缺氧，因有类似利多卡因的化学结构，临床表现为嗜睡；主要经肾排泄，可损伤泌尿道黏膜，出现出血性膀胱损害等；因抑制单胺氧化酶的活性，导致脑水肿、颅内压增高，患者呈昏迷状态。

【临床表现与诊断要点】

1. 临床主要表现为嗜睡、发绀、出血性膀胱炎三大症候群。

(1) 神经系统症状　头昏、乏力、嗜睡或昏睡、步态不稳、神志恍惚、言语不清、反应迟钝、瞳孔不等大、呼吸暂停等。

(2) 正铁血红蛋白血症　口唇、鼻尖、四肢末端发绀；但气促并不显著，易误诊为亚硝酸盐中毒。

(3) 出血性膀胱炎　多见于中毒后1～2d出现尿频、尿急、尿痛、血尿、蛋白尿等症状，镜检无管型尿。

(4) 心血管表现　为心音低钝、心率减慢、血压降低、心电图Q-T间期延长等。

2. 测定尿中4-氯邻甲苯胺可协助诊断并提示中毒程度；中毒后4～8h在血中产生变性珠蛋白小体，持续3～7d，阳性者可提示诊断，但无特异性。

【防治措施与用药】

1. 脱离中毒环境，清洗毒物，立即脱去污染衣物。用肥皂水清洗皮肤。对经口中毒者，可采用2%碳酸氢钠反复洗胃，然后用33%硫酸镁约50ml导泻。

2. 亚甲蓝解毒　①轻度中毒者（血中正铁血红蛋白浓度小于

30%），亚甲蓝按1mg/kg加入高渗葡萄糖注射液内缓慢静注。②重度中毒者（血中正铁血红蛋白浓度为60%～70%），亚甲蓝按2mg/kg加入高渗葡萄糖注射液内缓慢静注，必要时2～3h可重复使用，但24h总量不宜超过600mg。

3. 对症治疗　①有脑水肿征象者，应及早做气管插管或切开，给药，必要时机械供氧。②20%甘露醇注射液250ml快速静脉滴注可降低颅内高压。③酌情应用糖皮质激素，如地塞米松、氢化可的松，甚至甲泼尼龙等。④出血性膀胱损害者，可用酚磺乙胺、卡巴克洛等药物止血。⑤酌情选用抗生素预防感染。⑥加速毒物氧化及排泄，可静脉输入10%葡萄糖注射液及维生素C，并补充碱性溶液，使尿液碱化，加速毒物排泄。⑦如出现周围循环衰竭、四肢厥冷等现象时，可给予硫酸阿托品或氢溴酸东莨菪碱（654-2）静脉滴注。

有机硫农药中毒

有机硫农药主要用于防治小麦、水稻及果树等植物病害，并可促进植物生长。常用有机硫农药有杀虫双、福美锌、代森铵、代森锰锌、灭菌丹（法尔顿）、克菌丹、异丙镍、异丙锌（甲基代森锌）等。经消化道或呼吸道吸收后，毒物及其代谢物主要影响机体并造成中枢神经功能紊乱。经皮肤、黏膜中毒者，接触部位产生化学性灼伤。

【临床表现与诊断要点】

中毒后主要出现头晕、眼花、恶心、呕吐、出汗、肌肉震颤、昏迷、瞳孔缩小，严重者可出现休克征象，是心血管系统受抑制所致。血中胆碱酯酶活性大多正常或略低。

【防治措施与用药】

1. 中毒者迅速脱离现场，清除毒物。用清水或肥皂水清洗皮肤；经消化道中毒者用2%碳酸氢钠溶液洗胃，然后用33%硫酸镁溶液约50ml导泻。

2. 选用巯基化合物解毒

二巯丙醇（二巯基丙醇，BAL）[典][保甲]　肌内注射，100mg，每4～6h 1次。

L-半胱氨酸　肌内注射，0.1～0.2g，每天2次。

3. 对症治疗　①有腹痛、腹泻者，可给予阿托品，但量不宜过大，不必强调阿托品化。②有血压下降者或有休克征象时应补充血容量（输液、输血)，酌情选用血管活性药物。③中毒后禁用油类泻药，禁食含油食物和酒。

有机锡农药中毒

有机锡农药多用于烟草、蔬菜、薯类等作物的杀虫。在用农药有薯瘟锡(三苯醋酸锡)、毒菌锡(三苯氢氧化锡)、三环锡(鲁特丹)、三唑锡(三唑环锡、倍乐巴)、螨完锡(托尔克)、三苯氯化锡等。中毒后主要作用于中枢神经系统，累及肝脏、造血系统等。

【临床表现与诊断要点】

中毒后，可出现头痛、恶心、剧烈呕吐、乏力、痉挛性抽搐、谵妄、精神错(紊)乱、视盘水肿、呼吸变慢，严重者可出现脑疝，导致循环衰竭和呼吸衰竭，甚至死亡。

局部接触部位可有明显的刺激症状，如皮肤潮红、糜烂，眼结膜充血、刺痛，流涕、流泪、流涎等。

【防治措施与用药】

1. 皮肤接触者，立即用1∶5000高锰酸钾溶液清洗，然后涂可的松或氟轻松软膏；眼部污染者，用葡萄糖、维生素B_2、维生素C混合配制液滴眼，然后滴入可的松及0.5%丁卡因滴眼液。

2. 口服中毒者应立即洗胃、导泻、催吐(螨完锡中毒不宜催吐)。

3. 有临床指征者，考虑应用重金属中毒解毒药(二巯丙醇、二巯丙磺钠、二巯丁二钠)。

4. 使用脱水药防治脑水肿，先用高渗葡萄糖、地塞米松，如出现脑水肿征象时，改用甘露醇及呋塞米(速尿)。

5. 对症处理，如抗感染，纠正水、电解质代谢紊乱和酸碱失衡等。

有机砷农药中毒(砷中毒)

有机砷又称胂，有机砷农药，如稻脚青(稻谷清、甲基胂酸锌)、稻宁(甲基胂酸钙)、田安(胂铁铵、甲基胂酸铁胺)、甲基硫胂(苏化911、阿苏精)、福美甲胂等，主要用于稻田杀虫除虫。属原浆毒。

【临床表现与诊断要点】

1. 口服砷(胂)中毒，临床表现为急性胃肠炎样症状，如恶心、呕吐、口内有金属味、烧灼感、腹痛、腹泻、水样便或米汤样便，便中可带血，酷似霍乱。患者极度衰弱、脱水，继之少尿、血压下降、发绀、体温可降低、虚脱甚至休克。神经系统症状有头昏、意识模糊、谵妄、昏迷、四肢痉挛。口腔黏膜肿胀、糜烂。服毒潜伏期5～90min。

2. 吸入中毒潜伏期为2～7h。症状有不适、头痛、寒战、腰痛、棕色尿、贫血、黄疸、血尿、蛋白尿、肝脾大；最后2～5d出现少尿，急性肾功能衰竭。

3. 有砷接触史，上述症状，尿砷大于0.5mg/L，呕吐物或相关标本中检测出砷，尿色深暗、呼出气带蒜臭味为本毒物中毒特征。

【防治措施与用药】

1. 立即脱离中毒环境。立即用1∶5000高锰酸钾溶液，或1%硫代硫酸钠溶液，或温开水（33～38℃）洗胃，亦可用药用炭悬液加牛奶洗胃。

2. 氢氧化铁（12%硫酸亚铁与20%氧化镁混悬液等量，用前配制）5～10ml口服，每5～10min 1次，直至呕吐为止。本品可与三氧化二砷形成不溶性砷酸铁，减少吸收；无条件者可口服牛奶、蛋白水（数个鸡蛋清加水一杯摇匀），服毒不足者可先催吐。

3. 口服药用炭30g吸附毒物；硫酸镁20g导泻加速排泄；或高位清洁，温水灌肠。

4. 解毒药　①二巯丙醇[典][保甲]、二巯丙磺钠[典][保甲]、二巯丁二钠[典][保甲]（现配现用，忌加热，变质后呈黄色浑浊，毒性大，应禁用），用法用量见“有机汞农药中毒”。②10%硫代硫酸钠0.5～1.0g，静脉注射，每天1次。③绿豆煎水，防风煎水，小蓟根汁口服，有一定解毒作用。

5. 对症治疗　①保护心、肝、肾功能，维持水、电解质平衡；②发生过敏性皮炎者，可静滴氢化可的松0.1～0.2g，每天1次；③腹绞痛者，肌注阿托品、哌替啶等；④肌肉痉挛可静脉滴注钙剂；⑤吸氧、输新鲜血液或换血治疗；⑥应用糖皮质激素，如氢化可的松、甲泼尼龙等；⑦早期不宜采用驱砷治疗，后期可应用。

401、402农药中毒

401、402农药属大蒜素系列农用杀菌剂，401又名合成大蒜素、乙基大蒜素；420化学名为*S*-乙基硫代磺酰乙酯，为无色至微黄色油状液体，具有杀菌、催种发芽作用。

【临床表现与诊断要点】

1. 局部腐蚀症状，口服者可出现口腔、咽喉、食管等部位黏膜水肿或溃烂，呕吐咖啡色液体，解柏油样便，喉头水肿可致呼吸困难。

2. 呼吸循环衰竭，表现为呼吸困难、口唇青紫、肺水肿、四肢厥冷、血压下降、意识模糊等。

3. 401、402 是大蒜素类杀菌药，挥发时间较长，故污染物品及患者呕吐物中可有特异性大蒜臭味，应与有机磷农药相鉴别。

【防治措施与用药】

1. 立即脱离中毒现场，清除毒物　①皮肤染毒者，立即用清水或碱性溶液反复清洗。②口服中毒者，禁止洗胃、催吐，以防加重消化道黏膜损伤。可用 2%碳酸氢钠溶液洗胃，然后饮入蛋清水或氢氧化铝凝胶以保护消化道黏膜。

2. 解毒药　二巯丙磺钠[典][保甲]，肌内注射，按 5mg/kg，每天 1～3 次，直至症状缓解。尚可选用同类药二巯丁二钠等。

3. 对症处理　①喉头水肿致呼吸困难、窒息者，应及时予气管切开。②选用抗生素防治感染。③抗心衰、控制急性肺水肿（应用血管扩张药、利尿药）。④控制脑水肿（20%甘露醇）。⑤酌情使用镇痛药等。

第三节　常见灭鼠药中毒急救与用药

磷化锌中毒

磷化锌即二磷化二锌，为黑色或灰黑色粉末，有类似大蒜臭味，受潮、遇碱易分解。误食后大多在 1～3h 内发病。主要作用于神经系统，使神经系统功能紊乱，且可作用于呼吸、循环系统及肝脏，对胃壁亦有较强的刺激作用。对人的致死量估计为 40mg/kg。

【临床表现与诊断要点】

磷化锌中毒后（或误服）的潜伏期为 1～24h，且与剂量大小相关。轻度中毒者以消化道症状为主，有恶心、腹痛、腹泻以及头痛、乏力、胸闷、咳嗽等。严重者可出现意识障碍、抽搐、呼吸困难，甚至昏迷、惊厥、呼吸衰竭、心肌及肝脏损害。

【防治措施与用药】

1. 口服中毒者立即用1%硫酸铜溶液催吐，每5～15min内服15ml，连续3～5次。禁用酒石酸锑钾或阿扑吗啡催吐。然后用0.5%硫酸铜或1∶2000高锰酸钾溶液洗胃，直至洗出液无蒜味为止。洗胃后，用30g硫酸钠（忌用硫酸镁，因可与胃内磷化锌的反应物氯化锌作用生成盐卤，加重中毒）口服导泻。禁用油类泻药，亦不宜用蛋清、牛奶、动植物油类，避免促进对磷的吸收。注意避免增加锌中毒，如禁用氯解磷定、碘解磷定。

2. 呼吸困难时，应吸氧，并给氨茶碱0.25g，加1%普鲁卡因1ml，肌注。严重者可用尼可刹米、戊四氮等呼吸兴奋药。

3. 腹痛、呕吐者可注射阿托品；纠正水、电解质紊乱及酸中毒；尚可给予保肝药物和保护心肌的药物，如三磷腺苷辅酶A胰岛素注射液（能量合剂）等。

氟乙酰氨和氟乙酸钠中毒

氟乙酰胺（敌蚜胺、1081、氟素儿）和氟乙酸钠（氟醋酸钠、1080）均为有机氟杀鼠剂，亦可用于棉田、蔬菜、果树等杀虫。其毒性很强。

【临床表现与诊断要点】

1. 有机氟急性中毒时，可出现以中枢神经系统障碍和心血管系统障碍为主的神经型和心脏型表现。中毒后潜伏期短（30～120min）。经口中毒者有明显的上腹灼痛、恶心、呕吐、头痛、心跳加快；重者可出现烦躁不安、全身强直性或间歇性痉挛、抽搐，继而出现呼吸抑制、血压降低、昏迷、大小便失禁、瞳孔缩小、发绀等。严重者死于心力衰竭。

2. 实验室检查　血中枸橼酸含量升高（正常参考值为2.5mg/100ml），血氮含量升高（正常参考值为0.2～0.5mg/100ml）有助于诊断。

【防治措施与用药】

1. 经口中毒者用1∶5000高锰酸钾溶液或0.5%～2%氯化钙溶液洗胃。禁用碳酸氢钠。口服氢氧化铝凝胶或蛋清液保护消化道黏膜。经皮肤中毒者，立即脱去被污染的衣物，彻底清洁皮肤。

2. 有机氟中毒解毒药

乙酰胺（解氟灵）[保甲]　其化学结构和氟乙酰胺相似，故能竞争某些酶（如酰胺酶），抑制氟乙酸生成，从而消除氟乙酸对机体三羧酸循环的毒性作用。肌内注射2.5～5g，每天2～4次；或0.1～0.3g/(kg·d)，分2～4次注射，连用5～7d。危重病例每次可给予5.0～10g。与解痉药、半胱氨酸合用，效果较好。剂量过大时可出现血尿，宜减量并加用肾上腺皮质激素。在没有乙酰胺的情况下，可用无水乙醇5ml溶于10%葡萄糖注射液100ml中，静脉滴注，每天2～4次。

乙二醇乙酸酯（甘油乙酸酯、醋精） 分解后能生成乙酸，可对抗氟乙酸的作用。成人用6～30ml肌内注射，必要时在1h后重复。

3. 对症治疗　①有抽搐、惊厥者，可给予镇静药（如苯巴比妥或氯丙嗪亚冬眠疗法）；②昏迷者给予甘露醇脱水或呼吸兴奋药（尼可刹米、洛贝林）；③有腹痛者可肌注阿托品；④有频发室性早搏或室颤时，可给予普鲁卡因胺或利多卡因，同时给予心肌保护药（能量合剂）；⑤心肌损害时禁用钙剂。

毒鼠磷和除鼠磷中毒

两者均为有机磷杀鼠剂，具有高效、低毒等特点。中毒后可明显抑制体内胆碱酯酶，使副交感神经系统连续及过度兴奋，导致一系列症状。其临床表现与诊断要点，防治措施均与“有机磷农药中毒”相同。

氯化苦中毒

氯化苦（硝基氯仿、氯苦、三氯硝基甲烷），为化学熏蒸剂，毒性较强。当空气中氯化苦浓度达7.3mg/m^{3}时，可嗅出气味；浓度达800mg/m^3，人接触30min即可致死。对人空气中最高容许浓度为1.0mg/m^3。

【临床表现与诊断要点】

氯化苦主要通过呼吸而进入人体，皮肤亦可少量吸收，对皮肤和黏膜的刺激性很强，可造成皮肤、黏膜溃疡且不易愈合。急性中毒后呼吸道刺激症状出现较早，进展亦较迅速，如咽喉痛、刺激性咳嗽、气促、胸闷等；且有头痛、恶心、呕吐、腹痛、腹泻，严重者可出现呼吸困难、肺水肿、昏迷及休克等症状。

皮肤损伤表现为红斑、水疱及溃烂，且创面不易愈合。

【防治措施与用药】

1. 立即脱离中毒环境，并转移至空气新鲜处，脱去受染衣裤等。

用2%碳酸氢钠溶液清洗皮肤、漱口，生理盐水冲洗双眼，然后用1%普鲁卡因液滴眼。

2. 静脉注射25%或50%葡萄糖注射液20～40ml（加维生素C 0.5～1g），或10%氯化钙注射液10ml；二者可交替使用。

3. 如有急性肺水肿及心脏抑制者，应及早使用非洋地黄类强心药，并给予吸氧及中枢兴奋药（安钠咖0.2～0.5g，或樟脑2～3ml，皮下注射）。选用抗生素防治感染。

4. 在救治过程中，禁用人工呼吸，禁用吗啡，忌饮酒类。

氰类灭鼠药中毒（氰化物中毒）

氰类灭鼠药因含有氰根而有剧毒，对温血动物的毒力较强，在含氰化氢2%的空气中暴露10min即可致死，人的经口致死量为0.8mg/kg。本品亦可经皮肤吸收，且无特异气味，故使用时极易发生中毒。中毒机理主要为抑制细胞色素氧化酶，导致细胞窒息而死亡。中枢神经系统受损害最严重，表现为中毒后先兴奋、后抑制，很快麻痹而死亡。

【临床表现与诊断要点】

（1）中毒前驱期　头昏、头痛、恶心、呕吐、流涎、心悸、胸闷、震颤等。

（2）呼吸障碍期　呼吸短促、心跳弱而快、心律不齐、血压略升、视力减退、神志模糊乃至昏迷。

（3）痉挛期　中毒者局部或全身痉挛性抽搐；严重者有角弓反张、大小便失禁等。

（4）麻痹期　意识完全丧失，感觉反射消失，全身肌肉弛缓性瘫痪，潮式呼吸，瞳孔散大。呼吸麻痹，最终死于心搏骤停。

（5）其他情况　如吸入或食入较大量的氰化物，中毒者可在1min内突然昏迷，呼吸、心搏骤停而死亡。

（6）诊断　根据毒物接触史及发绀、窒息和呼气时带有苦杏仁味等特点，可明确诊断。

【防治措施与用药】

1. 立即将吸入中毒者移至空气流通处，更换衣物，人工呼吸。

2. 争分夺秒清除经消化道中毒的毒物。先行催吐，然后用(1∶2000)～(1∶5000)高锰酸钾溶液、1%～3%过氧化氢液或5%硫代硫酸钠液洗胃，使氰化物变成不活泼的氰酸盐，洗完胃后，给予硫酸亚铁溶液，每次5～10ml，每15min 1次，以促使氰化物生成无毒的亚铁氰化铁（即普鲁士蓝）。

3. 发现中毒时，立即给予亚硝酸异戊酯吸入，每3～5min 1次。同时尽早用3%亚硝酸钠10～15ml，缓慢静脉注射。随即在同一部位从同一针头注入25%或50%硫代硫酸钠注射液25～50ml；必要时30～60min后再给12.5～25ml。尚可选用下列药物急救：亚甲蓝（美蓝、次甲蓝），用1%溶液50～100ml静脉注射，再注入硫代硫酸钠，二者交替使用；或静注含1.8%硫代硫酸钠的1%亚甲蓝溶液50ml，以促使正铁血红蛋白转变为还原血红蛋白。

4. 4-二甲氨基酚（4-DMAP），用于氰化物中毒后，立即肌内注射10%本品2ml，1h左右再静脉滴注25%硫代硫酸钠25ml。本品3mg/kg和对氨基苯丙酮1.5mg/kg合用，可组成抗氰预防片，能有效地预防氰化物中毒，口服40min显效，有效时间为4～6h。

5. 在恢复期可用大剂量维生素C 1～5g加入10%葡萄糖注射液静滴。

茚满二酮类灭鼠药中毒

本类灭鼠药有鼠敌（双苯杀鼠酮）、联苯敌鼠（氯敌鼠，利法安）、杀鼠酮（PMP）、鼠完等。以敌鼠为其代表，是一种高效低毒抗凝血杀鼠剂，国内多为钠盐，故名敌鼠钠，由于更易于吸收，故其毒力超过敌鼠本身。

【临床表现与诊断要点】

中毒后主要表现为全身广泛性出血，包括鼻衄、皮肤紫癜、咯血、便血、血尿等。此外，还有恶心、呕吐、食欲缺乏、精神不振、关节痛、腹痛及发热等，极易与血友病混淆。呕吐物、洗胃液中检出物可查出中毒的成分而明确诊断。

【防治措施与用药】

1. 口服中毒者，应及早催吐、洗胃及导泻。洗胃禁用碳酸氢钠溶液，用32～38℃温开水即可。

2. 维生素K_1是特效拮抗药，采用维生素K_1注射液10～30mg加入5%或10%葡萄糖注射液静脉滴注，每天1～3次。亦可首先用维生素K_1 50mg静脉注射，然后改为10～20mg肌内注射，每天1～4次。严重出血者每天总量可用至300mg。维生素K_3、维生素K_4对鼠敌中毒性出血无效。

3. 其他辅助治疗　大剂量维生素C每次1.0～2.0g，2～3次/d，可降低血管的通透性，促进止血；出血严重者可输入新鲜全血。

灭鼠安中毒

毒力较弱，属氨基甲酸酯类，主要表现为中枢神经系统症状、呼吸急促、抽搐等。其救治方法与氨基甲酸酯类农药中毒相同。

杀鼠灵中毒

【临床表现与诊断要点】

杀鼠灵毒力相对较弱，属香豆素类抗凝药，可破坏凝血酶原，损伤毛细血管，临床表现为各种出血症状。呕吐、泻下物或可疑样品毒性成分测定可明确诊断。

【防治措施与用药】

维生素 K_1 为特效解毒药。肌内、皮下或静脉注射，每次10mg，10～20mg/d，通常24h内总剂量不超过40mg。中毒严重时，成人每次肌内注射或皮下注射10～20mg，必要时可重复注射。

安妥中毒

【临床表现与诊断要点】

安妥毒力相对亦较弱。其可增加毛细血管通透性，导致肺水肿及胸腔积液。表现为局部烧灼感、恶心、嗜睡、呼吸困难、发绀、烦躁、昏迷、血尿等。中毒标本、呕吐物或排泄物监测可明确诊断。

【防治措施与用药】

1. 可用1∶2000高锰酸钾洗胃，硫酸镁30～50g导泻。

2. 吸氧。

3. 抗感染。

4. 禁食碱性及高脂肪食物，限制饮水。

普罗米特中毒

【临床表现与诊断要点】

普罗米特毒力强，中毒机制为干扰糖代谢，使血糖升高，肝糖原降低；临床表现为呼吸困难、窒息、胸腔积液等。

【防治措施与用药】

1. 用1∶2000高锰酸钾溶液洗胃。

2. 5.0%硫代硫酸钠注射液缓慢静脉注射解毒。

3. 对症治疗，防治肺水肿。

毒鼠强中毒

毒鼠强又名TET，俗称没鼠命、一扫光、三步倒、闻到死。化学名为四亚甲基二砜四胺，为白色粉末，为中枢神经系统刺激药，属剧毒类灭鼠剂，人的口服致死量为0.1～0.2mg/kg（5～12mg）。本品经胃肠道、呼吸道吸收，以原型由尿排出。本品因阻断γ-氨基丁酸受体，特别对脑干有强烈刺激作用，引起阵发性痉挛。因为可逆性抑制，可引起二次中毒。绝大多数中毒均由误食或自服被毒鼠强所污染的食物所致。

【临床表现与诊断要点】

急性口服中毒的潜伏期10～30min，也有个别长达13h的。临床表现有以下几项。

（1）消化系统　恶心、呕吐、上腹部烧灼感、腹部胀痛，甚至呕血。

（2）神经系统　头痛、头晕、口唇麻木、躁狂等，重症可突然晕倒、癫痫样大发作且可持续数分钟至十多分钟，每天发作数次至数十次。可因剧烈抽搐、昏迷、强直性惊厥，导致呼吸衰竭而死亡。

（3）实验室检查　脑电图α波部分受抑制，出现中波幅δ波和θ波；心电图示ST-T改变、Q-T间期延长、心律失常，可有心肌酶升高，血尿素氮、血肌酐升高。

（4）其他　循环系统有胸闷、心悸，心动过缓甚至心率达30次/min，并发阿-斯综合征。可有肌肉抽搐，肝大、触痛，肝细胞变性、脂肪浸润，肉眼血尿、无尿，肾功能衰竭。呼吸衰竭是毒鼠强中毒死亡的主要原因。

【防治措施与用药】

1. 口服中毒者及时催吐、洗胃，并留置胃管24h，反复洗胃；同时经胃管灌入药用炭50～100g，并导泻，以减少吸收。并发呼吸衰竭时，可气管插管或气管切开，人工呼吸或机械辅助呼吸。

2. 以巴比妥类、苯妥英钠或地西泮控制抽搐，保护脑、心、肝、肾等脏器功能。

3. 有条件可进行血液灌流、血液透析。

4. 试用二巯丙磺钠对抗毒鼠强中毒可能有效。

第四节 毒瘾、药物中毒急救与用药

毒瘾（阿片类药物中毒）

根据2005年9月27日由国家食品药品监督管理局、公安部和卫生部公布的《麻醉药品和精神药品目录》（2005年11月1日起施行），吗啡、海洛因、罂粟秆浓缩物、大麻与大麻树脂、可卡因等麻醉药品，布苯丙胺、丁丙诺啡、左苯丙胺、氯胺酮等第一类精神药品就是媒体所称的毒品，不包括烟草、酒类、苯二氮䓬类、安眠药和其他兴奋药、镇痛药中的成瘾物质。吸毒人群丧失劳动力，为了获得毒品，使犯罪增加，引起社会不稳定；并通过吸毒传播淋病、梅毒、疥疮、艾滋病等性传播疾病。

【临床表现与诊断要点】

1. 急性中毒　多由静脉注射所致。在常用剂量下表现为恶心、呕吐、便秘、出汗，也可有口干、心动过缓、心悸不安、瞳孔缩小。一次吸毒大于0.5g以上，就可产生呼吸抑制，甚至呼吸间歇停顿，伴口唇发绀、全身湿冷、四肢冰冷、瞳孔极度缩小呈针尖样和不同程度的昏迷、血压下降，严重者死于呼吸麻痹。

2. 成瘾性（戒断综合征）　偶尔或意外吸毒3～4次甚至1～2次就可成瘾。初次吸毒可有短期恶心、呕吐等不适感觉。但随着毒品的欣快作用，使人产生松弛、舒服感，且产生渴求感，从而反复吸毒，并不断加大吸毒量，很快形成躯体上和精神上的依赖性。若突然停用毒品，则产生戒断症状。一般停用后3～6h内，患者可无明显症状、体征；随后出现激动不安、失眠、呵欠不断、出汗、流泪、流涕、食欲缺乏、汗毛竖起和震颤。24～48h后戒断症状达顶峰，除前面症状加重外，伴有恶心、呕吐、明显发冷；交替发热、大汗、汗毛竖起，皮肤似拔毛后的火鸡皮（称冷火鸡皮肤）。尚可有全身肢体（背部）疼痛、急性腹痛，患者蜷缩成团、膝盖上抵腹部、来回翻动，甚至自残，造成肘、膝皮肤损伤。患者常因不进食、不饮水，伴呕吐和出汗使体重下降（甚至瘦如骷髅样）。尚可见呼吸和心跳加快、瞳孔扩大、血压升高、体温升高、肌肉震颤、抽搐。如不予以处理，多数症状在停止吸毒后 7～10d 消失。但失眠、软弱无力、激动不安和肌肉疼痛等症状可持续数周。同时患者精神上渴望得到毒品的心理不断持续和加强，变得极度自私，为了毒品不择手段，危害个人、家庭和社会安全。

成瘾的孕妇可使胎儿也产生躯体依赖性。新生儿表现为激惹不安、竭力啼哭、震颤、反射亢进、呼吸加快、大便增多、频频哈欠、呕吐和发热等。

【防治措施与用药】

1. 阿片类药物　吗啡、可待因、阿片全碱、哌替啶、二醋吗啡（海洛因）、罂粟膏等成瘾或中毒者。

(1) 如经口中毒者，立即用 1∶2000 高锰酸钾溶液反复洗胃，然后给予硫酸钠导泻。

(2) 保持呼吸道通畅，及时气管插管，加压吸氧，有呼吸抑制时可进行人工呼吸或人工呼吸机辅助呼吸；可用呼吸兴奋药尼可刹米等。

(3) 阿片碱类解毒药的应用

① 可选用纳洛酮每次 0.4～0.8mg，肌内注射或静脉注射，必要时 30min 可重复给药。

② 烯丙吗啡（纳络芬）5～10mg/次，肌内注射或静脉注射，可重复给药；总量不超过 40mg。严重中毒时，每次剂量可酌情增加。

(4) 重症患者尚可血液透析和血液灌流治疗。

(5) 慢性中毒治疗，在 2～3 周内逐渐撤药，同时用巴比妥类和其他镇静药对症处理。

2. 成瘾性　主要采用替代治疗，即使用依赖程度较低及作用时间较持久的阿片类药物替代成瘾性较强的毒品，使滥用（吸毒）者平稳地度过戒断症状期，然后递减所用的替代药品的剂量，直至完全停药。可选用以下药物。

美沙酮[典][保乙]　开始剂量 20～30mg，每天 1 次，口服，可在 5～24h 内增加 5～10mg。以后每隔 5～10d 增加 5～10mg/d，一般 60～80mg/d 或更高。个体差异大，为 5～130mg/d。撤药原则一般每隔 5～10d 减 10%，疗程 6 个月左右。应注意美沙酮也能引起成瘾，且有一定依赖性。

丁丙诺啡[典][保乙]　每日舌下含服3～6mg，用药4d后，快速递减，疗程7d。脱毒后恢复正常的生理、心理功能需3～6个月。应防毒品复吸，戒毒症状控制不完全。

纳曲酮　口服，首剂5mg，第2日10mg，第3日15～20mg，以后根据毒瘾酌定。若患者无任何不良反应，提示脱毒成功，再以20～45mg/d连用2个月，20～45mg/d连用2个月，最后2个月口服15mg/d。可防止毒品复吸。

可乐定[保乙]　口服，第1～4日1mg/d，分3次服用，第5日起逐日减量，第9～10日0.2～0.3mg/d，共服10d。虽戒毒作用相对较弱，但配合心理治疗和亲属关爱，且本身无成瘾性，仍可获一定效果。

3. 对症治疗。

巴比妥类药物中毒

本类药物为巴比妥酸的衍生物，常用作催眠、镇静、抗惊厥、抗癫痫及麻醉诱导，误用过量或自杀吞服过多，可引起急性中毒，临床表现为中枢神经系统抑制，甚至死亡。本类药物作用大致相同，由于各自的脂溶性和体内清除方式不同，其作用时间亦不相同。根据药物作用时间的长短，可分为4类：①超短效类，如硫喷妥钠，作用时间为10～15min，多用于静脉复合麻醉，极量每次1g；②短效类，有司可巴比妥（速可眠），作用时间快，服药后15～20min即可见效，维持2～3h；③中效类，包括异戊巴比妥（阿米妥）、戊巴比妥，作用时间持续4～6h，异戊巴比妥极量为600mg/d，戊巴比妥极量为每次200mg；④长效类，有巴比妥、苯巴比妥（鲁米那），作用时间持续6～8h，可致蓄积中毒，巴比妥极量为每次600mg，或每天1g，苯巴比妥极量为每次0.2～0.5g。

【临床表现与诊断要点】

1. 急性中毒主要表现为中枢神经系统抑制症状，有嗜睡、语言障碍、震颤、瞳孔缩小（中毒后期因缺氧麻痹而散大）、腱反射消失、病理反射阳性。早期可有发绀、脉搏细弱、血压下降，严重者可出现昏迷、呼吸衰竭、休克，甚至死亡。如口服苯巴比妥2～5倍催眠剂量可引起中毒。患者入睡，推之可清醒，但反应迟钝、言语不清、有判断力和定向力障碍。当吞服5～10倍催眠剂量后，患者沉睡或进入昏迷状态，强刺激虽能唤醒，但并非全清醒，不能言语，随即又沉睡，呼吸减慢，眼球有震颤。若口服苯巴比妥达10～20倍催眠剂量，患者呈深度昏迷，呼吸浅而慢，有时呈“陈氏呼吸”。动脉血气分析可证实呼吸抑制。短效巴比妥类药物中毒偶有肺水肿发生。吸入性肺炎很常见，脉搏细而速，甚至休克。尚可见少尿，皮肤受压部位可发生表皮水疱；昏迷早期有四肢强直、腱反射亢进、锥体束征阳性；后期则全身弛缓、各种反射消失、瞳孔缩小、无对光反射，低体温在深昏迷患者中很常见。

2. 现场残留药品、药瓶（标签）、血液、呕吐物（胃内容物）及尿液中巴比妥类药物测定可明确诊断。巴比妥类药物为肝药酶诱导剂，个体对药物的耐受性差异很大，患者长期应用后停药，可出现依赖性症状。

【防治措施与用药】

1. 维持呼吸、循环和泌尿系统功能。洗胃应彻底，药用炭可由鼻饲管反复灌入，必要时气管插管，正压辅助呼吸。尽快纠正低氧血症和酸中毒而恢复心血管功能。洗胃可用生理盐水或1∶2000高锰酸钾溶液，然后用硫酸钠2.0～3.0g配成10%溶液（20～30ml）导泻。禁用硫酸镁，以免加重中枢抑制。

2. 静脉输液3000～4000ml/d（5%葡萄糖和0.9%氯化钠各半），5%碳酸氢钠注射液250ml静滴碱化尿液，促进毒物排泄。静注呋塞米（速尿）40～80mg，使尿量达250ml/h以上；必要时可予甘露醇降颅内压和利尿。

3. 对严重中效药物中毒或肾功能不全者，可考虑血液或腹膜透析疗法。

4. 出现呼吸抑制时，可选用以下呼吸兴奋药：①贝美格每次50mg，静脉滴注；②印防己毒素每次1～3mg，静注或肌注，15～60min 1次；③尼可刹米每次0.25～0.5g，皮下、肌内或静脉注射；④戊四氮每次0.05～0.1g，每2h 1次；⑤复方麝香注射液（醒脑静）5～10ml，静脉滴注。若反复大量注射上述兴奋药，可发生惊厥，增加机体耗能、耗氧，加重中枢衰竭，不宜作为常规使用。中枢兴奋药或苏醒药临床应用的指征是：①患者深度昏迷，处于完全无反应状态；②有明显呼吸衰竭；③经48h的积极抢救，患者仍不醒。

5. 对症治疗　①如出现血压降低、循环衰竭，应给予血管活性药物，如间羟胺、多巴胺等，并补充有效循环量；②选用适当抗生素防治感染，尤其在昏迷较深、呕吐物误入肺或洗胃时误服者，更应注意防治肺部感染。

氯丙嗪中毒（吩噻嗪类抗精神病药物中毒）

氯丙嗪又称冬眠灵，是吩噻嗪类药物的代表。临床用于治疗精神病、镇吐、抗惊厥、降温、降血压以及人工冬眠用药。安全范围较大，一般口服每次12.5～100mg，极量每次150mg；肌内注射或静脉注射每次25～50mg；极量每次100mg或400mg/d。

【临床表现与诊断要点】

1. 氯丙嗪中毒临床表现主要为中枢神经和心血管系统两大症候群。

（1）中枢神经系统　困倦、嗜睡、注意力不集中、表情淡漠、烦躁不安、瞳孔缩小、肌张力减弱、腱反射消失、震颤、昏睡、大小便失禁、阵发性抽搐等。

（2）心血管系统　可有心悸、直立性低血压、四肢发冷；严重者可发生持续性低血压、休克。

（3）其他　可有恶心、呕吐、腹痛、流涎、呼吸困难、黄疸（类似阻塞性黄疸）、肝脾大、口干、便秘、鼻塞等。

2. 根据现场遗（残）留药品、药瓶（药袋、标签）、服药史或误服药物史，对血液、尿液或呕吐物（胃内容物）进行药物鉴定，有助于明确诊断。

【防治措施与用药】

1. 立即清除未被吸收的药物。氯丙嗪有减缓胃肠蠕动的作用，使胃排空减慢。因此，尽管服药时间超过一般排空时间，仍应反复洗胃。洗胃最好用清水或生理盐水，亦可用1∶5000高锰酸钾溶液，然后服用药用炭，并用硫酸钠导泻。

2. 防治中枢神经系统抑制，可选用苯丙胺每次5～10mg，口服或肌注；哌甲酯（利他林）[保乙]，40～60mg肌内注射，直至中毒者神志清醒。禁用可致全身性惊厥的士的宁、印防己毒素。

3. 抗低血压和休克，可选用静脉滴注去甲肾上腺素[保甲]（不宜用肾上腺素）。

4. 注意保温，保持呼吸道通畅；有黄疸、皮炎及高热者，可选用糖皮质激素；同时选用适宜的抗生素防治感染。

5. 同类药物哌啶类（如硫利达嗪）、哌嗪类（如奋乃静）中毒急救与氯丙嗪中毒相同。中枢抑制较重时用安钠咖等。有帕金森综合征时可选用盐酸苯海索、氢溴酸东莨菪碱等。

苯二氮䓬类药物中毒

苯二氮䓬类药物又称弱安定药，为抗焦虑药，同时具有镇静催眠、抗惊厥、抗震颤以及中枢性肌肉松弛作用。代表药物有夸西泮（四氟硫安定）、阿普唑仑、卤沙唑仑、溴替唑仑、咪哒唑仑（速眠安）、地西泮、硝西泮、替马西泮、氟硝西泮、三唑仑（三唑氨安定）、艾司唑仑（舒乐安定）、氯氮䓬（利眠宁）等。本类药物可稳定情绪，减轻焦虑及紧张状态，改善睡眠，并可松弛肌肉，副作用较少，中毒剂量和治疗剂量比值非常高，以氯氮䓬为例，成人口服治疗剂量为5～50mg，最小致死量约2g。

【临床表现与诊断要点】

有长期服用或一次大剂量服用（误服）药物史，毒性作用和中毒表现与氯丙嗪相似，如眩晕、头昏、多语、共济失调、语言不清、昏睡、精神错乱、昏迷等。此外，还有胃灼烧感、恶心、呕吐、腹泻等胃肠刺激症状。严重者（一次大剂量服用或静脉注射过快），可造成呼吸抑制，导致呼吸暂停。年老体弱者易有晕厥。口服中毒后除有上述表现外，可有血压降低及呼吸抑制。

长期应用本类药物可有食欲和体重增加，久用可成瘾。大剂量持续服用数月，易产生依赖性。突然停药可出现抑郁、精神激动、失眠以及癫痫发作。某些药物（如氯氮䓬）偶致胆汁淤积性黄疸、血管脆性；地西泮偶致粒细胞减少等。

【防治措施与用药】

1. 口服中毒者立即用微温清水或1∶5000高锰酸钾溶液反复洗胃，然后用硫酸钠导泻（忌用硫酸镁）。

2. 特异性解毒药氟马西尼[保甲]，为苯二氮䓬受体拮抗药，能快速逆转昏迷。静脉注射首剂0.1～0.2mg，需要时于30min后可重复给药；或静脉滴注0.2～1mg/h，总量小于3mg。妊娠头3个月的孕妇禁用，哺乳期妇女慎用。

3. 对症治疗　予输液、利尿；昏迷者可用贝美格等药，但量不宜过大，以免发生抽搐，加重脑缺氧；烦躁不安及惊厥者不宜用巴比妥类药物，以免加重抑制。

甲喹酮（安眠酮）中毒

甲喹酮又名安眠酮、海米那、眠可欣，是一种速效巴比妥类催眠药。催眠作用出现快而持久，一般用药后迅速经胃肠道吸收，10～30min 内起效，可持续 6～8h。在肝脏代谢，其代谢产物与葡萄糖醛酸结合由肾排出。镇静用剂量口服每次 0.1g，每天 3 次；催眠用剂量口服 0.1～0.2g，睡前 0.5h 服用。小儿酌减。本品中毒后对中枢神经系统产生先抑制、后兴奋、再抑制的作用；大剂量时直接作用于心肌，可致出血。成人致死量估计在 20g 以上。

【临床表现与诊断要点】

1. 甲喹酮中毒后表现为头昏、嗜睡、心悸，重者可有惊厥、抽搐、血压降低、昏迷、软瘫、心衰、体温降低、瞳孔先缩小后扩大，对光反射迟钝、呼吸困难甚至呼吸暂停等。亦可有烦躁、谵妄、精神错乱等精神症状。少数患者用常规剂量就出现皮疹、口舌或肢体麻木；个别患者有心悸、恶心、呕吐及全身无力等反应；连续应用较大剂量数周，可产生耐受性及依赖性，故不可滥用。有用至 8～20g 致死者（一般用药不应超过 3 个月，孕妇忌用，肝功能不全者慎用）。

2. 根据用药史，或剩（遗留）下的药品（瓶签、药袋）、呕吐物、胃内容物或血、尿液中药物含量或定性鉴别测定，可明确诊断。

【防治措施与用药】

1. 参见“巴比妥类药物中毒”。

2. 尽早洗胃、导泻、对症及支持治疗，重点是维持呼吸道通畅，加压给氧，呼吸骤停时进行人工呼吸或机械通气辅助呼吸。

3. 适当选用贝美格、尼可刹米、戊四氮等呼吸兴奋药，乙胺硫脲等苏醒药以及复方麝香注射液（醒脑静）等。

三环类抗抑郁药中毒

三环类抗抑郁药，如阿米替林、丙米嗪、多塞平、氯米帕明、马普替林等。主要作用于下丘脑及边缘系统（“情绪中枢”）部位，发挥调节作用。用于对抗情绪低落、忧郁消极和解除抑制。本类药物可延迟药物在胃内的排空，与组织和血浆蛋白广泛结合，体内半衰期长，有的活性代谢产物也有毒性；治疗量与中毒量接近，每日用量小于 10 倍治疗量即可引起严重中毒。一般摄入 10～20mg/kg 可危及生命安全。血中本类药物的治疗浓度小于 0.3mg/L，当药物原型加代谢物的浓度≥1mg/L时，常提示严重中毒。

【临床表现与诊断要点】

1. 临床表现主要有以下几点。

（1）抗胆碱能作用　谵妄、昏迷、瞳孔扩大、视物模糊、眼压升高、皮肤黏膜干燥、出汗减少、体温升高、心动过速、肠鸣音减少或消失、尿潴留等，尚可见肌肉阵挛、肌颤。

（2）心血管毒性　血压先升高后降低，可突然出现虚脱或心搏停止。心肌抑制，心电图病理改变明显。可发生进行性不可逆的心源性休克而死亡。

（3）诱发癫痫，顽固而持久　出现肌张力升高，出汗少，可致严重高热、横纹肌溶解、脑损伤，最终因多系统功能衰竭而死亡。

2. 根据用药史，剩留药品（瓶签、药袋）、呕吐物、胃内容物或血液、尿液中药物定性、定量测定和鉴别，结合上述表现，可明确诊断。

【防治措施与用药】

1. 尽早洗胃和灌肠，对症支持治疗。服药后 12h 仍有洗胃和灌肠的必要。

2. 有心律失常者进行心脏监护。严重心律失常时给予静脉注射利多卡因[保甲/乙]50～75mg，然后以 1～4mg/min 静脉滴注，维持动脉血 pH 为 7.45～7.55。必要时考虑心脏起搏。

3. 用晶体或胶体溶液静脉滴注扩张血容量，以纠正低血压。必要时可用去甲肾上腺素。

4. 癫痫发作时，可用苯妥英钠治疗，避免应用苯二氮䓬类和巴比妥类药物，以免加重对中枢神经和呼吸的抑制。

避孕药物中毒

避孕药物是计划生育的重要措施之一。主要避孕药有女性避孕药，如雌激素（炔雌醇、戊酸雌二醇）和孕激素（炔诺酮、甲炔孕酮、己酸孕酮等）配伍而成。主要作用是抑制排卵和阻止受精卵着床，从而起到避孕作用。虽然毒性较低，但若在家庭保管不当，有可能被儿童误服，服用过量时可致急性中毒。男性避孕药仅棉酚 1 种，实际很少使用，此处不做介绍。

【临床表现与诊断要点】

口服避孕药急性中毒主要是对消化道黏膜产生刺激及腐蚀作用，如恶心、呕吐、口渴、流涎及口腔黏膜充血、脱落、溃烂。亦可有头痛、烦躁、乏力、嗜睡等神经精神症状。远期损害主要为雌激素对肝、肾功能的影响；个别严重者，可引起肝肾功能障碍，诱发糖尿病、血脂代谢紊乱。

【防治措施与用药】

1. 妥善保管好避孕药物，放在儿童不能触及处；按药品说明书或在专科医师、临床药师指导下服用。

2. 发现误服中毒时，应立即催吐、洗胃（1∶5000 高锰酸钾溶液），注意防止呕吐物误吸或胃管插入气管导致窒息。

3. 静脉输液，酌情使用利尿药，输液量及速度应严格掌握，以防急性肺水肿。

4. 注意保护肝脏，可酌情应用护肝药物、如硫普罗宁（凯西莱、同瑞达）、多烯磷脂胆碱（肝得健、易善复、易善力）、甘草酸一胺或甘草酸二胺、香菇多糖（肝血康复）等。

5. 对症治疗。

第五节 常见食物中毒急救与用药

毒蕈中毒

毒蕈又称毒蘑菇、毒菰、毒菌蘑菇、毒莪子等。毒蕈是一类大型真菌，所含有毒成分可分为：①肝脏毒素（毒肽、毒伞肽）；②神经毒素（毒蝇碱、异噁唑类衍生物、蟾蜍素和光盖伞素 4 种）；③胃肠毒素（蘑菇酸、胍啶）；④溶血毒素。

【临床表现与诊断要点】

毒蕈中毒临床表现可分以下 4 型。

(1) 胃肠炎型　多为误食（尤其是未熟透的）红蘑菇、乳菇属、粉褶蕈属、黑伞菌属、白伞菌属（白蘑属）和牛肝蕈属中的一些毒蕈所致，国内报道以红菇属最多。中毒潜伏期 0.5～6h，初起为恶心、呕吐、上腹不适、流涎，继之出现以脐区或上腹部为中心的阵发性腹痛，部分患者呈绞痛。剧烈腹泻，呈水样便，便中有红细胞、黏液，无里急后重。每日可腹泻十余次，可伴有水、电解质失衡和周围循环衰竭。重症在出现胃肠道症状后，迅速休克、昏迷、抽搐、全身性出血、呼吸衰竭、短期内心搏骤停而死亡。文献报道病死率50%～95%。

(2) 中毒性肝炎型　占毒蕈中毒致死的95%以上，由毒伞蕈、秋孢伞蕈、丝盖伞蕈、环栖菇属中的一些毒蕈引起，临床过程可分为6期。

① 潜伏期：误食后6～72h发病，多在24h内发病。常无症状，可照常活动，多不被注意。

② 胃肠炎期：突发上腹部和腹部剧痛；随即出现前述胃肠炎型相同的表现，伴有头痛、头昏、倦怠无力。症状持续1～2d后缓解。重症在出现胃肠炎症状后迅速恶化、休克、呼吸衰竭、心搏骤停而死亡。

③ 假愈期：胃肠炎症状自行缓解后，能起床活动，少量进食，呈"病愈感觉"。此期进入脏器的毒素与靶细胞结合，逐渐损害器官实质，导致进行性功能障碍。

④ 内脏损害期：中毒后1～5d（平均2～3d）出现以肝、脑、肾、心为主的内脏损害，以肝损害最重，表现为肝大、黄疸、肝功能改变、转氨酶升高，可导致急性或亚急性重型肝炎、肝缩小、黄疸加重、烦躁、意识模糊，甚至肝昏迷。可发生弥散性血管内凝血（DIC）。肾可同时受累，出现少尿、无尿、血尿、蛋白尿和肾功能衰竭。

⑤ 精神症状期：多在内脏损害后出现，如烦躁不安、谵妄、淡漠嗜睡、抽动、反复惊厥，可发生昏迷，死于呼吸衰竭。部分患者出现精神失常、哭笑，数日后逐渐安定。

⑥ 恢复期：经2～3周后肝功能好转，症状缓解，4～6周多能痊愈，无后遗症。

(3) 神经-精神型　误食含有毒蝇碱（成人致死量为0.15g)、豹斑毒伞、毒蝇蕈、丝盖伞属、杯伞属中的一些毒蕈可引起神经型中毒。潜伏期10～30min，除有前述胃肠炎症状外，与乙酰胆碱效应相似：瞳孔缩小、流涎、流泪、出汗、脉缓；重症血压下降，呼吸不稳、谵语、抽搐、昏迷、精神错乱、幻视、幻觉。

柠檬黄伞、花褶伞、橘黄裸伞和牛肝蕈属中的一些毒蕈可致精神型中毒，表现为幻觉、狂笑、手舞足蹈、行动不稳、共济失调，形如醉汉。如小美牛肝蕈可引起"小人国幻觉"。少数可出现精神分裂症状，病程可长达1～3个月，极易误诊为精神分裂症。一般预后良好。

（4）溶血型　由误食鹿花蕈、褐鹿花蕈及赭鹿花蕈所致。潜伏期1～2d。初起腹胀痛，伴剧烈呕吐、腹泻、头痛、倦怠，随后出现肝脾大、肝区疼痛、黄疸、血红蛋白尿等。重症有心律失常、谵语、昏迷、抽搐；尚可有肾小管变性、坏死，导致急性肾功能衰竭，预后不良。

【防治措施与用药】

1. 学会识别毒蕈，不误食；蕈类应充分烹饪熟透后方可食用。

2. 一旦误食毒蕈中毒，立即催吐（忌用阿扑吗啡）；用1∶2000高锰酸钾液，3%～5%鞣酸溶液或0.5%药用炭混悬液等反复洗胃。导泻可用50%硫酸镁40～50ml（适用于腹泻次数不多的患者）内服，但禁用于中枢神经系统抑制患者。可用温生理盐水或肥皂水高位结肠灌洗，每次200～300ml，连续2～3次。

3. 呕吐剧烈者应大量输液，在保证水、电解质平衡的前提下，可给予利尿药，使毒素从尿中大量排出。

4. 解毒药　①阿托品适用于毒蝇伞、豹斑毒伞中毒，皮下注射0.5～1mg，每0.5～6h重复1次，直至瞳孔散大、心率增加、症状缓解。②巯基络合剂，适用于白毒伞、毒伞、鳞柄白毒伞等肝脏损害型毒蕈中毒，早期使用有一定效果。5%二巯丙磺钠成人用5ml，肌内注射，儿童酌情减量，或用葡萄糖注射液20ml稀释后静脉注射，每天2次，以后逐渐减量，连用5～7d。③青霉素（皮试阴性）与细胞色素C联合应用，抑制α-毒伞肽与蛋白结合，降低α-毒伞肽的致死性。

5. 对症处理　出现急性中毒性肝病、心肌炎、溶血性贫血、休克、肾功能衰竭、脑水肿时，应及早应用氢化可的松或地塞米松（甲泼尼龙）控制症状，甘露醇降颅内压，防治感染和应激性溃疡等。应用维生素K_1防治DIC发生。使用肝细胞生长素促进受损肝细胞修复。

发芽马铃薯中毒

马铃薯俗称土豆或洋山芋，未成熟或发芽的块茎含有毒物质如龙葵碱、毒茄碱、胞质素、细胞凝集素等。未成熟、青紫皮的马铃薯或发芽马铃薯含龙葵碱25～60mg/100g，有时高达430mg/100g。毒素遇醋酸极易分解，高热、煮熟透亦能解毒。

【临床表现与诊断要点】

误食未熟透的青紫皮马铃薯或发芽马铃薯后数十分钟至数小时发病。初感咽喉部及口腔有烧灼感和痒感，继有恶心、呕吐、腹痛、腹泻等症状，偶有黏液血便。轻者1～2d自愈。重者因剧烈呕吐，引起水和电解质紊乱、脱水、血压下降、体温升高；并出现神经系统症状，如头痛、头晕、躁动、谵妄、昏迷、瞳孔散大、耳鸣、全身痉挛、呼吸困难、脉快而弱，最后因呼吸麻痹而死亡。

【防治措施与用药】

1. 禁食青紫皮或发芽的马铃薯，避免食用未彻底烹饪熟透的马铃薯食品。

2. 发现中毒后立即催吐；用1∶5000（或1∶2000）高锰酸钾、0.5%鞣酸或浓茶洗胃，也可用2%碳酸氢钠溶液洗胃。并用植物油、液状石蜡、香油等油类导泻药导泻；或服用硫酸钠、硫酸镁导泻，或高位灌肠。

3. 输液，及时纠正脱水及酸碱失衡；呼吸困难时积极给氧，适量予呼吸兴奋药、人工呼吸，甚至机械辅助呼吸，维持呼吸功能。

4. 其他对症治疗。

白果（银杏）中毒

白果又名灵眼、佛指甲，是银杏科植物银杏树的成熟种子，常作干果熟食。有敛肺定喘、止带缩尿的功能，中医用于痰多喘咳、带下白浊、遗尿、尿频。生食有毒。有毒成分为白果酸、白果醇、白果酚、银杏毒和氰苷。白果酸和银杏毒有溶血作用，并可引起中枢神经系统和胃肠道损伤，偶有末梢神经功能障碍。白果中毒儿童多见，大多由生食或食未熟透的白果引起，成人中毒量20～300粒，儿童10～50粒。加热处理和烹饪熟透可减轻毒性。

【临床表现与诊断要点】

误服中毒潜伏期平均为3～4h，最短为1h，最长为16h。先出现消化道症状，如恶心、呕吐、腹痛、腹泻、食欲缺乏；随即有神经系统症状，如烦躁不安、恐惧怪叫、头昏、头痛、精神呆滞、惊厥、肢体强直，外界轻微刺激即可引起惊厥，随后四肢无力，甚至瘫痪。重者出现皮肤发绀、发热、昏迷、瞳孔散大、对光反射迟钝或消失、口吐泡沫、呼吸困难或肺水肿。接触核仁或肉质外皮可发生接触性皮炎。孕妇服食熟白果过量时可发生流产。

【防治措施与用药】

1. 避免生食。即使熟食也应彻底烹饪熟透，食量不可过多，吃时要除去绿色的胚（下锅前去种皮和果仁胚），采集时避免与种皮接触。经口服中毒者，应立即催吐、洗胃、导泻、补液等。

2. 中毒6h内应用1∶2000高锰酸钾溶液洗胃，洗毕后灌服硫酸镁20g或用温生理盐水高位结肠灌洗。静脉补液，纠正水、电解质失衡，促进毒物排泄。

3. 将患者置于安静的室内，避免因各种刺激而引起惊厥，可给予地西泮0.2～0.5mg/kg，静脉注射；10％水合氯醛0.5ml/kg保留灌肠。并给予10％葡萄糖注射液加维生素C静脉注射及对症治疗。重症可用氯丙嗪肌注或人工冬眠。

4. 甘草绿豆汤治疗白果中毒有一定疗效。

5. 对症处理　防治并发肺炎等。

木薯中毒

木薯是我国广东、广西、江西、湖南、河南等地的主要杂粮之一，其毒性成分是一种氰苷。

【临床表现与诊断要点】

木薯中毒一般为生食或加工不当食后引起。食生木薯50g即可引起中毒，食500g以上可发生严重中毒。食后2～3h出现症状。先有黏膜刺激症状，如咽喉瘙痒、灼热感，继而恶心、呕吐、腹泻、水样便、肝大、乏力、心跳加快、血压升高、发绀。重症患者口中可散发苦杏仁味，癫痫发作，甚至意识丧失、大小便失禁、休克等。

【防治措施与用药】

1. 参阅“氰类灭鼠药中毒（氰化物中毒）”。一旦发现木薯中毒，应及时催吐、洗胃、导泻。

2. 预防木薯中毒，避免生食。新鲜木薯先剥刮掉内皮（含氢氰酸90％），洗净后放入锅内煮沸，换清水再煮沸1次。煮木薯汤不能饮用。取出木薯在清水中浸漂24h，再煮或蒸熟后食用。亦可将剥刮去内皮的木薯在清水中浸漂6d，每天换清水1次，可去除原氢氰酸的73％；再切片、晒干备用。

河豚毒素中毒

河豚又名江豚、鲀角，分布在我国沿海和长江下游。河豚毒素主要有河豚毒和河豚酸，主要存在于河豚的睾丸、卵巢、卵、肝、肠组织中，有些河豚的肌肉也有剧毒。河豚毒素（氨基过氢喹氮杂茂化合物，$C_{11}H_{17}N_3O_8$），具有箭毒样作用，毒素的毒性相当稳定，用盐腌、日晒、煮沸、高压、高温121℃均不能完全破坏。

【临床表现与诊断要点】

1. 有误食或烹饪不当食用史。食入河豚毒素后，极易从胃肠道吸收，并迅速排出体外。对胃肠道有局部刺激作用，先引起感觉障碍，随后发生运动神经麻痹。严重中毒者出现脑干麻痹，导致循环衰竭而死亡。

2. 进食河豚后0.5～3h迅速发病，最初感上腹不适，恶心、呕吐、腹痛、腹泻、口渴、口唇发麻、全身软弱乏力、麻木、共济失调、眼睑下垂、腱反射减弱或消失，甚至出现瘫痪。以后出现呼吸浅慢、不规则，血压、体温下降，脉搏慢、传导阻滞、瞳孔散大、言语不清、呼吸困难、发绀，最后出现呼吸、循环衰竭。死亡病例的病程多在发病后4～6h。毒素在体内解毒和排泄甚快，如果发病后8h未死亡，大多能康复。

【防治措施与用药】

1. 水产部门应采取措施严禁销售河豚并销毁河豚，加强“河豚有毒，不能食用”的宣传，学会识别河豚，以防发生河豚中毒。

2. 一旦发生河豚毒素中毒，早期可用1%硫酸铜溶液100ml口服或阿扑吗啡5～6mg皮下注射，催吐；并以1∶5000高锰酸钾溶液或0.5%药用炭悬液洗胃，再口服15～30g硫酸镁导泻，高位清洁灌肠。

3. 同时补液、利尿，促使河豚毒素排出体外，可用L-半胱氨酸50～100mg/d，加入输液中静脉滴注。维持水、电解质平衡，可用高渗葡萄糖液、甘露醇、呋塞米等。

4. 肌肉麻痹者，可用士的宁2～3mg，肌内或皮下注射，3次/d。重症加用氢化可的松100～200mg肌内注射或稀释后静脉注射，每日1次，以减轻中毒反应。

5. 可肌内注射或稀释后静脉注射阿托品2mg，或山莨菪碱注射液20mg，或东莨菪碱0.5mg，每15～30min 1次，直至阿托品化，呼吸正常且稳定。

6. 可试用鲜芦根捣汁服用解毒。

鱼胆中毒

民间有生食或和酒吞服鲜鱼胆的现象，以为鱼胆有“明目止咳、清热解毒”的作用，故有鱼胆中毒发生，死亡率约16%。引起鱼胆中毒的鱼种有草鱼、鲤鱼、鲢鱼、鲩鱼、鳙鱼（胖头鱼）等。鱼胆汁中含有一种具有极强毒性的蛋白质分解产物（胆汁毒素），不易被乙醇和加热破坏；鲜鱼胆汁中含有胆酸、水溶性鲤醇硫酸酯钠，后者使钙内流，溶酶体稳定性降低，引起细胞受损；鱼胆中多种过敏物质（氢氰酸、组胺等）也可影响人体健康。误服鱼胆后发现氧自由基增多，自身氧化性细胞损害可能是鱼胆中毒致多脏器损伤发生的机制之一。

【临床表现与诊断要点】

1. 中毒轻重与服鱼胆大小和数量有关。初为恶心、呕吐、腹痛、腹泻等消化道症状，多发生在吞服鱼胆后30～90min，最迟者于8h后发病。重症可伴有呕吐咖啡色液和排出酱油样稀水便；6～12h后可出现巩膜黄染、肝区胀痛、食欲下降、尿色深黄；随后出现腰部酸胀疼痛、少尿或无尿，肾区叩击痛；可伴有胸闷、心慌、气促、发生急性肾功能衰竭。少见吞服鱼胆后发生中毒性脑病（四肢抽搐、口吐白沫、不省人事）。

2. 实验室检查，可见尿常规、肝肾功能异常；血清肌酶升高；心电图ST-T改变，Q-T间期延长，可有异位搏动、房室传导阻滞等。极重症可死于肝、肾、心等多器官功能衰竭。

【防治措施与用药】

1. 预防鱼胆中毒，加强宣传教育，避免误食鱼胆。

2. 一旦发现中毒，应及时彻底洗胃，然后再将5%碳酸氢钠溶液100～150ml灌入胃内，每2h 1次，直至呃逆、干呕消失。吞服鱼胆超过1h就诊者亦应洗胃。

3. 对症补液、利尿，以促进毒物排出体外；纠正水、电解质紊乱，保护肝、肾、心脏功能，忌用肾损害性抗生素。可酌情应用氢化可的松或地塞米松控制症状。对症支持治疗。

4. 有条件时对重症患者进行腹膜透析、血液透析或预防性透析治疗，效果较好。

第三章 肿瘤防治

第一节 呼吸系统肿瘤与用药

肺 癌

肺癌是原发性支气管肺癌的简称，是最常见的肺部原发性恶性肿瘤。世界上至少有35个国家中肺癌占男性各种癌肿死因的第一位，女性仅次于乳腺癌的死亡人数。

统计，中国非小细胞肺癌患者约占肺癌病例总数的85%。中国拥有全世界最多的EGFR突变患者，人数占全球近一半。大多接受一代、二代药物治疗的患者，会在治疗后1年左右耐药。随着精准医疗的进步，临床观察发现，大约2/3的耐药患者出现T790M突变。我国每年新发病的肺癌患者超过73万，肺癌死亡人数超过61万，且在持续增加。即便是早期发现，肿瘤进展中也会不可避免地产生耐药，导致疾病进展。而靶向抗肺癌新奥希替尼片的出现，给了癌症患者延续生命的可能。奥希替尼显示出超过10个月的无疾病进展生存期，而以往的化疗只有4～5个月。

本病多在40岁以上发病，发病年龄高峰为60～79岁。男、女患病率之比为2.3∶1。种族、家族史与吸烟对肺癌的发病均相关。病因和发病机制迄今尚未明确。一般认为肺癌的发病与下列因素有关。

（1）吸烟（吸烟10年，每天2包或更多）。

（2）职业致癌因子　目前比较公认的致癌因子有烟草燃烧的产物、石棉、无机砷、铬、镍、铍、煤焦油、沥青、烟尘、芥子气、二氯甲醚等，如果长期接触这些物质，可诱发肺癌。

（3）空气污染　据统计，工业发达国家肺癌发病率比工业落后国家高、大城市比农村高（也比中小城市高），这提示本病与工业废气、汽车废气和致癌物质污染大气有关。

（4）电离辐射，放射性物质，微波辐射，粉尘。

（5）饮食与营养，特别是维生素A缺乏。

（6）上海交通大学医学院附属第一人民医院黄倩和美国科罗拉多州立大学李川源教授已发现“凤凰涅槃”（死亡的瘤细胞激活肿瘤细胞增殖的信号通路）是肿瘤复发重要元凶，现行肿瘤治疗策略或需调整。

（7）其他　病毒感染、真菌毒素（如黄曲霉毒素）、机体免疫功能低下、结核瘢痕、内分泌失调及家族遗传等因素对肺癌的发生也可能起一定的综合作用。

【临床表现与诊断要点】

肺癌的临床体征与特点，多与肺癌发生的部位、大小、是否压迫侵犯邻近器官以及有无转移等情况密切相关。早期肺癌往往没有任何症状，晚期肺癌主要症状有刺激性咳嗽、痰中带血、胸痛、呼吸困难等，同时有远处转移的症状。根据典型的症状、体征和X线表现可以作出临床诊断。明确诊断需要病理学检查，包括痰、脱落细胞学检查和穿刺或支气管镜活检。

对高发癌肿区或有高危险因素的人群宜定期进行防癌或排除癌肿的有关检查。特别对40岁以上长期重度吸烟（吸烟指数>400）并有下列情况者应作为可疑肺癌对象进行有关排癌检查。

（1）无明显诱因的刺激性咳嗽持续2～3周，治疗无效；或原有慢性呼吸道疾病咳嗽性质改变者。

（2）短期内持续或反复的痰中带血而无其他原因可解释者。

（3）原因不明的肺脓肿，无中毒症状，无大量脓痰，无异物吸入史，抗感染治疗效果不佳者。

（4）反复发作的同一部位的肺炎，特别是间质性肺炎。

（5）原因不明的四肢关节疼痛及杵状指（趾）。

（6）X线显示局限性肺气肿或段叶性肺不张；孤立圆形病灶和单侧肺门阴影增大者。

（7）原有肺结核，病灶已稳定，现又形态或性质发生改变者。

（8）无中毒症状的胸腔积液，尤其为血性、进行性增加者。

（9）尚有一些相同原因的肺外表现症状者也值得怀疑，需进行检查。有条件时可行高分辨CT检查、非特异性血清学检查等，可提高确诊率。

肺癌临床分期国内外尚不一致。1997年国际抗癌联盟（UICC）重新修订的肺癌TNM分期方法见表3-1。

表3-1 UICC新修订的肺癌TNM分期（1997）

原发肿瘤（T）

T_0：无原发肿瘤证据

T_X：X线或支气管镜不能明确确定肿瘤[痰癌细胞（＋）]

T_{is}：原位癌

T_1：肿瘤3cm；周围为肺或脏层胸膜所包绕，镜下肿瘤没有累及叶支气管以上（即没有累及主支气管）（注：任何大小的表浅肿瘤，只要局限于支气管壁，即使累及主支气管，也定义为T_1）

T_2：肿瘤大小或范围符合以下之一：①肿瘤＞3cm；②累及主支气管，但距气管隆嵴＞2cm；③累及脏层胸膜；④扩展到肺门的肺不张或阻塞性肺炎

T_3：任何大小的肿瘤已直接侵犯了下述结构之一者：①胸壁（包括上沟瘤）、膈肌、纵隔胸膜、心包；②肿瘤位于左右支气管（距气管隆嵴＜2cm），未累及气管隆嵴；③全肺的肺不张或阻塞性肺炎（炎症）

T_4：任何大小的肿瘤已直接侵犯了下述结构之一者：①纵隔、心脏、大血管、气管、食管、椎体、气管隆嵴；②恶性胸腔积液或恶性心包积液（注：大部分肺癌患者的胸腔积液是由肿瘤引起的，但如果胸腔积液的多次细胞学检查未能找到癌细胞，胸腔积液又是非血性和非渗出性的，临床判断该胸腔积液与肿瘤无关，这种类型的胸腔积液不影响分离）；③原发肿瘤同一叶出现单个或多个的卫星结节

淋巴结（N）

N_X：不能确定局部淋巴结受累

N_0：无局部淋巴结转移

N_1：转移到同侧气管旁和（或）同侧肺门淋巴结（包括直侵入肺内的淋巴结）

N_2：转移到同侧纵隔、对侧肺门和（或）气管隆嵴下淋巴结

N_3：转移到对侧纵隔、同侧或对侧斜角肌或锁骨上淋巴结

远处转移（M）

M_X：不能确定有远处转移

M_0：无远处转移

M_1：有远处转移（包括同侧非原发性肿瘤所在肺叶内出现肿瘤结节）

TNM分期

O期：$T_{is}N_0M_0$

ⅠA期：$T_1N_0M_0$

ⅠB期：$T_2N_0M_0$

ⅡA期：$T_1N_1M_0$

ⅡB期：$T_2N_1M_0$，$T_3N_0M_0$

ⅢA期：$T_3N_1M_0$，$T_1N_2M_0$

ⅢB期：$T_4N_{0\sim3}M_0$，$T_{1\sim4}N_3M_0$

Ⅳ期：任何T，任何N，M_1

【防治措施与用药】

根据肺癌的不同分期，治疗原则不尽相同。早期肺癌一经发现应先进行手术治疗，晚期肺癌则实施化学治疗、放射治疗、免疫治疗和中药治疗的综合治疗。

但就临床用药而言，仍按小细胞肺癌、非小细胞肺癌对症用药。由于肺癌的早期诊断尚有困难，70%～80%的患者在确诊时已超过了根治性切除的范围，手术治愈率仅约13%。其药物治疗临床意义显著。

1. 小细胞肺癌　由于生物学特性与其他组织学类型不同，仅有少数早期患者首选手术治疗。局限期小细胞肺癌应先做化学治疗和放射治疗，对效果良好的病例可选择性辅助手术治疗，然后再行内科治疗。对广泛期小细胞肺癌的患者应先化疗，对化疗反应良好的患者，也可选择性加用放射治疗。局限期患者通过化疗和放射综合治疗，治愈率已提高到20%以上。联用伽马刀治疗的治愈率更高。

以下为对小细胞肺癌（SCLC）比较常用的抗癌药物。

（1）单用有效率在30%以上　环磷酰胺（CTX）[保甲]、异环磷酰胺（IFO）[保乙]、氮芥（NH_2）[保甲]、多柔比星（阿霉素，ADM）[保甲]、甲氨蝶呤（MTX）[保甲]、长春新碱（VCR）[保甲]、依托泊苷（鬼臼乙叉甙，VP-16）[保乙]、卡铂（GBP）[保甲]、六甲嘧胺（HMM）[保乙]、拓扑替康（TPT）、伊立替康（CPT-11）[保乙]、紫杉醇（特素，PTX）[保乙]、多西他赛（TXT）[保乙]、吉西他滨（双氟胞苷、健择）[保乙]。

（2）单用有效率在30%以下或有待证实的药物　顺铂（DDP）[保甲]、洛莫司汀（氯乙环己亚硝脲CCNU）[保乙]、卡莫司汀（BCNU）[保乙]、司莫司汀（MeCCNU）、丙卡巴肼（PCB）、长春地辛（长春花碱酰胺，VDS）[保乙]、尼莫司汀（ACNU）[保乙]等。

（3）临床化疗方案简介（联合方案优于单药治疗）

① COMVP（COME）：CTX 800～1200mg，静脉注射，第7、8日；VCR 1～2mg，静脉注射，第1、8日；MTX 10～20mg，静脉注射或肌内注射，第3、5、10、12日；VP-16 100mg，静脉滴注，第3～7日。每3周重复1次，2～3周期为1个疗程。

② CAV（CAO）：CTX 1g/m^2，静脉注射，第1日；ADM 45mg/m^2，静脉注射，第1日；VCR 2mg，静脉注射，第1日。每3周重复1次，2～3周期为1个疗程。

③ EP：VP-16 100mg/m^2，静脉滴注，第1～3日；DDP 25mg/m^2，第1～3日；每3周重复1次，2～3周期为1个疗程。

④ CE：GBP 300mg/m^2，静脉滴注，第1日；VP-16 100mg/m^2，静脉滴注，第3～7日。第3～4周重复1次，2～3周期为1个疗程。

⑤ CODE：DDP 25mg/m^2，每周静脉滴注1次，连用9周；VCR 1mg/m^2，第1、2、4、6、8周各静脉滴注1次，ADM 40mg/m^2，第1、3、5、7、9周各静脉滴注1次；VP-16 80mg/m^2，第1、3、5、7、9周各静脉滴注1次；亦可VP-16 80mg/(m^2·d)，分2～3次口服，第1、3、5、7、9周给药。

⑥ 交替应用互不交叉耐药的联合方案，可提高疗效，俗称ABC方案。

A＝	CTX（环磷酰胺）	1500mg/m^2，第1日
	CCNU（洛莫司汀）	100mg/m^2，第1日
	MTX（甲氨蝶呤）	15mg/m^2，第1日
B＝	CTX（环磷酰胺）	1000mg/m^2，第1日
	ADM（多柔比星，阿霉素）	40mg/m^2，第1日
	VCR（长春新碱）	1mg/m^2，第1日
C＝	IFO（异环磷酰胺）	1.6g/m^2，第1日
	VP-16（依托泊苷）	120mg/(m^2·d)，第1日

美司钠每次400mg，分别在用IFO当日8:00、12:00和16:00各用药1次，共3次，以保护尿路。每4周为1个周期，共6个周期，A、B、C方案交替使用（A→B→C→A→B→C）。

⑦ 复发性小细胞肺癌治疗方案

a. 由于依托泊苷软胶囊与静脉注射VP-16无交叉耐药性，在使用VP-16治疗过的患者，采用小剂量长疗程的口服给药方法，40%以上患者仍可获得缓解。故口服VP-16 80mg/(m^2·d)，分2～3次。

b. VP-16 75mg/m^2，静脉滴注，第1～4日；DDP 20mg/m^2，静脉滴注，第1～4日；IFO 1.2g/m^2，静脉滴注，第1～4日（同时使用Mesna)，3周为1个周期，3～4周期为1个疗程。

c. 尚可选用喜树碱衍生物（TPT）、替尼泊苷（鬼臼噻吩苷VM-26)、氟尿嘧啶（5-FU）等采用间歇、短程和联合用药，也可获得相当疗效。

2. 非小细胞肺癌　化学药物疗效很少能达至CR，所以多作为对晚期患者的姑息治疗。比较有效的药物如吉西他滨（健择，双氟胞苷，dFdC，GEM），有效率达20%左右；多西紫杉醇（泰素帝，TXT），有效率约30%；紫杉醇（特素、泰素，Taxol），有效率约20%；长春碱

(VLB)，有效率27%（22例）；去甲长春花碱（NVB），有效率14%～33%；顺铂（DDP或PDD），有效率16%（305例）；异环磷酰胺（IFO），有效率21%（326例）；伊立替康（CPT-11），有效率32%（72例）；丝裂霉素（MMC），有效率17%（88例）；长春地辛（VDS），有效率16%（370例）；依托泊苷（VP-16），有效率18%。临床联合用药方案举例如下。

（1）NVB＋DDP　NVB 25mg/m^2，静脉注射，第1、8日；DDP 80mg/m^2，静脉滴注，第1日；每3周重复1次。

（2）MVP　MMC 6～8mg/m^2，静脉输入，第1日；VDS 3mg/m^2，静脉输入，第1、8日；DDP 50mg/m^2，静脉滴注，第3、4日；每3周重复1次。

（3）EP　VP-16 120mg/m^2，静脉滴注，第1、2、3日；PDD 60mg/m^2，静脉滴注，第1日（配合水化）；每3周重复1次。

（4）CAP　CTX 400mg/m^2，静脉注射；ADM 40mg/m^2，静脉注射；DDP 40mg/m^2，静脉滴注；均第1日给药，每4周重复1次。

（5）紫杉醇（泰素）135～175mg/m^2，静脉滴注，第1日；DDP 60～80mg/m^2，静脉滴注，第3日；每3周重复1次。

（6）CPT-11＋DDP　CPT-11 60mg/m^2，静脉滴注，第1、8、15日；DDP 75mg/m^2，静脉滴注，第1日；每4周重复1次。

（7）TXT＋PDD　TXT 75mg/m^2，静脉滴注，第1日；PDD 75mg/m^2，静脉滴注，第3日；每3周重复1次。

（8）GEM＋PDD　GEM 1g/m^2，静脉滴注，第1、8、15日；PDD 80～100mg/m^2，静脉滴注，第2日或第16日给药；每4周重复1次。

在中国的非小细胞肺癌中，30%～40%发生EGFR突变，而接受过EGFR-TKJ药物（如吉非替尼、尼洛替尼、埃克替尼）治疗的EGFR突变患者中，约2/3的患者会由于T790M而产生耐药，导致疾病进展。较新的国产上市第三代肺癌靶向抗癌口服药甲磺酸奥希替尼（简称奥希替尼、泰瑞沙、Olmutinib、Olita）较为有效，可试用。

希替尼是阿斯利康公司研发的第三代口服、不可逆的选择性EGFR突变抑制剂，是中国获批的用于EGFR T790M突变阳性的局部晚期或转移性非小细胞肺癌的肿瘤药物。新一代肺癌靶向药奥希替尼片（AZD9291）在2017年3月24日被国家食药总局批准上市，成为新药审批改革后上市审批时间最短的药物，这一药物专门针对由EGFR基因突变引起的非小细胞肺癌，需个体化治疗用药。

此外，尚有报道应用腺病毒介导的 $p53$（Ad-$p53$）基因治疗非小细胞肺癌（NSCLC）获得较好效果，尚观察到与DDP有协同作用，有待于进一步证实。

用于肺癌辅助治疗的中成药有鸦胆子油注射液、艾迪注射液、复方斑蝥胶囊、金复康口服液、康莱特注射液、益肺清化膏等，可对症选用。

第二节 消化系统肿瘤与用药

胃 癌

胃癌是我国最常见的高发恶性肿瘤，其发病率和死亡率居恶性肿瘤的首位。其病因尚未阐明。在下列情况下发病率较高：①进食含有较多多环芳烃类致癌物质的腌制食品或含有较多亚硝胺类化合物的食物；②恶性贫血或萎缩性胃炎伴有肠上皮化生，胃酸缺乏，胃息肉＞2cm的患者和胃肠吻合术后（残胃）患者；③幽门螺杆菌感染者；④有家族遗传因素者或免疫功能低下者；⑤居住在青海、宁夏、甘肃、江苏、上海、浙江、福建等地区部分胃癌高发区居民。日本、中国、智利、远东、欧洲和俄罗斯等国家和地区为胃癌高发地区，而美国、澳大利亚、丹麦和新西兰发病率最低。在消化系统恶性肿瘤的死亡病例中，约有半数死于胃癌。男、女发病率之比为（2.3～3.6）：1。任何年龄均可发生，但多数发生于中年以后，以50～60岁最多，30岁以前较少见。

【临床表现与诊断要点】

胃癌多发生于胃窦部、胃小弯侧部等，近年来贲门部有增多趋势，尤其是老年人。胃癌多起病隐匿，早期常无特殊症状，甚至毫无症状或感觉。其主要症状为胃痛、恶心、呕吐、呕血或黑粪、食欲减退、消瘦乏力等。在贲门和幽门处的肿瘤可出现梗阻的表现；可见上腹压痛、包块等体征；胃癌的症状体征并非胃癌所特有，常与胃炎、胃溃疡及功能性消化不良等慢性胃病相似。早期胃癌分隆起型、平坦（广泛、局限）型、凹陷型。中晚期胃癌分结节蕈伞型、盘状蕈伞型、局限溃疡型、浸润溃疡型、局限浸润型、弥漫浸润型。根据组织结构可分为：①腺癌（乳头状、管状、黏液腺癌），根据分化程度分为高分化、中分化、低分化 3 种；②未分化癌；③胃黏液癌（即印戒细胞癌和黏液癌）；④特殊类型癌（腺鳞癌、鳞状细胞癌、类癌）。

辅助检查包括：①X 线双重对比造影，可观察胃的形态及黏膜变化、胃的运动和排空情况等。能确定肿瘤的位置、大小、周围的侵犯程度，对肿瘤性质的分析、估计手术的可能性及预后等均有价值。②CT 扫描或磁共振，对判断胃癌侵犯胃壁并向腔外生长的范围、有无转移均有帮助。③仿真胃镜检查，适用于不能行胃镜检查，又不能行活检组织病理诊断的患者。④胃镜检查。⑤超声内镜检查，不仅可通过内镜直接观察病变，还可利用内镜超声探头对胃壁及相邻器官进行检查，能准确判断胃癌的深度及周围浸润的范围，发现胃周围肿大的淋巴结。⑥胃液检查，约半数胃癌患者胃酸缺乏，即在最大量五肽促胃液素刺激后 pH 值下降不到 0.5。胃液潜血试验常为阳性，甚至有新鲜或咖啡色陈旧血液。⑦生物学与生化学检查，糖类抗原 72-4（CA72-4）检查，胃癌的阳性率较高。正常值参考范围 0.1～10.0U/ml。血清胃蛋白酶原Ⅰ及胃蛋白酶原Ⅰ/Ⅱ之比，CEA、CA19-9、CA12-5 等癌胚抗原及单克隆抗体的检测等，仅供参考。进行人类表皮生长因子受体-2（HER_2）检查，可提高诊断率，延长生存期，降低死亡风险 26%。

鉴别诊断主要依靠 X 线双重对比造影（或钡餐造影）、胃镜和活组织病理检查。胃癌基因图谱研究有助于诊断。

【防治措施与用药】

积极避免可能的胃癌诱发因素，如不食用含有致癌物质的食品。尽量少吃含有多环芳烃类及亚硝胺类的油炸、烟熏、腌制、盐渍食物，不吃真菌污染的食品。可多进食含维生素 C 丰富的蔬菜、水果等。对高危人群应定期体检、随访，必要时应定期做胃镜检查。老年人出现食欲减退、早饱感、上腹部隐痛不适且饭后加剧、原先的胃痛规律改变如饭前痛变饭后痛等且进行性加重、恶心、排便习惯改变或有黑粪、消瘦、乏力、低热等，要视为胃癌的信号及早检查。一旦确诊应尽早手术治疗或姑息性切除（也应使残瘤组织越少越好），并根据术后病理诊断进行术后辅助化疗、放疗（少用）、生物治疗、内镜治疗、中医药治疗等对症综合治疗和支持治疗，如补充营养、纠正贫血、调整酸碱平衡、预防感染、镇痛、止血等。

化学疗法主要用于胃癌患者术前、术中及术后和晚期胃癌或其他原因不能进行手术者。单一抗胃癌药临床应用的有十多种，联合用药似可提高疗效或延长生存期，但目前尚无标准的联合化疗方案。

1. 单一抗癌用药

氟尿嘧啶（5-FU）[保甲] 可抑制胸腺嘧啶核苷酸合成酶，从而抑制DNA的合成。治疗胃癌的有效率为14%～40%。一般500～750mg/d，静脉滴注，连用5d后，用250～500mg隔日1次静脉滴注，每疗程总剂量为15g。同类药物尚有替加氟（FT-207，喃氟啶）、卡莫氟（HCFU，嘧福禄）、氟尿苷（5′-DFUR，氟铁龙）、双喃氟啶（FD-1）、尿嘧啶替加氟（UFT，为FT207和氟尿嘧啶的复方口服片）及依诺他滨等。

多柔比星（阿霉素，ADM）[保乙] 虽属细胞周期性非特异性抗癌药，也抑制G_2期细胞，对S期细胞作用最强，一般主张间隔（断）给药，40～50mg/m^2，每3周1次；或20～30mg/m^2，每周1次，连用2周。目前认为总量应小于450mg/m^2，以免发生心脏毒性和骨髓抑制。

表柔比星（EPI）[保乙] 疗效与ADM相等或略高。50～90mg/m^2，静脉滴注，每3周1次。

顺铂（DDP）[保甲] 为细胞周期性非特异性抗癌药，每次20～30mg，用生理盐水稀释后静脉注射，每日或隔日1次，5d为1个疗程。

依托泊苷（鬼臼乙叉苷，足叶七苷，VP-16）[保乙] 为细胞周期性特异性抗癌药，主要作用于细胞S期或G_2期，60～100mg/d，连续3～5d。每隔3～4周重复1次。

卡莫司汀（卡氮芥，BCNU）[保乙] 为细胞周期性非特异性亚硝脲类抗癌药。2.5mg/kg或90～125mg/m^2，加入250ml葡萄糖溶液或生理盐水中静脉滴注，3～5d为1个疗程，隔6周后重复。

洛莫司汀（CCNU，环己亚硝脲）[保乙] 为细胞周期性非特异性亚硝脲类抗癌药。130mg/m^2，1次口服，隔6～8周重复给药1次，共3次，或75mg/m^2，每3周1次。

司莫司汀（甲环亚硝脲，MeCCNU）[保甲] 是亚硝脲类药物中对胃癌疗效最佳者。200mg/m^{2}口服，6～8周重复给药1次，共2～3次。

甲氨蝶呤（MTX）[保甲] 抗代谢药，视病情10～20mg静脉注射，每周2次，连续6周为1个疗程。

以上单药的有效率为15%～30%。注意其消化道反应与造血系统抑制，尚可有肝损害、脱发与皮肤反应。

2. 联合化疗 可增加抗癌效果而不过多增加药物毒性，尤其对胃癌单一用药疗效不佳时，多采用联合化疗。虽然联合化疗方案很多，但公认而理想的配伍尚待研究。

(1) FAM 方案　丝裂霉素 (MMC)[保甲] 10mg/m^2，静脉注射，第 1 天；多柔比星 (阿霉素，ADM)[保乙] 20mg/m^2，静脉注射，第 1、8 天；氟尿嘧啶 (5-FU)[保甲] 300mg/m^2，静脉滴注，第 2～6 天。3 周为 1 周期，3 周期为 1 个疗程。

(2) MAF 方案　5-FU 500～700mg 及 MMC 8～10mg，每周 1 次；ADR 40～50mg，第 1、4 周各 1 次，静脉滴注。每 6～8 周为 1 个疗程。

(3) EAP 方案　依托泊苷 (VP-16) 60mg/m^2，静脉滴注，第 1～4 天或第 5 天；ADM 20mg/m^2，静脉注射，第 1、8 天；顺铂 (DDP) 30mg/m^2，静脉滴注，第 4～6 天，3 周为 1 周期，3 周期为 1 个疗程。

(4) EFP 方案　VP-16 60mg/m^2，静脉滴注，第 1～4 天或第 5 天；5-FU 500mg/m^2，静脉滴注，第 1～4 天；DDP 30mg/m^2，静脉滴注，第 5～7 天。3 周为 1 周期，3 周期为 1 个疗程。

(5) FLP 方案　亚叶酸钙 (CF) 200mg/m^2，静脉注射，第1～5 天；5-FU 300mg/m^2，静脉滴注，第 1～5 天；DDP 30mg/m^2 静脉滴注，第 3～5 天。3 周为 1 周期，3 周期为 1 个疗程。

此外尚有 FPA (5-FU＋ADR＋PPD)，FP (5-FU＋PPD) 等方案及其修改方案，其剂量和疗程应酌情加减。

3. 中医药治疗

抗癌平丸　饭后 0.5h 服用 0.5～1g (半丸至 1 丸)，3 次/d。服药期间忌食真菌类食物。

胃复春片　每次口服 4 片，3 次/d。用于防治胃癌前期病变和胃癌手术后辅助治疗。

复方天仙胶囊 (片)[保乙]　饭后服 3～6 粒 (0.75～1.5g)，3 次/d，1 个月为 1 个疗程；停药 3～7d 后继续服用或遵医嘱。

食　管　癌

我国是世界上食管癌发病率和死亡率最高的国家，35 岁以后随年龄增大而成正比增高，以 60～64 岁者最高，次为 65～69 岁者，70 岁以后逐渐降低；50～69 岁者占全部食管癌病死患者的 60%以上。男女发病率比例为 (1.3～2.7)∶1。国内在各种恶性肿瘤病死率中以食管癌居首位的有豫 (40.55%)、苏、赣、陕、皖、川、鄂、新疆和北京 9 个省市，仅次于肺癌、胃癌、肝癌，列第 4 位。

常见病因包括：①亚硝胺类化合物 (食物) 和真菌毒素。高发区的粮食和饮水中，硝酸盐、亚硝酸盐、二级胺含量显著增高，这些物质在胃内易合成致癌物质亚硝胺。各种霉变食物能产生化学致癌物质，镰刀菌、白地霉菌、黄曲霉菌和黑曲霉菌等真菌均促进亚硝胺合成而诱发癌变。酸菜常被白地霉菌严重污染，含有高浓度的硝酸盐、亚硝酸盐、二级胺和亚硝胺；玉米、花生被镰刀菌或黄曲霉菌污染后，二级胺（甲基苄基亚硝胺）增高数倍而致癌。②食管损伤、食管疾病以及食物的刺激作用。③营养不良和微量元素缺乏。④遗传因素。⑤其他，如长期饮酒、吸烟等，进食过快，进食粗粮粗硬食物，长期喜进烫的饮食等，也会导致食管黏膜的损伤，是可能的致癌因素。

早期食管癌分隐伏型（充血型）、糜烂型、斑块型和乳头型，其中隐伏型最早，为原位癌，乳头型相对较晚。晚期食管癌分为髓质型、蕈伞型、溃疡型和缩窄型。以髓质型最多见，约占60%。食管组织学分类可分为细胞癌、腺癌、小细胞未分化癌和癌肉瘤，其中鳞状细胞癌占90%以上，腺癌仅占5%左右，小细胞未分化癌更少见。

【临床表现与诊断要点】

早期表现为吞咽时有胸骨后烧灼感、针刺样或牵拉样痛，以咽下粗糙、过热或有刺激性食物时为著；咽食物或饮水时，有食物通过缓慢并滞留的感觉，或有胸骨后紧缩感、胸骨后闷胀、背痛和嗳气等；中晚期后可出现进行性咽下困难、食物反流、咽下疼痛及长期摄食不足而明显脱水、营养不良等。晚期体征可出现消瘦、贫血、营养不良、失水或恶病质等。当癌转移时，可于锁骨上窝及颈部触及肿大而坚硬的浅表淋巴结；或肿大而有结节的肝脏等。

辅助检查：①食管黏膜脱落细胞检查。阳性率90%以上，常能发现一些早期病变。②食管X线检查。可发现病变范围及黏膜受侵的情况。③食管CT扫描检查可清晰显示病变与邻近纵隔器官的关系。④内镜检查可直接观察病灶的形态，并可在直视下做活组织病理检查，以确定诊断。⑤甲苯胺蓝或碘体内染色内镜检查对食管癌早期诊断有一定价值。⑥酸性放射性铟作示踪剂进行食管扫描，鉴别食管癌与正常食管的正确率可达85%以上。

【防治措施与用药】

从预防而言，应积极治疗食管炎、食管白斑、贲门失弛缓症等与食管癌的发生相关的疾病。不食用含有致癌物质的食品。尽量少吃含有多环芳烃类及亚硝胺类的油炸、烟熏、腌制、盐渍食物、泡酸菜；不吃霉变食物。确诊后，应及早手术（姑息手术），不能手术的患者宜进行放射治疗，也能取得较为满意的疗效。配合药物治疗也有一定疗效。

就目前而言，食管癌仍以手术切除及包括伽马刀治疗的放射治疗为主。早期（0～Ⅰ）食管癌应行手术切除；中期（Ⅱ～Ⅲ）行手术切除，也可先放疗或化疗或同时放化疗，再争取手术治疗或术后化疗、放疗，以提高切除率和远期疗效；晚期（Ⅳ）患者以化疗和放疗为主，以延长生存期和提高生活质量。介入治疗已应用于临床。食管下段癌有利于手术切除，上段和中段癌对放疗敏感，但放疗对缩窄型和深溃疡型效果不佳。晚期患者给予化疗和放疗，对缩窄型患者可给腔内近距离放疗，腔内激光治疗或试用电化学治疗。为缓解吞咽困难的症状，也可向腔内放置支架。

1. 目前单一抗癌用药　常选用博来霉素[保乙]、丝裂霉素(MMC)[保甲]、多柔比星（阿霉素，ADM)[保甲]、氟尿嘧啶（5-FU)[保甲]、甲氨蝶呤（MTX)[保甲]、洛莫司汀（CCNU)[保乙]或司莫司汀(MeCCNU)、米托胍腙（MGAG)[保乙]、长春地辛（VDS)[保乙]、依托泊苷（VP-16)[保乙]、顺铂（DDP)[保甲]或卡铂（CBP)[保甲]等。单一药物化疗的缓解率在15%～20%，缓解期为1～4个月。

2. 联合化疗　多采用以DDP和博来霉素（BLM）为主的联合化疗方案，有效率多数超过30%，缓解期为6个月左右。联合化疗不仅用于中晚期食管癌，也用于与手术和放疗的综合治疗。

（1）PF方案1　DDP 50mg/m^2 静脉滴注（水化利尿止呕），第4、5日；5-FU 300mg/m^2 静脉滴注，第1～5日；3周为1周期，3周期为1个疗程。以奥沙利铂代替DDP，可减少DDP引起的肾及骨髓毒性。

（2）PF方案2　DDP 100mg/m^2，静脉滴注（水化利尿止呕），第5日；5-FU 500mg/m^2，静脉滴注，第1～4日；3周为1周期，3周期为1个疗程。

（3）PF方案3　DDP 100mg/m^2，静脉滴注，第1日；5-FU 1000mg/m^2，静脉滴注，第2～6日；3周重复。有效率为42%～66%，中位生存期18～28个月。5-FU用量应视患者耐受力而酌情调整。

（4）PBV方案　DDP 100mg/m^2，静脉滴注（水化利尿止吐），第2日；BLM 10mg/m^2，静脉滴注，第1、8日；VDS 3mg/m^2，静脉滴注，第1、8日；3周为1周期，3周期为1个疗程。

（5）PPE方案　DDP 50mg/m^2，静脉滴注（水化利尿止吐），第4、5日；平阳霉素（PYM）10mg/m^2，肌内注射，第1、8日；5-FU

$300mg/m^2$，静脉滴注，第1～5日；3周为1周期，3周期为1个疗程。

(6) PEF方案　DDP $30mg/m^2$，静脉滴注（适当水化利尿止吐），第4～6日；VP-16 $60mg/m^2$，静脉滴注，第1～4日或第5日；5-FU $300mg/m^2$，静脉滴注，第1～5日；3周为1周期，3周期为1个疗程。

(7) PMF方案　DDP $30mg/m^2$，静脉滴注（适当水化利尿止吐），第3～5日；MMC $10mg/m^2$，静脉注射，第1日；5-FU $300mg/m^2$，静脉滴注，第1～5日；3周为1周期，3周期为1个疗程。

(8) PP方案　紫杉醇（PTX）150mg，静脉滴注3h，第1日；DDP $100mg/m^2$，静脉滴注（水化利尿止吐），第2日；3周为1周期，3周期为1个疗程。

(9) PFPG方案　DDP $100mg/m^2$，静脉滴注，第1日；5-FU $1000mg/m^2$，静脉滴注，第1～5日；紫杉醇（PTX）135～$225mg/m^2$，静脉滴注，第14日；重组人粒细胞集落刺激生长因子（G-CSF）75～150μg，皮下注射或静脉滴注，28d重复，中位疗程数为3。治疗19例晚期食管癌，可评价17例，结果完全缓解（CR）4例，部分缓解（PR）8例，有效率70.5%。中位生存时间13个月，1年生存率52%，2年生存率26%。

3. 中医药治疗

冬凌草片[保乙]　2～5片，口服，3次/d。

复方天仙胶囊　每次饭后口服3～6粒，3次/d，30d为1个疗程。

抗癌平丸　饭后口服0.5～1g，3次/d。

大肠癌

大肠癌包括结肠癌和直肠癌，是胃肠道最常见的恶性肿瘤，发病率位于胃癌、食管癌之后，居第3位，近年来呈上升趋势。北美、澳大利亚、新西兰、北欧、西欧等国家和地区，大肠癌的发病率、死亡率占恶性肿瘤的第1、2位。大肠癌的病因尚未明确，其可能病因如下。

1. 饮食与环境　过量饮酒有诱发大肠癌的可能。饮食的成分有重要的作用，经常摄入过多的高脂肪、高蛋白、低纤维食物的人，其大肠癌的发病率通常较高。这可能是因为高营养而少消化残渣的食物不利于排便，食物在肠管内停留时间过长，从而使肠内的胆酸、胆固醇量增加，在肠道微生物（细菌）作用下，二者的代谢物及食物中致癌物质长时间刺激肠黏膜而致癌。蔬菜中纤维素可使粪便从肠道排空加快，因而肠内胆酸、胆固醇与细菌作用时间短，致癌物质产生和接触肠黏膜的机会减少，故膳食纤维可减少大肠癌的发病机会。

2. 腺瘤与息肉　大肠腺瘤是最重要的结肠癌前病变，特别是乳头状腺瘤（绒毛状腺瘤）的癌变率为40%～50%；家族性多发性结肠息肉癌变的危险性近100%。

3. 慢性炎症　溃疡性结肠炎、克罗恩病、血吸虫病、慢性细菌性痢疾和阿米巴病、放射性肠炎、输尿管乙状结肠吻合术或胆囊切除术后等均是诱发大肠癌的高危因素。

4. 其他　遗传因素及亚硝胺类致癌物质、核辐射等。

【临床表现与诊断要点】

早期大肠癌多无临床症状，部分患者仅表现为大便潜血阳性。进展期大肠癌症状无特异性，右半大肠癌以全身症状如贫血、腹痛、腹部肿块为主，而左半大肠癌则以排便习惯改变、粪便性状改变、肠梗阻、肠绞痛、便血为主。晚期患者呈进行性消瘦、恶病质、黄疸、腹水等。一般以直肠癌多见，约占3/5，向上则逐段减少，到盲肠又增多；其中腺癌约占4/5，黏液癌占1/5，未分化癌占2%；可呈肿块型（预后较好）、溃疡型（预后较差）、浸润型（预后较差）。进一步检查如下。

1. 直肠指诊　能及时发现下段直肠癌，并可确定包块距肛门的距离、位置、形状、大小、硬度、侵犯直肠周围的范围、与直肠周围组织的关系等。结肠癌基因图谱将有助于本病研究。

2. 大便潜血试验　是普查大肠癌的初筛手段，但特异性差。

3. 癌胚抗原（CEA）的动态观察　对大肠癌的手术效果与术后复发的监测有参考价值。

4. 结肠镜检查　能直接观察病变，确定肿块位置、大小、形状、范围、硬度、活动度等，并能做活体组织病理检查，以明确诊断。

5. 气钡双重造影检查　可比较清晰显示肠黏膜征象，诊断正确率可达90%以上。

6. 其他影像学检查　B超、CT扫描、磁共振成像（MRI）及经直肠超声（TRUS）检查等，可明确有无肝转移、腹腔淋巴转移，并可判断肠外浸润程度，为结肠癌的手术治疗方案提供参考资料。

【防治措施与用药】

宜多进食粗粮及膳食纤维如新鲜蔬菜、水果，保持大便通畅，及时治疗与大肠癌密切相关的结肠息肉病、溃疡性结肠炎等，以减少结肠癌的发生。早期结肠癌可经内镜切除，晚期患者力争手术治疗，并根据术后病理进行术后辅助化疗，同时给予中药及免疫综合治疗。

据临床观察，大肠癌根治术后仍有约50%的患者复发和转移，主要是术前未能发现隐匿转移灶或术中未将病灶完全切除。故在手术中先行肿瘤腔内化疗或直肠癌术前灌肠给药，可阻止癌细胞扩散，杀伤和消灭癌细胞。术后继续化疗，有可能提高根治术后5年生存率。

1. 单一抗癌用药　可选用氟尿嘧啶（5-FU）[保甲]、去氧氟尿苷（脱氧氟尿苷，氟铁龙，5-FUDR）、丝裂霉素（MMC）、环磷酰胺（CTX）、洛莫司汀（环己亚硝脲，CCNU）[保乙]、卡莫司汀（BCNU）[保乙]、司莫司汀（MeCCNU）、伊立替康（CPT-11）[保乙]、奥沙利铂（草酸铂，L-OHP）[保乙]及雷替曲塞等，前述药物文献报道有效率仅9%～27%。亦有用多柔比星[保甲]（ADM）及同类抗癌药者；尿嘧啶替加氟（UFT）治疗大肠癌有效率25%～66.7%；卡莫氟（HCFU）[保乙]有效率35%～43%。

2. 联合化疗

（1）左旋咪唑＋替加氟/尿嘧啶（优福定）　左旋咪唑50mg，口服3次/d，连服3d，休息12d后重复，疗程1年；尿嘧啶替加氟，口服3～4片，3次/d，连服2个月，经休息2个月后再重复，共1年。

（2）FA＋5-FU方案　亚叶酸钙（甲酰四氢叶酸，FA，CF）100～200mg，静脉滴注（先用）；氟尿嘧啶（5-FU）600mg/m^2，静脉滴注（继用，6～8h内给入）。以上药物1次/d，连用5d，每30d重复（用药5d，休息25d）。辅助化疗6个月。

（3）一般情况或骨髓脆弱者，成人替加氟（FT-207）200～300mg，3次/d；可口服尿嘧啶替加氟（UFT）2～4片，3次/d；或口服卡莫氟（嘧福禄，HCFU）200mg，3次/d。

（4）L-OHP＋5-FU/FA方案（乐沙定试用方案）

① 奥沙利铂（草酸铂，L-OHP），130mg/m^2，静脉滴注2h，第1日；亚叶酸钙（FA）200mg/m^2，静脉滴注2h，第1～5日；5-FU 300mg/m^2（≤500mg/d），静脉滴注4h，第1～5日（接FA）。每21d重复1次。

② 时间调整法1：L-OHP 25mg/(m^2·d)，从10:00～22:00静脉滴注，16:00时达峰值，第1～5日；FA 100～300mg/(m^2·d)和5-FU 300～600mg/(m^2·d)，10:00～22:00静脉滴注，16:00达峰值，第1～5日。每21d重复1次。

③ 时间调整法 2：L-OHP 125mg/m^2，10:00～16:00 静脉滴注 6h，第 1 日；FA 300mg/(m^2·d) 和 5-FU 700mg/(m^2·d)，10:00～22:00 静脉滴注，16:00 达峰值。每 21d 重复1 次。

(5) 肝转移肝动脉插管灌注（HAI） 顺铂（DDP）80mg/m^2，5-FU 600mg/m^2，肝动脉插管灌注（有条件则栓塞），每月重复。

肝 癌

肝癌系原发性肝癌的简称，是指肝细胞或肝内胆管细胞发生的癌肿，为我国常见的恶性肿瘤之一。病死率高，在恶性肿瘤死亡顺序中仅次于胃癌、食管癌而居第 3 位；在部分高发区则占第 2 位，仅次于胃癌。

【临床表现与诊断要点】

患者常有慢性乙型、丙型肝炎，肝硬化等病史。饮食中的致癌物质如亚硝酸盐、黄曲霉毒素及亚硝胺等也是重要的致癌因素。临床早期症状常不明显，中晚期主要表现为右上腹痛、进行性肝大、质硬的大结节、进行性食欲减退、腹胀、恶心、腹泻、乏力、消瘦及恶病质。体格检查可见面色晦暗（污秽）、蜘蛛痣、肝掌、男性乳房发育、肝大而硬呈结节状，并有压痛，重症可见门脉高压症状，如腹水、食管-胃底部静脉曲张、双下肢有可凹性水肿等；听诊可闻及肝动脉杂音。血清甲胎蛋白（AFP）定量测定有重要参考价值。但有近 30%原发性肝癌的 AFP 不升高。在高发区肝癌有时出现家族聚集现象，尤以共同生活并有血缘关系者的肝癌罹患率高。此外，引起肝癌的其他致癌因素或物质被疑及的尚有嗜酒成性或酒精中毒，农药如有机氯类等；肝癌高发区水、土壤、粮食、人头发及血液中含铜、锌较高，钼、硒较低；华支睾吸虫刺激胆管上皮增生而产生胆管细胞癌。由于不同地区致癌和促进或诱发因素不完全相同且有争议，其致癌多因素多途径尚有待进一步研究。

目前肝癌的诊断标准：①病理诊断，肝内或肝外病理学检查证实为原发性肝癌。②临床诊断，AFP＞400μg/L，能排除活动型肝炎、妊娠、生殖系统胚源性肿瘤及转移性肝癌，并能触及有坚硬肿块的肝脏，或影像学检查具有肝癌特征占位病变者；有两种影像学检查具有肝癌特征性占位病变，或仅有一种影像学检查具有肝癌占位病变伴有两种肝癌标志物（AFP 异质体，异常凝血酶原、γ-谷氨酰转肽酶及其同工酶如

GGTⅡ、血清岩藻糖苷酶等）阳性；有肝癌的临床表现并有肯定的肝外转移灶（血性腹水或发现癌细胞），能排除转移性肝癌者。

辅助检查：①B超检查，可发现肝脏形态的异常及实性肿块，彩色多普勒可测肝内实性占位病变供血是否丰富。B超造影可使肝内实性占位病变显示更为清晰，提高检出率。②CT或螺旋CT增强扫描，使用对比剂后肝动脉期和门脉期显得更加分明，提高诊断率。③磁共振（MRI），肝细胞癌确诊率明显高于CT，应用新型磁共振对比剂菲立磁使常规磁共振增强扫描所不能发现的病灶得以发现，提高检出率。④正电子发射断层扫描（PET），可发现其他方法发现不了的高代谢肿瘤病灶，但有时需与炎症相鉴别，对低代谢肿瘤病灶的诊断有一定的局限性。⑤超声、CT引导下肝细胞穿刺，进行组织学检查，可从病理诊断上作出原发与转移、恶性与良性的定性结论，为临床治疗提供确切的依据，尤其对影像定性极为困难的小的肝内占位病变意义更大。

【防治措施与用药】

积极进行病因防治，如20世纪70年代就提出改水（饮用深井水代替渠、池、塘水）、防霉（改吃面粉、大米代替玉米）和防肝炎（乙型肝炎、丙型肝炎）、血吸虫病。避免食用亚硝酸盐和黄曲霉菌污染的食品，忌酗酒等。同时开展普查（尤其是高发区如沿海江河海口或岛屿、广西扶绥、江苏启东、福建等地），争取早期发现、早期治疗。一旦确诊，应力争手术切除原发性肝癌。在治疗上强调综合治疗措施，对中晚期也尽量采用动脉栓塞、化疗，使治愈率或缓解率不断提高。近年超声引导下无水乙醇注射、微波及射频治疗以及肝动脉栓塞化疗在临床上广泛应用取得可喜成绩。伽马刀治疗肝癌近期疗效优良，远期疗效有待探讨。

1. 综合治疗 有时使不能切除的大肝癌转变成可切除的较小肝癌。其方法有多种，一般多以肝动脉结扎加肝动脉插管化疗二联方式为基础，加外放射治疗为三联，如合并免疫治疗为四联。以三联以上效果最佳。例如：第1周肝动脉导管内给顺铂（CDDP）[保甲]20mg/d，连用3d；第2周肝肿瘤区局部外放射上、下午各2.5Gy（250rad），连用3d；2周为1个疗程。如此隔周交替可重复3～4个疗程。导向治疗以^{131}I-抗肝癌铁蛋白抗体或抗肝癌单克隆抗体^{131}I-碘化油肝动脉导管内注射为佳，每隔1～2个月1次，治疗间期内化疗CDDP 20mg/d，连续3～5d。

若上述治疗同时加免疫治疗如干扰素、香菇多糖、胸腺素、白介素-2等更佳。尚可选用对肝癌有效的硝卡芥（消瘤芥）、卡莫氟等对症治疗。

2. 肝动脉栓塞化疗（TAE） 多采用碘化油混合化疗药或^{131}I-或^{125}I-碘化油或^{90}钇微球栓塞肿瘤远端血供，再用吸收性明胶海绵栓塞肿瘤近端肝动脉，使之难以建立侧支循环，致使肿瘤病灶缺血坏死。化疗药常用顺铂 80～100mg＋氟尿嘧啶（5-FU）1g＋丝裂霉素（MMC）10mg［或多柔比星（ADM）40～60mg］，先行动脉内灌注，再混合MMC 10mg于超声乳化的碘化油内进行远端肝动脉栓塞，反复多次治疗。1年成活率可提高到65.2%。

3. 无水乙醇瘤内注射 超声导引下经皮肝穿于肿瘤内注入无水乙醇治疗肝癌。以肿瘤直径≤3cm，结节数3个以内伴有肝硬化而不能手术的肝癌为首选。对小肝癌有可能治愈，肿瘤直径≥5cm者效果差。

4. 联合或序贯化疗 如每日顺铂 20mg＋氟尿嘧啶 750～1000mg，静脉滴注共5d，每月1次，3～4次为1个疗程；或多柔比星 40～60mg，第1日，继以氟尿嘧啶 0.5～0.75g/d，静脉滴注共5d，每月1次，3～4次为1个疗程。或多柔比星（ADM）＋顺铂（CDDP）＋氟尿嘧啶(5-FU)＋干扰素（IFN），部分缓解率达26%，个别治疗后完全缓解。尚有报道顺铂＋亚叶酸钙＋氟尿嘧啶＋米托蒽醌治疗27例PR达33%；丝裂霉素＋氟尿嘧啶部分缓解率达38%等。

5. 磁吸附多柔比星（MTC-DOX）疗法 孙燕等研究将多柔比星吸附或黏滞在磁微粒（MTC_3）上，然后动脉注入，并在体外应用高磁场将其固定在肝癌病灶周围，多柔比星便渗透出血管壁并进入周围组织。到达周围组织后，多柔比星即可脱离磁微粒，作用于肿瘤细胞，患者耐受良好。

6. 生物治疗 干扰素α或干扰素γ、白介素-2、肿瘤坏死因子以及淋巴因子激活的杀伤细胞、LAK细胞、肿瘤浸润淋巴细胞（TIL）等已用于临床。

7. 去甲斑蝥素（依尔康、利佳） 空腹口服每次5～20mg，3次/d，静脉注射或静脉滴注 10～20mg/d，溶于适量葡萄糖注射液内缓慢静脉注射，或加入葡萄糖注射液 250～500ml 中缓慢静脉滴注。联合化疗效果更好。此外，尚可选用消癥益肝片、平消胶囊（片）[保甲]、中华肝灵胶囊辅助治疗。

食管平滑肌瘤

【临床表现与诊断要点】

多数可无任何临床症状，仅在食管钡餐造影或内镜检查时发现。部分患者进食时可出现不同程度的吞咽困难，但一般较轻微，多为间歇性或缓慢进行性，偶有一过性哽噎。瘤体巨大者，可压迫气管引起呼吸困难。恶变成肉瘤者极少。食管钡餐 X 线造影显示：瘤体边缘清晰而充盈缺损。辅助检查主要为内镜检查，可明确病变的位置、大小、形态和数目，对肿瘤性质的判断具有一定意义。但内镜下活检组织检查很难确诊，可进行超声内镜（EUS）检查。

【防治措施与用药】

不引起临床症状的小食管平滑肌瘤原则上可不处理，若超声内镜证实病变起源于黏膜肌层，有条件者可行内镜下切除；大的食管平滑肌瘤恶变率增加，且能引起吞咽困难，可考虑手术治疗。视病情可试用中药辨证论治。

（1）消瘿五海丸（汤） 消瘿软坚，破瘀散结。口服 1 丸，3 次/d。孕妇忌用，忌与甘草同服。

（2）消瘿气瘰丸（汤） 消瘿化痰，治瘰疬。冲服 6g，3 次/d。

食管血管瘤

【临床表现与诊断要点】

为食管壁血管增生性肿块，以良性病变为主，多发生于食管中段，局部黏膜呈蕈状隆起或分叶状，有时如蚯蚓样突入食管腔，呈鲜红或紫蓝色。较常见的临床症状是呕血、黑粪，有时也可出现咽下困难。部分患者生前无任何症状。内镜及超声内镜检查有助于明确诊断。

【防治措施与用药】

本病一般无须治疗。生活上应注意细嚼慢咽，避免进食坚果等较硬的食物，小心鱼刺、碎骨头、误食异物扎破血管瘤，引发大出血。出现呕血、黑粪、大出血时应用止血药治疗。

1. 加压素（血管加压素，可利斯） 起始量 2mg，缓慢静脉注射 1min。维持量 1～2mg，每 4h 给药 1 次，持续 24～36h 至出血得到控制。常见不良反应有血压升高、腹绞痛等。孕妇忌用，高血压、心功能不全者及肾功能不全者慎用。临用现配，12h 内用完。

2. 凝血酶　加速血液凝固，促进创伤愈合，是一种速效、强效、应用方便的局部止血药。局部止血：用灭菌生理盐水溶解成50～250U/ml的溶液或撒干粉末，喷雾或撒于创伤表面。食管血管瘤大出血时，可用温开水或乳汁溶解成10～100U/ml溶液，在食管保持45°的卧躺位口服或灌注，根据出血部位及程度可适当增减浓度、次数。仅供表面局部用药。

3. 云南白药　止血愈伤，活血化瘀，消肿止痛，排脓去毒。口服0.25～0.5g，3次/d。可酌情增减。

胃黏膜下肿瘤

胃黏膜下肿瘤是来自于胃壁非上皮性间叶组织的肿瘤，有平滑肌瘤、神经组织肿瘤、纤维瘤、脂肪瘤、血管瘤、异位胰腺和畸胎瘤等，以平滑肌瘤最常见。

【临床表现与诊断要点】

根据肿瘤的性质、大小、部位、发展形式（向腔内或腔外生长）而不同，肿瘤小者可无症状，肿瘤大或伴有黏膜糜烂溃疡者可出现上消化道出血。腹痛多为隐痛，偶有剧痛，发生于幽门部者可引起梗阻症状。向胃外生长的肿瘤在腹部可触及包块，其边界清楚，活动、光滑、质地坚实，有时有囊性感。特殊检查如下。

1. X线检查　虽不能确定肿瘤性质，但能提供许多有意义的征象。

2. 胃镜检查　对胃黏膜下肿瘤的诊断有极大帮助。胃镜下黏膜活检仅可了解肿块表面胃黏膜的组织学情况。

3. 超声内镜（EUS）可明显提高胃黏膜下肿瘤的确诊率，能显示小至0.5cm直径的病变，可判断病变的大小，以利选择治疗方法。

【防治措施与用药】

良性胃黏膜下肿瘤未引起临床症状者，原则上可不处理，超声内镜证实病变起源于黏膜肌层者，可进行内镜下切除；大的胃平滑肌瘤有恶变倾向，可考虑手术治疗及术后对症用药，包括止血、预防术后感染、调整水和电解质平衡等。

胃良性肿瘤切除后预后良好。

原发性胃淋巴瘤

本病系指原发于胃部起源于黏膜下层淋巴组织的恶性肿瘤，占胃肿瘤的2.5%～3.4%，胃肠恶性淋巴瘤的48%～63%。可发生于任何年龄，但好发于青壮年，男多于女。病因未明，有人认为与某些病毒有关，病毒感染后引起胃黏膜下层淋巴组织中免疫细胞反应失调、低下而致病。近年发现幽门螺杆菌（HP）与胃黏膜相关淋巴样组织淋巴瘤的发生密切相关。

【临床表现与诊断要点】

本病可发生在胃的任何部位，以胃窦、幽门前区最常见。临床表现缺乏特异性，早期常无症状，晚期与胃癌相似。上腹部疼痛是最常见的症状，如隐痛，多无规律，疼痛时间长短不一；消瘦、食欲缺乏、恶心、呕吐等。可有呕血、黑粪、梗阻、穿孔，但比胃癌少见，症状出现也晚。体格检查可发现有上腹压痛、包块等，少数有肝脾大，无周围淋巴结肿大。

1. 诊断标准

（1）无浅表淋巴结肿大。

（2）胸片检查无纵隔淋巴结肿大。

（3）白细胞总数及分类均正常。

（4）手术中除胃和周围区域淋巴结受累外，腹腔未发现其他肉眼所见的侵犯。

（5）肝、脾无直接扩散之外的原发性侵害。

2. 特征检查

（1）X线钡餐检查　常见的3个重要征象是皱襞增大、溃疡龛影、黏膜粗糙结节，但胃壁扩张、蠕动尚好，应注意与胃癌、胃溃疡鉴别。如病变＞15cm多为淋巴瘤；＜5cm多为胃癌。

（2）B超与CT检查　可估计病变范围、有无淋巴结转移及其他脏器受累的情况。如发现胃壁增厚＞2cm时，多提示恶性淋巴瘤的可能。

（3）内镜检查　内镜下表现多样性，活检有助于诊断，但由于恶性淋巴瘤的病变不在黏膜表面，其活检阳性率比胃癌低，深度多部位活检可提高阳性率。

（4）超声内镜　可显示恶性淋巴瘤浸润深度和区域淋巴结、邻近脏器等，可提高胃淋巴瘤的诊断率。

（5）幽门螺杆菌（Hp）检查　阳性者高度警惕。

【防治措施与用药】

原发性胃淋巴瘤病变局限，多以手术治疗为主。根据术后病理分期辅以综合治疗，包括术后化疗、放射治疗及免疫治疗等。酌情可试用下列药物。

利妥昔单抗[1] 主要适用于中低度恶性非霍奇金淋巴瘤（NHL），使用前需对淋巴切片进行 CD_{20} 表达检测。推荐剂量为 $365mg/m^2$，用生理盐水稀释到 1mg/ml 后摇匀静脉缓慢滴注，每周 1 次。每4～8 次为 1 个疗程。为防止变态反应，宜在给药前30～60min 服用对乙酰氨基酚和苯海拉明。静脉滴注开始时宜慢，并密切观察。国外进行的Ⅰ期临床研究，15 例淋巴瘤单剂量本品 10、20、50、100、250mg 或 500mg 后，多数外周血 B 细胞迅速消失，与剂量相关。Ⅱ期临床 37 例 $375mg/m^2$，每周 1 次，连用 4 周，完全缓解率为 8%，部分缓解率为 36%，中数显效时间为 2 个月。Ⅲ期临床应用本品治疗 166 例，CD_{20} 阳性的 NHL 患者有效率为 48%。本品和化疗联合用药疗效显著，有效率可达 90%。一组 33 例患者中完全缓解 21 例，部分缓解 11 例，仅 1 例为恶化，平均缓解时间超过 1 年。

本品为一种人源化的单克隆抗体，常有不同程度的变态反应，不可与其他药物混用，也不可静脉注射。

吉西他滨（双氟胞苷，健择，dFdC）[保乙] 治疗淋巴瘤，一般用法为 800～$1250mg/m^2$，静脉滴注 0.5～1h，每周 1 次，连续 2 周停 1 周（即在第 1、8 天静脉滴注，第 15 天休息），每 3 周重复 1 次为 1 周期，连续 2 周期为 1 个疗程。

胃肠道血管瘤

本病是较常见的血管病变，分为毛细血管性血管瘤、海绵状血管瘤和混合性血管瘤，多数于出生时即已存在。

【临床表现与诊断要点】

在胃肠道可以为单个病灶或为多发性，也可以在全身各个系统的软组织发现。该病出血多较缓慢，且量不多，大便潜血试验可呈阳性，并可伴贫血，发生于直肠较大的海绵状血管瘤可合并大出血。除直肠血管瘤可以较大外，其余多＜2cm。结肠镜是结肠以下血管瘤诊断的主要方法。小肠镜及胶囊内镜可用于小肠血管瘤的诊断。

---

[1] 孙燕，周际昌主编．临床肿瘤内科手册．第 4 版．北京：人民卫生出版社，2003：595～598

【防治措施与用药】

诊断明确且反复出血者可手术或内镜手术治疗及术后对症用药和护理、饮食指导。

肝脏血管瘤

【临床表现与诊断要点】

本病属良性肿瘤。男女发病率之比为1∶6。健康体检时B超检查才被发现者为多。难与原发性肝癌相鉴别。一般多无自觉症状；直径>4cm的血管瘤可有右上腹胀闷不适感；肝脏多不增大，对肝功能无影响；罕见因肝血管瘤结节自发性破裂而发生出血性休克。甲胎蛋白（AFP）阴性。多无肝炎、肝硬化病史。重型肝炎、肝破裂少见。

特征检查包括：①B超检查，多表现为强回声；彩色多普勒可显示其血供情况有助于诊断。②CT检查，增强扫描出现特征性变化，有助于确诊，约90%以上可经CT扫描确诊。③磁共振（MRI）检查，有助于与原发性肝癌相鉴别。

【防治措施与用药】

小的肝脏血管瘤可定期进行B超随访，无须处理。当血管瘤>10cm时，可行手术切除及术后对症用药。血管瘤患者应注意右肋部自我保护，避免外力撞击。

胆囊良性肿瘤

【临床表现与诊断要点】

胆囊良性肿瘤约占胆囊手术的3%，分真性和假性肿瘤两大类。本书主要论述胆囊腺瘤。腺瘤是胆囊肿瘤中最常见者（28%）。大小及部位不一，质软，有蒂者占4/5以上。呈褐色、红色或红棕色。瘤体呈平滑圆形（非乳头状腺瘤）或绒毛状（乳头状腺瘤）。25%～68%伴有胆囊结石，56%～75%伴胆囊炎。肿瘤可自行脱落而漂浮在胆囊腔内。

胆囊良性肿瘤多无症状，与慢性胆囊炎症状相似。在胆囊X线造影或胆囊手术、尸解时偶然发现。术前口服或静脉胆系造影诊断率达20%左右。B超检查可发现胆囊壁有回声中等的圆形、椭圆形或乳头状突起。

腺瘤可能是一种癌前期病变，随访29例乳头状瘤发现有4例恶变，另有人发现6%腺瘤已发生原位癌。

【防治措施与用药】

首选胆囊切除术及术前、术后对症用药、护理及指导科学均衡膳食。由于腺瘤与早期癌肉眼不易鉴别，有必要做病理切片诊断。

胆 囊 癌

胆囊癌病因未明，可能与多种因素有关，如慢性胆囊炎、胆石症、胆汁淤积、胆固醇代谢异常、炎症性肠病、遗传因素、性激素、X线辐射伤、胆汁内致癌因子、良性肿瘤恶变等。

【临床表现与诊断要点】

起病隐袭，早期大多无症状。可有中上腹或右上腹疼痛，间歇性或持续性钝痛或绞痛，进行性加重；腹痛可放射到右肩、背、胸等处，有时很难与胆石症相区别；进行性消瘦、黄疸或食欲缺乏、无力、恶心、呕吐等；有时表现为急性或慢性胆囊炎，约50%右上腹可扪及肿块，晚期可见肝大、发热、腹水。

B超检查特征为胆囊壁不规则增厚和腔内位置固定的不伴声影的回声团块；经皮肝穿胆道造影（PTC）及逆行胰胆管造影（ERCP）可能表现为胆囊底部不规则充盈缺损；或胆总管或肝右管因外来压迫而狭窄或移位等。进行ERCP及PTC时可同时收集胆汁做细胞学检查。CT诊断率为60%。在X线或B超导引下经皮肝穿做直接胆囊造影，成功率分别为85%和95%以上。穿刺胆囊壁取活组织做细胞学检查，诊断率约85%。腹腔镜检查可发现肿瘤结节并可做活检组织细胞学诊断。腹腔动脉造影诊断率为70%～80%，并有可能发现早期癌，呈现胆囊动脉增宽、粗细不匀或中断现象。甲胎蛋白（AFP）检查可能阳性。

【防治措施与用药】

远离可能的致癌危险因素。胆囊癌确诊者首选手术切除胆囊及局部淋巴结。如已侵犯一叶肝脏，则需同时切除累及的肝叶；如广泛侵犯胆管引起梗阻者则做胆道引流。酌情进行放射治疗、化学药物综合治疗。

胰 腺 癌

胰腺癌的病因与发病机制尚未阐明。可能与吸烟、酗酒，饮食中脂肪（高三酰甘油、高胆固醇、低纤维饮食）和蛋白质摄入过多，长期接触某些金属、焦炭、煤气、石棉、干洗祛脂剂、β-萘酚胺、联苯胺、甲基胆蒽、*N*-亚硝基甲胺、乙酰氨基芴、烃类等致癌物质，内分泌代谢紊乱及遗传因素有关。

【临床表现与诊断要点】

胰腺癌可发生于胰腺的任何部位，但以胰头者多见，整个病程短，病情发展快和迅速恶化。约半数以上腹痛开始较轻，逐渐加重。发病后短期内明显消瘦，体重减轻。腹部肿块为癌肿本身发展的结果，位于病变处多为晚期体征。癌肿形态不规则，大小不一，质坚固定，可有明显压痛。由于癌肿阻塞胰导管和胆总管下端，胰液和胆汁不能进入十二指肠，因而患者可常有消化不良、食欲缺乏；有时伴有恶心、呕吐；少数人在发病初期表现为糖尿病的症状，忽略了对胰腺的考虑。晚期胰腺癌患者出现游走性血栓性静脉炎或动脉血栓形成。个别或部分胰腺癌患者出现焦虑、急躁、抑郁、个性改变等精神症状；或感觉发热、明显乏力，小关节红、肿、痛、热，关节周围皮下脂肪坏死及原因不明的睾丸痛；锁骨上、腋下或腹股沟淋巴结也可因胰腺癌转移而肿大发硬。

由于胰腺位于膜后，位置深，胰腺癌早期往往无明显症状，或仅有上腹不适、隐痛等不典型症状而延误诊断；待出现黄疸、腹痛、消瘦时已属中晚期，失去手术切除的机会。如超声显像、CT 扫描、磁共振（MRI）检查、X 线检查如胰胆管造影（ERCP），或同时进行细胞学检查等有助于诊断。血清 CEA 测定 70%可呈阳性反应。消化道癌抗原 CA19-9 检测、腹腔镜检查、胰腺活检和细胞学检查，有助于提高诊断正确率。

【防治措施与用药】

病变局限，经检查可手术者，尽量争取开腹探查，行根治术。必要时术前、术中放疗，术后辅助化疗和（或）放疗。经探查不能切除者，可行姑息手术（如胆管减压引流或胃空肠吻合术等），以缓解黄疸等梗阻症状，酌情术后行放疗和药物等综合治疗。下述化疗方案供选用时参考。

1. 氟尿嘧啶(5-FU)[保甲]　500mg/d，静脉注射，连续 5d，随后隔日静脉注射 250mg。必要时可在 2 周后重复。总剂量 7.5～10g。平均有效率为 29%。

2. FAM 方案　5-FU 300mg/m²，静脉滴注，每周 2 次，第 3、5、10、20 天；多柔比星（ADM）[保甲] 30～40mg/m²，静脉注射，第 1 天；丝裂霉素（MMC）4～6mg/m²，静脉注射，第 1、8 天。21d 为 1 周期，3 周期为 1 个疗程。

3. SMF方案　链佐霉素（S）$18mg/m^2$，第1、2、5、6周分别静脉注射1次；丝裂霉素（M）[保甲] $10mg/m^2$，每周静脉注射1次；5-FU $600mg/m^2$，第1、3、5、6周分别静脉注射1次。第9周开始再重复1个疗程。有效率约43%。

4. 非手术综合治疗　①每4～6周放疗4000～6000cGy。②5-FU $300mg/m^2$（或每次500mg，成人），静脉滴注，每周2次，共6周；或用替加氟（喃氟定，FT-207）200～300mg，口服，3次/d，共6周；或尿嘧啶替加氟（UFT）2～4片，口服，3次/d，共6周，代替5-FU。

5. GP方案　吉西他滨（健择）[保乙] $1g/m^2$，静脉滴注30min，第1、8、15天；顺铂 $50mg/m^2$，静脉滴注水化，第1、15天；28d为1周期。

6. GCF方案　吉西他滨[保乙] $1g/m^2$，静脉滴注0.5h，第1、8、15天；5-FU $750mg/m^2$，静脉滴注24h，第1、8、15、22天。6～8周为1个疗程。

7. GT方案　吉西他滨[保乙] $800mg/m^2$，静脉滴注0.5h，第1、8、15、22天；多西他赛（泰索帝）[保乙] $25mg/m^2$，第1天。21～28d为1周期（疗程）。

第三节　浆细胞肿瘤与用药

多发性骨髓瘤

本病为浆细胞肿瘤之一。主要侵犯骨骼和骨髓，引起广泛骨骼破坏、骨髓衰竭，是与异常定量的血清或尿M蛋白密切相关的恶性浆细胞瘤。

【临床表现与诊断要点】

常见骨痛、病理性骨折、严重贫血、肾衰竭或高钙血症等。

主要诊断标准：①组织活检的浆细胞瘤，骨髓浆细胞增多超过30%。②血清电泳中单克隆球蛋白峰，IgG峰＞3.5g/dl，IgA峰＞2.0g/dl；淀粉样变性病存在的情况下，尿电泳κ或λ轻链分泌≥1g/24h。

次要诊断标准：①组织活检的浆细胞增加10%～30%。②单克隆球蛋白峰存在，但低于上述界定。③溶骨性病变残留的正常IgM＜

0.5g/L，IgA＜1g/L，IgG＜6g/L 等。在某些骨的多发性浆细胞瘤中，由于骨髓存在间断性的正常区域，随意地骨髓吸取和活检可能不足以诊断，有时需要特殊的骨病灶部位的活检病理学检查。

【防治措施与用药】

对症手术、放疗和化疗等综合治疗。下述化疗方案供选用时参考。

1. VBMCP 方案　长春新碱（VCR）[保甲] 1.2mg/m^2，静脉注射，第1天。卡莫司汀[保乙]（BCNU）20mg/m^2，静脉注射，第1天。美法仑（MEL）8mg/(m^2·d)，口服，第1～4天。环磷酰胺[保甲] 400mg/m^2，静脉注射，第1天。泼尼松[保甲] 40mg/(m^2·d)，口服，各周期的第1～7天；20mg/(m^2·d)，口服，限于第1～3周期的第8～14天用量。每35d为1周期，连续至少用药1年。初始治疗宜个体化调整。

2. 交替诱导化疗　VBMCP＋干扰素 α_2[保乙]：先用前述 VBMCP 方案2个周期，然后用干扰素 α_2[保乙] 和 VBMCP 交叉进行，均3周为1个周期。干扰素 α_2 5×100 万 U/m^2，皮下注射，隔日1次，每周3次，10次为1周期。此交叉方案需用2年。优点是完全缓解率高，缓解期长；但费用较昂贵，部分患者耐受性较差，不良反应率高。

3. 疼痛的对症治疗　可选用丙帕他莫，成人及15岁以上儿童，静注或滴注1～2g/次，2～4次/d，给药间隔不得短于4h，日剂量不超过8g。体质差者每次给药剂量为1g。对本品及对乙酰氨基酚过敏者，严重肝肾功损伤者，肌酐清除率小于30ml/min患者及小于3个月的婴儿禁用。尚可选用氢溴酸高乌甲素（拉巴乌头碱）、洛芬待因、布桂嗪、吗啡等，必须遵医嘱。

第四节　妇科肿瘤与用药

乳腺癌

乳腺癌是妇女常见的恶性肿瘤。乳腺癌的发生可能与下列因素有关。

1. 激素分泌紊乱　乳腺癌高发年龄为40～60岁，这个年龄段正是妇女雌激素分泌失调期，不规则的雌激素分泌增多，可以使乳腺导管上皮细胞过度增生而癌变。

2. 生育与授乳　调查显示，没有生育或生育后很少授乳的妇女发生乳腺癌的概率要比多次授乳、授乳时间长的妇女多。提示多生育、多授乳有可能减少乳腺癌的发病。

3. 纤维囊性乳腺病　系癌前期病变，易转变成乳腺癌。

4. 家族遗传　临床研究证明，母亲患有乳腺癌，其女儿亦好发乳腺癌，且多发生在闭经前，常为双侧性。另一种形式为母亲未患过乳腺癌，但在一个家庭中，至少有两个姐妹患乳腺癌。这种家庭中乳腺癌的发病率要比无家族史的乳腺癌发病率高 2～3 倍，亦多见于闭经后单侧乳房发病。

【临床表现与诊断要点】

1. 主要症状和体征　乳腺癌发病率占全身各种恶性肿瘤的7%～10%，且呈逐年上升趋势，成为女性罹患肿瘤发病率最高的恶性肿瘤。乳房内肿块是乳腺癌患者的主诉症状。早期多无痛性，单侧小肿块。由于早期乳腺癌不引起任何自觉症状，故多为无意中发现。体格检查早期乳房肿块较小，与皮肤和胸肌筋膜无粘连，可推动，有时尚需与乳房良性肿块相鉴别。以后肿块逐渐增大，触之质硬，表面不光滑，与周围组织分界不清，在乳房内不易推动。与皮肤粘连后，使该处皮肤凹陷，是乳房癌变的早期表现。如侵及皮肤淋巴管，则出现“橘皮样”外观。侵犯乳管可使乳头凹陷。乳腺癌常伴有腋窝淋巴结转移，体格检查腋窝淋巴结肿大；早期转移的淋巴结尚可活动，晚期则相互粘连融合成团并固定，影响上肢淋巴回流或压迫血管时，可引起手臂水肿。少数患者以腋窝淋巴结转移为首发症状，此时应仔细查找乳腺癌的原发病灶。

建议 35 岁以上妇女要做好乳房自查。具体步骤如下：①将左手高抬于脑后，用右手的中指和环指的掌面探查整个乳房。手指自乳头开始，围着乳房从乳头上方、锁骨下方按顺时针方向画圆圈移动，检查时手指要并拢。用左手检测右侧乳房方法相同，轻揉但要扪实在，保证整个乳房检查到，也要检查乳房和腋窝之间的区域。一旦触摸到凹凸不平、不移动的肿块时，要立即去医院检查。按摸时要注意不要用指尖压或挤捏。②用示指和中指轻轻挤压乳头，观察有无溢液。除非分娩后 1～2 年内，其他任何时候出现溢乳，都应去看医生。③对于体形稍胖的女性，还必须增加卧床检查的步骤。仰卧平躺在床上，左肩下放一枕头或折叠毛巾。右臂伸过头，再用“①”法进行检查。这种姿势乳房平坦，容易检查。④注意自查时间最好选择在每月月经结束后第 7～10 日时，因为这期间乳房很少触痛或肿胀，最松弛，最容易发现异常。除每月坚持自查乳房外，30～40岁女性还应该每年请妇科医生检查1次。

并不是自觉感觉到偏硬的肿块都是乳腺癌，更多的可能是乳腺小叶增生，据调查有70%～80%的女性都有不同程度的小叶增生。小叶增生与乳腺癌除了手感不同外，区别它们还有一个很简单的方法，就是观察肿块是否随月经周期而发生变化。因为小叶增生在月经来潮前会变大增厚，并伴随疼痛，而在月经结束后消失或变小。

2. 临床分期　可将乳腺癌分为四期。

第一期：肿瘤完全位于乳腺肿瘤内，直径2.5～3cm，与皮肤没有粘连，无腋窝淋巴结转移。

第二期：瘤径3～5cm，尚活动，与皮肤有粘连，同侧腋窝有数个散在而能活动的淋巴结。

第三期：瘤径>5cm，与皮肤有广泛粘连，肿瘤底部与胸大肌筋膜粘连，有的可能形成溃疡。同侧腋窝淋巴结相互融合成团，但尚能活动。

第四期：肿瘤广泛扩散至皮肤，与胸壁固定，同侧腋窝淋巴结团块也已固定，常伴有远处转移。

3. 病理类型　①非浸润性：导管内癌和小叶原位癌。②早期浸润性：即非浸润性癌开始突破基底膜者。③浸润性：分两种，非特殊型乳腺癌如浸润性导管癌（占浸润性癌的半数）、硬癌、单纯癌、髓样癌、腺癌，特殊型乳腺癌如乳头状癌、腺样囊性癌、大汗腺癌、佩吉特病和鳞状细胞癌等。

4. 辅助检查

（1）近红外冷光强透仪检查乳腺　因肿瘤组织局部血运丰富，吸收近红外光量较正常组织多，肿瘤部位显示暗区。诊断正确率约75%。其系无创检查，操作方便，能反复进行。

（2）B超检查　主要特征为肿块边界不规则，肿瘤内呈非均质低回声，大多数病例肿瘤后方见衰减声影。由于肿瘤浸润可见向外周组织延伸的强回声带，B超乳腺癌的诊断正确率可达90%，对良性乳腺癌诊断率也可达84%，因此对鉴别乳腺的良恶性肿块有帮助。但对瘤径<1cm的乳腺癌，B超检查诊断率低于X线检查。

（3）X线检查　适合观察软组织的结构，容易检出较小肿块和微小钙化灶，特别适用于年龄较大的妇女。X线钼靶摄片对乳腺癌的诊断正确率达90%，但钼钯阳极穿透力较弱，对乳腺底部较厚处显示欠佳。

乳腺良性增生病变表现为包膜完整、质地均匀、增生部位呈棉花团或毛玻璃状，边缘整齐，有囊性肿块时可见在不规则增强的阴影中有圆形透亮阴影。钙化灶一般散在分布于病灶周围。恶性肿瘤则显示病灶边界不清，边缘不规则或呈星芒状，中心区密度高，钙化灶细小而密集呈点状，位于软组织或导管周围。干板静电摄影显示图像与钼靶大致相似，但对比效果好，能反映不同组织间的密度差，边缘增强效应更佳，能清晰显示乳腺病变结构，诊断符合率约95%。

(4) 热象图检查　原理是通过热象图反映出肿瘤与周围组织的温度差。由于恶性肿瘤代谢增强，血流丰富，使肿瘤细胞和组织局部的皮肤温度高于周围组织。如肿瘤部位乳房皮肤温度高出周围正常组织1.5℃以上，则提示恶性肿瘤的可能性大。应用液晶热象图诊断乳腺癌的阳性率约75%，但假阳性率较高（约17%），而且对瘤径＜1cm的乳腺恶性肿瘤阳性率仅57%。

(5) 细针穿刺细胞病理学检查和组织病理学检查　应用直径0.7～0.9mm的细针穿刺抽吸肿瘤组织内细胞做病理学检查，针吸细胞病理诊断乳腺癌的正确率＞80%；但对瘤径＜1cm的乳腺肿瘤不易采取到标本。针吸细胞学检查结果阴性者，但仍疑似乳腺恶性肿瘤时，可切除肿瘤做组织病理学检查。切除的肿瘤组织做快速冷冻切片，病理报告为恶性，应立即行乳腺癌根治切除术。

(6) 甲胎蛋白（AFP）检查　可为阳性，正常值参考范围0～20.0μg/L。

(7) 癌胚抗原（CEA）检查　阳性率较高。正常值参考范围0～5.0μg/L。对乳腺癌观察疗效、监视复发、评估预后有重要临床意义。

(8) 肿瘤抗原15-3（CA15-3）检查　是监测乳腺癌的重要抗原，正常值参考范围0.1～30.0U/ml。

(9) 乳腺癌基因图谱已绘出，对乳腺癌诊治研究有临床意义。

【防治措施与用药】

有乳腺癌家族史、患有乳腺纤维瘤的40～60岁妇女属于乳腺癌高危人群，应加强防病教育，学会自检自查，定期健康检查，及时发现，早期治疗，尽早行手术治疗，也可对症放射治疗和药物治疗。

第一、二期乳腺癌一般先行手术治疗，术后根据患者的月经状况、肿瘤大小、淋巴结转移数目、受体状况等决定是否辅助治疗。三期乳腺癌先行术前化疗，以后做根治性手术或做乳腺单纯切除加腋淋巴清除术，术后化疗、放疗以及根据受体状况做内分泌治疗。四期乳腺癌以化疗和内分泌治疗为主，必要时行姑息性手术或放疗。

1. 乳腺癌术后辅助化疗方案参考

（1）CMF 方案　环磷酰胺（CTX）[保甲] 400～500mg/m^2，静脉滴注，第 1、8 日；米托蒽醌（MTX）[保乙] 10～14mg/m^2，静脉滴注，第 1、8 日；氟尿嘧啶（5-FU）[保乙] 400～500mg/m^2，静脉滴注，第 2、9 日。21d 或 28d 为 1 周期，3～4 周期为 1 个疗程。

（2）CAF 方案　CTX 400～500mg/m^2，静脉滴注，第 1、8 日；多柔比星（ADM）[保甲] 40mg/m^2，静脉注射，第 1 日；5-FU 400～500mg/m^2，静脉滴注，第 2、9 日。21d 为 1 周期，3～4 周期为 1 个疗程。

（3）CMFP 方案　CTX 400～500mg/m^2 或 2.5mg/(kg·d)，口服；MTX 0.7mg/kg，静脉注射，每周 1 次，连用 8 周；5-FU 12mg/kg，静脉注射，每周 1 次，连用 8 周；长春新碱（VCR）[保甲] 0.035mg/kg，静脉注射，每周 1 次，连用 4～5 周。每次限量为 2mg。泼尼松（强的松，PND）[保甲/乙] 0.75mg/(kg·d)，口服。21d 为 1 周期，3～4 周期为 1 个疗程。

（4）CAP 方案　CTX 400～500mg/m^2，静脉注射，第 1～8 日（或 200mg/m^2，静脉注射，第 1、3、5 日）；ADM 40mg/m^2，静脉注射，第 1 日；顺铂（DDP）[保甲] 每次 40～50mg，第 3～5 日（或 30mg/m^2，静脉注射，第 1、3、5 日）。21d 为 1 周期，3～4 周期为 1 个疗程。

（5）AT 方案　ADM 40～50mg/m^2，静脉注射，第 1 日；紫杉醇 135～150mg/m^2 或多西他赛[保乙] 60mg/m^2，静脉滴注，第 3 日。21d 为 1 周期，3～4 周期为 1 个疗程。

（6）AC 方案（ADM＋CTX）　用法同前。

（7）NA 方案　去甲长春花碱（NVB）25mg/m^2，静脉滴注，第 1、8 日；多柔比星（阿霉素）[保甲] 40～50mg/m^2，静脉注射，第 1 日。21d 为 1 周期，3～4 周为 1 个疗程。

对于 50 岁以上患者，他莫昔芬（三苯氧胺，TAM）[保甲] 能使复发率和病死率分别降低 30％和 19％，但化疗仅能使年复发率和病死率分别降低 22％与 14％。对腋淋巴结转移数目较少（1～3 个），绝经时间较长的患者，可以单用 TAM 治疗，而对于淋巴结转移数目多或受体阴性的患者，可以考虑化疗或 TAM 合并化疗。一般服用 TAM 10～20mg，2 次/d，可连服 5 年。

乳腺癌腋淋巴结阴性术后辅助治疗，有 30％病例可能受益，即目前的术后辅助治疗仅能使乳腺癌复发率降低约1/3。

2. 晚期乳腺癌（晚期转移性乳腺癌）的治疗

他莫昔芬（TAM）[保甲] 10～20mg，口服，2次/d。

甲羟孕酮（安宫黄体酮，MPA）[保甲] 500mg，1～2次/d；或甲地孕酮（MA）[保甲]160mg，1次/d，均口服。

芳香化酶抑制药 此类药物能抑制肾上腺分泌的雄激素转变为雌激素过程中的芳香化环节，从而降低雌二醇水平，达到治疗乳腺癌的目的，一般作为绝经后乳腺癌的二线或三线治疗药。临床上应用的有氨鲁米特（AG）[保甲]、福美坦（兰特隆）、来曲唑[保乙]、阿那曲唑[保乙]等。来曲唑的用量为2.5mg，阿那曲唑的用量为1mg，均口服1次/d。

黄体生成素释放激素（LHRH）**抑制剂** 能降低雌激素水平，相当于"药物性卵巢切除"。总有效率为32%～50%，最长缓解期为5年。如戈舍瑞林[保乙]治疗绝经前乳腺癌，每4周深部肌内注射3.6mg；亮丙瑞林每4周深部肌内注射3.7mg。一般注射4～6次为1个疗程。

前述内分泌治疗起效缓慢，常用药2～3个月后才能见到肿瘤缩小。当肿瘤无明显进展时，有必要至少服药16周后再评价疗效。单一用药并不比联合用药的疗效差。内分泌治疗的疗效受肿瘤转移部位（例如软组织和骨转移比内脏转移效果好）、受体状况等因素影响。在服药后最初1个月内，所有内分泌治疗均可引起骨痛或者软组织和内脏部位转移癌的快速生长现象，俗称"闪耀"（Flare），多见于服用己烯雌酚和他莫昔芬的患者。一般骨痛或肿瘤快速生长现象持续时间短暂，接着就会出现肿瘤稳定或缩小，所以"闪耀"现象提示预后良好。正确区分是"闪耀"现象还是肿瘤进展至关重要。氯化锶（^{89}Sr）有较好抑制骨转移性疼痛之效。

3. 生物治疗 乳腺肿瘤细胞表面致癌基因（人上皮生长因子受体-2，HER-2） 患者无病生存期较短，肿瘤常对上述CMF方案及TAM耐药。针对HER-2阳性患者，采用针对性强的生物靶向药物能做到辨识"敌我"，成功瞄准癌细胞，如HER-2的单克隆抗体曲妥珠单抗（赫赛汀，曲促珠玛，群司珠单抗）用于HER-2过度表达阳性的乳腺癌效果良好；肿瘤复发风险降低52%，死亡风险降低33%，近90%接受靶向治疗的女性患者经过平均4年的观察依然生存。给予曲妥珠单抗的首次负荷量为4mg/kg。每周1次，缓慢静脉滴注90min；然后给予2mg/kg，静脉滴注，每周1次。联合用多柔比星（ADM）60mg/m^2，环磷酰胺（CTX）600mg/m^{2}或紫杉醇（泰素，PTX）175mg/m^2，静脉滴注 3h。每 3 周为 1 周期，共 6 周期，有效率达 64.9%。

乳腺纤维腺瘤

【临床表现与诊断要点】

本病系良性肿瘤，极少数可发生恶变。其发生与雌激素的刺激有密切关系，因此常见于 20～25 岁的青春发育期女性，很少发生在月经来潮前或绝经后。一般无明显症状，少数患者可感刺痛，但与月经无关。体格检查纤维腺瘤好发部位是乳房的外上象限，多单发，亦可同时或相继在一侧或双侧乳房内出现多个肿块，呈圆形或椭圆形，表面平滑，边界清楚，质地坚韧，活动度大，与皮肤和周围组织没有粘连，腋窝淋巴结无肿大。肿瘤一般生长缓慢，可能数年无变化。但在妊娠期或哺乳期迅速增大。X 线钼靶摄片及红外线检查，可见肿瘤边缘清晰而光滑，肿块显示均匀。超声探查见肿瘤形态规则，边界清晰，肿瘤呈均质低回声。

【防治措施与用药】

纤维腺瘤癌变概率虽小，但仍有肉瘤变的可能，因此治疗以手术切除为主。切除后不再复发。但在乳房其他部位仍可能发生。患者应学会前述的自检自查，定期到医院进行相关检查。

子宫颈癌

子宫颈癌是一种发生于子宫颈的上皮恶性肿瘤，也是各国妇女中仅次于乳腺癌的第二种最常见肿瘤，居中国妇科恶性肿瘤首位。主要相关因素有以下四个方面。

1. 早婚、早育、多产　据普查结果表明，结婚年龄 17 岁前比 18 岁以后的患病率高 3.9 倍，初产的年龄在 18 岁前是 18 岁以后的 3.2 倍；分娩次数在 4 胎以上是 3 胎以下的 2 倍。

2. 性生活因素　性生活过于频繁、性生活不洁，男性伴侣阴茎包皮过长所积存的皮垢含有致癌性物质的刺激等。

3. 宫颈糜烂　为癌前期病变之一，应积极抓紧治疗，否则比宫颈光滑妇女癌变可能性大。

4. 其他　雌激素分泌紊乱、代谢异常及单纯疱疹病毒感染等。

【临床表现与诊断要点】

发病高峰年龄在 50 岁左右。发展中国家和地区发病率高，农村高于城市，山区高于平原。我国每年新增病例13.1万例，秦岭山脉西段为高发区，病死率最高的是山西省。子宫颈癌具有性传播疾病的特点，提示生殖道HPV感染在宫颈癌病因中起重要作用。患者一般有阴道不规则出血或接触性出血，阴道分泌物增多，下腹及盆腔疼痛，晚期可有尿频、尿痛、血尿、下肢水肿或排尿困难及便血等。

1. 宫颈癌临床分类　有空洞型、外生型和内生型。Ⅰ期：癌灶局限于宫颈。Ⅱ期：癌灶已超出宫颈，但未达盆壁；癌灶累及阴道，但未达阴道下1/3。Ⅲ期：癌灶超越宫颈，阴道浸润已达下1/3，宫旁浸润已达盆壁，有肾积水或无功能肾。Ⅳ期：癌播散超出真骨盆或浸润膀胱黏膜及直肠黏膜。宫颈癌5年生存率约60%，其中Ⅰ期约82%、Ⅱ期约62%、Ⅲ期约37%、Ⅳ期约12%。

宫颈癌病理学分为：鳞状细胞癌占80%～85%，腺癌占10%～15%，其他少见类型如腺鳞癌、小细胞癌及未分化癌等。

2. 早期宫颈癌的诊断要点

(1) 阴道细胞学涂片　为已婚妇女防癌普查的重要手段。可用宫颈双取器（能同时采集宫颈管和宫颈表面细胞）、新柏氏超薄细胞检测器（有一山峰状的软塑刷，在宫颈口周围顺时针转动5圈，然后放入保存液小瓶内搅动清洗；其细胞采集率更高），除癌细胞外还可检查其他项目，如做HPV相关抗原检测，也可查阴道滴虫、真菌等。在细胞阅片方面，近几年已可采用计算机筛查。阴道细胞涂片无损伤，简单易行，如疑似子宫颈癌，可多次重复排查。

(2) 阴道镜检查　可将病变放大6～40倍，在直视下早期发现宫颈的癌前病变及细小病灶，提高子宫颈癌活检的阳性率。

(3) 宫颈活检　在阴道镜指引下活检进行病理组织切片，证实癌的诊断并区分肿瘤的病理学类型和分级。

3. 宫颈浸润癌的诊断要点

(1) 症状与体征　主要表现为阴道分泌物增多伴腥臭味，阴道不规则出血，部分患者伴腰痛、下腹痛或腿痛及水肿，可有大小便异常症状。窥视阴道可见宫颈原形丧失，为肿瘤所取代。表面可呈结节、菜花、溃疡或空洞状，并可累及阴道壁。

(2) 膀胱镜、静脉肾盂造影、B超或阴道彩超、CT及磁共振成像（MRI）等特殊检查有助于诊断癌变范围。

(3) 血清肿瘤标记物　如血清总唾液酸（TSA）和乳酸脱氢酶（LDH）对诊断和监测宫颈癌患者的治疗有意义，诊断阳性率达90%以上。鳞状细胞癌抗原（SCC）、癌胚抗原（CEA）和肿瘤相关的胰蛋白酶抑制因子（TATI）总阳性率分别为60%、39%、10%。而SCC对监测晚期或复发宫颈癌最有效，在肿瘤复发和进展时，92%有SCC值上升。

（4）宫颈刮片、阴道镜检查、宫颈活组织及宫颈管搔刮术、HPV-DNA检测有助于确定诊断；注意疱疹病毒Ⅱ型（HSV-Ⅱ）与宫颈癌的相关性较宫颈上皮内癌变（CIN）为强。

【防治措施与用药】

减少高危因素，避免人乳头瘤病毒（HPV）感染是有效的预防措施；早期诊断宫颈上皮内瘤样病变可有效预防宫颈癌。手术和放疗是有效的治疗方法，化疗为宫颈癌的补充治疗，中医药亦为辅助治疗。

1. 单药化疗及其疗效　顺铂（DDP）[保甲]有效率23%（190例/815例）；异环磷酰胺（IFO）[保乙]22%（35例/157例）、二溴卫矛醇23%（23例/102例）、氟尿嘧啶（5-FU）[保甲]20%（68例/348例）、丝裂霉素[保甲]（MMC）22%（17例/78例）、长春瑞滨（NVB）[保乙]45%（19例/42例）、依立替康（CPT-11）[保乙]21%（9例/42例）。

2. 宫颈鳞癌新辅助化疗方案

（1）PBV方案　顺铂（DDP）[保甲]50mg/m^2，静脉注射，第1日（先水化，利尿），长春新碱（VCR）[保甲]1mg，静脉注射，第1日；博来霉素（BLM）[保乙]20mg/m^2，静脉滴注，第1～2日。每3周重复，共3个周期。

（2）BIP方案　异环磷酰胺（IFO）[保乙]1.2g/m^2加入林格液250ml静脉滴注，第1～3日；美司钠[保乙]按IFO用量的1/5，静脉注射，第0、4、8h给药，顺铂[保甲]（DDP）20mg/(m^2·d)，静注；5%葡萄糖生理盐水1000ml，静脉滴注，第1～3日；每3～4周重复，共2～3个周期。

3. 宫颈腺癌新辅助化疗方案　MEP方案：丝裂霉素（MMC）[保甲]10mg/m^2，静脉注射，第1日；顺铂（DDP）[保甲]50mg/m^2，静脉注射，水化，利尿，第1日；依托泊苷（VP-16）[保乙]100mg加入生理盐水500ml，第1、3、5日；每3周重复，共3周期。

4. 宫颈小细胞癌新辅助化疗方案

（1）EP方案　依托泊苷（VP-16）[保乙]100mg加入生理盐水500ml，静脉滴注，第1～4日；顺铂（DDP）[保乙]20mg/(m^2·d)，静脉注射；每3周重复，共3个周期。

（2）VAC方案　长春新碱（VCR）[保甲] 1mg，静脉注射（滴壶注入），5%葡萄糖注射液500ml，静脉滴注，第1～2日；多柔比星（ADM）[保甲] 40mg/m^2，静脉注射，第1日；环磷酰胺（CTX）[保甲] 600mg/m^2，静脉注射，第1日；每3周重复，共3个周期。

5. 综合治疗

（1）羟基脲（HU）[保甲]＋放疗　HU 80mg/kg，口服，每周2次，在放疗期间服用。放疗则用盆腔外照射5000cGy＋腔内3000cGy对A点，呈协同作用。

（2）顺铂（DDP）[保甲]＋放疗　DDP 20mg/(m^2·d)，第1～5日；每3周重复。同时盆腔放疗1.8～2.0cGy/d，每周5次，共5周；加腔内铯放疗，A点总量达80Gy。这一方案的总反应率达96%（53例/55例），其中完全反应率（CR）87%（48例），部分反应率（PR）9%（5例）。本方案对Ⅲ期患者疗效良好，完全反应率达92%（22例/24例），且Ⅲ期患者的5年生存率和无瘤率均达67%（14例/21例）。

（3）CBP＋放疗　卡铂（CBP）[保甲] 60～90mg/m^2，静脉滴注，每周1次，共5周。联用放疗。

（4）紫杉醇[保乙]＋放疗　紫杉醇40mg/m^2，静脉滴注，每周1次，共5～7周，同时联用全程放疗。

（5）同时铂化疗＋腔内镜治疗　①顺铂[保甲] 50mg/m^2，12h持续滴入，同时给第1次腔内治疗（^{137}Cs，每次A点20～25Gy）；②1周后给卡铂[保甲] 100～300mg/m^2，静脉滴注，10min，接着给第2次腔内治疗。腔内镜治疗后2～3周行手术或开始盆腔外照射。效果良好。

【预防】

首选人乳头瘤病毒（HPV）疫苗。

子宫内膜癌

这是原发于子宫内膜的一组上皮恶性肿瘤。发病平均年龄约55岁，比宫颈癌推迟5～10年。

【临床表现与诊断要点】

常有子宫出血，阴道异常分泌，下腹疼痛或腰骶部疼痛。体格检查可见子宫轻度增大，宫体稍软而均匀，子宫内膜的组织学检查为诊断的最后依据，激素和内膜癌的发生密切相关。长时期持续、高涨或不适当的雌激素产生与刺激，包括外源性雌激素长期使用，是发生子宫内膜癌重要而直接的原因。肥胖、未孕、晚绝经、糖尿病、高血压、多囊卵巢综合征、功能失调性子宫出血和某些卵巢肿瘤也与内膜癌的发生相关。肿瘤标记物 CA125 水平升高可能是宫内膜淋巴结受侵的术前指标。

【防治措施与用药】

进一步检查有妇科 B 超、性激素水平测定、宫腔镜检查及分段诊断性刮宫，可确定诊断；淋巴造影用于术前发现淋巴结转移，CT、磁共振（MRI）、PET 主要用于观察宫腔、宫颈病变，特别是肌层浸润的深度及淋巴结转移。手术仍是治疗子宫内膜癌的主要手段。综合治疗如放疗、化疗和激素治疗请参阅“子宫颈癌”“乳腺癌”。

1. 子宫内膜癌单一药化疗的疗效　紫杉醇[保乙]有效率 37%（13 例/35 例）、卡铂[保甲] 31%（23 例/75 例）、多柔比星[保乙] 26%（49 例/188 例）、顺铂[保甲] 23%（29 例/127 例）、氟尿嘧啶[保甲] 23%（18 例/78 例）。

2. 联合化疗

（1）AP 方案　多柔比星[保甲] 50mg/m²，静脉注射，第 1 日；顺铂[保甲] 50mg/m²，静脉注射，第 1 日，水化利尿；3 周后重复。为晚期或复发性子宫内膜癌的标准治疗方案。

（2）AEP 方案　多柔比星[保甲] 40mg/m²，静脉注射，第 1 日；依托泊苷（VP-16）[保乙] 75mg/m²，静脉滴注，第 1～3 日；顺铂[保甲] 20mg/m²，静脉注射，第 1～3 日；每 4 周重复。同时口服甲地孕酮，160mg/d。

（3）TC 方案　紫杉醇[保乙] 135～175mg/m²，静脉滴注 3h，第 1 日；卡铂 300mg/m²；每 4 周给药 1 次。

（4）ATP 方案　多柔比星[保甲] 45mg/m²，静脉注射，第 1 日；紫杉醇[保乙] 125～150mg/m²，静脉滴注，第 1 日；顺铂[保甲] 60mg/m²，静脉注射，水化利尿，第 2 日；隔 3～4 周重复。

（5）卡铂＋激素治疗　如卡铂[保甲] 300mg/m²，每 4 周为 1 个疗程，连用 6 个疗程；或甲地孕酮 80mg，口服，2 次/d；或他莫昔芬[保甲] 70mg，口服，2 次/d；每 3 周交替应用，治疗晚期或复发性子宫内膜癌。

子宫肉瘤

子宫肉瘤主要来源于子宫的平滑肌、内膜间质或结缔组织。多发于中老年妇女；黑人妇女发病率约为白人妇女的 2 倍，未婚者子宫肉瘤的发病率比已婚者高。常见有3种类型：子宫平滑肌肉瘤、子宫恶性中胚叶混合瘤、子宫内膜间质肉瘤。总的5年生存率为30%～50%。

【临床表现与诊断要点】

(1) 阴道不规则出血且量较多，如发生在绝经期或绝经后则需进一步检查；肿块或下腹部明显疼痛常突然发生，且与经期无关；肿块增长快。

(2) 子宫不规则增大、变硬；或宫口有息肉状物脱出，宫口肿物活检或刮宫常可使子宫内膜间质肉瘤或中胚叶混合瘤明确诊断。

(3) 恶性中胚叶混合瘤患者可有既往盆腔放疗史，少数内膜间质肉瘤可合并子宫内膜异位症。CA125水平可监测肿瘤的临床反应；少数患者甲胎蛋白（AFP）可升高。

(4) 阴道彩色B超对子宫肉瘤和良性肌瘤病变的鉴别力较高。

国际妇产科联盟（FIGO）将宫体癌的手术分期为：Ⅰ期，子宫肉瘤局限于子宫体；Ⅱ期，肉瘤已累及宫颈管；Ⅲ期，肉瘤已浸润到子宫外，但未超出真骨盆；Ⅳ期，肉瘤已浸润超出真骨盆，或已累及膀胱或直肠黏膜，或已远处转移。

【防治措施与用药】

Ⅰ～Ⅱ期：手术＋术后辅助化疗。

Ⅲ～Ⅳ期：对症综合治疗。

1. 单一药物治疗　子宫肉瘤最有效的药物是多柔比星（阿霉素ADM）[保甲]、异环磷酰胺（IFO）[保乙]，次为达卡巴嗪（氮烯咪胺，DTIC）、依托泊苷（VP-16）[保乙]、长春新碱（VCR）[保甲]、放线菌素D（更生霉素，DACT）[保乙]。

2. 子宫平滑肌肉瘤化疗方案

(1) VAD方案　VCR 1mg溶于0.9%氯化钠注射液10ml中，静脉冲入，第1～2日；ADM 20mg/(m^2·d)，静脉冲入，第1～3日；DTIC 250mg/(m^2·d)，溶于生理盐水150ml，静脉滴注，第1～5日；每3～4周重复。

(2) IEA方案　IFO 1.2～1.5g/(m^2·d)，静脉滴注，第1～3日；美司钠[保乙]按IFO的1/5量，0h、4h、8h各1次静脉冲入；VP-16 100mg加入生理盐水500ml，静脉滴注，第1～3日；ADM 20mg/(m^2·d)，静脉冲入，第1～3日；每3～4周重复。

3. 子宫恶性中胚叶混合瘤化疗方案

（1）PA方案　顺铂（DDP）50～100mg/m^2，水化利尿，第1日；ADM 40～60mg/m^2，静脉冲入，第1日；3～4周重复。也可用小剂量DDP 20mg/(m^2·d)，静脉冲入加入生理盐水1000ml，静脉滴注，第1～5日；ADM 20mg/(m^2·d)，静脉冲入5%葡萄糖注射液（G.S）500ml，静脉滴注，第1～3日；每3～4周重复。

（2）IEP方案　IFO 1.2～1.5g/(m^2·d) 溶于250ml林格液中，静脉滴注，第1～3日；美司钠按IFO1/5量，0、4、8h各用1次静脉冲入；VP-16 100mg加入生理盐水500ml，静脉滴注，第1～5日；DDP 20mg/(m^2·d)，静脉冲入生理盐水1000ml静脉滴注，第1～5日；每4周重复。

4. 子宫内膜间质肉瘤　手术应当切除双侧卵巢。术后除给予多疗程与子宫恶性中胚叶混合瘤相同的化疗和盆腔放疗外，尚宜用他莫昔芬加孕激素治疗。

宫颈上皮内瘤样病变（CIN）

宫颈上皮内瘤样病变是宫颈癌前病变的组织学诊断。子宫颈癌的发生发展是由量变到质变、渐变到突变的，即由CIN变为早期浸润癌再到浸润癌的连续演变过程。

【临床表现与诊断要点】

体检时直视下宫颈外观尚可完全正常或有不同程度的糜烂，可有白带增多或接触性出血，经宫颈刮片组织学检查才发现异常。发病高峰年龄为30～34岁，比宫颈浸润癌提早20多年。CIN组织学诊断标准分为Ⅰ级、Ⅱ级和Ⅲ级（包括宫颈原位癌）。

（1）人乳头瘤病毒（HPV）感染与CIN Ⅰ～Ⅲ级均有很强的相关性。宫颈刮片、阴道镜检查、宫颈活组织及宫颈管搔刮术检查有助于诊断。

（2）性传播疾病相关病原学检查、血清学检查、宫颈尖锐湿疣的组织学检查除明确诊断外，尚需排除恶性变。

【防治措施】

根据病变程度选择物理治疗（如激光烧灼）、宫颈锥切术或子宫全切。

绒毛膜癌（绒癌）

本病多继发于正常或不正常的妊娠之后，称“妊娠性绒癌”或“继发性绒癌”，主要见于育龄妇女；未孕或绝经后妇女少见，且常和生殖细胞肿瘤同时存在，称“非妊娠性绒癌”或“原发性绒癌”。绒癌是第一个单用药物可达到根治的恶性肿瘤，早期病例90%可以治愈，5年生存率达50%以上。

【临床表现与诊断要点】

产后（或流产后）或葡萄胎排出后阴道不规则出血，盆腔检查子宫修复差，较大且软。子宫碘化油造影或盆腔造影见有肌层侵蚀或肿瘤染色区。人绒毛膜促性腺激素（HCG）测定持续不正常或测定值上升；胸部X线检查、CT或超声检查发现有占位病变。有转移者，出现有转移部位相应症状，如脑转移出现呕吐、抽搐或偏瘫、昏迷等；肾或膀胱转移出现肉眼血尿；最常见的转移是肺转移。病理特点是大片增生分化不良的滋养细胞侵犯子宫肌层和血管。

临床诊断：得不到子宫或其他转移器官的标本供病理检查的病例，根据以下两点鉴别绒癌和侵蚀性葡萄胎。①末次妊娠性质，凡继发流产或足月后产生恶变的诊断为绒癌；②葡萄胎完全排出后1年以内者诊断为侵蚀性葡萄胎，超过1年者诊断为绒癌。部分绒癌病例，子宫原发灶消失，因转移癌引起的临床症状而到相关科室就诊，如不提高警惕，易误诊。及时查HCG可明确诊断。临床分为4期。

Ⅰ期：无转移，病灶局限于子宫。

Ⅱ期：近处转移，病灶转移至宫旁、附件。

ⅡA：病变转移至宫旁组织、附件。

ⅡB：病变转移至阴道。

Ⅲ期：远处转移，病变转移至肺。

ⅢA：棉球阴影直径<3cm或片状、点状阴影占一侧肺的一半。

ⅢB：超过上述范围。

Ⅳ期：全身转移，如肝、脑、肾、肠等。

【防治措施与用药】

化疗为主要手段。但有时需手术治疗，如子宫原发灶或转移灶大出血，非手术治疗无效者，残存的肿瘤已耐药等需要辅以手术切除病灶。全身性转移患者（Ⅳ期）加用局部放疗。

单药用于早期无转移病例，除依托泊苷（VP-16）外，有晚期转移病例多采用联合化疗。化疗方案确定后，应严格执行药物的用法用量和疗程，不宜随意更改。必要时加用一定疗程巩固化疗的效果。

1. 低危组化疗方案　甲氨蝶呤（MTX）[保甲]1.0～1.5mg/kg，肌内注射，隔日1次，共4次；亚叶酸钙（CF）[保乙]0.1～0.15mg/kg，肌内注射，隔日1次，共4次。CF肌内注射开始于MTX肌内注射后24h，疗程间隔2周。

2. 中危组MAC方案　MTX 15mg，肌内注射；放线菌素D（Mct-D）[保甲]0.5mg，静脉注射；苯丁酸氮芥（CLB）[保乙]8～10mg，口服；或环磷酰胺（CTX）[保甲]3mg/kg，口服或静脉注射，均1次/d，5d为1周期，4周重复。

3. 高危组PVB方案　顺铂（DDP）[保甲]30mg，静脉滴注1h，1次/d，共5d；隔3周重复。长春新碱（VCR）[保甲]2mg，静脉注射，第1～2日；每3周1次。博来霉素[保乙]（或平阳霉素）30mg，肌内注射，每周1次，共12次，总量360mg。静脉滴注顺铂后需给患者大量液体（水化），并酌情给予利尿药，以防损伤肾功能，使日尿量＞2500ml。患者出现胃肠道反应时，给予维生素B_6 0.2g，静脉滴注；患者血镁浓度偏低时，给予25％硫酸镁4ml（1g）加于水化溶液中，可缓解抗癌药的不良反应。本方案也可用于卵巢生殖细胞肿瘤的治疗。

子宫肌瘤

【临床表现与诊断要点】

子宫肌瘤是一种常见的子宫良性肿瘤，多见于育龄妇女。子宫不正常出血是最常见的症状，可有腹部包块、疼痛、压迫症状、白带增多、不孕或流产，长期月经过多可造成继发性贫血，严重者可有贫血性心脏病。体格检查可见子宫增大，表面不平，有时有压痛，肌瘤增大时可充盈整个盆腔。肌瘤的发生与长期和过度的雌激素刺激有关，未婚及性生活不协调也是诱发子宫肌瘤的因素。阴道B超检查、子宫输卵管碘造影、宫腔镜及腹腔镜检查有助于明确诊断。宫腔镜可在直视下观察宫腔内情况，摘除黏膜下肌瘤，诊断性刮宫和病理学检查可排除子宫内膜病变；腹腔镜能清楚辨认子宫肌瘤与卵巢或输卵管肿瘤的区别。

【防治措施与用药】

根据肌瘤大小及症状程度选择药物治疗和（或）多种形式的手术、物理治疗。

平消胶囊[保甲]　活血化瘀，止痛散结，清热解毒，扶正祛邪。可缓解肌瘤症状，缩小瘤体，抑制肿瘤生长，提高人体免疫力。成人一般口服4～8粒（片），3次/d。可与手术联用。

消瘿气瘰丸 消瘿化痰，治瘰疬。成人每次6g，2次/d。忌与甘草同服。

阴 道 癌

阴道癌病因不详，可能与早婚、多产、子宫脱垂长期使用子宫托、黏膜受慢性刺激有关。约1/5病例有放射治疗史。人乳头瘤病毒（HPV）感染也可能是发病因素之一。

【临床表现与诊断要点】

阴道癌占女性生殖器官恶性肿瘤的1%～3%，发病高峰年龄为40～59岁。主要症状有阴道不规则出血、白带增多；随病情进展出现腰痛、腹痛及大小便障碍、异常，晚期可有贫血、肾功能障碍和远处转移等。体格检查病变多位于阴道后壁上1/3，任何形式的新生组织或阴道充血、糜烂、组织弹性不好甚至僵硬、结节，都必须重视。

如疑似阴道肿瘤，应做局部黏膜涂片细胞学检查，并行阴道镜检查取活检进行病理学诊断。人乳头瘤病毒脱氧核糖核酸（HPV-DNA）检测有助于诊断尖锐湿疣及其继发的恶性病变。

【防治措施与用药】

强调个体化，酌情选择手术治疗，局部放射治疗及药物综合治疗。

博来霉素[保乙] 15～30mg，静脉注射，肌内注射或局部注射，每周2次，总量300～450mg，有发热反应者，可每次减量5mg，静脉注入为每次5～15mg。亦可用等量做瘤内注射。此外，可用其软膏外涂肿瘤溃疡。因个体差异大，亦个体化给药。因价格较昂贵，可改用平阳霉素[保甲]（博来霉素A5，争光霉素A5），疗效基本相近，但药费降低。

外 阴 癌

【临床表现与诊断要点】

外阴癌多发生于绝经后，平均发病年龄为52岁，持续数年的外阴瘙痒是常见症状。病灶可累及外阴、会阴或肛门周围的任何部位，以大阴唇部最多见，右侧多于左侧。皮损为单个或多个结节肿物，可有疼痛，有时有溃疡或少量出血。周围皮肤可以完全正常，也可呈白色或有色素沉着，呈斑状或丘疹状病变。外阴癌前病变，性病如淋巴肉芽肿、尖锐湿疣、梅毒等可能是本病的诱发因素之一。

临床分4期。Ⅰ期：癌灶位于外阴或会阴，病灶最大径线≤2cm，无淋巴结转移。Ⅱ期：癌灶局限于外阴或会阴，病灶最大径线>2cm，无淋巴结转移。Ⅲ期；无论肿瘤大小，病灶直接蔓延至下尿道，或阴道、肛门及其他部位，或有单侧局部淋巴结转移。ⅣA期：肿瘤侵犯任何下列部位，如尿道上段、膀胱黏膜、直肠黏膜、骨盆或双侧淋巴结转移。ⅣB期：任何远处转移，包括盆腔淋巴结转移。

皮肤活检病理学检查或人乳头瘤病毒（HPV）DNA检测有助于明确诊断。阴部良性肿瘤有一定的恶变率，切除时需对切下的组织进行活检；可能并发机体其他部位的原发癌，如宫颈浸润癌，有必要行阴道镜检查和宫颈刮片、活检明确诊断。

【防治措施与用药】

慢性外阴营养障碍与外阴癌有一定相关性，需合理饮食，均衡营养。外阴癌治疗首选手术，晚期病例术前加放疗和化疗。博来霉素、平阳霉素的用法用量参阅“阴道癌”。

外阴恶性黑色素瘤

【临床表现与诊断要点】

平均发病年龄为54～60岁，患者有延误就诊倾向。体格检查可见外阴部结节、溃疡或息肉状，可有瘙痒、出血和黑色素沉着，有时有疼痛，大多位于外阴中部黏膜，可呈浅表型放射状生长或结节型垂直状生长。皮肤黑色素瘤的危险因素包括：已经变化或变化中的色素痣，大的或不规则的含色素病变，如结构不良的色素痣，家族黑色素瘤及斑状病变，胎生色素痣，直系亲属黑色素瘤病史，对阳光过敏和过度阳光暴晒。病变组织活检病理学检查、单克隆抗体HMB-45免疫细胞化学技术有助于明确诊断。

【防治措施与用药】

手术治疗为首选，局部激光治疗、化疗和免疫学治疗用于晚期姑息治疗。

外阴鳞状上皮内瘤样病变（VIN）

【临床表现与诊断要点】

外阴上皮异常生长，外观呈暗红、棕色或色素性斑，表面颗粒状或疣状，多见于小阴唇下部和会阴部，近年发病有增多和年轻化趋势。常合并有下生殖道人乳头瘤病毒（HPV）感染。常见症状为外阴瘙痒或自己发现外阴结节。体格检查见外阴局部皮肤出现丘疹或斑疹，可有多种颜色，单个或多个。外阴和肛周有高出皮肤表面的白色不规则病变应高度怀疑本病。根据上皮病变的深度，本病的组织学分为3级：Ⅰ级、Ⅱ级、Ⅲ级。Ⅲ级相当于不典型增生的Ⅲ级原位癌。皮肤活检和人乳头瘤病毒DNA检查等可排除性传播疾病；阴道镜检查及病变部位活检有助于诊断并排除浸润癌。

【防治措施与用药】

局部病灶切除或物理治疗包括激光治疗等。五妙水仙膏、β-足叶皂苷乳膏等对症局部外用，缓解局部症状效果良好。

良性卵巢肿瘤

【临床表现与诊断要点】

卵巢是人体发生肿瘤类型最多的部位。按其发生的组织来源分为表层上皮间质肿瘤、性索间质肿瘤、生殖细胞肿瘤、非卵巢特殊性组织来源肿瘤等，每一类又有良性和恶性及交界性之分；此外还有卵巢转移性肿瘤。发病危险因素包括年龄、月经史、促排卵药、家族史和环境因素等。本病可见于任何年龄，肿瘤局限于卵巢，切除后不复发，对全身状况影响小。根据肿瘤组织学分类，临床症状各异，如有月经异常、腹痛、腹部包块和不孕等。体格检查可见一侧或双侧附件区肿物，有可能发生破裂、出血和扭转的急腹症情况，部分肿瘤可能有恶变。B超、X线、CT、磁共振（MRI）、肿瘤标记物如CA125、CEA的检测有助于诊断。少数卵巢肿瘤有异位内分泌表现，须进行相关激素的测定。腹腔镜检查及活检病理学检查能明确诊断。

【防治措施与用药】

腹腔镜检查及手术，或剖腹手术，手术切除后对症用药，预后良好。

卵巢上皮性癌

卵巢上皮性癌简称卵巢癌，是卵巢恶性肿瘤中最常见的一种类型，死亡率居妇科恶性肿瘤的第一位。

【临床表现与诊断要点】

发病人群年龄40～60岁，卵巢位于盆腔深部，不像宫颈、宫体、外阴、阴道等与体表相连，早期临床症状少，易忽视。腹部包块较常见，有腹水时可有腹胀感。晚期患者下腹不适，有急慢性腹痛，阴道不规则出血，出现男性第二体征、低热、食欲缺乏、呕吐、便秘等盆腔压迫症状和肿瘤转移症状。体格检查发现一侧或双侧附件区肿块；盆腔内散在质硬的小结节，不活动，直肠子宫陷凹有浸润、增厚，有时大量腹水为首先发现的病变，可能诊断为肺硬化或结核而就诊于呼吸科或消化科。

经阴道B超、腹部X线、CT、磁共振（MRI）、肿瘤标记物如CA125（卵巢上皮癌抗原）、癌胚抗原（CEA）、组织多肽抗原（TPA）、卵巢癌单克隆抗体（OVXI）等的检查有助于诊断；少数卵巢肿瘤有异位内分泌表现，应进行相关激素测定。腹腔镜在直视下取活检，可明确诊断和鉴别诊断，并可确定病灶大小、转移范围。

【防治措施与用药】

强调首次治疗的彻底性和有计划的以手术为主的综合治疗。

1. 单一药物治疗　对卵巢癌手术前后有效的辅助化疗药物：顺铂[保甲]、卡铂[保甲]、奥沙利铂[保乙]、依托泊苷[保乙]、表柔比星[保乙]、多柔比星[保乙]、六甲嘧胺[保乙]、去水卫矛醇、苯丁酸氮芥[保乙]等。可单用，亦可联合用药。需对症制定个体化用药方案。例如用卡铂前，先用5%葡萄糖或生理盐水制成溶液（10mg/ml），然后加入5%葡萄糖液500ml静脉滴注。推荐剂量300～400mg/m^2，1次给药；或60～70mg/m^2，1次/d，连用5d；每4周重复1次。需视患者的全身状况及肾功能而定。肌酐清除率是决定给药剂量的重要因素，及时酌情调整剂量，注意避光给药。

顺铂（DDP）[保甲]：为减少肾毒性，每当剂量≥50mg/m^{2}时，治疗同时需水化利尿，给药前1d患者大量饮水2000～3000ml，或静脉输液至少3000ml，包括5%葡萄糖氯化钠注射液1000ml，15%氯化钾10ml，用顺铂前30min，使用呋塞米（速尿）[保乙]20mg静脉注射，25%甘露醇静脉滴注，使用顺铂后4h，尿量应超过150～200ml/h，不足者加快输液或甘露醇125ml。用药后第1日仍应输液1500～2000ml。一般成人患者50～100mg/m^2，第1日，水化利尿，3周重复。总剂量不应超过800～880mg/m^2。若出现严重呕吐，可给予恩丹西酮[保乙]、格雷司琼[保乙]或托烷司琼[保乙]对症治疗。化疗期间应注意肾功能变化，如血尿素氮、血肌酐、血尿酸等。

2. CBP/CTX 方案　卡铂[保甲]250～350mg/m²，静脉滴注，第 1 日；环磷酰胺[保甲]600mg/m²，第 1 日；4 周为 1 个疗程。

3. CAP 方案　顺铂[保甲]50mg/m²，静脉注射，第 1 日，水化利尿；环磷酰胺 500mg/m²，静脉注射，第 1 日；多柔比星 30～40mg/m²，静脉注射（或表柔比星 50～60mg/m²），第 1 日；3～4 周为 1 个疗程。

4. TP 方案　紫杉醇[保乙]135～175mg/m² 加入 5%葡萄糖（G. S）500ml，静脉滴注，第 1 日；顺铂[保甲] 70～75mg/m² 加入生理盐水 200ml，静脉滴注，第 2 日，水化利尿或分两次剂量，第 2 日或第 3 日输入；4 周为 1 个疗程。

为避免严重的骨髓抑制，可调整给药剂量：紫杉醇[保乙]60～80mg/m²，静脉注射 1h，第 1、8、15 日；顺铂[保甲]70mg/m²，静脉滴注，第 2 日（水化利尿）或卡铂 250～350mg/m²，静脉滴注 2h，第 2 日；3～4 周为 1 个疗程。

5. EP 方案　依托泊苷[保乙]（VP-16）60～70mg/m²，静脉滴注，第 1～5 日；顺铂[保乙]20mg/m²，静脉注射，第 1～5 日或卡铂[保甲]100mg，静脉滴注，第 1～5 日。4 周为 1 个疗程。

6. IEP 方案　异环磷酰胺（IFO）[保乙]2g，静脉滴注，第 1～3 日；依托泊苷（VP-16）[保乙]60～70mg/m²，静脉滴注，第 1～3 日；顺铂[保甲]30mg，静脉注射，第 1～3 日；美司钠[保乙]400mg，用 IFO 后 0h、4h、8h 静脉注射，第1～3 日；4 周为 1 个疗程。

7. 六甲嘧胺（HMM）[保乙]　250mg/m²，口服（分次），第 1～15 日；4 周为 1 个疗程。

8. BEP 方案　顺铂（DDP）[保甲]20mg/m²，静脉注射，第 1～5 日，水化利尿；依托泊苷（VP-16）[保乙]70mg/m²，静脉滴注，第 1～5 日；博来霉素（BLM）[保乙]15mg，静脉滴注，第 1～3 日；3～4 周为 1 个疗程。Ⅰ期患者术后常用 3～4 个疗程；Ⅱ期以上晚期者，根据肿瘤残存情况用 4～6 个疗程，必要时再用 2～3 个疗程。

输卵管癌

输卵管癌占妇科恶性肿瘤的 0.24%～0.5%，发生率位于宫颈癌、宫体癌、卵巢癌、外阴癌和阴道癌之后，居末位。最常见发病年龄在 40～70 岁，平均年龄 55 岁左右。

【临床表现与诊断要点】

输卵管的典型临床表现为不孕、阴道排液、阴道出血、腹痛、腹水和下腹部或盆腔包块。体格检查发现一侧或双侧附件区包块，与附件炎性肿物相似，也不易与卵巢肿瘤区分。慢性输卵管炎和结核病变可能是本病的诱因。

诊断要点包括：①阴道细胞学检查，由于输卵管与宫腔相通，从输卵管脱落的癌细胞在涂片中查到的机会较高；②肿瘤标记物检测；③宫腔镜检查和子宫内膜活检；④B超、CT、MRI和腹腔镜检查。

【防治措施与用药】

治疗强调首次治疗的彻底性和有计划的以手术为主的综合治疗，化疗、放疗与手术要密切配合，卵巢激素治疗有一定疗效。

第五节 男性科及泌尿系统肿瘤与用药

前列腺癌

前列腺癌是男性泌尿生殖系统中最重要的肿瘤，在欧美各国占男性癌症死亡的第2位，仅次于肺癌。病因未明，可能与前列腺淋病、病毒及衣原体感染、性活动强度及激素的影响有一定关系。

【临床表现与诊断要点】

本病发展较慢，一般多无症状。常在直肠指诊、B超检查或前列腺特异性抗原（PSA）筛查增高（阳性率约70%）时发现，经前列腺穿刺活检确诊。前列腺癌体积较大时，可引起排尿困难、尿潴留、尿失禁、血尿、脓尿或肾积水。少数患者先发现肺、骨等转移灶，继而查出前列腺癌。出现骨转移时可造成病理性骨折。肛诊扪到前列腺硬块或结节时应考虑本病。复旦大学肿瘤医院发现尿液中肿瘤诊断新标记物，可使前列腺癌早诊特异性升至50%。

直肠指诊、血清PSA测定、人乳头瘤病毒感染有助于确诊；经直肠超声检查、CT、磁共振成像（MRI）检查、前列腺穿刺活检病理检查、全身骨扫描等有助于明确诊断。

【防治措施与用药】

前列腺癌治疗应结合肿瘤分期、患者身体状况酌情综合考虑。①等待观察：适用于T_{1a}（A_1）期局限性前列腺癌。②根治性前列腺切除术：适用于局限性前列腺癌患者，身体状况较好，能耐受手术者，预期寿命大于10年。可选用激光手术或腹腔镜下前列腺根治性切除术。③放射治疗：包括外放射及内放射。④激素治疗。⑤化学药物治疗。以下药物疗法供参考。

1. 激素疗法

己烯雌酚[保甲]　1～3mg/d，口服，1次/d。

甲地孕酮[保甲]　40mg，口服，2～4次/d；或160mg，1次/d，3个月后改为维持量40mg，2次/d。尚有口服甲羟孕酮0.5g，1～2次/d，3个月后改为维持量0.5g，1次/d。服用这些药物6～12个月后，血清睾酮水平又逐渐回升；但给予小剂量的己烯雌酚（0.1mg/d），可以防止这种现象的发生。

氟他胺[保乙]　250mg，3次/d，饭后服用。与促黄体生成释放激素（LHRH）联用，本品应先服3d。

醋酸亮甲瑞林（利普安）[保乙]　皮下注射，1mg/d。同类药物尚有醋酸戈舍瑞林。应用前者后血清睾酮暂时上升，使少数患者病情恶化，4周后又恢复至原有水平，然后降至去势水平。主要不良反应有性欲减退、面部潮红及荨麻疹等。少数人局部注射后皮下有硬结。

2. 化学药物治疗

（1）AP方案　多柔比星50～60mg/m^2，静脉注射，第1日；顺铂[保甲]50～60mg/m^2，静脉滴注，第3日，水化治疗。每3～4周重复，3～4周期，有效率约43%。

（2）AMP方案　多柔比星50mg/m^2，静脉注射，第1日；丝裂霉素[保甲]10mg/m^2，静脉注射，第1日；氟尿嘧啶[保甲]750mg/m^2，3周期，有效率50%。

（3）PE方案　紫杉醇（泰素）[保乙]120mg/m^2，静脉滴注96h，第1～4日；雌莫司汀（癌腺治、雌二醇氮芥、磷雌氮芥）[保乙]600mg/(m^2·d)，口服，第1～21日。每3周重复，3周期有效率为43%。

（4）VE方案　长春碱[保乙]4mg/m^2，静脉注射，每周1次，连用6周；雌莫司汀[保乙]10mg/(kg·d)，分3次口服，第1～42日。每8周重复，2周期有效率为54%。

3. 杭州市萧山区第一人民医院泌尿外科与核医学科、B超室等多学科共同协作，将^{125}I放射微粒（低能γ射线）顺利植入76岁患者的前列腺癌中，手术历时2h，术后患者恢复顺利，2周后即痊愈出院可借鉴。

睾丸肿瘤

病因可能与先天性隐睾、遗传、多乳症、睾丸女性综合征；后天物理及化学性损伤、激素代谢紊乱、感染等因素有关。

【临床表现与诊断要点】

常见阴囊肿块不断增大，有时伴疼痛，迅速肿大的肿瘤会产生触痛和剧痛。睾丸上长出的硬块，须进一步体检，超声检查并查明损害的部位。在施行肿瘤松动术前应通过腹股沟切口检查，暴露和夹箍的索状物应予以确认。胸部X线检查和静脉尿路造影检查可发现直接或间接的转移证据。甲胎蛋白和绒毛膜促性腺素，β-亚单位的放射免疫检查是证明肿瘤存在的可靠方法。腹部CT扫描对病程分期很重要。一般分为精原细胞瘤、胚胎性癌及畸胎瘤（癌）、绒毛膜上皮癌。

【防治措施与用药】

睾丸肿瘤无论哪一种类型，都要做高位睾丸切除术及精索结扎。再根据疾病类型对症个体化用药。单纯手术疗效远不及综合治疗的结果。如精原细胞瘤术后应做放疗或氮甲（N-甲）治疗。如经放疗和（或）氮甲治疗失败的患者可选用联合治疗，大多数患者仍可根治。预防性照射的范围一般主张根据淋巴结引流区域照射1～2站。

胚胎性癌及畸胎瘤（癌）：睾丸切除术后应先化疗，而后视情况做腹膜后淋巴结清除术。肺内孤立转移灶者，经观察一定阶段无新病灶出现时，也可做手术切除，有的能够治愈。对于病期较晚的病例，在淋巴结清除术前照射。

绒毛膜上皮癌：不做腹膜后清除术或放射治疗，睾丸肿瘤切除术后应行药物治疗。精原细胞瘤合并绒癌者，4周可照射4000cGy左右。

1. 单一药物化疗　化疗是治疗晚期非精原细胞瘤的主要手段。相对有效的药物有顺铂（DDP）[保甲]、长春碱（VLB）[保乙]、博来霉素（BLM）[保乙]、普卡霉素（光辉霉素，MTH）、多柔比星（ADM）[保甲]、依托泊苷（VP-16）[保乙]和卡铂（CBP）[保甲]等。

2. 联合化疗方案

（1）PEB方案　DDP 20mg/m^2，静脉滴注，第1～5日；VP-16每次20mg，静脉滴注，第1、3、5日；BLM每次30U，静脉滴注，第2、9、16日。3周重复，联用3～4个周期。

（2）CEB方案　CBP 300mg/m^2，静脉滴注，第1日；VP-16每次

100mg，静脉滴注，第3、4、5、6、7日；平阳霉素（PYM）[保甲]每次16mg，肌内注射，第3、5、8、10日。4周重复1次，联用3～4个周期。

(3) 首次治疗后解救方案　异环磷酰胺（IFO）[保乙]1.2g/m²，静脉滴注，第1～5日；VLB 0.11mg/kg，静脉注射，第1、2日；DDP 20mg/m²，静脉滴注，第1日；21～28d为1个周期，联用2～3个周期。

膀胱癌

膀胱癌是泌尿系统中最常见的恶性肿瘤。主要为膀胱上皮性肿瘤，最常见的是膀胱移行细胞癌，少见肿瘤如膀胱鳞癌、腺癌。

【临床表现与诊断要点】

无痛性血尿为膀胱癌最常见症状；其他如膀胱刺激症状即尿频、尿急、尿痛等；浸润癌晚期或脐尿管癌可在下腹部触及肿块。在合并感染或病变侵犯深层时出现疼痛。双合诊可扪及团块。显微血尿可能是膀胱癌的最早症状。膀胱镜或静脉尿道造影检查，可发现充盈缺损。尿细胞学检查瘤细胞常呈阳性。在麻醉下进行双合诊有助于病变分期。通过膀胱镜检查和经尿道切除标本活检可明确诊断。影像学检查，可酌情选择B超、静脉肾盂造影、膀胱造影、CT检查、磁共振成像（MRI）、淋巴造影等有助于明确诊断和病变分期。

【防治措施与用药】

表浅性膀胱癌可行经尿道膀胱肿瘤电切/电灼或激光治疗术，膀胱部分切除术或膀胱灌注化疗。浸润性膀胱癌视病情选择膀胱根治性切除术加尿流改道或膀胱部分切除术。后者仅适用于单个局限浸润癌或肿瘤距膀胱颈部3cm以上及憩室内癌。晚期膀胱癌的姑息治疗及前述两类肿瘤的辅助治疗应对症放射性治疗、药物治疗或介入治疗。

1. 单药抗瘤治疗　酌情选用。

(1) 塞替派[保甲]　预防复发和治疗浅表残存肿瘤的主要药物之一。通常采用30～60mg溶解在60ml生理盐水中注入膀胱，依次以平、俯、左、右侧位各15min轮换共2h。每日1次，共6～8次。有效率约56%。手术后30min内膀胱灌注塞替派90mg，与单纯手术组比较可减少复发率及种植率。骨髓抑制为18%～40%。

(2) 丝裂霉素[保甲]　40～50mg溶于60ml生理盐水中，每周1次膀胱内灌注，连用8周；然后改为每月1次，连续12次。有效率约50%。骨髓抑制少而轻。

(3) 多柔比星（阿霉素）[保甲]　40～50mg溶于50～60ml注射用水中，每周膀胱内给药1次，连续4～6次；然后用同样剂量每月1次，连续6次。应注意局部化学性炎症反应和引起膀胱短暂的痉挛。

国外常用的单药还有三甘醇甘油酸酯醚及替尼泊苷（VM-26）。

(4) 局部免疫治疗　①卡介苗。将120mg的卡介苗悬浮在50ml生理盐水中，经导管注入膀胱，每周1次，连续6次；然后改为每2周1次，连续6次。有效率70%左右。②重组干扰素α2b。起始剂量为50×10^6U，然后依次递增到（100、200、300、400、500、600）$\times10^6$U和1000×10^6U，8周为1个疗程。虽然干扰素经膀胱吸收很少，但应根据患者身体耐受程度而制定个体化用药方法。

2. 联合化疗方案

(1) CAP方案　环磷酰胺[保甲]650mg/m^2，静脉冲入，第1日；多柔比星[保甲]40mg/m^2，静脉冲入，第2日；顺铂[保甲]70～100mg/m^2，静脉滴注，第1日（加水化）；21～28d为1个周期，连续3周期。完全反应率（CR）36%，部分反应率（PR）28%，有效率64%。据临床观察，宜先用多柔比星，后用顺铂。

(2) M-VAP方案　甲氨蝶呤[保甲]30mg/m^2，静脉滴注，第1、15、22日；长春碱300mg/m^2，静脉滴注，第3、15、22日；多柔比星[保甲]30mg/m^2，静脉滴注，第2日；顺铂[保甲]70mg/m^2，静脉滴注，第2日。第4周重复，共2～4个周期。如果患者做过盆腔照射超过2500cGy，多柔比星的剂量减少到15mg/m^2；当白细胞$<2.5\times10^9$/L、血小板$<100\times10^9$/L或黏膜炎，第22日不用药物，适当给予升白细胞、血小板的药物，如鲨肝醇、利血生、维生素B_4、小檗胺（升白安）等，可缓解白细胞、血小板减少症状。此外，用沙格司亭（粒细胞集落刺激因子，G-CSF）与M-VAP方案合用，效果良好。

肾　癌

肾癌是泌尿系统常见的肿瘤之一。在罕见情况下可自行缓解，切除原发灶后肺内转移灶缩小或消失。免疫力低下者发病率较高。

【临床表现与诊断要点】

最常见的是肉眼可见的血尿或显微镜下的血尿，次为侧腹部疼痛、扪及肿块和不明原因发热。有些患者因阶段性局部缺血或肾盂受压发生高血压或因红细胞水平增高而产生红细胞增多症。腹部 B 超、CT 扫描、尿道静脉造影、下腔静脉造影、主动脉造影和选择性肾动脉造影检查等可明确肾脏肿瘤的性质、大小范围，以便手术处置。胸片及骨扫描可排查有无肺及骨转移。

【防治措施与用药】

外科根治性手术仍是治疗肾癌的唯一有效的手段。然而确诊时，25%～57%的患者已有转移，常见的转移部位是肺、淋巴结、肝和骨。故辅助性综合治疗，包括化疗和放疗也是不可少的。Ⅰ期：根治性肾切除术，术后一般无须化疗及放疗。Ⅱ、Ⅲ期：尽可能行根治性肾切除。术前术后辅以化疗，术后行辅助放疗。Ⅳ期：主要采用放疗及化疗。如有可能，行姑息性肾切除术。远期转移灶也可行放射治疗。

复发病例以化疗为主，配合放疗。肾癌的孤立性转移灶可行手术治疗。

近年来应用天然肿瘤细胞杀伤因子（LAK）+白介素-2（IL-2）治疗肾癌取得了较好疗效，有效率约 35%。重组干扰素 α2a 或 α2b 自 300 万 U 开始，每周肌内注射 3 次，以后逐渐增加到 900 万 U，肌内注射，每周 3 次，8 周为 1 个疗程，疗程酌定。此外，尚有干扰素 α 和干扰素 γ 呈协同作用的报道。

干扰素 α+氟尿嘧啶[保甲]的有效率约 33%。具体方案为氟尿嘧啶 0.75g/m^2，静脉滴注，第 1～5 日；干扰素 α2a 或 α2b 200 万 U，肌内注射，第 1～5 日；每 28d 重复，共用 3 个周期。注意保护口腔，防止发生口腔溃疡。

肾母细胞瘤（Wilm 瘤）

【临床表现与诊断要点】

本病是婴儿、儿童常见的泌尿系统肿瘤，偶见于成年人或老年人。恶性程度高，生长快，易远处转移，如肺。10%患者双肾均累及。常见临床表现有腹部肿块，可小至直径数厘米，大至填满腹腔而影响呼吸。肿块质地硬，表面光滑，偶有结节，不活动。腹痛、血尿、高血压有时也可查见。综合治愈率目前达 80%～90%。病理组织学可明确诊断。静脉肾盂造影可见肾盂变形、肾钙化灶。B 超、CT 扫描检查有助于发现周围浸润。

【防治措施与用药】

应首先切除原发肿瘤，包括各期患者，尽量将所有肿瘤切除，对残留肿瘤做金属标记。放疗及长春新碱（VCR）[保甲]＋放线菌素 D（ACD）[保甲]联合化疗效果均好。按临床分期治疗如下。

Ⅰ期：手术后可以用放线菌素 D（ACD）治疗。

Ⅱ期及Ⅲ期：手术＋放疗＋化疗（选用 ACD、VCR 或多柔比星）。

Ⅳ期：手术＋放疗＋化疗。

手术前亦可先用 VCR，术后再放疗＋化疗。化疗参考用法用量简介如下：

长春新碱（VCR）[保甲]　1.5mg/m^2，静脉注射，每周 1 次，共 6～8 周，以后在第 3、6、9、12 个月及第 15 个月每月静脉注射 2 次，2 次之间隔 4d，每疗程 18 次。

放线菌素 D（ACD）[保乙]　8～15μg/(kg·d)，静脉注射，第 1～5 日，第 42 日再重复 1 次。以后在第 3、6、9、12 个月及第 15 个月时各重复 1 次，每次 15μg/kg。

如果联用以上二药，用法同上，但免去第 1 次长春新碱（VCR）。

第六节　头颈部肿瘤与用药

鼻　咽　癌

鼻咽癌发病与遗传因素、EB 病毒感染及环境因素有关；鼻咽癌高发区的大米和水中微量元素镍含量高。

【临床表现与诊断要点】

鼻咽癌约占耳鼻喉科恶性肿瘤的 60%，为我国高发肿瘤之一。广东、广西、湖南、福建等省为高发区，男性发病率为女性的 2～3 倍。40～50 岁为高发年龄组。临床常见涕中带血、进行性鼻塞、患侧耳鸣、耳闷、听力下降、颈部淋巴结肿大、头痛、面部麻木、眼球外展受限、上睑下垂、软腭瘫痪、呛咳、声嘶等脑神经受损症状，晚期有远处转移。鼻咽顶前壁及咽隐窝为好发部位，常表现为小结节状或肉芽肿样隆起，表面粗糙不平，易出血，有时表现为黏膜下隆起，表面光滑。早期病变不典型，仅表现为黏膜充血，血管怒张或一侧咽隐窝饱满。EB 病毒血清学检查可作为鼻咽癌诊断的辅助指标。原发病变部位在鼻咽一个部位或一个部位以上，可侵犯鼻腔或口腔、颅骨和脑神经。

鼻咽镜检查有利于病变的早期发现。鼻咽部CT扫描、磁共振成像（MRI）检查可了解侵犯范围；病理活检可明确诊断。

【防治措施与用药】

放射治疗如伽马刀是鼻咽癌的主要治疗手段。铂类抗癌药如顺铂（DDP）、卡铂（CBP）及紫杉醇类药物则是一种有效的辅助治疗手段。虽然手术和放疗对早期患者有较高治愈率，5年生存率达70%～90%。但大部分患者就诊时已是晚期，并有一定程度的转移，需要对症全身化疗。下述化疗方案供选用时参考。

顺铂（DDP）[保甲]　80～120mg/m²，静脉滴注，第1日；3周重复。连用3～4个周期。缓解期一般在6个月内。

来那度胺　主要用于具有5q缺失细胞遗传学异常的骨髓增生异常综合征所致的输血依赖性贫血患者的治疗。该品曾是用于治疗孕吐曾引起数以千计的婴儿出生缺陷沙利度胺（反应停）的加强版，具有抗癌潜力。与沙利度胺相比，其不良反应更少，研究证明其不会引起婴儿出生缺陷。本品的血液学和肿瘤学治疗作用评估，包括多发性骨髓瘤、骨髓增生异常综合征、慢性淋巴细胞白血病以及实体瘤。骨髓增生异常综合征中最常见的细胞染色体异常出现在5号、7号和20号染色体的q缺失。另一比较普遍的变异是8号染色体的额外复制。5q染色体的缺失在骨髓增生异常综合征患者中的比例可达20%～30%。本品剂量、疗程均需个体化治疗。

卡铂（CBP）[保甲]　200～400mg/m²，静脉滴注，或60～80mg/m²，静脉注射，1次/d，连用5d，4周后重复。

紫杉醇（TAX）[保乙]　110～135（可到175）mg/m²，24h持续静脉滴注，每3～4周1次，如有重组促红细胞生成素（G-CSF）[保乙]支持，可用到250mg/m²。或遵医嘱用药。

我国多西他赛＋顺铂＋氟尿嘧啶（TPF）治疗局部晚期咽喉癌，使患者无癌生存率提高8%，为世界同行所认可，并优于顺铂＋氟尿嘧啶（PF）的疗效。

单药抗鼻咽癌有效的药物尚有甲氨蝶呤（MTX）[保甲]、博来霉素（BLM）[保乙]、平阳霉素（PLM）[保甲]、环磷酰胺（CTX）[保甲]、氟尿嘧啶（5-FU）、羟基脲（HU）[保甲]、丝裂霉素（MMC）[保甲]、多柔比星

(ADM)[保甲]、长春新碱（VCR）[保甲]、长春碱（NVB）[保乙]、长春地辛(VDS)[保乙]等。含有DDP的联合化疗方案的疗效优于单一用药，亦优于许多不含DDP的联合化疗方案。

喉 癌

喉癌是头颈部肿瘤中的高发病。病因包括：①长期吸烟与饮酒；②化学因素如空气污染严重地区喉癌发病率高；③人乳头瘤病毒感染（HPV-16、HPV-18感染）；性激素及微量元素异常，如喉癌患者血清睾酮明显增高，雌激素则降低，锌、硒等微量元素缺乏；④长期接触放射性物质以及癌基因的激活和抑癌基因的失活。

【临床表现与诊断要点】

常见声音嘶哑、咽喉部异物感和疼痛、咳嗽以及痰中带血、呼吸困难、吞咽困难及颈淋巴结转移。检查喉部可见乳头状、菜花状新生物或出现较深溃疡。病灶可在声门上区一个亚区，声带活动正常；或在声门上两个区域，声带活动正常；或侵犯喉内声带，和（或）已侵犯环后区、梨状窝内壁、会厌前间隙；或侵犯喉外、甲状腺、软骨口咽、颈部软组织。根据临床症状、纤维喉镜检查有利于病变的早期发现；喉部CT或磁共振（MRI）检查可了解肿物侵犯范围。综合病理活检可明确诊断。

【防治措施与用药】

根据病理类型和范围，选择手术方式、伽马刀治疗及后续治疗。化学治疗与“鼻咽癌”基本相似。手术或放疗是治愈性疗法，二者效果相似。

甲氨蝶呤（MTX）[保甲]　最早而常用的药物之一，口服、肌内注射、静脉注射及动脉灌注均可；亦可采用大剂量与亚叶酸钙（CF）解毒剂联用。一般40～50mg/m^2，每周1次；或15～20mg/m^2，每周2次。静脉给药的疗效较好。1/3～1/2患者产生药效应答反应。CF用法为200～500mg/m^2。

博来霉素（BLM）[保乙]　或平阳霉素亦是常用药物，可使晚期肿瘤缩小：前者0.25～0.5U/(kg·d)，肌内注射或静脉注射，每周1～2次；后者8～12mg，肌内注射或静脉注射，每周2～3次。

顺铂（DDP）[保甲]、卡铂（CBP）[保甲]、紫杉醇（TAX）[保乙]的用法用量同“鼻咽癌”。

甲状腺肿瘤

甲状腺肿瘤分良性甲状腺瘤和恶性甲状腺瘤两大类。甲状腺肿瘤可发生于任何年龄，女性多见。良性者一般有完整的包膜，分三种主要类型：滤泡性（常见），Hürthle细胞性和乳头状瘤（少见）。甲状腺癌可发生于任何年龄，多见于年长者，女青年亦不少见，单结节肿块比多结节肿块多见，可分5种：乳头状癌、滤泡细胞癌、未分化癌、甲状腺滤泡旁细胞癌、甲状腺淋巴瘤。

【临床表现与诊断要点】

对任何年龄出现的甲状腺肿块，无论单发或多发，包块质地、光滑度如何，均应警惕。发现孤立单发结节，质硬而不规则，有任何压迫症状或颈部淋巴结肿大或静止性肿块近期增大，尤其在儿童期颈部有X线照射史提示肿瘤或恶变。X线检查中如有气管移位或甲状腺肿块上细小点状钙化，则提示乳头癌内存在沙样瘤片，较稠密的钙化可能表示髓样癌，而带状或环状钙化提示良性瘤。冷结节甲状腺扫描加上提示癌症的其他因素则癌变率高。甲状腺内发生肿瘤时，甲状腺功能试验如血清T_3、T_4或TSH一般在正常范围，但髓样癌的血清降钙素浓度增高。

甲状腺球蛋白在分化良好的甲状腺癌被作为肿瘤复发的标志之一。

甲状腺细针活检和手术切除后病理检查可作出明确诊断，但对活检的安全性亦有争议。

【防治措施与用药】

（1）甲状腺肿瘤确诊后，一般做手术切除。术前用甲状腺激素进行抑制性治疗，既可减少肿瘤扩散，又便于手术操作。手术时应争取做冷冻切片，以决定是否需要根治术。

（2）术后4周血清甲状腺球蛋白浓度增高，提示有残余癌组织；如扫描发现有吸碘功能的病变残留，即可使用大量放射性碘，按病灶情况，以1850～5550MBq（50～150mCi）照射，次日继续以甲状腺激素充分抑制治疗，使血清TSH降至测不出水平，或对TRH试验呈阴性。甲状腺素宜300μg/d以上，或甲状腺干燥片120～160mg/d，口服。

（3）患者每2～3个月详细检查1次，包括甲状腺球蛋白测定，并对症治疗。因为接受抑制治疗者血清甲状腺球蛋白值升高提示有转移。如无复发，继续甲状腺激素抑制治疗，直至下一次扫描前4周，改用三碘甲腺原氨酸，后者在扫描前10d停用。如有复发，则需再用较前更大剂量放射性碘，总剂量在 18500MBq（500mCi）以下。有些患者扫描没有可证明的功能转移，但血清甲状腺球蛋白升高，应该用 X 线和骨扫描检查，明确分泌甲状腺球蛋白转移癌部位，对症治疗。

（4）术后的主要治疗手段为放射性碘和甲状腺激素抑制治疗，直至治愈。如未手术者的结节未缩小或更大，在获得患者同意后，即应考虑手术治疗；如结节有功能，虽无恶性证据但有甲状腺功能亢进时，也应手术治疗。

颅内肿瘤（脑瘤）

颅内肿瘤是指生长于头颅腔内的新生物，简称脑瘤。按好发部位、年龄和病理分类如下。

1. 神经外胚层肿瘤　起源于胶质细胞的肿瘤占首位。

（1）多形性胶质母细胞瘤　好发于大脑半球，为 20 岁以上成人最常见的肿瘤，生长迅速，常因供血跟不上肿瘤生长速度引起瘤中心部分坏死、囊变和出血，加速病情恶化。

（2）星形胶质细胞瘤　生长较缓慢，成人常发生于皮质下白质，儿童和青年多在视神经、小脑和脑干。尚伴发于神经纤维瘤和结节性硬化。

（3）少支胶质瘤　常发生钙化，有自发出血倾向，仅偶有恶变。

（4）髓母细胞瘤　为常见原始外胚层肿瘤，占儿童脑瘤的 1/4，通常见于中线、小脑蚓部的下部。在成人则多见于小脑半球。高度恶性，生长快，经脑脊液循环扩散，转移至脑膜、脑室、蛛网膜下隙、腰段脊髓及马尾等。

（5）室管膜细胞瘤及室管膜母细胞瘤　主要生长于儿童的第四脑室内，堵塞脑脊液循环，瘤体位于脑室壁，可长入脑白质或蛛网膜下隙。

2. 脑膜瘤　约占脑瘤的 20%，女性为多，好发于大脑镰旁、大脑凸面、嗅沟、蝶骨嵴、鞍结节、枕大孔和小脑天幕，偶见于脑室内。多在中年发病，生长缓慢，有包膜，不侵犯脑组织。可伴发于神经鞘瘤、乳腺瘤。恶性脑膜瘤侵入正常组织，可引起中枢神经系统转移。

3. 垂体腺瘤　占脑瘤的 5%～15%。良性肿瘤多见于成人腺脑垂体。以泌乳素腺瘤多见，次为生长激素腺瘤、促肾上腺皮质激素腺瘤，而促甲状腺素、促性腺激素的垂体腺瘤则少见。

4. 神经鞘瘤　占脑瘤的 7%～10%。好发于成人第Ⅷ对脑神经，称听神经瘤。生长缓慢，压迫而不侵入周围正常神经组织。发生于双侧的听神经瘤是一种遗传性疾病。

5. 先天性肿瘤　以颅咽管瘤最为多见，源自原始口腔 Rathke 憩室的残余。通常位于蝶鞍之上，呈囊性，囊内含大量胆固醇结晶，囊壁最常见钙化点。多见于青少年因下丘脑或视交叉受压而发生症状。少见的尚有上皮样囊肿（胆脂瘤）、皮样囊肿、脊索瘤等。

6. 血管网状细胞瘤　多见于成人小脑半球，易囊性变，可有红细胞增多症。

7. 松果体区肿瘤　多见于男性儿童生殖细胞的肿瘤。

8. 转移瘤　占脑瘤的 5%～25%，约 1/4 肿瘤可转移至颅内。

【临床表现与诊断要点】

原发于颅内的各种组织肿瘤，各年龄组都有发病，但以 20～40 岁者最多。脑瘤的具体表现形式取决于肿瘤的性质、大小、生长速度和部位。大约半数的患者以头痛为首发症状。由于肿瘤直接压迫或牵拉局部疼痛敏感结构，引起部位固定的局限性头痛，可伴局部压痛。天幕上肿瘤多数为病侧头痛，颅后窝肿瘤的头痛常位于眼后、耳后或枕部。1/5 脑瘤并发症状为癫痫。最初的症状可能为认知、情感等脑功能细微的改变或人格障碍，因无明显临床意义而被忽略。

对无原因头痛、局灶性癫痫、成年后首次发生的癫痫、伴有阳性神经系统体征的全身性癫痫、颅内压增高症、认知功能进行性减退、某个特定脑功能（如说话、言语、空间定向）进行性损害、颅内某个特定解剖部位的局限性神经损害、各种神经内分泌紊乱、脑神经麻痹或进行性视力减退、婴幼儿反复呕吐、头围增大、患者突然出现神经症状等均应考虑颅内肿瘤。通过详细询问病情经过，仔细全面体格检查，以找出可能存在的全身肿瘤和初步确定颅内病损部位，推断是否为脑瘤以及可能是哪一种肿瘤。

头颅电子计算机断层扫描（CT）和磁共振成像（MRI）等影像学检查、脑血管造影、腰椎穿刺、甲胎蛋白（AFP）、人绒毛膜促性腺激素（HCG）检查等有助于诊断；开颅或立体导向技术下进行肿瘤活检可明确诊断。活检判断肿瘤性质是决定正确治疗方案的先决条件。

【防治措施与用药】

根据肿瘤的类型、生长部位、数目和大小，对症手术、放射（包括伽马刀）和药物治疗及综合辅助治疗。

1. 手术治疗　对位于非言语半球额叶、枕叶或脑室内的有些原发肿瘤（脑膜瘤、室管膜瘤、少支胶质细胞瘤和良性星形细胞瘤），若小脑和视神经的某些良性星形细胞瘤早期发现而能早期切除，有可能达到根治。

2. 放射治疗　用于不适合手术或不能全切除的脑瘤，可用伽马刀治疗，疗效确切可靠。用磁力刀可切除脑肿瘤细胞。

3. 药物治疗　是脑瘤综合治疗中的一个重要措施。未经治疗的多形性胶质母细胞瘤患者的预期生存期平均为17周（约3个月），手术后加放射治疗组可达47周（约11个月），除放射治疗加化疗组的患者预期生存期可增至62周。50岁以下组2年生存率约20%。

以顺铂（DDP）[保甲]为基础的联合化疗方案是治疗晚期头颈部癌的最有效方案，在未治疗过的患者中有较高的部分应答（>70%），甚至完全应答（18%～22%）。DDP+5-FU（氟尿嘧啶）[保甲]连续静脉滴注，对头颈部癌是非常有效和安全的方案，其效果优于DDP+BLM（博来霉素）[保乙]，亦没有DDP、MTX（甲氨蝶呤）[保甲]中涉及DDP的肾毒性及MTX肾排出可导致致命的相互作用。一般采用DDP 50～100mg/m^{2}或卡铂（CBP）70mg/m^2，连用5d；5-FU 400～1000mg/m^2，连续静滴4～5d。

单一药物治疗脑瘤有效的药物尚有甲氨蝶呤（MTX）[保甲]、博来霉素（BLM）[保乙]、平阳霉素（PYM）[保甲]、匹来霉素（PLM）、环磷酰胺（CTX）[保甲]、羟基脲（HU）[保甲]、丝裂霉素（MMC）[保甲]、多柔比星（ADM）[保甲]、长春新碱（VCR）[保甲]、长春碱（NVB）[保乙]、长春地辛（VDS）[保乙]，应答率不高，中位生存期3～5个月。

有人认为卡莫司汀（BCNU）静脉给药有较好疗效。对少支胶质细胞瘤，有学者主张在手术后放疗前加丙卡巴肼、洛莫司汀（氯环亚硝脲，CCNU）、长春新碱（VCR）。原发性淋巴瘤患者给予大剂量甲氨蝶呤（MTX）和泼尼松，可结合环磷酰胺、多柔比星和长春新碱，接着进行放疗。对生殖细胞瘤放疗后的复发，用BLM、DDP、VCR治疗有一定效果。对髓母细胞瘤手术和（或）放疗后复发，可应用CCNU、丙卡巴肼和VCR+泼尼松及鞘内注射甲氨蝶呤，5年生存率可达75%。溴隐亭是治疗泌乳素（微）腺瘤的首选疗法，为减少不良反应，可从小剂量开始，于少量进食后服用。可从0.5mg逐渐增至1.25mg，口服2～3次/d。

当脑瘤患者病情急剧恶化，出现意识迟钝或天幕裂孔疝的迹象时，可给予地塞米松30～60mg/d，或甲泼尼龙120～200mg/d，每4～6h 1

次分次静脉滴注；20％甘露醇250ml快速静脉滴注，也可暂时降低脑水肿引起的颅内高压症状。危重症者必要时需紧急脑室引流减压。癫痫患者需给予抗癫痫药物。

第七节 其他肿瘤与用药

恶性淋巴瘤

恶性淋巴瘤（ML）是原发于淋巴结和淋巴结外组织或器官的一种恶性肿瘤，来源于淋巴细胞或组织细胞的恶变。根据临床和病理组织学特点，恶性淋巴瘤分为霍奇金病（HD）和非霍奇金淋巴瘤（NHL）两大类。

【临床表现与诊断要点】

1. 临床表现　临床上以无痛性、进行性淋巴结肿大最为典型。常见发热、肝脾大，晚期有恶病质、贫血等表现。发病机制迄今尚未阐明。可能与病毒、疟疾、幽门螺杆菌感染，免疫功能缺损，接受放疗、化疗或长期接触苯、除草剂、石棉、砷等理化因素以及某些先天性疾病、长期应用免疫抑制药治疗“免疫炎性”疾病有关，如系统性红斑狼疮、类风湿关节炎、免疫性溶血性贫血等亦可并发恶性淋巴瘤，长期服用某些药物如苯妥英钠、去氧麻黄碱等亦可诱发恶性淋巴瘤。

淋巴结肿大为恶性淋巴瘤的特征。浅表淋巴结的无痛性、进行性肿大常是首发症状，尤以颈部淋巴结为多见，其次为腋下。霍奇金病首发于颈淋巴结者占60％～70％，左侧多于右侧。全身发热、消瘦（体重减轻10％以上）、盗汗等较常见，其次为食欲减退、易疲劳、瘙痒等。全身症状和发病年龄、肿瘤范围、机体免疫力等有关。老年患者、免疫功能差或多灶性起病者全身症状显著。无全身症状者，其存活率比有症状者大3倍左右。

淋巴结外病变，如扁桃体、鼻咽部、胃肠道、脾脏、骨骼、皮肤、神经系统等有时也有症状。此外，淋巴瘤尚可浸润胰腺，发生吸收不良综合征。纵隔淋巴瘤可引起局部肿瘤。浸润乳腺、甲状腺、泪腺、膀胱、睾丸和卵巢而引起相应症状者很罕见。淋巴结外病变尤多发生于非霍奇金淋巴瘤。

2. 实验室检查　血沉、血常规、血清乳酸脱氢酶（LDH）、β_2-微球蛋白（β_2-MG）、γ-谷氨酸转肽酶、碱性磷酸酶、尿酸、尿素氮、肌酐等常规实验室检查可了解病情，LDH、β_2-MG 对预后判断有价值。通过聚合酶链反应（PCR）检测 *bcl*-2、Ig 及 T 细胞受体基因对确定淋巴瘤的细胞来源和残存病变有参考价值。

3. 影像学诊断　影像学如 X 线摄片、B 超、CT 断层或增强扫描、磁共振扫描、胃肠造影、肾盂静脉造影等也有助于明确诊断，可酌情选用。

4. 病理学诊断　绝大多数病例可以确诊，结合电镜，免疫组织化学及分子生物学技术，对确定细胞来源及疑难病例的诊断有重要意义。为了病理学诊断和分型的正确性，应注意：①取体表淋巴结活检要选择增大比较快、饱满、质韧的肿大淋巴结，最好完整切除送检，以便观察完整淋巴结的结构。②尽量选择受炎症干扰较小的部位的淋巴结活检，如锁骨上、颈下、腋下、滑车上、颏下等处肿大的淋巴结。③活检术中，注意避免挤压组织。取出组织尽快固定，并送足够的病理组织，以便检查诊断。④疑似胃淋巴瘤者，进行胃镜活检时应深达黏膜下层，尽可能切取足够的组织，供病理学检查，提高阳性率。⑤尽可能不要选用针吸穿刺细胞学检查或针吸活检，因吸取组织的细胞量小，不易确诊和分型或分期。以下分期供参考。

Ⅰ期：病变仅限于一个淋巴结区（Ⅰ）；或淋巴结以外的单一器官（ⅠE）。

Ⅱ期：病变累及横膈同一侧两个或更多的淋巴结区（Ⅱ）；或病变局限侵犯淋巴结以外器官及横膈同侧一个以上淋巴结区（ⅡE）。

Ⅲ期：横膈上下都已有淋巴结病变（Ⅲ）；或同时伴有脾累及（ⅢS）；或淋巴结以外某一器官受累，加上横膈两侧淋巴结受累（ⅢE）；或脾及结外器官都受累（ⅢSE）。

Ⅳ期：病变已弥漫侵犯一个或更多的淋巴结外器官，如肺、肝、骨髓、胸膜、胃肠道、骨骼、皮肤、肾脏等，淋巴结可有或无累及。

然而临床分期与病理学分期相符率仅 55%～65%，尤其对Ⅲ、Ⅳ期患者；但正确的临床分期与治疗方案的拟定及预后密切相关，所以须按诊断程序，辅以选择性诊断措施，才能下结论。

【防治措施与用药】

放射治疗与化学治疗是治疗恶性淋巴瘤的主要措施，且已取得显著成绩：HD治愈率已达60%～90%，NHL缓解率已达50%以上。

1. 霍奇金病（HD）治疗常规

（1）HD放射治疗　成人参考剂量每4～6周40～50Gy；儿童每4～6周20～30Gy（以防止放射引起发育障碍）。

（2）HD化学治疗

① MOPP方案：氮芥（NH_2）[保乙]6mg/m^2，静脉注射，第1、8日；长春新碱（VCR）1～2mg/m^2，第1、8日；丙卡巴肼（甲基苄肼，PCZ）[保甲/乙]100mg/（m^2·d），口服，第1～14日；泼尼松（PDN）40mg/d，口服，第1～14日。如氮芥改为环磷酰胺[保甲]600mg/m^2，静脉注射，即为“COPP方案”，泼尼松仅用于第1疗程及第4疗程；两个疗程间可停药1周。

② ABVD方案：多柔比星[保甲]（A）25mg/m^2，博来霉素（BLM）[保乙]10mg/m^2，长春碱（VLB）6mg/m^2，达卡巴嗪（氮烯咪胺，DTIC）375mg/m^2，均在第1、15日，静脉给药1次，每4周重复1次。

③ MOPP方案与ABVD方案交替进行。

④ BCAV方案：博来霉素[保乙]5mg/m^2，静脉注射，第1、28、35日；洛莫司汀100mg/m^2，口服，第1日；多柔比星[保甲]60mg/m^2，静脉注射，第1日；长春碱5mg/m^2，第1日；每6周重复1次，共9次。

2. 非霍奇金淋巴瘤（NHL）综合治疗

（1）对症治疗　措施参考如下。

① 较局限的肿瘤，包括原发于某些脏器的结外NHL，可先行手术和（或）放射治疗，再酌情化学治疗或生物治疗。

② Ⅲ、Ⅳ期或有明显播散趋向的Ⅰ、Ⅱ期淋巴瘤先行化疗，待控制播散趋向一定程度后，再采取必要的手术或放疗，加强局部区域性控制。

③ 治疗失败或复发的患者，应考虑采取强化治疗和骨髓或造血干细胞移植。

④ 生物治疗：中度恶性NHL在8周期CHOP（环磷酰胺、多柔比星、长春新碱、泼尼松方案见后述）化疗中如再加干扰素α2a可明显提高5年治愈率。抗CD_{20}单克隆抗体对难治性B细胞淋巴瘤治疗取得了很好的疗效。

⑤ 在某些全身性低恶性NHL患者，机体免疫和肿瘤处在相对脆弱的平衡状态，过分的治疗不但不能提高治愈率，反而会损伤机体的免疫功能，应对症留观治疗。

(2) 放射治疗　低度放射治疗Ⅰ、ⅡA期分别采用受侵淋巴结区和全淋巴结照射35～50Gy，部分病例可治愈。中度恶性NHL临床Ⅰ期单放疗30～50Gy，治愈率低于50%，加用化疗则可超过90%。有人认为Ⅰ、Ⅱ期单化疗效果与化放疗综合效果相似，还有人认为在早期NHL中的治疗作用与晚期患者效果相仿，可作为对化疗后巨块型或残存病变的巩固治疗。鼻腔T细胞淋巴瘤局部放疗是必要的。

(3) 手术治疗　消化道和泌尿生殖系统的黏膜相关淋巴瘤，病变局限者以手术切除或放疗；晚期病例、病变广泛病例可用CHOP化疗(后述)。

(4) 生物治疗　CHOP方案加用干扰素（IFN）即I-CHOP疗法治疗方案，对高度恶性淋巴瘤的有效率、缓解期及生存率均高于单纯CHOP方案。干扰素和白介素-2对改善患者免疫功能有一定作用；非格司亭（集落刺激因子、G-CSF、GM-CSF）对接受高剂量化疗者缩短白细胞低下的时间、减少不良反应有效。

(5) 骨髓移植　外周血干细胞移植、自体骨髓移植可用于复发患者或伴有不良预后患者首次完全缓解后的治疗，可提高生存率。

(6) 主要联合化疗方案

① CHOP方案：环磷酰胺750mg/m^2，静脉注射，第1日；多柔比星50mg/m^2，静脉注射，第1日；长春新碱1.4mg/m^2，静脉注射，第1日；泼尼松100mg，每日口服，第1～5日；每3周为1个周期。

② COP方案：环磷酰胺400mg/m^2，每日口服，第1～5日；长春新碱1.4mg/m^2，静脉注射，第1日；泼尼松100mg，口服，第1～5日；每3周为1个周期。

③ COPP方案：环磷酰胺650mg/m^2，静脉注射，第1、8日；长春新碱1.4mg/m^2，静脉注射，第1、8日；丙卡巴肼（甲基苄肼）100mg/m^2，口服，第1～14日；泼尼松40mg/m^2，口服，第1～14日；每3周为1个周期。

3. 高度恶性组　如原免疫细胞淋巴瘤、弥漫性原淋巴细胞型及弥漫性未分化小细胞型可选用以下参考化疗方案。

(1) COP-BLAMⅢ方案　环磷酰胺350mg/m^2，静脉注射，第1日；长春新碱1.0mg/(m^2·d)，静脉注射第1、2日，或1.0mg/m^2，静脉注射，每周1次静脉注射；泼尼松40mg/m^2，口服，第1～5日；博来霉素7.5mg/(m^2·d)，第1～5日，每周1次静脉注射；多柔比星35mg/m^2，静脉注射，第1日；丙卡巴肼100mg/m^2，口服，第

1～5日。每3周为1个周期。

（2）MACOP-B方案　甲氨蝶呤400mg/m^2，静脉注射，第8日；四氢叶酸15mg，口服，每6h1次，共6次，在甲氨蝶呤注射液给药后24h开始口服；多柔比星50mg/m^2，静脉注射，第1、15日；环磷酰胺350mg/m^2，静脉注射，第1、15日；长春新碱1.4mg/m^2，静脉注射，第8、22日；泼尼松75mg/d，口服，共4周或12周；博来霉素100mg/m^2，静脉注射，第22日。每4周为1个周期，或连续应用12周。

白血病

白血病是一组异质性的造血系统恶性肿瘤，主要是造血干细胞及祖细胞分化过程中的恶性畸变，生成的白血病细胞阻滞在不同分化阶段失去进一步分化、成熟的能力。主要表现为异常的白细胞及其幼稚细胞（即白血病细胞）在骨髓或其他造血组织中进行性、失控性的异常增生，浸润各种组织，使正常血细胞生成减少，产生相应临床症状，周围血细胞有质和量的变化。

【临床表现与诊断要点】

根据临床表现、细胞形态学、细胞化学、细胞免疫学和遗传学等分类，主要分为急性和慢性白血病两大类。急性白血病阻滞在幼稚阶段，而慢性白血病则阻滞在相对较晚的成熟阶段。急性白血病发病率约为4/10万人群，可见于任何年龄人群；慢性白血病发病率为1～1.5/10万人群，主要见于50岁以上人群。白血病目前的病因尚不明确，可能与化学毒物、电离辐射以及病毒感染和遗传等因素有关。

急性白血病临床表现按发生机制可由于正常造血细胞生成减少，导致发热感染、出血、贫血；也可由于白血病细胞浸润导致肝、脾、淋巴结肿大及其他器官病变，全身皮肤多处出血点和瘀斑等。急性单核细胞白血病还比较容易出现牙龈增生。慢性白血病早期可无特异性临床表现，可有易疲劳，乏力，食欲缺乏，多汗和体重减轻，眼底静脉扩张，视盘水肿，出血等；胸骨压痛、女性闭经；皮肤浸润性肿块等。

诊断依据主要包括：①有贫血、出血和感染等症状和体征；②外周血出现原始细胞且骨髓中原始细胞比例≥30％；③根据细胞形态不同，有关组织将急性白血病又分为急性髓系白血病和急性淋巴细胞白血病，前者包括M_0～M_7 8个类型，后者包括L_1～L_3 3个类型；④尚可无或有非特异性巨舌；肺动脉栓塞（梗死）、肺门和纵隔淋巴结肿大；心肌炎、心律失常、心力衰竭、心包炎；骨痛、胸骨下端压痛；性腺浸润；腹痛、腹泻、胃肠道出血、盲肠炎症以及肠梗阻、低血糖、高尿酸血症、电解质紊乱等。

【防治措施与用药】

有放射性物质、有毒物质接触史，应定期体检，及时发现，及时治疗。诊断明确者应遵医嘱化疗，对部分患者骨髓移植有效。

1. 急性白血病治疗　抗肿瘤化学治疗是最有效的方法。3～5年无病存活率在儿童急性淋巴细胞白血病（ALL）高达70%以上，成人为30%左右。异基因及自身骨髓移植有较好疗效，但是否优于单用化疗或与化疗相当，仍有待证实。

（1）对症支持治疗　包括病毒或细菌性感染与发热、贫血、出血、高尿酸血症等。

（2）抗肿瘤化疗

① 成人急性非淋巴细胞白血病（ANLL）诱导缓解治疗

$DA_{3\text{-}7}$方案：柔红霉素45mg/(m^2·d)，静脉给药（静脉滴注或静脉注射），第1～3日；阿糖胞苷100mg/(m^2·d)，静脉给药，第1～7日。ANLL完全缓解率达53%～84%；患者临床症状及体征消失，血象正常，骨髓造血功能恢复到正常而原始细胞少于5%。

DAT方案：即$DA_{3\text{-}7}$方案中加硫鸟嘌呤（6TG），其完全缓解率相似，所缓解方案并无必要加6TG。

IDA＋Arac方案：克拉霉素12mg/(m^2·d)，第1～3日静脉给药，阿糖胞苷120mg/m^2，第12小时静脉滴注1次，第4～10日给药，完全缓解率80.3%，可首选。

DAC方案：柔红霉素50mg/m^2，第1～3日静脉注射；阿糖胞苷100mg/m^2，持续静脉滴注，第1～7日给药；依托泊苷（VP-16）75mg/m^2，静脉注射，第1～7日给药。完全缓解率59.0%，有人认为依托泊苷与柔红霉素有协同作用，55岁以下患者缓解期较DA方案更长。

HA方案：三尖杉碱[保乙]每次3～5mg，第1～3日静脉注射；阿糖胞苷[保甲]150mg持续静脉滴注，第1～7日给药。完全缓解率70.5%。

全反式维A酸[保乙]对M_3有效。M_3伴白细胞增多者，可合小剂量高三尖杉酯碱0.25～1mg/d肌内注射或静脉滴注；有条件时先用白细胞分离，然后再用维A酸（成人30～45mg/m²，分3次口服；儿童酌减）。用维A酸缓解后，应以维A酸与化疗交替维持巩固；或用联合化疗强化巩固，以防复发。

② 急性非淋巴细胞白血病缓解治疗：为延长中位缓解期和完全缓解后长期存活率，主张以标准或更强烈巩固或早期强化治疗，如用原方案巩固4～6个疗程；用1～2个疗程的大或中等剂量阿糖胞苷（联合柔红霉素[保甲]或氮苯吖啶更好）；联合米托蒽醌[保乙]、依托泊苷、氮苯吖啶等组成的联合方案早期强化2～3个疗程，缓解后治疗时间为1年左右。

③ 难治性或复发性ANLL治疗

大中剂量阿糖胞苷＋米托蒽醌：阿糖胞苷150mg/m²，半量静脉注射，15min后余下半量持续静脉滴注；米托蒽醌5mg/m²，在阿糖胞苷后6h静脉注射。每疗程重复6次（共44～68d），适用于老年患者。或阿糖胞苷1g，6h静脉滴注完，共6d；米托蒽醌6mg/m²，静脉滴注，第1日；依托泊苷80mg/m²，1h静脉滴注完，不但缓解率较高，且副作用也少。

（3）急性淋巴细胞白血病诱导缓解治疗

VP方案：长春新碱（V）[保甲]1～2mg，第1日静脉注射；泼尼松（P）40～60mg，每日分次口服。儿童完全缓解率80%～90%；但成人完全缓解率仅30%～70%。

VPD方案：VP方案中加入柔红霉素（D）[保甲]在第1～2日各静脉注射40～60mg，完全缓解率可明显增加，可平均达74%。

VAP方案：长春新碱（V）[保甲]1～2mg，第1日静脉注射；多柔比星40～60mg，第1、2日静脉注射；泼尼松40～60mg，每日分次口服。完全反应率达85%。

VDCP方案：长春新碱[保甲]和柔红霉素[保甲]、泼尼松用法同VPD方案。从第16日开始，静脉滴注门冬酰胺酶[保甲]5000～10000U，1次/d，完全缓解77.8%。

MOAD方案：甲氨蝶呤[保甲]50～100mg，第1日静脉注射；长春新碱1～2mg，第2日静脉注射；地塞米松6.75mg，每日分次口服共10d；门冬酰胺酶20000U于第2日1次静脉滴注。每一疗程共10d，至少5个疗程；甲氨蝶呤可渐加剂量。完全缓解率达79%。

① 急性淋巴细胞白血病巩固强化治疗

a. 甲氨蝶呤（或阿糖胞苷20～100mg/m²）10mg/m²，地塞米松5mg，鞘内注射，每周2次，共5次。

b. 头颅放射 240000cGy。

c. 大或中等剂量甲氨蝶呤或阿糖胞苷静脉滴注。

以上方案预期 5 年后患者无病存活率为 45%。

② 急性淋巴细胞白血病维持治疗：甲氨蝶呤 20mg/m^2，每周 1 次口服；巯嘌呤 75mg/m^2，每日 1 次口服。二药联合应用，有较好的杀伤白血病细胞的作用，预期可维持 3 年左右或更长。

③ 难治或复发病治疗

a. 可选用依托泊苷、胺吖啶或替尼泊苷及阿克拉霉素等。每 1 个疗程 5d，完全缓解率约 33%。

b. 甲氨蝶呤从 20mg/(m^2·d) 开始，几周后酌情可加至 6g/(m^2·d)，随后用四氢叶酸。33%～75%耐药者可完全缓解。

（4）急性白血病的造血干细胞移植　临床疗效较单独化疗组为好，有条件时宜积极施行。

2. 慢性粒细胞白血病治疗　本病是造血干细胞克隆恶性增生性疾病，除粒系外，红系、巨核系、B 淋巴细胞系，有时 T 淋巴细胞都可累及。

（1）白消安[保甲/乙]　4～6mg/d，一般服药后 10～14d 白细胞数开始下降，按减少速度调整剂量。当白细胞计数＜5×10^9/L 或血小板＜100×10^9/L 时需停用白消安。同时联用非格司亭（重组人粒细胞集落刺激因子），或维生素 B$_4$、升白新（地菲林葡萄糖苷）、小檗胺（升白安）、利血生（潘托西）等则有缓解白消安副作用的疗效。

（2）羟基脲[保甲]　一般开始剂量 2g/d，如白细胞数明显增多，剂量可达 6g/d。白细胞数下降后减量，直至完全缓解，以后用 0.5～1g/d 维持。由于本品作用时间短，几无迟发毒性反应，可作为慢性粒细胞白血病的首选药。

此外，伊马替尼（格列卫）对慢性粒（髓）细胞白血病有良效。餐时服用，1 次/d，每次 400～600mg，多饮水，连续 90～250d。

（3）多药联合强力化疗　参阅“急性白血病”的化疗介绍。

（4）干扰素 α　500 万～900 万 U，皮下或肌内注射，1 次/d，对慢性早期患者血液学完全缓解率可达 70%～80%；细胞遗传学反应率 40%～60%，其完全缓解率占 25%，生存期 60～65 个月。

（5）脾极度肿大及白细胞数明显增多者，在脾区做深度 X 线照射。照射第 15～20 日，可见白细胞下降，脾显著缩小，血红蛋白缓慢上升。本法见效快但缓解期短。临床上有体部伽马刀治疗的报道。

（6）有条件时开展骨髓移植。

（7）对症支持辅助治疗。

（8）加速期和急变期按急性白血病治疗。

3. 慢性淋巴细胞白血病治疗　本病是单株的、免疫无能的小淋巴细胞恶性增殖与蓄积性疾病，B细胞型占95%，T细胞型占1%～3%，裸细胞型罕见。

（1）单一化疗可选用　①苯丁酸氮芥[保乙]0.08～0.1mg/(kg·d)，当血象低于正常值时应停用；必须维持治疗者，0.04～0.08mg/(kg·d)，直至缓解。可连服4d，间歇4～6周，作为诱导缓解，可能小剂量较佳，但应警惕骨髓毒性反应。②环磷酰胺[保乙]1～3mg/(kg·d)，口服；或20mg/kg，静脉注射，每2～3周1次。③氟达拉滨单磷酸盐[保乙]25～30mg/(m^2·d)，连用5d，静脉滴注，每4周重复1次。④2-氯脱氧腺苷0.05～0.2mg/(kg·d)，连用7d，持续静脉滴注，有效率为55%。

（2）联合化疗方案　见急性淋巴瘤介绍。

① CHOP方案治疗：C期慢性淋巴细胞白血病有效率也可达50%～70%。一般环磷酰胺[保甲]750mg/m^2，多柔比星[保甲]50mg/m^2，长春新碱[保甲]1.4mg/m^2，均第1日静脉注射；泼尼松100mg/d，第1～5日口服。每3周为1个周期。

② COP方案：环磷酰胺400mg/(m^2·d)，第1～5日口服；长春新碱1.4mg/m^2，第1日静脉注射；泼尼松100mg/d，第1～5日口服。每3周为1个周期。

（3）放射治疗　适用于明显淋巴结肿大者局部照射。如放射性^{32}P仅对化疗无效者采用，每次37～74MBq（1～2mCi），每周1～2次。

（4）有低γ球蛋白血症且反复感染者，可定期注射丙种球蛋白。

此外，经肾上腺糖皮质激素或脾区放射治疗无效者，在获得患者同意后可考虑脾切除术。淋巴细胞明显积聚增多者，试用淋巴细胞分离可能有效。

4. 低增生性急性白血病的治疗　临床有两种类型。①缓进型。占多数。多见于老年人，起病隐袭，症状不明显，肝、脾及淋巴结肿大不明显，病程缓慢，可持续数月至数年。②急进型。主要为青壮年，病情进展快，常伴有明显发热、贫血和出血，肝、脾、淋巴结肿大和胸骨压痛较突出，骨髓中原始细胞较多，接近典型的急性白血病。由于患者多为老年人或骨髓再生低下者，对强力放疗、化疗耐受较差，故一般以支持疗法为主。特别是对老年患者，可用小剂量阿糖胞苷 10～20mg/(m^2·d)，静脉注射，第1～3日；每3周为1个疗程。可酌情重复3～4个疗程。或三尖杉碱0.5～1mg/d，每1～3日或第7日静脉滴注；联用阿糖胞苷 10～20mg/(m^2·d)，第1～3日静脉注射。少数年轻而体质较好的患者可参照急性白血病大剂量化疗。

5. 非白血病性绿色瘤的治疗　本病系大量的白血病细胞，主要是原粒细胞浸润骨组织或骨膜下，并聚集成淡绿色肿块称为绿色瘤。常见于儿童及青少年，颅面骨侵袭是其特征性表现。早期手术切除或局部放疗，可获得较长缓解期。

6. 嗜酸粒细胞白血病的治疗　对原始及幼稚细胞型，治疗同急性粒细胞白血病，个别患者采用长春新碱、羟基脲、肾上腺糖皮质激素（如泼尼松）治疗也有一定效果。

7. 组织嗜细胞（肥大细胞）性白血病的治疗　由于对化疗不敏感，可使用各种抗组胺药如西咪替丁（甲氰咪胍）、西替利嗪等及肾上腺糖皮质激素如泼尼松等控制组胺类反应。

8. 毛细胞白血病的治疗　为一种少见的慢性淋巴细胞白血病。发病年龄为40～50岁，临床表现为发热、脾大可及盆腔、贫血、半数有肝大，但淋巴结肿大罕见。脾切除为首选疗法。干扰素可作为无脾大和脾切除复发的主要药物，300万U，隔日肌内注射；部分患者血中毛细胞消失，血象改善，脾缩小。此外，用氟达拉滨、二氯脱氧腺苷、喷他司丁治疗可能有效。

9. 成人T细胞白血病治疗　本病是由人类T细胞白血病Ⅰ型病毒（HTLV-1）感染所致的一种特殊类型白血病。急性型可采用长春新碱 1mg/m^2，每周1次静脉注射；环磷酰胺 300mg/m^2，每周1～2次静脉注射；多柔比星 20～40mg/m^2，每3周1次静脉滴注；仅有不到20%患者可获得部分缓解。生存期1个月～6年或以上。有人认为化疗可使病情恶化或感染而死亡，故对隐匿型和慢性型仅用缓和化疗。此外，喷他司丁或核素标记抗Tac单克隆抗体治疗可能有效。

10. 巨核细胞白血病治疗　本病约2/3病例有全血细胞减少，可伴血小板膜受损及功能缺陷。无满意治疗方法，联合化疗效果亦不佳。小剂量阿糖胞苷 10mg/m^2，每12h皮下注射，12d为1个疗程，有一定疗效，但复发率高。

11. 全髓白血病的治疗　本病是一种以骨髓红细胞、白细胞与巨核细胞三系同时异常增生的白血病。病程1年左右，疗效差。有人用

HOAP 方案化疗获得完全缓解，持续缓解达 32 个月。具体方案为：三尖杉碱 2～5mg/d，第 1～5 日或第 7 日静脉注射；长春新碱 2mg，第 1 日静脉注射；阿糖胞苷 150mg/d，第 1～5 日或第 7 日静脉注射；泼尼松 40～60mg，第 1～5 日或第 7 日，分次口服。

12. 安西他滨（环胞苷） 对各类急性白血病均有效，对急性粒细胞白血病疗效最优。5～10mg/(kg·d)，溶于生理盐水或葡萄糖注射液静脉滴注；5～10 日为 1 个疗程，间歇 7～14d。视耐受情况可进行 3 个疗程或以上。

垂体瘤

垂体瘤是一组从腺垂体和神经垂体后叶及颅咽等上皮残余细胞发生的肿瘤。病因尚未阐明。多数为良性腺瘤，少数为增生或腺癌。

【临床表现与诊断要点】

临床上有明显症状者约占颅内肿瘤的 10%。在尸检中有报道可见 20%～25%的亚临床垂体微腺瘤。发病年龄多在 31～40 岁，21～30 岁和 41～50 岁两组次之。早期很少有临床表现，发现症状明显时主要有下列三大症状群。

1. 腺垂体本身受压症状 垂体瘤使瘤外垂体组织受压而萎缩，造成其他垂体促性腺激素减少和相应周围靶腺体萎缩，或致性腺功能低下，或出现继发性甲状腺功能减退，或影响神经垂体、下丘脑而产生尿崩症，偶致继发性肾上腺皮质功能低下等。

2. 垂体周围组织压迫症状 瘤体较大压迫周围组织，除引起头痛外多属晚期表现，如视力减退、视野缺损和眼底改变、下丘脑受压症状；海绵窦综合征；脑脊液鼻漏（并发脑膜炎）等。

3. 腺垂体功能亢进症候群 如巨人症与肢端肥大症；皮质醇增多症；溢乳-闭经症；垂体性甲状腺功能亢进症；Nelson 综合征（全身皮肤往往呈进行性发黑），血浆 ACTH 及 MSH 测定明显升高；促性腺激素腺瘤等。

X 线检查是诊断垂体瘤的重要方法之一，包括头颅 X 线平片、蝶鞍分层、脑血管造影、磁共振检查（MRI）和 CT 扫描等有助于明确诊断。

【防治措施与用药】

根据具体病情，可选择或联用放射（包括伽马刀）治疗、手术治疗和药物治疗等。

1. 放射治疗　近年来高能射线发展，内照射如放射性核素钇^{90}、金^{198}等已取代了常规X线治疗。放疗指征：①诊断肯定而尚无手术指征者；②手术后辅助治疗；③手术后复发，肿瘤不大，暂不宜再行手术者；单线放疗后复发病例，相隔至少1年后再放疗（累积剂量最好不超过100Gy）。

（1）外照射参考选用：①^{60}Co或加速6MY-X，保护邻近正常组织和眼球，一般照射野为5cm×5cm，每周5次，每次2Gy，总剂量45～55Gy，4.5～5.5周完成。儿童照射总剂量每4～5周40～45Gy。②α粒子束照射，总剂量35～80Gy（3500～8000rad），分4次照射。或质子束照射，总剂量35～100Gy（3500～10000rad），分12次照射，12～14d完成。③立体定向放射神经外科（伽马刀）治疗。常用照射剂量20～50Gy，照射时间10～20min，疗效为80％～90％。

（2）内照射可参考选用：①开颅或经鼻腔穿过蝶窦途径将金^{198}（$t_{1/2}$为2.7d）植入蝶鞍中进行照射150～200Gy。②钇^{90}（$t_{1/2}$为60h）50～100Gy。

2. 手术治疗。

3. 药物治疗

（1）腺垂体功能减退者　根据靶腺受损情况，给予适当的替代补充治疗。

（2）腺垂体功能亢进者　可选用：①溴隐亭7.5～60mg/d，可酌情调整剂量；②赛庚啶24～32mg/d，可酌情调整剂量；③生长抑素虽能抑制肢端肥大症GH分泌，但半衰期短、易反跳，故无临床意义。奥曲肽（善得定，善宁）对突眼性甲状腺肿和肢端肥大症有效，皮下注射0.1mg，3次/d，用于肢端肥大症疗程10～14d。

（3）垂体甲状腺功能亢进症　可酌情选用：①丙硫氧嘧啶，治疗成人甲状腺功能亢进症0.05～0.1g，3次/d；极量0.2g，3次/d；待症状缓解后，改用维持量25～80mg/d；儿童4mg/(kg·d)，分次口服，维持量酌减。对甲状腺危象，0.4～0.8g/d，分3～4次服用，疗程不超过1周。若为甲状腺功能亢进症术前准备，术前服用本品使甲状腺功能恢复到正常或接近正常，然后加服2周碘剂再行手术。②甲巯咪唑（他巴唑）：成人开始30mg/d，可按病情调节15～40mg/d，每日最大量60mg，分次口服，疗程12～18个月；小儿0.4mg/(kg·d)，分次口服，可酌情调整剂量。③如甲状腺明显肿大、有压迫症状者，可切除甲状腺组织。

嗜铬细胞瘤

嗜铬细胞瘤是起源于肾上腺髓质、交感神经节或其他部位的嗜铬组织肿瘤，也是一种较罕见的继发性高血压，早期诊疗是完全可以治愈的。

【临床表现与诊断要点】

由于瘤组织可阵发性或持续性地分泌过量的去甲肾上腺素和肾上腺素以及微量多巴胺，临床上常呈阵发性或持续性高血压、头痛、多汗、心悸及代谢紊乱症状。本病各年龄组均可发病，但以中青年最多，儿童高血压中嗜铬细胞瘤发生率相对较高，有遗传性（5%）。80%～90%瘤位于肾上腺髓质，髓外主要分布于腹膜后、腹主动脉前，左、右腰椎旁间隙，肠系膜下动脉开口处主动脉旁的嗜铬体等。良性约占90%。肿瘤直径1～16cm不等，平均5cm；重量几克至数千克，最重者≥4kg，70%<70g。

儿童嗜铬细胞瘤起病急，可有急性高血压或高血压脑病症状，如剧烈头痛、视力减退、明显消瘦，可有家族性倾向。

嗜铬细胞瘤特殊临床表现可为低血压休克、腹部肿块；消化道症状，可因儿茶酚胺使肠蠕动及张力减弱，引起便秘、腹胀，甚至结肠扩张，胃肠壁血管增殖性及闭塞性动脉内膜炎、肠梗阻、出血、穿孔、腹部剧痛、休克或胆汁潴留及胆石症；膀胱内肿瘤；高血糖或低血糖、红细胞增多症等。

嗜铬细胞瘤的诊断依据：①血浆或尿中游离儿茶酚胺高浓度或尿中儿茶酚胺代谢物高浓度；②现代影像学检测技术，如CT扫描、磁共振成像（MRI）检查和^{131}I间甲基胍（^{131}I-MIBG）等技术对肿瘤定位。

【防治措施与用药】

1. 手术治疗　首选并辅以内科治疗。

2. 药物治疗

酚苄明[保乙]　初始剂量每12h 10mg，以后每隔数日递增10～20mg，渐增至40～100mg/d或以上，直至血压降至正常或接近正常。应警惕本品可能引起直立性低血压、鼻黏膜充血、心动过速等。

哌唑嗪[保甲]　首次剂量0.5～1mg，以后渐增至6～8mg/d维持治疗。应注意防止直立性低血压、低钠倾向。

盐酸普萘洛尔（心得安）[保甲] 可在α受体阻滞药应用后心律失常或心动过速（＞100次/min）时给药100mg，3～4次/d；当心率过快确需进一步控制时再谨慎增加剂量。

以上抗高血压药降压效果不满意时，也可试用尼卡地平、氨氯地平、卡托普利、福辛普利、伊贝沙坦；或中成药高血压速降丸等。

肿瘤副综合征

肿瘤副综合征是指由肿瘤产生的生物活性物质引起的，与肿瘤原发灶或转移部位无直接关系的各种症状和体征。这些症状和体征可能是某些肿瘤的首发症状，经仔细检查可发现早期癌，可提高治疗水平和生存期及生活质量；肿瘤副综合征的蛋白检测可作为治疗肿瘤前后判断疗效、监测复发或进展的标志物；有时通过对肿瘤副综合征的治疗而缓解肿瘤临床症状，并有可能发现新而有效的肿瘤治疗方法。

发病机制尚未完全阐明，但与下列因素有关：①肿瘤可产生一些具有生物活性的蛋白质或多肽，包括多肽类激素及其前体，如促肾上腺皮质激素（ACTH）、副甲状腺素（PTA）、促性腺生长激素、胰岛素样肽类物质、生长因子、白介素、细胞因子、前列腺素、癌胚抗原（CEA）、甲胎蛋白（AFP）、免疫球蛋白等；②肿瘤自身免疫反应或免疫复合物及免疫抑制而引起临床表现；③肿瘤细胞产生的异位激素或肿瘤细胞释放的活性激素产物具有竞争抑制正常激素的作用；④由于肿瘤血管丰富及正常组织基底膜的破坏，使一些正常情况下不能进入血流的抗原物质进入血液循环，导致正常的生理功能紊乱或出现其他毒性反应；⑤肿瘤副综合征可涉及内分泌、肝脏、胃肠道、肾脏、皮肤、骨髓、血液系统、神经系统、肌肉及其他组织器官。

一、内分泌系统综合征

1. 库欣综合征　以肺癌多见，次为胸腺癌、胰腺癌、甲状腺癌、卵巢癌、结肠癌、食管癌、睾丸癌、前列腺癌等。

（1）典型症状和体征　①体态改变，如满月脸、水牛背、向心性肥胖；②皮肤毛发改变，如多血质、皮肤粗糙、痤疮、多毛症、脱发或下腹、大腿及臀部紫纹；③性功能改变，如闭经、性欲下降、阳痿；④骨质疏松、肌肉萎缩、背痛、疲劳乏力、尿钙排出增加、尿路结石、低钙性酸中毒、病理性骨折；⑤糖尿病或糖耐量试验阳性；⑥真菌感染；⑦多尿症；⑧动脉硬化或高血压；⑨精神症状压抑或其他临床表现。

库欣综合征多见于青年女性，异位促肾上腺皮质激素则以老年人多见，异位促肾上腺皮质激素性肌瘤、虚弱、肌无力和异常色素沉着较常见。

（2）诊断要点　通过测定24h尿17-羟皮质醇（17-OHCS，一般超过20～25mg可诊断）及小剂量地塞米松（2mg/d）抑制试验（多为阴性），再加上患者伴发的上述症状和体征即可确诊。若皮质功能抑制，兴奋试验阴性，即可确诊为异位促肾上腺皮质激素综合征。

（3）治疗措施　有效的肿瘤治疗，如外科手术或伽马刀切除原发肿瘤，是治疗本症的最佳手段。晚期肿瘤则应积极对症处理，姑息化疗和伽马刀都是重要辅助方法。

2. 异位血管升压素（抗利尿激素，SIADH）分泌综合征　本征是指各种原因所致血管升压素在下丘脑分泌过多，导致体内水分潴留，稀释性低钠血症及尿钠增多。本征以小细胞肺癌（SCLC）较多，次为类癌、十二指肠癌、胰腺癌、结肠癌、前列腺癌、头颈部癌、霍奇金病（HD）、非霍奇金淋巴瘤（NHL）等。

（1）可能病因　①小细胞肺癌及其他肿瘤、颅内占位性病变；②肺部感染性疾病，如肺结核、肺脓肿、病毒或细菌性肺炎；③中枢神经系统疾病，如脑膜炎、脑外伤等；④其他疾病，如全身性红斑狼疮、甲状腺功能减退症、肾上腺皮质功能减退症等，如脑膜炎、脑外伤、间歇性急性血卟啉症等；⑤药物因素，如氯丙嗪、吗啡、烟碱、酗酒（乙醇）、环磷酰胺（CTX）、长春新碱等。

（2）典型症状和体征　主要为水中毒和低钠血症，大多数患者无症状。当血钠低于120mmol/L时，可能有食欲缺乏、恶心呕吐、体重增加、软弱无力、嗜睡、精神失常、烦躁不安、性格改变等。当低于100mmol/L时，腱反射减退或消失，有时出现延髓麻痹或麻痹综合征，以致惊厥、昏迷，甚至死亡。

（3）诊断要点　①实验室检查，血钠＜120mmol/L，血浆渗透压＜270mOsm/kg，尿渗透压升高达600～800mOsm/kg。②无血容量降低的临床体征，血中肾素活性通常不增高，肾功能及肾上腺皮质功能多正常，临床上无失水或水肿；血二氧化碳分压正常或略低，血氯偏低，血中尿中血管升压素（ADH）明显增多。③有前述病因。④肿瘤脑转移时神经系统症状有时与低钠血症的临床表现相似；各种感染（晚期肺结核）、各种肾病及晚期肿瘤等失盐多于失水的缺钠性低钠血症应除外。

（4）治疗措施　控制原发肿瘤，纠正低钠与水过多，抑制血管升压素（ADH）分泌。①小细胞肺癌（SCLC）等易出现低钠血症，经积极化疗和放疗控制肿瘤后，患者的相似症状有望减轻或消失；但若在治疗期间出现本症，应积极查明是肿瘤进展或其他原因。②限制水摄入量应权衡利弊（800ml/d 以内），必要时应预先纠正低钠血症。③表现为抽搐昏迷等低钠水中毒时，应迅速利尿、补钠，可给予呋塞米（速尿）20mg，3%～5%氯化钠注射液250～300ml，同时注意补钠速度不宜过快，严格检测血尿电解质和生命体征，防止出现肺水肿及心力衰竭等。④燕麦细胞癌分泌 ADH 最多，目前临床尚无抑制 ADH 分泌的特效药物。苯妥英钠可抑制 ADH 分泌，但作用短暂而少用。碳酸锂拮抗 ADH 对肾小管作用而引起多尿，每 6h 给予 300mg，可连用 5d；但毒副作用大，应谨慎。二甲金霉素在肾小管水平阻断 AVP 而治疗低钠血症，可口服 200～400mg，2～3 次/d；但应警惕诱发氮质血症。尚有试用尿素（30g/d）纠正 SCLC 患者的异常血管升压素分泌综合征。

3. 低血糖症　非胰腺肿瘤引起的低血糖症以中胚层较常见，包括间皮瘤、纤维肉瘤、神经纤维瘤、血管内皮肉瘤等，次为肝癌、肾上腺癌、胃肠道癌和其他肿瘤。

（1）可能病因　此类肿瘤体积巨大，常可侵犯肝脏和腹膜后组织；肿瘤细胞分泌胰岛素样物质；大肿瘤过度利用葡萄糖；肝脏转移瘤影响肝糖原的储存与利用；对糖皮质激素、生长激素、高血糖素等代谢的调节作用不敏感。

（2）肿瘤患者的低血糖症状与一般的低血糖无明显区别，主要是虚弱、头晕、出汗，进食后症状改善。

（3）治疗措施　对症和抗肿瘤治疗。轻度低血糖可增加糖的摄入，包括吃糕点、糖果或增加饮食和口服葡萄糖等，症状严重者可静脉滴注葡萄糖。急救时可用大剂量糖皮质激素。

4. 高钙血症　发生率约 10%，其中 10%～15%并无骨转移。高钙血症发生率高低依次为肺癌（25%）、乳腺癌（19.6%）、多发性骨髓瘤（9.7%）、头颈部癌（8.1%）、肾和泌尿道癌（7.9%）、食管癌（5.6%）、女性生殖道癌（5.2%）。肺癌中高钙血症以肺鳞癌较常见，肺小细胞癌（SCLC）却少有高钙血症。

（1）可能病因　与肿瘤细胞分泌前列腺素、破骨细胞活化因子、肿瘤生长因子及 1,25-二羟维生素 D、类甲状旁腺激素和其他溶骨因子有关。

（2）临床表现　①胃肠道反应有恶心、呕吐、厌食、便秘、腹胀、腹痛；②心血管系统有心动过速、心律失常、心电图异常；③神经系统有昏睡、虚弱、反应迟钝、烦躁、精神异常、癫痫；④其他，如多尿、脱水、氮质血症、低血钾；高钙血症与是否伴有骨转移或骨破坏的程度相关性不详，也无必然联系。

（3）治疗措施　①一般措施，如低钙饮食，补液、利尿，但禁用噻嗪类利尿药（在远曲小管促钙重吸收）。②鲑降钙素 4～8MRC U/(kg・d) 皮下或肌内注射，或用依降钙素 10U，1 周肌内注射 2 次。③口服泼尼松 30～40mg/d，鲑降钙素 40～80MRC U，肌内注射，2 次/d。若单用泼尼松时，开始 40～60mg/d，有效后减量维持。④双膦酸盐抑制破骨细胞活性可选用帕米膦酸钠（博宁）60～90mg，静脉滴注；骨膦（氯屈膦酸二钠）1200～1500mg，静脉滴注等。⑤普卡霉素（光辉霉素）可阻止破骨细胞 DNA 合成，抑制骨吸收，降钙作用强。可给予 15～25μg/(kg・d) 稀释于 5% 葡萄糖溶液中，静脉滴注；如有必要，间隔 1 周或更长时间可重复。每次宜缓慢静脉滴注4～6h 以上，要警惕其肝、肾、骨髓毒性。⑥吲哚美辛和阿司匹林可用于因前列腺素分泌过多引起的高钙血症，但对有溶骨性骨转移者疗效不理想。

5. 男性乳房发育　睾丸肿瘤可产生甲胎蛋白（AFP）和绒毛膜促性腺激素（β-HCG），约 5% 可伴有男性乳腺发育；肺癌和肝癌也可引起同样的症状。男性乳房发育可能是某些肿瘤的首发症状，需进一步检查、诊断，然后对症治疗和病因治疗。

6. 促性腺激素综合征　垂体肿瘤、睾丸和卵巢肿瘤、生殖滋养层肿瘤甚至肝癌、肺大细胞癌和腺癌等都可出现卵泡刺激素（FSH）、黄体生成素（LH）和绒毛膜促性腺素（HCG）等异常分泌。临床表现包括儿童性早熟，除第二性征发育外，还可出现杵状指及骨骼生长提前；男子乳腺发育，女性闭经或月经过多，血尿中雌激素升高等。

治疗主要针对原发肿瘤行切除术或伽马刀根治术，包括放疗、化疗及生物综合治疗。

二、神经肌肉系统副综合征

神经肌肉系统副综合征是由癌症引起的，统称为癌性神经肌病，目前有以下几类。

1. 小脑皮质变性　见于肺癌、乳腺癌、卵巢癌和子宫颈癌。临床表现为亚急性进展型，双侧对称的小脑功能障碍、减退，眩晕、共济失调，并可伴有精神障碍。小脑皮质中浦肯野细胞变性和消失为主要病理特征。

2. 周围神经病变　多见于肺癌。可伴有运动障碍，肢体疼痛，感觉异常，共济失调。后根神经节变性为其病理改变特征。

3. 进行性多灶性脑白质病　见于霍奇金病（HD）、非霍奇金淋巴瘤（NHL）、结节病、肺癌及乳腺癌等，为一组多病灶性大脑脱髓性病变。主要表现为智力减退、视力视野障碍、失语和锥体束征。病程进展很快，患者多在3～6个月内死亡。

4. 亚急性脊髓小脑变性　多见于肺癌和乳腺癌。临床表现为肌肉萎缩无力和感觉异常，且以小脑症状为突出表现。病理特征为小脑齿状核细胞变性，上小脑脚神经脱失和各种脊髓束变性。

5. 癌性肌病　常见“近端肌肉综合征”，包括多发性肌炎和类肌无力综合征。

（1）皮肌炎和多发性肌炎　7％～34％的皮肌炎和多发性肌炎患者可能伴有癌症，50岁以上男性患皮肌炎或多发性肌炎的患癌率为70％；应及时到医院检查排除有无乳腺癌、肺癌、宫颈癌和卵巢癌。

（2）肌无力综合征　多见于40岁以上小细胞肺癌（SCLC），90％为男性，且男性肌无力患者中有77％伴有癌症，女性仅25％。乳腺癌、肾癌、胃癌、直肠癌及前列腺癌等亦可伴有肌无力综合征。

有效地治疗原发和继发（转移）肿瘤病灶，可使癌性肌病减轻或消失，一般不影响预后。

三、皮肤副综合征

作为肿瘤副综合征的皮肤病变很多，有先天性和继发性，现将临床常见的皮肤病变简介如下。

1. 皮肌炎　在前述的神经肌肉系统副综合征已提及。中年以上突然出现以皮肤为主要表现的皮肌炎时，应仔细检查有无隐匿癌的存在。胃癌、肺癌、恶性淋巴瘤、鼻咽癌、乳腺癌、卵巢癌和头皮转移癌等可伴有皮肌炎，有时往往在肿瘤诊断之前就已出现。临床表现为起病急，进展快，皮肤病边界症状比肌肉症状更显著，但皮损程度与肿瘤无明显相关性。然而，在有效控制肿瘤后，如经伽马刀治疗的鼻咽癌或外科切除卵巢癌后，皮肌炎的症状和体征可很快缓解或消失。当肿瘤复发后，皮肌炎又可再度出现，提示二者有一定相关性。

2. 皮肤黏膜黑色素斑-胃肠道多发性息肉综合征　为先天性遗传性疾病，癌变率为20％～25％；多见于小肠，次为胃、结肠、直肠，卵巢癌也可伴发本症。对皮肤黏膜有黑色素斑点的患者，可行内镜无创检查术排查有无胃肠道多发性息肉，以利于早期对症治疗，防止癌变。

3. 黑棘皮病　是较少见的良性皮肤病。表现为腋下、颈部、肛门生殖器周围皮肤角化及色素沉着，本身无恶变，但可伴腹部恶性肿瘤，40岁以上出现黑棘皮病者更应排查有无肿瘤。控制（如手术切除或伽马刀治疗）肿瘤后皮肤病变随之缓解（消失），肿瘤复发后皮肤病又出现。必须与假性棘皮病相鉴别。

4. 其他　我国云南肺癌高发区见同时伴发Bowen病（一种皮肤原位癌）。Bazex病是主要发生于掌、跖部的红斑性角化症，有脱皮屑，瘙痒，男性多见；可伴有头颈癌、食管癌和肺癌，多为鳞癌；可能与免疫有关。Sweet综合征表现为发热，中性粒细胞增多，伴有疼痛的多发性皮斑，真皮中性粒细胞浸润，10%～15%伴有造血系统肿瘤和其他癌；且对肾上腺皮质激素敏感。

此外，Gardner综合征（表皮囊肿、皮脂腺囊肿、皮样瘤、脂肪瘤、纤维瘤等）常伴有大肠或小肠腺瘤（癌）。多发性基底细胞神经瘤综合征常伴发髓母细胞瘤和纤维肉瘤等。共济失调毛细血管扩张综合征易患淋巴瘤或白血病。某些色素病变，或角化过多及红斑疱疹等，可能与代谢、免疫功能障碍有关。

四、骨骼系统副综合征

1. 杵状指　肺癌等胸内肿瘤患者杵状指发生率为6%～12%。与恶性肿瘤有关的杵状指发病急骤，疼痛明显，肿瘤切除后症状明显改善。杵状指与肥大性骨关节病的相关性未明。

2. 肥大性骨关节病　主要病变为骨膜增生和新骨形成，常发于长骨远端，主要为胫骨、踝、腕、指和肩关节等，严重时可累及髂骨、肋骨、锁骨和脊骨。关节囊内可产生积液，尤以膝关节多见。肺癌引起的肥大性肺骨关节病（HPO）发生率约12%以上。肥大性肺骨关节病多出现于肺部症状之前，胸内肿瘤切除后，症状可在24h内消失，但骨骼改变则持续较长时间。其他肿瘤也可伴有肥大性骨关节病。

五、血液系统副综合征

1. 红细胞增多症　以肾癌多见（35%），次为肝癌（19%）、小脑血管肉瘤（14%）及其他肿瘤。原发肿瘤切除后，红细胞数目可逐渐减少或恢复正常。前述肿瘤约50%以上出现红细胞生成素升高。

2. 非血液系统肿瘤的粒细胞增多症　胃癌、肺癌、胰腺癌、黑色素瘤、脑瘤和淋巴瘤等可伴有无感染性粒细胞增多，并可分泌集落刺激因子、白介素-3、白介素-1。

3. 弥散性血管内凝血（DIC） 许多肿瘤患者可伴有DIC，可表现为ARDS，少尿性肾功能不全，革兰阴性菌脓肿，溶血性尿毒症和颅内出血等。

4. 贫血 恶性肿瘤伴贫血可能是由于红细胞生成减少和红细胞寿命缩短，部分由于肿瘤表面出血或内部出血。控制肿瘤或切除肿瘤后可纠正贫血。

此外，肿瘤副综合征还可表现为蛋白质紊乱（主要受侵器官为肾脏）、发热、带状疱疹病毒感染等。

第八节 抗肿瘤用药新进展

一、抗肿瘤西药新分类、新进展及合理应用

1. 抗肿瘤西药新的分类

抗肿瘤西药过去一般分为烷化剂、抗代谢药、抗生素、植物药、激素和其他（包括铂盐、门冬酰胺酶等）。这显然未能概括抗肿瘤药物的迅速发展，也不足以指导临床应用。2004年我国学者根据临床应用实际情况，经过讨论制定了新的分类，见表3-2。

表3-2 抗肿瘤西药分类

类别	作用机制	药品通用名称
细胞毒类	作用于DNA化学结构的药物	①多柔比星、表柔比星、吡柔比星 ②柔红霉素、丝裂霉素、博来霉素 ③烷化剂：氮芥、甘磷酰芥、硝卡芥、苯丁酸氮芥、甲氧芳芥、环磷酰胺、塞替派、洛莫司汀、卡莫司汀、司莫司汀、白消安等 ④铂类化合物：顺铂、卡铂、奥沙利铂等
	影响核酸合成的药物	①DNA多聚酶抑制药：阿糖胞苷、吉西他滨；二氢叶酸还原酶抑制药：甲氨蝶呤、培美曲塞等 ②胸腺核苷合成酶抑制药：卡培他滨、氟尿嘧啶、替加氟、卡莫氟、去氧氟尿苷 ③嘌呤核苷合成酶抑制药：甲氨蝶呤、硫鸟嘌呤、巯嘌呤 ④核苷酸还原酶抑制药：羟基脲

续表

类别	作用机制	药品通用名称
细胞毒类	作用于核酸转录的药物	放线菌素D、美法仑、平阳霉素
	拓扑异构酶抑制药	拓扑替康、依立替康、羟喜树碱
	主要作用于有丝分裂M期，干扰微管蛋白合成的药物	紫杉醇类、长春碱类、高三尖杉酯碱等
	其他细胞毒类	L-门冬酰胺酶
激素类	黄体生成素释放激素激动药/拮抗药	戈舍瑞林、亮丙瑞林
	抗雄激素	氟他胺
	抗雌激素	他莫昔芬、托瑞米芬
	芳香酶抑制剂	来曲唑、阿那曲唑、氨鲁米特
生物靶向治疗药	—	干扰素、白介素-2、A群链球菌制剂、短棒状杆菌制剂
单克隆抗体	—	群司珠单抗、利妥昔单抗
其他	细胞分化诱导药	维A酸类和亚砷酸类
	细胞凋亡诱导药	肿瘤细胞坏死因子
	新生血管生成抑制药	
	表皮生长因子受体抑制药	
	基因治疗	
	瘤苗	
辅助药	升血药	粒细胞集落刺激因子、粒细胞巨噬细胞集落刺激因子、白介素-2、重组人红细胞生成素
	止呕药	恩丹西酮、格雷司琼、托烷司琼
	镇痛药	阿司匹林、对乙酰氨基酚、可待因、曲马朵、吗啡、芬太尼透皮剂
	抑制破骨细胞药	双膦酸盐、帕米膦酸二钠

2. 新进展

随着分子生物学技术的提高，在分子水平对肿瘤发病机制和增殖有较深入的认识，已开展针对细胞受体、关键基因和调控分子为靶点的治疗研究。如具有靶向性的表皮生长因子受体（EGFR）阻断剂、针对某些与增殖相关受体的单克隆抗体、针对某些癌基因和癌的细胞遗传学标志的药物、抗肿瘤血管生成的药物、抗肿瘤疫苗、基因治疗等均取得了飞速发展，在临床治疗中超越了传统的细胞毒治疗，属病理生理学治疗，也就是封闭肿瘤发展过程中的关键基因和纠正某些病理过程。抗癌新药在临床上的共同特点如下。

① 具有非细胞毒性和靶向性。

② 起调节作用和细胞稳定性作用。

③ 临床研究中不一定达到剂量限制性毒性（DLT）和最大耐受剂量（MTD）。

④ 不良反应的范围与细胞毒性药物有很大的区别。

⑤ 与常规治疗（化疗、放疗）合用有更好的效果等。

目前进入临床应用的有单克隆抗体，如利妥昔单抗、曲妥珠单抗、西妥昔单抗、倍伐珠单抗；信号转导抑制剂，伊马替尼选择地抑制酪氨酸激酶及 BCR-ABL 异常融合的表达并抑制有 BCR-ABL 表达的白血病细胞增殖，EGFR 酪氨酸激酶抑制剂吉非替尼和埃罗替尼；新生血管抑制剂包括血管内皮抑素（YH-16）和参一胶囊等。研究表明，靶向治疗在一定程度上印证了祖国医学“异病同治”和“同病异治”的观点，是循证医学、规范化、个体化防治肿瘤的重要途径。

3. 抗肿瘤药物的合理应用

美国 3 个权威机构在几年前曾预测在 2025 年肿瘤的发生率将下降 25%，死亡率将下降 50%。循证医学，规范化、个体化防治肿瘤用药将会取得更好的疗效。抗肿瘤细胞毒类药物本身就属于“剧毒药”且有可能引起严重不良反应。医务人员必须熟悉药物的作用特点、体内过程（药代动力学特点）、药物之间的相互作用、适应证、禁忌证及有无器官特异性毒性。有的药物在应用前需要处理（预处理），预防和谨慎观察过敏反应；一般都需要每周检查血象和肝、肾功能等。安全、有效、合理、经济、可控用药是相对的，有些相关知识告知于患者及其亲属，和谐医患关系，获得患者的积极配合，治疗往往更有效。

二、中成药在抗肿瘤中的辅助治疗

1. 肺癌的中成药辅助治疗

鸦胆子油乳注射液[典][保乙]　清热解毒，消癥散结。用于热毒瘀阻所致的消化道肿瘤、肺癌、脑转移癌。肌内注射。每次 2～4ml，2 次/d；

静脉滴注，每次10～20ml，用5%葡萄糖注射液500ml稀释后缓慢滴注。用药7d、休息1～2d，4周为1疗程，或遵医嘱。

艾迪注射液[典][保乙] 消瘀散结，益气解毒。用于瘀毒内结所致的原发性肝癌、肺癌、直肠癌、恶性淋巴瘤、妇科恶性肿瘤。静脉滴注，每次50～100ml，以0.9%氯化钠或5%～10%葡萄糖注射液400～450ml稀释后使用，1次/d，30d为1疗程。

复方斑蝥胶囊[典][保乙] 破血消癥，攻毒蚀疮。用于瘀毒内结所致的原发性肝癌、肺癌、直肠癌、恶性淋巴癌，妇科肿瘤。口服，每次3粒，2次/d。

金复康口服液[典][保乙] 益气养阴，清热解毒。用于不宜手术、放疗、化疗的原发性非小细胞肺癌属气阴两虚、热毒瘀阻证。与化疗并用，有助于提高化疗疗效，改善免疫功能，减轻化疗所致的白细胞计数下降等副作用。口服，每次30ml，3次/d。30d为1疗程，可连续使用2个疗程，或遵医嘱。

2. 晚期肺癌

益肺清化膏[典] 益气养阴，清热解毒，化瘀止咳。用于气阴两虚所致气短、乏力、咳嗽、咯血、胸痛；晚期肺癌见上述证候者的辅助治疗。口服，每次20g，3次/d。2个月为1疗程。

3. 原发性肺癌

康莱特注射液[典][保乙] 益气养阴，消癥散结。适用于不宜手术的气阴两虚、脾虚湿困型的原发性非小细胞肺癌及原发性肝癌。配合放化疗有一定增效作用。对中晚期肿瘤患者具有一定的抗恶病质和止痛作用。该药于2015年6月已获美国FDA批准辅助治疗肝、胰腺癌和肺癌临床Ⅲ期试验。缓慢静滴200ml，1次/d，21d为1疗程，间隔3～5d后可进行下一疗程。联合放化疗时可酌减剂量。开始10min滴速应为20滴/min，20min后持续增加，30min后可控制在40～60滴/min。

4. 食管癌、胃癌可选用以下中成药。

抗癌平丸[典] 清热解毒，散瘀止痛。用于热毒瘀血壅滞所致的胃癌、食管癌、贲门癌、直肠癌等消化道肿瘤。口服，每次0.5～1g，3次/d，饭后0.5h服，或遵医嘱。

平消胶囊（片）[典][保甲] 活血化瘀，止痛散结，清热解毒。对热毒瘀结所致肿瘤患者具有缓解症状，缩小瘤体，提高人体免疫力，延长患者生存时间的作用。口服，每次4～8粒胶囊（或片），3次/d。

安替可胶囊[典] 软坚散结，解毒止痛，养血活血。用于瘀毒内结所致的食管癌，与放疗合用可提高疗效。口服，每次2粒，3次/d，饭后服用。疗程5周，或遵医嘱。

5. 消化道肿瘤除可选鸦胆子油乳注射液（见“肺癌”）外，还可选用以下药物。

香菇多糖注射液[典]　益气健脾，补虚扶正。用于慢性乙型迁延性肝炎及消化道肿瘤的放化疗辅助药。肌内注射，每次2ml，1次/d，8周为1疗程，或遵医嘱。

6. 原发性肝癌除可选用前述的艾迪注射液（见“肺癌”）、复方斑蝥胶囊（见“肺癌”）、康莱特注射（见“原发性肺癌”）外，尚可选用以下药物。

肝复乐片[典][保乙]　健脾理气，化瘀软坚，清热解毒。适用于以肝郁脾虚为主证的原发性肝癌，症见上腹肿块，胁肋疼痛，神疲乏力，食少纳呆，脘腹胀满，心烦易怒，口苦咽干。口服，每次10片（0.3g，糖衣片），或6片（0.5g，薄膜衣片），3次/d。Ⅱ期原发性肝癌疗程2个月，Ⅲ期患者1个月，或遵医嘱。

槐耳颗粒[典][保乙]　扶正固本，活血消癥。适用于正气虚弱，瘀血阻滞，原发性肝癌不宜手术和化疗者辅助治疗用药，有改善肝区疼痛、腹胀、乏力等症状的作用。口服，每次20g，3次/d。1个月为1疗程，或遵医嘱。

软坚口服液[典]　化瘀软坚，解毒，益气。用于Ⅱ期原发性肝癌瘀毒气虚的患者。对胁肋疼痛、纳呆、腹胀、神疲乏力等症有改善作用，可作为原发性肝癌的辅助治疗药。若配合化疗介入方法，有助于提高疗效。口服，每次20ml，3次/d，摇匀后服用。或遵医嘱。30～60d为1疗程。

消癥益肝片[典]　破瘀化积，消肿止痛。对于毒瘀内结所致的原发性肝癌，有缓解症状的作用。口服，每次6～8片，3次/d。

7. 肝癌除可选用平消胶囊（片）[典][保甲]　（见“食管癌、胃癌”）外，还可选用以下药物。

中华肝灵胶囊[典]　疏肝理气，化瘀散结。用于肝郁气滞血阻，两胁胀痛，食少便溏，积聚不消，舌有瘀斑，脉沉涩无力。口服，每次7～8粒，3次/d。

此外，可用于肝癌的中成药还有华蟾素注射液[典][保甲]、复方苦参注射液[典][保乙]、艾迪注射液[典][保乙]、得力生注射液[保乙]、康莱特注射液[保乙]等，遵医嘱。

8. 直肠癌可选用抗癌平丸[典]（见“胃癌”）、艾迪注射液[典][保乙]（见“肺癌”）、复方斑蝥胶囊[典][保乙]（见“肺癌”）。

9. 腹腔肿瘤

化癥回生片[典] 用于瘀血内阻所致的癥积、妇女干血痨、产后血瘀、少腹疼痛拒按。饭前温酒送服，每次5～6片，2次/d。对漆过敏者、孕妇均禁忌。不可过量、久服，遵医嘱。

10. 缓解肿瘤患者放化疗毒副作用

可选用康莱特注射液[典][保乙]、参苓白术散[典]、复方皂矾丸[典][保乙]、养血饮口服液[典]、健延龄胶囊[典]、生白口服液[典]（适用于白细胞计数减少）、健脾益肾颗粒[典]、紫芝多糖片等，遵医嘱。

11. 肿瘤辅助用中成药还可选安多霖胶囊[保乙]用于辐射损伤；康艾注射液[保乙]益气扶正，增强机体免疫功能，可用于原发性肝癌、肺癌、直肠癌、恶性淋巴癌、妇科恶性肿瘤及各种原因引起的白细胞低下、减少症以及慢性乙型肝炎的治疗；参芪扶正注射液用于恶性肿瘤放化疗血象指标低下及免疫功能低下；虫草发酵制剂用于免疫功能障碍、抗排异反应、器官功能衰竭、肺纤维化；黄芪注射液[保乙]、健脾益肾颗粒[保乙]、螺旋藻胶囊（片）[保乙]、猪苓多糖注射液[保乙]、灵芝胶囊[保乙]等用于恶性肿瘤免疫功能障碍及放、化疗血象指标低下等有一定效果。

三、世界卫生组织（WHO）癌症疼痛三阶梯治疗基本原则

根据WHO癌痛三阶梯治疗指南，癌症疼痛治疗有五项基本原则。

1. 首选无创途径给药 如口服芬太尼透皮贴剂、直肠栓剂、输液泵连续皮下输注等，可依患者不同病情和不同需求予以选择。

2. 按阶梯给药 指镇痛药物的选择应依疼痛程度，由轻到重选择不同强度的镇痛药物。

轻度疼痛：首选第一阶梯非甾体抗炎药，以阿司匹林[保甲]为代表；若有胃肠道疾病或反应者，可选用对胃肠黏膜刺激性较小的布洛芬[保甲]、索米痛[保甲]；或安乃近[保乙]、盐酸氨基葡萄糖胶囊[保乙]（重度骨关节疼痛）、白芍总苷[保乙]、贝诺酯[保乙]、吡罗昔康[保乙]等及其复方制剂。

中度疼痛：选弱阿片类药物，以可待因[保乙]为代表，可合用非甾体抗炎药（如前述），或复方制剂，如对乙酰氨基酚羟考酮（氨酚羟考酮、镇痛宁）[保乙]、对乙酰氨基酚双氢可待因[保乙]、布洛芬可待因[保乙]等。

重度疼痛：选强阿片类药物，以吗啡[保甲]为代表，同时合用非甾体

抗炎药（如前述）。两类药物合用，可增强（加）阿片类药物的止痛效果，减少阿片类药物的用量。

三阶梯用药的同时，可依病情选择三环类抑郁药（如阿米替林[保甲]、丙米嗪[保甲]、多塞平[保甲]、马谱替米[保乙]、氯米帕明[保甲、乙]），或抗惊厥类药物（苯巴比妥，剂量个体化差异大）等辅助用药。

3. 按时用药　是指止痛药物应有规律地按时用药，不要等患者要求时才给药。使用止痛药，必须先测定能控制患者疼痛的剂量，下一次用药时应在前一次药效消失前给药。患者出现突发剧痛时，可按需给予止痛药控制。

4. 个体化给药　阿片类药物无理想标准用药剂量，存在明显的个体差异，能使疼痛得到缓解的剂量即是正确的剂量。选用阿片类药物，应从小剂量开始，逐渐增加剂量直到缓解疼痛又无明显不良反应的用药剂量，就是个体化给药。

5. 镇痛药临床注意具体细节　对使用止痛药的患者，应注意监护，密切观察疼痛缓解程度和身体反应，及时采取必要措施，减少药物的不良反应，提高镇痛的治疗效果。

第四章 神经精神系统疾病

第一节 神经系统疾病与用药

脑血管病

脑血管病亦名中风或脑血管意外，包括脑出血、蛛网膜下腔出血、脑血栓、脑栓塞等。临床常表现为昏迷、偏瘫。

【临床表现与诊断要点】

1. 偏瘫的检查方法　如昏迷程度不深，可用下述方法发现偏瘫：①举起两侧肢体，然后松手放下，麻痹侧沉重而迅速地落下。②压迫眶上神经处（眶上缘内侧），或以针刺检查，麻痹侧口角或肢体无运动反应。③麻痹侧可出现病理反射等。

2. 常见脑血管病鉴别，见表4-1。

表4-1　4种脑血管病临床鉴别

鉴别点	脑出血	蛛网膜下腔出血	脑血栓	脑栓塞
年龄	中年以上	青壮年	老年	任何年龄，但青年较多
病因	高血压	先天性动脉瘤或其他血管疾病	动脉硬化或动脉炎	心脏病
起病情况		较急，数小时内达高峰，多发于用力或情绪激动时	较缓，病情逐渐发展，以休息或睡眠时多见	急骤，数分钟内发病

续表

鉴别点	脑出血	蛛网膜下腔出血	脑血栓	脑栓塞
意识障碍	多有持久昏迷	常有昏迷	无或较轻	意识突然丧失，恢复较快
颅内压增高表现[①]	多有	多有	多无	多无
神经系统体征	偏瘫，病侧瞳孔大	颈项强直，克氏征阳性，可有动眼神经瘫痪及偏瘫	偏瘫可逐渐加重	单瘫或不全瘫，常有癫痫
脑脊液	压力高，含血	压力高，血性		压力正常或稍高，清亮

① 颅内压增高现象：如头痛、恶心、呕吐、呼吸深慢或不规则，脉搏徐缓等。

3. 本章对脑出血、蛛网膜下腔出血、脑血栓形成、脑栓塞等有专门论述。

【防治措施与用药】

1. 急性期应绝对卧床休息，禁止不必要的搬动，尽可能就地治疗。

要经常翻身以防压疮。饮食以稀软易消化吸收为主，必要时可予“要素膳食”“氨素（加营素）”“能全素”“爱伦多”管饲或鼻饲。脑血栓患者液体入量应充足，保持大便通畅，必要时可给缓泻药或温生理盐水高位灌肠。

2. 药物疗法　除参阅后述的“脑血栓形成”“脑栓塞”“脑出血”“蛛网膜下腔出血”外，以下传统治疗方法可供基层医疗机构参考。

（1）脑出血及蛛网膜下腔出血　①脱水疗法：可选用甘油 50～100g，口服，3～4 次/d，连用 5～7d；亦可用氢氯噻嗪 25mg，3 次/d，连用4～5d。50％葡萄糖注射液 40～60ml 静脉注射，4～6 次/d，连用 1 周左右。25％硫酸镁 10ml 肌内注射，1～2 次/d，可连续用 5～7d；或用 25％硫酸镁 250ml 直肠灌注。重症病例可用甘露醇或山梨醇静脉滴注降颅内压等。②止血药：可注射卡巴克洛、氨甲环酸、氨甲苯酸等。③血压高者可加服尼莫地平降血压。④躁动不安者可给予镇静药。⑤合并肺炎等时予抗感染治疗。

（2）脑血栓　①口服罂粟碱 30mg，3 次/d，3～7d 为 1 个疗程，或口服烟酸、地巴唑等血管扩张药。亦可肌内注射山莨菪碱注射液，每次 10mg，1 次/d，7～10d 为 1 个疗程；或静脉注射氨茶碱，每次 250mg，溶于 25％葡萄糖注射液 20ml 中缓慢注入。②根据条件选用下列药物静脉滴注：罂粟碱60～90mg加入500ml 5%葡萄糖注射液中，1次/d，7～10d为1个疗程；或山莨菪碱注射液40mg加入500ml 5%葡萄糖注射液中，1次/d，7d为1个疗程；或5%碳酸氢钠注射液400～500ml，1次/d，5～7d为1个疗程；或烟酸60～100ml溶于500ml 5%葡萄糖注射液中，1次/d，7～10d为1个疗程；或0.25%普鲁卡因200ml，1次/d，7d为1个疗程。③尚可行颈交感神经节封闭。

脑栓塞与脑血栓治疗相同。但有心脏病患者静脉滴注宜缓，尚应针对原发病治疗。

3. 恢复期治疗　脑血管发病后10～15d一般情况好转，病情趋于稳定时即为恢复期。此时可逐步加强患侧肢体的被动活动或按摩，坚持不懈地锻炼麻痹肢体，可使用活血化瘀的外用中成药搽剂、药酒搽敷和按摩患侧肢体，大部分患者仍有可能恢复部分功能。专科针灸疗法、电疗等有一定效果。

4. 脑血管病其他用药

麦角胺咖啡因[典][保甲]　每片含酒石酸麦角胺1mg，咖啡因100mg。偏头痛发作时，立即服2片，如30min后仍不缓解，可再服1～2片，但24h内不得超过6片，1周内不得超过10片。本品需在避光阴凉处贮存。

尼莫地平[保甲]　适用于急性脑血管病恢复期的血液循环改善，各种原因的蛛网膜下腔出血后的脑血管痉挛，也用于缺血性神经元保护和血管性痴呆的治疗。但疗效不肯定。口服，每次20～60mg，3次/d。蛛网膜下腔出血，静脉滴注0.5μg/(kg·min)，随时检查血压，病情稳定后改口服。

巴曲酶（降纤酶）[保乙]　系从蝮蛇亚种毒蛇的蛇毒中提取精制而成。适用于急性缺血性脑血管病、慢性动脉闭塞症伴缺血性症状者、突发性聋等。静脉滴注：首剂10BU，以后维持剂量为5BU，用100～250ml生理盐水稀释，1～1.5h滴完，隔日1次，3次为1个疗程或遵医嘱。

倍他司汀[保乙]　为组胺类药物，适用于梅尼埃病。对脑动脉硬化、缺血性脑血管病、头部外伤或高血压所致直立性眩晕、耳鸣等亦有效。口服，成人每次6～12mg，3次/d；肌内注射，2～4mg，2次/d。

尼麦角林（脑通，麦角溴烟酯）[保乙]　为二氢麦角碱的半合成衍生物，血管扩张药。适用于急慢性脑血管病和代谢性脑供血不足，急慢性外周血管障碍，老年性耳聋和视网膜疾病。口服10～20mg，3次/d；肌内注射2～4mg，1～2次/d。静脉滴注2～4mg，溶于0.9%氯化钠注射液 100ml 中缓慢滴注，1～2 次/d。同类药物还有二氢麦角碱[保乙]。

丁咯地尔（活脑灵、甲氧吡丁苯、乐福调）[保乙] 通过抑制血管 α 受体活性，抑制血管收缩，能有效增加末梢血管和脑部缺氧组织的血流量。尚可改善血液流动性，增强红细胞变形能力。适用于脑部供血不足（如脑动脉硬化、脑栓塞），末梢血管病、雷诺病、耳蜗前庭病、耳鸣、眩晕、冻疮及缺氧所致疼痛等。口服 150～200mg，2～3 次/d；肌内注射或静脉注射 200～400mg/d；静脉滴注，200～400mg 溶于静脉输液中缓慢滴注。同类药物还有法舒地尔[保乙]。

氟桂利嗪（西比灵）[保乙] 选择性钙通道阻滞药，对脑血管扩张作用较好。口服：脑动脉缺血性疾病，如脑动脉硬化、短暂性脑缺血发作、脑血栓形成、脑栓塞、脑血管痉挛、脑梗死恢复期，5～10mg/d。中枢性和外周性眩晕者、锥底动脉供血不足者，10～30mg/d，2～8 周为 1 个疗程；特发性耳鸣者，每晚服 10mg，10d 为 1 个疗程；预防偏头痛服5～10mg，2 次/d；治疗间歇性跛行，10～20mg/d。

葛根素[保乙] 用于辅助治疗冠心病，心绞痛，心肌梗死，视网膜病、视网膜静脉阻塞，突发性聋，缺血性脑血管病，小儿病毒性心肌炎，糖尿病等。眼科用于原发性开角型青光眼、高眼压症、原发性闭角型青光眼、继发性青光眼。用于脑血管病静脉滴注 0.4～0.6g/次，1 次/d，约 15d 为 1 个疗程。眼科用滴眼液滴眼。

短暂性脑缺血发作（TIA）

短暂性脑缺血发作（TIA）是突然发作的一过性或短暂性脑血液循环障碍，以反复发作的短暂性失语、瘫痪或感觉障碍为特点，症状和体征持续时间短暂，一般十余分钟，多在 1h 内，最长不超过 24h 完全恢复，不遗留神经功能缺损体征。本病多与动脉硬化有关，病因包括：①微血栓；②脑血管痉挛；③脑血流动力学改变；④颈部动脉扭曲、过长、打结或椎动脉受颈椎增生骨刺压迫，当转头时即可引起本病发作。

【临床表现与诊断要点】

本病的症状多种多样，与受累血管分布情况有关。颈动脉系统的发病比基底动脉系统 TIA 发作少，但持续时间较久，且易引起完全性脑卒中。最常见的症状为单瘫、偏瘫、偏身感觉障碍、失语、单眼视力障碍等，亦可出现同向偏盲及昏厥等。椎-基底动脉系统 TIA 较颈动脉系统 TIA 多见，且发作次数也多，但时间较短。主要表现为脑干、小脑、枕叶及脊髓近端缺血。神经缺损症状常见，如眩晕、眼球震颤、站立或步态不稳、视物模糊或变形、视野缺损、复视、恶心或呕吐、听力下降、眼球麻痹、交叉性瘫痪、轻度偏瘫或双侧轻度瘫痪等。少数患者可有意识障碍或猝倒发生。

实验室相关检查，以确定或排除可能需要特殊治疗的TIA病因：①头颅CT和MRI，排除与TIA类似表现的颅内病变；②颈动脉超声检查，了解颈动脉和椎-基底动脉颅外段血管病变的性质和程度；③经颅彩色多普勒超声，可发现颅内大血管狭窄，评估脑血液循环状况；④超声心动图，可明确有无房间隔的异常、心房附壁血栓、二尖瓣赘生物以及主动脉弓动脉粥样硬化等多种动脉血栓子等来源；⑤选择性动脉导管造影，是评价脑血管颅内外动脉血管病变的金标准和诊断手段；但价格昂贵，严重并发症发生率为0.5%～1.0%；⑥计算机成像血管造影（CTA）和磁共振显像血管造影（MRA），有一定临床诊断意义，但不如选择性动脉导管造影能提供详尽的血管情况；⑦监测血压，以便合理降压；⑧化验检查血红蛋白、血细胞比容、血小板计数、血脂分析、血糖（尿糖）测定、凝血酶原时间或部分凝血酶原时间等血凝指标，有助于明确病因、指导治疗和预防。

【防治措施与用药】

1. 纠正不良生活习惯，如抽烟、酗酒、无规律生活等，消除紧张心理，保持心情舒畅；有效控制血压、血脂、血糖于正常水平，坚持锻炼身体，增强体质。如出现症状或脑血栓形成先兆，应及时去正规专科医院检查和诊断治疗。

2. 用药参考

阿司匹林[典][保甲]　抑制血小板聚集，预防脑血栓、动脉血栓、心肌梗死、动脉粥样硬化，每日口服1次，成人一般75～100mg/次。

对症选用中成药：①益气活血剂，如三七皂苷注射液[保甲]、麝香保心丸[保甲]；②养血活血剂，如复方丹参颗粒（胶囊、片、滴丸）[保甲]、香丹注射液[保甲]、血府逐瘀丸（胶囊）[保甲]；③温阳活血剂，参桂胶囊[保甲]、心脑舒通胶囊（片）[保乙]、苦碟子注射液[保乙]；④滋阴活血剂，脉络宁注射液[保甲]、丹灯通脑胶囊（软胶囊）[保乙]、脉络宁口服液[保乙]等。

脑血栓形成

脑血栓形成是在颅内外供应脑部的动脉血管壁发生病理性改变的基

础上，因血流缓慢、血液成分改变或血黏度增加等情况形成血栓，致使血管闭塞，脑缺血坏死。常见病如动脉粥样硬化、糖尿病、高脂血症和高血压等可加速脑血栓的进展。其他病因有非特异性动脉炎、钩端螺旋体病、动脉瘤、胶原病、真性红细胞增多症和头外伤等。

【临床表现与诊断要点】

1. 脑血栓形成发病率约为 110/10 万人口，占全部脑卒中的 60%～80%。

2. 多在静态下发病，急性起病，部分患者发病前有暂时性脑缺血发作（TIA）前驱症状。病情多在几小时或 1～3d 达到高峰，部分患者症状可进行性加重或波动。其他症状与短暂性脑缺血发作（TIA）相似，包括偏瘫、偏瘫感觉障碍、偏盲、眼球活动障碍、吞咽困难、失语、意识障碍等。

3. 实验室相关检查　①CT 或 MRI 检查，明确或提示脑缺血、梗死的范围、部位、血管分布，有无出血、陈旧或新鲜梗死灶等；②经颅多普勒超声（TCD）检查，有助于判断颅内外血管狭窄或闭塞，对预后判断、溶栓治疗有参考意义，也可判断血管痉挛、侧支循环建立程度；③血管造影数字减影（DSA），可判断血管内治疗、动脉内溶栓的疗效；④血压监测，以便合理控制血压水平；⑤血液检查，了解血小板计数、凝血功能、血糖和血脂水平，及时指导治疗。

【防治措施与用药】

1. 纠正不良生活习惯，如抽烟、酗酒、不规律生活（学习、工作），有效控制血压、血脂、血糖在正常或接近正常水平。坚持体育锻炼，增强体质。如出现症状，应及时去正规医院诊疗。

2. 用药参考可参阅“短暂性脑缺血发作（TIA）”。尚可选用以下药物对症治疗。

尿激酶[典][保甲]　可直接使纤维蛋白溶酶原转变为纤维蛋白溶酶，因而可溶解血栓。对新鲜血栓效果较好。静脉注射后迅速由肝脏代谢，$t_{1/2}$约 15min，在肝功能损害者 $t_{1/2}$ 延长。用于脑血管栓塞等有效。通常 1 次以 50 万～150 万 U 溶于 0.9%氯化钠注射液或 5%葡萄糖注射液 50～100ml 静脉滴注，剂量可酌情增减。

链激酶（溶栓酶，含重组链激酶）[保甲]　作用机制同尿激酶。给药前先肌内注射异丙嗪 25mg、静脉注射地塞米松 2.5～5mg 或氢化可的松 25～50mg，以预防出血倾向、感冒样寒战、发热等副反应。本品初始剂量50万U溶于100ml 0.9%氯化钠注射液或5%葡萄糖注射液中，约30min静脉滴注完毕。维持剂量：将本品60万U溶于250ml或500ml 5%葡萄糖注射液中，加入氢化可的松25～50mg或地塞米松1.25～2.5mg，静脉滴注6h，保持本品滴注10万U/h；4次/d，治疗持续24～72h或直到血栓溶解或病情不再发展为止。用药剂量可酌情加减或遵医嘱。治疗结束时，可用右旋糖酐40作为过渡，以防血栓再度形成。

此外，尚可选用巴曲酶（东菱精纯抗栓酶）、蚓激酶、去纤酶（去纤维蛋白原酶）、蝮蛇抗栓酶等，需在临床经验丰富的专科医师指导下使用。中成药可试用脑血康（水蛭）胶囊片、清开灵注射液（见“脑栓塞”）、脉络宁口服液和注射液（见“脑栓塞”）等。

脑 栓 塞

脑栓塞是指来自病变部位外的栓子阻塞脑血管而发生的突发性脑血管闭塞，脑缺血坏死。最常见的栓子来源为房颤患者心脏内血栓的脱落、严重动脉粥样硬化斑块表面溃疡脱落以及感染的细菌性栓子等。

【临床表现与诊断要点】

本病神经功能缺损的临床表现与脑血栓形成并无明显区别，但也有其特点：①临床表现的轻重与栓子的大小、数量、部位、心功能状况等因素有关。②发病急骤，症状多在数分钟或短时间内达到高峰。③意识障碍常见，较大栓塞或多发性栓塞时的患者可迅速进入昏迷和出现颅内压增高症状。④检查伴有原发病背景。

【防治措施与用药】

1. 与脑血栓形成基本一致。但除进行脑CT、MRI检查脑栓塞范围、部位、血管分布、有无出血、判断陈旧和新鲜梗死灶等外，还要进行超声心动图和大血管超声多普勒检查以及血脂分析、血糖测定等，力求明确栓子来源，以便进行脑卒中的二级预防。

2. 有条件时进行溶栓药（链激酶、尿激酶、纤溶酶）介导治疗。用法用量参见“脑血栓形成”。

3. 中医治疗

脉络宁口服液[典][保乙]　养阴清热，活血祛瘀。用于由阴虚内热、血脉瘀滞所致中风，症见半身不遂，口眼㖞斜，偏身麻木，言语不利；脑栓塞、脑血栓形成见上述症候者。口服，1次20ml，3次/d。

脉络宁注射液[典][保乙]　其功能与主治同口服液。静脉滴注，1次10～20ml，1次/d；用5%葡萄糖注射液或0.9%氯化钠注射液250～500ml稀释后使用，10～14d为1个疗程，重症患者可连续使用2～3个疗程。

腔隙性脑梗死

腔隙性脑梗死表现为腔隙综合征，大多由脑深部穿通动脉闭塞引起，经巨噬细胞作用使脑内留下的梗死灶直径小于2mm，最大不超过15mm，称为腔隙性脑梗死。

【临床表现与诊断要点】

1. 多数位于基底节、内囊、丘脑、脑桥，少数位于放射冠及脑室管膜下区。受累部位不同可引起不同的临床表现，常见的有单纯运动性轻偏瘫，纯感觉卒中，运动和感觉卒中，共济失调轻偏瘫、手笨拙、构音障碍等。临床症状一般较轻，除少数外，大多数发病缓慢，12～72h达到高峰，部分患者有短暂脑缺血发作史。也有患者无明确的脑血管病发作表现，但是神经系统查体可见局灶性体征，脑CT或MRI发现腔隙病灶。

2. 诊断要点　①中年以后发病，且有长期高血压病和（或）糖尿病史；②临床症状有上述腔隙性卒中典型表现之一者；③脑电图、脑脊液及脑血管造影等无阳性发现；④头颅CT、MRI检查证实与临床一致的腔隙病灶；⑤预后良好，短期内有完全恢复的可能。

【防治措施与用药】

1. 有必要进一步检查，以利评估血管和脑功能状态，指导二级预防。可选择性进行诱发电位、MRI、CT检查，当病灶累及听觉或体感通路时，脑干听觉诱发电位和体感诱发电位可有异常。MRI对发现脑干腔隙梗死和更小的病灶较CT敏感。实验室检查包括血红蛋白、血细胞比容、血小板计数、血脂分析、血糖测定、凝血酶原时间或部分凝血酶原时间等血凝指标，帮助明确病因并指导治疗和预防。还要注意血压监测，以便合理有效控制血压于正常或可耐受的水平。

2. 对症治疗　合并高血压者、糖尿病者参见相应章节。

脑出血

脑出血系指脑实质内的血管破裂引起的大块性出血，约80%发生于大脑半球，以基底节区为主，其余20%发生于脑干和小脑。高血压和动脉硬化是脑出血的主要因素，亦可由先天性脑动脉瘤、脑血管畸形、脑瘤、血液病（再生障碍性贫血、血友病、白血病、血小板减少性紫癜等）、感染、药物（抗凝药及溶栓药类）、外伤、中毒等引起。

【临床表现与诊断要点】

1. 多见于有高血压病史和50岁以上中老年患者。

2. 多在情绪激动、劳动或活动超负荷、暴冷（暴热）时发病，少数可在休息或睡眠（噩梦、惊喜梦）中发生，寒冷季节多发。

3. 突发局灶性神经功能缺损症状（如瘫痪，感觉障碍等），常伴有头痛、呕吐以及血压增高、意识障碍和脑膜刺激征等全脑症状；严重者可合并消化道出血。

4. 头颅CT可准确、清楚地显示脑出血的部位、出血量、占位效应、是否破入脑室或蛛网膜下腔及周围脑组织受损的情况。

【防治措施与用药】

1. 有效地控制血压水平（选用抗高血压药物，参见“高血压病”），减少情绪波动是预防脑出血的有效手段。但是部分患者尤其是年轻患者需行头颅MRI检查和脑血管造影（DSA）检查，以便排除脑肿瘤、血管畸形和动脉瘤破裂引起的出血。

2. 对于再生障碍性贫血、白血病、血小板减少性紫癜、血友病以及使用抗凝药（溶栓药）治疗的患者，长期大剂量使用β-内酰胺类青霉素、头孢菌素患者，都应警惕并预防脑出血。尤其对高血压病患者应监测血压，科学食疗，适度锻炼，合理用药，以控制血压在接近正常或可耐受的水平。

3. 止血药　选用卡巴克洛、氨甲环酸、氨甲苯酸等。

4. 中医治疗　清开灵注射液[典][保甲]　清热解毒，化痰通络，醒神开窍。除用于外感高热、急性肝炎外，亦用于中风，热毒内盛、痰阻清窍所致突然昏倒，不省人事，半身不遂，口眼㖞斜，言语不利，牙关紧闭，面赤气粗，舌苔黄腻，脉弦滑；脑血栓形成、脑出血见上述症候者。肌内注射，2～4ml/d；重症患者静脉滴注，20～40ml/d，以10%葡萄糖注射液200ml或0.9%氯化钠注射液100ml稀释后使用。

蛛网膜下腔出血

原发性蛛网膜下腔出血（SAH）指脑表面血管破裂出血进入蛛网

膜下腔。其年发病率为（5～20）/10万人口，在脑卒中居第3位。常见病因为颅内动脉瘤、脑血管畸形，其次为高血压性动脉硬化、动脉炎、脑底异常血管网、结缔组织病、血液病等。

【临床表现与诊断要点】

1. 各年龄均可发病，以青壮年多见。起病急骤，多在情绪激动中或用力情况下急性发病。部分患者可有反复头痛发作的病史。突发剧烈头痛，持续不能缓解或进行性加重，伴有恶心、呕吐；可有短暂的意识障碍及烦躁、谵妄等精神症状，少数出现癫痫发作。体格检查可见脑膜刺激征阳性，眼底可见出血，少数可有局灶性神经功能缺损征象，如轻度偏瘫、失语、动眼神经麻痹等。

2. 诊断方法有　①首选头颅CT检查可以确诊。②脑脊液（CSF）检查，对于CT检查已确诊者，不作为临床的常规检查。如果出血量少或距发病时间太长（>24h），CT检查可无阳性发现，需要进行脑脊液检查以明确诊断。③脑血管造影（DSA），诊断颅内动脉瘤阳性率达95%，可清楚显示动脉瘤的位置、大小、与载瘤动脉的关系、有无血管痉挛等。④CT血管成像（CTA）和磁共振血管成像（MRA），主要用于有动脉瘤家族史或破裂先兆者的筛选，动脉瘤患者的随访以及急性不能耐受DSA检查的患者。⑤经颅超声多普勒（TCD）动脉检查，对脑血管痉挛、局部脑血流量变化、继发性脑缺血的检测有帮助。

【防治措施与用药】

1. 积极防治高血压、动脉硬化，高危人群应经常随访，防止突然用力或情绪变化，一旦发生要及时就医，迅速处理。

2. 对已知所致本病的病因，如动脉瘤、脑表浅部位的动静脉畸形（AVM）及动脉硬化性动脉瘤，通常需做手术治疗或头部伽马刀治疗。非手术治疗的主要目标是阻止继续出血，预防再出血和脑血管痉挛，缓解头痛等临床症状和防止各种并发症。①一般对症处理；②监测和密切观测意识、血压、心电图、血氧饱和度、中心静脉压、血尿常规、肝肾功能等；③降压治疗；④控制颅内压；⑤防治脑血管痉挛和脑梗死；⑥血管介入治疗；⑦应用抗纤溶药等。

约有1/3患者首次出血被控制后在1个月内会再出血，可被认为与出血破裂处所形成的血凝块（纤维蛋白）再溶解有关。应用纤维蛋白溶解抑制药是试图延迟血管破裂处血块溶解，防止再出血，但该疗法降低再出血率的效果不肯定，因推迟血块的吸收有可能加重血管痉挛，诱发脑缺血及脑积水。常用抗纤溶药如下。

氨甲环酸[典][保甲] 口服，成人1次1～1.5g，2～6g/d；静脉注射或滴注，1次0.25～0.5g，0.75～2g/d，以5%、10%葡萄糖注射液或0.9%氯化钠注射液250ml稀释后使用。

氨甲苯酸[典][保甲] 静脉注射或静脉滴注，1次0.1～0.3g，每日不超过0.6g；口服，1次0.25～0.5g，2～3次/d，每日总量为2g。

防治脑血管痉挛及脑梗死最常用的是二氢吡啶类的钙通道阻滞药。

尼莫地平[典][保甲、乙] 口服，1次60mg，每4h/次，需持续用21d。或用50mg，按0.5～1mg/h的速度缓慢静脉持续滴注，2次/d或遵医嘱。

帕金森病

帕金森病是一种慢性进行性脑变性病，病因未明。继发者称帕金森综合征，可因脑血管病（如腔隙性脑梗死）、药源性（抗精神病药等）、中毒（一氧化碳、锰、汞等）、脑炎、脑外伤、脑肿瘤和基底节钙化等引起，还有少数则为某些神经系统变性病的部分表现，如进行性核上性麻痹、原发性直立性低血压等。

【临床表现与诊断要点】

50岁以后发病者较多，约3/4患者起病于50～60岁，起病隐袭、缓慢、进行性加重，以静止性震颤、肌强直、运动减少以及姿势异常为临床主要特征。特点有：①静止性震颤多自一侧上肢手部开始，以拇指、示指和中指的掌指关节最为明显，呈节律性搓丸样动作，渐波及同侧下肢和对侧上下肢，通常上肢重于下肢，下颌、口唇、舌和头部的震颤多在病程后期出现。②肌强直表现为被动伸屈其关节时呈均匀一致的铅管样强直或齿轮样强直。面肌张力增高呈面具样脸。眼肌强直表现为眼动缓慢，眼动（眨眼）减少。吞咽肌及构音肌的强直可引起吞咽困难、流涎、语言（音）低沉单调。③运动减少表现为随意运动始动困难，动作缓慢和活动减少。患者随意动作不协调，翻身、起立、行走、转弯笨拙而缓慢。④患者站立行进呈低头屈背，上臂内收肘关节屈曲，腕关节伸直，手指内收，拇指对掌，指间关节伸直，髋及膝关节略弯曲的特有姿势，走路缓慢，步伐碎小，足几乎不能离地，行走失去重心，往往越走越快呈前冲状，不能即时止步，称“慌张步态”。脑CT或MRI检查有助于诊断，呈敏感性和特异性。

【防治措施与用药】

1. 防止误吸和呛咳，避免摔倒，保持患者良好的生活质量。鼓励患者进行体疗，继续工作或培养业余爱好，并进行心理治疗，克服悲观失望、情绪低落和忧郁症状。疾病早期重在正确认识和心理治疗，症状明显期应积极药物治疗，疗效下降和并发症期可采用脑起搏器治疗。运动疗法有治疗效果，应注意配合非运动疗法治疗。

2. 药物治疗　抗胆碱药适用于早期轻症或由药物诱发的帕金森病（综合征）。也可与复方多巴胺制剂合用。

盐酸苯海索（安坦）[典][保甲]　成人常用量为首日 1～2mg，2 次/d，口服；逐渐增加至疗效满意而不出现明显副作用为止。一般有效治疗量为 2mg，3 次/d，最大剂量≤10mg/d，分 3～4 次服，需长期服用。可有口干、眼花、无汗、面红、便秘等副作用；严重时失眠、谵妄、精神症状、不自主运动，在老年人中易发生；停药或减量后可消失。青光眼禁用。

金刚烷胺[典][保甲]　主要用于防治甲型流感病毒感染，亦用于原因不明的帕金森病，或由于脑炎后或一氧化碳中毒、脑动脉硬化等引起的帕金森病，但疗效不如左旋多巴。成人口服 200mg/d；或 200mg 分 2 次服。60 岁以上老人剂量减半；肾功能减退者剂量应酌情减量，并遵医嘱。

左旋多巴[典][保甲]　适用于帕金森病和帕金森综合征，也用于急性肝功能衰竭引起的肝昏迷。治疗帕金森病开始剂量 250mg，2～4 次/d，以后视患者耐受情况，每隔 3～7d 将一日量增加 125～750mg，直至最理想的疗效为止。成人最大剂量可用至 6g/d，分 4～6 次服。脑炎后及老年患者对本品更敏感，应酌情减量，目前推荐使用复方制剂。

普拉克索[保乙]　用于治疗特发性帕金森病的体征和症状，单独或与左旋多巴联用。如在疾病后期左旋多巴的疗效逐渐减弱或出现变化和波动时（剂末现象或“开关”波动），需要应用本品。成人用温开水送服，伴随或不伴随进食均可，3 次/d。初始剂量 0.375mg/d，然后每 5～7d 增加 1 次剂量，每次日剂量增加 0.75mg，每日最大日剂量可达 4.5mg。当 1.5mg/L 以上时，嗜睡发生率增加。个体化维持剂量为每日 0.375～4.5mg，必须由有经验的专科医师（药师）指导用药，尤其在联用多巴胺及逐渐减量直至停用时。

左旋多巴/苄丝肼（又名多巴丝肼，美多巴）[典][保乙]　第 1 周 125mg，2 次/d，口服。其后每隔 1 周，每日增加 125mg，一般日剂量不超过 1g，分 3～4 次服。若改换成控释片时，前 1～2d 应保持与换药前左旋多巴/苄丝肼标准片的相同剂量和相同次数。因控释片的吸收量只约普通片的 70%，故换药后剂量需增加 30%，以保持左旋多巴的总量不变。又因控释片的释放缓慢，服药后需 1.5h 方起作用，故有时需合用普通片或水溶剂，才能较快达到有效的血药浓度，早晨第 1 次服药时尤为需要。对夜间运动不能患者，在夜间酌加控释片，症状可获改善。

甲磺酸溴隐亭[保乙]　适用于帕金森病和帕金森综合征、不宁腿综合征等。治疗帕金森病开始 0.625mg/d，1 周后每周增加 0.625～1.25mg/d，分次服，通常 7.5～15mg/d，每日≤25mg/d。治疗不宁腿综合征1.25～2.5mg，睡前 2h 服用。

甲磺酸培高利特[典][保乙]　开始治疗时 0.025mg，1 次/d，进餐时服用，以后每隔 5d 增加 0.025mg，直至最低有效量，获得最理想疗效而不出现副作用为止。一般 0.375～1.5mg/d，分次服用，最大量不超过 2.4mg/d，在调节本品剂量中，合用的左旋多巴剂量应按临床反应酌情减少。

盐酸司来吉兰[保乙]　又名丙炔苯丙胺，适用于帕金森病或帕金森综合征、痴呆。1 次 2.5～5mg。2 次/d，于早餐和午餐时服用。与左旋多巴/苄丝肼（美多巴）合用时，可产生多巴胺能不良反应，如恶心、幻觉、异动症等，减少左旋多巴/苄丝肼用量后可缓解。本品不良反应少，但其在脑内可被转化为甲基苯丙胺和少量苯丙胺，对少数患者有精神兴奋作用，可引起失眠，故宜早餐、午餐服用。少见的不良反应有头昏、腹痛、胃痛、直立性低血压、心律失常、肝酶升高、记忆障碍（多见于剂量超过 10mg/d 者）、肌肉痉挛或指（趾）麻木、口周或喉头烧灼感、皮肤与眼睛对日光过敏、疲乏、出汗过多；有胃溃疡者慎用；用药过量后可能发生高血压危象。

3. 对症手术治疗或音乐治疗也有一定效果。

重症肌无力

重症肌无力（MG）是一种神经-肌肉接头传递障碍的自身免疫性疾病。

【临床表现与诊断要点】

1. 主要临床特征为受累骨骼肌极易疲劳，短期收缩后肌力明显减退。休息和使用抗胆碱酯酶药物后肌力可部分和暂时恢复。

2. 任何年龄均可发病，女性略多于男性。我国14岁以下患病儿童占全国患者的15%～25%。成人重症肌无力第1个发病高峰期为20～30岁，以女性多见，常伴胸腺增生；第2个发病高峰期为40～50岁，以男性多见，常伴胸腺癌和其他自身免疫性疾病。

3. 全身骨骼肌，包括眼外肌、面部表情肌、咽喉肌、颈肌和肢带肌均可受累，但以眼外肌、表情肌、咽喉肌、舌肌等受脑神经支配的肌肉受累较多见，呈晨轻暮重，疲劳后加重。疾病早期常有自发缓解与复发，晚期则多不能恢复。成年患者常从一组肌肉无力开始，在1年或数年内开始逐步累及其他肌群。眼外肌受累首发多见，表现为上眼皮下垂、复视；渐至构音困难、进食呛咳、面部缺乏表情、吹气不能、抬头无力、四肢无力等；重症者致呼吸困难。临床上成人重症肌无力分以下6型：①单纯眼肌型；②延髓肌型；③全身肌无力型；④脊髓肌无力型；⑤肌肉萎缩型；⑥混合型。

4. 儿童重症肌无力　绝大多数患者仅表现为单纯眼外肌麻痹，如眼睑下垂、复视等。上呼吸道感染、发热等可能为诱发因素。约1/4患儿可自行缓解，但也常复发。

5. 新生儿重症肌无力　表现为喂食困难，哭声低弱、吸吮无力、动作减少等。常由患病母亲血清中的抗AchR抗体经胎盘输入胎儿体内引起。有家族史的先天性重症肌无力，与AchR缺陷无关。

6. 危象　系指由于疾病的发展，药物应用不当、感染、分娩、手术等诸多因素所致，使呼吸无力，不能维持正常换气功能的危急状态。

7. 实验室检查　①血清中抗AchR抗体阳性率为65%～85%；②部分患者可测出突触前膜受体（PsmR）抗体；抗体阴性患者中可测到MuSK抗体；部分患者血清中可测到抗核抗体、抗甲状腺抗体等；③胸腺CT常查到胸腺增生或胸腺瘤；④合并甲状腺功能亢进者可有T_3、T_4增高；⑤依酚氯胺注射液可用于本病的诊断，用法见后述的“用药参考”。

【防治措施与用药】

1. 本病为慢性疾病，让患者了解疾病的性质，避免过度疲劳、注意劳逸结合是防治本病的重要措施；对症处理相关疾病也很重要。有临床指征和适应证者考虑：①胸腺切除；②血浆交换；③免疫球蛋白治疗；④危象及甲亢合并症，妊娠合并症的对症处理等。

2. 用药参考如下。

(1) 抗胆碱酯酶药物

甲硫酸新斯的明注射液[典][保甲] 治疗重症肌无力，成人肌内或皮下注射 0.01～0.04mg/kg，静脉注射用量减半。

溴比斯的明[典][保甲] 治疗重症肌无力：①糖浆剂口服，成人初量 60～120mg，每 3～4h 1 次，用量按需调整，维持量一般 60mg/d。小儿按 7mg/(kg·d) 或 200mg/m^2；②缓释片口服，治疗严重的重症肌无力，成人 1 次 180～540mg，1～2 次/d，间隔不得短于 6h；儿童一般不用缓释片；因用量大，应警惕毒性危象发生；③肌内或静脉注射，成人 1 次 2mg，每 2～3h 1 次，按需延长间隔时间，小儿肌注按体重 1 次 0.05～0.15mg/kg，每 4～6h 1 次。

氢溴酸加兰他敏注射液[典][保乙] 用于重症肌无力，成人肌内或皮下注射，1 次 2.5～10mg；儿童按体重 1 次 0.05～0.1mg/kg。

依酚氯铵[典][保乙] 用于重症肌无力的诊断。①成人，肌内注射本品 10mg，或先静脉注射 2mg，如 15～30s 无效，再注射 8mg。重症肌无力患者此时应出现肌力改善，约可维持 5min。②婴儿肌注 0.5～1mg 或静注 0.5mg；体重 34kg 以下儿童，肌注 4mg，或先静注 1mg，如30～45s 无效，再重复静注 1mg，直到总量达 5mg；体重 34kg 以上儿童，肌注 5mg，或先静注 2mg，若 30～45s 无效，再重复静注 1mg，直到总量 10mg。

(2) 免疫抑制药

泼尼松（强的松）[典] 75%以上患者有效，症状多于应用后6～8 周内改善，近期发病和慢性病程者均有较好疗效。成人以10～20mg/d 顿服开始，每 1～2 周增加 10mg，至 40～50mg/d 后改为隔日方案，继续加大剂量至病情改善（最大可予 100～120mg/隔日），在有效后持续8～12 周后逐步减药。初为每月减 10mg，至隔日 20mg 后改为每 3 个月减 5mg，至隔日 10mg 后维持应用。过早过快减少剂量常引起病情波动。若减量过程中病情加重可恢复先前用量。

尚可大剂量地塞米松 10～20mg/d 或甲泼尼龙 500～1000mg/d 静脉注射，连续 7～10d 后改用泼尼松 100mg 隔日口服，以后逐步减量方法同上，适用于危重并已辅助呼吸治疗的病者。

(3) 其他

硫唑嘌呤[保甲] 常与糖皮质激素合用。口服，50mg，2 次/d。注意白细胞、肝功能变化。

环磷酰胺[保甲]　静脉滴注 200mg，每 2～3d 1 次，连续数周；或口服 50mg，2～3 次/d，总量以 3g 为 1 个疗程。用药期间应注意白细胞减少、肝功能损害和皮疹发生；多在激素疗效不佳或有临床指征时应用。

环孢素、螺内酯（安体舒通）、辅酶 Q_{10} 和氯化钾等对症酌情用药。

面神经炎

面神经炎系指茎乳孔以上面神经管内段面神经的一种急性非化脓性炎症。

【临床表现与诊断要点】

1. 起病较急，一侧面部表情肌突然瘫痪，可于数小时内达到高峰。有的患病 1～3d 患侧外耳道耳后乳突区疼痛。

2. 体格检查可见同侧额纹消失，不能皱眉，睑裂增大（眼轮匝肌瘫痪）；做闭眼动作时，眼睑不能闭合或闭合不全，而眼球则向外上方转动并露出白色巩膜。下眼睑外翻，泪液不易流入鼻泪管而溢出眼外。患侧鼻唇沟变浅，口角下垂，示齿时口角不能自然张开而被牵向健侧；不能做噘嘴和吹口哨动作。鼓腮时患侧口角漏气，进食及漱口时汤水从患侧口角漏出。由于颊肌瘫痪，食物常常留于齿颊之间。可有同侧舌前 2/3 味觉减退或消失，出现同侧听觉过敏，同侧唾液、泪腺分泌障碍，耳内及耳后疼痛，外耳道及耳郭部位带状疱疹。

3. 辅助检查　①头颅 MRI 检查可除外小脑角肿瘤压迫；②脑干听觉诱发电位可了解脑干是否受损；③肌电图检查及面神经传导功能测定可判断面神经受损程度及可能恢复的程度，应在发病 2 周后进行检查。

【防治措施与用药】

1. 在排除继发性病因后，可采取理疗、针灸（参见“面神经麻痹”），治疗过程中一定要注意保护角膜。

2. 可口服小剂量糖皮质激素、B 族维生素和血管扩张药。

泼尼松（强的松）[典][保甲]　口服，5～60mg/d。剂量因病情不同而异，隔日 1 次给药，症状缓解后应逐渐减量，直至停用。

复合维生素 B 片　口服，1～2 片/次，3 次/d。

烟酸片[典][保甲]　口服，50～200mg/次，3～4 次/d，饭后服。

二氢麦角碱[保乙]　又名氢麦角碱、氢麦角、安得静、海特琴、喜得镇等。用于本病可用含片，每 4～6h 1 次，每次 0.5～2mg，不宜口服。

配合主观功能性锻炼和按摩，有一定效果。

3. 可选用具有活血化瘀、疏通脉络的中成药（药酒），于局部穴位涂擦或热敷。

面神经麻痹

面神经麻痹是脑神经疾病中最常见的疾病之一。任何年龄均可发病，但以青年人为多见。常发生于面部着凉受风之后，部分患者具有家族遗传性。

【临床表现与诊断要点】

1. 病前常有患侧面部不适，耳下或耳后疼痛。麻痹多为一侧，患侧面部表情部分或完全丧失，额纹消失，鼻唇沟变浅，睑裂变大，闭眼力弱或不能闭眼，口角歪向健侧，不能鼓腮吹气，露牙或笑时口角㖞斜更加明显。

2. 需与中枢性面神经麻痹鉴别，后者表现为病灶对侧的下部面肌瘫痪（如口角力弱），但额纹不消失，亦无闭眼力弱。

【防治措施与用药】

1. 可肌内注射维生素 B_1、维生素 B_{12}、维生素 B_6。口服地巴唑。

2. 针灸治疗　急性期针风池、风府（枕外隆凸下凹陷中，针 5 分）、曲池、合谷；口眼㖞斜针地仓、颊车；闭眼不合，针阳白透太阳，先针健侧 1～2 次，以后双侧同时针，均用强刺激。恢复期根据偏瘫部位，只针颜面穴位，均弱刺激。

3. 为了保护角膜，必要时可带眼罩，或涂用抗生素眼膏。

面肌痉挛

面肌痉挛亦称面肌抽搐，为阵发性不规则伴患侧面肌的不自主抽搐或痉挛，常发生于一侧面部，以眼部、口角多见。本病进展缓慢，病因未明，可能与面神经传导通路某些部位存在病理性刺激有关，多在中年以后发病，女性多于男性。

【临床表现与诊断要点】

发病早期，抽搐多从眼轮匝肌开始，呈间歇性，以后逐渐扩展至同侧其他面肌，其中以口角肌肉的抽搐最为明显。肌肉抽搐的程度轻重不一，在精神紧张、疲倦时加重，入睡后抽搐停止。少数患者在抽搐发作时伴有面部轻度疼痛。神经系统检查无其他阳性体征，脑电图和脑 CT 检查均正常。但发作时肌电图可见肌纤维震颤和肌束震颤波。一般不会自然缓解，如不给予治疗，部分晚期患者可伴有面肌轻度瘫痪。

【防治措施与用药】

1. 对症治疗为主。避免过度紧张、过度疲劳，生活应有规律。

2. 对症辅助用镇静、抗癫痫药物。

地西泮（安定）[典][保甲] 具有抗焦虑、镇静、催眠、抗惊厥（抽搐）、抗癫痫及中枢性肌肉松弛作用。用于面肌痉挛的辅助治疗时，1 次口服 2.5～5mg，1～3 次/d；或遵医嘱。

苯巴比妥（鲁米那）[典][保甲] 具有镇静、催眠、抗惊厥（抽搐）作用。个体差异大，常用量 1 次 10～150mg，30～200mg/d。极量，口服，1 次 250mg，500mg/d。抽搐严重时，肌内注射其钠盐，每次0.1～0.2g，必要时 4～6h 后重复 1 次。

苯妥英钠（大仑丁）[典][保甲] 此处主要用于三叉神经痛、坐骨神经痛，发作性舞蹈手足徐动症、发作性控制障碍、肌强直症及隐性营养不良性大疱性表皮松解症。成人常用量，1 次 50～100mg，2～3 次/d，宜从小剂量开始，酌情增量，但需注意避免过量。极量为 1 次 300mg，500mg/d。

卡马西平[典][保甲] 又名痛痉宁、痛惊宁、得理多、卡巴咪嗪等。用于面肌痉挛的参考剂量为口服 0.1～0.2g，3 次/d。可酌情增量。

3. 面神经分支注射乙醇或其他药物，可暂时中断面神经的传导功能，解除面肌痉挛，引起注射分支的面肌麻痹，但数月内麻痹恢复，痉挛可再发，需再次注射，维持时间数月至半年。

4. 钙离子透入疗法、平流电刺激等理疗可减轻症状。

5. 重者考虑手术治疗，如以 Jannette 的乳突后开窗、分隔面神经走行中血管牵涉窗的术式疗效显著，能完全解除症状，有效率达 90%以上。

三叉神经痛

本病指三叉神经支配区域内反复发作的短暂的阵发性剧痛，有原发和继发性两种。继发性多系肿瘤、血管畸形等压迫所致。原发性多见于中老年人，40 岁以上者占 70%～80%，女性占多数。

【临床表现与诊断要点】

1. 三叉神经分布区的疼痛，常局限于一侧，多累及一支，以第二、三支最常受累，约占95%。

2. 疼痛呈发作性电击样、刀割样、撕裂样剧痛，突发突止。每次疼痛持续数秒至数十秒或1～2min。间歇时如正常人。疼痛严重时可伴有面部肌肉反射性抽搐（称痛性抽搐）、流泪、流涎、结膜充血。说话、进食、咀嚼、饮水、刷牙、洗脸等动作均可引起疼痛发作。有些患者触摸鼻旁、口周、牙龈、眉弓内端等区域即可诱发疼痛，这些敏感区域称为“扳机点”或“触发点”。

3. 疼痛发作时患者常用手揉搓同侧面部，久而久之面部皮肤变得粗糙、增厚，眉毛脱落；极重症者不敢吃饭、洗面。神经系统检查无异常发现。

4. 可行头颅MRI检查，主要是除外继发性原因导致的三叉神经痛。

【防治措施与用药】

1. 可选择伽马刀（γ刀）等外科治疗。

2. 卡马西平治疗对绝大多数患者有效。

卡马西平[典][保甲]　治疗三叉神经痛用300～1200mg/d，分2～4次服用。开始1次100mg，2次/d，以后3次/d。个别患者疼痛严重，可达1000～1200mg/d，疗程最短1周，最长2～3个月。需监测血药浓度，注意剥脱性皮炎等严重不良反应。

3. 对严重的顽固性患者，有时需用抗抑郁和抗焦虑药治疗。如维生素B_{12} 500～1000μg肌内注射，同时口服苯妥英钠0.1g，3次/d，对部分患者有止痛效果。亦可试用山莨菪碱（654-2）注射液10mg，肌内注射，1次/d。

坐骨神经痛

坐骨神经痛是指从腰、臀部经股后、胫外侧引至足部外侧的疼痛。又可按病损部位而分为根性和干性坐骨神经痛。

【临床表现与诊断要点】

1. 根性坐骨神经痛　多急性或亚急性起病。开始常有下背部酸痛或腰部僵硬不适感，疼痛自腰部向一侧臀部及股后、腘窝、胫外侧和足外侧放射。呈烧灼样或刀割样疼痛，在持续性基础上有间歇性加剧，夜间更甚。咳嗽、喷嚏、用力排便时疼痛加剧。患者常取特殊姿势减轻疼痛等。

2. 干性坐骨神经痛　多为亚急性或慢性起病，少数为急性。疼痛部位主要沿坐骨神经通路，腰部不适不明显，也有减痛姿势。沿坐骨神经走行有几个压痛点：坐骨孔点（坐骨孔的上缘）、转子点（坐骨结节和转子之间）、腘窝中央、腓点（腓骨小头之下）、踝点（外踝之后）。可有肌肉压痛，以腓肠肌中点的压痛最显著。坐骨神经支配区的肌肉松弛，轻微肌萎缩，踝反射也常减低或消失。

3. X线检查、腰穿、椎管造影、CT及MRI检查有助于明确诊断。

【防治措施与用药】

1. 病理治疗。如腰椎间盘突出患者在急性期皆应卧硬板床休息，一般需3～4周。可选用解热止痛及非甾体抗炎药，如阿司匹林[保甲]、布洛芬[保甲]、索米痛（去痛片）[保甲]、吲哚美辛[保甲]、安乃近[保乙]、双氯芬酸[保乙]、氨基葡萄糖[保乙]、白芍总苷[保乙]、贝诺酯[保乙]、吡罗昔康[保乙]及布洛芬缓释控释剂和乳膏剂内服或局部外用。坐骨神经干普鲁卡因或利多卡因封闭疗法及骶管内硬脊膜外封闭疗法亦可使疼痛缓解。镇静药及维生素 B_1、维生素 B_2 亦可辅助应用。

2. 中成药如独活寄生合剂、腰痛宁胶囊[保乙]、腰痹通胶囊[保乙]、壮腰健肾口服液（片丸）对腰椎间盘突出症有效；伤科接骨片、伸筋丹胶囊和腰痛宁胶囊治疗坐骨神经痛亦有较好效果。

3. 理疗、局部热敷、针灸、推拿按摩均有效。经一段时间治疗无效或效果不理想时可试行腰椎牵引。牵引无效而疼痛剧烈，严重肌力减退，压迫马尾引起括约肌功能障碍和经常复发者，可考虑手术治疗。

枕大神经痛

枕大神经痛指枕大神经分布范围内（后枕部）阵发性或持续性疼痛，也可在持续性疼痛的基础上阵发性加剧。

【临床表现与诊断要点】

常因风寒感冒引起，也可因颈部外伤、增生性颈椎病等所致，有的病因未明。临床表现为一侧或两侧后枕部或兼颈部的针刺样、刀割样或烧灼样疼痛，痛时患者不敢转头，头颈部处于伸直状态。体格检查可见枕大神经出口处（风池穴）有压痛、枕大神经分布区域即耳顶线以下至发际处痛觉过敏或减退。可行颈椎X线检查，以了解颈椎病情。

【防治措施与用药】

1. 长时间伏案工作或平卧位易发本病。故工作之余或工间（上午10:00，下午4:00）注意颈椎锻炼（或广播体操），以缓解颈椎疲劳。

2. 用药参考“坐骨神经痛”。

3. 中成药可选用颈痛灵（宁）胶囊（丸、颗粒剂）、颈复康颗粒、颈痛颗粒等。

特发性震颤

【临床表现与诊断要点】

1. 本病又称原发性震颤，以姿势性和（或）动作性震颤为主要特征，一般双上肢受累，但一侧较重，很少累及下肢，大约30%的患者可累及头颈部。病程进展缓慢或不进展，多为良性过程。震颤频率一般在4～12次/s，最初为间断性，情绪激动、饥饿、疲劳时加重，入睡后消失。随病程延长，可变为持续性。

2. 体格检查除姿势性或动作性震颤外。无其他阳性体征，有时可引出受累肢体齿轮感，为震颤所致。应注意与帕金森等疾病鉴别。

【防治措施与用药】

1. 需注意防止外伤，如烫伤、切割伤等。

2. 少量饮酒可使震颤暂时缓解，但对于不饮酒者不予推荐。

3. 可试用普萘洛尔（心得安、萘心安）[典][保甲] 口服10～30mg/次，1～3次/d。宜从小剂量开始，可酌情渐增至出现较好疗效且可耐受不良反应，然后维持治疗。但应忌用于哮喘、过敏性鼻炎、窦性心动过缓、重度房室传导阻滞、心源性休克、低血压症患者。副作用可见乏力、嗜睡、头晕、失眠、恶心、腹胀、皮疹、晕厥、低血压、心动过缓等。长期用药时不可突然停药。

晕　厥

【临床表现与诊断要点】

1. 晕厥是由于突发的一过性的广泛性脑缺血而供血不足，引起短暂性意识丧失，肌张力消失而跌倒，并在短时间内自然恢复。意识丧失若超过10～20s，可发生抽搐。可分为：①反射性晕厥（血管减压性晕厥，直立性低血压、颈动脉过敏性晕厥，咳嗽性晕厥，排尿性晕厥，吞咽性昏厥等）；②心源性晕厥（心律失常，如病态窦房结综合征、心肌梗死、心绞痛、主动脉狭窄等)；③脑源性晕厥（短暂性脑缺血发作、蛛网膜下腔出血、广泛性脑血管闭塞、多发性大动脉炎等)；④其他晕厥。

2. 进一步检查以明确诊断　①心电图、动态心电图、超声心动图、卧立位血压、动态血压监测等适用各型心源性晕厥、反射性晕厥。②颈动脉和椎动脉超声多普勒检查、脑血管造影、头颅CT及脑脊液检查等适用于脑源性晕厥。③脑CT和MRI、脑电图检查适用心和脑源性晕厥、反射性晕厥。④酌情检查颈椎片、X线胸片，血糖、血脂分析等有助于明确诊断。

【防治措施与用药】

1. 对于有晕厥病史者，患者及其亲属应注意其发病后的脉搏、血压、呼吸、面色、肢体活动，以便为医生提供诊断和治疗信息。对于事先有不适先兆者，应立刻采取卧位，以防摔伤。

2. 诊断明确后行病因治疗。

糖尿病性周围神经病

本病是糖尿病的代谢障碍及血管病变所致的周围神经损害。血糖未控制好的糖尿病患者并发率在5%～10%以上，经肌电图、神经传导速度及脑诱发电位检查早期，轻微神经系统改变的发生率可高达92%～96%。

【临床表现与诊断要点】

体格检查为两侧对称性手套、袜套样感觉障碍。有时可伴有运动障碍及共济失调表现。脑神经受累者较为少见。可有一侧或两侧外展神经、动眼神经麻痹、视网膜炎及视神经萎缩等。自主神经常可受累，表现为胃肠功能紊乱、腹泻、膀胱障碍、阳痿、直立性低血压、出汗异常及血管舒缩功能不稳定等改变。肌电图检查可明确诊断，表现为神经源性改变、神经传导速度减慢等。

【防治措施与用药】

1. 积极治疗原发疾病糖尿病，控制饮食，适度体育锻炼，正确使用降糖药（口服降糖药或联用、单用胰岛素疗法)，请参阅本书“糖尿病”。

2. 纠正体内代谢紊乱，较大剂量地给予B族维生素辅助治疗，酌情口服或肌注山莨菪碱，改善肢体末梢血液循环，有可能促进神经功能的恢复。

阿尔茨海默病

阿尔茨海默病又称脑退化症，是在智能已获得相当发展之后，由于脑部疾病引起的继发性智能减退，可由各种器质性病变所致。

【临床表现与诊断要点】

1. 通常是在意识清楚的情况下出现多种高级皮质功能障碍，包括记忆、思维、定向、理解、计算、学习、语言功能下降，有情感及人格改变，并造成日常活动能力及职业和社会活动能力减退。以慢性持续进展为特点。

2. 痴呆的临床诊断目前主要依靠病史和上述认知功能的神经心理学检查。此外，详细的神经系统体格检查，神经心理学检查，结合头颅影像学以及必要的电生理和血液检查，可进一步明确痴呆的病因：①阿尔茨海默病（Alzheimer 病，老年性痴呆）；②血管性痴呆；③额颞叶痴呆；④路易体痴呆；⑤进行性核上性麻痹；⑥疯牛病。

【防治措施与用药】

1. 接受教育，活到老，学到“脑”（老），勤于用脑，培养兴趣爱好，扩大交际能力，可以提高脑功能的储备，延缓痴呆的发生。

2. 有效预防和治疗高血压、高脂血症、糖尿病，从而在减少脑卒中的同时，降低血管性痴呆的发病风险。

3. 脑血管病及脑代谢、促智药用于痴呆时参考如下。

尼莫地平[保甲] 可试用于缺血性神经元保护和血管性痴呆的治疗。口服，每次 20～60mg，3 次/d。

多奈哌齐（安理中）[保乙] 适用于轻至中度认知障碍的阿尔茨海默病（老年性痴呆）的治疗。初始每次 5mg，1 次/d，睡前服。1 个月后酌情可增至 10mg，3～6 个月为 1 个疗程。

石杉碱甲（哈伯因）[保乙] 适用于中老年良性记忆障碍及各型痴呆、记忆认知功能及情绪行为障碍。口服 100～200μg，2 次/d。日剂量不超过 450μg。偶见恶心、头晕、出汗、腹痛、视力模糊等；有严重心动过缓、低血压、心绞痛、哮喘、肠梗阻患者不宜使用。

茴拉西坦[保乙] 用于治疗脑血管病后的记忆力减退、血管性痴呆、中老年记忆减退（健忘症）。口服每次 0.2g，3 次/d。70 岁以上老人，口服每次0.1g，3次/d。1～2个月为1个疗程。

吡硫醇（脑复新）[保乙]　用于脑震荡综合征、脑外伤、脑炎、脑膜炎后遗症、脑动脉硬化、老年性痴呆。口服100～200mg，3次/d。注射用药需遵医嘱。

二氢麦角碱（双氢麦角碱，喜德镇，海特琴）[保乙]　用于老年人脑循环障碍、血管性痴呆、脑动脉硬化、脑卒中后遗症等引起的头晕、头痛、注意力不集中、记忆力减退、抑郁、疲劳感等症状。口服1～2mg，3次/d，12周为1个疗程。

尼麦角林（脑通）[保乙]　口服10～20mg，3次/d。或遵医嘱。

脑卒中

“脑卒中”又称“中风”“脑血管意外”，是一种急性脑血管疾病，是由于脑部血管突然破裂或因血管阻塞导致血液不能流入大脑而引起脑组织损伤的一组疾病，包括缺血性和出血性两种。缺血性脑卒中的发病率高于出血性脑卒中，占脑卒中总数的60%～70%。自发性脑动脉夹层（sCAD）是导致中青年脑卒中的常见病因，且好发于青壮年，致残率高，颈内动脉和椎动脉闭塞和狭窄可引起缺血性脑卒中，年龄多在40岁以上，男性较女性多，严重者可引起死亡。出血性脑卒中的死亡率较高。

【临床表现与诊断要点】

最常见症状为一侧脸部、手臂或腿部突然感到无力，猝然昏仆、不省人事，其他症状包括神志迷茫、说话或理解困难；单眼或双眼视物困难；行路困难、眩晕、失去平衡或协调能力；无原因的严重头痛；昏厥等。根据脑动脉狭窄和闭塞后，神经功能障碍的轻重和症状持续时间，分三种类型。

1. 短暂性脑缺血发作（TIA）　颈内动脉缺血表现为突然肢体运动和感觉障碍、失语，单眼短暂失明等，少有意识障碍。椎动脉缺血表现为眩晕、耳鸣、听力障碍、复视、步态不稳和吞咽困难等。症状持续时间短于2h，可反复发作，甚至一天数次或数十次。可自行缓解，不留后遗症。脑内无明显梗死灶。

2. 可逆性缺血性神经功能障碍（RIND）　与TIA基本相同，但神经功能障碍持续时间超过24h，有的患者可达数天或数十天，最后逐渐完全恢复。脑部可有小的梗死灶，大部分为可逆性病变。

3. 完全性脑卒中（CS） 症状较TIA和RIND严重，不断恶化，常有意识障碍。脑部出现明显的梗死灶。神经功能障碍长期不能恢复，完全性脑卒中又可分为轻、中、重三型。

4. 脑卒中预兆 研究发现脑卒中常见预兆依次为：①头晕，特别是突然感到眩晕。②肢体麻木，突然感到一侧面部或手脚麻木，有的为舌麻、唇麻。③暂时性吐字不清或讲话不灵。④肢体无力或活动不灵。⑤与平时不同的头痛。⑥不明原因突然跌倒或晕倒。⑦短暂意识丧失或个性和智力的突然变化。⑧全身明显乏力，肢体软弱无力。⑨恶心呕吐或血压波动。⑩整天昏昏欲睡，处于嗜睡状态。⑪一侧或某一侧肢体不自主地抽动。⑫双眼突感一时看不清眼前出现的事物。

脑卒中的典型症状仅为头痛、呕吐，很容易与其他疾病混淆，可以通过“FAST”判断法鉴别。

F（face，脸）：要求患者笑一下，看看患者嘴歪不歪，脑卒中患者的脸部会出现不对称，患者也无法正常露出微笑。

A（arm，胳膊）：要求患者举起双手，看患者是否有肢体麻木无力现象。

S（speech，言语）：请患者重复说一句话，看是否言语表达困难或者口齿不清。

T（time：时间）：明确记下发病时间，立即就医。

5. 血管弹力膜的重要组成部分 fibrllin-1 与丹麦夹层的发生发展相关。血浆 fibrllin-1 水平可作为 sCAD 早期诊断、病因寻找、治疗方案制定及预后判断的重要标志。sCAD 患者在急性期血浆 fibrllin-1 水平显著升高。

6. 相关检查

（1）脑血管造影 显示不同部位脑动脉狭窄、闭塞或扭曲。颈动脉起始段狭窄时，造影摄片时应将颈部包含在内。

（2）头颈部磁共振血管造影（MRA）或高分辨磁共振成像（HRMRI） 可以显示颈动脉全程，HRMRI对粥样斑块病理成分的分析更有帮助。

（3）颈动脉B型超声检查和经颅多普勒超声（TCD）探测 为无创检查，可作为诊断颈内动脉起始段和颅内动脉狭窄、闭塞的筛选手段。颈动脉彩超可检测颈动脉结构和动脉粥样硬化斑形态、范围、性质、动脉狭窄程度等；早期发现动脉血管病变，为有效预防和减少冠心病、缺血性脑血管病等心脑血管疾病发病提供客观的血流动力学依据。经颅多普勒了解颅内及颅外各血管、脑动脉环血管及其分支的血流情况，判断有无硬化、狭窄、缺血、畸形、痉挛等血管病变。可对脑血管疾病进行动态监测。

【防治措施与用药】

严重脑卒中可造成永久性神经损伤，急性期如果不及时诊断和治疗可造成严重的并发症，甚至死亡。脑卒中可分为出血性和缺血性，又根据发生部位有不同的治疗方式。对其特异性的治疗包括溶栓、抗血小板治疗、早期抗凝和神经保护等，非特异性的治疗包括降压治疗、降糖处理、脑水肿和颅内高压的管理等。

1. 药物治疗　溶栓治疗是目前公认的脑卒中最有效的救治方法，但有严格的时间窗要求（静脉溶栓限定在 4.5h 内，动脉溶栓可以适当延长）。

对已有脑卒中合并高血压患者，在脑卒中急性期血压的控制应按照脑卒中的指南进行，对慢性或陈旧性脑卒中其血压治疗的目标一般应达到＜140/90mmHg，高血脂、糖尿病患者，其降压目标应达到＜130/80mmHg。对于脑卒中的降压治疗原则是平稳、持久、有效控制 24h 血压，尤其是清晨血压。常用的 5 种抗高血压药物均可通过降压而发挥预防脑卒中或短暂性缺血作用，其中钙通道阻滞剂（CCB）在降低脑卒中风险方面具有明确的临床证据。抗高血压药应从小剂量开始，密切观察血压水平与不良反应，尽可能将血压控制在安全范围（160/100mmHg 以内）。患者在降压治疗时应从小剂量开始，切忌降压太快，以防脑供血不足。对急性缺血性脑卒中发病 24h 内血压升高的患者应谨慎处理。临床常用溶栓药物有以下几种。

链激酶[保甲]　成人一般 150 万 U 溶于 5%葡萄糖注射液 100ml，静脉滴注 1h，应尽早开始（体重过低或超重者按 2 万 U/kg 计）。

纤溶酶[保乙]　成人患者一般情况较好者，首次用 100U 外，以后可一日 1 次，一次用 200～300U，溶于 500ml 0.9%氯化钠注射液或 5%葡萄糖注射液中，缓慢静脉滴注，7～10d 为 1 个疗程。若患者一般情况较差，除第一次用 100U 外，以后可隔日用 200U 缓慢静脉滴注，也是 7～10d 为 1 个疗程。

备选药：尿激酶[保甲]、阿替普酶[保乙]、蚓激酶[保乙]、葛根素[保乙]、氟桂利嗪[保乙]、桂哌齐特[保乙]、长春西汀[保乙]、丁咯地尔[保乙]、小牛血清去蛋白[保乙]、银杏叶内酯[保乙]等。

患有高血压、糖尿病、高血脂等疾病的患者有必要采取以下药物治疗：阿司匹林、β受体阻滞药、血管紧张素转换酶抑制药、他汀类药物。

2. 手术治疗　适用颈内动脉颅外段严重狭窄（狭窄程度超过70%），狭窄部位在下颌骨角以下，手术可及者。

3. 预防　脑卒中的预防主要是对危险因素的防治。控制血压对脑卒中预防的效果显著。对病情稳定的脑卒中患者，仍然需要长期坚持服用抗高血压药物（参见本书“高血压病用药”）。对脑卒中的预防遵循三级预防的策略。

（1）一级预防　针对具有脑卒中危险因素的人群，积极治疗危险因素，同时定期监测其他危险因素的发生并采取针对性措施，减少疾病发生；已经证明，禁烟、限制膳食中的盐含量、多食新鲜水果蔬菜、有规律地进行身体锻炼、避免过量饮酒可降低罹患心血管疾病的危险。此外，还需要对糖尿病、高血压和高血脂采取药物治疗，以减少心血管病危险并预防脑卒中。

（2）二级预防　针对已发生过一次或多次脑卒中的患者，给予早期诊断、早期治疗，防止严重脑血管病发生，常用的5类抗高血压药均可用于脑卒中二级预防；对已经患有糖尿病等其他疾病的人员开展心血管疾病二级预防，这些干预措施与戒烟相结合，往往可以预防近75%的血管性反复发作事件。

（3）三级预防　针对已患卒中的患者，加强康复护理，防止病情加重。

脑梗死

脑梗死是中老年常见的脑血管疾病。我国的发病率（120～180)/10万，其中脑梗死占70%～80%。脑梗死包括脑血栓形成、脑栓塞和腔隙性梗死等类型。多数患者有高血压、糖尿病、高血脂等病史。常在安静时或睡眠中发病，可有偏瘫、肢体麻木、语言障碍等表现，头颅CT或MRI可发现脑梗死病灶。约半数患者发病后留下功能障碍的后遗症，影响生活质量。脑梗死危险因素为高血压、糖尿病、脂肪代谢紊乱（高脂血症）、吸烟、活动少等。

【临床表现与诊断要点】

与前述脑卒中基本相同。

【防治措施与用药】

1. 用药参考　丁苯肽[保乙]用于轻中度急性缺血性脑卒中。口服：一次0.2g，一日4次，空腹服用，连续10～12d为1个疗程，或遵医嘱。本品应与方法丹参注射液联用。对本品及芹菜过敏者禁用，有严重出血倾向者禁用。不良反应主要有ALT、AST轻度升高，偶见恶心、腹部不适、皮疹及精神症状。

2. 备选药　胞磷胆碱[基][典][保甲]、吡硫醇[保乙]、甲氯芬酸[保乙]、吡拉西坦[保乙]、阿莫三嗪萝巴新[保乙]，参阅前述脑卒中用药。

3 预防　①高血压患者要控制血压在140/90mmHg以下，遵医嘱坚持服用抗高血压药、低盐饮食、适度运动等。②糖尿病患者应遵医嘱注意饮食保健，合理服用降糖药，将血糖控制在正常范围。③合理饮食，均衡营养，禁忌油腻食物；尤其是高脂血症患者要坚持低脂饮食，加强运动，对症服用降脂药。④戒烟、禁烟和避免被动吸烟。⑤注意保暖，避免忽冷忽热，以免血管骤然收缩或舒张而发病。

第二节　发作性疾病与用药

偏　头　痛

偏头痛是典型的血管性头痛，为一组最常见的头痛类型。我国患病率占总人口的1%以上，以青壮年为多见，且女性发病占优势。临床以反复发作的偏侧或双侧搏动性头痛为特征。半数患者可有家族史，但无固定的遗传形式，疲劳、紧张、饮酒、某些食物及女性经期容易诱发。根据临床表现可分为典型偏头痛、普通型偏头痛以及一些特殊类型，分述如下。

【临床表现与诊断要点】

1. 典型偏头痛　见于10%的偏头痛患者。通常青春期发病，多有家族史，以头痛发作前有典型的先兆症状为特征，因此发作可分为两个时期。第一期（先兆期）：以视觉先兆最为常见，例如眼前出现闪烁暗点或移动的亮光，或见曲折的线条，或见水波纹样、锯齿样闪光等。少见的先兆为偏身麻木、偏轻瘫、言语困难、失语等；这些症状可单独出现，或与视觉先兆伴发。先兆期一般持续10～40min，也有长达2h者。第二期（头痛期）：随着先兆症状的消退，很快发生头痛。头痛多从先兆症状对侧的眶后部或额颞部开始，但也可双侧或由一侧转向另一侧，仅10％的患者始终固定在一侧。头痛多为搏动性剧痛，常伴恶心、呕吐、畏光、怕声等症状。此时患者面色苍白、出冷汗、精神疲惫、痛苦异常。此期一般持续2～4h，有些可达一整天。然后头痛逐渐减轻，患者即可安睡，次日恢复如常。

2. 普通型偏头痛　为最常见的类型，约占全部偏头痛的80％，也可有家族史。与典型偏头痛的区别在于此型无上述的典型先兆症状，即缺乏第一期，但在头痛发作前数日或数小时可出现胃肠不适或情绪改变等前驱症状。头痛发作表现与典型偏头痛的第二期相似，只是持续时间较长，可达数日；而且双侧性或不定侧头痛更为多见。

3. 基底动脉型偏头痛　多见于青年女性，发作与经期有显著关系，有家族遗传倾向。此型特点是有明确起源于脑干或双侧枕叶的先兆症状，例如眩晕、双侧耳鸣、复视、构音障碍、口周或双侧肢体麻木、双侧共济失调、双侧轻瘫、嗜睡、倾倒发作及短暂性失明等，持续数分钟到1h，继而出现双侧枕区或一侧头部剧烈疼痛，常伴恶心、呕吐。头痛一般持续数小时，睡眠后缓解。

4. 眼肌麻痹型偏头痛　此型少见。头痛常固定发生在一侧，而且在头痛的同侧出现眼肌麻痹的表现，以动眼神经支配的眼肌为主，头痛发作过后眼肌麻痹仍可持续数日或数周才恢复。对于多次发作后遗留眼肌麻痹者，应作进一步检查，以排除相关的颅内病变。

5. 偏头痛等位发作　有些患者周期性出现某些类似偏头痛发作的先兆症状或伴随症状，而不出现头痛，或与头痛发作交替出现，称为偏头痛等位发作或偏头痛等位症。

【诊断与鉴别诊断】

偏头痛的诊断主要根据1988年国际头痛学会（IHS）的规定：①如为第一型，先兆必须是持续发生的（至少5min，可持续60min内），并能完全逆转。②头痛应在先兆消失后60min内开始，持续4～72h并具有下列特征：头痛为中度或重度；多为单侧；跳痛；可由于日常的体力活动而加剧；伴有恶心和（或）呕吐、畏光、畏声。③体格检查、神经系统检查、辅助检查均无异常。偏头痛主要与颅内动脉瘤、脑血管畸形等所致的症状性偏头痛鉴别。对于没有家族史的、具有定位意义的先兆症状或体征的偏头痛患者，应做进一步检查，包括CT、MRI、DSA等。

【防治措施与用药】

1. 发作期治疗

① 一般治疗：让患者在安静、避光的室内休息。轻者无需治疗，或口服一般镇静药、止痛药即可缓解。有恶心、呕吐者可合并应用甲氧氯普胺。

② 非甾体抗炎药：这类药物有抑制前列腺素合成的作用，但发挥作用较慢。常用的药物有阿司匹林、吲哚美辛、布洛芬、萘普生、双氯芬酸等。

③ 5-HT受体激动药：这类药物的主要作用是收缩血管，尽可能在先兆症状或隐痛开始时应用。麦角胺制剂对一部分患者有效，常用麦角胺咖啡因（每片含麦角胺1mg和咖啡因100mg），1次剂量1～2片。每日用量不得超过4～6片，每周总量不得超过8～12片。有严重心血管、肝、肾疾病者禁用，对伴有明显定位症状和体征的偏头痛发作（如偏瘫、眼肌麻痹、基底动脉型）也不宜应用。本药的最大缺点是用量逐渐加大，导致药瘾并可能发生药物反跳性疼痛。麦角胺过量可引起中毒，出现恶心、呕吐、腹痛、肌痛及周围血管痉挛等表现。新药舒马普坦[保乙]是具有高度选择性的5-HT-D_1受体激动药，能强烈收缩已扩张的颅内动脉，而副作用较少。制剂有片剂（50mg/片，100mg/片）和注射剂（6mg/支）。成人口服每次1片，24h内不得超过3片；皮下注射一次6mg，24h不得超过2次，两次之间最少间隔1h。本药副作用包括头晕、乏力、面红、体表热感、胸闷等，但均较轻微，偶可出现恶心、呕吐，皮下注射可引起局部疼痛。禁忌证与麦角胺制剂相同。

2. 预防治疗　对于发作频繁的偏头痛，如每月2～3次以上者，可考虑平时服用预防性药物。

① 肾上腺素能受体阻滞药：普萘洛尔能减轻血管扩张反应，约半数患者有效，常用量为30～90mg/d。

② 钙通道阻滞药：这类药物因能阻止病理情况下钙离子由细胞外向细胞内的内流。从而降低血管平滑肌细胞内的肌浆钙浓度，起到抑制血管收缩的作用。常用药物有尼莫地平30mg，每日3次；桂利嗪25mg，3次/d；盐酸氟桂利嗪（西比灵）5～10mg，每晚1次。

③ 三环类抗抑郁药：这类药物能增强5-HT能神经的传递。除抗

抑郁作用外，还有助于维持血管张力。例如阿米替林对偏头痛伴有紧张性头痛者有效，用量为50～100mg/d。

④ 5-HT拮抗药：这类药物虽与5-HT竞争受体，但有类似5-HT的作用，实际代替5-HT维持血管张力。例如美西麦角（二甲麦角新碱），可从小剂量（0.5～1mg/d）开始服用，1周内逐渐增加到1～2mg/d，2次/d。本类药有恶心、呕吐、头晕、嗜睡等副作用，长期服用可导致肺、胸膜及腹膜纤维化。苯噻啶（BC105）除对5-HT有拮抗作用外，还有抗组胺和抗乙酰胆碱的作用，可从0.5mg/d开始，逐渐增至1～2mg/d，3次/d。主要副作用为口干、嗜睡、食欲和体重增加，青光眼及前列腺增生症者忌用。长期服用需注意血象变化。

⑤ 避免诱发因素：过度紧张、疲劳、睡眠不足、过饥或过饱、噪声和强光刺激等。某些食物如含酒精的饮料及奶酪、熏鱼、巧克力等，易诱发偏头痛，应避免。

3. 中医针灸镇痛选穴治疗适用于阿司匹林、布洛芬禁忌的患者。

丛集性头痛

丛集性头痛是一种血管-神经性头痛，又名组胺性头痛。表现为一侧眶区和额颞部疼痛，常伴有面部血管运动障碍的症状，以反复的密集性发作为特征。本病远较偏头痛少见，患病率约5/10万人口。主要见于男性，为女性的4～7倍。发病年龄稍晚，多在30～50岁。本病没有遗传性，但在家族成员中有偏头痛的也不少见。

【临床表现与诊断要点】

1. 头痛开始突然，一般没有先兆。发作时疼痛多自一侧眶部开始，波及同侧额颞，偶可累及同侧面部和颈部。疼痛呈搏动性钻痛性、烧灼样或刀割样剧痛，常伴有同侧眼结膜充血、流泪、鼻塞、流涕、面红、颊肿等症状，偶见同侧Horner征。此外还可见疼痛侧颞部和耳前方动脉扩张搏动增强。患者虽然头痛剧烈，但恶心、呕吐并不常见。一次发作平均持续30min至2h，然后迅速消退。

本病有明显的发作期和缓解期交替。发作期（又称丛集期）每日可有多次发作，且在比较固定的时间，以凌晨和午睡后多见，持续可达2周～3个月。少数患者发作持续一年以上，称为慢性丛集性头痛。缓解期数月至数年不等，然后再出现丛集期。不少患者丛集期的出现也有一定时间性，如在每年同一季节（春、秋季为多）发生。头痛部位多固定在一侧，双侧和交替性者少见。

2. 本病症状特殊，一般不难诊断，有时仍需与以下疾病鉴别。

（1）偏头痛　偏头痛较丛集性头痛患病率高 20 倍，多见于女性，年龄亦相对较轻。典型偏头痛有先兆症状，发作时恶心、呕吐常见，一般不呈丛集性发作。

（2）其他头面部疼痛　三叉神经痛有一定的区域和扳机点，且以第 2、3 支分布多见，发作持续短暂，血管运动障碍的症状较轻。蝶腭神经痛和翼管神经痛的症状与丛集性头痛相似，但分布主要在下面部，发作无一定规律，蝶腭神经节封闭有效。青光眼有视力障碍、瞳孔扩大和眼压增高。急性鼻窦炎有局部压痛和脓性鼻涕。急性牙髓炎有局部跳痛，病灶清除后即可缓解。

【防治措施与用药】

本病病因不明。因发作期有明显颅外动脉扩张现象，故也可按偏头痛治疗。应用麦角胺咖啡因或舒马普坦对部分患者有效，用药方法和剂量同偏头痛。发作时吸入纯氧也有效果。

鉴于本病发作期血浆组胺常有升高，推测颅部血管对组胺可能发生超敏反应，故可应用组胺脱敏治疗。方法是 1∶10 万组胺皮下注射，由 0.1ml 开始，每日 1 次，逐日增加 0.1ml，至 1ml 为止。第二个疗程按第一疗程方法重复，亦可每日注射 1∶10 万组胺 1ml，或增加浓度为 1∶1 万组胺，仍按 0.1ml 至 1ml 逐日递增。第三个疗程可用 1∶1 万组胺，按剂量逐日递增法，或每日均注射 1ml。第四个疗程则用 1∶1 万组胺 1ml，每日注射 1 次。每个疗程均为 10 次，可以连续应用 3～4 个疗程。应当注意，高剂量和高浓度的组胺可以诱发头痛，一旦头痛发作，剂量和浓度就不要再增加。有人不用脱敏疗法，而应用抗组胺药物，也有一定辅助疗效。此外，泼尼松 40～60mg/d，连续服用 1 周后减量，也能阻断不少患者的丛集发作。

由于本病发作周期较长，故预防性治疗难以掌握。对有规律性出现发作期的患者，可提前应用钙通道阻滞药、5-HT 拮抗药、三环类抗抑郁药等（参阅偏头痛）。精神紧张、饮酒和服用硝酸甘油可诱发头痛发作，应当避免。

紧张性头痛

紧张性头痛又名肌收缩性或肌紧张性头痛、神经性头痛、精神性头痛，系由颅外部或颈项部肌肉持久收缩所致。是慢性头痛中最常见的一种，约75%患者是女性。紧张性头痛也可分为原发性与继发性两类。

【临床表现与诊断要点】

1. 头痛常为双侧或整个头部的弥漫性、持续性钝痛，患者可形容为重压感或紧箍感。若在枕区可伴有项肩疼痛及沉重感。头痛可每天持续，未经治疗难以缓解，一般不伴有恶心、呕吐。部分患者可有神经衰弱的症状。体格检查常无阳性体征，有时可发现头顶部有压痛点或多处痛性小结，或牵拉头发也觉疼痛。头颈肩肌肉有僵硬感，不易松弛下来，捏压该处肌肉反觉轻松和舒适。继发性紧张性头痛体格检查可发现原发病阳性体征。原发性紧张性头痛一般持续30min至7d，每月头痛少于15d者为原发型；每月头痛超过15d者为慢性型。

2. 根据头部弥漫性、持续性钝痛的特征，尤其是持久不得缓解的特点，在排除引起头痛的各种器质性疾病的基础上，可以考虑本病。紧张性头痛有时可与其他原因的头痛合并存在，例如紧张性头痛与偏头痛共存时称为混合性头痛，此时要根据各类头痛的特征进行判断。对于枕、项、肩部疼痛突出者，尚需排除颈椎病所致。

【防治措施与用药】

根据以上病因可采用如下治疗。①精神疗法：即通过适当的解释和诱导，使患者解除心理压力，消除焦虑和紧张。②药物治疗：适量应用有肌松弛作用的镇静药（如苯二氮䓬类药物）或三环类抗抑郁药均有一定效果，非固醇类消炎镇痛药暂时有效，中药愈风宁心片也有辅助作用。③针灸、按摩、理疗对紧张性头痛有效，必要时也可采用普鲁卡因局部穴位封闭治疗。

药物反跳性头痛

药物反跳性头痛是指头痛患者长期服用麦角胺制剂所引起的一种慢性头痛，女性比男性多5～10倍。

【临床表现与诊断要点】

1. 本型头痛最明显特征是持续整天，可有波动性，常在睡醒时出现，性质为钝痛，双侧性，主要在额部及颈部，或者是全头痛。程度为轻至中度。患者在一天中常常每3～4h自行服药，但随着镇痛药的作用耗尽，头痛也会加重。体格检查及辅助检查无异常，如在药物反跳性头痛的基础上经常有偏头痛发作，则可表现偏头痛特点。

2. 诊断要点　患者主述天天头痛，而头痛又具有上述特点，应疑及药物反跳性头痛，如通过询问或调查，患者有每日服用麦角胺或镇痛药物史，则可确诊。本病主要与紧张型头痛鉴别。

【防治措施与用药】

一旦确诊应立即完全撤停原用药物，如果是麻醉性镇痛药则逐渐撤停，撤停药物有时需要各种支持治疗，如给予镇静安眠药、镇吐药、补液等，避免使用其他镇痛药。还应明确告知患者麦角胺或镇痛药长期使用的危害性。当药物反跳性头痛得到控制后，应对原来头痛所使用的药物给予重新评价。

低颅压性头痛

低颅压性头痛是指由于各种原因引起的颅内压力降低所致的头痛。侧卧位腰穿测脑脊液压力低于0.686kPa（90mmH_2O）。

【临床表现与诊断要点】

1. 该病可见于各种年龄，原发性以体弱的女性多见，继发性的两性患病数无明显差异。头痛以枕额部多见，呈缓慢加重的轻中度钝痛、胀痛、牵扯痛或搏动样疼痛。头痛与体位变化有明显关系，立位时加重，卧位减轻或消失，头痛变化多在体位变化后15min内出现。引起颅内压变化的动作如咳嗽、打喷嚏、摇头、用力等可使头痛加重。低颅压性头痛可为急性或慢性发生，恶心、呕吐、眩晕、耳鸣、颈僵和视物模糊为常见的伴随症状。神经系统检查一般无异常。某些患者还有脑膜刺激征。低颅压性头痛是腰穿后最常见的一种反应，一般在10～12h后发生，最常发生于腰穿后第2、3日，持续3～5d。

2. 根据典型的临床表现，特别是具有体位性头痛的特点者应疑诊低颅压性头痛。头颅CT/MRI或同位素脑池扫描对明确病因、显示低颅压征象或脑脊液（CSF）渗漏部位有益。必要时可做腰椎穿刺检查，脑脊液压力降低（$<$70mmH_2O），部分患者压力更低或测不出，放不出脑脊液，呈“干性穿刺”。少数患者脑脊液白细胞轻度增加，蛋白质、糖、氯化物水平正常。

本病应与脑和脊髓肿瘤、脑室梗阻综合征、寄生虫感染、脑静脉血栓形成、急性硬膜下血肿、颈椎病等鉴别，因这些疾病也可以出现体位性头痛。

【防治措施与用药】

1. 病因治疗　有明确病因者应针对病因治疗，如控制感染、纠正脱水和糖尿病酮症酸中毒等。

2. 对症治疗　卧床休息，采取头低脚高位（手术后引起的头痛除外）；大量饮水，最好是生理盐水，3000～4000ml/d；补液（2000～3000ml/d）；重症病例可鞘内注射生理盐水，每次20～30ml；穿紧身裤和束腹带等，给予适当镇痛药等。

3. 特殊治疗　①硬膜外血贴疗法：是将自体血15～20ml缓慢注入脊柱的腰和（或）胸段硬膜外间隙，血液从注射点向上下扩展数个椎间隙，压迫硬膜囊，阻塞脑脊液漏出口，增加脑脊液压力；该法可迅速缓解头痛，适用于腰穿后头痛和自发性低颅压性头痛患者，有效率可达97%；可有背痛的不良反应。②咖啡因治疗：咖啡因有阻断腺苷受体的作用，使颅内血管收缩，增加脑脊液压力，缓解头痛；安钠咖500mg，皮下或肌内注射，亦可加入500～1000ml乳化林格液中缓慢静脉滴注，有效率可达75%。

癫　痫

癫痫是慢性反复发作性短暂脑功能失调综合征，以脑神经元突然异常放电引起反复痫性发作为特征，是发作性意识丧失的主要原因。临床症状常有：①精神行为异常和意识障碍；②肢体运动或感觉性发作；③自主神经系统性发作。但患者可同时有一种或多种痫性发作存在。癫痫是神经系统疾病中仅次于脑卒中的第二大常见疾病。流行病学显示，一般人群的癫痫年发病率为（50～70）/10万人口，患病率约为7‰，估计我国约有900万癫痫患者，每年新发病的癫痫患者为65～70万。

【临床表现与诊断要点】

1. 部分性（局灶性、局限性）发作

成人癫痫约60%为部分性发作，15岁以上约80%。常继发于大脑皮质病变，故多属于继发性癫痫。发作时脑电图可见局灶性放电。依据有无意识障碍分为复杂部分性及单纯部分性发作。

（1）单纯部分性发作　痫性发作的起始症状常提示痫性灶在对侧脑部，发作时程较短，一般不超过1min，无意识障碍，但临床症状各有不同，常分4型。

① 以运动功能障碍为主，可为局部肢体重复抽动，多见于一侧口

角、眼睑、手指或足趾，也可涉及整个一侧面部或一个肢体远端，有时表现言语中断。如发作自一处开始后沿大脑皮质运动区分布顺序缓慢移动，如自一侧拇指沿腕部、肘部、肩部扩展，称为杰克逊癫痫，病灶在对侧运动区。部分运动性发作后如遗留暂时性（数分钟至数日）局部肢体瘫痪或无力，称 Todd 瘫痪。也可为旋转性或姿势性发作。

② 躯体感觉或特殊感觉为主，包括局部刺痛、麻木、视物变形、幻视、听嗅幻觉、错觉或阵发性眩晕。

③ 发作性自主神经功能障碍，如发作性上腹痛、脸红或苍白、出汗、竖毛、瞳孔散大、烦渴、欲排尿感。

④ 以精神障碍为主，如语言困难、曾相识症、梦游状态、时间感失真、情感障碍（包括恐惧、愤怒、错觉、幻觉）。

（2）复杂部分性发作（精神运动性发作） 主要特征为有意识障碍，以及在基本的感觉运动等基础上形成的较为复杂的症状。如常见的有错觉、幻觉等精神症状，以及自动症等运动障碍，故又称为精神运动性发作。其癫痫灶源在颞叶为主，故又称颞叶癫痫。常见症状有以下几种。

① 先兆：复杂部分性发作约 40% 有先兆。常见的有胃气上升感、眩晕、恶心、视物变形、无名恐惧、似曾相识、旧事如新感等。

② 仅有意识障碍：多见于儿童，又称为颞叶性失神或假性小发作。表现为突然意识中断、两眼凝视、面色苍白，持续数分钟至数十分钟，随之恢复。

③ 意识障碍伴发单纯部分性发作：如记忆障碍、恐惧、焦虑、抑郁、各种错觉及幻觉。

④ 意识障碍伴发自动症：自动症是精神运动性发作的主要表现形式，是一种无意识、无目的，为机械、刻板、重复性动作；少有较为复杂的动作如梦游或漫游。自动症表现形式多种多样，可分为以下几种。

a. 饮食性自动症：此类最多见，表现为口腔重复动作如吸吮、咀嚼、舔食、伸舌、清喉等，常伴唾液分泌增加。

b. 拟态性自动症：无意识重复某种简单动作如搓手、抚面、解扣、脱衣、摸袋、移动桌椅等。

c. 姿势性自动症：无意识重复某种简单姿势如击剑等。

d. 游动性自动症：无意识地行走、奔跑、乘坐或驾驶车辆。一般持续数分钟，偶见持续数日。

e. 言语性自动症：多为简单语言的重复或叫喊。

2. 全身性发作

(1) 失神发作　突然中止活动、凝视前方，短暂（数秒至半分钟）意识障碍，有逆行遗忘，多见于儿童或少年。其发作类型如下。

① 仅有意识障碍的失神：患者当时停止活动，呼之不应，两眼瞪视。

② 伴轻微阵挛性失神：如眼睑、口角或上肢每秒3次颤抖。

③ 伴失张力失神：如头部、上肢的下坠，腰部弯曲，手中持物可能坠地。

④ 伴强直性失神：躯干伸肌强直致头部后仰、背部后弓，可能造成突然后退。

⑤ 伴自动症失神。

(2) 强直-阵挛发作　先兆期仅14%存在，后即转为强直期，突然意识丧失，全身肌强直收缩、头后仰、上肢屈曲、下肢伸直、呼吸暂停、发绀，约数十秒；即转为阵挛，全身节律性抽动，可咬舌或尿失禁，历时为0.5～1min。抽动停止后意识混浊、兴奋躁动为5～10min恢复。醒后有头痛、肌痛、疲乏，对抽搐全无记忆。一些患者意识障碍减轻后进入昏睡，少数在完全清醒前有自动症和意识模糊。

(3) 肌阵挛性发作　为突发性短暂单次或多次阵挛性收缩，可局限或全身性，以躯干及上肢为主体，可连续数次，一般无意识障碍。觉醒或入睡时最易发作，光刺激或自主运动可诱发。

(4) 强直性发作　为一种强烈而又持续的肌肉收缩，常使肢体固定在某种紧张的位置。常见的是头、眼偏向一方或后仰，躯干强直造成角弓反张。

(5) 失张力性发作　发作时肌张力突然消失而倒地，亦可为节段性，如下颌松弛、头下垂等。发作时间短暂，常受伤。

3. 癫痫持续状态

癫痫持续状态是指一次癫痫发作持续30min以上，或连续多次发作、发作间期意识或神经功能未恢复至通常水平，是神经科常见急症之一，致残率和死亡率相当高。任何类型癫痫均可出现癫痫持续状态，但通常是指全面强直-阵挛发作持续状态。

4. 诊断要点

(1) 首先要确定是否为癫痫

病史：详细而又准确的病史是诊断的主要依据，当患者不能叙述发作经过时，需向目击者仔细了解发作全过程。

发作时观察：对不典型发作、疑难病者及发作时无目击者，证实则需进一步观察。

（2）原发性癫痫与继发性癫痫的判断　临床确诊为癫痫后必须区分是原发性还是继发性，以下几点可资鉴别。

① 家族史：原发性常有癫痫家族史，继发性则少有。

② 病因：原发性癫痫查不出病因；而继发性可根据病史、伴随症状、体征及辅助检查明确病因。

③ 起病年龄：原发性者多于幼年或青少年发病；25 岁以后发病多数为继发性。

④ 发作类型：部分性发作除良性中央回癫痫外均是继发性。而原发性者多数表现为大发作或小发作。

⑤ 体征方面：继发性癫痫发作时及发作后均有定位表现，发作间期常有局灶病征。而原发性者反复神经系统检查均无异常体征。

（3）病因的判断　寻找引起癫痫的病因，主要依靠辅助检查。通常脑电图、脑部影像（CT、MRI、SPECT、PET）主要用于检出致痫灶，而各种化验检查可能有助于发现病因。

【防治措施与用药】

1. 一般处理及注意事项

（1）生活调节　应有良好的生活规律和饮食习惯，避免过劳、睡眠不足和情绪激动。以清淡饮食为宜，戒酒。

（2）注意安全　不能参加有危险的工作或活动。总之，一方面要鼓励患者避免和克服由于癫痫而产生自卑感，建立信心；另一方面要督促他们注意安全，积极治疗，并鼓励和帮助他们享有正常人的生活。

2. 病因治疗

针对致痫病因治疗，即积极治疗原发性疾病，如脑肿瘤、脑炎、脑寄生虫病以及全身性疾病等。

3. 对症治疗

（1）用药原则

① 选用抗痫药物必须结合临床发作类型及脑电图特点，选择针对性强、疗效好、毒性小、价格低且能保证供应者。

② 必须长期按医嘱不间断服药，定时定量，不自行减量，更不可突然停药，不然可引起癫痫持续状态的出现。

③ 要进行定期血药浓度测定，使血药浓度保持稳态；一般不宜频繁换药，宜逐步替换，即依据药物半衰期及达稳态血药浓度所需的时

间。达稳态血药浓度所需时间一般5～7倍于药物的半衰期，故至少需7～14d作为过渡时间。

④ 坚持单药治疗：现代药理学的研究认为联合用药易出现慢性中毒，减低疗效，增加发作频率等问题。

⑤ 苯妥英钠、溴剂、水合氯醛等药，可刺激胃黏膜，应饭后服用。苯妥英钠不良作用较显著，应定期复查。孕妇服用苯妥英钠有致畸作用。

（2）抗癫痫药物的选择

根据发作类型确定一线及二线药物，但患者服药效果亦有个体差异，故应结合临床具体情况具体分析调整用药。

① 部分性发作包括单纯、复杂或继发全身性发作：一线药物卡马西平[保甲]、苯妥英钠[保甲]、苯巴比妥[保甲]；二线药物氯硝西泮、丙戊酸[保甲/乙]。

② 全身强直-阵挛性发作：一线药物为卡马西平、苯妥英钠、苯巴比妥、丙戊酸；二线药物为氯硝西泮、氯巴占、乙酰唑胺。如单药无效，则可将丙戊酸和卡马西平或苯妥英钠合用。

③ 失神发作：一线药物为乙琥胺、丙戊酸；二线药物为氯硝西泮[保乙]、乙酰唑胺[保甲]。

④ 强直性发作、失张力性或非典型失神性发作：强直性用药同上述。失张力性发作用氯巴占、氯硝西泮及丙戊酸为首选药。

⑤ 肌阵挛性发作：氯硝西泮、丙戊酸、乙琥胺；婴儿痉挛症则以ACTH、氯硝西泮为首选药；亦可试用乙酰唑胺、氯巴占、苯妥英钠、苯巴比妥等。

（3）常用抗癫痫药及其剂量，见表4-2。

表4-2 9种抗癫痫药临床应用参考

药物	成人剂量/(mg/d)		儿童剂量	不良反应	特异反应
	起始	维持	/[mg/(kg·d)]	（剂量相关）	
苯妥英钠[保甲]（PHT）	200	300～500	4～12	胃肠道症状，毛发增多，牙龈增生，面容粗糙，小脑征，复视，精神症状	骨髓、肝、心损害，皮疹
卡马西平[保甲]（CBZ）	200	600～2000	10～40	胃肠道症状，小脑征，复视，嗜睡，体重增加	骨髓与肝损害，皮疹

续表

药物	成人剂量/(mg/d)		儿童剂量/[mg/(kg·d)]	不良反应(剂量相关)	特异反应
	起始	维持			
苯巴比妥(PB)	15～30	60～300	2～6	嗜睡,小脑征,复视,认知与行为异常	很少见
扑米酮[保乙](PMD)	60	750～1500	10～25	同苯巴比妥	同苯巴比妥
丙戊酸[保甲](VPA)	500	1000～3000	10～70	肥胖,震颤,毛发减少,踝肿胀,嗜睡,肝功能异常	震颤与肝损害,胰腺炎
乙琥胺[保乙](ESM)	500	750～1500	10～75	胃肠道症状,嗜睡,共济失调,精神异常	少见,骨髓损害
加巴喷丁(GBP)	300	1200～3600		胃肠道症状,头晕,体重增加,步态不稳,动作增多	
拉莫三嗪[保乙](LTG)	25	100～500		头晕,嗜睡,恶心,神经症状(与卡马西平合用时出现)	儿童多见
托吡酯[保乙](TPM)	25	200～400		震颤,头痛,头晕,共济失调,胃肠道症状,体重减轻,认知障碍	

中成药癫痫平片[保乙]、羚羊角胶囊[典]、全天麻胶囊[典]、医痫丸[典]、羊痫风丸[典]、补脑丸[典]、牛黄清心丸（局方）[典]、竹沥达痰丸[典]等及其方剂也有较好控制症状和防治发作的作用，遵医嘱。

（4）停药原则　①至少2年不发作才能停药（脑电图亦应正常，国外有作者认为脑电图需4～5年正常才可停药）。②脑电图有进展趋向者不应停药。③脑部器质性病变仍处于活跃期，不停药。④青春期前抗痫药物治疗，需继续到青春期后。⑤凡30岁后起病，发作频繁，有肯定病因，脑波示局灶慢波或双侧放电者，停药后复发率高。

（5）癫痫的外科治疗　癫痫患者在抗痫药的系统治疗下，约80%患者发作可以得到较好控制；另20%则难以控制，其中复杂部分性发作占比例较大，发病机制和边缘系统有关。手术目的是改善癫痫患者的生活质量，并对家庭及社会减轻负担。依据近半个世纪的临床经验证明，手术治疗是安全和有效的，并发症少，死亡率低，而疗效可达60%～80%。方法是切除致痫灶或阻断癫痫放电的传播路径。

① 手术适应证

难治性癫痫：应具下述条件。a. 长期系统服用抗痫药治疗无效。b. 癫痫病程在4年以上。c. 发作频繁，每月至少4次以上。d. 因发作患者不能正常生活、学习及工作等。

致痫灶不在脑重要功能区，包括中央区、语言中枢、优势半球海马，且手术易于到达者。可用PET、DSA、脑电图偶极子或时域瞬态地形图行痫灶定位。

经各种检查提示脑部有器质性病变的症状性癫痫应手术治疗。

② 手术种类：不外乎两大类，即致痫灶的切除（如大脑皮质痫灶切除术、脑叶切除术、大脑半球切除术等）及阻断或损毁放电灶的扩散途径（如大脑联合切开术、杏仁核毁损术等）。

4. 癫痫的预后因素

① 缓解率和复发率：经系统合理治疗约80%可获良效。成人癫痫一年以上缓解率占10.3%～71%，2年缓解率为30%；儿童发病越早则预后越差。起病晚、病程长且有精神或神经系统及脑波异常者则复发率高。发作频率高，起病后开始治疗时间超过5年者，预后差。迟发性癫痫无脑肿瘤等器质性病因者预后较好。

② 发作类型：Coatworth综合国外140篇有关论文，指出得到50%～100%满意控制的各型癫痫次序为：局部性发作（58%）>小发作（57%）>大发作（55%）>混合性发作（43%）>精神运动性发作（37%）。

发作性睡病与猝倒症

发作性睡病是一种原因不明的发作性睡眠障碍，临床表现为反复发作的难以抗拒的睡眠，伴或不伴一过性肢体突然失张力为特征，多数伴有一种或数种其他伴随症状，如猝倒症、睡眠麻痹、入睡幻觉等发作性睡眠三联征。

【临床表现与诊断要点】

1. 儿童和成年人早期起病，男、女均可发生，发病率相近。清醒时精神低迷，在活动中、工作中和学习中正常人不可能出现睡眠的条件下，出现难以抗拒的睡眠状况。故患者可在乘坐的公共汽车上、课堂上、发言时、进食时、行走时等突然入睡，每一次持续时间数分钟至数小时，每日发作一至数次。睡眠性质和质量与常人生理自然睡眠相同。

2. 发病者体态稍胖，胃纳亢进。约70%的发作性睡眠伴有猝倒症，常在发作性睡病起病数年至10年后出现。突然的情感激动、大笑、恐惧或愤怒等诱发突然全身肌肉无力，肌张力降低而跌倒，且不能活动；每次发作时间持续数分钟。

3. 实验室检查　脑电图在发作时可有阵发性慢波，清醒时正常。若由丘脑病变引起者，可出现内部占位或局部萎缩，头颅CT、MRI检查可明确有无占位和局部萎缩。

【防治措施与用药】

1. 明确病因，针对基础疾病治疗，如颅内肿瘤、颅咽管瘤、脑炎等。

2. 对症治疗，常可选用以下药物。

盐酸哌甲酯（哌醋甲酯，利他林）[典][保乙]　主要用于治疗注意缺陷多动障碍，疗效优于苯丙胺；也用于抑郁症，其可提高情绪、振奋精神；可治疗困倦和嗜睡。治疗发作性睡病，10～30mg/d，分2～4次服用。按一类精神药品管理。

丙米嗪（米帕明）[典][保甲]　一般用于各种抑郁、焦虑症、神经性厌食症、各种疼痛综合征。此处用于治疗发作性睡病和猝倒症，50～75mg/d，分2～3次口服。

苯丙胺（苯齐巨林，安非他明，非那明）　与麻黄碱相似，但对中枢的兴奋作用较强；用于发作性睡病、麻醉药及其他中枢抑制药中毒、精神抑郁等。成人10～30mg/d，分2～3次服用。按一类精神药品管理。

莫达非尼[典]　治疗睡眠增多和发作性睡病，口服50～100mg，1次/d，睡前1～5h服，每4～5d增加50mg，最大剂量200～400mg。

第三节　精神疾病与用药

神经衰弱（慢性疲劳综合征）

本病的发病机制未明。多数认为素质因素、躯体因素、社会心理因素是引起神经衰弱的重要病因。如学习过度紧张（“考生应激综合征”）、工作杂乱繁忙、休息和睡眠长期无规律、家庭矛盾、人际关系紧张、生活中各种挫折以及长时期生理冲突、精神创伤所致负性情感体验等，是本病的心理因素。某些疾病、创伤或经久不愈的慢性病也可诱发；性格胆怯、多疑、急躁、敏感或遇事容易紧张，自制力差，依赖性强，缺乏自信者，均易患神经衰弱（慢性疲劳综合征）。

【临床表现与诊断要点】

1. 多见于青壮年，起病一般缓慢。包括神经系统在内的体格检查，无阳性器质性体征。

2. 临床表现多种多样　有的患者兴奋性相对增高，表现为控制力减低，易激怒、烦躁，注意力分散，入睡困难，睡眠浅，早醒，多汗，心悸，头胀痛，周身不适；有的患者表现为易衰竭症状，精力不足，易疲劳，工作不能持久，脑力不足，记忆力差，嗜睡，昏睡，但睡眠多梦，不解乏，头痛、昏沉，全身酸痛无力。多数人既易兴奋，又易疲劳，或兼有各种症状：①易兴奋；②易疲劳；③情绪化症状；④肌肉紧张性疼痛；⑤睡眠障碍；⑥自主神经功能紊乱（如头昏、心悸、心慌、气急、胸闷、腹胀、腹泻、便秘、尿频、月经不调、遗精、阳痿、早泄等）。

3. 诊断要点　①以脑和躯体功能衰竭为主，特征是持续和令人苦恼的易疲劳，长期不能恢复，并至少有：情感症状、兴奋症状、肌肉紧张性疼痛、睡眠障碍或其他心理生理障碍中的 2 项。②病程持续至少 3 个月。

【防治措施与用药】

1. 心理治疗　放松疗法、帮助患者认知转变，调整对生活的期望，减轻现实生活、工作和学习中的精神压力，解除病因，往往有事半功倍之效；增进人际交流，外出旅游也有良效。

2. 体育锻炼、工娱疗法、旅游疗养，对缓解患者精神压力和紧张有一定效果。

3. 用药参考

镇静药：如三溴片（三溴合剂、巴氏合剂 10ml）0.3g、氯氮䓬 10mg、甲丙氨酯 0.2g、苯巴比妥片 30mg、艾司唑仑片 1mg（舒乐安定），均可对症选用其中一种服用，2～3 次/d。明显兴奋者，可给予异丙嗪 12.5mg，3 次/d；或氯丙嗪 12.5g，3 次/d。上述药物适用于以兴奋为主要表现的患者。

以抑制症状为主患者，可用五味子片（酊、糖浆）、咖啡因、参芪五味子片、刺五加片（胶囊）等。

兼有兴奋和抑制症状者：将以上药物配合应用，如溴剂联合咖啡因。

4. 积极治疗基础疾病。

癔症（歇斯底里）

癔症的病因未明，发病的相关因素有精神因素和患者的性格特征等。各种不愉快心境，如愤怒、惊恐、委屈等，常是初次发病的诱因，以后因联想或重新体验初次发作情感时可再发病。多数由于暗示或自我暗示而起病。患者性格特征为感情用事、情绪不稳、暗示性强、心胸狭窄、富于幻想、好表现自已和自我中心倾向，故人称“歇斯底里性格”。此外，社会文化因素、如风俗习惯、宗教信仰、生活习惯等也可影响本病的发生、发作形式及症状表现等。

【临床表现与诊断要点】

1. 癔症好发于青春期，女性多于男性，文化程度较低者发病多见；多数突然发作、常反复发作，症状带有夸张性、表演性，往往在周围人多时症状加重。发作时症状复杂多样，可表现为类癫痫样发作，如突然四肢抽动或挺直，两眼上吊；或表现为阵发哭笑，胡言乱语，言语内容为片断的、过去的不愉快事；或表现为意识蒙眬状态：患者意识范围局限于引起发病时不愉快的体验，如与人吵架，将周围人看作吵架对象等。多数患者发作时上述3种状态同时并存。发作时一般持续半小时至数小时后可自行恢复，偶可持续达数日。易反复发作。不发作时可有神经衰弱症状。可归纳为以下两种类型。

（1）癔症性精神障碍　①情感暴发；②意识障碍；③癔症性痴呆；④癔症性遗忘；⑤癔症性神游（突然出走，但生活能力和简单社交接触依然保持，但意识范围小，清醒后对病中经过不能回忆）；⑥其他，受宗教迷信影响较深者，发病时可有亡故亲人“附体说话”的发作；有些患者可出现短暂的幻觉或幻想、思维障碍、人格解体、内容与精神创伤有关，历时数天或数周，可突然恢复正常。

（2）癔症性躯体障碍　①运动性障碍：a. 癔症性痉挛发作；b. 癔症性瘫痪；c. 癔症性失声（突然不能说话）。②感觉障碍：a. 视觉障碍

(声称失明，但单独行走时却能避开障碍物)；b. 感觉缺失；c. 听觉障碍（虽“耳聋”，但在睡眠中可被突然唤醒)；d. 对光、声刺激等感觉过敏；e. 感觉异常（“癔症球”“梅核气”）等。

上述各种癔症躯体症状有时也可能和器质性疾病的早期症状相似，如有疏忽，易造成误诊。

2. 体格检查　包括神经系统检查均无与症状相应的阳性器质性体征，如瘫痪者腱反射正常，感觉丧失者不符合神经支配的分布区域等。

3. 类癫痫样发作应与癫痫鉴别；哭笑失常、胡言乱语及意识蒙眬状态要与精神病鉴别。本病发作急，有明显的精神因素，持续时间短；虽反复发作，但不发作时无精神失常。

【防治措施与用药】

1. 心理治疗　强调心理卫生，帮助患者树立对各种生活事件的正确态度，改善对精神刺激的应对能力，培养和发展健全的人格。引导患者正确认识和对待致病的精神因素，认识疾病的性质，帮助患者分析个性缺陷，指导学习新的应对技巧。通常可采用以下方法。

（1）暗示疗法　是清除癔症性躯体障碍的有效措施，对于急性起病，迫切要求治疗和医患配合较好的患者，疗效好。配合默契治疗时，可借助于某些物理治疗器械或药物。

（2）催眠疗法　可治疗癔症的遗忘症、多重人格等。循序渐进，逐步强化的行为疗法，适用于暗示疗法无效，有肢体功能障碍的慢性患者。

发作期应改善环境，安静休息。

2. 药物治疗　癔症蒙眬状态、精神病态或痉挛发作时，可试用抗精神病药物和苯二氮䓬类药物。待急性期过去后，仍以上述心理治疗为主。

兴奋躁动者可注射安眠药，使之入睡，醒后即可摆脱发作，如肌内注射苯巴比妥 0.2～0.3g 或异丙嗪 50mg 或地西泮 10～20mg。

非兴奋躁动者可静脉注射 10％葡萄糖酸钙 10ml，或用棉球蘸氨水放在患者鼻孔处，由氨水挥发的气味刺激促使患者苏醒。

3. 中成药　脑乐静口服液，可养心安神，用于心神失养所致癔症，口服 30ml，3 次/d。

精神分裂症

精神分裂症是一类功能性、至今未明确其病理基础的精神障碍，起病于青年或成年早期，具有感知、思维、情感、认知、行为及社会功能等多方面的障碍和精神活动不协调。一般没有意识障碍。病程多迁延，导致衰退和残疾。部分患者可痊愈或基本痊愈。新近发现染色体 δP12 和 1q24.2 区域内两基因位点与精神分裂症发病相关。

【临床表现与诊断要点】

1. 前驱症状　类似神经症的症状，生活习惯和（或）行为模式的改变，性格改变，喜怒无常；沉溺于一些玄奥或荒谬的想法，甚至自语自笑；与周围人和环境疏远，难以接近。这些前驱症状可持续数周、数月或数年。

2. 典型症状　①思维症状，常有各种思维联想障碍、思维内容障碍和思维属性障碍。②感知觉症状，常见的是幻听幻觉妄想症候群，青春型兴奋或木僵状态等。③可表现为情感淡漠（对周围事物、自己的亲人漠不关心）。④意志低下（行为孤僻、懒散、少与人交往，缺乏主动性）。⑤思维古怪、离奇（如荒谬的妄想等）；认知缺陷症状如注意障碍，记忆障碍，工作记忆障碍，抽象思维障碍，信息整合障碍以及运动协调性障碍等。⑥人格改变（"分裂样性格"）等。

3. 根据精神分裂的临床特征分为 5 种亚型　①偏执型（幻想幻觉及相应行为障碍）；②紧张型（木僵或亚木僵，兴奋时可表现为刻板动作或言语冲动、短暂的行为冲动）；③青春型（15～35 岁，思维散漫，情感反应幼稚，行为紊乱）；④单纯型（青少年阴性症状，潜隐起病，逐渐进展，数年未治预后差）；⑤其他如未分化型、衰退型、残留型。此外精神分裂症后抑郁，因存在自杀的危险性，应重视。

4. 症状诊断标准　应至少有以下中的 2 项。

① 反复出现的言语性幻听。

② 明显的思维松弛、思维破裂、言语不连贯，或思维贫乏、思维内容贫乏。

③ 思想被插入、被撤走、被播散、思维中断或强制性思维。

④ 被动、被控制或被洞悉体验。

⑤ 原发性妄想（包括妄想知觉、妄想心境）或其他荒谬的妄想。

⑥ 思维逻辑倒错、病理性象征性思维或词语新作。

⑦ 情感倒错或明显的情感淡漠。

⑧ 紧张综合征、怪异行为或愚蠢行为。

⑨ 明显的意志减退或缺乏。

5. 严重者自知力障碍，并出现社会功能严重受损和无法进行有效交谈。

6. 病程标准　①符合症状标准和严重程度标准至少持续 3 个月。②若同时符合精神分裂症和情感障碍的症状标准，当情感症状减轻到不能满足情感障碍标准时，分裂症状需继续满足精神分裂症的症状标准至少 2 周以上，方可诊断为精神分裂症。

7. 精神分裂症分子诊断法　主要有甘油、二十碳烯酸、β-羟基丁酸、丙酮酸和胱氨酸等代谢物在血清和尿中含量均显著高于健康人。

【防治措施与用药】

1. 心理治疗、家庭心理教育和一般处理　环境宜安静，对患者应关爱、同情，不应嘲笑，也不可随声附和。对患者所提要求，合理的应尽量满足，不合理的应做解释。社会上对精神病患者常有某种歧视，这种歧视有时是恶意的（如讽刺、讥笑等），有时是善意的，把患者当小孩一样过分照顾，使患者无所适从。所以，向患者及家属普及精神卫生知识，开展家庭心理教育，使患者对可能碰到的问题有思想准备，便于适应和面对社会。及时发现先兆症状，如无故的心神不宁、睡眠不好等，患者及亲属如能及时注意这些症状并就诊，常可控制复发于萌芽阶段。此外，培训和指导患者提高日常生活能力和社交能力，则有预期的效果。

2. 抗精神病药物治疗　抗精神分裂症的药物可分为以下两大类。

（1）第一代抗精神病药（典型抗精神病药）　①吩噻嗪类，如氯丙嗪、奋乃静、氟奋乃静、硫利达嗪、三氟拉嗪、氟奋乃静癸酸酯、哌泊噻嗪、棕榈酸酯等；②丁酰苯类，如氟哌啶醇、五氟利多；③硫杂蒽类，如氯普噻吨；④苯甲酰胺类等。这些药物对精神分裂症患者的阳性症状相当有效，但有一些难以克服的不良反应和局限性：如不能改善患者的认知功能，对阴性症状疗效不佳，甚至可能引起阴性症状，部分患者的阳性症状不能有效缓解，引起锥体外系和迟发性运动障碍等不良反应较多，患者依从性较差。

（2）第二代抗精神病药（非典型抗精神病药）　包括常用药物如氯氮平、利培酮、奥氮平、喹硫平等。这类药物避免了第一代抗精神病药的某些缺点，对精神分裂症的阳性和阴性症状均有一定疗效，较少影响认知功能，有利于患者回归社会，故应用日益广泛。但氯氮平不良反应仍较多且严重，有时疗效仍不令人满意。

尚有按药物效价分为：①低效价/高剂量类，即临床应用的剂量高，镇静作用强（舒必利除外），对心血管和肝脏的毒性较大，而对锥体外系的反应较弱，如氯丙嗪、硫利达嗪、氯普噻吨、氯氮平等；②高效价/低剂量类，即临床应用的剂量低，镇静作用弱，对心血管和肝脏的毒性较小，而锥体外系反应较强，如氟哌啶醇、奋乃静、氟奋乃静、三氟拉嗪、哌米清（嗪）等。该分类有助于了解药物副作用与剂量的关系。

常用药物举例如下。

氯丙嗪[典][保甲]　治疗精神分裂症。口服200～600mg/d，分次服，依治疗需要和耐受情况逐渐递增给药，对年老或体弱者应从小剂量开始，以后根据情况徐缓增加药量。肌内或静脉注射应遵医嘱。

奋乃静[典][保甲]　药理作用类似氯丙嗪，镇静作用较弱，可产生较重的锥体外系反应。治疗精神分裂症。口服，成人住院患者最大治疗量20～50mg/d，分2～4次服，或根据需要和耐受情况调整用量。年老或体弱者，应从小剂量开始，慢慢增加至可耐受的口服剂量。超过12岁可使用成人剂量。12岁以下者和注射用药均应遵医嘱。

氟奋乃静[典][保乙]　治疗精神分裂症。成人口服2mg，1～2次/d。逐渐递增，日服总剂量可达20mg。老年或体弱者，应从小剂量开始，然后每日用量递增在1～2mg之间。

棕榈哌泊噻嗪[保乙]　长效抗精神病药，用于短效抗精神病药物治疗病情稳定者的维持治疗。深部肌内注射，一般从50mg开始，然后根据疗效和耐受情况每2～3周增量25mg，一般用量50～100mg，每4周肌内注射1次。

三氟拉嗪[典][保甲]　治疗神经分裂症。成人开始口服5mg，1～2次/d。酌情可最高增至每日剂量达20～40mg。

氟哌定醇[典][保甲]　用于治疗急慢性精神分裂症、躁狂症，及其他具有兴奋、躁动、幻觉、妄想等症状的精神病，还可用于治疗儿童抽动-秽语综合征。成人一般口服2mg，1～2次/d；可酌增至10～40mg/d。老年、体弱者开始服1～2mg，1～2次/d，以后再酌情调整剂量。

舒必列（利）[典][保甲]　用于顽固性恶心、呕吐的对症治疗或精神分裂症的系统治疗。治疗精神分裂症。口服，开始剂量1次100mg，2～3次/d，然后缓慢增加治疗用量最高可达400～800mg/d，分次服。止呕1次50～100mg，2～3次/d。注射给药应遵医嘱。

氯氮平[典][保甲]　治疗各种（型）精神分裂症。成人开始口服1次25mg，1～2次/d。然后每日增加25～50mg；如能耐受良好，在开始治疗的两周末将1日总量可增至300～450mg。

五氟利多[典][保乙] 用于治疗各型精神分裂症，更适用于病情缓解者的维持治疗。口服1次10～40mg，1周1次。以后根据病情需要可递增至1周60～120mg。

氯普噻吨[典][保乙] 主要用于治疗精神分裂症及躁狂症，以及伴有兴奋或情感障碍的其他精神病。成人开始用量1次25～50mg，2～3次/d；然后可酌情增至400～600mg/d。老年、体弱者需从小剂量开始，缓慢增至可耐受的较低治疗剂量。6～12岁1次10～25mg，3～4次/d。

奥氮平[典][保乙] 适用于精神分裂症，对有严重阳性症状（如妄想、幻觉、紧张综合征）和阴性症状（如情感淡漠、社会退缩、思维贫乏）均有一定疗效，可用于急性期控制症状，恢复期巩固疗效，长期治疗以预防复发；对躁狂发作也有一定疗效。成人治疗剂量10～20mg/d，维持量10mg/d，可酌情调整剂量。老年人、女性、非吸烟患者、有低血压倾向者、严重肝肾功能损害者，起始量为5mg，逐渐递增剂量，1次5mg，间期至少1周。

利培酮[典][保乙] 适用于精神分裂症，对精神分裂症阳性、阴性症状和情感症状均有效；对急性期、恢复期、长期的维持治疗均可应用；抽动-秽语综合征。开始成人口服1次1mg，1次/d；以后每隔3～5d酌情增加1mg/d；一般服2～3mg，2次/d。老年人开始1次服0.5mg，1次/d；以后酌情每次增加0.5mg，一般治疗剂量为1～4mg/d，分2次服。

富马酸喹硫平[典][保乙] 适用于精神分裂症，对精神分裂症阳性、阴性症状和情感症状均有效；可用于急性发作期、恢复期和长期预防复发的维持治疗；对躁狂症发作也有一定疗效。成人第1日服50mg，第2日服100mg，第3日服200mg，第4日服300mg；一般酌情调整剂量为300～750mg/d，分2次服。老年人起始剂量25mg/d，以后每日增加25～50mg，直到产生疗效。

此外，用于临床治疗精神分裂症的药物还有硫必利[保乙]、阿立哌唑[保乙]、硫利达嗪[典]等。中成药可选用竹沥达痰丸[典]、礞石滚痰丸[保甲]等。

躁狂症

躁狂症是情感障碍（心境障碍）的病症之一。

【临床表现与诊断要点】

躁狂症的核心症状是情绪高涨，伴有思维敏捷和言语动作增多，称为躁狂三联征。有些患者以易激惹为主。

1. 发病较急，多数表现为情绪高涨，自我感觉良好，精力非常充沛，终日喜气洋洋，谈笑风生。说话中气十足，声音高亢，非常自负，自觉能力强，做事轻率浮躁、盲目乐观、任性而不计后果。易激惹，令人生畏、讨厌；但往往片刻即逝，转怒为笑，若无其事。

2. 思维敏捷，表现为注意力容易随境转移，联想加快，有始无终；常伴记忆增强，聪明感，思维云集，观念飘忽，反应敏捷，伴夸大和幻想性。

3. 言语动作增多是躁狂发作时情感高涨和思维敏捷的外在表现。如言语滔滔不绝，即使声音嘶哑仍喋喋不休；爱管闲事，却有始无终；爱打扮、乱花钱、社交频繁、性欲亢进；“废寝忘食”，食欲增加，但体重下降。

4. 除非是极度严重的躁狂发作，一般的躁狂症状都可视为正常精神活动的“量”的过度，与精神分裂症的“质”的变化不同。少数可出现幻觉、妄想等精神症状病态，多为夸大妄想，但随情感症状好转而消失。

5. 诊断要点　①以心境高涨为主要表现，可从高兴愉快到欣喜若狂，某些病例以易激惹为主。②伴有相应的思维和行为明显增加，至少有以下3项表现：注意力不集中或随境转移；言语增多；思维奔逸、联想加快或意念飘忽；自我评价过高或夸大；精力充沛过人，难以安静；鲁莽行为；睡眠少；性欲亢进。③病程持续1周或以上，有情感障碍家族史者更有助于诊断。

【防治措施与用药】

1. 心理治疗（见“精神分裂症”）和一般对症处理。

2. 药物治疗参考　用于治疗精神分裂症的氯普噻吨[典][保乙]、氟哌啶醇[典][保甲]、富马酸喹硫平[典][保乙]等用于治疗躁狂症也有效（参见“精神分裂症”用药介绍）。

碳酸锂[典][保甲]　心境稳定剂，是一类主要用于双相心境障碍躁狂状态药，对躁狂和抑郁具有双向调节、稳定病情、预防复发的作用，故为目前治疗躁狂症的首选药，但价格昂贵。口服，一般以小剂量开始，每次0.125～0.25g，3次/d。可渐增至0.25～0.5g，一般不超过1.5～2.0g/d。症状控制后维持量一般不超过1g/d，分3～4次服。预防复发时，需持续用药2～3年。餐后服药可以减轻胃肠刺激反应。有严重肾病、缺钠低盐饮食、急性心肌梗死、室性早搏、重症肌无力、帕金森病和癫痫及孕妇均禁用锂剂。

3. 电休克治疗，适用于急性严重躁狂发作、药物控制无效或患者不能耐受药物的不良反应时。

抑郁症

【临床表现与诊断要点】

1. 抑郁症的核心症状为情绪低落、思维迟钝和语言动作减少，亦称抑郁症三联征，与躁狂症正好相反。发病一般较缓慢，数周至数月不等，少数因心理社会因素诱发者则发病较急。开始表现为失眠、食欲缺乏、精神萎靡、工作效率下降、情绪低落；可伴有焦虑或易激惹；双眉紧锁、愁容满面，低头垂额；整日沉默少言，唉声叹气；觉得“脑子变笨”；或自感前途渺茫，是家人的累赘，生不如死，甚至有自杀意念。多数患者入睡困难，睡眠浅、早醒（至少比别人平时少睡 2h 以上），甚至彻夜不眠；食欲下降、便秘；也可见体重下降、性欲下降（减退）、遗精滑泄、月经不调或闭经；也有少数表现为多睡。有些患者诉说腰背酸痛、肌肉疼痛、头痛、胸闷、心悸及其他含糊讲述；可伴强迫症状、恐惧、人格解体等。

2. 诊断要点　①以心境低落为主要临床表现，可以从闷闷不乐到悲痛欲绝，甚至木僵。②伴有相应的思维和行为明显减少，至少有以下中的四项表现：a. 兴趣丧失，无愉快感；b. 精力明显减退或疲乏感；c. 精神运动性迟钝或激惹；d. 自我评价太低、自责或内疚感；e. 联想困难或自觉能力下降；f. 反复出现想死的念头，或自杀、自伤行为；g. 睡眠障碍如失眠、早醒或睡眠过多；h. 食欲缺乏或体重下降；i. 性欲减退。③病程已持续 2 周以上，如有情感性障碍家族史，则有助于诊断。

【防治措施与用药】

1. 心理治疗及一般对症处理　见“精神分裂症”。

2. 电休克治疗（ECT）　仅限于严重抑郁症的患者随时可能产生自杀行为时应用。目前已使用改良的无抽搐电休克，副作用少，在国外常作为老年抑郁症的首选治疗。

3. 个体化药物治疗　约 70％患者在抗抑郁药物治疗后有明显效果。一般用药 2～3 周后开始见效，且食欲、睡眠改善多早于主观感觉。

根据抑郁发作的严重程度分为轻度、中度和重度三级。抗抑郁药是一类具有抗抑郁作用的药物，不仅能治疗各类抑郁症，而且对焦虑、强迫、慢性疼痛、癔症及恐怖症等都有一定疗效。按化学结构及作用机制不同，按抑郁药可分为以下几类。

① 三环类抗抑郁药：阿米替林、丙米嗪、氯米帕明、多塞平（多虑平）等。

② 四环类抗抑郁药：马普替林。

③ 选择性 5-HT 再摄取抑制药：氟西汀、帕罗西汀、舍曲林、氟伏沙明、西肽普兰。

④ 5-HT 及去甲肾上腺素再摄取抑制药：文拉法辛。

⑤ 去甲肾上腺素能及特异性 5-HT 能抑制药：米氮平。

⑥ 单胺氧化酶抑制药：吗氯贝胺。

⑦ 5-HT 受体拮抗药/再摄取抑制药：曲唑酮。

⑧ 选择性去甲肾上腺素再摄取抑制药：瑞玻西汀。

⑨ 其他：噻奈普汀、贯叶连翘提取物等。

各种抗抑郁药对抑郁症均有较好的疗效，传统的三环类抗抑郁药疗效明确，因其作用点多，故易产生多种不良反应，如自主神经系统、中枢神经系统、心血管系统等不良反应。现较广泛使用的四环类抗抑郁药马普替林，其疗效与三环类药物相当，但不良反应较轻，安全性和有效性有所提高。

阿米替林[典][保甲] 用于各种抑郁症、焦虑症、神经性厌食症和各种疼痛综合征。成人开始口服 1 次 25mg，2～3 次/d，以后可酌情调整至 150～250mg/d。有过敏、严重心脏病、高血压、肝肾功能不全、青光眼、排尿困难、尿潴留者，以及同时用单胺氧化酶抑制药（如吗氯贝特）者均应禁用。老人、小儿应酌情减量，症状改善后改为维持量50～100mg/d。

盐酸丙米嗪[典][保甲] 用于各种抑郁症、儿童遗尿症、多动症、疼痛综合征、焦虑症、惊恐障碍。成人开始 1 次 25～50mg，2～3 次/d。以后可渐增至 100～250mg/d。老年人 1 日总量为 25～50mg，分次服，可酌情调整用药剂量，并遵医嘱。

盐酸氯米帕明[典][保甲] 用于各种抑郁症，强迫症、恐怖症、神经厌食症、疼痛综合征、焦虑症、惊恐障碍等。成人开始口服 1 次 25mg，2～3 次/d，以后渐增至不超过 250mg/d（门诊患者），住院患者 1 日不超过 300mg。可肌内或静脉注射给药，遵医嘱用。

盐酸多塞平[典][保甲]　用于焦虑性抑郁症或恶劣心境、强迫症、神经性厌食症、疼痛综合征以及过敏性瘙痒性皮肤疾病。治疗抑郁症，开始1次口服25mg，2～3次/d；以后逐渐增加剂量至150～300mg/d。

盐酸马普替林[典][保乙]　用于各种抑郁症、焦虑症。①成人开始25～75mg/d，分2～3次服。起效时间一般为2～3周，少数人可在7d内起效（抗胆碱作用较三环类抗抑郁药弱）。2周后根据需要每日增加25mg。有效剂量一般为150mg/d，重症可增至200mg/d，需注意不良反应的发生。门诊治疗时不超过150mg/d，住院治疗时不超过225mg/d。②老年人可从25mg/d开始，然后逐渐增至50～75mg/d维持。③维持疗法：上述维持量可晚间睡时顿服，但老年人或伴心血管病患者仍以分次服药为宜。

盐酸氟西汀[典][保乙]　用于各类抑郁症、强迫症、神经性厌食症。①抑郁症：成人每日早上服20mg，最大不超过80mg/d。②强迫症：20～60mg/d。③神经性厌食症：成人60mg/d，老年人减量或减少给药次数。

盐酸帕罗西汀[典][保乙]　用于抑郁症、强迫症、惊恐障碍及社交恐怖症等。成人开始服用剂量：每日早上20mg，每隔7d可酌情增加10mg，最大不超过50mg/d。老年人和肝肾功能不全者，可从10mg/d开始，最大不超过40mg/d。

盐酸舍曲林[典][保乙]　用于抑郁症、强迫症、惊恐发作。口服，25～50mg/d，最大剂量可酌情增至200mg/d。长期用药应维持在最低有效剂量，肝肾功能不全者应适当减少剂量。

盐酸文拉法辛[典][保乙]　适用于各类抑郁症，广泛性焦虑性。起始量1次服25mg，2～3次/d；若为缓释剂，口服，75mg/次，1次/d。需要时可增至225mg/d。肝肾功能不全者应减量，老年人按个体化给药。

西酞普兰[保乙]　适用于各种抑郁症。起始量20mg/d。通常有效剂量为（20～40）mg/d，最大剂量为60mg/d。长期用药应维持在最低有效剂量。老年人、肝肾功能不全者应适当减量。

盐酸曲唑酮[保乙]　适用于各种抑郁症，伴抑郁症的焦虑症、药物依赖者或戒断后的情绪障碍、情绪障碍伴失眠。起始量50～100mg/d，常用量100～150mg/d，最高不超过400mg/d，分2次服。老年人及肝肾功能不全者应减量。产生足够疗效后，可逐步减少至最小有效量，维持数月。失眠者睡前顿服50～100mg。

噻奈普汀钠[典][保乙]　适用于各种抑郁症、焦虑症。口服1次

12.5mg，3 次/d。老年人及肝肾功能不全者最高剂量为 25mg/d。

吗氯贝胺[典][保乙]　选择性、可逆性单胺氧化酶抑制药，适用于各种抑郁症。起始量 50～100mg，2～3 次/d；常用量 300～450mg/d，分 2～3 次服。疗效不佳时可增加剂量，最大不超过 600mg/d。老年人和肝肾功能不全者应减量。

西酞普兰[保乙]　用于各种抑郁症。作用和机制类似于氟西汀，但作用更强，属选择性 5-HT 再摄取抑制药。起始量服 20mg/d，有效量 20～40mg/d，最大量 60mg/d。长期用药应维持在最低有效治疗剂量。老年人、肝肾功能不全者应适当减量。

马来酸氟伏沙明[保乙]　用于各类抑郁症、强迫症、焦虑症。成人常用量 50～100mg/d，分1～2 次早晨或晚上服；最大剂量 300mg/d。长期用药应维持在最低有效治疗量。老年人、肝肾功能不全者适当减量。

米氮平[保乙]　用于各种抑郁症、焦虑症。口服 15～45mg/d（可睡前顿服）。肝肾功能不全者应减量或慎用。

恐怖症

恐怖症或称恐怖性神经症，是对某些特定事物、情境或在与人交往时产生强烈的、异乎寻常的恐惧或紧张不安，常伴有显著的自主神经症状。患者明知害怕不合理，却无法控制恐怖症发作，以致出现特征性的回避行为，影响正常活动。其发病机制有遗传、生化和心理社会三个方面的假说。

【临床表现与诊断要点】

1. 广场恐怖症　女、男比例约为 6∶4；20 岁左右和 35 岁左右发病多见。主要表现为对某些特定的环境，如旷野、高处、人多拥挤环境或一个人单独生活等感到恐惧紧张、无法立即逃避，出现明显的头昏、心悸、手足发软、出汗，重者可发生人格解体或晕厥。因此患者竭力回避恐怖情境，甚至常年不出家门或单位，并需有人陪伴；可伴惊恐发作，伴抑郁、强迫症状，病程呈慢性波动。

2. 社交恐怖症　急性起病一般在少年或成年早期有一次创伤性的社交经历为诱因，而大多数患者无明显诱因缓慢起病。女性约占2/3。主要表现为害怕被人注视或当众出丑，故尽力回避社交场所和各种活动。若被迫进入社交场合，会产生严重的焦虑反应，表现心悸、手抖、音颤、出汗、便急，尤以颜面潮红多见，故称“赤面恐怖”。重症可出现人格解体。

3. 单纯恐怖症　又称特殊恐怖症，童年起病，女性多见。主要对特定的物体（蛇、恶犬、闪电雷鸣等）或情境（阴森黑暗、强光暴晒、山洪猛兽、格斗流血）等会极度恐惧紧张，并伴有自主神经功能紊乱症状。成人后可自行缓解。

4. 诊断要点　①以上述恐怖为临床表现，对某些客体或处境有强烈恐怖、焦虑和自主神经症状，同时存在反复的回避行为。②症状持续存在3个月以上。③鉴别焦虑症、精神分裂症、强迫症。

【防治措施与用药】

1. 心理治疗　常用支持性心理治疗、行为治疗、认知疗法和社交技巧培训。

2. 药物治疗参考　常用药物有帕罗西汀、氟伏沙明、氟西汀、舍曲林、西酞普兰，三环类抗抑郁药丙米嗪（米帕明）[保甲]、氯米帕明，新一代抗抑郁药文拉法辛（万拉法辛）、米氮平、噻奈普丁钠等均有一定效果。参阅“抑郁症”。

可逆性单胺氧化酶A抑制剂吗氯贝胺（参见“抑郁症”用药）安全性高，无需限制饮食，极少并发高血压危象。此外，抗焦虑药阿普唑仑、罗拉西泮、氯硝西泮、丁螺环酮、坦度螺酮也有效，参见“焦虑症”。

焦虑症

焦虑症是一种以情绪焦虑为主的神经症，主要表现为反复发作性惊恐或持续性精神紧张，并伴有明显的自主神经症状，其紧张程度与现实处境不相称。临床分为广泛性焦虑障碍和惊恐障碍两种主要形式。病因不明，与遗传、生化、心理社会因素等有关。

【临床表现与诊断要点】

1. 惊恐障碍　又称急性焦虑症，以青春后期或成年早期、35～40岁为发病双高峰期。往往在无明显诱因或危险时，突然出现强烈的恐惧感，伴濒死感或失控感以及严重的自主神经功能紊乱症状，如心悸、胸闷、头晕、出汗、过度换气、震颤、全身发软，或手足发麻、面部潮红、胃肠道不适及窒息感。重症出现惊叫、呼救或逃到室外求助。每次发作突然，历时5～20min，很少超过1h，可自行缓解如常；但不久又可突然再发。发作无预测性，也无场合和处境的选择。发作时意识清楚，事后能完全回忆。反复发作后可在间歇期担心复发而焦虑，回避单独活动；或伴发重型抑郁。多数患者在数周至数月内完全缓解，病期超过6个月者易进入慢性波动病程。在1个月内至少有3次惊恐发作，或在首次发作后害怕再发作的焦虑持续1个月。

2. 广泛性焦虑症　又称慢性焦虑症。20～40岁发病较多。起病缓慢。无明显诱因。无原因心烦意乱、担心或害怕、坐卧不安、忧心忡忡，好像大祸将至、注意力分散、记忆力下降，可有急性焦虑症表现(只是病程多慢性迁延)。可继发抑郁和其他神经症。以持续的原发性焦虑症状为主要临床表现，患者难以忍受又无法解脱感到痛苦，病程6个月以上者可明确诊断。

【防治措施与用药】

1. 心理治疗　必要的耐心倾听、解释、支持、鼓励和保证等暂时缓解患者的焦虑情绪，与患者建立相互信任关系或交朋友，有利于治疗，促进康复。

2. 药物治疗　常用的药物有抗抑郁药和抗焦虑药。抗抑郁药首选SSRI（选择性5-HT再摄取抑制药），如帕罗西汀、氟西汀、舍曲林、氟伏沙明、西酞普兰等（参见“抑郁症”用药），其他抗抑郁药如文拉法辛（万拉法辛）、米氮平和噻奈普汀钠也可选用（参见“抑郁症”用药）。

苯二氮䓬类（BDZ类）镇静抗焦虑药如阿普唑仑、艾司唑仑、三唑仑、地西泮、氯硝西泮、劳拉西泮、奥沙西泮等抗焦虑作用强，起效快。但患急性闭角型青光眼、过敏、严重肝病者慎用或忌用；用药治疗期间一般注意宜戒酒；不宜同时联用其他中枢神经系统抑制药如氟西汀、氟伏沙明，以免升高血药浓度而中毒；也不宜合用西咪替丁（甲腈咪胍）、红霉素、酮康唑、口服避孕药、利福平等而影响疗效。

$5\text{-}HT_{1A}$受体激动药丁螺环酮[典][保乙]、坦度螺酮主要用于广泛性焦虑障碍，尤其是慢性焦虑症，伴恐惧、抑郁症状，不能耐受苯二氮䓬(BDZ)类或对BDZ类特别敏感，和有药物滥用史的焦虑患者，但对惊恐障碍无效。开始服用丁螺环酮1次5mg，2～3次/d；以后可每隔2～3d酌情增加5mg至15～30mg/d，每日最高剂量不应超过60mg。

阿普唑仑[典][保甲]　又名佳静安定，主要用于焦虑症、抑郁症、失眠。抗焦虑：1次服0.4mg，3次/d；以后酌情增减，最大剂量4mg/d。抗抑郁一般1次0.8mg，3次/d，个别患者可增至10mg/d。用于失眠：

0.4～0.8mg，睡前服。抗惊恐：每次0.4mg，3次/d，可酌增用量。

艾司唑仑（舒乐安定）[典][保甲]　临床用于焦虑、失眠、紧张、恐惧及癫痫大小发作，亦可用于术前镇静。抗焦虑：1～2mg，3次/d。催眠：1～2mg，睡前服。

地西泮（安定）[典][保甲]　抗焦虑：2.5～10mg，2～4次/d；严重时可增至15～30mg/d，分次服。催眠：5～10mg，睡前服。

劳拉西泮[保乙][典]　抗焦虑：2～6mg/d，分2～4次服。

氯硝西泮[保乙][典]　抗焦虑：口服初始量0.5～1mg/d，分次服。可酌情增减。

氟西泮[保乙][典]　抗焦虑：1次15～30mg，分次或睡前服。15岁以下者不宜使用。

强迫症

强迫症又称强迫性神经症，是以反复出现强迫观念和强迫动作为主要临床表现的一类神经症。病因和发病机制尚不完全明了。

【临床表现与诊断要点】

1. 强迫观念　表现为反复而持久的观念、思想和印象，也可是冲动念头。患者力图摆脱，但无法控制而焦虑不安，心烦意乱，并出现躯体症状。其观念虽非自愿产生，但仍是患者自己的思想。强迫观念可归纳为：①强迫怀疑；②强迫记忆；③强迫穷思竭虑；④强迫联想；⑤强迫对立思维；⑥强迫恐惧。

2. 强迫行为　又名强迫动作，指重复一种无意义的行为。可继发于强迫观念，患者明知其行为不合理，但无法自控，因此十分痛苦。强迫行为表现形式：①强迫洁癖；②强迫检查；③强迫计数；④强迫性仪式动作。

3. 诊断要点　①至少有上述症状3个月以上。②存在强迫思想或强迫行为；症状反复出现，患者明知无意义，但无法抵抗，因此感到痛苦。③鉴别精神分裂症、抑郁症、脑器质性精神障碍。

【防治措施与用药】

1. 心理疗法　包括系统脱敏疗法、厌恶方法、森田疗法等，正确疏导。患者对治疗精神领悟越深刻，远期疗效越好。

2. 药物治疗　新型抗抑郁药对强迫症具有很好疗效，如选择性5-HT再摄取抑制药（SSRI）类的盐酸舍曲林、氟伏沙曲、帕罗西汀、西酞普兰等；三环类抗抑郁药物中的氯米帕明均有效（参见“抑郁症”用药）。

对伴有焦虑情绪者可合并应用苯二氮䓬类药物（参见“焦虑症”用药）。难治性强迫症可合用卡马西平或丙戊酸钠等心境稳定药，也可取得一定效果。

卡马西平[典][保甲]　成人常用量 1 次口服 100mg，2～3 次/d。可酌情增量。

丙戊酸钠[典][保甲]　成人常用量 1 次口服 100～200mg，2～3 次/d。可酌情增量。

强迫症中强迫怀疑较重的患者，可合用小剂量抗精神病药物，如奋乃静[保甲]、舒必利[保甲]、利培酮[保乙]（参见“精神分裂症”用药），有较好疗效。

失眠症

失眠症指原发性失眠，表现为持续相当长时间对睡眠的质量和心理的不满意状况。

【临床表现与诊断要点】

1. 患者对失眠忧虑或恐惧、心理上恶性循环，使失眠症状持续存在，一般人群患病率为 10%～20%。失眠者病前常有一定的心理社会因素，如应激性生活、学习或工作事件，以及过度劳累、紧张等而诱发失眠；即使心理社会因素被清除，失眠却未见改善。

2. 睡眠障碍为主要症状，可为末段失眠（早醒），中段失眠（睡眠浅、易醒）或初段失眠（睡不着，入睡困难）；也可有多梦、睡眠感缺乏或醒后不解乏。有的患者仅为主观性失眠，即使鼾声如雷，醒后仍称没有睡着。日间感到躯体和精神疲劳。常伴有焦虑、抑郁、易激惹，以及对睡眠的恐惧、不安等情绪反应，往往需自行服催眠药或饮酒等才能入睡。

3. 诊断要点　①主诉难以入睡，难以维持睡眠，或睡眠多梦，睡眠质量差。②上述睡眠障碍每周至少 3 次，并持续 1 个月以上。③为睡眠不足所困，表现为过分担心这种睡眠不足的后果。④失眠引起显著的苦恼或妨碍社会和职业功能，影响生活、学习和工作质量。⑤排除躯体疾病（头痛、皮肤瘙痒，基础疾病如癌、胃肠溃疡、高血压等）、精神疾病以及酒精、咖啡、药物兴奋而引起的继发性失眠等。

【防治措施与用药】

1. 睡眠卫生知识普及教育　适当增加白天体育锻炼强度和活动量。限制失眠者待在床上的时间（保持8h左右），减少睡眠的总时间，增加睡眠的有效性。

2. 必要时可应用催眠药和镇静药，如苯二氮䓬类药物，抗抑郁药和唑吡坦也可服用，帮助患者度过严重的失眠阶段，但避免长期服药。

苯巴比妥[典][保甲]　用于催眠，30～100mg，晚上1次顿服。

司可巴比妥[典][保乙]　用于催眠，50～200mg，临睡前1次顿服。

替马西泮[典]　用于一过性失眠，成人口服7.5～30mg。口服7.5mg即可缩短入睡潜伏期。

夸西泮[典]　用于镇静催眠，成人常用量7.5～15mg，睡前服。

艾司唑仑[典][保甲]　主要用于失眠，1～2mg，睡前服。

唑吡坦（佐匹坦）[典][保乙]　催眠镇静药，用于短期失眠者。成人常用量：睡前服用10mg。肝、肾功能损害者，每晚睡前5mg开始。成人推荐限量为20mg/d。催眠作用强，无抗焦虑、抗惊厥、肌肉松弛作用，$t_{1/2}$为0.5～3h。

佐匹克隆[典][保乙]　用于催眠：成人睡前服7.5mg；老年和体弱或肝功能不全患者服3.75mg。

扎来普隆[典][保乙]　适用于成年人入睡困难的短期治疗，能够有效缩短入睡潜伏期，白天无宿醉作用，不影响驾驶能力。睡前或夜间醒后难眠时服用，成人服10mg。老人或正在使用西咪替丁（甲腈咪胍）者或轻中度肝损害者应减量至5mg。治疗时间5～7d。

水合氯醛[典]　主要用于治疗失眠，适用于不易入睡的患者；价格低廉。作为催眠药，短期应用有效，连续应用超过2周无效。成人口服10%水合氯醛溶液5～10ml（相当于片剂、散剂0.5～1g），睡前15～30min服。

嗜睡症

嗜睡症是指白天过度嗜睡或睡眠发作（非睡眠不足引起），或觉醒时达到完全觉醒状态的过渡时间延长，可以从轻度嗜睡至严重嗜睡和睡眠发作。

【临床表现与诊断要点】

应排除器质性疾病伴发的嗜睡，如脑炎、脑膜炎、脑外伤、脑肿瘤、变性疾病、代谢性疾病、中毒及内分泌异常等引起的嗜睡。此外，尚需排除发作性睡病和睡眠呼吸暂停综合征相关的睡眠症。

【防治措施与用药】

1. 一般心理治疗对患者及其家属可能有指导和安慰作用。指导患者尽量避免从事具有潜在危险性的活动，必要时给予保护。

2. 低剂量的精神振奋药可能有一定效果。比如白天可饮用浓茶、咖啡等。

莫达非尼[典]　适用于治疗睡眠增多和发作性睡眠。口服 100～200mg，2 次/d。缺血性心脏病、右心室肥大、二尖瓣脱垂、胸痛、有心电图异常史、心律失常、孕妇、哺乳妇女及儿童均禁用。或遵医嘱从小剂量 50mg/次开始并渐增剂量，调整至有效剂量治疗。

第五章 循环系统疾病

第一节 心功能不全

临床上，传统概念认为心功能不全患者均有器官淤血症状，因而统称为充血性心力衰竭。新近研究将心功能不全分为有症状和无症状两个阶段，前者有心室功能障碍证据（如左心室射血分数降低），但无典型充血性心力衰竭症状、心功能尚属纽约心脏学会分级的Ⅰ级，为有症状心力衰竭的前期，如不及时有效治疗，迟早会发展成有症状心功能不全。依据临床不同表现，本病可分为急性心功能不全、慢性心功能不全、代偿性心功能不全、失代偿性心功能不全以及收缩性心功能不全和舒张性心功能不全等。本书主要从急慢性心功能不全的角度进行论述。

【临床表现与诊断要点】

1. 急性心功能不全临床表现的经典体征为：①晕厥。②休克。③急性肺水肿。④心搏骤停。应注意病因分析和鉴别诊断。如晕厥时，心律、心率无明显过缓、过速、不齐或暂停，且无引起急性心功能不全的基础疾病者，应排除心源性休克；排除支气管哮喘、化学或物理因素肺水肿等。⑤超声心动图等有助于本病诊断。

2. 慢性心功能不全临床表现　慢性心功能不全亦称慢性心力衰竭，是各种疾病因素所致心脏病的终末阶段。主要临床表现是“充血”，其次是周围组织血流灌注不足。主要体征为原发性心脏病体征，有左心室扩大、交替脉、肺部啰音、胸腔积液等左侧心力衰竭表现。右侧心力衰竭常继发于左侧心力衰竭，除有前述体征外，尚有心脏扩大、静脉充盈、肝大和压痛、下垂性水肿、胸腔积液、腹水、心包积液、发绀。晚期患者可有明显营养不良、消瘦甚至恶病质。实验检查为静脉压增高，血清胆红素和丙氨酸氨基转移酶可略增高，轻度蛋白尿，尿中有少量透明颗粒或颗粒管型和少量红细胞，可有轻度氮质血症。视具体条件，可选择性进行心电图、负荷试验、X线、超声心动图、核素显影检查结果、联合症状和心功能客观指标分级等，有助于诊断。

【防治措施与用药】

1. 急性心功能不全 ①首先对病因进行相应处理。晕厥发生于心脏排血受阻者，经卧位或胸膝位休息、保暖和给氧后常可缓解。由房室瓣口血栓或肿瘤阻塞致发作时，改变体位可能使阻塞减轻或发作中止。由严重心律失常引起者，应迅速控制心律失常。彻底治疗在于去除病因，如手术解除流出道梗阻、血栓，切除肿瘤、处理动脉夹层、控制心律失常等。②控制心源性休克参阅冠心病章节“心肌梗死”。③急性肺水肿治疗原则：降低左心房压和（或）左心室充盈压，增加左心室搏出量，减少循环血量，减少肺泡内液体渗入，保证和促进气体交换，去除诱因。具体措施为：取坐位或半卧位给氧、镇静（静脉注射3～5mg吗啡），舌下或静脉滴注硝酸甘油（需确定收缩压在100mmHg以上），静脉滴注硝酸甘油起始量为10μg/min，在监测血压下每5min增加5～10μg/min，直至症状缓解或收缩压下降至90mmHg或以下；继续以有效剂量维持滴注，病情稳定后逐渐减量至停用，不可突然停止滴注，以免症状反跳。病情需要时可静脉注射呋塞米20～40mg，或依他尼酸50mg（用50％葡萄糖液稀释）。辅助用药参考：静脉注射氨茶0.25g（以50％葡萄糖40ml稀释，15～20min注完）；或对1周内未用过地高辛者首次量毛花苷C 0.4～0.6mg，地高辛0.5～0.75mg；1周内用过地高辛者宜从小剂量开始。对高血压性心脏病引起的肺水肿，可静脉滴注硝普钠，从15～20μg/min开始，每5min增加5～10μg/min，直至症状缓解，或收缩压降至100mmHg或以下，有效剂量维持至病情稳定，以后逐渐减量至停用。但不宜长期用硝普钠，以免氰化物或硫氰酸盐中毒。或用酚妥拉明0.1～1mg/min静脉滴注，但应防心动过速。或乌拉地尔25～100mg加入5％～10％葡萄糖注射液中，根据病情，按0.4～2mg/min滴注。尚可选用尼卡地平0.5～6μg/(kg·min)，根据病情选用，调节静脉给药滴注速度。对伴有低血压的肺水肿患者，宜先静脉滴注多巴胺2～10μg/(kg·min)，保持收缩压在100mmHg，再进行扩张血管药物治疗。此外，在必要时可在签署知情同意书后，静脉穿刺放血300～500ml，用于上述治疗无效的肺水肿患者，尤其是大量快速输液或输血所致的肺水肿患者。透析疗法也是有效的辅助措施之一。

2. 慢性心功能不全　①参阅“慢性充血性心力衰竭防治措施与用药”。②用药参考与简介：目前仍以强心苷和利尿药为主，但磷酸二酯酶抑制药、血管紧张素转换酶抑制药、血管紧张素Ⅱ受体拮抗药等的研发和临床应用，使心功能不全的患者疗效和生活质量大为改善。

强心苷类　为正性肌力药物之一，以洋地黄类为代表，慢效药为洋地黄毒苷，中效药有地高辛[保甲]（FDA确认有效药）、甲地高辛，速效药有去乙酰毛花苷[保甲]、毒毛花苷K[保甲]、毛花苷C[保甲]、铃羊毒苷、黄夹苷等，能增强心肌收缩力，增加心搏出量。各种强心苷的作用基本相似，但有强弱、快慢、久暂不同，个体差异很大，故用法用量应个体化，依据病情变化灵活调整剂量，有条件时可依据血药浓度监测指导用药。

非苷类强心药　主要为磷酸二酯酶抑制剂，如氨力农、米力农[保乙]、匹莫苯、维司力农、依诺昔酮等，他们兼有正性肌力作用和血管扩张作用，能降低心脏前后负荷，改善心功能，其中匹莫苯和维司力农尚兼有增加收缩力对钙敏感作用，可避免或缓解心律失常和细胞损伤。

血管扩张药　主要有血管紧张素转换酶抑制药如贝拉普利[保乙]、依那普利[保甲]、福辛普利[保乙]、赖诺普利[保乙]、雷米普利[保乙]、咪达普利[保乙]、培哚普利[保乙]、西拉普利[保乙]等；α受体阻滞药如酚妥拉明[保甲]、哌唑嗪[保甲]、特拉唑嗪[保甲]、可乐定[保乙]、乌拉地尔[保乙]等和直接松弛血管平滑肌的药物如硝普钠[保甲]，硝酸酯类如硝酸甘油[保甲]、硝酸异山梨酯[保甲]、单硝酸异山梨酯[保乙]等以及肼屈嗪[保乙]等，均能扩张容量血管和阻力血管，降低心脏前后负荷，使心搏量增加，改善血液循环和氧代谢。

利尿药　有噻嗪类和氯噻酮[保乙]（如氢氯噻嗪[保甲]、氢氟噻嗪、美托拉宗、环戊噻嗪），袢利尿药（呋塞米[保甲]、布美他尼[保乙]、依他尼酸、托拉塞米[保乙]）及保钾利尿药（如螺内酯[保甲]、氨苯蝶啶[保甲]、阿米洛利[保乙]）三类，均通过利尿而减少血容量，从而降低心脏前负荷，改善心功能。当出现利尿药抵抗时，可用以下方法克服：①静脉给予利尿药如呋塞米持续静滴（1～5mg/h）；②2种或2种以上利尿药联用；③应用增加肾血流的药物，如短期应用小剂量的多巴胺或多巴酚丁胺

2～5μg/(kg·min)。利尿药剂量太小可引起体液潴留，过量又可致体液减少，应权衡利弊，防止电解质失衡。

第二节 先天性心脏血管病（先心病）

先心病为胎儿心脏在母体内发育有缺陷或部分停顿所造成，患儿出生后即有缺陷性心脏病血管病变、先天性畸形。临床常见小儿先心病和成人先心病。成人先心病包括未经手术治疗自然成长入成年期，或儿童期已经手术纠正得以成长达成年，或在儿童期姑息性手术后得以进入成年期但尚需纠正性手术治疗三类。我国每年新增30万例先心病患儿，先心病已是目前我国5岁以下儿童的第一死因。导致先心病的高危因素在于妊娠前后如能避免，则可大大降低先心病发生率。

【临床表现与诊断要点】

①高危因素：妊娠期初2～8周应避免感染，尤其是病毒感染（如风疹、腮腺炎、流感及柯萨奇病毒感染）；如果母亲在妊娠头3个月内患严重病毒性感染时，特别是患风疹病毒后出生的新生儿，患先心病的发生率较高。此外，胎儿环境及母体（营养素或维生素缺乏）因素，高原地区妊娠、高龄孕妇、射线辐射、缺氧、某些药物或患某些疾病、流产保胎或多胎等因素均为高危因素。②先心病患儿往往发育障碍，表现为瘦弱、营养不良、发育迟缓等；鼻头、口唇、指（趾）甲床发绀明显；蹲踞体征；杵状指（趾）和红细胞增多症；心衰；肺动脉高压，可出现艾森曼格综合征，如颈静脉怒张、肝大、周围组织水肿及前述体征，这时患者已丧失手术的机会，唯一的希望是心肺移植，患者大多数在40岁以前去世。③心电图、超声心动图等检查有助于诊断。

【防治措施与用药】

①提倡优生优育，孕期防止感染，避免各种致畸环境因素，用药前应咨询妇产科医师，供给孕妇足够、均衡的营养素并保证适度活动等。②有临床手术指征并签署知情同意书者，施行外科治疗，包括切开瓣膜或切除漏斗部肥厚部分、瓣膜置换术、心肺移植等。③中医药辨证治疗，可选用具有抗缺氧、抗心肌缺血、抗心衰的方剂和成药。④对症处理。

第三节 高血压病与用药

高血压病是一种世界性的常见病，且发病率呈上升趋势。目前国人高血压患者约有2亿，每年新增30万以上。高血压病又称为原发性高血压，是指排除目前已知的其他引起血压增高的疾病后原因不明的一组高血压症状，占所有高血压的90%～95%，本书主要论述这一类。另一种继发于各种不同疾病的高血压被称为继发性高血压，只占极小一部分，请参阅相关章节。

【高血压的定义和分类】

正常人的血压随内外环境变化在一定的范围内波动。血压水平随年龄逐渐升高，以收缩压较为显著。但50岁以后舒张压呈下降趋势，脉压也随之加大。个体之间血压有较大差别。在一定范围内，血压（包括收缩压或舒张压）高度与心血管疾病的发生率呈密切相关性。

中国高血压防治指南起草委员会2004年修改了中国高血压指南，新指南中将正常血压定为<120/80mmHg[1]，正常血压和血压升高之间的“灰色”区域定为“正常高值”。两次非同日血压≥140/90mmHg，即可临床诊断。中国高血压诊断和分类见表5-1。

高血压可以是收缩压增高、舒张压增高或二者均增高。在高血压分级时如患者收缩压或舒张压属于不同级别时，则以较高者定级。在国内，单纯收缩期高血压（ISH）越来越受到重视，收缩压升高和心脏病的相关性不亚于舒张压升高，对老年人的影响甚至更大，而且收缩期高

表5-1 中国高血压指南起草委员会2004年修改的血压水平的定义和分类

类别	收缩压/mmHg	舒张压/mmHg
正常血压	<120	<80
正常高值	120～139	80～89
高血压	≥140	≥90
1级高血压(轻度)	140～159	90～99
2级高血压(中度)	160～179	100～109
3级高血压(重度)	≥180	≥110
单纯收缩期高血压	≥140	<90

[1] 1mmHg＝0.13332kPa。

血压发生率在老年人中日益增加。

临床上高血压随年龄有所放宽，60岁以上的人收缩压可以在160mmHg左右，而舒张压小于95mmHg，高过上述界限就可以诊断为高血压。但目前，国内公认的仍以表5-1中标准执行。有时血压也受某些因素而波动，如有的人一到医院血压就升高，所以不能因偶尔一次血压高过上述界限就诊断为高血压，应该多测几次再下诊断。临界高血压又称轻型（度）高血压，指血压为（160～140)/(95～90)mmHg。目前国内高血压病的知晓率、控制率和治疗率仍处于较低水平。

【高血压的病因】

高血压发病过程有多因素参与，其中遗传、精神-神经因素、水盐代谢和肾素-血管紧张素-醛固酮系统平衡失调较为重要。然而不良的生活方式因素也与高血压正相关：①肥胖、超重是高血压病的独立危险因素。②食盐摄入量大则患高血压病的机会就大。③吸烟可加重血压升高的程度，也可能是高血压病的诱因之一，据测定，吸烟1支就可使血压上升10～25mmHg。④饮酒的量与血压有独立正相关系，即饮酒越多，血压越高，患高血压病的危险性越大；酒精的升压作用还与体重因素有相互作用，即超重者饮酒，高血压病的危险性增加更显著。对已患高血压病的患者而言，嗜酒还会促进高血压病本身病变的恶化，增加血黏度，加重抗高血压药的副作用，降低疗效，使发生意外事件的机会大为上升。⑤生活节奏紧张：如精神、情绪紧张超过一定限度，就有可能引起中枢神经系统紊乱，导致交感神经兴奋、儿茶酚胺释放增多等一系列变化，最终导致血压升高。

【高血压病并发症与发展】

高血压常见并发病：①脑卒中（中风），如脑出血、脑梗死、短暂性脑缺血发作；②冠心病；③高血压肾病等；④高血压病急症时血压多高于200/130mmHg，如高血压危象、高血压脑病、急进型恶性高血压。

【临床表现与诊断要点】

1. 临床表现　高血压病多见于中青年起病，老年后发病率明显增高。起病隐匿，病程发展缓慢，病程长。早期血压波动较大，可有较多症状，而长期高血压后即使血压水平较高时也可无临床症状，所以不能以症状作为高血压早期筛查和疗效评价的指标。高血压症状个体差异很大，主要表现为神经-精神系统的头晕、头痛、头胀和心血管系统的心悸、胸闷、活动耐力下降、劳力性和夜间阵发性呼吸困难。症状与血压水平、靶器官损害之间并无直接联系。主要的体征为双上肢血压升高，合并大动脉炎或其他周围血管病变者下肢血压可升高或双侧血压不一致，部分患者体重指数（BMI）和腰/臀比升高。高血压引起心血管系统改变时可出现心尖抬举样搏动、心脏浊音界向下扩大，主动脉瓣区的第二心音增强，心尖区和主动脉瓣区可闻及2～3级收缩期吹风样杂音。大血管走行区域可有血管杂音，如腹主动脉和颈动脉、锁骨下动脉、肾动脉、股动脉等。周围血管包括桡动脉、足背动脉的搏动幅度及动脉壁弹性异常。

2. 诊断要点　高血压病的诊断应包括以下各项。

（1）确诊高血压，即血压是否确实高于正常。由于血压的波动性，应至少两次在非同日静息状态下测得血压升高时方可下诊断。而血压值应以连续测量三次的平均值计，需注意情绪波动、体力活动会出现一过性血压升高，被测者手臂过粗、周径＞35cm时，明显动脉粥样硬化者气袖法测得值高于实际血压。亦应排除“白大衣高血压”（在医院检查时为“高血压”，回家后却为正常血压），临床报道占30％左右。

（2）排除症状性高血压。

（3）高血压、分期、分级。

（4）重要脏器心、脑、肾功能估计。

（5）有无合并症可影响高血压病病情发展和治疗的情况，如冠心病、糖尿病、高脂血症、高尿酸症、慢性呼吸道疾病等。

（6）对上述合并症进行鉴别诊断。

【防治措施与用药】

1. 三级预防　①一级预防：从生活方式预防高血压病的发生，医学上称高血压病的一级预防，是指已有心血管病危险因素存在，而疾病尚未发生，或疾病处于亚临床阶段即采取预防措施，控制或减少心血管病危险因素，以减少个体发病概率和群体发病率。一级预防可减少高血压发病率的55％。如高血压饮食治疗原则是：适量控制热量及食盐量，降低脂肪和胆固醇的摄入，控制体重，防止和纠正肥胖，多饮水，利尿排钠，调节血容量，保护心、脑、肾血管功能，采用低脂、低胆固醇、低钠、高维生素、适量蛋白质和热量的饮食。限制动物脂肪和椰子油摄入，少吃高胆固醇食物如动物内脏、脑髓、蛋黄、贝类、乌贼鱼等；食用植物及脂肪供给量25g/d，饮食胆固醇应限制在300～400mg/d。尽可能食用有降压作用的食物，如芹菜、胡萝卜、番茄、荸荠、黄瓜、木耳、海带、香蕉等。食用降脂食品有生山楂、香菇、大蒜、洋葱、海鱼、绿豆等。此外，草菇、香菇、平蘑、蘑菇、黑木耳、银耳等蕈类食物营养丰富，味道鲜美，对防治高血压病、脑出血、脑栓塞均有良效。避免食用过咸食物及腌腊制品、蛤贝类、虾米、皮蛋、含钠高的绿叶蔬菜；戒烟限酒、浓茶、咖啡和辛辣刺激性强的食品。②二级预防：对已发生高血压病的患者，继续采取生活方式预防，并系统而正规地治疗，防止病情加重和并发症。二级预防可以减少脑卒中（中风）、冠心病、心肌梗死的发病率约50%。③三级预防：指重病患者的抢救，以预防心血管急性事件的发生和患者的死亡，其中还包括康复治疗。

2. 坚持测量血压，特别是已诊断高血压病的患者和高危人群。有效控制血压，一般人群血压多数时间应控制在140/90mmHg以下，以达到或接近120/80mmHg为最佳。老年患者可适度放宽；糖尿病患者的血压控制更为严格，宜在130/85mmHg以下。

3. 非药物治疗　养成健康的生活方式，通过改变不良生活方式来达到降压的目的：①减轻体重。②培养健康的饮食习惯，如多食新鲜蔬菜、水果、鱼类、五谷杂粮，减少动物性油脂、椰子油摄入量（食用菜籽油、花生油、芝麻油、黄豆油、亚麻油等的总量在25g/d以内），控制每日食肉、蛋在100g以内，提倡食用鲜蘑菇、藻类（海带）等食品。③戒烟，限制每日饮酒量在25g（25ml）以内，避免饮烈性白酒，可少量饮果酒、黄酒或药酒。④限制钠盐，每日摄入食盐控制在5g以内。⑤适当的体育锻炼（活动）或体力劳动（控制在运动时的心跳在100～120次/min以内，时间15～20min）即有一定降压效果，运动后缓慢做放松活动，可降血压10mmHg左右。上述五点因地制宜，因人而异。只要有可能，所有的高血压患者都应该坚持做到并持之以恒。⑥保持心胸开朗，大喜不惊，大悲不愁，顺其自然，积极向上。但是，上述措施尚未在临床试验中被证实能预防高血压患者心血管并发症的产生。因此，非药物治疗不能作为延迟或放弃药物治疗的理由，尤其对高危的高血压患者。

4. 抗高血压药物治疗

（1）药物治疗指征　在开始治疗时，首先要对患者进行全面评价：①证实血压持续升高（在非同日进行多次血压测量）及其程度。②排除继发性高血压。③确定有无靶器官损害及其程度。④识别有无影响高血压患者发生远期心、脑、肾等事件的其他危险因素及疾病存在。⑤“强制性适应证”是指高血压患者所合并的一些必须选用某些药物的高危情况（因素），其用药选择是以目前已有的循证医学证据为基础，如心力衰竭、心肌梗死后、冠脉疾病高危因素、糖尿病、慢性肾病和预防脑卒中（中风）复发等。

（2）抗高血压药分类简介

① 利尿药：包括氢氯噻嗪（双氢克尿噻、双克）[保甲]、氯噻酮、吲达帕胺（寿比山，兼有钙通道阻滞药作用）[保甲]，袢利尿药如呋塞米（速尿）[保甲]、布美他尼[保乙]，保钾利尿药如氨苯蝶啶[保甲]、阿米洛利[保乙]，醛固酮拮抗剂如螺内酯（安体舒通）[保甲]、依普利酮等。

② β受体阻滞药：a. 已用多年的非选择性β受体阻滞药普萘洛尔（心得安）[保甲]、纳多洛尔、氧烯洛尔、吲哚洛尔等。b. 选择性β_1受体阻滞药美托洛尔（倍他乐克、美多心安）[保甲]、阿替洛尔[保甲]、醋丁洛尔、比索洛尔（康可，β_2受体阻滞作用极弱）[保乙]等，美托洛尔和比索洛尔对β_1选择性阻滞呈中长效作用。c. 兼有α、β受体阻滞作用的拉贝洛尔[保乙]、阿罗洛尔[保乙]、卡维地洛[保乙]等。

③ 钙通道阻滞药，亦称钙拮抗药：a. 二氢吡啶类如硝苯地平（心痛定、硝苯吡啶）[保甲]、尼卡地平、尼群地平[保甲]、尼索地平、伊拉地平、非洛地平[保乙]、拉西地平[保乙]、氨氯地平（络活喜、压士达、施压达）[保乙]、乐卡地平[保乙]等。b. 非二氢吡啶类如维拉帕米（异搏定）[保乙]、地尔硫䓬（硫氮唑酮、合心爽）[保乙]。c. 钙通道阻滞药粉防已碱。d. 其他如哌嗪类、普尼拉明、芬地林等。

④ 血管紧张素转换酶抑制药：卡托普利（巯甲丙脯酸、开搏通）[保甲]、依那普利[保乙]、赖诺普利[保乙]、福辛普利[保乙]、贝那普利（苯那普利）[保乙]、西拉普利[保乙]（一平苏、抑平舒）[保乙]、培哚普利、雷米普利（瑞泰）[保乙]、群多普利、喹那普利、咪达普达、地拉普利等。

⑤ 血管紧张素Ⅱ受体（AT_1）拮抗药：氯沙坦（洛沙坦）[保乙]、缬沙坦[保乙]、依贝沙坦（厄贝沙坦）[保乙]、坎地沙坦（康得沙坦）[保乙]、依普沙坦、替米沙坦[保乙]、奥美沙坦等。

⑥ α受体阻滞药：哌唑嗪[保甲]、特拉唑嗪[保甲]、可乐定、甲基多巴、乌拉地尔。

⑦ 周围血管扩张药：肼屈嗪[保乙]、米诺地尔[保乙]、二氮嗪[保乙]、硝普钠[保甲]等。

⑧ 周围作用的肾上腺素能神经阻滞药：利舍平（利血平）[保甲、保乙]、

胍乙啶、喷托铵、六甲溴铵等。

⑨ 咪唑受体激动药：莫索尼定、雷米尼定。

⑩ 神经节阻断药：美卡拉明等。

⑪ 钾通道开放药：吡那地尔。

(3) 西药降血压指导与参考　①轻度高血压病经半年左右的非药物治疗无效，应采用药物降血压。对已有左心室肥厚、冠心病的患者，即使血压轻度升高，也应尽早用药物治疗，以降低或减轻心脏并发症。中度和重度高血压应尽早开始药物治疗。②轻中度高血压病一般采用一种抗高血压药即可奏效，应根据患者全身情况，选用副作用小、服用方便的药物；对于重度或已有严重并发症的高血压病应联用2～3种抗高血压药，尽可能在短期（时间）内控制血压（见后述）。③除非发生高血压危象、高血压病脑病等，一般宜在数日或1～2周内下降为好，避免在短期内急剧下降，以免发生心、脑、肾等主要脏器缺血状态，尤其是老年患者。④对重度或伴有明显脑动脉硬化、肾功能不全者，血压控制在(140～150)/(90～100)mmHg即可。血压降低太多反而可造成心、脑、肾等脏器缺血，引起不良反应。⑤轻度高血压经治疗血压正常达半年以上，可停药观察，但应坚持非药物治疗，定期随访；中度高血压病经治疗后舒张压在90mmHg左右达半年之久，可停用1种药物或减少1种药物的剂量。如发现血压再度升高，应重新开始治疗。⑥高血压病目前尚无根治办法，要教育患者树立长期治疗的思想准备，必须持之以恒，除前述5条外，应坚持长期、规律、按时服药，以免血压反跳则纠正更难。

(4) 降血压、单用或联用药物个体化参考　具体用法应遵医嘱。

高血压病合并心绞痛：宜选用β受体阻滞药或钙通道阻滞药，如美托洛尔、氨氯地平。

高血压病伴心力衰竭：宜选用血管紧张素转换酶抑制药和利尿药，如贝拉普利、吲达帕胺。

高血压病伴心肌梗死：宜选用β受体阻滞药、血管紧张素转换酶抑制药，如比索洛尔、雷米普利。

高血压病伴糖尿病：宜选用血管紧素转换酶抑制药、血管紧张素Ⅱ受体拮抗药或钙通道阻滞药，如贝拉普利（洛汀新）、雷米普利（瑞泰）、福辛普利（蒙诺）、卡托普利、替米沙坦、氨氯地平、拉西地平等。

老年收缩期高血压用药宜选利尿药如氢氯噻嗪、螺内酯（安体舒通）、吲达帕胺（寿比山），及钙通道阻滞药如氨氯地平、拉西地平或硝苯地平缓释（控释片）胶囊。

由于治疗是长期的，宜选用作用缓和而不良反应较少的药物。高血压治疗的目标是预防和减轻靶器官的损伤，降低患病率和死亡率，因此要求血压降至一定的水平并保持于此水平。由于个体差异大，部分患者单用1种抗高血压药即可，但不少患者需联用两种或更多的药物。现有临床实验支持以下组合。

利尿药＋β受体阻滞药；或＋血管紧张素转换酶抑制药；或＋血管紧张素受体拮抗药。

血管紧张素转换酶抑制药（或血管紧张素Ⅱ受体拮抗药）＋钙通道阻滞药＋β受体阻滞药；或＋利尿药。

α受体阻滞药＋β受体阻滞药。

以上各组药物中有些已经制成固定复方制剂：如复方卡托普利片（每片含卡托普利10mg，氢氯噻嗪6mg）；安速降压片（双肼屈嗪4mg、普萘洛尔10mg、呋塞米5mg、黄豆苷元25mg及氯氮䓬、氯化钾、维生素B_1、维生素B_6、三硅酸镁等）；复方降压平（即北京降压0号：硫酸双肼屈嗪12.5mg、利舍平0.1mg、氢氯噻嗪12.5mg、氨苯蝶啶12.5mg）以及复方降压片等。

近年来对心血管疾病的昼夜节律规律和24h心血管总负荷对靶器官损伤有所了解，因而要求24h控制血压，主张采用1日1次给长作用的药物。抗高血压药的长作用可能由于药物的半衰期（$t_{1/2}$），也可能由于药物在作用部位缓慢发生作用，也可能由于制成缓释或控释制剂（如硝苯地平）。至于高血压病急症急诊，则需静脉给药。选用硝普钠、尼卡地平、硝酸甘油、酚妥拉明（立其丁）、乌拉地尔、二氮嗪、艾司洛尔等。现临床应用的抗高血压药，已使高血压病的预后大为改观，使脑卒中（中风）、心力衰竭、肾功能衰竭发生减少，生活质量改善，生命延长。

（5）高血压病阶梯治疗法简介

第一阶梯：1级高血压患者一般不宜立即使用任何药物，只有在饮食疗法和体育锻炼无效时才考虑选用利尿药，如氢氯噻嗪、氨苯蝶啶、螺内酯（安体舒通）、吲达帕胺（寿比山，兼有弱的钙拮抗作用）。

第二阶梯：当利尿药控制血压水平不理想时，酌情合用β受体阻滞药如美托洛尔、比索洛尔等。

第三阶梯：要想稳定2级（或以上）血压水平，除合用第1、2阶梯抗高血压药之外，还需配合肼屈嗪或硝普钠、二氮嗪等。如伴有心动过速，可配合β受体阻滞药如美托洛尔（倍他洛克）。

第四阶梯：3级高血压患者的心、脑、肾已受损，往常以胍乙啶为主，配合以上3个阶梯的药物。现临床主要应用利尿药配合钙通道阻滞药，血管紧张素转换酶抑制药和血管紧张素Ⅱ受体拮抗药。钙通道阻滞药可选用长效硝苯地平、长效氨氯地平等。血管紧张素转换酶抑制药可选用贝那普利、培哚普利等；或福辛普利用于伴有心力衰竭、糖尿病的患者。血管紧张素Ⅱ受体拮抗药可选用氯沙坦、缬沙坦、坎地沙康（康得沙坦）、替米沙坦等。

5. 高血压病急症的紧急处理原则

（1）家庭内处理　一旦出现高血压病急症，血压显著升高，则可服卡托普利半片（或替米沙坦半片），如20min后血压无下降，可再口服1次。在口服的同时要稳定患者情绪，做好送医院准备，特别是服药无效者，应立即送医院诊疗。

（2）医院一般处理　绝对卧床休息，避免过多搬运。尽可能采取与病情相适应的体位，如高血压急性心力衰竭、肺水肿患者宜半卧位或坐位；脑出血患者采取左侧卧位，头偏向一侧；抬高床头，与地面成30°～40°为宜，并持续低浓度吸氧，对昏迷或抽搐患者应加强护理，保持呼吸道通畅，防止咬伤舌唇、骨折和摔伤等。

（3）紧急降压　对危重的高血压病急症，一定要在1h内将血压降低，宜降至急症处理前血压的70%较为合适。

6. 高血压病患者自我保健

（1）保持情绪稳定，心情乐观愉快，心平气和，避免过度的喜、怒、哀、思、恐、惊和激动。

（2）生活不宜紧张、劳累，做到劳逸结合，规律生活，坚持力所能及的体育活动、娱乐活动、工作或体力劳动。

（3）睡前不要太兴奋、激动，避免用脑过度；入睡前可听一些音乐；睡眠要充足，每日保证入睡6～8h。

（4）进餐不宜过饱，忌暴食，吃低脂、少糖、低盐饮食，每天食盐5g为宜。多吃富含维生素、纤维素的新鲜蔬菜、水果、五谷杂粮，不偏食。宜食芹菜、胡萝卜、荠菜、山楂、花生、莲子心、香蕉、洋葱、淡绿茶、黑木耳、蜂蜜；避免食用动物油、椰子油、巧克力、冰淇淋、油炸食品、电烤鸡鸭、浓茶、动物内脏、墨鱼等。

（5）服装、衣领、腰带均不宜过紧，弯腰不宜过度，不宜突然改变体位，以防止诱发脑出血；也不宜玩麻将、看球赛、打游戏，防止情绪过分激动诱发脑出血。

（6）适合高血压患者的体育锻炼项目，可选择步行、慢跑、原地跑步（跳绳等）、太极拳、气功、骑自行车、打羽毛球（乒乓球）等，做到适度且持之以恒。

（7）应用中西抗高血压药应在医生或药师指导下治疗，做到长期服药不中断，不能随便进补，必要时应遵医嘱；坚持定期（2 周或 1 个月）检查血压和血脂。

第四节 冠状动脉粥样硬化性心脏病与用药

冠状动脉粥样硬化性心脏病简称冠心病，有时又称冠状动脉性心脏病、冠状动脉病或缺血性心脏病。指由于冠状动脉粥样硬化使管腔狭窄或阻塞导致心肌缺血、缺氧而引起的心脏病，为动脉粥样硬化导致器官病变的常见类型。由于冠状动脉的完全阻塞常为血栓形成所致，故亦称为冠状动脉粥样硬化血栓性心脏病。男性多于女性，且以脑力劳动者较多，以 40 岁以上者多见，少数也可见于青年人。由于冠状动脉病变的部位、范围和严重程度不同，冠心病分为以下五大类型：①隐匿型或无症状性冠心病；②心绞痛；③心肌梗死；④缺血性心肌病；⑤猝死。此外，临床近年提出两种综合征的分类，即急性冠状动脉综合征和慢性心肌缺血综合征。防治冠心病意见：①一般治疗，如超重者应减轻体重，低脂低盐饮食，适度运动以不诱发心绞痛为度；②综合治疗，如控制心血管疾病的危险因素，积极控制血压、血糖、血脂、尿酸，避免和减少诱发因素；③抗心肌缺血治疗；④介入治疗，如球囊扩张和支架置入；⑤冠状动脉旁路移植术等。

隐匿型冠状动脉粥样硬化性心脏病（隐匿型冠心病）

本病是无心绞痛等临床症状但心电图等客观检查有心肌缺血表现的冠心病，亦称为无症状性冠心病。患者有冠状动脉粥样硬化，但程度较轻，或有较好的侧支循环供血，或极少数患者痛阈较高而无疼痛症状。心肌缺血性心电图可表现于静息时或仅在增加心脏负荷时才出现，常为动态心电图记录所发现，又被称为无症状性心肌缺血。

【临床表现与诊断要点】

1. 隐匿型冠心病有三种临床类型　①患者有由冠脉狭窄引起心肌缺血的证据，但患者无临床症状。②患者曾患心肌梗死，现有心肌缺血但无心绞痛症状。③患者有心肌缺血发作但有些（或有时）有症状，有些（或有时）无症状；此类患者多为中年以上且较常见。静息、动态或负荷试验心电图可有 ST 段压低、T 波倒置等变化。放射性核素心肌显影（静息或负荷试验）或超声心动图示有心肌缺血表现。若无其他原因解释，又伴有动脉粥样硬化的危险因素，进行选择性冠状动脉造影检查或再加做血管内超声显像即可明确诊断。

2. 与其他类型冠心病的特点比较　本病患者多无临床症状，但又不是单纯的冠状动脉粥样硬化，即已有心肌缺血的证据，如心电图、放射核素心肌显影或超声心动图显示心脏已受到冠状动脉供血不足的影响，可以认为是早期的冠心病（但不一定是早期的冠状动脉粥样硬化），它可能突然转为心绞痛或心肌梗死，亦可能逐渐演变为心肌纤维化出现心脏增大，发生心力衰竭或心律失常，个别患者亦可能猝死。故尽可能早期诊断和治疗至关重要。

【防治措施与用药】

1. 采用防治动脉粥样硬化的各种措施（参阅“动脉粥样硬化”），以防止粥样斑块加重，争取粥样斑块消退和促进冠状动脉侧支循环的建立。对于静息时心电图、放射性核素心肌显影或超声心动图已有明显心肌缺血改变者，宜适当减轻工作；对症选用硝酸酯类、β受体阻滞药、钙通道阻滞药等治疗；并定期体格检查和就诊、随诊。

2. 临床用药参考　硝酸酯类、钙通道阻滞药和β受体阻滞药均可减少或消除无症状性心肌缺血的发作，联合用药效果更好。

（1）硝酸酯类　临床常用的有硝酸甘油、硝酸异山梨酯、单硝酸异山梨酯等，均为药典和《国家基本医疗保险、工伤保险药品目录》收载的药物，安全有效，不良反应相对少而轻。

硝酸甘油[典][保甲]　成人常用量：①含于舌下，1 次 0.25～0.5mg，按需 5min 后再用，1 日不超过 2mg。②敷贴剂，作用时间长，几乎可达 24h。直接贴于前胸或后背。③气雾剂，向口腔舌下黏膜喷射 1～2 次，相当于硝酸甘油 0.5～1.0mg。④口颊片，1 次 0.1mg 放置于口颊犬齿龈上，3～4 次/d；必要时可增至 1 次 2.5mg，3～4 次/d。⑤静脉注射给药，应遵医嘱。

硝酸异山梨酯[典][保甲] 成人常用量：①片剂，舌下给药或口服1次5～10mg，2～4次/d。②缓释片，口服1次40～80mg，每8～12h给药1次。③乳膏，可睡前在左胸前区贴敷5cm×5cm面积，胶布固定。④气雾剂，向口腔内喷入3～4次，即可达到治疗剂量2.5mg；治疗心绞痛每次间隔30s。⑤注射给药应遵医嘱。

单硝酸异山梨酯[典][保乙] 成人常用量：①口服片剂20～40mg，2～3次/d；②胶囊剂10～20mg，2次/d；③缓释胶囊50mg或缓释片剂60mg，每日早饭后服1次。或遵医嘱；④注射剂控制滴速很重要，应遵医嘱。

(2) β受体阻滞药 可选用阿替洛尔、美托洛尔、普萘洛尔或阿罗洛尔、比索洛尔、卡维地洛、拉贝洛尔、索他洛尔等，举例如下。

阿罗洛尔[保乙] 临床用于治疗高血压、心绞痛、快速性室上性心律失常。成人常用量10mg，2次/d；剂量可按需要调整至30mg/d，分2次口服。临床用其盐酸盐。

噻吗洛尔[典] 临床用于治疗高血压、冠心病以及心绞痛和心肌梗死后的治疗，仍可预防偏头痛。用于冠心病：1次2.5mg，口服2次/d；可渐增至20mg/d。其余应遵医嘱服用。临床用马来酸盐。

(3) 钙通道阻滞药 如尼群地平、维拉帕米、硝苯地平、氨氯地平、地尔硫䓬、非洛地平、拉西地平、尼卡地平等，在有效降低高血压的同时，均可减少或消除无症状性心肌缺血的发作。与前述的硝酸酯类、β受体阻滞药联用，效果更好。

心绞痛

心绞痛是冠状动脉供血不足，心肌急剧的、暂时的缺血与缺氧所引起的临床综合征。其特点为阵发性的前胸压榨性疼痛感觉，疼痛主要部位在胸骨后部，可放射至心前区与左上肢，常发生于劳动或情绪激动时，持续数分钟，休息或用硝酸酯制剂后缓解、消失。多见于40岁以上男性，劳累、情绪激动、饱食、受寒、阴雨天气、急性循环衰竭等为常见诱因。

【临床表现与诊断要点】

1. 典型的心绞痛发作是突然发生于胸骨体上段或中段之后的压榨性、闷胀性或窒息性疼痛，也可波及大部分心前区，可放射至左肩、左上肢内侧，达左环指和小指，偶可伴有濒死的恐惧感觉，常迫使患者立即停止活动，皮肤冷或出现冷汗。疼痛持续1～5min，很少超过15min。若即时休息或舌下含服硝酸甘油片或中药麝香保心丸、速效救心丸，在1～2min内（很少超过5min）可缓解。常在体力劳动、情绪激动、受寒、饱食、吸烟时发生，贫血、心动过速或休克亦可诱发。

不典型心绞痛的疼痛可位于胸骨下段、左心前区或上腹部，可放射至颈、下颌、左肩胛部或右前胸。有的患者疼痛感觉轻微，或仅有左前胸闷胀感等。

2. 心绞痛分型　世界卫生组织（WHO）和国际心脏病学会联合会“缺血性心脏病的命名和诊断标准”对心绞痛的分型如下。

（1）劳力性心绞痛　①稳定型劳力性心绞痛；②初发型劳力性心绞痛；③恶化型劳力性心绞痛。也有学者将本型称为劳累性心绞痛。由运动或劳累等致心肌需氧量增加而诱发心绞痛。

（2）自发性心绞痛　①卧位型心绞痛；②变异型心绞痛；③中间型心绞痛；④梗死后心绞痛。本型心绞痛持续时间较长，且不易为硝酸甘油所缓解。

（3）混合性心绞痛　前述两种心绞痛同时存在。多因冠状动脉的病变使冠状动脉血流储备固定减少，同时又发生短暂的冠脉供血不足，兼有劳累性和自发性心绞痛的临床表现，且较多见。

近年，临床的“不稳定型心绞痛”，是指介于稳定型心绞痛与急性心肌梗死和猝死之间的临床状态，包括了除劳累（力）性心绞痛以外的初发型、恶化型劳力性心绞痛和各型自发性心绞痛。其病理基础是在原有动脉粥样硬化病变的基础上发生冠状动脉内膜下出血、粥样硬化斑块破裂、血小板和纤维蛋白凝集、冠状动脉痉挛以及远端小血管栓塞等。临床表现为急性或亚急性心肌供氧减少所致的急性冠脉综合征。

根据劳累（力）时发生心绞痛的情况，有的学者将心绞痛不稳定型分为Ⅰ、Ⅱ、Ⅲ级，或根据临床环境分为A、B、C级（Braunwald分级）；本书为了广大读者便于理解而分为4级。

Ⅰ级：日常活动无症状，但在日常活动中从事较重的体力活动时，如平地小步跑、快速或持重物上三楼、上陡坡等引发心绞痛。

Ⅱ级：日常活动稍受限制。一般体力活动。如常速步行1.5～2km、上三楼、上坡等即引发心绞痛。

Ⅲ级：日常活动明显受限。比较轻微的体力活动，如常速步行0.5～1km、上二楼、上小坡等即引发心绞痛。

Ⅳ级：轻微体力活动，如室内缓行即引起心绞痛，重症患者在休息时亦发生心绞痛。

3. 诊断要点　根据典型的发作特点和体征，含用硝酸甘油后缓解，结合年龄和存在冠心病危险因素，除外其他原因引起的心绞痛可明确诊断。发作时心电图以R波为主的导联中，ST段压低，T波平坦或倒置（变异型心电图ST段抬高）。冠脉造影、血管内超声显像可显示管壁的病变、冠状动脉血管镜检查等有助于明确诊断。

不稳定型心绞痛发作时心电图有一过性ST段偏移和（或）T波倒置；如果心电图变化持续12h以上，则提示发生无ST段抬高性心肌梗死。组织坏死的非特异性指标不同于心肌梗死，如无白细胞升高、发热，心肌酶可无异常增高，心肌蛋白T或Ⅰ及C反应蛋白升高是协助诊断和提示预后较差的指标。

【防治措施与用药】

1. 注意饮食调养　①合理膳食原则：控制热量，保持理想体重；减少每日胆固醇的摄取；减少猪、牛、羊、禽类油脂及内脏的摄入量，增加植物油（菜油、花生油、芝麻油、豆油、玉米油、葵花籽油等）摄入，使每日总热量控制在30%以内；保证必需的无机盐、碘、锌、硒、铁等微量元素供给；多食蔬菜、水果，供给各种充足的维生素；提倡多食鱼类或豆制食品，供给必需的蛋白质；忌烟酒和高脂肪、高胆固醇食物；以植物油作为菜肴的烹调油；饮食宜清淡，低盐少钠。②食物选择：可多食用脱脂奶和低脂类奶制品、豆制食品；可随意进食的食物，如各种谷类，尤其是粗粮、豆类制品、蔬菜（洋葱、大蒜、菜花、苜蓿、木耳、海带、香菇、紫菜等保护性食物）以及冬瓜、萝卜、绿豆芽、扁豆、生山楂、水果、茶叶等；适当进食的食物，如瘦猪肉、牛肉、禽肉（去油、去皮）、鱼类、海产品、蛋类；少食或忌食动物脂肪、肥肉、动物脑、骨髓、内脏、蛋黄、鱼子、软体动物及贝壳类动物、糖、酒、烟、巧克力等。③食疗药膳：可食用海带黄豆汤、芹菜大枣汤、荷香山楂汤、酸菊汤、蜂蜜玉米羹、果菜粥、海带粥、葛粉粥、紫皮大蒜粥、薤葱粥（糊）、红枣首乌粥、柠檬蜜饮（茶）等。

2. 稳定型心绞痛的一般治疗　发作时立刻停止活动，一般患者在休息后即可消除。平时应尽量避免各种诱发因素，如过度的体力活动、情绪激动、饱餐等，冬天注意保暖。注意前述的饮食调养，避免过饱、油腻饮食，禁烟酒；调节日常生活与工作量，自我调节心理，减轻精神负担；适量活动以不发生胸痛症状为度，积极正确地防治高血压病、高脂血症、糖尿病、贫血、甲状腺功能亢进症等相关疾病。对症用药。

3. 不稳定型心绞痛的一般防治　不稳定型心绞痛是严重的、具有潜在危险性的疾病，随时有发展为急性心肌梗死的可能，宜住院并立即进行抗心肌缺血治疗。患者应立即卧床休息，消除情绪负担和顾虑，保持环境安静，可用小剂量的镇静药或抗焦虑药，约50%患者可减轻或缓解静息时心绞痛。疼痛发作期或有发绀者应吸入纯氧，维持血氧饱和度在90%以上。积极治疗可能引起心肌耗氧量一过性增加的疾病，如感染、发热、甲状腺功能亢进症、贫血、心律失常和原有心力衰竭的加重。控制肺部感染、急性胃肠功能紊乱、严重心律失常等。可连续监测心电图、多次测定血清心肌酶CK-MB和肌钙蛋白，以排除急性心肌梗死。

4. 临床用药参考　较重的发作，可应用起效迅速的硝酸酯类制剂。这类药物除扩张冠状动脉、降低阻力、增加血流量外，还可扩张周围血管而减少静脉回心血量，降低心室容量、心腔内压、心排血量和血压，减低心脏前后负荷和心肌需氧，从而缓解心绞痛。

心绞痛发作时用药可选用硝酸酯类制剂，如硝酸甘油、二硝酸异山梨醇（消心痛）、单硝酸异山梨醇、亚硝酸异戊酯等。

缓解期除注意前述的饮食和心理调养外，可选用长效的抗心绞痛药物，以防止心绞痛发作，可单独选用，也可交替应用或联合应用下列药物，如硝酸酯类制剂硝酸异山梨酯、单硝酸异山梨醇；β受体阻滞药普萘洛尔（心得安）、美托洛尔、比索洛尔；钙通道阻滞药维拉帕米（异搏定）、硝苯地平（心痛定）、地尔硫䓬（恬尔心）、氨氯地平（络活喜、压士达、施慧达）、非洛地平（波依定）等，以及中药对症治疗。

治疗变异型心绞痛以钙通道阻滞药的疗效最好。此类药物可与硝酸酯类同服，其中硝苯地平还可与β受体阻滞药同服，但维拉帕米（异搏定）或地尔硫䓬（硫氮唑酮、恬尔心、合心爽）与β受体阻滞药合用可能有过度抑制心脏的危险，停用本类药物时也宜逐渐减量然后停服，以免发生冠状动脉痉挛。以上各类药物的临床应用举例如下。

（1）硝酸酯制剂

硝酸甘油[典][保甲]　治疗或预防心绞痛，也可作为扩张血管药用于治疗充血性心力衰竭；注射剂可用于治疗高血压。防治心绞痛可用0.3～0.6（或0.25～0.5）mg片剂，于舌下含化，可迅速为唾液溶解而吸收，1～2min即开始起作用，约0.5h后作用消失，对92%的患者有效，其中76%在3min内见效。延迟见效、完全无效时提示患者并无冠心病，或患冠心病很严重，也可能是药物失效或未溶解，如属后者，可嘱患者嚼碎后继续含化。此外，长期反复应用可产生耐药性而降效，停用10d以上可恢复疗效。临床应用的剂型还有静脉注射剂、敷贴剂、气雾剂和口颊片，应在有丰富临床经验的专科医师、药师指导下对症用药。不良反应有头昏、头胀痛、头部跳动感、面红、心悸等，偶有血压下降；因此第一次用药时，患者应取平卧位，必要时吸氧。

硝酸异山梨酯（二硝酸异山梨醇酯，消心痛）[典][保甲]　治疗和预防各型心绞痛，也用于治疗对洋地黄毒苷或利尿药效果不满意的充血性心力衰竭患者。可用5～10mg，于舌下含化，2～5min见效，作用持续2～3h。患者宜取平卧位或坐位、立位。此外，尚有缓释片（20mg，40mg/片）、乳膏剂（10g∶1.5g）、注射剂（5ml∶5mg；10ml∶10mg；50ml∶50mg）和气雾剂（12.5g∶0.125g）。气雾剂直接喷入口腔，每次1.25mg，1min见效。其余剂型应遵医嘱用。

单硝酸异山梨酯[典][保乙]　预防和治疗心绞痛；与洋地黄和（或）利尿药合用治疗慢性心力衰竭。口服片剂，1次20mg，2～3次/d；严重病例可用40mg，2～3次/d。胶囊剂1次10～20mg，2次/d。缓释胶囊50mg，缓释片剂60mg，每日早饭后1次。由于个体化反应不同，需个体化调整剂量。患青光眼、颅内压增高、低血压者不宜选用本类药物。注射剂控制滴速，应遵医嘱。

亚硝酸异戊酯[保甲]　为极易气化的液体，盛于小安瓿内，每安瓿0.2ml，作用快而短。使用时用纱布或手巾包裹折断（或敲碎），立即盖于鼻孔处吸入。10～15s内开始起效，几分钟后作用消失。本药作用与硝酸甘油相同，其降低血压作用更明显，应慎用。现临床上已很少应用。

戊四硝酯[典]　口服，10～30mg，3～4次/d；服后1～1.5h起作用，持续缓解心绞痛时间长达4～5h。

（2）β受体阻滞药　包括普萘洛尔（心得安）、阿替洛尔、美托洛尔（倍他乐克）、阿普洛尔、氧烯洛尔、吲哚洛尔、纳多洛尔等。此类药物能减弱心肌收缩力，减慢心率，降低动脉压，减弱交感神经兴奋，使心肌的耗氧量减少，故适用于劳力（累）性或交感神经兴奋而诱发的心绞痛，对由冠状动脉痉挛所致的心绞痛，可能在β受体阻滞后α受体作用相对增强而有所不利。可选用以下药物。

普萘洛尔[典][保甲]　兼有α受体阻滞作用。口服5～10mg，3～4次/d，可根据患者病情逐渐增加剂量，有时可用到100～200mg/d。

美托洛尔[典][保甲]　口服 12.5～25mg/次，2 次/d。

阿替洛尔[典][保甲]　口服 12.5～25mg/次，2 次/d。

醋丁洛尔（醋丁酰心安）　每日可口服 200～400mg，分 2～3 次服用。

比索洛尔[典][保乙]　亦名康可，口服 2.5～10mg，1 次/d。

噻利洛尔（Celiprolol，噻利心安）　每日口服 1 次 200～400mg。

吲哚洛尔[典]　首次口服 5mg，3 次/d；可逐步酌情增至 60mg/d。

纳多洛尔[典]　又名康加多尔，每日口服 1 次 40～80mg。

β受体阻滞药可与硝酸酯类合用，但要注意：①二者呈协同作用，初始剂量宜偏小，以免引起直立性低血压；②停用β受体阻滞药应逐步减量，以免突然停用而诱发心肌梗死；③支气管哮喘及心动过缓者不宜用；④剂量应逐渐增加到发挥最大疗效，但应注意个体差异。

（3）钙通道阻滞药　亦称钙拮抗药，包括硝苯地平及其他二氢吡啶类药，维拉帕米及其衍生物、地尔硫䓬等。此类药物具有扩张血管、解除痉挛、减低心肌收缩力，有些也减慢心律（率），故上述两种治疗机制兼而有之，适用于治疗各型心绞痛。常用制剂如下。

维拉帕米（异搏定）[典][保甲]　口服，80mg/次，3 次/d；或缓释剂 240mg/d。不良反应可有头晕、恶心、呕吐、便秘、心动过缓、心电图 P-R 间期延长、血压下降等。重症可用 25%～50%葡萄糖注射液 20ml 稀释维拉帕米 5～10mg 缓慢静脉注射，心电图连续监护，遵医嘱用。

硝苯地平（心痛定）[典][保甲]　用于高血压、心绞痛，包括冠状动脉痉挛所致的心绞痛和变异型心绞痛、冠状动脉阻塞所致的典型心绞痛或劳力性心绞痛。成人常用量：①片剂口服，开始 1 次 10mg，3 次/d，每周或 2 周内调整剂量至最大疗效而能耐受的剂量。住院治疗患者可每隔 4～6h 增加 1 次，1 次 10mg。若按症状的发生次数和严重程度作为衡量疗效的标准，则剂量调整可以在 3d 内完成，但必须严密观察监护。成人单剂量最大为 30mg，1 日总剂量不超过 120mg。②缓释片口服，10～20mg，2 次/d。③控释片口服，30～60mg，1 次/d。不良反应有头痛、头晕、乏力、血压下降、心率增快等。

与硝苯地平同类的制剂有尼卡地平、尼群地平、非洛地平（波依定）、氨氯地平（络活喜、压士达、施慧达）、拉西地平等。对需要长时期用药的患者，目前推荐用控释剂、缓释剂或长效制剂。

盐酸地尔硫䓬（硫氮䓬酮、恬尔心、合心爽）[典][保乙]　治疗心绞痛和高血压，包括冠状动脉痉挛所致的心绞痛、静息型心绞痛或变异型心绞痛，或冠状动脉阻塞所致的劳力性心绞痛。亦可用于治疗快速性室上性心律失常，静脉注射可用于控制心房颤动的心室率；亦可用于治疗肥厚型心肌病。成人常用量：口服初始量30mg，3～4次/d，餐前或临睡前服，合理平均剂量范围为60～360mg/d。缓释片30～120mg/次，2次/d；或120～480mg，1次/d，用于控制稳定型心绞痛。需静脉注射给药的患者应遵医嘱，心电图监护。副作用有头痛、头晕、失眠等。

治疗变异型心绞痛以钙通道阻滞药的疗效最好。上述该类药物可与硝酸酯类同服，其中硝苯地平尚可与β受体阻滞药同服，但维拉帕米或地尔硫䓬与β受体阻滞药合用时则有过度抑制心脏的风险。停用本类药物时也宜逐渐减量，然后停服，以免发生冠状动脉痉挛。

(4) 冠状动脉扩张药　因有"冠状动脉窃流"现象，双嘧达莫（潘生丁）已不单独应用，目前仍在应用的有：①吗多明1～2mg，2～3次/d。不良反应有头痛、面红、胃肠道不适等。②胺碘酮[保甲] 100～200mg，3次/d；也用于治疗快速性心律失常。不良反应有胃肠道反应、药疹、角膜色素沉着、心动过缓、甲状腺功能障碍等。③罂粟碱[保乙] 30～60mg，3次/d等，但此药有成瘾性，不宜久服。

(5) 抗血小板药物

阿司匹林[典][保甲]　可抑制血小板在动脉粥样硬化斑块上的聚集，防止血栓形成，同时也通过抑制TXA_2的形成，抑制TXA_2所致的血管痉挛。成人口服50～100mg/d，最大剂量150mg/d，消化性溃疡病患者忌用。

双嘧达莫[典][保甲]　主要利用其抗血小板聚集作用，与阿司匹林合用用于短暂性脑缺血发作（TIA）和缺血性脑卒中患者预防脑卒中发作（二级预防）、冠心病的治疗。一般口服50mg，3次/d。可使血小板内环磷酸腺苷增高，抑制钙离子活性，但本药不宜静脉注射，以免出现"冠脉窃流"，反而使心肌缺血加重引起心绞痛。可试用银杏达莫制剂。

噻氯匹定（力抗栓）[典][保乙]　通过二磷腺苷（ADP）受体抑制血小板内钙离子活性，并抑制血小板之间的纤维蛋白原桥的形成。一般口服250mg，1～2次/d。

氯吡格雷[保乙]　作用机制同噻氯匹定，首次剂量300mg，然后75mg/d；或遵医嘱。年龄超过75岁时，不使用负荷剂量。

芬氟咪唑　抑制TXA_2合成酶，一般口服50mg，2次/d。

西洛他唑　磷酸二酯酶抑制药，一般口服50～100mg，2次/d。

(6) 代谢类药物

曲美他嗪（万爽力）[保乙]　心绞痛发作的预防性治疗，单用或与其他药物合用治疗稳定型心绞痛有效。它通过改善缺血心肌的代谢起作用，无血流动力学影响；亦可用于眩晕和耳鸣的辅助性对症治疗。成人常用量：口服 20mg，每日 3 餐时各服 1 次。

（7）调脂药物　在治疗冠状动脉粥样硬化中起重要作用。用法用量参见“动脉粥样硬化”。

（8）中药治疗　常用“活血化瘀”法（常用丹参、红花、川芎、蒲黄、郁金；中成药如复方丹参、脑心通等）；“芳香温通”法（常用苏合香丸、宽胸丸、保心丸、麝香保心丸等）；“祛痰通络”法（如通心络等）。

丹芎通脉颗粒[保乙]　有活血理气、滋补肾阴的功能，治胸痹诸证（冠心病），适用于冠心病心绞痛，气滞血瘀兼肾阴不足，症见胸闷、胸痛、心悸、头晕、失眠、耳鸣、腰膝酸软。一般口服 5g/次，3 次/d，4 周为 1 个疗程。

5. 根据患者病情，在一般对症治疗和药物治疗无效时，在患者同意的情况下，可考虑介入治疗、外科治疗以及运动锻炼疗法等。

心肌梗死

心肌梗死是在冠状动脉病变的基础上，发生冠状动脉供血急剧减少或中断，或冠状动脉闭塞，血流中断，使部分心肌因严重持久性的缺血缺氧而发生局部坏死。临床上有剧烈而较持久的胸骨后疼痛、发热、白细胞增多、红细胞沉降率加快、血清肌酶活力增高及进行性心电图变化，可并发各种心律失常、休克或心力衰竭，是临床较常见的危重病症。

心肌梗死在春、冬季发病多见，与气候寒冷、气温变化有关，可在安静或睡眠时发病，以清晨 6 时至午间 12 时发病常见。约有一半患者能查明诱因，如剧烈运动、过重体力劳动、创伤、情绪激动、精神紧张或饱餐、急性失血、出血性休克、感染性休克。主动脉瓣狭窄、主动脉夹层、发热、心动过速等引起心肌耗氧量增加均为本病诱因。变异型心绞痛患者反复发作的冠状动脉痉挛，也可发展成心肌梗死。

【临床表现与诊断要点】

1. 心肌梗死分类

Forre-ster 等对心肌梗死血流动力学分级和临床进行对照，分为四类。

Ⅰ类：无肺淤血，无周围灌注不足；肺楔嵌压和心排血指数正常。

Ⅱ类：单有肺淤血，肺楔嵌压增高＞18mmHg（2.39kPa）。

Ⅲ类：单有周围灌注不足；肺楔压正常，心排血指数降低[＜2.2L/(min·m^2)]。这类主要与血容量不足或心动过缓有关，可见于右室梗死。

Ⅳ类：合并有肺淤血和周围灌注不足；肺楔压＞18mmHg（2.39kPa），心排血指数降低[＜2.21L/(min·m^2)]，病情严重。

2. 先兆　按临床过程和心电图的表现，本病可分为急性、亚急性和慢性三期，但临床症状主要在急性期，部分患者可有以下先兆。

突然发生或出现较以往更为剧烈而频繁的心绞痛，且持续时间较以往长，诱因不明显，含服硝酸甘油疗效差。心绞痛发作时伴有恶心、呕吐、大汗、心动过缓、急性心功能不全、严重心律失常或血压有较大波动等，都可能是心肌梗死的先兆，亦称梗死前心绞痛。若此时心电图ST段一过性明显抬高或压低，T波倒置或增高，更应警惕近期发生心肌梗死的可能。及时积极治疗，有可能使部分患者避免发生心肌梗死。

3. 全身症状　①疼痛休息或含服硝酸甘油多不缓解，有烦躁、出汗、恐惧、濒死感等；②发热多在疼痛发生后24～48h出现，体温约38℃，很少超过39℃，持续约1周；③约1/3患者有胃肠道症状（恶心、呕吐、上腹胀、呃逆）；④75％～95％患者心律失常；⑤低血压和休克；⑥心力衰竭等。⑦有相应的体征。

4. 实验室检查　①发病1周内白细胞计数至（10～20）×10^9/L，中性粒细胞多在75％～90％，嗜酸粒细胞减少或消失；②红细胞沉降率增快；③血肌钙蛋白T增高（＞0.06ng/ml），肌钙蛋白Ⅰ亦增高（＞3.1ng/ml），均在发病后3h增高，并分别持续10～14d和7～10d。④血清酶（CK、CK-MB、LDH等）可在24～48h内增高等。选择性冠状动脉造影可明确病变情况。

5. 根据典型的临床表现，特征性心电图改变。血清心肌结构蛋白和酶水平等动态改变，三项中具备两项即可确诊。鉴别诊断应排除心绞痛、急性心包炎、急性肺动脉栓塞、急腹症、主动脉夹层等。

【防治措施与用药】

1. 饮食调养同心绞痛。冠心病患者长期口服阿司匹林等抗血小板药和他汀类调脂药物，有预防心肌梗死和（或）再梗死的作用。普及有关心肌梗死的知识，可使患者及其家属及早意识到本病的危害，避免延误就诊。

2. 及早发现，及早住院，并加强住院前的就地处理，以保护和维持心脏功能，挽救濒死的心肌，防止梗死面积扩大，缩小心肌缺血范围，及时处理严重心律失常、泵衰竭和各种并发症，防止猝死，使患者转危为安，并能保持尽可能多的有功能的心肌。就地处理包括吸氧、监测（暂时少搬动）、对症急救、监护和休息等，待病情稳定容许转送时，迅速转送医院继续治疗。

3. 入院后的治疗　①卧床休息；②镇痛；③心肌再灌注抗栓（尿激酶或链激酶100万～150万U，0.5～1h滴完）；④治疗心律失常、休克、心力衰竭等并发症；⑤对症选用极化液疗法、右旋糖酐40液静滴、肝素静滴或口服华法林，或应用β受体阻滞药、钙通道阻滞药以及血管紧张素转换酶抑制药等；或中医康复治疗；⑥吸氧，在最初2～3d内，间断或持续地通过鼻导管吸氧；⑦康复治疗，出院前谨慎地进行心电图运动负荷试验、核素或超声左心室射血分数测定、选择性冠状动脉造影，有助于选择进一步的治疗措施和安排康复治疗。后者可由专科医师指导，根据患者的心脏功能和体力情况安排合适的运动，如散步、快步行走或慢跑、骑车、体操（健身操）、太极拳等，以促进体力恢复。

4. 治疗心肌梗死用药参考

镇痛：用盐酸哌替啶注射液50mg或100mg肌内注射，亦可用盐酸吗啡注射液5～10mg皮下注射，每4～6h可重复应用，最好与硫酸阿托品注射液（0.5mg皮下或肌内注射）合用。疼痛较轻者可用罂粟碱30～60mg肌内注射。亦可试用硝酸甘油0.3mg或二硝酸异山梨醇5～10mg舌下含服。中药可用苏冰滴丸、麝香保心丸、丹芎通脉颗粒、速效救心丸含化或口服，或复方丹参注射液、生脉注射液10～20ml加入5%葡萄糖注射液中静脉滴注。

心肌再灌注：尽早进行冠状动脉内溶栓或经静脉药物溶栓以恢复心肌血液灌注，挽救濒死的心肌或缩小心肌梗死的范围，保护心室功能，并消除疼痛。静脉溶栓适应证：①心肌梗死发病≤12h；②相邻两个肢导联ST段抬高≥0.05mV或胸导联≥0.1mV；③年龄≤75岁，而无近期活动性出血、脑卒中、出血倾向、糖尿病视网膜病变、严重高血压（≥180/110mmHg）和严重肝肾功能障碍等禁忌证者。静脉溶栓药可选用尿激酶或链激酶100万～150万U，先用灭菌注射用水适量溶解，然后溶于0.9%氯化钠注射液或5%葡萄糖注射液50～100ml中静脉滴注，在0.5～1h内滴完。应用溶栓药前0.5h，可先肌内注射异丙嗪25mg，静脉注射地塞米松2.5～5mg或氢化可的松25～50mg。可预防出血倾向、感冒样寒战、发热等不良反应发生。溶栓药尚可选用阿替普酶[保乙]。

极化液疗法：氯化钾1.5g，普通胰岛素8U（对合并有高血压患者有时还可加25%硫酸镁10ml）加入10%葡萄糖注射液500ml中，静脉滴注，1～2次/d，7～14d为1个疗程。可促进心肌摄取和代谢葡萄糖，使钾离子进入细胞内，恢复细胞膜的极化状态，以利心脏的正常收缩，减少心律失常。

以下药物可对症酌情选用。

右旋糖酐40注射液[保甲] 用于冠心病心肌梗死和脑血栓患者应缓慢静脉滴注，通常每日或隔日1次，7～14次为1个疗程。

阿司匹林[保甲] 用于急性心肌梗死、不稳定型心绞痛未服过阿司匹林者，起始剂量为150～300mg/d，以使其尽快发挥抗血小板作用，以后减量至75～150mg/d；或遵医嘱。

硫酸氯吡格雷[保乙] 用于新近心肌梗死、缺血性脑卒中和确诊为外周动脉病患者，口服本品75mg，1次/d。

西洛他唑[保乙] 治疗由动脉粥样硬化等所致慢性动脉闭塞症，成人口服50～100mg，2次/d，年轻患者可根据病情适当增加剂量。

中成药如丹芎通脉颗粒、复方丹参滴丸、速效救心丸、乐脉颗粒等可对症选用，辅助治疗。

附：溶栓再通判断指标

直接指征：冠状动脉造影分级（TIMI）如下。

TIMI 0级：梗死前冠状动脉完全闭塞，远端无造影剂通过。

TIMI 1级：少量对比剂通过血管完全阻塞处，但远端冠状动脉不显影。

TIMI 2级：梗死相关冠状动脉完全显影但与正常血管相比血流较缓慢。

TIMI 3级：梗死相关冠状动脉完全显影且血流正常。

TIMI分级达到2、3级者表明血管再通，但2级者通而不畅。

间接指征：①心电图抬高的ST段于2h内回降＞50%；②胸痛于2h内基本消失；③2h内出现再灌注性心律失常；④血清CK-MB峰值提前出现在发病14h以内。具备上述四项中两项或以上者，考虑再通；但第②和第③两项组合不能被判定为再通。

5. 外科手术　①经皮腔内冠状动脉成形术（PTCA）和支架置入术；②外科冠状动脉旁路移植手术。

6. 对症选用中成药　如心安宁片、灯盏花素制剂、保心丸、冠心苏合滴丸（胶囊）、速效救心丸、黄芪生脉饮等。

7. 心肌梗死后的心律失常用药参考

心律失常在临床上分为窦性心律失常、逸搏和逸搏心律、期前收缩、异位快速性心律失常和心脏传导异常等。本节主要简述室性心律失常、缓慢性窦性心律失常、快速性室上性心律失常、心脏停搏的用药参考。

（1）室性心律失常　对急性心肌梗死常规用利多卡因预防性治疗尚有争议，有人主张小剂量快速静脉注射利多卡因，总量200～250mg以预防室性心律失常。频繁的室性期前收缩或室性心动过速时建议：①利多卡因50～100mg静脉注射（必要时可在5～10min后重复给药），缓解后改为静脉滴注，1～3mg/min维持（利多卡因100mg加入5%葡萄糖注射液100ml中混匀后滴注，1～3ml/min）。病情稳定后可改为口服美西律（慢心律）150～200mg，每6～8h 1次维持用药。②胺碘酮首剂75～150mg，稀释于20ml生理盐水中，于10min内注入；如有效则继续以1.0mg/min维持静脉滴注，于6h后改为0.5mg/min，总量＜1200mg/d；静脉用药2～3d后改为口服胺碘酮，口服负荷剂量为600～800mg/d，7d后改为100～400mg/d维持治疗。③索他洛尔静脉注射首剂用1～1.5mg/kg，以5%葡萄糖注射液稀释为20ml，于15min内注入，疗效不明显时可再注射1剂（1.5mg/kg），然后改用口服，剂量为160～640mg/d。④药物无效时应尽早应用同步直流电复律。发生心室颤动时，应立即进行非同步直流电除颤（一般300J）；无电除颤条件时，应立即胸外心脏按压和口对口人工呼吸，心脏内注射利多卡因100～200mg，并施行其他心脏复苏处理。⑤安装除颤器，人工心脏起搏器。

（2）缓慢性窦性心律失常　可用阿托品0.5～1mg肌内注射或静脉注射；伴有低血压者可用异丙肾上腺素（应警惕该药引起新的药物性心律失常）。药物无效时，可考虑安装人工心脏起搏器。中成药如黄芪注射液、参附注射液、丹芎通脉颗粒、益心复脉颗粒、稳心颗粒、益心通脉颗粒、参麦制剂等对心律失常有一定效果。

（3）房室传导阻滞　二度Ⅱ型或三度房室传导阻滞QRS波增宽者；二度或三度房室传导阻滞出现过心室停搏；三度房室传导阻滞心律＜50

次/min，伴有明显低血压或心力衰竭，经药物治疗效果差；二度或三度房室传导阻滞合并频发室性心律失常；急性心肌梗死后2～3周进展为三度房室传导阻滞或阻滞部位在希氏束以下者应安装永久性起搏器。

（4）快速性室上性心律失常　可选用β受体阻滞药（如阿替洛尔、倍他洛尔等）、洋地黄类（如地高辛）、维拉帕米（异搏定）、胺碘酮等药物治疗。药物无效时才考虑电复律或安装人工心脏起搏器。

（5）心脏停搏　立即做胸外心脏按压和人工呼吸，心腔内注射肾上腺素、异丙肾上腺素、乳酸钠和阿托品等心脏复苏处理。

8. 控制休克用药参考

（1）补充血容量　如中心静脉压低，在5～10cmH_2O❶之间，肺楔嵌压在6～12mmHg以下，心排血量低，提示血容量不足，可输注右旋糖酐40或5%～10%葡萄糖注射液，输液后如中心静脉压上升＞18cmH_2O，肺楔嵌压＞15～18mmHg，则应停止。

（2）应用升压药　补充血容量，血压仍不升，而肺楔嵌压和心排血量正常时，提示周围血管张力不足，可选用以下血管收缩药。

多巴胺[典][保甲]　用于抗休克的血管活性药及改善心脑循环药。以本品10～30mg加入5%葡萄糖注射液100ml中静脉滴注；也可和间羟胺[保甲][典]0.5～5mg同时滴注。

多巴酚丁胺[典][保甲]　以20～25mg溶于5%葡萄糖注射液100ml中，以2.5～10μg/(kg·min）的剂量静脉滴注，作用与多巴胺相类似，但增加心排血量的作用较强，增快心率的作用较轻，无明显扩张肾小管的作用。

间羟胺[典][保甲]　又名阿拉明。以5～10mg肌内注射；或10～30mg加入5%葡萄糖注射液中静脉滴注。本品对长期服用胍乙啶或利舍平的患者疗效不佳。

去甲肾上腺素[典][保甲]　作用与间羟胺相同，但较快、较强而较短暂，对长期用胍乙啶或利舍平者仍有效。以0.5～1mg（1～2mg重酒石酸盐）加入5%葡萄糖注射液100ml中静脉滴注。本品渗出血管外易引起局部损伤及坏死，如同时加入2.5～5mg酚妥拉明可减轻局部血管收缩的作用。

（3）应用血管扩张药　经上述处理，血压仍不升，而肺楔嵌压增高，心排血量低，或周围血管显著收缩，以致四肢厥冷，并有发绀时，

---

❶ 1cmH_2O＝0.0980665kPa。

在血流动力学严密监测下谨慎选用以下药物。

硝酸甘油[典][保甲]　以 50～100μg/min 静滴；或二硝酸异山梨酯每次 2.5～10mg，舌下含服或 30～100μg/min 静滴；或硝普钠 15～400μg/min 静滴；或酚妥拉明 0.25～1mg/min 静滴等。滴速应以患者能耐受为宜。

(4) 中药治疗　可用四逆汤、独参汤、参附汤（注射液)、生脉饮或注射液，在急救时有效。

(5) 其他抗休克治疗　包括纠正酸中毒、纠正电解质紊乱、避免脑缺血、保护肾功能，必要时应用糖皮质激素和洋地黄制剂，以及主动脉内球囊反搏术（IABP）等。为挽救生命且具备条件时，及时施行腔内冠状动脉成形术或冠状动脉旁路移植手术。

9. 治疗心力衰竭用药参考　主要是治疗左心室衰竭，以应用吗啡或哌替啶（度冷丁）与利尿药为主。减轻左心负荷可选用血管扩张药，或用多巴酚丁胺 10μg/(kg·min) 静脉滴注治疗等。血管紧张素转换酶抑制药（ACEI）贝拉普利（洛汀新)、雷米普利（瑞泰)、西拉普利(一平苏、抑平舒)、福辛普利（蒙诺)、培哚普利（雅施达）等能够减轻心力衰竭，阻止症状恶化，减少对利尿药及正性肌力药的需求，应尽早应用。加用β受体阻滞药如阿替洛尔、美托洛尔（倍他乐克）等可以明显改善临床症状，血流动力学异常和提高运动耐量，提高患者远期生存率。心肌梗死发生后 24h 内，应尽量避免使用洋地黄制剂，有右心梗死的患者，应慎用利尿药。

10. 其他对症治疗　①抗血小板治疗，如选用阿司匹林（50～100mg/d)，或氯吡格雷（初始剂量 300mg，以后 75mg/d 维持)。②肝素的应用必须遵医嘱［每 12h 皮下注射 7500U；静脉推注用药为 70U/kg，然后 15U/(kg·h)］。③应用血管紧张素转换酶抑制药（ACEI）宜从小剂量开始，除外禁忌证。④调脂降脂药物可稳定斑块，改善内皮细胞功能，建议应早期应用，如辛伐他汀 20～40mg/d，或普伐他汀 10～40mg/d，或氟伐他汀 20～40mg/d，或阿托伐他汀 10～80mg/d。而瑞舒伐他汀可致肌痛；西立伐他汀因发生横纹肌溶解症致死病例较多，应禁止使用。⑤改良极化液疗法：主要成分为氯化钾 1.5g，胰岛素 8U 加入 10%葡萄糖注射液 500ml 中静脉滴注，1～2 次/d，1～2 周为 1 疗程；有高血压病者在上述溶液中加入硫酸镁 1～2.5g，最大剂量为 5g，但不主张常规补镁治疗；此外，尚可联用促进心肌代谢的药物，如维生素 C 3～4g，辅酶 A 50～100U，肌苷酸钠 200～600mg，细胞色素 C

30mg，维生素 B_6 50～100mg 等加入 5%或 10%葡萄糖液 500ml 中缓慢静脉滴注，1 次/d，2 周为 1 疗程；辅酶 Q_{10} 150～300mg 分次口服，1,6-二磷酸果糖 10g 稀释后静脉滴注，15min 滴完，2 次/d，疗程 1 周。⑥右旋糖酐 40 或羟乙基淀粉 250～500ml 静脉滴注，1 次/d，2 周为 1 疗程，可减轻红细胞聚集，降低血液黏稠度，有助于改善微循环灌注。⑦对症治疗并发症。⑧恢复期对症处理。⑨右心室梗死对症处理。⑩急性非 Q 波型和非 ST 段抬高型心肌梗死对症处理。

缺血性心肌病

本病为冠状动脉粥样硬化病变使心肌的供氧和需氧不平衡而导致心肌细胞减少、坏死，心肌纤维化，心肌瘢痕形成的疾病，亦称心肌硬化或心肌纤维化。

【临床表现与诊断要点】

1. 临床特点是心脏变得僵硬，逐渐扩大，发生心律失常和心力衰竭。因此也被称为心律失常型和心力衰竭型冠心病。

2. 诊断主要依据动脉粥样硬化的证据和摒除可引起心脏扩大、心力衰竭和心律失常的其他器质性心脏病。

3. 心电图检查除可见心律失常外，还可见到冠状动脉供血不足的变化，包括 ST 段压低、T 波平坦或倒置、Q-T 间期延长、QRS 波群电压低等。放射性核素药物检查见心肌显像不佳。超声心动图可显示室壁的异常运动。冠状动脉造影和血管腔内超声显像可确立诊断。

4. 以往有心绞痛和（或）心肌梗死病史，有助于诊断。

【防治措施与用药】

1. 治疗心力衰竭应用利尿药和正性肌力药，但强心苷宜采用作用快和排泄快的制剂，如毒毛花苷 K、毛花苷 C（西地兰)、地高辛等。

2. 血管紧张素转换酶抑制药（ACEI，见前述）和 β 受体阻滞药（见前述）长期应用可改善心功能，降低病死率。卡维地洛能阻止 β_1、β_2 和 α_1 受体，口服 12.5～100mg/d，可与传统治疗措施联合应用。

3. 有临床指征和具备条件时，可考虑安置永久性人工心脏起搏器，施行心室减容术、动力性心肌成形术、心脏移植手术等。

急性冠状动脉综合征

急性冠状动脉综合征（ACS）是一种常见的严重心血管疾病，是冠心病的一种严重类型。常见于老年男性及绝经后女性、吸烟者、高血压、糖尿病、高脂血症、腹型肥胖及有早发冠心病家族史的患者。ACS患者多有发作性胸痛、胸闷等症状，可导致心律失常、心力衰竭甚至猝死，严重影响患者寿命或生活生存质量。如及时正确救治，则大大降低病死率，减少并发症，改善患者预后。

绝大多数ACS是冠状动脉粥样硬化斑块不稳定的结果，极少数ACS由非动脉粥样硬化性疾病所致（如动脉炎、外伤、夹层、血栓栓塞、先天异常、滥用可卡因或吸毒、心脏介入治疗并发症等）。

【临床表现与诊断要点】

1. 易患人群　多为40岁以上中老年人，男多于女，但女性更年期后发病率增加。患者血脂异常，包括总胆固醇（TC）、甘油三酯（TG）、低密度脂蛋白（LDL）或极低密度脂蛋白（VLDL）增高，相应的载脂蛋白B（ApoB）增高；高密度脂蛋白（HDL）降低，载脂蛋白A（ApoA）降低，脂蛋白α（LPα）增高等。此外，高血压、吸烟者、糖尿病和糖耐量异常者，肥胖、从事体力活动少者，脑活动紧张或压力大者，高热量高脂高蛋白高糖饮食者，酗酒嗜烟者，家族中有50岁以下患本病者，情绪急躁、好胜和竞争性强，不善于劳逸结合的A型性格者，血中同型半胱氨酸增高，胰岛素抵抗增强，血中纤维蛋白原及一些凝血因子增高，病毒和（或）衣原体感染者等均可能是易患人群。

2. 典型症状　发作性胸骨后闷痛，紧缩压榨感或压迫感，烧灼感，可向左上臂、下颌、颈、肩部或左前臂尺侧放射，呈间断性或持续性，伴有出汗、恶心、呼吸困难、窒息感，甚至晕厥，持续超过10～20min，硝酸甘油舌下含化不能完全缓解时常提示急性心肌梗死（AMI）。多数AMI发病前数日有乏力，胸部不适，活动时心悸、气急、烦躁、心绞痛等前驱症状。非典型者仅有牙痛、咽痛、上腹隐痛、消化不良、胸部针刺样痛或仅有呼吸困难。这些常见于老年女性、糖尿病、慢性肾功能不全或痴呆症患者。临床缺乏典型胸痛，特别是心电图正常或临界改变时，极易误诊和延误救治。重症者可见皮肤湿冷、面色苍白、烦躁不安、颈静脉怒张和肺部啰音、心律不齐、心脏杂音、心音分裂、第三心音、心包摩擦音和奔马律。

3. AMI患者可并发心律失常、低血压和休克、乳头肌功能失调或断裂，少见心脏破裂，栓塞发生率1%～6%，心室壁瘤发生率5%～20%。

4. 实验室相关检查

（1）肌钙蛋白 I（cTnI）或 T（cTnT） 起病 3～4h 后升高，cTnI 于 11～24h 达高峰，7～10d 降至正常；cTnT 于 24～48h 达高峰，10～14d 降至正常。肌钙蛋白增高是诊断心肌梗死的敏感指标。

（2）肌酸激酶同工酶（CK-MB） 起病后 4h 内增高，16～24h 达高峰，3～4h 恢复正常。

（3）心电图 ST 段抬高呈弓背向上型，在面向坏死区周围肌损伤区的导联上出现。宽而深的 Q 波（病理性 Q 波）在面向透壁心肌坏死的导联上出现。T 波倒置在面向损伤区周围心肌缺血区的导联上出现，在背向梗死区的导联则出现相反的改变，即 R 波增高，ST 段压低和 T 波直立并增高。ST-T 波动态变化是 NSTE-ACS 最具诊断价值的心电图表现。症状发作时可记录到一过性 ST 段改变（常表现 2 个或以上相邻导联 ST 段下移＞0.1mV），症状缓解后 ST 段缺血改善，或发作时倒置的 T 波是"伪正常化"，发作后恢复至原倒置状态更有诊断意义，并提示有心肌缺血或严重冠脉病。初始心电图正常或临界改变，不排除 NSTE-ACS 的可能性；患者出现症状时再次记录心电图，且与无症状时或既往心电图对比，注意 ST-T 波的改变。

（4）超声心动图 急性心肌梗死及严重心肌缺血时可见室壁节段性运动异常，同时有助于了解左心室功能，诊断室壁和乳头肌功能失调等。有条件或必要时还可进行放射性核素检查、MRI 等。

5. 诊断要点

① 当有典型的缺血性胸痛症状或心电图动态改变而无心肌坏死标志物升高时，可诊断为心绞痛。存在以下之一者，可诊断为心肌梗死。肌钙蛋白增高或增高后降低，至少有一次数值超过正常上限，并有以下至少一项心肌缺血临床症状：心电图出现新的心肌缺血变化；心电图出现病理性 Q 波；影像学证据显示新的心肌活力丧失或区域性室壁运动异常。

② 突发、未预料中的心脏性死亡，涉及心搏骤停，常提示心肌缺血的症状，推测为新的 ST 段抬高或左束支传导阻滞、冠状动脉造影或尸解有新鲜血栓的证据，死亡发生在可取的血标本之前，或心脏生物标志物在血中出现之前。

③ 在基线肌钙蛋白正常，接受经皮冠状动脉介入治疗（PCI）的患者，心脏生物标志物升高超过正常上限提示围术期心肌梗死。心脏生物标志物升高超过正常上限的 3 倍定位 PCI 相关的心肌梗死，其中包括一

种已经证实的支架血栓形成相关的亚型。

④ 基线肌钙蛋白正常，行冠状动脉旁路移植术（CABG）患者，心脏生物标志物升高超过正常上限，提示围术期心肌梗死。心脏生物标志物升高超过正常上限 5 倍并发生新的病理性 Q 波或新的左束支传导阻滞，或冠状动脉造影证实新移植的或自身冠状动脉闭塞或有心肌丧失的影像学证据，定位 CABG 的心肌梗死。

⑤ 有 AMI 的病理学发现。

6. 鉴别诊断 稳定型心绞痛、主动脉夹层、急性肺动脉栓塞、急腹症、急性心包炎。

【防治措施与用药】

发生疑似急性缺血性胸痛症状时应立即停止活动，就地休息，并尽早向急救中心（“120”）呼救。对于无禁忌证的 ACS 患者应立即舌下含化（服）硝酸甘油 0.3～0.6mg，每 5min 一次，总剂量不超过 1.5mg。“时间就是心肌和生命”。对于 STEMI（即 ST 段抬高心肌梗死）患者，采用溶栓或介入治疗（PCI）方式尽可能早地开通梗死相关动脉，可明显降低死亡率和并发症，改善患者预后。

（1）住院初始治疗　所有 STEMI 患者立即给氧，监测心电图、血压和血氧饱和度，伴有严重低氧血症者，需面罩加压给氧或气管插管并机械通气及镇痛治疗。

（2）溶栓治疗　STEMI 急性期行直接 PCI 为首选方法，但尚未普及。溶栓治疗具有快速、简便、经济、易操作的特点，静脉溶栓治疗仍然是较好的选择。在发病 3h 内溶栓治疗，其效与直接 PCI 相当。发病 3～12h 溶栓则不如直接 PCI，但仍能获益。发病 12～24h 内，如仍有持续或间断的缺血症状和（或）持续 ST 段抬高，溶栓治疗仍然有效，STEMI 发生后，血管开通时间越早，则挽救心肌越多。目前公认应在救护车的半小时内开始溶栓。

（3）经皮冠状动脉介入治疗（PCI）。

（4）抗栓治疗

① 抗血小板治疗

阿司匹林[保甲]　所有患者无禁忌证，均应立即口服阿司匹林水溶片或咀嚼阿司匹林肠溶片 300mg，维持 100mg/d 治疗。

氯吡格雷[保乙]　在首次或再次 PCI 之前或当时应用本品，初始负荷剂量 0.3g，拟直接 PCI 者最好 600mg；住院期间所有患者维持服用本品 75mg。出院后，未置入支架者应使用本品 75mg/d 至少 28d，耐受良好或条件允许者也可用至 1 年。因 ACS 接受支架置入者，术后使用氯吡格雷至少 12 个月。置入药物洗脱支架者可考虑氯吡格雷 75mg/d 用 15 个月以上。对阿司匹林禁忌者，可长期服用氯吡格雷。

替格瑞洛（Ticagrelor，倍林达） 为新型血小板聚集抑制剂，曾用名“替卡格雷”，分子式 $C_{23}H_{28}F_2N_6O_4S$，相对分子质量 522.57。该药为新型环戊基三唑嘧啶类（CPTP）口服抗血小板药。它不经肝脏代谢激活就直接起效，与 P2Y12ADP 受体可逆性结合。替格瑞洛治疗 12 个月在不增加主要出血的情况下，较氯吡格雷进一步显著降低 ACS 患者的心血管死亡/心肌梗死/猝死中复合终点事件风险达 16%，同时显著降低心血管死亡率达 21%。故替格瑞洛用于 ACS 抗血小板治疗似乎优于氯吡格雷。替格瑞洛 180mg 负荷剂量给药 0.5h 后平均血小板聚集抑制（IPA）达 41%，给药 2～4h 后达最大的 IPA 作用约 89%，此作用可保持 2～8h。替格瑞洛用于 ACS（不稳定型心绞痛，非 ST 段抬高型心肌梗死或 ST 段抬高型心肌梗死）患者，包括接受药物治疗和经皮冠状动脉介入治疗（PCI）治疗的患者。口服起始剂量为单次负荷剂量 180mg（90mg×2 片），此后 90mg（1 片）/次，2 次/d。除非有明确禁忌，本品应与阿司匹林联合应用，在服用首剂量负荷阿司匹林后，阿司匹林的维持剂量为每日 1 次，每次 75～100mg。已接受过负荷剂量氯吡格雷的 ACS 患者，可换用替格瑞洛治疗；应尽量避免漏服，若漏服一剂，需在预定的下次服药时间服用 90mg（1 片），即患者的下一个剂量。服药维持可长达 12 个月。

其他用药与治疗可参阅“心肌梗死”。包括 GPⅡb/Ⅲa 受体拮抗剂：阿昔单抗、依替非巴肽、替罗非班等。可选择性用于血栓负荷重的患者和氯吡格雷未给予适当负荷量的患者。

② 抗凝治疗：根据临床病情和体征，可选用普通肝素、低分子肝素、磺达肝癸钠、比伐卢定等。在 STMI 急性期后，以下情况需口服抗凝药治疗：超声心动图提示心腔内有活动性血栓，口服华法林 3～6 个月；合并心房颤动者；不能耐受阿司匹林和氯吡格雷者，可长期服用华法林，维持国际标准比值（INR）2～3。若需在阿司匹林和氯吡格雷和（或）替格瑞洛的基础上加用华法林时，需注意出血性风险，严密监测 INR，缩短监测间隔。

（5）抗心肌缺血和其他治疗

① 硝酸甘油类 应禁用于收缩压＜90mmHg 或较基础血压降低

30%以上，严重心动过缓（心率<50次/min）或心动过速（心率>100次/min），拟诊为右心室梗死的患者。

② β受体阻滞药能缩小心肌梗死面积，减少复发性心肌缺血、再梗死、室颤及其他恶性心律失常，对降低急性期病死率有肯定的疗效。适应证患者应于发病后24h内常规服用有效剂量。常用药物如阿替洛尔、美托洛尔、比索洛尔、卡维地洛、阿罗洛尔、拉贝洛尔和普萘洛尔等。

③ 血管紧张素转换酶抑制药（ACEI）和血管紧张素Ⅱ受体拮抗药（ARB），可减少充血性心力衰竭发生率，降低病死率。适应证中的所有ATEMI均可长期治疗，如不能耐受ACEI（剧烈咳嗽等）可换用ARB类药物。ACEI类常用药物有卡托普利、依那普利、贝那普利、雷米普利、福辛普利、赖诺普利和咪哒普利。ARB常用药物有氯沙坦、缬沙坦、厄贝沙坦、坎地沙坦、替米沙坦和奥美沙坦。

④ 醛固酮受体拮抗药　对STEMI后LVEF≤0.4，有心功能不全或糖尿病，无明显肾功能不全（血肌酐男性≤221μmol/L即2.5mg/dl，女性≤177μmol/L即2.0mg/dl），血钾≤5mmol/L，应给予醛固酮受体拮抗药如螺内酯等。

⑤ 钙通道阻滞药，不推荐使用二氢吡啶类钙通道阻滞药。

⑥ 他汀药物，除降血脂外，还有抗炎、改善内皮功能、抑制血小板聚集的作用（但有罕见的横纹肌溶解或断裂风险），有适应证特别需要将低密度脂蛋白胆固醇水平控制在2.6mmol/L（100mg/dl）以下者，可由有经验的医生个体化使用。

(6) CABG　对于少数STEMI合并心源性休克不适宜PCI者，急诊CABG可降低病死率。机械性并发症（如心室壁游离壁破裂、乳头肌断裂、室间隔穿孔）引起的心源性休克，在急性期需行CABG和相应心脏手术治疗。

(7) 对症治疗并发症。

(8) 预后　急性心肌梗死（AMI）患者的预后与梗死范围大小、侧支循环产生的情况以及治疗及时与正确性有关。一般急性期住院病死率约30%，经监护治疗后可降低至15%左右，采用溶栓治疗后再降至8%左右；住院90min内施行介入治疗进一步降低至4%左右。死亡多发生在1周内，尤其在数小时内，发生严重心律失常、休克或心力衰竭者，病死率尤高。NSTEMI近期预后虽佳，但长期预后则较差。NSTE-ACS患者经急性期处理后，病情可暂时稳定，但仍可因冠脉粥样硬化发展而引起心肌缺血复发，出院后再次住院高达20%。

猝　死

各种心脏病都可导致猝死，但心脏病的猝死中一半以上为冠心病所致。猝死指自然发生、出乎意料的突然死亡。WHO定为发病后6h内死亡者为猝死，但现多主张定为1h以内，也有人将病后24h内死亡者也归入猝死之列。心脏骤停系指心脏泵血功能突然停止，偶尔可自行恢复，但通常会导致死亡。

心脏性猝死（SCD）系指由于心脏原因所致的突然死亡。

【病因】

绝大多数SCD者有心脏结构异常。成年人中心脏结构异常主要包括冠心病、肥厚型心肌病、心脏瓣膜病、心肌炎、非粥样硬化性冠状动脉异常、浸润性病变和心内异常通道。这些是快速性室性心律失常发生的基础。SCD可由以下因素触发：心电不稳定、血小板聚集、冠状动脉痉挛、心肌缺血、自主神经系统不稳定、电解质紊乱、过度劳累、情绪压抑和使用致心律失常的药物等。

【临床表现与急救要点】

心脏骤停和SCD的心脏临床过程可分为四个时期：前驱期、发病期、心脏停搏期和死亡期。对心脏骤停或SCD者的处理主要是立即进行心肺复苏，并按下列顺序，分秒必争地进行：①识别心脏骤停；②告急；③心前捶击复律；④基础心肺复苏（A、B、C、D），即基础生命活动的支持（BLS），旨在迅速建立有效的人工循环，给脑组织及其他重要脏器以氧合血液，其主要措施包括畅通气道、重建呼吸、重建循环和除颤；⑤高级心肺复苏；⑥心肺复苏后处理；⑦院外心脏骤停复苏存活后的长期处理等。

【防治措施与用药】

心肌梗死后SCD的一级预防可选用的药物：β受体阻滞药、血管紧张素转换酶抑制药、调脂药、阿司匹林、多价不饱和脂肪酸、胺碘酮、醛固酮受体拮抗药等。

心肺复苏可选用药物：能量合剂（腺苷）、胺碘酮、阿托品、β受体阻滞药、氯化钙、地尔硫䓬、多巴胺、多巴酚丁胺、肾上腺素、利多卡因、门冬氨酸钾镁、吗啡、硝普钠、普鲁卡因胺、维拉帕米、血管加压素等。

第五节 动脉粥样硬化与用药

动脉粥样硬化（AS）是动脉硬化血管疾病中最常见、最重要的一种。病变从血管内膜开始，先后有脂质、炎性细胞等浸润，复合糖类积聚，继而血管内膜下和中层出现出血、纤维组织增生、钙化、黄色粥样斑块形成等病理改变，严重者将导致血管的狭窄和堵塞，引起供血脏器的缺血或坏死。由动脉粥样硬化导致心脑血管疾病（病变）已成为人类死因的前1～2位。引起动脉粥样硬化的危险因素如下。

1. 主要因素　①血脂异常，包括与血浆总胆固醇（TC）水平升高、高甘油三酯（TG）血症、低密度脂蛋白（LDL）和极低密度脂蛋白（VLDL）异常、乳糜微粒（CM）异常密切相关。而高密度脂蛋白（HDL）及其亚型却具有很强的抗动脉粥样硬化的作用。②高血压病。③吸烟。④糖尿病和高胰岛素血症。⑤高同型半胱氨酸血症。⑥40岁以上中老年人，但近年在青年甚至儿童期已有发现。⑦男女比例约为2∶1。⑧肥胖（超体重）。⑨家族遗传。

2. 较次要因素　①活动少、脑力活动紧张、从事经常有紧迫感的职业（工作）较易患本病。②高脂高热量饮食、食用高胆固醇食品（脑花、蛋黄、动物内脏等）易患本病。③衣原体、病毒、细菌等感染。④A型性格，进取心和竞争性强、工作专心而不注意身体保健、不注意休息、性情急躁、强制自己为成就而奋斗的人群易患本病。⑤铬、锰、锌、钒、硒等微量元素摄入不足；而有害的铅、镉、钴摄入过多为易患因素。⑥维生素E、维生素A等抗氧化剂缺乏。⑦体内铁贮存增多。⑧血管紧张素转换酶基因的多态性和过度表达。⑨纤维蛋白原、第Ⅶ因子增高，凝血因子功能增强。⑩缺氧、抗原抗体复合物的作用、维生素C缺乏等使血管通透性增加。

【临床表现与诊断要点】

1. 根据动脉粥样硬化对器官的影响，可分为四期。

（1）无症状期或隐匿期　对应于Ⅰ～Ⅳ型病变及大部分Ⅴa型病变，动脉管腔无明显狭窄，故无器官或组织受累的临床表现。

（2）缺血期　对应于Ⅴb、Ⅴc、Ⅵb型病变及部分Ⅴa和Ⅵc型病变，由于动脉血管内腔狭窄，器官缺血而出现临床症状。

（3）坏死期　对应于Ⅵc型病变，由于血管内血栓形成，致管腔闭塞而产生组织器官坏死的症状。

（4）纤维化期　长期缺血，器官组织纤维化和萎缩而引起症状。部分患者不经过坏死期而进入纤维化期，在纤维化期的患者也可重新发生缺血期的表现。

2. 主要临床表现　有关器官受累后表现为脑力和体力衰退，触诊体表动脉如颞动脉、桡动脉、肱动脉等可发现变粗、变长、迂曲和变硬。根据动脉血管分布，可表现为主动脉粥样硬化（部分患者可形成主动脉瘤）、冠状动脉粥样硬化、脑动脉粥样硬化、肾动脉粥样硬化、肠系膜动脉粥样硬化和四肢动脉粥样硬化。临床可表现为隐匿型或无症状性冠心病、心绞痛、心肌梗死、缺血性心肌病、猝死。

3. 实验室检查的项目应包括脂代谢指标、糖代谢指标、非特异性炎性指标（C反应蛋白，即CRP）。X线平片可显示主动脉硬化，冠状动脉、肾动脉、颈动脉、锁骨下动脉、下肢动脉的选择性造影及数字减影可准确地显示动脉粥样硬化病变的部位及严重程度。超声多普勒可探测颈部、肾脏、四肢血管的血流流速及成像和钙化检测；放射性核素造影有助于了解心、脑、肾的血流灌注情况；心电图、负荷心电图、心脏超声可协助冠心病诊断；血管内超声可从血管腔内显示血管的横（纵）断（剖）面和粥样硬化病变。

【防治措施与用药】

1. 防治措施　首先应积极预防动脉粥样硬化（AS）的发生。如已发生，应积极治疗，防止病变发展并争取逆转。已发生并发症者应及时治疗，防止恶化，延长患者寿命，提高生存质量。

（1）合理膳食　控制总热量摄入（食用低脂、低热量、高纤维素、高蛋白、膳食纤维丰富的食物）；40岁以上血脂正常者也应减少动物性脂肪和胆固醇高的食物摄入量。冠心病者严禁暴饮暴食，多进食富含维生素、膳食纤维的粗粮、蔬菜、水果、豆制食品、鱼类；戒烟限酒。

（2）从事适当的体力劳动和体育活动，合理安排工作和生活，保持心态平衡。积极治疗相关的危险因素，如前述高脂血症等。

2. 药物治疗原则　扩张血管，纠正血脂紊乱，抗血小板治疗，下肢血管病变治疗等。以下药物供选用时参考。

（1）扩张血管药物　以硝酸酯类制剂为代表，除扩张冠状动脉，增加冠状动脉血流量外，还通过对周围血管的扩张作用，减低心脏前后负荷和心肌的需氧量，从而缓解动脉粥样硬化症状。

硝酸异山梨酯[典][保甲] 口服片剂5～15mg，3次/d，服后0.5h起作用，持续3～5h；缓释剂可服20mg，2次/d，每次可维持有效作用12h。应遵医嘱对症用药。

单硝酸异山梨酯[典][保乙] 多为长效制剂，口服20～50mg，1～2次/d。患青光眼、颅内压增高、低血压者不宜选用上述两种药物。

戊四硝酯 成人口服10～30mg，3～4次/d，服后1～1.5h起作用，持续4～5h。

硝酸甘油常释剂型和长效制剂的用法用量参阅“冠心病”。

己酮可可碱[保乙] 成人口服400mg，3次/d，可延长患肢运动时间和增加红细胞变形能力，降低血液黏度。

(2) 抗血小板药物 参见“冠心病”，或遵医嘱。

(3) 调整血脂药物 血脂增高的患者，经上述饮食调节和注意进行体力活动后，仍高于正常，TG＞5.20mmol/L（200mg/dl）、LDL-C＞3.12mmol/L（120mg/dl）、TG＞1.7mmol/L（150mg/dl）者，需用调整血脂药物治疗，使TG＜4.68mmol/L，LDL-C＜2.6mmol/L，TG＜1.7mmol/L。

HDL-C＜1mmol/L（40mg/dl）为异常低下，可作为已有心血管疾病的患者以及虽无心血管疾病临床表现，但已属高危患者的治疗指标。戒烟，减轻体重，增加不饱和脂肪酸摄入，规律运动（如每天坚持慢跑、骑车或自己喜欢的各类体育活动），以及少量饮低度酒，可升高HDL-C。以下调脂药物可供对症选用。

① 仅降低血胆固醇的药物

普罗布考[保乙] 阻碍肝脏中胆固醇的乙酰乙酸酯生物合成阶段，而降低血胆固醇和LDL，但也降低血HDL，并有强化作用。成人口服0.5g，2次/d。副作用有胃肠道反应、头痛、眩晕、短暂性转氨酶增高及引起Q-T间期延长。

考来烯胺（消胆胺） 成人口服4～5g，3次/d。或考来替泊，成人口服4～5g，3～4次/d。副作用有便秘、恶心等胃肠道反应。

新霉素 口服后增进胆盐从粪便排出，减少胆固醇吸收，可使LDL_C降低30%以上。剂量为2g/d，分次口服。不良反应有恶心、腹痛、腹泻，可能损害听力和肾功能等。

② 主要降低胆固醇兼降甘油三酯的药物：羟甲戊二酰辅酶-A（HMG-CoA）还原酶抑制药，简称他汀类。具有抗炎症、抗氧化、减

少内皮素生成，减少组织因子表达，抑制血小板聚集、稳定斑块、抗血栓，尤其是抑制胆固醇在体内生成兼有降甘油三酯的作用，目前已知具有多方面抗动脉粥样硬化作用的药物有洛伐他汀、辛伐他汀、普伐他汀、氟伐他汀、阿托伐他汀等。西立伐他汀因发生横纹肌溶解症以致死亡病例较多，已撤出市场。本类药物不良反应有肌痛、胃肠道症状、失眠、皮疹、血转氨酶和肌酸激酶增高等。本类药物不宜与贝特类或烟酸类合用，以免发生横纹肌溶解的严重副作用。本类药物的调脂作用和副作用均与剂量相关。在安全治疗剂量范围内用药，可有效地防止或减少冠心病事件和死亡，使冠状动脉粥样硬化斑块发生减少或消退；对老年人、妇女、合并糖尿病、高血压病等高危病人、急性冠脉综合征以及预防缺血性脑卒中均有益。临床应用均应从小剂量开始，可使 LDL-C 降低 20%～40%，TG 下降 10%～20%，HDL-C 上升 5%～15%。其常用剂量参考如下：

洛伐他汀[典][保乙] 成人口服 10～20mg，1 次/d，晚餐时服用，最大剂量不超过 80mg/d。

辛伐他汀[典][保乙] 成人口服 10～20mg，晚餐时服用。一般以不超过 40mg/d 较为安全。

普伐他汀[典][保乙] 用法同辛伐他汀。

氟伐他汀[典][保乙] 起始剂量为 20mg，最好在晚餐后服用；最大剂量为 80mg，应慎用。

阿托伐他汀钙[典][保乙] 常用起始剂量为 10mg，最好在晚餐后服用；最大剂量为 80mg，但以 40mg/d 配合胆酸螯合剂（如前述普罗布考、考来烯胺）治疗较安全。

弹性酶 能阻止胆固醇的合成和促进胆固醇转化成胆酸。口服 10～20mg，3 次/d。作用较弱但有软化血管的作用，且副作用少。

③ 主要降低血甘油三酯兼降胆固醇的药物：贝丁酸类，或称贝特类、甲氧芳酸类、纤维酸类，其降血脂作用通过增加脂蛋白脂肪酶和肝脂肪酶活性使富含甘油三酯蛋白的分解代谢增加，以及减少极低密度脂蛋白的分泌；其降甘油三酯的作用比降胆固醇作用强。目前用于临床的有吉非贝齐、非诺贝特、苯扎贝特、环丙贝特，氯贝丁酯由于安全性欠佳已几乎被淘汰。本类药不宜与华法林同服，以免发生出血倾向。

非诺贝特[典] 成人口服胶囊（片剂）0.1g，3 次/d；维持量 0.1g，1～3 次/d。或微粒剂 0.2g，1 次/d。或微粒型片剂 0.16g，1 次/d。

吉非贝齐（吉非罗齐）[典][保乙] 成人常用量口服 0.3～0.6g，

2次/d，早餐及晚餐前30min服。

烟酸[典] 适用于高甘油三酯血症（Ⅲ、Ⅳ、Ⅴ型高脂蛋白血症），高胆固醇血症、混合型高脂血症。普通片剂宜自小剂量开始，50～100mg，3次/d，餐间服用可减轻胃部刺激症状，1～3周间逐步增加剂量，最大剂量2～3g/d。服用缓释片（胶囊）一般开始370～500mg，1次/d，睡前服药，每2～4周加量，每次加量0.5g，最大剂量2.0g/d，耐受比普通制剂良好。

阿昔莫司[典][保乙] 适用于高甘油三酯血症（Ⅳ型），高胆固醇血症（Ⅱa型），混合型高脂血症（Ⅱb型）。成人常用量250mg，2～3次/d，餐后服用；最大剂量不超过1200mg/d。肾功能障碍时按肌酐清除率调整剂量，40～80ml/s时，改为250mg/d；20～40ml/s时隔日1次服250mg。

不饱和脂肪酸包括从鱼油中提取的20-碳-5-烯酸（EPA）和22-碳-6-烯酸（EHA）以及从植物油提取的亚油酸，均可抑制脂质在小肠的吸收和胆汁酸的再吸收。

海鱼油胶丸 3～5粒（每粒0.3g），餐前服用，2次/d。本品与ω-3脂肪酸为异名同药，不可重复应用。又如市售多烯康胶丸，每丸含300mg（含EPA和DHA甲酯或乙酯210mg）；450mg（含EPA和DHA甲酯或乙酯315mg）；口服，每次0.9～1.8g，3次/d。

亚油酸丸 为由大豆油皂化物中提取和减压蒸馏后制得的不饱和酸，含亚油酸约65%以上，并加有维生素E作为抗氧剂；口服1～2丸，3次/d，餐后服。可酌情增量以提高疗效。

月见草油胶囊（丸） 口服1.5～2.0g，3次/d；每粒300mg、350mg、500mg。

血脂康 为特制红曲精制而成，内含洛伐他汀（内酯式）及酸性洛伐他汀约20mg/g以上，有抗粥样硬化、调血脂、保护血管内皮、抑制过氧化损伤、阻滞血管平滑肌细胞增殖和迁移等作用。对原发性高脂血症能降低甘油三酯、胆固醇、低密度脂蛋白，升高高密度脂蛋白，且降低血液黏滞度等作用。成人口服0.6g（2粒），2次/d。

④ 其他降（调）血脂的药物如泛硫乙胺（潘托新、潘托生）、地维烯胺、考来维纶、心脑康（含红花油、芳香开窍剂、维生素E等）、右旋糖酐硫酸酯钠（糖酐酯）、硫酸软骨素A、藻酸双酯钠、夫拉扎勃（去脂舒）、吡卡酯（血脉宁，安吉宁）等均有较好的降（调）血脂作用，可选用。

(4) 溶血栓和抗血凝药物　对动脉内形成血栓导致管腔狭窄或阻塞者，可用溶栓、抗凝药治疗。如肝素制剂、华法林、降纤酶、巴曲酶，尿激酶、链激酶、重组组织型纤溶酶原激活剂等，均须在经验丰富的专科医师指导下应用。

3. 有临床指征且具备条件时，可考虑手术治疗、基因治疗。

4. 对脑动脉粥样硬化的患者，可选用以下中成药治疗：天麻首乌丸[典]、镇脑宁胶囊[典][保乙]、益心酮片[典]、通脉胶囊[典]、山玫胶囊[典]、心脑康胶囊[典][保乙]、软脉灵口服液[典]、脑得生胶囊（丸、颗粒、片）[典][保乙]、古汉养生精[典]、抗脑衰胶囊[典]以及丹芎通脉颗粒等。

第六节　慢性充血性心力衰竭与用药

慢性充血性心力衰竭（心衰）是以左、右或双心室功能障碍及神经体液调节改变为特征的一类复杂的临床综合征，表现为心肌功能障碍导致心脏泵出的血液不能满足外周组织和器官代谢需要。通常伴随运动及体能耐力下降，体液潴留和生存时间缩短。它是各种心血管疾病的终末阶段，心肌和外周循环的贮备能力、代偿机制耗竭，多见于大量心肌细胞丧失（急性心肌梗死）、长时间心脏负荷过重（高血压病、瓣膜病）、毒素（毒品、酗酒）和感染等情况。心衰是循环系统常见内科急症之一。

【临床表现与诊断要点】

1. 呼吸困难　既是主观上空气缺乏的感受，也是心衰最早常见的症状。最初为劳力性或负荷性呼吸困难，恶化后表现为夜间阵发性呼吸困难、静息时呼吸困难，以至端坐呼吸。

2. 其他症状　如疲劳、虚弱、夜尿增多、总尿量减少；神经精神症状，如焦虑、记忆力减退、失眠，甚至谵妄；腹部脏器淤血，腹胀、恶心、食欲低下，严重时出现腹水；可有不同程度的营养不良，活动后出现明显的呼吸急促及交感神经兴奋的表现（面色苍白、肢体冰凉、心动过速、出冷汗等），心衰过重或加重时可在肺部听到中小水泡音，大水泡音或哮鸣音。常伴特定的体征——体液潴留，可出现胸腔积液的体征，下肢甚至全身的凹陷性水肿，多先出现在身体的下肢和悬垂部分。可有肝脏增大。

3. 听诊　心浊音界向左侧或左下扩大，早期心尖搏动增强，有第三心音奔马律、第四心音奔马律，并伴有各种类型的收缩期杂音。还可出现静脉怒张、交替脉。

4. 心电图、超声心动图、X线胸片、放射性核素心室造影、血液电解质和肝脏酶学指标检查有助于诊断。

【防治措施与用药】

1. 预防心衰发生及恶化　减轻心脏负荷、降低心肌耗氧量，减少神经体液激活的程度，监测并严格控制血压、血糖水平等。

2. 避免诱发因素　纠正心衰的可逆性病因，如内分泌异常、瓣膜异常、各种心律失常、吸烟、高血压病、心肌中毒。

3. 改变活动和饮食方式　在身体允许的范围内适度的体能训练有助于治疗心衰，超重患者减低体重，合理膳食，减少精神刺激、保持开朗乐观和心态平衡。

4. 有临床指征和条件具备时，可行心肌血运重建治疗、切除病变部位的室壁瘤等。

5. 药物治疗　现已逐渐明确，导致心衰的发生、发展的基本机制是心室重塑，表现为心肌细胞肥大、凋亡，胚胎基因和蛋白质的再表达，心肌细胞外基质量和组成的变化。临床则表现为心肌质量、心室容量增加，心室形状改变（横径增加呈球形）。初始心肌损伤后，有多种内源性神经内分泌因子和细胞因子被激活，包括去甲肾上腺素、血管紧张素Ⅱ（AngⅡ）、醛固酮、加压素、内皮素、肿瘤坏死因子等。心衰时，这些因子在循环和组织中的水平增高。神经内分泌细胞因子系统的长期、慢性激活可促进心肌重塑，加重心肌损伤和功能恶化，形成恶性循环。临床上已有不少药物可阻断神经内分泌系统，阻断心肌重塑成为目前治疗心衰的关键环节，现简介如下。

（1）强心药　包括洋地黄类和非洋地黄类，后者又包括儿茶酚胺类和磷酸酯酶抑制药。

地高辛[典][保甲]　用于治疗充血性心力衰竭。成人常用量：①口服，快速洋地黄化，每6～8h给0.25mg，总量0.75～1.25mg；缓慢洋地黄化，0.125～0.5mg，1次/d，共7d；以后维持量，每日1次0.125～0.5mg。②静脉注射，洋地黄化0.25～0.5mg，用5%葡萄糖注射液稀释后缓慢注射，以后可用0.25mg，每隔4～6h按需注射，但每日总量不超过1mg，维持量0.125～0.5mg，1次/d。儿童用量应酌情减量。

甲地高辛[典]　适用于急慢性心力衰竭。成人1次口服0.1～0.2mg，2次/d，2～3d后改为维持量，口服1次0.1mg，1～2次/d。必要时可静脉注射给药。

毛花苷C[典][保甲]　适用于急性心力衰竭和慢性心力衰竭急性加重。成人静脉注射剂量首次0.4～0.8mg，用葡萄糖注射液稀释后缓慢注射，需要时可间隔2～4h后再给0.2mg；维持量为0.2～0.4mg/d，每日1次或分2次给，间隔12h。口服1次0.5mg，4次/d；维持量0.5mg，2次/日。

毒毛花苷K[典][保甲]　本品作用快，维持时间短，适用于急性心功能不全或慢性心功能不全急性加重者。静脉注射成人首剂0.125～0.25mg，用5%葡萄糖注射液稀释后缓慢注入，2h后按需再给0.125～0.25mg，总量0.5mg。小儿剂量酌减。

(2) 利尿药　是唯一能控制心衰体液潴留的药物，可使心衰症状迅速缓解、稳定。一般利尿药应与ACEI、β受体阻滞药或地高辛合用。噻嗪类适用于轻度体液潴留而肾功能正常者。水肿显著且有肾功能损害时，宜选用袢利尿药（如呋塞米、布美他尼、托拉塞米）。通常应从小剂量（如氢氯噻嗪25mg/d；呋塞米20mg/d）开始，可逐渐加量，氢氯噻嗪100mg/d，已达最大效应；呋塞米剂量则可较大。出现利尿抵抗时，可改为静脉注射，或联用两种利尿药，或增加肾血流量的药物如多巴胺小剂量静脉滴注。长期应用利尿药，应注意适量补钾（如10%氯化钾口服液10ml，3次/d；或氯化钾缓释片0.5g，1次/d）。

(3) 血管紧张素转换酶抑制药（ACEI），参见“高血压病”。8种药物参考剂量见表5-2。

表5-2　8种ACEI治疗心力衰竭的参考剂量

药物名称	起始剂量	目标剂量
卡托普利[保甲]	6.25mg,3次/d	25～50mg,3次/d
依那普利[保甲]	2.5mg,1次/d	10mg,2次/d
培哚普利[保乙]	2mg,1次/d	4mg,1次/d
雷米普利[保乙]	1.25～2.5mg,1次/d	2.5～5mg,2次/d
贝那普利[保乙]	2.5mg,1次/d	5～10mg,2次/d
福辛普利[保乙]	10mg,1次/d	20～40mg,1次/d
西拉普利[保乙]	0.5mg,1次/d	1～2.5mg,1次/d
赖诺普利[保乙]	2.5mg,1次/d	5～10mg,1次/d

(4) β受体阻滞药　参见“高血压病”和“冠心病”。需从小剂量

开始，2～4 周后酌增剂量。

美托洛尔[保甲]　起始剂量 12.5mg，2 次/d；目标剂量 50～100mg（酒石酸盐），2 次/d。

比索洛尔[保乙]　起始剂量 1.25mg，1 次/d；目标剂量 10mg，1 次/d。

卡维地洛[保乙]　起始剂量 3.125mg；目标剂量 25～50mg，均 1～2 次/d。

（5）醛固酮受体拮抗药

螺内酯（安体舒通）　成人口服 20～40mg，3 次/d，可酌情增减。

（6）血管紧张素Ⅱ受体拮抗药（沙坦类），可用于不能耐受 ACEI 的患者。参见“高血压病”。

（7）其他药物

氨力农[典]　适用于各种原因引起的急性心力衰竭，慢性心力衰竭急性加重期的短期治疗。静脉注射负荷剂量 0.75mg/kg，2～3min 缓慢静注，继之以 5～10μg/(kg·min) 维持静滴，单次剂量最大不超过 2.5mg/kg，每日最大剂量＜10mg/kg。疗程不超过 2 周。

米力农[典]　为氨力农的同类物。静脉注射 25～75μg/kg，以后以 0.25～1.0μg/(kg·min) 维持。每日最大剂量不超过 1.13mg/kg。疗程不超过 2 周。或口服：一次 2.5～7.5mg，4 次/d。静脉滴注：12.5～75μg/(kg·min)。一般开始 10min 以 50μg/kg，然后以 0.375～0.75μg/(kg·min) 维持。每日最大剂量不超过 1.13mg/kg。

注意：少数有头痛、低血钾。过量时可有低血压、心动过速，故低血压、心动过速患者慎用。心肌梗死急性期忌用。肾功能不全者宜减量。

此外，从文献检索到 100 余篇论文，曲美他嗪[保乙]＋常规抗心衰治疗在降低心衰级别、改善心功能系列指标、提高生活质量等方面优于常规治疗，有待于临床进一步观察和深入研究。

第七节　心律失常与用药

心律失常是指心脏活动的起源、心搏频率与节律以及激动传导异常的病理现象。目前至少有三种分类方法。①按起源分为窦性、房性、交界性、室性心律失常；②按心率快慢分为缓慢性心律失常和快速性心律失常；③按循环障碍严重程度和预后，分为良性心律失常和恶性心律失常。

心律失常可见于各种类型的器质性心脏病，其中以冠心病、心肌病、心肌炎和风湿性心脏病较多见，心力衰竭或心肌梗死时发病率更高。在健康或亚健康人群、神经功能失调者中也常出现心律失常。心律失常的预后与病因、诱因、演变趋势、血流动力学影响程度等因素有关。无器质性心脏病的各种心律失常如房性和室性期前收缩、室上性心动过速、心房颤动，大多预后良好；低血钾、Q-T间期延长综合征时出现的室性期前收缩，有可能演变成室性心动过速或室颤，预后不佳；预激综合征合并快速房颤时不仅可导致严重的血流动力学异常，还可能诱发室颤。快速性室性心律失常合并心率缓慢的完全性房室传导阻滞、病态窦房结综合征时，可因诱发循环功能障碍而威胁生命。

窦性心动过速和窦性心动过缓

【临床表现与诊断要点】

窦性心动过速指成年人心率超过100次/min，儿童心率超过150次/min。多见于运动、兴奋、紧张、激动时，也见于器质性心脏病，如心力衰竭及其他疾病（如贫血、甲状腺功能亢进等）。

窦性心动过缓指成年人心率低于60次/min，见于老年人、运动员、长期体力劳动者、药物作用、迷走神经张力过高、颅内压升高、甲状腺功能低下，病态窦房结综合征、严重房室传导阻滞等。

无论心动过速还是过缓，患者均可出现头晕、疲乏、失眠、记忆力减退，严重者可有短暂的黑矇或晕厥发作。根据临床症状、体格检查和心电图可诊断。做24h动态心电图、食管调搏、创伤性电生理检查和病因诊断可明确诊断。

【防治措施与用药】

1. 窦性心动过速治疗原则是病因治疗。包括高热者降温，补充水分，休息，纠正贫血，治疗心力衰竭等。

2. 持续性心动过缓并有症状者可应用茶碱类和β受体激动药。有严重心动过缓、窦性停搏、窦房阻滞并伴有显著临床症状，如晕厥时，应考虑到病态窦房结综合征，一旦诊断成立，则可考虑安装人工心脏起搏器。

氨茶碱[典][保甲]　强心、平喘、利尿、增快心率，可用于窦性心动过缓的治疗。成人常用剂量每次0.1～0.2g，口服3次/d；极量每次0.5g，1g/d。也可在专科医师指导下对症肌内注射、静脉滴注、直肠给药等。茶碱的有效血药物浓度为10～20μg/ml，安全范围窄，在联用林可霉素大环内酯类抗生素等，可致血药浓度升高，可致少数患者中毒，导致停搏，甚至呼吸衰竭而危及生命，应警惕！

窦性心律不齐

【临床表现与诊断要点】

窦性心律的节律不整齐，同一个导联上的P-P间距差>0.12s。多与窦性心动过速或过缓同时存在。其中较常见的一类为呼吸性心律不齐，心率快慢随呼吸周期性变化，多见于青年，无临床意义。临床上根据心电图特点做出诊断。

【防治措施与用药】

通常不做特殊处理。严重持续心律不齐伴有呼吸频率的异常改变时，要注意中枢神经系统的病变。

期前收缩（早搏）

期前收缩又称过早搏动，简称早搏。按起源分为窦性、房性、交界性和室性四种。各种期前收缩可见于正常人，心脏神经官能症；器质性心脏病者更易发生。

【临床表现与诊断要点】

期前收缩可无自觉症状，也可有心悸或心跳停顿的感觉。频繁发作可引起乏力、头晕等。听诊心律不规则，有早搏。根据临床症状和心电图可做出初步诊断。

【防治措施与用药】

1. 无器质性心脏病的情况下，无论房性、室性期前收缩，多无临床意义；若早搏仅为偶发，并未影响日常生活，无须特殊治疗。

2. 若在急性心肌梗死、急性心肌缺血、心肌病、低钾血症、洋地黄过量时，室性期前收缩演变为室性心动过速和心室纤颤的风险增加时，应积极治疗基础疾病。

3. 精神因素诱发或早搏频发可应用小量镇静药，β受体阻滞药治疗；在心肌梗死、急性心肌缺血、心力衰竭时，胺碘酮预防心室纤颤的作用较为肯定，临床药物用法与用量参考如下。

艾司唑仑[典][保甲]　有镇静、催眠、抗焦虑作用。用于镇静每次服1～2mg，3次/d。短期少量使用几无不良反应，服用量过大可出现轻微乏力、口干、嗜睡；持续服用后亦可出现依赖性，但程度较轻。

盐酸普萘洛尔（心得安）[典][保甲]　适用于心律失常，控制快速性室上性心律失常、室性心律失常，特别是与儿茶酚胺有关及洋地黄引起者。成人每次口服10～30mg，3～4次/d；应根据需要及耐受程度调整用量。严重心律失常应急时可静脉注射1～3mg，以每分钟不超过1mg的速度注入，必要时2min可重复1次，以后每隔4h 1次。

用于心律失常的β受体阻滞药还有阿替洛尔、酒石酸美托洛尔、盐酸艾司洛尔和盐酸索他洛尔，均应在经验丰富的专科医师指导下对症用药。

盐酸胺碘酮[典][保甲]　口服适用于危及生命的阵发性室性心动过速、室颤的预防，也可用于其他药物无效的阵发性室上性心动过速、阵发性心房扑动、心房颤动，包括合并预激综合征者及持续性心房颤动、心房扑动电转复后的维持治疗。可用于持续房颤、房扑时室率的控制。静脉滴注适用于利多卡因无效的室性心动过速和急诊控制房颤、房扑的心室率。①口服成人常用量：a. 治疗室上性心律失常，0.4～0.6g/d，分2～3次服，1～2周后根据需要改为0.2～0.4g/d维持。部分患者可减至0.2g/d，每周5d或更小剂量维持。b. 治疗严重室性心律失常，0.6～1.2g/d，分3次服用，1～2周后根据需要逐渐改为0.2～0.6g/d维持治疗。②静脉注射负荷剂量3mg/kg，然后以1～1.5mg/min静脉注射维持，6h后减至0.5～1mg/min，每日总量1.2g。以后逐渐减量，静脉滴注胺碘酮最好不超过3～4d。

美西律[典][保甲]　用于急慢性心律失常，如室性早搏、室性心动过速、心室颤动及洋地黄中毒引起的心律失常。成人口服50～200mg，3次/d或每6～8h 1次；以后酌情减量维持。尚可对症静脉给药。

心房扑动

心房扑动简称房扑，是房性心律失常的一种类型。部分房扑与器质性心脏病有关。典型房扑时心房激动的频率约300次/min，房扑波呈锯齿状（F波）。

【临床表现与诊断要点】

临床表现除基础心脏病的症状外，还可能有头晕、心悸、胸闷、呼吸困难、虚弱、疲劳等。有左心功能不全的患者，房扑可能诱发明显的充血性心力衰竭。心电图呈典型的房扑表现，如P波消失，代之以大小接近、形态相同、间隔接近的“F”波，QRS波形态正常，多以2∶1和4∶1混合的比例下传。临床可根据症状、体征，特别是心电图诊断。

【防治措施与用药】

1. 转复窦性心律，维持窦性心律即预防房扑复发。复律方法包括同步直流电复律、快速心房起搏和药物治疗。

2. 去除病因和诱发因素对于预防房扑发作有效，如解除因风湿性心脏瓣膜病引起的机械性梗阻，纠正电解质及酸碱平衡紊乱，纠正低氧血症等。对于反复发作的房扑，当药物预防无效时，可考虑导管射频消融。

3. 药物复律参考

盐酸胺碘酮[保甲]　参阅“期前收缩（早搏）”。

普罗帕酮[典][保甲]　又名心律平，临床用其盐酸盐。可用于心房扑动和（或）心房颤动的预防。

（1）口服　①成人常用量0.1～0.2g/次，6～8h 1次。②成人处方极量900mg/d，分4～6次服。③小儿常用量5～7mg/kg，3次/d，起效后用量减半，维持疗效。④由于有局麻作用，故宜饭后与饮料或食物同时吞服，不得嚼碎。

（2）静脉注射　①成人常用量1～1.5mg/kg，静脉注射5min，需要时于15min后可重复1次。以后可以0.5～1mg/min速度滴入维持。②小儿常用量1mg/kg，静注5min，需要时于20min后可重复1次。

心房颤动

心房颤动简称房颤，以60～70岁以上的老年人较常见（4%以上）。发病危险因素包括老年人心脏的退行性改变、心力衰竭、高血压病、冠心病和瓣膜病。按房颤的特点分为阵发性、持续性和永久性；发生缺血性脑卒中和其他重要器官栓塞的风险高。

【临床表现与诊断要点】

临床表现除基础心脏的症状外，还可出现心悸、头晕、胸闷、气短、疲劳、体力耐力下降等。左心功能不全的患者，当快速房颤时容易诱发充血性心力衰竭。典型的体征为心律绝对不齐，第一心音强弱不等，脉搏短绌。心电图示P波消失，代之以大小不等、形态不一、间隔不均的“f”波，QRS波形态正常。通常根据临床表现和心电图改变下诊断。

【防治措施与用药】

1. 确定房颤病因和诱因，并加以控制。如咖啡因、酒精、中毒，甲状腺功能亢进症、肺部疾病、肺或心脏手术、心肌炎、心肌梗死均可诱发房颤；器质性心脏病，如风湿性二尖瓣狭窄、高血压病、肥厚型心肌病、慢性心力衰竭和老年性心脏退行性改变等均可诱发房颤。

2. 治疗原则为去除房颤发作的病因和诱因，转复窦性心律，预防房颤复发，预防血栓性并发症。转复可以用同步复律、药物复律等方法。

3. 药物防治参考　①药物复律常用胺碘酮、奎尼丁；②控制心室率常用的药物有洋地黄制剂、钙通道阻滞药、β受体阻滞药等；③预防复发常用药物有胺碘酮、普罗帕酮、β受体阻滞药；④预防血栓可选用阿司匹林、氯吡格雷或华法林等。现举例简介如下。

奎尼丁[典][保甲]　临床应用其硫酸盐。口服主要适用于心房颤动或心房扑动经电转复后的维持治疗。成人用前应先试服0.2g，观察有无过敏及特异质反应。①成人常用剂量0.2～0.3g/次，3～4次/d，长效制剂0.3g，每8～12h 1次。转复心房颤动或心房扑动，首次0.2g，每2h 1次，连续5次；如无不良反应，第2日增至每次0.3g，第3日每次0.4g，每2h 1次，连续5次。每日总量不宜超过2g。恢复窦性心律后改为维持量，1次0.2～0.3g，3～4次/d。成人处方极量2.4g/d（一般每日不宜超过2g），应分次给予。②小儿常用量1次按体重6mg/kg，或按体表面积180mg/m^2，3～5次/d。③主要不良反应有低血压、抑制心肌收缩、室内传导阻滞、严重室性心律失常、胃肠道反应等。

洋地黄类制剂如地高辛、甲地高辛、毛花苷C、毒毛花苷K等，参见“慢性充血性心力衰竭”。

钙通道阻滞药主要选用维拉帕米、地尔硫䓬、苄普地尔，其用法与用量简介如下。

盐酸维拉帕米[典][保甲]　又名异搏定、异搏停。口服适用于治疗：①各种类型心绞痛，包括稳定型或不稳定型心绞痛，以及冠状动脉痉挛所致心绞痛，如变异型心绞痛；②控制心房扑动、心房颤动的室率，预防阵发性室上性心动过速；③肥厚型心肌病；④高血压病。

静脉注射维拉帕米适用于治疗快速性室上性心律失常，使阵发性室上性心动过速转为窦性，使心房扑动或心房颤动的心室率减慢。

维拉帕米成人常用量：①口服首剂 40～80mg，3～4 次/d，可酌情逐日或逐周增加剂量，每日总量一般在 240～480mg，成人处方极量 480mg/d。②静脉注射开始用 5mg 或按 0.075～0.15mg/kg，静脉注射 2～3min。如无效则 10～30min 后再注射 1 次。老年患者 1 次剂量在 3～4min 注射完毕，可减轻不良反应。③静脉滴注，5～10mg/h，加入 0.9%氯化钠注射液或 5%葡萄糖注射液中静脉滴注，每日总量不超过 50～100mg。

维拉帕米小儿常用量：①口服，2 岁以下 1 次 20mg，2～3 次/d；2 岁以上 1 次 40～120mg，2～3 次/d。②静脉注射，新生儿至 1 周岁首剂按体重 0.1～0.2mg/kg；1～15 岁首剂按0.1～0.3mg/kg，总量不超过 5mg，2～3min 缓慢静脉注射，心电图连续监护，必要时 30min 后可重复给药 1 次。

盐酸地尔硫䓬[典][保乙] 可用于治疗快速性室上性心律失常，静脉注射可用于控制心房颤动的心室率。①成人口服常用量：开始 30mg，3～4 次/d，餐前或临睡时服，剂量每 1～2d 逐渐增加，直到获得适合的效应，合理的平均剂量范围为90～360mg/d。缓释片 30～120mg/次，2 次/d。控制稳定型心绞痛 1 日服 1 次 120～480mg。②静脉注射：成人初次 10mg，临用前以 0.9%氯化钠或 5%葡萄糖注射液溶解稀释成 1%浓度，在 3min 内缓慢注射，或按体重0.15～0.25mg/kg 计算剂量，15min 后可重复；也可按体重 5～15μg/(kg・min) 静脉滴注。用于治疗室上性心动过速时必须心电图监护。

苄普地尔（苄丙洛，双苯吡乙胺）是一种新型、长效钙通道阻滞药，具有阻滞 Ca^{2+}、Na^{+}、K^{+} 通道的作用，抑制钙调蛋白的作用，故适用于各种心律失常、心绞痛、高血压病。成人口服 150～450mg，1 次/d；静脉注射 1 次剂量为 2～4mg/kg（体重）。不良反应轻，常见有胃肠道反应如恶心、腹泻，神经系统症状如虚弱、紧张、眩晕等。

β 受体阻滞药，可选用普萘洛尔、阿替洛尔、美托洛尔、艾司洛尔等，临床应用简介如下。

盐酸普萘洛尔[典][保甲] 又名心得安。适用于心律失常，控制快速性室上性心律失常、室性心律失常，特别是与儿茶酚胺有关及洋地黄引起者，可用于对洋地黄疗效不满意的房扑、房颤的心室率的控制，也可用于顽固性早搏改善患者的症状。成人口服 1 次 10～30mg，3～4 次/d，应酌情调整用量。急重症应急时可静脉注射1～3mg，以不超过

1mg/min的速度注入，必要时 2min 可重复 1 次，以后每隔 4h 1 次。

盐酸索他洛尔[典][保乙]　适用于危及生命的快速性室性心律失常，如持续室速。成人口服从 80mg、2 次/d 开始，根据反应在 2～3d 内增加剂量至 120～160mg、2 次/d；极量 640mg/d。

其他 β 受体阻滞药参见“冠心病　心绞痛”。

预防血栓用阿司匹林、氯吡格雷等可参阅“冠心病　心肌梗死”。

房室传导阻滞

心脏传导的任何部位如心房、房室结、房室束及束支-浦肯野系统等的传导障碍均可引起传导阻滞，其中心房激动向心室传导延迟或完全不能传至心室称为房室传导阻滞。常见病因有局灶性或弥漫性心肌炎症、急性心肌缺血或坏死，传导系统的退行性改变等。

【临床表现与诊断要点】

部分患者有心悸、胸闷、漏跳感。临床上传导障碍程度分为Ⅰ度、Ⅱ度、Ⅲ度房室传导阻滞。特征心电图有助于下诊断。Ⅰ度房室传导阻滞多数与年龄、服用抗心律失常药物、心率过缓有关，通常不反映器质性病变。Ⅱ度房室传导阻滞又分为Ⅱ度Ⅰ型、Ⅱ度Ⅱ型，后者多为器质性病变，见于老年心脏的退行性改变、冠心病。Ⅲ度房室传导阻滞为严重的器质性病变，常见病因如严重的冠状动脉病变、心肌炎、老年心脏退行性改变、高钾血症、药物（如多柔比星等）的不良反应诱发，必须及时处理。

【防治措施与用药】

1. 及时治疗各种原发病，如心肌炎、心肌梗死；寻找并处理上述各病因，纠正洋地黄过量、高钾血症等。

2. 当伴有心脏扩大，心力衰竭，心肌缺血、心肌弥漫性炎症时，应用异丙肾上腺素会使发生室速、室颤的风险增加。严重阻滞伴晕厥发作者应考虑安装心脏起搏器。

3. 酌情应用硫酸阿托品　每 4h 口服 0.3mg，适用于房室束分支以上阻滞，尤其是迷走神经张力过高所致的阻滞；必要时肌内或静脉注射，每 4～6h 0.5～1.0mg。

4. 慎用拟交感神经药物　异丙肾上腺素每 4h 舌下含服 5～10mg，或沙丁胺醇 2～4mg，3～4 次/d，或麻黄碱口服 30mg，3～4 次/d。预防或治疗房室传导阻滞引起的阿-斯综合征，宜用 0.5～1mg 加在 5%葡葡糖注射液 200～300ml 内缓慢静脉滴注；此剂量适用于Ⅲ度房室传导阻滞、心率不到 40 次/min 时。

此外，临床上还有主张应用碱性药物，如碳酸氢钠或乳酸钠，有改善心肌细胞应激性、促进传导系统心肌细胞对拟交感神经药物反应的作用，尤其适用于高血钾或伴酸中毒时。茶碱类药物对伴有喘息的房室传导阻滞的患者有一定缓解症状的效果。

阿-斯综合征

阿-斯综合征（Adams-Stokes syndrome）即心源性晕厥，是由于心排血量急剧减少，致急性脑缺血所引起的晕厥和（或）抽搐。最初描述的阿-斯综合征是指心动过缓患者发生的晕厥和抽搐。广义的阿-斯综合征是指任何原因的心排血量突然锐减而引起的急性脑缺血综合征。晕厥为突然发生的短暂性意识丧失，引起躯体肌张力消失，但不需要电和化学的心脏转复而可自发性恢复。

【临床表现与诊断要点】

1. 临床分型

（1）快速性心律失常　因快速性心律失常而导致心源性晕厥发作，多见于器质性心脏病者，少数也见于正常人。临床快速性室性心律失常、快速性室上性心律失均可导致心源性晕厥的发生。

（2）缓慢性心律失常　该型心律失常引起的心源性晕厥发作，见于各种器质性心脏病者，如急性心肌炎、急性心肌梗死、各型心肌病、先天性心脏病等。①病态窦房结综合征：包括严重窦房传导阻滞、持久性窦性停搏、慢-快综合征、双结病变等，均易发生心源性晕厥；②高度或完全性房室传导阻滞：当心室率极度缓慢时可发生心源性晕厥。

（3）急性心脏排血受阻　①心脏肌肉病变：主要见于原发性梗阻性肥厚型心脏病，患者主动脉瓣下室间隔显著增厚，室间隔厚度超过 15mm，室间隔与左心室后壁厚度之比值＞1.5。当剧烈运动或变更体位时，心脏收缩加强，肥厚的室间隔接近二尖瓣前叶，使左心室流出道梗阻加重，从而发生晕厥甚至猝死。部分患者晕厥和猝死与心律失常有关。②心脏瓣膜病变：主要为瓣膜狭窄所致。多见于风湿性心脏瓣膜病变。a. 重度二尖瓣狭窄（瓣口直径＜0.8cm）者，变更体位或运动后可发生晕厥。个别患者因左心房巨大附壁血栓或赘生物嵌顿，或脱落后嵌顿瓣口而致晕厥发作或猝死。b. 主动脉瓣口面积＜$1cm^2$ 时，变更体位或运动后可发生。

2. 相关检查

（1）心电检查　若心源性晕厥为心律失常所致，心电图可发现心律失常是快速性还是缓慢性，是室上性还是室性，对明确诊断和治疗都极有价值。24h动态心电图可发现某些相关的心律失常，并可判断心律失常与症状的关系。必要时做心电生理检查以鉴别晕厥的原因。

（2）超声心动图　晕厥发作时多难实施。发作间歇期可行该项检查，有利于排除因“心脏排血受阻的疾病”和“先天性心脏病”导致的心源性晕厥发作。

3. 症状体征

（1）症状　①轻者仅头晕、短暂眼前黑矇，重者有晕厥发作或抽搐，主要取决于脑缺血时间和程度。②晕厥发作时意识丧失，呼之不应。发作过后可有全身疲乏、酸痛、嗜睡等不适。③晕厥反复发作者，可重复出现上述现象。④晕厥发作时间通常短暂（$<$30s），是心源性晕厥的特征。

（2）体征　①晕厥发作时面色苍白，呼吸往往有鼾声，若心脏搏动停止20～30s，则可出现叹息样呼吸甚至陈-施呼吸。②因心律失常所致的晕厥发作时，体查无脉搏或无法数清每分钟脉搏次数，心脏检查无心音，或极速型心率而心音微弱。因心脏排血受阻者，听诊心脏有心音改变和相应杂音。③晕厥发作时可有四肢抽搐现象。④心脏恢复正常搏动后，面色转红，呼吸渐转稳定，意识也很快恢复，但可有近事遗忘现象。

【防治措施与用药】

1. 发现晕厥患者时应立即将患者置于头低足高位，使脑部血供充分。将患者的衣服纽扣解松，头转向一侧，以免舌后倒堵塞气道。局部刺激，如向头面部喷些凉水或额部放上湿的凉毛巾，有助于清醒。如房间温度太低，应保暖。在晕厥发作时不能喂食、喂水。神志清醒后不要让患者马上站立，必须等患者全身无力好转后才能在细心照料下逐渐站立和行走。

2. 缓慢性心律失常所致晕厥　可使用增快心率的药物或安置人工心脏起搏器。

3. 快速性心律失常所致晕厥　可使用抗心律失常药物。对于室性心律失常，包括频发或多源室性期前收缩、室性心动过速、室扑、室颤等通常首选利多卡因，其次可选用普罗帕酮、胺碘酮等。有条件的单位，可首选电击复律。

4. Q-T间期延长引起的多形性室性心动过速（尖端扭转型室速）所致晕厥　处理上不同于室性心动过速的常规处理。除可试用利多卡因外，禁忌使用延长复极的抗心律失常药物，包括所有Ⅰa类和Ⅲ类抗心律失常药。通常应给予增高心率的药物，如异丙肾上腺素静脉滴注或静脉使用阿托品；如无效则可行人工心脏起搏治疗，以保证心室率在100～120次/min。心肌缺血引起的Q-T间期正常的多形性室速所致晕厥，除病因治疗外，可按室速的常规治疗。极短联律间期的多形性室速，静脉使用维拉帕米（异搏定）有良效。

5. 因急性心脏排血受阻所致的晕厥　嘱患者避免剧烈运动，防止晕厥发作；若有手术指征则应尽早手术治疗。

6. 病因治疗　明确心源性晕厥的病因后，应针对病因治疗，如纠正水、电解质及酸碱平衡紊乱，改善心肌缺血等治疗。大多数患者的晕厥呈自限性和良性过程。但处理时，医师应想到某些急需抢救的疾病，如脑出血、心肌梗死、心律失常和主动脉夹层。

第八节　感染性心血管疾病与用药

感染性心内膜炎

感染性心内膜炎指因细菌、真菌和其他微生物如病毒、立克次体、衣原体、螺旋体等直接感染而产生心脏瓣膜或心室壁内膜的炎症，有别于由于风湿热、类风湿、系统性红斑狼疮等所致的非感染性心内膜炎。

【临床表现与诊断要点】

1. 临床表现不典型　随着医学发展、抗微生物药的广泛应用和微生物的变化，流行病学也在改变。风湿性心瓣膜病（风心病）下降，风湿热减少，感染性心内膜炎患者的平均年龄增大，无器质性心脏病患者明显增加；草绿色链球菌感染减少，而金葡菌感染增加；超声心动图检出赘生物明显上升；因脑梗死死亡者减少，发生急性左心衰竭的死亡者增加。此外，由于防治水平的提高，本病的发生率有所下降。二尖瓣脱垂和（或）主动脉瓣脱垂、退行性瓣膜病变以及静脉药物的滥用已成为本病的最常见致病因素。各种心血管病的创伤性和介入性治疗，血管内、胃肠道和泌尿生殖道内镜检查等诊疗技术的应用，血液透析，安置经静脉人工心脏起搏器和心内直视手术、人工流产手术等，使医源性获得性感染性心内膜炎更为常见。因细菌感染而引起的动脉内膜炎，如未闭动脉导管所并发的细菌性动脉内膜炎，亦属本病范围。

2. 由于本病的“经典”临床表现已不常见，或在病程晚期才出现，患者多曾接受抗生素治疗和细菌学检查受限，早期不易诊断。现仍主张对患有瓣膜病、先天性心血管畸形、人工瓣膜置换术和安装心脏起搏器的患者，有不明原因发热达 1 周以上，应排除疑似病例的可能，并立即做血培养，如兼有贫血、周围栓塞现象和杂音出现，应考虑本病的诊断。

3. 临床上反复短期使用抗生素，时常反复发热，尤其在有瓣膜杂音的患者，应警惕本病的可能；超声心动图已成为显示心内膜损伤和赘生物的重要诊断手段，阳性血培养细菌结果具有决定性诊断价值，并为抗生素的选择提供依据。

4. 不明原因贫血、顽固性心衰、卒中、瘫痪、周围动脉栓塞、人工瓣膜口的进行性阻塞和瓣膜的移位、撕脱等，肺炎反复发作，继而肝大，轻度黄疸，最后出现进行性肾功能衰竭者，即使无心脏杂音，也应警惕本病的可能。

【防治措施与用药】

1. 治愈本病的关键在于杀灭内膜或心瓣膜赘生物中的病原菌。①尽早进行病原学检查，在给予抗菌药物前即应送血培养，同时或获病原菌后进行药敏试验，按药敏试验结果调整抗菌治疗方案。②根据病原选用杀菌药，应选用具有协同作用的两种抗菌药物联合应用；采用最大治疗剂量，静脉给药；疗程宜充足，一般 4～6 周，人工瓣膜心内膜炎、真菌性心内膜炎疗程需 6～8 周或更长，以降低复发率。③部分患者尚需配合外科手术治疗。

2. 自身瓣膜心内膜炎的病原菌入侵，与患者经受拔牙、皮肤损伤、泌尿生殖手术或操作时发生的暂时性菌血症有关；人工瓣膜心内膜炎早期发病（距心血管手术时间≤2 个月）者，与手术或术后病原菌自患者伤口、留置导管等装置及周围环境入血导致菌血症有关，迟发者（＞12 个月）则与自身瓣膜心内膜的发病情况相仿，故病原菌分布亦相似。感染性心内膜炎（包括 3～12 个月发病者）病原菌分布与用药参考如下。

草绿色链球菌感染：宜选青霉素＋庆大霉素等氨基糖苷类；可选头孢噻吩或头孢唑林＋庆大霉素等氨基糖苷类。有青霉素过敏性休克史者不可用青霉素，也不可选头孢菌素类。

金葡菌或表葡菌感染：①对甲氧西林或苯唑西林敏感菌，宜选用苯唑西林＋庆大霉素等氨基糖苷类；可选头孢噻吩或头孢唑林＋庆大霉素等氨基糖苷类，或磷霉素＋氨基糖苷类；有青霉素过敏性休克史者均不能用青霉素和头孢菌素。②对甲氧西林或苯唑西林耐药菌，宜选万古霉素或去甲万古霉素＋磷霉素；亦可用利福平＋万古霉素或去甲万古霉素。应警惕耳肾毒性。

肠球菌感染：宜选青霉素或氨苄西林＋庆大霉素等氨基糖苷类；可选万古霉素或去甲万古霉素＋庆大霉素等氨基糖苷类。应严密随访耳肾毒性。

肠杆菌科或铜绿假单胞菌感染：宜选哌拉西林＋庆大霉素等氨基糖苷类；可选第三代头孢菌素或β-内酰胺类/β-内酰胺酶抑制药＋氨基糖苷类。

念珠菌属等真菌感染：宜选两性霉素B＋氟胞嘧啶；可选两性霉素B脂质体＋氟胞嘧啶，或氟康唑、伊曲康唑、伏立康唑、克念菌素等。

病毒性心肌炎

心肌炎是指某种感染原引起的心肌炎性疾病。按病因可分为三类：①感染性，病原体可为细菌、病毒、真菌、立克次体、螺旋体或寄生虫。细菌感染时，心肌受细菌毒素的损害以白喉杆菌为著；近年以病毒性心肌炎较常见，是本节论述的重点。②过敏性或变态反应性。③化学（药物）性和物理性。

【临床表现与诊断要点】

1. 多种病毒（有报道达24种以上）可引起心肌炎。柯萨奇病毒A组、B组，埃可（ECHO）病毒，脊髓灰质炎病毒是引起本病的常见病毒，其中柯萨奇B组病毒颗粒有极强亲和力，约占发病率50%以上。血清病毒和抗体测定结果阳性等为病原学依据。

2. 在上呼吸道感染、腹泻等病毒感染后3周内出现心脏病表现，如出现不能用一般原因解释的感染后重度乏力、胸闷、头晕（心排血量减少引起）、心尖部第一心音减弱、舒张期奔马律、心包摩擦音、心界扩大、充血性心力衰竭或阿-斯综合征等。有心律失常或心电图改变证据。

3. 除外β受体功能亢进、甲状腺功能亢进、二尖瓣脱垂综合征，以及影响心肌的其他疾病，如风湿性心肌炎、中毒性心肌炎、冠心病、结缔组织病、代谢性病、克山病等。

【防治措施与用药】

1. 心肌炎患者应卧床休息，进食易消化、富含维生素及蛋白质、清淡少盐的糖类食物（指含纤维高的食物，如淀粉、糙米、标准粉、玉米、小米等及蔬菜、瓜果）。预防感冒。必要时可吸氧。

2. 病因预防与治疗　①少数病毒感染如麻疹、脊髓灰质炎病毒等可经预防接种而达到预防的目的。②对原发病毒感染，可考虑用干扰素或干扰素诱导剂预防和治疗心肌炎，一些中草药如板蓝根、连翘、大青叶、虎杖等煎汤或制剂对防治本病有效。③出现心力衰竭时谨慎参考“冠心病心力衰竭”用药，包括从小剂量开始用洋地黄类药、扩张血管药、利尿药及血管紧张素Ⅱ受体（AT_1）拮抗药（“沙坦”类）等。

3. 促进心肌代谢的药物，如三磷腺苷（ATP）、辅酶A、肌苷、环磷腺苷、能量合剂（三磷酸腺苷辅酶A胰岛素注射液）、细胞色素C等在治疗中可能有辅助作用；一般可选用ATP 10～20mg，或辅酶A 50U，或肌苷200～400mg，或环磷腺苷20～40mg，或细胞色素C 15mg肌内注射，2～3次/d。大剂量维生素C 2～4g加入50%（或25%）葡萄糖注射液40ml稀释混匀后缓慢静脉推注，1～2次/d。极化液（5%～10%葡萄糖注射液250ml＋胰岛素8～10U＋氯化钾1g）缓慢静脉滴注（心电监护），1次/d；10～15d为1疗程。辅酶Q_{10}可静脉给药或口服，口服20～60mg，3次/d，或黄芪注射液20ml静脉注射或滴注，2次/d；或胸腺素（肽）10mg肌内注射，1次/d；调节或增强机体免疫尚可试用核糖核酸、转移因子、干扰素等。

感染性心包炎

心包炎是最常见的心包病变，可由多种病因致病。此处仅论述感染性心包炎，病原包括细菌（肺炎球菌、葡萄球菌、脑膜炎球菌、淋球菌、军团菌、结核杆菌等）、病毒（柯萨奇病毒、埃可病毒、流感病毒、腺病毒、HIV病毒等）、真菌（组织胞浆菌、放线菌、奴卡菌、念珠菌等）以及其他如立克次体、支原体、肺吸虫、阿米巴原虫、包囊虫、弓形虫病等。

【临床表现与诊断要点】

1. 起病前可有呼吸道感染史，胸痛、呼吸困难、心动过速等可因呼吸、咳嗽或体位改变而明显加剧；早期（起病后3～4d）出现心包摩擦音，心电图有异常Q波、弓背向上的ST段抬高和T波倒置等改变，常有严重的心律失常和传导阻滞。X线、超声心动图、磁共振成像和心包穿刺及心包镜检查有助于诊断。

2. 心包炎有急性和慢性两种。急性心包炎常伴有心包渗液，慢性可引起心包缩窄。急性心包炎以后，可在心包上留下瘢痕粘连和钙质沉着。

3. 病原学检查和血清抗体阳性结合临床表现可明确诊断。

【防治措施与用药】

1. 急性心包炎的治疗包括病因治疗、解除心脏压塞和对症治疗。患者宜卧床休息，直至胸痛消失与体温消退。胸痛时给予非甾体抗炎药如阿司匹林、吲哚美辛或布洛芬等镇痛药，必要时可使用吗啡类药物（布桂嗪或羟考酮、氨酚氢可酮等）镇痛，或左侧星状神经节封闭。

2. 慢性心包炎应及早施行心包剥离手术。病程过久，心肌常有萎缩和纤维变性，影响手术的效果。手术前应改善患者一般情况，严格休息，低盐饮食，使用利尿药或抽除胸腔积液和腹水，必要时可少量多次输血。有心衰和房颤患者可谨慎地从小剂量开始试用洋地黄类药物（参见“心力衰竭”“心房颤动”）。

3. 抗病原治疗　参见有关急性细菌性呼吸道感染等章节。如结核性心包炎应尽早开始抗结核治疗，贯彻“早期、联合、适量、规则、全程”的“十字方针”，给予足够的剂量和较长的疗程，直至结核活动停止后1年左右再停药（参见“肺结核病”）。

4. 对症处理和用药。

梅毒性心血管病

梅毒性心血管病是梅毒螺旋体侵入人体后引起的心血管疾病。病原体多通过性行为而感染人体，潜伏期5～30d，男多于女，先天者罕见，20世纪80年代后其感染率呈上升趋势。

【临床表现与诊断要点】

1. 按病变的范围和影响，临床分5种类型，同一患者可有1种或1种以上类型表现。①单纯性梅毒性主动脉炎（多见于晚期梅毒）；②梅毒性主动脉瓣关闭不全（见于梅毒晚期，常见并发症）；③梅毒性冠状动脉口狭窄或阻塞（第二常见并发症）；④梅毒性主动脉瘤，如升主动脉瘤、主动脉弓动脉瘤、降主动脉瘤等均少见；⑤心肌树胶样肿（极罕见）。

2. 血清学华氏、康氏试验，非螺旋体血清试验，梅毒螺旋体试验；影像学检查如胸部X线检查、CT和磁共振成像（MRI）检查、超声检查、心血管造影有助于诊断。

3. 鉴别心脏瓣膜杂音、梅毒血清学假阳性反应和心绞痛。

【防治措施与用药】

1. 树立新道德、新风尚，禁止非法不洁性交，积极预防艾滋病传播。

2. 驱梅治疗　β-内酰胺类抗生素是治疗梅毒的特效药。下述药物用法与用量供参考。

（1）苄星青霉素[保乙] 240万U肌内注射1次，共3周，总量720万U。

（2）普鲁卡因青霉素[保乙] 60万U肌内注射，1次/d，共21d。

（3）对青霉素过敏者可选用头孢噻啶肌内注射0.5～1g，共10d。或头孢曲松[保甲]肌内注射250mg，1次/d，共5～10d；晚期梅毒和神经梅毒可用1～2g/d肌内注射，1次/d，共14d。用药前必须用原药做皮试，结果阴性方可使用。

（4）阿奇霉素[保甲/乙] 500mg/日，每日1次，连服10d。或红霉素[保甲] 500mg，4次/d，连服30d。或四环素[保甲] 500mg，4次/d，连服30d。

（5）少数患者于治疗开始后1d出现发热、胸痛加剧等，此为大量螺旋体初杀死后引起全身反应和局部水肿反应的结果，个别患者可在冠状动脉口肿胀，狭窄加重，导致突然死亡。为防止不良反应，在开始治疗数日内口服泼尼松（强的松）10mg，3～4次/d。驱梅必须先控制心衰等并发症。

（6）手术切除主动脉瘤。

【预后】

梅毒性主动脉瓣关闭不全的无症状期为2～10年（平均6年）。症状出现后平均寿命5～6年，约1/3患者症状出现后可存活10年。若出现心力衰竭，一般存活2～3年，约6%患者可存活10年以上。心功能失代偿后多数恶化，重体力劳动者预后尤差；有冠状动脉开口闭塞者预后多不良。主动脉瘤患者出现症状后的平均寿命为6～9个月，2年死亡率80%，从症状发生到死亡间隔最短仅1周，主要死因为动脉破裂和阻塞性肺炎。

第九节 周围血管疾病与用药

多发性大动脉炎

多发性大动脉炎为主动脉及其分支的慢性、进行性、闭塞性炎症，亦称缩窄性大动脉炎。

【临床表现与诊断要点】

1. 国内男女比例约为1∶3，发病年龄5～45岁，约89%在30岁以下。多与自身免疫疾病、遗传、内分泌失衡等因素有关。本病发展缓慢，偶有自行缓解者。平均病程2～3年。最短者1个月，最长者达20年。

2. 在动脉炎活动期出现全身症状，如发热、全身不适、食欲缺乏、出汗、苍白、消瘦等；可伴有关节炎、结节性红斑、雷诺综合征、脾大。局部症状分五型：①头臂动脉型（上肢无脉型）占23%～33.3%；②胸腹主动脉型（下肢无脉型），约占19.3%；③肾动脉型，约占15.8%；④肺动脉型，占14%～50%；⑤混合型，占31.6%～41.5%。

3. 血液学检查、眼底检查、心电图检查、X线检查、放射性核素检查、超声血管检查、脑血管彩色多普勒扫描、肺扫描、节段性肢性血压测定和脉波描记、肾素活性测定、红外线热像图、螺旋CT血管造影等单项或几项联合检查，有助于相关病变诊断。

【防治措施与用药】

1. 活动期治疗 多采用肾上腺皮质激素治疗，如泼尼松5～10mg，或地塞米松0.75～1.5mg，口服3～4次/d，至体温下降、血沉趋向正常后逐渐减量直至停药。如有结核或链球菌感染，应对症用抗结核药物“早期、联合、适量、规则、全程”治疗，或青霉素抗链球菌。如使用激素后仍有症状者，可加用环磷酰胺2mg/(kg·d)，静脉滴注，维持白细胞计数>3×10^9/L，激素可改为隔日应用。

2. 稳定期治疗

（1）选用口服血管扩张药 ①妥拉唑啉（妥拉苏林）15mg，3次/d；②烟酸50～100mg，3次/d；③酚苄明10～20mg，2～3次/d；④己酮可可碱100mg，3～4次/d；⑤地巴唑10mg，3次/d。尚可选用血管紧张素转换酶抑制药如卡托普利、贝拉普利、福辛普利、雷米普利等，一般每日1次服1片。

（2）抗血小板聚集药阿司匹林、氯吡格雷、噻氯匹定、曲克芦丁等，参阅“动脉粥样硬化”。

（3）右旋糖酐40（相对分子质量2万～4万）500ml或加入丹参注射液8～10支静脉滴注，1～2次/d，10～15d为1个疗程。

（4）蛋白酶类药物可选用菠萝蛋白酶2片（10万U），每日口服3～4次；或糜蛋白酶5mg，肌内注射，1～2次/d；或胰蛋白酶5～10mg，肌内注射，1～2次/d。

3. 有临床指征并具备条件时，可考虑手术治疗、经皮腔内血管成形术（PTA）治疗。

雷诺综合征

雷诺综合征以往称为雷诺病、雷诺现象，是血管神经功能紊乱所致的肢端小动脉痉挛性疾病。

【临床表现与诊断要点】

1. 本病以阵发性四肢肢端（主要是手指）对称的间歇发白、发绀和潮红为主要症状，常为情绪激动和受寒冷所诱发。发作时指肤变白，发绀，先从指尖开始，以后累及整个手指甚至手掌，伴有局部冷、麻、针刺样疼痛或其他异常感觉，而腕部脉搏正常。发作持续3～10min后自行缓解，皮肤转为潮红而伴有烧灼、刺痛感，然后恢复正常肤色。受累手指呈对称性，常以小指和环指最先受累。局部加温、揉擦、挥动上肢可使发作停止。病程一般进展缓慢，约1/3患者发作频繁，每次持续可达1h以上。

2. 激发试验、指动脉压力测定、指温与指动脉压关系测定、指温恢复时间测定等有助于诊断。

3. 鉴别诊断手足发绀症、网状青斑、红斑性肢痛症、腕管综合征、类风湿病、手指钙化症等。

【防治措施与用药】

1. 药物治疗可选用以下药物，供参考。

（1）钙通道阻滞药（双氢吡啶类） ①硝苯地平10～20mg，接触寒冷（环境）前口服；发作频繁者可服用缓释剂30～90mg/d，1次/d；②氨氯地平2.5～10mg，口服1次/d；③非洛地平2.5～10mg，口服1次/d；④地尔硫䓬（苯噻氮䓬类，用于心率快者）30～60mg，3～4次/d。

（2）α受体阻滞药 ①妥拉唑啉15mg，口服3～4次/d；②哌唑嗪1～5mg，口服3次/d；尚可用特拉唑嗪、酚妥拉明等。

（3）硝酸甘油软膏 直接涂于发作的手指（小指、环指），1～2次/d。

（4）可选用血管紧张素转换酶抑制药，参见“高血压病”。

（5）其他药物 前列腺素E_1、前列环素Ⅰ以及双氢麦角碱（海特琴）、甲基多巴、利舍平、三碘甲状腺原氨酸、胰舒血管素、β-组胺等均可选用，有一定效果。

2. 有临床指征且具备条件时，可考虑施行：①血浆交换疗法；②肢体负压治疗；③外科手术治疗；④诱导血管扩张治疗；⑤病因治疗。

闭塞性动脉硬化

闭塞性动脉硬化是动脉粥样硬化病变累及周围动脉并引起慢性闭塞的一种疾病。多见于髂总动脉、股浅动脉和腘动脉。

【临床表现与诊断要点】

1. 最早出现的症状是患肢发凉、麻木或间歇性跛行。如腹主动脉下端或髂动脉发生闭塞，行走时整个臀部下肢均有酸胀、乏力和疼痛，且可有血管源性阳痿表现。可有低达踝部的动脉闭塞及足、趾症状。下肢动脉硬化也可表现下肢间歇性跛行；因“脑缺血综合征”而出现耳鸣、眩晕、构语障碍、复视、双侧视物模糊、单侧或双侧肢体感觉缺乏，甚至昏厥。患肢动脉搏动减弱或消失，血压降低或测不出；上肢病变时两臂血压相差≥20mmHg。50岁以上男性，有下肢或上肢慢性缺血症状且动脉搏动减弱或消失；X线片显示动脉壁内有斑片状钙化阴影者，均应疑似本病。

2. 一般血脂、血糖测定，心电图和运动试验检查；行走试验、患肢抬高及下垂试验、毛细血管充盈时间、超声血管检查、阻抗性容积描记术、经皮组织氧张力测定和X线检查动脉造影、磁共振成像，有助于明确诊断。

【防治措施与用药】

1. 一般治疗　①治疗高脂血症、控制糖尿病；②限制体力活动，卧床休息时应保持患肢低于水平面20°～30°呈下垂的位置；避免直接受热，戒烟，避免高脂饮食；③患者坚持有规律的运动，如行走到引起跛行痛的距离时应停止行走并休息到症状缓解后重新行走，每次运动时间30～45min，每周4次以上，使侧支循环改善，肌群功能增强。

2. 有临床指征并具备条件时可考虑抗凝治疗，血管旁路移植术、经皮球囊扩张血管成形术（PTA）、血浆交换疗法、手术治疗和介入治疗等。

3. 药物治疗

（1）抗血小板聚集药　参阅“动脉粥样硬化”。宜选阿司匹林75～150mg，1次/d；或硫酸氯吡格雷75mg，1次/d；或西洛他唑50～100mg，2次/d；以上药物均口服用药。或前列地尔（前列腺素E_1，PGE_1）阴茎海绵体内局部注射治疗勃起功能障碍，剂量及用法由泌尿外科医生掌握。尚可选用其他抗血小板药物，如双嘧达莫、吲哚布芬、沙格雷酯等。

（2）血管扩张药　可慎用妥拉唑啉（妥拉苏林）、烟酸、酚苄明、地巴唑等；或丁酚胺，口服25～50mg，3～4次/d；或己酮可可碱，口服200～600mg，3次/d；或环扁桃酯（抗栓丸），口服100～200mg，4次/d。

血栓闭塞性脉管炎

【临床表现与诊断要点】

1. 血栓闭塞性脉管炎是我国慢性周围血管疾病中最常见的病种，为周围血管的慢性闭塞性炎症疾病，伴有继发性神经改变，临床病程分三期：①局部缺血期；②营养障碍期；③坏死期。

2. 病变主要发生于四肢的中小动脉和静脉，以下肢为多见。表现为患肢缺血、疼痛、间歇性跛行、受累动脉搏动减弱或消失，伴有游走性血栓性浅表静脉炎，严重者有肢端溃疡和坏死。

3. 年龄20～40岁的男性青壮年，有一侧或两侧下肢间歇跛行，有腘或肱动脉以下动脉搏动减弱或消失等肢体动脉慢性缺血临床表现，伴有游走性血栓性浅表静脉炎的病史，可初步诊断本病。但需鉴别闭塞性动脉粥样硬化和多发性大动脉炎等动脉病。

【防治措施与用药】

1. 一般防治　①戒烟；②远离砷污染的生活和（或）工作环境；③纠正内分泌紊乱；④防寒、防潮、防创伤、防感染，防治药物性脉管炎；⑤积极治疗遗传性疾病、降低血黏度；⑥坚持四肢运动（锻炼），促进侧支循环的建立。

2. 药物治疗，参阅“多发性大动脉炎”“闭塞性动脉性硬化”。

（1）右旋糖酐 40　对血栓闭塞性脉管炎有效。静脉滴注，每次250～500ml，成人和儿童每日不超过 20ml/kg。1 次/d，10～15d 为 1 个疗程，每个疗程结束后间歇 7～10d 可重复。在急性发展期和溃疡、坏疽伴有继发感染时不宜应用。

（2）右旋糖酐 10　其作用与右旋糖酐 40 相似，但改善微循环、防止弥散性血管内凝血作用强于右旋糖酐 40。维持血容量和升压作用较右旋糖酐 40 短（约 3h）。用法与右旋糖酐 40 相同。

（3）抗血小板聚集药和血管扩张药均应慎用，参阅“闭塞性动脉硬化”。

（4）泼尼松（强的松）　在病程急性发展阶段又无感染时，可口服 5～10mg，3 次/d；或地塞米松 0.75～1.5mg，3～4 次/d（口服）。必要时可静脉滴注氢化可的松 100～200mg，1 次/d。尚可动脉注射 20mg 泼尼松龙（3～7d 内可使疼痛减轻或消失）。

（5）止痛药　疼痛明显者可选用各种止痛药；或用普鲁卡因穴位封闭、静脉封闭或股动脉周围封闭，甚至腰交感神经封闭阻滞、硬脊膜外麻醉等。

（6）局部或全身感染时，可选用适宜的抗菌药物。

（7）CO_2 局部治疗　95% CO_2 按 2ml/kg，4～8 次为 1 个疗程，一般治疗 1～2 个疗程。治疗效果尚有争议，有待进一步研究和完善。

（8）血管内皮生长因子基因治疗　对于血栓闭塞性脉管炎坏死期，可试用重组人表皮生长因子外用溶液，用生理盐水溶解，配成浓度为 5000U/ml 的药液，每 1ml 药液湿透约 $10cm^2$ 的双层干纱布，敷于清创后的创面上，并按常规包扎，每日换药 1 次或遵医嘱。临床观察到患肢溃烂经久不愈、疼痛剧烈的患者，其疗效显著。亦可用重组牛碱性成纤维细胞生长因子外用溶液，用法同重组人表皮生长因子，推荐剂量每剂150U/cm²，1次/d或遵医嘱。

(9) 高压氧治疗　1次/d，3～4h/次，10次为1个疗程。一般治疗1～2个疗程。

(10) 慢性砷中毒治疗　①可静注10%硫代硫酸钠10ml辅助排砷；②5%二巯丙醛钠2.5～5.0ml，肌注，1次/d，连用3d，停药4d为1疗程，一般2～3疗程；③2.5%二巯丙醇软膏外涂。

3. 其他　有临床指征和具备条件时，可行介入治疗、血液稀释疗法或外科手术治疗。

原发性红斑性肢痛症

【临床表现与诊断要点】

1. 起病急骤，主要累及双足，亦可见于下肢靠近踝部以上的小腿皮肤。环境温度升高，肢体下垂，站立或运动可引起发作或加重。呈两足对称性发作，阵发性剧烈疼痛（多为烧灼样），偶呈刺痛或胀痛；皮肤潮红充血，皮温增高伴出汗，但发作的临界温度有个体差异。足背和胫后动脉搏动增强；冷敷、抬高患肢或将足露出被外，局部皮肤低于发作临界温度后可使发作缓解，皮色恢复正常。每次发作时间持续数分钟甚至几小时，偶伴局部水肿。间歇期趾端常遗留轻度麻木或疼痛感，但不伴有溃疡或坏疽。

2. 鉴别继发性红斑性肢痛症，如真性红细胞增多症、甲状腺功能亢进症、系统性红斑狼疮、原发性高血压、类风湿关节炎、酒精中毒、恶性贫血、血栓闭塞性脉管炎、痛风、静脉功能不全、与糖尿病有关的周围神经炎；铊、汞、砷中毒和糙皮病等。排除“暂时性红斑性肢痛症”。

【防治措施与用药】

1. 降低肢端血管对热的敏感性。先将患肢浸于临界温度以下的水中，然后逐渐升高水温直至出现轻微不适。每天浸泡并逐渐提高水温，直到患者在临界温度以上的水温不发作为止。

2. 药物治疗　①阿司匹林，口服每次0.5～1.0g，可预防疼痛发作数天。②轻症红斑，可在红斑处直接涂氟轻松软膏，1次/d。③选用血管收缩药：麻黄碱，口服25mg，3～4次/d；或发作时喷雾吸入1∶1000肾上腺素溶液；或美西麦角，口服，开始8mg/d，以后逐渐减量到 2～4mg/d；每年间歇 1～2 个月，以免腹膜后纤维化；普萘洛尔，口服，10～30mg/d，3 次/d，对部分患者有效。④5%葡萄糖酸钙注射液，静脉注射 20ml，2 次/d。⑤普鲁卡因（0.25%～0.5%）患肢套式封闭，1～3 次后缓解。

3. 有临床指征和具有条件时，可行手术治疗，如手术切断、压榨或将乙醇注入胫后神经、腓神经或腓肠神经，后两法可导致足部皮肤麻醉持续达 3～6 月。

静脉血栓形成

静脉血栓形成是静脉的一种急性非化脓性炎症，并伴有继发性血管腔内血栓形成的疾病。

【临床表现与诊断要点】

1. 病变主要累及四肢浅表静脉或下肢深静脉。其临床特点为患肢局部肿痛，皮下可扪及有压痛的条索状物或伴有病变远端浅表静脉曲张等静脉回流受阻现象。可因血栓脱落而造成肺栓塞。临床表现为：①血栓性浅静脉炎；②腘静脉等深部静脉血栓形成。

2. 本病的发生率因年龄的增长，体重指数［(BMI)＝体重(kg)/体表面积的平方(m^2)］的增加和吸烟等因素而增加。80 岁以下的男性人群患病率约 10.7%，80 岁人群发病率为 30 岁人群的 30 倍以上。手术、外伤、恶性肿瘤、妊娠、休克、心脏病、慢性阻塞性肺部疾病及系统性疾病，如结缔组织病等，均是本病的前期阶段。

3. 根据浅表静脉区的红肿和扪及压痛的条索状物等特点，血栓性浅静脉炎的诊断可确立。

【防治措施与用药】

1. 血栓性浅静脉炎　①卧床休息，抬高患肢超过心脏水平，局部热敷，可穿弹力袜或弹力绷带包扎；避免久坐、久立。②对症用药，可选用：保泰松，口服 0.1g，3 次/d；或吡罗昔康（炎痛喜康）1mg，口服 1 次/d；或口服阿司匹林 0.5～1g，3 次/d。

2. 深部静脉血栓形成

（1）卧床休息 1～2 周，可减轻疼痛，并使血栓粘于静脉壁的内膜上；抬高患肢，高于心脏水平，离床面 20～30cm，膝关节宜安置于 5°～10°的微屈曲位。床脚抬高 30°。养成多吃膳食纤维的饮食习惯，如蔬菜、瓜果等，使大便通畅，以免用力排便使血栓脱落导致肺栓塞。开始起床后应穿长筒弹力袜。

（2）溶栓疗法　①静脉溶栓疗法：适用于发病后24h内，链激酶25万～50万U静脉注射，然后静脉滴注10万U/h，持续24～72h。或尿激酶4400U/kg静脉注射，然后4400U/(kg·h）静滴24～72h；亦可用重组组织型纤溶酶原激活剂（rt-PA)，治疗肺栓塞时，总剂量50～100mg，先在1～2min内静脉注射10mg，剩余剂量在2h内静脉滴入。②介入溶栓疗法，适用于发病后10d内或合并肺栓塞时，仍选用前述尿激酶等，遵医嘱。③抗凝治疗，参见“心肌梗死”。④右旋糖酐40，参见“多发性大动脉炎”。

3. 有临床指征和条件具备时，可考虑腰交感神经阻滞、慢性下肢静脉阻塞、手术治疗、介入治疗等。

第十节　心脏神经官能症

心脏神经官能症又称功能性心脏不适，系神经功能紊乱所引发的心血管症状。器质性心脏病和身体其他疾病也可引起神经系统紊乱和心血管症状，与本病相混淆。

【临床表现与诊断要点】

1. 本病多见于青壮年，女性多于男性，尤其是长期倍感压力大者。最常见的症状是心悸、心前区痛、气短或过度换气，运动后或情绪激动时症状明显。可有心率增快，短暂血压升高，偶有期前收缩或阵发性室性心动过速，轻度活动心率呈不相称的明显增快，从而使活动受限。

2. 主要特征是主观感受的心血管症状与神经系统失调表现并存，时轻时重，病程长达数年至十余年之久。在受凉、情绪激动或久病等情况时发生，在入睡前、欲醒和刚醒时、情绪波动等状态下最易发作，以及过度劳累或情绪改变可使之加重。可表现为憋气感、四肢发麻、手足抽搐、头晕、焦虑或紧张、手掌多汗、两手颤抖、体温有时略升高；心电图常有窦性心动过速、ST-T改变等。β受体阻滞药多能使心率减慢，症状减轻或消失。

3. 鉴别诊断内分泌与代谢疾病，器质性心脏病（心律失常、心绞痛、心瓣膜病等）以及其他原因引起的ST-T改变。

【防治措施与用药】

治疗原则与神经官能症相同。以心理治疗为主，排除器质性疾病的可能，以解除患者“恐病”顾虑及心理负担。适当减轻工作，合理安排生活、适当参加体力活动或运动，如户外散步、慢跑、参加各种球类活动或旅游等，保持心态平和。

谨慎地应用以下药物：①小剂量镇静药，如地西泮（安定）5mg，口服1～2次/d，或睡前服1次；②β受体阻滞药，如美托洛尔（倍他乐克）用于短暂性心动过速的患者，口服25mg，1～2次/d。③可试用中医养血宁心安神方药，如柏子养心丸（片）或方剂煎汤服，对心悸、不寐者疗效较好。当上述方法见效后，不宜立即停止治疗，应维持一段时间后再逐渐减量、停药，且保持生活规律、平衡膳食和适宜的活动(运动)。

第六章 呼吸系统疾病

第一节 病毒感染与用药

感冒

【临床表现与诊断要点】

发热与全身疼痛等症状较轻。有鼻塞、流涕、发热、头痛、咳嗽、多痰等症状。或外感风寒湿邪，恶寒发热，无汗或少汗，头痛项强，肢体酸痛，咳嗽声重，鼻塞流涕，舌苔白腻，脉浮；或咽红肿痛、口渴、舌苔薄黄、脉浮数等。病因多为病毒，如副流感病毒、鼻病毒等。

【防治措施与用药】

1. 支持疗法　适当休息，鼓励多饮水；进清淡而富于营养、易消化的饮食；保证睡眠。

2. 对症治疗　可适当选用解热镇痛抗炎的抗感冒药，包括解表、清热解毒的中成药。可选用以下解热镇痛成药。

速效伤风胶囊（颗粒）　有解热镇痛抗炎、抗过敏、防治感冒的作用。每粒（袋）内含对乙酰氨基酚 250g、人工牛黄 10mg、咖啡因 15mg、马来酸氯苯那敏 1.5mg。成人 1 次口服 1～2 粒（袋），3 次/d，或遵医嘱。

小儿速效伤风干糖浆　每袋含对乙酰氨基酚 125mg、人工牛黄 4.98mg、咖啡因 7.5mg、马来酸氯苯那敏 1.5mg。1～5 岁服 3g；6～9 岁服 9g，3 次/d，或遵医嘱。

诺合片 每片含布洛芬200mg，盐酸伪麻黄碱30mg。成人口服1片，3次/d。

臣功再欣颗粒剂（复方锌布颗粒） 每袋含布洛芬150mg、葡萄糖酸锌100mg、马来酸氯苯那敏2mg。小于4岁小儿1次服半袋，5～14岁1次服1～1.5袋；3次/d。

白加黑感冒片 日用片（白色片）每片含对乙酰氨基酚325mg、盐酸伪麻黄碱30mg、氢溴酸右美沙芬15mg；必要时白天可服1～2次，1次服1～2片。夜用片（黑色片）每片含对乙酰氨基酚325mg、盐酸伪麻黄碱30mg、氢溴酸右美沙芬15mg、盐酸苯海拉明25mg；必要时在睡前服1片。

新速效感冒片（快克、感康、盖克胶囊） 每片（粒）含对乙酰氨基酚250mg、金刚烷胺0.1g、咖啡因15mg、人工牛黄10mg、马来酸氯苯那敏2mg。成人1次口服1片（粒），2次/d。小儿用量酌减。

泰诺感冒片 每片含对乙酰氨基酚325mg、盐酸伪麻黄碱30mg、氢溴酸右美沙芬15mg、马来酸氯苯那敏2mg。成人1次口服1～2片，3次/d；每日不超过8片。6～12岁患者1次服1片，3次/d，24h内不超过4片。

祺尔百服宁溶液剂 每5ml含对乙酰氨基酚160mg、盐酸伪麻黄碱（素）15mg、氢溴酸右美沙芬5mg、马来酸氯苯那敏1mg。2～5岁患者每次服5ml，6～12岁每次服10ml，每4～6h 1次，24h内不超过4次。

百服宁日夜型感冒片 日用片每片含对乙酰氨基酚500mg、盐酸伪麻黄碱30mg、氢溴酸右美沙芬15mg。成人白日必要时服1片，可服2次。夜用片除日用片相同药品外，尚含马来酸氯苯那敏2mg，必要时成人于睡前服1～2片。

快安感冒液 1ml含对乙酰氨基酚15mg、盐酸甲基麻黄碱0.495mg、咖啡因1.5mg、马来酸氯苯那敏0.12mg、愈创甘油醚2.49mg。成人口服3次/d，10ml/d，或遵医嘱。

银得菲片 每片含对乙酸氨基酚325mg、盐酸伪麻黄碱30mg、马来酸氯苯那敏2mg。成人口服1次1～2片，3次/d。

儿童退热片 每片含对乙酰氨基酚120mg、马来酸氯苯那敏0.5mg。1～3岁患儿服0.5～1片；3～6岁服1片；7～12岁服1.5～2片，均3次/d。

儿童幸福伤风素片剂 每片含对乙酰氨基酚125mg、马来酸氯苯那敏1mg、盐酸维生素B_{11}mg、盐酸去氧肾上腺素2.5mg。2～5岁患儿服

1片；6～12岁服2片；均4次/d。

幸福伤风素片剂 每片含对乙酰氨基酚250mg、咖啡因30mg、马来酸氯苯那敏2mg、盐酸维生素B_{1} 1mg、盐酸去氧肾上腺素5mg。成人口服1次2片，4次/d。或遵医嘱用。

对乙酰氨基酚/马来酸氯苯那敏/咖啡因片 每片含对乙酰氨基酚50mg、咖啡因1mg、马来酸氯苯那敏1mg，三桠苦、岗梅、野菊花、金盏银盘等干浸膏150mg。成人1次服4片，3次/d或遵医嘱。

复方感冒冲剂 每袋含对乙酰氨基酚168mg、咖啡因12mg、马来酸氯苯那敏2.168mg，金银花、野菊花、三桠苦、五指柑、板蓝根、岗梅根等。成人冲服1次1袋，3次/d。

丽珠感乐片 每片含对乙酰氨基酚162.5mg、盐酸伪麻黄碱15mg、特非拉丁15mg。成人1次服1～2片；6～12岁1次服0.5～1片，均3次/d。

力克舒胶囊 每粒含对乙酰氨基酚150mg，盐酸麻黄碱及马来酸氯苯那敏、咖啡因、咳平、吲哚美辛等。成人1次服2粒；7～14岁1次服1粒；均3次/d。

解热止痛片（APC） 每片含阿司匹林0.22g、非那西丁0.15g、咖啡因35mg。成人1次服1～2片，3次/d。

扑尔感冒片 每片含阿司匹林0.22g、非那西丁0.16g、咖啡因32.4mg、盐酸氯苯那敏2mg。成人必要时服1～2片，或遵医嘱。

阿苯片 每片含：①阿司匹林0.1g，苯巴比妥10mg；②阿司匹林0.15g、苯巴比妥15mg；③阿司匹林0.1g、苯巴比妥15mg。成人必要时1次服1片，或遵医嘱。

感冒免 每片含阿司匹林0.45g、吡氯苄氧胺2mg、依替福林10mg、咖啡因30mg。成人必要时服1片，3次/d，或遵医嘱。

索米痛片[保甲] 每片含氨基比林0.15g、非那西丁0.15g、咖啡因50mg、苯巴比妥15mg。成人必要时可服1～2片。或遵医嘱。

克感敏片 每片含氨基比林0.1g、非那西丁0.15g、咖啡因30mg、马来酸氯苯那敏2mg。成人必要时服1片。或遵医嘱。

感冒通片 每片含双氯芬酸15mg、人工牛黄15mg、马来酸氯苯那敏2.5mg。成人1次服1～2片，3次/d。或遵医嘱。

康必得片 每片含对乙酰氨基酚0.1g、葡萄糖酸锌70mg、盐酸二氧丙嗪1mg、板蓝根浸膏粉250mg。成人口服1次2片，3次/d。

中成药 扶正解表剂人参败毒散、辛芩颗粒（无糖型），清热解毒、解表剂新雪丹（片）[典][保乙]、双黄连咀嚼片（口服液、胶囊剂）[典][保乙]、维C银翘片[典][保乙]、抗感解毒片[典]；辛凉解表剂羚羊感冒片[典][保乙]、银翘解毒片[典][保甲]；辛温解毒剂正柴胡饮[典][保甲]；解表利湿剂九味羌活丸（片、颗粒）[典][保甲]等。

3. 自购感冒药时应注意以下几项。

（1）感冒用药类非处方药品为对症治疗药，一般用于止痛不得超过5d，用于解热不得超过3d，用于咳嗽不得超过7d。若症状未缓解，请咨询医师、药师，及时去医院就诊。

（2）驾驶机动车、船，从事高空作业、机械作业工作期间慎用。

（3）服用某一抗感冒药期间，不能同时服用含有与本品成分或药效相似的其他抗感冒药。

（4）服用抗感冒药期间，宜戒烟、禁止饮酒。

（5）儿童用药剂量应咨询医师或药师，且须在成人监护下服用。

（6）孕妇、哺乳期妇女、肝肾功能不全者慎用抗感冒药，或在医师、药师指导下应用。

（7）当药品性状发生改变时禁用。

（8）如服用过量或发生严重不良反应时应立即就医。

（9）如正在服用其他药品，使用前述或其他任何抗感冒药前，请咨询医师或药师。

流行性感冒

流行性感冒（简称流感）是一种极为常见的病毒感染性疾病，我国北方是流感重灾区。人群普遍易感。接种流感疫苗可有效预防相应亚型的流感病毒感染。流感主要通过打喷嚏和咳嗽等飞沫传播，也可经口、鼻、眼等黏膜直接或间接接触传播。接触被病毒污染的物品也可引起感染。人感染禽流感主要是通过直接接触受感染的动物或受污染的环境。病原多系流感病毒，属于正黏病毒科，为RNA病毒。流感病毒对乙醇、碘伏、碘酊等常用消毒剂敏感；对紫外线和热敏感，56℃条件下30分钟可灭活。根据核蛋白和基质蛋白分为甲、乙、丙、丁四型。2017年冬至2018年春在我国的流感，主要是甲型流感病毒中的H1N1、H3N2亚型及乙型流感病毒中的Victoria和Yamagata系。

H7N9禽流感病毒是一种新型重配病毒，目前发现的被感染者均是由于直接或间接接触病死的家禽或家畜或携带H7N9禽流感病毒的禽类及其分泌物或排泄物所致。高危人群主要是从事禽类养殖、销售、宰杀、加工业者，以及在发病前1周内接触过禽类者。

【临床表现与诊断要点】

1. 潜伏期最短约数小时至1～2d，一般为1～7d，多为2～4d。主要以发热、头痛、肌痛和全身不适起病，体温可达39～40℃，可有畏寒、寒战，多伴全身肌肉关节酸痛、乏力、食欲减退等全身症状，常有咽喉痛、干咳，可有鼻塞、流涕、胸骨后不适等。颜面潮红，眼结膜充血。部分以呕吐、腹痛、腹泻为特点，常见于感染乙型流感的儿童。无并发症者病程呈自限性，多于发病3～4d后体温逐渐消退，全身症状好转，但咳嗽、体力恢复常需1～2周。

2. 并发症　重症可并发心肌梗死、缺血性心脏病，相关住院和死亡的风险明显增加。肌炎和横纹肌溶解主要症状有肌痛、肌无力、肾功能衰竭，血清肌酸激酶、肌红蛋白升高，急性肾损伤等。脓毒性休克表现为高热、休克及多脏器功能障碍等。

3. 相关检查

（1）血象　周围白细胞总数大都减少，平均约为4×10^9/L，中性粒细胞减少显著，淋巴细胞相对增加，大单核细胞也可增加，此种特殊血象在发病最初数日即很显著，且往往持续10～15d，并发肺炎时白细胞总数可能大幅度下降，低达（1～2）$\times10^9$/L，血沉一般正常，冷凝集试验大多阴性。

（2）可见肌酸激酶升高、心电图异常，重症病例可出现心力衰竭。

（3）病原学相关检查　①病毒核酸检测；病毒分离。②病毒抗原检测（快速诊断试剂检测）。③血清学检测：血清内抗体检测可采用血凝抑制试验、中和试验、补体结合试验，痊愈期血清抗体滴度超过初期滴度4倍以上有诊断价值，阳性率一般可达60％～80％。④荧光抗体染色检查鼻黏膜细胞。

（4）影像学检查　并发肺炎者影像学检查可见肺内斑片状磨玻璃影、多叶段渗出性病灶；进展迅速者，可发展为双肺弥漫的渗出性病变或实变，个别病例可见胸腔积液。

4. 诊断要点

（1）由于流感的表现与普通感冒及上呼吸道感染十分相似，无十分明显的特征，因此最初发生的病例不易诊断，需要根据流行病史、临床症状体征及病原学检验综合进行诊断。当病例出现上述流感临床表现，有流行病学证据或流感快速抗原检测阳性，且排除其他引起流感样症状的疾病，此时方可诊断。

（2）确诊要点　病例有上述流感临床表现，具有以下一种或一种以上病原学检测结果阳性。①流感病毒核酸检测阳性（可采用 real-time RT-PCR 和 RT-PCR 方法）。②流感病毒分离培养阳性。③急性期和恢复期双份血清的流感病毒特异性 IgG 抗体水平呈 4 倍或 4 倍以上升高。

（3）重症与危重病例　持续高热＞3d，伴有剧烈咳嗽，咳脓痰、血痰，或胸痛；原有基础疾病明显加重。出现以下情况之一者为危重：①呼吸衰竭；②急性坏死性脑病；③脓毒性休克；④多脏器功能不全；⑤出现其他需进行监护治疗的严重临床情况。

【防治措施与用药】

1. 一般预防与注意　①非住院患者居家隔离，保持室内通风。充分休息，多饮水，饮食应当易于消化和富有营养。密切观察病情变化，尤其是儿童和老年患者。②流感病毒感染高危人群容易引发重症流感，尽早进行抗病毒治疗可减轻流感症状，缩短流感病程，降低重症流感的病死率。③避免盲目或不恰当使用抗菌药物。仅在流感继发细菌性肺炎、中耳炎和鼻窦炎等时才有使用抗生素的指征。④儿童忌用阿司匹林或含阿司匹林药物以及其他水杨酸制剂。⑤接种流感疫苗是预防流感最有效的手段，可以显著降低接种者罹患流感和发生严重并发症的风险。推荐老年人、儿童、孕妇、慢性病患者和医务人员等流感高危人群，应该每年优先接种流感疫苗。⑥药物预防不能代替疫苗接种，只能作为没有接种疫苗或接种疫苗后尚未获得免疫能力的重症流感高危人群的紧急临时预防措施。⑦保持良好的个人卫生习惯：勤洗手，保持环境清洁和通风，尽量减少到人群密集场所活动，避免接触呼吸道感染患者；咳嗽或打喷嚏时，用纸巾、毛巾等遮住口鼻，咳嗽或打喷嚏后洗手，尽量避免触摸眼睛、鼻或口；出现呼吸道感染症状应居家休息，及早就医；饭前便后洗手等。

2. 对症治疗　可参考感冒用药。高热者可进行物理降温或应用解热药物。咳嗽咳痰严重者给予止咳祛痰药物。根据缺氧程度可采用鼻导管、开放面罩及储氧面罩进行氧疗。发病 48h 内进行抗病毒治疗可减少流感并发症、降低住院患者的病死率、缩短住院时间，发病时间超过 48h 重症流感高危人群及重症患者，应尽早（发病 48h 内）给予抗流感病毒治疗，不必等待病毒检测结果；如果发病时间超过 48h，症状无改善或呈恶化倾向时也应进行抗流感病毒治疗。

奥司他韦（达菲、磷酸奥司他韦胶囊）[保乙] 1岁及以上年龄的儿童应根据体重给药：体重不足15kg者，一次30mg，每日2次；体重15～23kg者，一次45mg，每日2次；体重23～40kg者，一次60mg，每日2次；体重大于40kg者，一次75mg，每日2次。对于吞咽胶囊有困难的儿童，可选用奥司他韦颗粒剂。对用药过程中无效或病情加重的患者，要注意是否出现耐药。儿童临床用药建议：确诊儿童流感后，应尽早服用磷酸奥司他韦。最好在发病48h之内用药。对于病程超过48h的患儿，服用磷酸奥司他韦也是有效的。一般情况下要服用3～5d，通常在用药以后24h就会有明显的效果。

扎那米韦（也青） 临床用于7岁以上人群，用法：每日2次，间隔12h；每次10mg（分两次吸入）。但吸入剂不建议用于重症或有并发症的患者。

帕拉米韦 系新颖的环戊烷类抗流感病毒药物，抗病毒机理与奥司他韦相同，适用于治疗甲型流行性感冒。成人一般患者300～600mg，静脉滴注，一次给药；重症患者300～600mg，静脉滴注，每日一次，可连用1～5d。儿童通常情况下建议10mg/kg，一次给药；也可以根据病情，连日重复给药1～5d；单次最大剂量为600mg（儿童用药的方法主要参考了亚洲的儿童研究数据结果）；或小于30日龄新生儿6mg/kg，31～90日龄婴儿8mg/kg，91日龄至17岁儿童10mg/kg，静脉滴注，每日1次，连用1～5d，重症病例疗程可适当延长。目前临床应用数据有限，应严密观察不良反应。该药的不良反应有恶心、呕吐、腹泻、腹痛、头痛、头晕、失眠、胃肠不适、疲乏、咳嗽、鼻塞、咽痛等。也可以根据病情，连日重复给药1～5d；单次最大剂量为600mg（儿童用药的方法主要参考了亚洲的儿童研究数据结果）。

左旋韦林 本品为广谱抗病毒药物。静脉滴注：用0.9%氯化钠注射液或5%葡萄糖注射液稀释成每毫升含1mg的溶液后静脉缓慢滴注，每次静脉滴注20min以上。一般抗病毒治疗：成年人每次0.1～0.5g，1～2次/d。雾化吸入：每次20mg，2～4次/d。其不良反应偶有乏力等，停药后即消失。对其过敏者禁用。孕妇及哺乳期妇女慎用。本品与齐多夫定同用时有拮抗作用。

此外，临床尚有用齐多夫定、利巴韦林、金刚烷胺、阿昔洛韦等抗流感的观察，其疗效有待验证。

3. 预防用流感疫苗 国产有流感病毒裂解疫苗[典]和流感全病毒灭活疫苗[典]两种，可到当地防疫站咨询、接种。

4. 抗流感用中成药参考

金莲清热颗粒（胶囊）【典】【保乙】 能清热解毒，生津利咽，止咳化痰。用于感冒热盛证，症见高热口渴、咽干、咽痛、咳嗽、痰稠；流行性感冒、上呼吸道感染见上述证候者。口服，一次5g，一日4次，高热时每4h一次；小儿周岁以内一次2.5g，一日3次，高热时每日4次；1～15岁一次2.5～5g，一日4次，高热时每4h 1次。

莲花清瘟胶囊（片、颗粒）【典】【保乙】 能清瘟解毒、宣肺泄热。用于治疗流行性感冒属热毒袭肺证，症见发热，恶寒，肌肉酸痛，鼻塞流涕，咳嗽，头痛，咽干咽痛，舌偏红，苔黄或腻。成人服用片剂、胶囊剂，一次4片（粒），一日3次；小儿用开水冲服颗粒剂，一次1/4～1/2袋（1.5～3g），一日3次或遵医嘱。风寒感冒者慎用。

流感嗜血杆菌感染

流感嗜血杆菌（*Hemophilus influenzae*），简称流感杆菌或流感菌，是人类上呼吸道的正常菌群，以往一直被误认为是流行性感冒的病原菌，但实际致病范围极广，除引起呼吸道病变外，还可引起脑膜炎、败血症、结膜炎、女性生殖道感染、蜂窝织炎等。不仅是婴幼儿感染的常见致病菌，亦是成人感染的病原菌之一。根据不同的生化反应可分为6个生物型：Ⅰ、Ⅱ、Ⅲ、Ⅳ、Ⅴ和Ⅵ。致病者多为Ⅰ、Ⅱ、Ⅲ和Ⅳ型。根据荚膜多糖抗原性不同，可将有荚膜菌分为a、b、c、d、e和f六个血清型，b型致病力最强，其次为e和f。根据细菌外膜蛋白（OMP）又可分为不同的亚型。有荚膜者致病力大于无荚膜者。

【临床表现与诊断要点】

1. 流感杆菌可引起急性化脓性炎症、菌血症、败血症。其内毒素亦为重要致病因素。该菌可有荚膜，特别是b型可引起原发性感染；但也有无荚膜菌，多引起继发性感染，可继发于流行性感冒、麻疹、百日咳、支气管炎等。患者感染后可产生抗荚膜特异性抗体而获得保护性免疫力。

（1）肺部感染 成人多有原发慢性呼吸系统疾病，如支气管肺炎、节段性肺炎甚至大叶性肺炎。半数胸膜受累，但发生脓胸者少见。80%为有荚膜的b型菌引起，但亦有部分患者为无荚膜菌引起。预后取决于患者的健康状况，病死率可达30%以上。

（2）脑膜炎 婴幼儿化脓性脑膜炎有60%以上由本菌引起。过去成年人发病率低，为1%～3%，但近年来发病率亦在上升，达20%左右。成年人多有原发病灶，如鼻旁窦炎、肺炎、会厌炎等，特别易发生于头部创伤或有脑脊液漏者，致病菌多为b型菌。临床表现、脑脊液检查均与其他化脓性脑膜炎相似。成人病死率为10%～20%。

（3）会厌炎　患者多为身体健康而较年轻者。发热、咽痛，由于局部严重肿胀可导致呼吸道堵塞，为本病死亡的主要原因。

（4）泌尿生殖道及妇产科感染　本菌可引起子宫内膜炎、输卵管炎及输卵管脓肿、宫颈炎、阴道炎、尿道炎、产褥热、新生儿菌血症等。细菌多分不出血清型，生物型有Ⅰ、Ⅱ、Ⅲ、Ⅳ。Ⅰ、Ⅱ、Ⅲ多见于呼吸道感染，Ⅳ型则较独特地见于泌尿生殖道感染，故有人将分不出血清型的生物Ⅳ型菌称为泌尿生殖道型。

（5）其他　流感嗜血杆菌还可引起其他化脓性感染。①阑尾炎：有人对376例手术切下阑尾标本进行细菌培养，本菌占4%。②胆道感染：可引起慢性胆囊炎和胆石症。③蜂窝织炎：多见于小儿。④化脓性关节炎：可单一关节也可多关节受累。⑤鼻旁窦炎。⑥骨髓炎。⑦附睾炎。⑧乳突炎等。

2. 相关检查

（1）血象　轻症者血白细胞可在正常范围，重症者可增高达$10\times10^9/L$或以上，中性粒细胞百分比可达80%以上。

（2）脑脊液检查　与其他化脓菌引起者相似，蛋白增多，糖和氯化物减少，白细胞增多达$10\times10^9/L$或以上，多核细胞占多数。

（3）病原学检查　①涂片镜检：肺炎患者的痰，脑膜炎患者的脑脊液，化脓性感染病灶处脓性分泌物，均可做涂片染色检查，如发现革兰阴性短杆菌有助于诊断。②细菌培养：血、脑脊液和尿培养出细菌可为确诊依据。咽培养和痰培养则不能除外为带菌所致，须结合临床及其他检查综合考虑。③细菌核酸检查。④免疫学检查：用酶联免疫吸附试验检测特异性IgM抗体，用反向血凝试验检测细菌抗原，比细菌培养更快获得结果。

（4）其他检查　依据患者感染部位可选择进行X线拍片、CT等检查以协助诊断。肺炎者X线表现与肺炎球菌肺炎相似。

3. 疾病诊断　主要依据细菌培养和血清免疫学检查的结果和临床表现。

【防治措施与用药】

1. 一般对症治疗　根据患者的不同疾病给予相应的对症处理。例如肺炎患者的祛痰止咳，脑膜炎患者的脱水降颅压及防治脑水肿等。

2. 病原学治疗　既往主要应用氨苄西林和青霉素，近年来耐药菌株明显增多而改用敏感性尚高的氯霉素、喹诺酮类药、第三代头孢菌素、大环内酯类（包括红霉素、罗红霉素和阿奇霉素、环酯红霉素等）。剂量和疗程依据病情轻重而定，轻症者可口服用药，重症者则应静脉给药。对脑膜炎患者则应选用能透过血脑屏障，在脑脊液中能达到有效治疗浓度的药物，如氯霉素、头孢噻肟、头孢曲松等。由于细菌的耐药情况不断地变化着，故应依据当地的药敏试验情况选用药物，待患者的细菌药敏试验结果出来后予以调整。

3. 饮食　要清淡又均衡营养。严重患者可进食流食或半流食，必要时给予肠内外高营养。

4. 传染源的管理　应彻底治愈患者，使其病原菌确切阴转，但对广大鼻咽部带菌者则难以管理。切断呼吸道传播途径亦缺少效果肯定的有效办法。故本病的预防主要措施为实施主动免疫的疫苗接种。最初用单纯b型菌的荚膜聚核糖磷酸盐（PRP）做疫苗，免疫效果不理想。后试用了多种结合疫苗，即PRP与白喉类毒素，或破伤风类毒素，或百日咳、脑膜炎奈瑟菌B群的外膜蛋白等组成结合疫苗，明显地提高了免疫效果，保护率提高到80%～90%。

人禽流感

禽流行性感冒简称禽流感，是由甲（A）型流感病毒某些亚型引起的一种禽类感染性疾病，主要发生于鸡、鸭、鹅、鸽子和野生水禽、迁徙飞禽，有可能感染人类，其中以H_5N_1亚型引起的临床症状最严重。病鸡粪便中的禽流感毒株会在空气中传播，并被风带走。按病原体的类型，禽流感可分为高致病性、低致病性和非致病性三大类。高致病性禽流感因其传播快，危害大，被世界动物卫生组织列为A类动物疫病，我国将其列为一类动物疫病。

2005年10月以来世界各地发生的禽流感多由高致病性H_5N_1病毒所致，禽类感染后数日内死亡；如果传染给人类，发病后死亡率高达51%（41/80）。近年来，H_5N_1型禽流感病还处于鸡鸭传给人的阶段。如果禽流感反复发作，一旦病毒基因发生变异，就有可能变成人与人之间传播的新型流感，后果不堪设想。

【临床表现与诊断要点】

禽流感是一种急性传染病，也能感染人类。人体感染后的症状主要表现为高热（一般在39℃以上）、咳嗽、流涕、肌痛和全身不适等，多数伴有严重的肺炎，严重者心、肾等多种脏器衰竭导致死亡，病死率很高。此病可通过消化道、呼吸道、皮肤损伤和眼结膜等多种途径传播，人员和车辆往来是传播本病的重要因素。世界各国在近年均有局部流行的报道。

实验室诊断标准如下。①血象：白细胞总数升高，为（2～18）×10^9/L，淋巴细胞降低，血小板计数可正常。②肝转氨酶（ALT）升高为主。③骨髓呈增生活跃，严重病例可出现全血细胞减少。④病原学检查：取患者早期呼吸道分泌物，分离出甲型流感病毒 H_5N_1 亚型；或应用 RT-PCR 法检测病毒基因 H_5 可确定诊断。或血清抗体测定其抗体效价增高 4 倍以上为阳性。

【防治措施与用药】

1. 目前禽流感的治疗与普通流感治疗相同，请参阅“流行性感冒”。可试用国内研制成功的 H_5 基因新型疫苗。此外，八角茴香中含有莽草酸，而莽草酸是抗禽流感药物奥司他韦（达菲）的重要成分，对 H_5N_1 型禽流感病毒有效，但也有争议。成人一日口服奥司他韦 150mg，儿童 3mg/(kg·d)，均分为 2 次服用，疗程 5d。金刚烷胺及其复合剂用法见前述。

2. 预防与保健

（1）对疫区、病禽圈舍彻底消毒，扑杀病禽并深埋；不去疫区旅游，不与活禽接触，喜欢养鸟的公民也应保持高度警惕，因为鸟类很容易感染禽流感病毒。清除家禽粪便或鸟粪时最好戴口罩和手套。

禽流感病毒对乙醚、氯仿、丙酮等有机溶剂、高温及紫外线均很敏感。在 56℃时加热 30min，60℃时加热 10min，70℃时加热数分钟，阳光直射 40～48h 以及日常消毒剂均可杀灭禽流感病毒。

（2）对鸡肉等食物应彻底煮熟透后才食用。

（3）高危人群，包括饲养员、屠宰工人等经常与活禽密切接触的人，60 岁以上老人和 12 岁以下儿童注意自我保护。医疗卫生机构一线工作人员，工交、商业和民航、铁路司乘人员和一线服务人员、旅游者可接种全病毒灭活疫苗、裂解疫苗或亚单位疫苗。

（4）正确使用禽流感疫苗。注射流感疫苗是预防流感的有效措施。

传染性非典型肺炎（重症急性呼吸综合征）

传染性非典型肺炎又称重症急性呼吸综合征（SARS），简称“非典”。是由一种新型的冠状病毒（SARS病毒）引起的急性传染性疾病。2002年11月首先在我国广东爆发，很快在香港及世界上20多个国家地区流行，病死率约7%。

果子狸是主要传播媒介，蛇虫等也可传播。急性期患者作为传染源已被证实。SARS的传播途径以近距离飞沫传播为主，也可通过接触呼吸道分泌物传播，被污染的手、玩具等也可传播。“社区散发、医院流行”为其显著特点，病例中医务人员超过30%。人群普遍易感，发病率以青壮年居多，儿童及幼儿发病率较低，男女性别无明显差异。

【临床表现与诊断要点】

1. 与发病患者有密切接触史，或属受传染的群体发病者之一，或有明确传染他人的证据；发病前2周内曾到过或居住于报道有“非典”患者并出现继发感染疫情的区域。

2. 症状与体征 起病急，以发热为首发症状，体温多在38℃以上，偶有畏寒，可伴有头痛、关节酸痛、乏力、腹泻；可有咳嗽，多为干咳、少痰，偶有血丝痰；可有胸闷，严重者出现呼吸加速、气促或明显呼吸窘迫。部分患者肺部可有少许湿啰音，或有肺实质病变体征，X线胸部检查有不同程度的片状、斑片状浸润性阴影或网状改变，部分患者病情进展迅速，呈大片状阴影；常为多叶或双侧改变，阴影吸收消散较慢；肺部阴影与体征可不一致，若检查结果阴性，1～2d应予复查。第三军医大学研制的“SARS病毒试剂盒”可快速诊断“非典”。

重症“非典”符合下列标准中的1条即可诊断为重症“非典型肺炎”：

① 呼吸困难，呼吸频率30次/min以上；

② 出现休克或多脏器功能障碍综合征（MODS）；

③ 肺部多叶病变且病变范围超过1/3或X线胸片显示48h内病灶进展50%以上；

④ 低氧血症，在吸氧3～5L/min条件下，动脉血氧分压（PaO_2）<70mmHg，或血氧饱和度（SpO_2）<93%；或已可诊断为急性肺损伤（ALI）或急性呼吸窘迫综合征（ARDS）；

⑤ 具有严重的基础性疾病，或合并其他感染，或年龄50岁以上者。

【防治措施与用药】

1. 严格隔离治疗、监测病情变化，一般治疗和对症治疗相结合。

（1）卧床休息。

（2）避免剧烈咳嗽，咳嗽剧烈者给予镇咳药，咳痰者给予祛痰药。

（3）发热超过38.5℃者，可使用解热镇痛药。高热者给予物理降温，儿童忌用阿司匹林，因该药有可能引起Reye综合征（急性肝脂肪变性脑病综合征，以乏力、呕吐、严重神经和意识障碍为典型症状）。

（4）出现气促或PaO_2＜70mmHg或SpO_2＜93％，给予持续鼻导管或面罩吸氧。重症患者应加强动态监护，使用无创正压机械通气或有创正压机械通气。

2. 可选用或试用以下药物

甲泼尼龙（甲强龙）[保乙]　①有严重中毒症状，高热3d不退；②48h内肺部阴影进展超过50％；③有急性肺损伤或出现ARDS。

一般成人剂量为80～320mg/d，必要时可适当调整剂量。大剂量应用不宜过长。当病情缓解或胸片上阴影有所吸收后逐渐减量停用。建议采用半衰期短的激素，注意不良反应；儿童、孕妇、哺乳期妇女慎用。应注意和随访远期股骨头损害甚至坏死的风险。

喹诺酮类等抗菌药物可预防和治疗继发性细菌感染。

抗病毒药可试用或选用利巴韦林[保甲]、新雪丹[保乙]、清开灵[保乙]颗粒（片）、抗病毒颗粒、板蓝根制剂等，应遵医嘱用。亦可选用干扰素制剂。可试用洛匹那韦（200mg）、利托那韦（50mg）片，1片/次，2次/d。

注射“非典”康复患者免疫（减毒）血清或SARS疫苗，遵医嘱用。

出现全身多脏器功能障碍综合征（MODS）可试用香丹注射液[保甲]、参芪注射液[保乙]、参附注射液静脉滴注，对于部分患者能改善全身症状。

麻　疹

【临床表现与诊断要点】

1. 临床表现

麻疹是由麻疹病毒引起的急性呼吸道传染病。潜伏期约（10±2)d，感染严重或经输血感染者可缩短至6d，成人潜伏期比小儿长，有被动免疫或接种过麻疹疫苗而仍发病者，潜伏期可延长21～28d。在潜伏期可有低热或一过性皮疹，小儿典型麻疹临床表现可分为三期。①前驱期，从发病到出疹3～5d；②出疹期，起病3～5d后，全身症状及上呼吸道症状加剧，体温可高达 40℃，精神萎靡、嗜睡、厌食，常在见到黏膜斑后1～2d，首先于耳后发际出现皮疹，迅速发展到面颈部乃至全身，皮疹约延续 5d；③恢复期，皮疹出齐后按出疹顺序隐退、消失而痊愈，整个病程 10～14d。

2. 根据流行病学及临床表现，尤其是黏膜斑对出疹前早期诊断极有帮助。鉴别诊断包括风疹、幼儿急疹（玫瑰色皮疹）、猩红热、肠道病毒感染、药物皮疹等。

【防治措施与用药】

1. 目前尚无特效药治疗，重点加强护理，对症处理，防治并发症。

2. 并发症治疗　①细菌性肺炎：根据病情给予青霉素等抗菌药治疗。②心力衰竭：毒毛花苷 K 一次 0.005～0.007mg/kg，缓慢静脉滴注；或毛花苷 C，2 岁以下小儿 0.03～0.04mg/kg，2 岁以上小儿 0.02～0.03mg/kg，缓慢静脉注射；或地高辛，2 岁以下小儿 0.05～0.06mg/kg，2 岁以上小儿 0.03～0.05mg/kg（总量不超过 1.5mg），口服；静脉缓慢注射量为口服剂量的 1/2～2/3。③若需降温治疗，应避免急骤退热。

流行性腮腺炎

【临床表现与诊断要点】

流行性腮腺炎简称腮腺炎或流腮，是儿童和青少年常见的呼吸道传染病，病原体为腮腺炎病毒。以腮腺的非化脓性肿胀疼痛为突出表现的病症，病毒可侵犯各腺组织、神经系统及肝、肾、心、关节等几乎所有器官，因此常可引起脑膜炎、睾丸炎、胰腺炎、乳腺炎、卵巢炎等症状。目前尚无针对病原的特效药治疗。

【防治措施与用药】

①局部治疗：肿胀患部外敷如意金黄散[保甲]、紫金锭（散）[保乙]、青黛散[保甲]。②对并发症治疗。脑膜炎、脑膜脑炎：20%甘露醇[保甲]，一次 1～2g/kg，快速静脉滴注，30min 内滴完，6～8h 一次，至头痛消失停用。睾丸炎：口服泼尼松，[保甲] 20～40mg/d，连用 3～5d。胰腺炎：同急性胰腺炎。

其他呼吸道病毒性疾病

病毒性呼吸道疾病是一组急性自限性常见病，可发生于各年龄组，成人每年有1～4次，儿童每年有2～8次呼吸道疾病，其中约有半数由病毒引起，儿童下呼吸道疾病的病因以病毒为主，而成人病毒性呼吸道感染属上呼吸道疾病。

【临床表现与诊断要点】

呼吸道病毒性疾病的临床表现呈多样化，轻者如普通感冒，上呼吸道感染，重者可呈支气管炎和肺炎，甚至可导致死亡。

病原包括鼻病毒、冠状病毒、流感病毒、副流感病毒、腺病毒、呼吸道合胞病毒、肠道病毒（脊髓灰质炎病毒、柯萨奇病毒、埃可病毒），以及其他肠病毒、单纯疱疹病毒、EB病毒等。

临床表现大致分为7个临床类型，但各型间无明显界限，可以互相转化，有时难以区分：①上呼吸道感染；②咽结膜炎；③疱疹性咽峡炎；④流行性胸痛；⑤急性阻塞性喉-气管-支气管炎（哮鸣）；⑥毛细支气管炎；⑦肺炎。

【防治措施与用药】

除流感病毒和腺病毒疫苗国内生产并用于临床外，对其他呼吸道病毒感染尚无有效疫苗制剂。其他预防措施请参见“普通感冒”和“流行性感冒”。

对发热、畏寒、头痛、咳嗽、全身酸痛者，可予以解热镇痛药或相应的中成药对症治疗（见“普通感冒”“流行性感冒”）。一般情况下不必用抗菌药物。婴幼儿患者、老年患者伴有慢性疾病或有继发性细菌感染时，应根据细菌培养和药物敏感试验结果，选用适当的抗菌药物治疗。

第二节 急性细菌性呼吸道感染与用药

下呼吸道感染俗称肺部感染，包括急性气管-支气管炎，慢性支气管炎急性发作，支气管扩张合并感染，肺炎，肺脓肿，脓胸等。急性支气管炎大多由病毒引起，抗菌药物治疗作用目前仍不肯定。对于老年患者、有其他原发疾病或症状较重、持续时间较长者可考虑采用抗菌药物。以红霉素或其他大环内酯类最为常用。抗菌药物对慢性支气管炎急性加重患者的治疗作用目前亦有不少争议，多数医生主张选用抗菌药物，常用药物为多西环素[保甲]、复方磺胺甲噁唑（SMZ）[保甲]、阿莫西林[保甲]、阿莫西林/克拉维酸钾[保乙]、阿奇霉素[保乙]、罗红霉素[保乙]、头孢拉定[保乙]、头孢克洛[保乙]、头孢呋辛[保乙]或头孢羟氨苄/甲氧苄啶（胶囊）、喹诺酮类等。

肺部感染的抗菌药物应用在临床上分为经验治疗和病原治疗。

急性气管-支气管炎

【临床表现与诊断要点】

本病是病毒或细菌性感染，物理、化学性刺激或过敏性反应等对气管-支气管黏膜所造成的急性炎症。以病毒感染多见，多数患者为自限性；发热和全身不适可在3～5d消退，咳嗽有时延至数周方愈。

起病往往先有上呼吸道感染的症状，如鼻塞、喷嚏、咽痛、声嘶等。咳嗽开始不重，呈刺激性，痰少。1～2d后加剧，痰由黏液转为脓性。较重的患者往往在晨起、睡觉体位改变、吸入冷空气或体力活动后有阵发性咳嗽。有的甚至终日咳嗽。咳剧时可伴恶心、呕吐或胸腹肌痛。当伴支气管痉挛，可有哮鸣和气急。

本病在症状上与流感相似，但流感全身症状较显著，白细胞数量减少。根据流行病史、补体结合试验和病毒分离可确诊。此外尚需与肺结核、肺癌、支原体肺炎、肺脓肿、急性扁桃体炎等鉴别。

【防治措施与用药】

1. 治疗原则

（1）以对症治疗为主，如有发热、全身酸痛，可给予解热镇痛药（见“普通感冒”），咳嗽痰多可用镇咳去痰药，如复方磷酸可待因溶液，苯丙哌林镇咳效果好；蜜炼川贝枇杷膏、厄贝司坦等能祛痰解痉。不宜常规应用抗生素。

（2）极少数患者可由肺炎支原体、百日咳杆菌或肺炎衣原体引起，此时可予抗菌药物治疗。

2. 抗菌药物的病原治疗

（1）可能由肺炎支原体或百日咳杆菌引起者，可采用红霉素、阿奇霉素等大环内酯类抗生素。

（2）肺炎衣原体感染可用四环素[保甲]或多西环素[保甲]，或红霉素[保甲]、阿奇霉素[保乙]、克拉霉素[保乙]、罗红霉素[保乙]等大环内酯类抗生素。

慢性支气管炎急性发作

【临床表现与诊断要点】

慢性支气管炎急性发作可由环境污染、存在变应原或吸烟等许多因素引起。而慢性气管炎是由于感染或非感染因素引起的气管、支气管黏膜及其周围组织的慢性非特异性炎症。临床上出现有连续2年以上、每年持续3个月以上的咳嗽、咳痰或气喘等症状。早期症状较轻微，多在冬季发作，春暖后缓解；晚期炎症加重，症状长年存在，不分季节。疾病进展又可并发阻塞性肺气肿、肺源性心脏病等。

【防治措施与用药】

1. 治疗原则

（1）伴痰量增加，脓性痰和气急加重等提示可能存在细菌感染，可应用抗菌药物。

（2）应选用能覆盖流感嗜血杆菌、肺炎链球菌、卡他莫拉菌、肺炎支原体、肺炎衣原体及肺炎克雷伯菌等革兰阴性杆菌的抗菌药物。

（3）对疗效不佳的患者可根据痰液培养和药敏试验结果调整用药。

（4）轻症患者给予口服药，病情较重者可用注射剂。

（5）应以控制感染和祛痰、镇咳为主；伴发喘息时，加用解痉平喘药物。

祛痰镇咳药可选用盐酸氨溴索（沐舒坦）[保乙]30mg，或羧甲司坦（化痰片）[典]500mg，3次/d口服；或厄多司坦0.1～0.2g，2次/d。慢性支气管炎除刺激性干咳外，不宜单纯采用镇咳药，因痰液不易咳出，反而使病情加重。

解痉平喘药可选用氨茶碱[保甲]0.1～0.2g，或丙卡特罗[保乙]50μg、特布他林[保乙]2.5mg、复方氯丙那溴已新片1片；1～3次/d。亦可用气雾剂，发作时揿1～2喷。

2. 细菌性感染的病原治疗

流感嗜血杆菌感染　宜选氨苄西林[保甲]、阿莫西林[保甲]、氨苄西林/舒巴坦[保乙]、阿莫西林/舒巴坦[保乙]、阿莫西林/克拉维酸钾[保乙]；可选药物为复方磺胺甲噁唑[保甲]，第一、二代口服头孢菌素或第一、二代头孢菌素/β-内酰胺酶抑制药，喹诺酮类等。

肺炎链球菌青霉素敏感菌感染　宜选青霉素[保甲]；可选阿莫西林[保甲]、氨苄西林或/β-内酰胺酶抑制药[保乙]、喹诺酮类等。

青霉素中介及耐药菌感染　宜选第三代头孢菌素；可选喹诺酮类，如洛美沙星[保乙]、莫西沙星[保乙]、加替沙星[保乙]、柏珠沙星[保乙]等。

卡他莫拉菌感染　宜选第一、二代口服头孢菌素，复方磺胺甲噁唑[保甲]；可选喹诺酮类、阿莫西林/克拉维酸[保乙]、氨苄西林/克拉维酸或舒巴坦[保乙]。

肺炎支原体、衣原体感染　宜选大环内酯类如红霉素[保甲]、克拉霉素[保乙]、阿奇霉素[保乙]、罗红霉素[保乙]；可选多西环素[保甲]、喹诺酮类，如氧氟沙星[保甲]（左氧氟沙星）[保乙]、环丙沙星[保甲]、培氟沙星[保乙]等。

肺炎克雷伯菌等感染　宜选第二、三代头孢菌素；可选喹诺酮类，如诺氟沙星[保甲]、氟罗沙星[保乙]、莫西沙星[保乙]、培氟沙星[保乙]等。

支气管扩张合并感染

【临床表现与诊断要点】

支气管扩张指支气管及其周围肺组织的慢性炎症损坏管壁，以致支气管扩张变形，多见于儿童和青年。临床症状有慢性咳嗽、咳大量脓痰和反复咯血。支气管扩张合并急性细菌感染时，常见病原菌为流感嗜血杆菌、肺炎链球菌、厌氧菌；在病程长、病情重、合并有全身基础疾病的支气管扩张患者中，肺炎克雷伯菌等肠杆菌科细菌和铜绿假单胞菌较多见。

痰涂片革兰染色检查和培养分离细菌，并做药敏试验，对抗菌药物的选择、提高疗效，具有指导意义。疑为结核性支气管扩张时，应多次做结核菌检查。

【防治措施与用药】

1. 治疗原则　促进痰液引流、控制感染及必要的手术切除。祛痰药使痰液稀释便于咳出，如氯化铵[保甲]0.3g、溴己新（必漱平）[保甲]16mg、盐酸氨溴索[保乙]30mg或羧甲司坦[保乙]500mg、鲜竹沥口服液10ml，口服3次/d。雾化吸入疗法使分泌物稀释易于排出，促进引流，控制感染。

2. 抗菌药物的病原治疗　急性感染发作期经验治疗，可用青霉素G[保甲]80万～160万U、链霉素[保甲]1g或庆大霉素[保甲]8万～16万U，2次/d，肌注控制感染。有条件时进行细菌学检查和药敏试验，静脉给药常用于较严重的继发感染者。

流感嗜血杆菌感染　宜选氨苄西林[保甲]，阿莫西林/克拉维酸[保乙]，氨苄西林/舒巴坦[保乙]；可选药物为第一、二代头孢菌素。

肺炎链球菌青霉素敏感者　宜选青霉素[保甲]；可选阿莫西林[保甲]、氨苄西林[保甲]。肺炎链球菌青霉素中介及耐药者，宜选第三代头孢菌素，可选喹诺酮类。

厌氧菌感染　宜选阿莫西林/克拉维酸[保乙]，氨苄西林/舒巴坦[保乙]；

可选克林霉素[保乙]、甲硝唑[保甲]。

肺炎克雷伯等肠杆菌科细菌感染　宜选第三代头孢菌素；可选喹诺酮类、第四代头孢菌素。

铜绿假单胞菌感染　宜选喹诺酮类；可选哌拉西林±氨基糖苷类，抗铜绿假单胞菌可选头孢他啶±氨基糖苷类。

肺　炎

肺炎指肺实质的炎症。由于肺实质和肺间质在解剖和功能上的区分不如其他器官清楚，故肺炎也常包括肺间质的炎症（间质性肺炎）。近年关于肺炎症性疾病涵盖范围大为扩展，但“肺炎”作为疾病概念未有变化。其病因以感染多见，其他尚有理化因素、免疫损伤等。感染性病原引起的肺炎常与肺部感染一词混用。然而肺部感染仅是一种病因分类上的表述，尚包括气管等部位的感染，不宜作为疾病诊断。

感染性肺炎的病原体泛指病毒、细菌、真菌、原虫（寄生虫）等各种生物性致病因子，其中以细菌多见。抗菌药物的应用曾一度使肺炎病死率显著下降，但自 20 世纪 70 年代以来肺炎总体病死率未持续下降，甚至略升，主要是由儿童和老年人肺炎以及罹患基础疾病的危重患者并发的肺炎所引起。

肺炎目前面临的严重局面与病原体的变迁，易感人群结构变化，医院获得性肺炎发病率的增加，病原学诊断困难，抗菌药物应用不合理导致细菌耐药率上升等多种因素相关。按病原学分类，目前至少可分为：细菌性肺炎；病毒性肺炎；立克次体肺炎；衣原体肺炎；支原体肺炎；呼吸道真菌病；肺寄生虫病；免疫损害宿主肺炎；非感染性肺炎（吸入性、放射性）等。

本书仅论述社区性肺炎和医院获得性肺炎。肺炎患者如果出现下列病症时称为重症肺炎：①意识障碍；②呼吸频率>30 次/min；③PaO_2<60mmHg（8kPa），PaO_2/F_IO_2<300mmHg（40kPa），需行机械通气治疗；④血压<90/60mmHg（12/8kPa）；⑤胸片显示双侧或多个肺叶受累，或入院 48h 内病变扩大≥50%；⑥少尿，即尿量<20ml/h 或 80ml/h，出现急性肾功能衰竭需透析治疗。

一、社区获得性肺炎

【临床表现及诊断要点】

新近出现咳嗽、咳痰，或原有呼吸道疾病加重，并出现脓性痰，伴或不伴胸痛；体温≥38℃；肺实变体征和（或）湿性啰音；白细胞计数 10×10^9/L 以上或 4×10^9/L 以下，伴或不伴核左移；胸片显示片状、斑状浸润性阴影或间质性改变，伴或不伴胸腔积液。有条件时尽早进行细菌培养或血清病原体（抗体）检查，药物敏感试验，做出临床诊断和实验室诊断。

【防治措施与用药】

1. 治疗原则

（1）尽早开始抗菌药物经验治疗。宜选用能覆盖肺炎链球菌、流感嗜血杆菌的药物，需要时加用对肺炎支原体、衣原体、军团菌属等细胞内病原体有效的药物；有肺部基础疾病患者的病原菌可为需氧革兰阴性杆菌、金黄色葡萄球菌等。

（2）住院治疗患者入院后应立即采集痰标本，做涂片革兰染色检查及培养；体温高、全身症状严重者应同时做血培养。

（3）轻症患者可口服用药；重症患者选用静脉给药，待临床表现显著改善并能口服时改为口服药。

2. 用药原则

① 无须住院，无基础疾病的青年患者、病原菌为肺炎链球菌、支原体、嗜肺军团菌、流感嗜血杆菌时，宜选用青霉素[保甲]、氨苄西林[保甲]或阿莫西林[保甲]±大环内酯类红霉素[保甲]、克拉霉素[保甲]、阿奇霉素[保乙]等。亦可选用第一代头孢菌素±大环内酯类。

② 有基础疾病而无须住院的老年患者，病原同①，或革兰阴性杆菌、金黄色葡萄球菌者，宜选第一、二代头孢菌素±大环内酯类；可选用氨苄西林/舒巴坦[保乙]或阿莫西林/克拉维酸[保乙]±大环内酯类；氟喹诺酮类±大环内酯类。

③ 需住院治疗患者，病原同①或②，宜选用第二、三代头孢菌素±大环内酯类，氨苄西林/舒巴坦[保乙]或阿莫西林/克拉维酸[保乙]±大环内酯类；可选氟喹诺酮类±大环内酯类。

④ 重症患者，病原同③，宜选第三代头孢菌素±大环内酯类，氟喹诺酮类±大环内酯类；可选用具有抗铜绿假单胞菌作用的广谱青霉素如羧苄西林、磺苄西林、哌拉西林、阿洛西林、美洛西林/β-内酰胺酶抑制药或头孢菌素联合大环内酯类。

⑤ 明确病原体后，对经验治疗效果不满意者，可按药敏试验结果调整用药。

肺炎链球菌感染，宜选青霉素[保甲]、氨苄西林[保甲]、阿莫西林[保甲]；可选第一、二代头孢菌素。

流感嗜血杆菌感染，宜选青霉素[保甲]、氨苄西林[保甲]、阿莫西林/舒巴坦[保乙]、阿莫西林/克拉维酸[保乙]；可选第一、二代头孢菌素，喹诺酮类。

肺炎支原体、衣原体感染，宜选红霉素[保甲]等大环内酯类；可选喹诺酮类、多西环素[保甲]。

军团菌属感染，宜选大环内酯类；可选喹诺酮类。

革兰阴性菌感染，宜选第二、三代头孢菌素；可选喹诺酮类、β-内酰胺类/β-内酰胺酶抑制药。

特定微生物敏感菌株感染，包括万古霉素耐药的粪（屎）肠球菌感染、耐药金葡菌感染、耐药肺炎球菌感染并发的复杂/非复杂性皮肤和皮肤软组织感染，可选用利奈唑胺[保乙]，成人或12岁以上儿童，每12h静滴或口服600mg，疗程10～14d。或遵医嘱。

金黄色葡萄球菌感染，宜选苯唑西林、氯唑西林；可选第一、二代头孢菌素、克林霉素。

二、医院获得性肺炎

【临床表现与诊断要点】

医院获得性肺炎（HAP）简称医院内肺炎（NP）。临床表现有发热、咳嗽、气急、肺部湿性啰音等。但常被其他基础疾病所掩盖。早期诊断有赖于对医院获得性肺炎的高度警惕性。老年人、慢性阻塞性肺气肿、免疫功能低下、胸腹部手术、人工气道机械通气者为常见高危人群。出现原因不明或持续时间较长的发热，或热型改变；咳嗽咳痰或症状加重，或痰量增加或脓性痰；氧疗患者所需吸氧浓度增加，或机械通气者所需每分通气量增加；肺X线呈炎性浸润或新的病灶，在除外其他疾病基础上，根据入院48h后发病，出现咳嗽、咳痰或咳痰性状改变，并符合下列标准之一者，即可诊断。

① 发热，肺部啰音，或与入院时X线比较有新的炎症。

② 痰涂片镜检连续2次分离出相同病原菌，分离到病原菌浓度≥10^7FU/ml。多数WBC>10×10^9/L伴或不伴核左移。

③ 血培养阳性或肺炎并发胸腔渗液经穿刺抽液分离到病原体。

④ 下呼吸道分泌物病原菌阳性结果。或有血清、其他体液免疫学、组织病理学证据者可诊断为“医院内获得性支气管-肺感染”。

常见病原菌为肠杆菌科细菌、金黄色葡萄球菌，亦可为肺炎链球菌、流感嗜血杆菌、军团菌、厌氧菌等；重症患者及机械通气、昏迷、激素应用等危险因素患者的病原菌可为铜绿假单胞菌、不动杆菌及甲氧西林耐药金葡菌（MRSA）等，占常见病原的90%以上。真菌、病毒及其他病原体较少见。1/3为混合感染。

【防治措施与用药】

1. 治疗原则

（1）应重视病原检查，给予抗菌治疗前先采取痰标本涂片革兰染色检查及培养，体温高、全身症状严重者同时送血培养。有阳性结果时做药敏试验。

（2）尽早开始经验治疗。首先采用针对常见病原菌的抗菌药物。明确病原后，根据药敏试验结果调整用药。

（3）疗程根据不同病原菌、病情严重程度、基础疾病等因素而定。宜采用注射剂，病情显著好转或稳定后并能口服时改用口服药。

2. 病原治疗

（1）甲氧西林敏感的金葡菌感染　宜选苯唑西林[保甲]、氯唑西林[保甲]；可选第一、二代头孢菌素，林可霉素[保甲]、克林霉素[保乙]及夫西地酸[保乙]。对耐甲氧西林金葡菌感染，宜选万古霉素[保乙]或去甲万古霉素[保乙]，可选磷霉素[保甲]、利福平[保甲]以及复方磺胺甲噁唑[保甲]与万古霉素[保乙]或去甲万古霉素[保乙]联合应用。

（2）肠杆菌科细菌感染　宜选第二、三代头孢菌素单用或联用氨基糖苷类，可选喹诺酮类、β-内酰胺酶抑制药复方或碳青霉烯类。

（3）铜绿假单胞菌感染　宜选哌拉西林[保甲]、头孢他啶[保甲]、头孢哌酮[保乙]、环丙沙星[保甲]等喹诺酮类，联合氨基糖苷类；可选具有抗铜绿假单胞菌用的β-内酰胺酶抑制药复方或碳青霉烯类+氨基糖苷类联合用药。

（4）不动杆菌感染　宜选氨苄西林/舒巴坦[保乙]、头孢哌酮/舒巴坦[保乙]；可选碳青霉烯类、喹诺酮类。重症患者可联合用药。

（5）真菌感染　宜选氟康唑[保乙]、两性霉素B[保乙]（脂质体）。可选氟胞嘧啶[保乙]。

（6）厌氧菌感染　宜选克林霉素[保乙]、氨苄西林/舒巴坦[保乙]、阿莫西林/克拉维酸钾[保乙]；可选甲硝唑[保甲]、替硝唑[保乙]、奥硝唑等。

（7）特定性微生物敏感菌株感染，可选用利奈唑胺，见“社区获得性肺炎”。

肺 脓 肿

【临床表现及诊断要点】

肺脓肿是由于多种病因所致肺组织化脓性病变。急性吸入性肺脓肿起病急骤，患者畏寒、发热、体温39～40℃；伴咳嗽、咳黏液痰或脓液痰。炎症累及局部胸膜可引起胸痛。病变范围较大可出现气急。此外可有精神不振、乏力、食欲缺乏。7～10d后咳嗽加剧，脓肿破溃于支气管，咳出大量脓臭痰，每日可达300～500ml，体温下降。由于病原菌多为厌氧菌，故痰带腥臭味。有时痰中带血或中等量咯血。

慢性肺脓肿患者有慢性咳嗽、脓痰、反复咯血、继发感染和不规则发热等，呈贫血、消瘦等慢性消耗病态。

血源性肺脓肿多先有原发病性畏寒、高热等全身脓毒血症症状，经数日至2周才出现前述症状。

常见病原菌为肺炎链球菌、金黄色葡萄球菌、肠杆菌科细菌及厌氧菌（主要为口腔厌氧菌）等。下呼吸道分泌物、血液、胸腔积液培养（包括厌氧菌培养）以及药物敏感试验，对确定病原诊断、指导抗菌治疗有重要价值。

【防治措施与用药】

1. 治疗原则

（1）保持脓液引流通畅至关重要。

（2）在病原菌未明确前应选用能覆盖上述细菌的抗需氧菌和抗厌氧菌药物。明确病原后根据药敏试验结果结合临床情况调整用药。

（3）抗菌药物疗程6～10周，或直至临床症状完全消失，X线胸片显示脓腔及炎症完全消散，仅残留纤维条索状阴影为止。

2. 病原治疗

（1）厌氧菌感染，参见“医院获得性肺炎”。

（2）金黄色葡萄球菌感染，参见“医院获得性肺炎”。

（3）肺炎链球菌感染对青霉素敏感者宜选用青霉素类，包括氨苄西林[保甲]、阿莫西林[保甲]。对青霉素耐药者宜用头孢噻肟[保甲]、头孢曲松[保乙]，可用万古霉素[保乙]或去甲万古霉素[保乙]。

（4）流感嗜血杆菌感染，宜选氨苄西林[保甲]、阿莫西林[保甲]，可选氨苄西林/舒巴坦[保乙]、阿莫西林/克拉维酸[保乙]，第一、二代头孢菌素。

（5）肠杆菌科细菌感染，参见“医院获得性肺炎”。

肺结核病

肺结核病是结核杆菌引起的慢性肺部感染性疾病，占各器官结核病总数的80%～90%，其中痰中排菌者称为传染性肺结核。结核病还包括结核性腹膜炎、肠结核、肝结核、肾结核、结核性脑膜炎、皮肤结核、骨结核、附睾结核等，限于篇幅，本书不予论述，请参阅有关书籍。

【临床表现及诊断要点】

由于传播途径不同，临床分原发型肺结核、血型播散型肺结核和继发型肺结核。因机体的反应性、病灶性质及范围的不同，临床表现多种多样，部分患者无任何症状，有的患者全身症状呈中毒性而非常严重。可表现为：①全身症状常较局部症状出现得早。不适、倦怠、乏力、烦躁、心悸、食欲减退、发热、盗汗、自主神经失调及月经失调等。②局部症状如咳嗽、咳痰，有空洞形成时可有脓性痰，部分有咯血。空洞壁上动脉瘤破裂可出现大量咯血，甚至窒息。部分患者可有胸痛（固定部位）。少数患者可有气急、发绀。③可有肺气肿体征。如有广泛性结缔组织增生或胸膜粘连，可使局部胸廓下陷。④重症或急性期白细胞总数可增加，核左移，偶见类白血病血象，也可见白细胞减少，或有贫血现象。⑤约半数以上患者血沉增快，与病变活动情况相一致。⑥X线表现和痰菌检查，主要依据痰菌结果阳性和X线诊断。结核菌素（国产品PPD-C和BCG-PPD）试验阳性者也可下诊断，简便而适用。

转归：①进展期，凡具有下列1项者属进展：新发现的活动病灶；病变较前恶化、增多，出现新的空洞或空洞增大，痰菌阳性。②好转期，凡具备下列1项者属好转：病变较前吸收好转，空洞闭合或缩小；痰菌转阴。肺结核进展期及好转期均属活动性，需要治疗管理。③稳定期：病灶无活动性，空洞闭合，痰菌阴性连续6个月以上。如空洞仍然存在，则痰菌阴性需连续1年以上。

【防治措施与用药】

1. 治疗原则

（1）贯彻抗结核化学药物疗法“十字方针” ①早期：应尽可能早发现、早治疗。②联合：应用多种抗结核病药物，提高杀菌力，防止产生耐药性。③适量：剂量适当，减少不良反应和细菌耐药性的产生。

④规则：按照化疗方案，按时、规范用药。⑤全程：必须教育患者坚持完成全疗程治疗。

（2）化疗方案的制订与调整用药的基本原则　①按照患者的不同病变类型个体化选用国际、国内推荐的标准化疗方案。②对获得性耐药患者的化疗方案中，至少包含有2种或2种以上患者未曾用过或病原菌对之敏感的药物。③切忌中途单一换药或加药，亦不可随意延长或缩短疗程。掌握好停药或换药的原则。④治疗过程中偶尔出现一过性耐药，无需改变正在执行的化疗方案。⑤合并人类免疫缺陷病毒感染或艾滋病患者避免使用利福平。

（3）痰菌阳性的肺结核病患者是治疗的主要对象，痰菌阴性但病灶活动者亦应予以治疗。

2. 病原治疗

（1）一般分为强化治疗阶段（强化期）和巩固治疗阶段（巩固期）。标准短程化疗（疗程6～9个月）方案中强化阶段以3～4种药物联合应用8～12周，巩固阶段以2～3种药物联合应用。

（2）用药方式　①全疗程每日用药；②强化期每日用药，巩固期间歇用药；③全程间歇用药。

（3）治疗慢性传染性肺结核，耐多药结核病的可选药物　对氨基水杨酸、丙硫异烟肼、卷曲霉素、环丝氨酸、阿米卡星、氧氟沙星、环丙沙星和克拉霉素、氯法齐明。

（4）治疗慢性传染性肺结核、耐多药结核病的疗程　强化期至少3个月，巩固期至少18个月。

（5）抗结核病复合制剂简介

异烟肼/利福平[保乙]（卫非宁）　每片含异烟肼和利福平100mg、150mg和150mg、300mg两种规格。适用于短程化疗的巩固期。体重50kg以下者服前配方3片，1次/d；体重50kg以上服后一种大剂量配方2片，1次/d。

对氨基水杨酸异烟肼（结核清、帕司烟肼）　用于成人和儿童各型结核的初治、复治，结核性脑膜炎以及其他肺外结核病。①治疗：成人每日服4～6片，相当于10mg/(kg·d)；儿童服2～4片，相当于20mg/(kg·d)。口服3次/d。②预防用：成人每日服4片。③本品可单用，也可用其替代各种结核病治疗方案中的异烟肼。

异烟肼/利福平/吡嗪酰胺（卫非特）[保乙]　三药的每片含量分别为80mg、120mg和250mg。均为杀菌剂，各有其特点。异烟肼主要作用于快速生长繁殖的细胞外菌群；利福平除有异烟肼的特点外，还对代谢缓慢的细胞内外菌群和快速生长的细胞内菌群起作用；吡嗪酰胺主要作用于细胞内特别是在巨细胞内酸性环境中生长的结核菌，为短程化疗的强化剂。体重30～39kg患者，空腹口服本品3片，1次/d；40～49kg患者服4片，1次/d；50kg以上患者服5片，1次/d。

以上3种复合制剂，服用简便，可提高患者的依从性，但价格相当昂贵。亦可根据每味单药含量，选用相应抗结核药制剂，参照其比例联合应用。应充分注意药品说明书介绍的不良反应、禁忌证和药物相互作用、注意事项。

(6) 常用抗结核病药简介

异烟肼（雷米封）[保甲] 对结核杆菌有良好的抗菌作用，疗效较好，用量较小，毒性相对较低。口服吸收率约90%以上。主要用于各型肺结核的进展期、溶解播散期、吸收好转期，尚可用于结核性脑膜炎和其他肺外结核等。常需和其他抗结核病药联合应用，以增强疗效、抑制耐药菌。

口服：成人1次0.3g，1次顿服。对急性粟粒性肺结核或结核性脑膜炎，1次0.2～0.3g，3次/d。静脉注射或静脉滴注用于较重度浸润结核、肺外活动结核等，1次0.3～0.6g，加5%葡萄糖注射液或等渗氯化钠注射液20～40ml，缓慢推注；或加输液250ml中静脉滴注。局部（胸腔内注射治疗局灶性结核）：1次50～200mg。

对本品过敏者，既往有本品致肝损害史者、哺乳期妇女、急性肝病患者、现患精神病者均禁用。糖尿病、痉挛性疾病、肾功能不全、血液病患者均应慎用。

本品不良反应多在大剂量或长期应用时发生。可见胃肠道症状、血液系统症状、肝损害、内分泌失调、中枢症状、周围神经炎等。由于遗传差异，人群可分快乙酰化者和慢乙酰化者。慢乙酰化者较易引起血液系统、内分泌系统和神经系统的反应；而快乙酰化者则较易引起肝损害。300mg/d、1次顿服或1周2次、1次0.6～0.8g的给药方法可提高疗效，减少不良反应的发生。异烟肼中毒时，大剂量维生素B_6可对抗，治疗量可防治其神经系统反应的发生，但不宜常规普遍应用，以免降低异烟肼的疗效。异烟肼可加强香豆素类抗凝药、某些抗癫痫药、抗高血压药、抗胆碱药、三环类抗抑郁药等的作用，合用时适当减少其剂量。

链霉素[保甲] 有类似庆大霉素的作用和抗菌谱，但对铜绿假单胞菌无效；对结核杆菌有良好的抗菌作用。用于结核病，0.75～1g/d，1次或分2次肌内注射；儿童20mg/(kg・d)，隔日用药；新生儿10～20mg/(kg・d)。常与其他抗结核药联用。

对本品过敏者、听力减退者、重症肌无力者禁用。脑神经受损者、重度肾功能不全者、帕金森病患者慎用。

本品具有耳、肾毒性，损害第Ⅷ对脑神经，引起不可逆听觉损害和平衡障碍。若发现耳有堵塞感或耳鸣，应立即停药。可引起口麻、四肢麻等其他神经症状如周围神经病，视神经炎和盲点。为一时性症状，多与药品质量有关。对肾有轻度损害，可引起蛋白尿、管型尿，停药可恢复。过敏性皮肤反应约占5%，药物热、肌肉关节痛和过敏性休克、嗜酸粒细胞增多、血清病样反应可能发生。出现过敏性紫癜时应停药，并给予大量维生素C治疗。给药前需先做皮试，做好过敏性休克和赫氏反应抢救措施的准备工作。

对氨基水杨酸钠[保甲]　对结核杆菌有抑制作用，口服吸收好。常与异烟肼、链霉素等联用，以增强疗效，避免结核杆菌产生耐药性。饭后口服，成人1次2～3g（4～6片），8～12g/d；儿童200～300mg/(kg・d)，分4次服。亦静脉滴注给药。或胸腔内注射。

对本品过敏者、哺乳者、G-6-PD缺乏患者、甲状腺功能减退者、肝损害者、消化性溃疡患者均禁用。电解质紊乱、心功能不全者应慎用。

本品不良反应常见有胃肠道反应。阿司匹林、水杨酸盐引起的不良反应都可在使用本品时出现。可有过敏反应、黄疸、蛋白尿、结晶尿、脑炎、胰腺炎等。

利福平[保甲]　抗结核病时须联合化疗。

①肺结核及其他结核病：成人早饭前口服0.45～0.6g，1次/d；疗程约半年。1～12岁儿童口服10mg/kg，2次/d。新生儿5mg/kg，2次/d。②其他感染应用见说明书。

阻塞性黄疸、严重肝脏功能不全者和哺乳期妇女禁用；肝病患者、婴幼儿慎用。不良反应与注意事项为：①本品可致胃肠道反应如恶心呕吐、食欲缺乏、腹泻、胃痛、腹胀等；血液系统反应如白细胞、血小板减少，嗜酸粒细胞增多；肝功能受损；脱发、头痛、疲倦、蛋白尿、血尿、肌痛、心律失常、低血钙；过敏反应如药物热、皮疹、急性肾功能衰竭、胰腺炎、剥脱性皮炎、休克等；贫血。②联用抗结核药呈协同作用，但其肝毒性也加强；与乙胺丁醇合有加强视神经损害的可能。③本品可使抗凝药、降糖药、皮质激素降效，使口服避孕药避孕失败。④定期查肝、肾功能。

草分枝杆菌 F·U36[保乙] 用于肺和肺外结核病及其他免疫功能低下性疾病。深部肌内注射，1.72μg/次，每周1次，一般10次为1个疗程。使用前摇匀，发热者禁用。

利福复素（利福霉素钠、利霉素 SV）[保乙] ①成人肌注250mg，每8～12h 1次。②缓慢静脉推注500mg，2～3次/d；儿童10～30mg/(kg·d)。亦可局部应用或雾化吸入。不良反应、注意事项及禁忌与慎用参阅利福平和药品说明书。

附注：同类药品尚有利福喷汀、利福布汀、利福定，可仔细阅读药品说明书。

乙胺丁醇[保甲] 与其他抗结核药间无交叉耐药性，但结核杆菌对本品也可缓慢产生耐药性，为二线抗结核药。可用于其他抗结核药治疗无效的患者，需联合其他抗结核药，以增效并延缓细菌耐药性的产生。

①结核初治：顿服，15mg/(kg·d)；或每周服3次，每次服25～30mg/kg(不超过2.5g)；或每周服2次，每次服50mg/kg（不超过2.5g)。②结核复治：顿服1次25mg/(kg·d)；以后按15mg/(kg·d)顿服。

孕期头3个月禁用；戒酒。视神经炎患者和对本品过敏者禁用。6岁以下儿童和视力不佳者禁用。老年及糖尿病、痛风患者及肾功能不全者慎用。

本品主要不良反应为球后视神经炎（0.8%），可有胃肠道反应；偶见过敏反应、肝功能损害、下肢麻木、粒细胞减少、高尿酸血症、精神症状（幻觉、不安、失眠）等。氢氧化铝可使本品的吸收量减少，吸收速度减慢而影响疗效。定期查肝肾功能和血象，定期查视力、视野、色觉和眼底等。

吡嗪酰胺[保甲] 本品在酸性环境中对结核杆菌杀菌作用强，尤其对生长缓慢的结核杆菌的作用较强，可减少结核病复发。须与其他抗结核药联用，与其他抗结核药无交叉耐药性。临床主要用于短程疗法的前8周，或对其抗结核药无效的病例，为结核性脑膜炎首选药。

①50kg以上成人口服0.5g，3次/d；或2g，每周服3次；或3g，每周服2次。②体重50kg以下者应遵医嘱减量。③儿童常用量按35mg/(kg·d)，分3～4次服，疗程2～3个月，不超过6个月。间歇疗法，每次50mg/kg，每周服2～3次，或遵医嘱。

对本品过敏者、哺乳妇女、肝损害者及卟啉症患者禁用。肾功能不全、糖尿病患者慎用。大剂量、长疗程易致肝功能损害。抑制尿酸排泄，可诱发痛风。胃肠道反应，可诱发溃疡。偶见过敏、光敏反应。需与其他抗结核药联用增效；不宜与阿司匹林、丙磺舒合用。

卷曲霉素（卷须霉素） 属多肽类抗生素，对结核杆菌和其他分枝杆菌作用较强，作用弱于链霉素、利福平，强于卡那霉素；但毒性比链霉素、卡那霉素小。为二线抗结核药，用于链霉素、异烟肼无效者。

深部肌内注射0.75～1g，2次/d，2～4周后视病情变化后可改为1次1g，1周2～3次，疗程6～12个月，用2ml注射用水或生理盐水振摇，完全溶解后应用。孕妇禁用，儿童忌用。不良反应与注意事项参阅链霉素。

结核性胸膜炎

结核性胸膜炎可发于任何年龄，是儿童和青年最常见的胸膜炎（约45%）。临床分为干性胸膜炎和渗出性胸膜炎，干性胸膜炎多发生在肺尖后部胸膜，其次为胸下部的胸膜，症状很少或没有症状，常产生局限性胸膜粘连而自愈，其诊断常是回顾性的。当机体处于高度变态反应时，结核杆菌及其代谢物侵入胸膜，产生胸腔积液，称为渗出性胸膜炎。

【临床表现与诊断要点】

起病时常有轻中度发热、干咳及其他结核毒性症状。干性胸膜炎主要症状为胸痛，多发生于胸廓扩张度最大的部位，如腋侧胸下部。疼痛性质为剧烈尖锐的针刺样痛，深呼吸或咳嗽时更甚，浅呼吸、平卧和患侧卧位的胸痛可减轻；呼吸常急促表浅。渗出性胸膜炎起始时有胸痛，待渗液增多时，壁层与脏层胸膜分开，胸痛即减轻。大量胸腔积液者可出现气急、胸闷，积液愈多，症状也愈明显。急性大量渗出性积液时可有端坐呼吸和发绀。高精度分辨率高的胸部透析或CT检查有助于诊断。

胸腔积液穿刺抽液检查对诊断本病很重要。此外，应与癌性胸腔积液、肺炎胸腔积液、风湿性疾病引起的胸腔积液相鉴别。

【防治措施与用药】

1. 一旦诊断为本病，应进行正规抗结核治疗。若不及时正规治疗，大约1/3患者在5年内进展为活动性肺结核，部分患者可能成为结核性脓胸。抗结核治疗方案参照痰菌阳性结核方案，可以用2HRZE（S）/

4HR，或 $2H_3R_3Z_3E_3/4H_3R_3$，具体参见“肺结核病”。

2. 胸腔穿刺抽积液、引流。

3. 糖皮质激素治疗　仅适用毒性症状严重、胸腔积液量多的患者，在正规抗结核治疗的同时加用糖皮质激素可以减轻机体的变态反应和炎性反应，使积液迅速吸收，减少胸膜粘连增厚。一般用泼尼松[保甲]（强的松）20～30mg/d，分3次口服，疗程4～6周。当体温正常、全身毒性症状消除、积液吸收或明显减少时，逐渐减量而至停药。

结核性脓胸

结核性脓胸多由于结核空洞或胸膜下干酪样病灶破溃感染胸膜而引起，亦可由胸膜腔附近的结核病灶，如脊椎结核的椎旁脓肿直接蔓延所致。

【临床表现与诊断要点】

急性发病者有明显中毒症状，如畏寒、高热、多汗、干咳、胸痛等。胸腔积脓较多，可有胸闷、气急。若伴有支气管胸膜瘘时，则咳出大量脓痰（即脓性积液），有时呈血性。慢性者多不发热，但贫血及消瘦较明显。胸壁局部可有压痛，甚至轻度浮肿。慢性者胸廓塌陷，肋间隙变窄，呼吸运动减弱，叩诊实音，听诊呼吸音减低，气管移向患侧，常伴有杵状指（趾）。

依据症状、体征、白细胞增多、X线检查及胸腔穿刺抽液化验，脓液为淡黄色、稀薄、含有干酪样物质，涂片培养未发现普通细菌，脓液涂片抗酸杆菌阳性，结核杆菌培养阳性或脓腔壁病理检查具有结核病典型特征可明确诊断。应排除支气管胸膜瘘。

【防治措施与用药】

足够的抗结核治疗和脓腔充分引流。

1. 单纯性结核性脓胸　除全身应用抗结核药物（参见“肺结核病”）外，可考虑胸腔内注入对氨基水杨酸钠[保甲]4～8g，异烟肼[保甲]400～600mg，或链霉素[保甲]0.5～1g。胸腔需反复胸穿抽脓或置管冲洗，一般每周抽脓2～3次，每次用生理盐水或2%碳酸氢钠冲洗。

2. 合并厌氧感染　可给予甲硝唑[保甲]或替硝唑[保乙]、克林霉素[保乙]（兼抗细菌感染）；合并细菌感染时，根据药敏试验结果，给予敏感的抗菌药物（左氧氟沙星[保乙]、环丙沙星[保甲]等既抗一般细菌感染，又有抗结核杆菌的作用）。

3. 对症治疗　①若有支气管胸膜瘘，需胸腔引流，待好转后施行外科手术治疗。②慢性结核性脓胸可考虑外科手术治疗消灭脓腔，使肺复张。必要时单做脓胸残腔切除或瘘管修补术等。

第三节　呼吸系统其他疾病与用药

慢性支气管炎

慢性支气管炎是由于感染或非感染因素引起的气管、支气管黏膜及周围组织的慢性非特异性炎症。中老年人多见，病因可能与大气污染、吸烟、感染、过敏源、气候变化、营养及饮食和遗传等因素有关。病理特点是支气管腺体增生，黏液分泌增多。

【临床表现与论断要点】

1. 以咳嗽、咳痰或气喘为主要症状。早期症状轻微，冬季发作多见，春暖后缓解；晚期症状加重，症状长年存在，不分季节。病情可伴阻塞性肺气肿、肺源性心脏病。

2. 诊断主要依靠病史和症状，在排除其他心肺疾病，如肺结核、支气管哮喘、支气管扩张、肺癌、心功能不全等后，临床上凡有慢性或反复咳喘、咳痰或喘息，每年发病至少 3 个月，病程连续 2 年或以上者可确诊。如每年发病持续小于 3 个月，但有 X 线、肺功能检查客观依据者，亦可诊断。

3. 根据临床表现，本病分为单纯型和喘息型。单纯型慢性支气管炎主要表现为反复咳嗽、咳痰；喘息型除咳嗽、咳痰外尚有喘息症状，并伴有哮鸣音。依据病程可分为 3 期：①急性发作期；②慢性迁延期；③临床缓解期。肺功能试验分级有助于了解气道阻塞程度和指导治疗；急性发作期进行细菌培养和药敏试验，选用敏感的抗菌药物抗感染治疗。

【防治措施与用药】

1. 在急性发作期以抗感染为主，同时吸氧、止咳、化痰、平喘等对症支持治疗。在临床缓解期，适当锻炼，增强自身抵抗力，积极预防感冒和其他呼吸道感染。

2. 对症选用药物　急性发作期抗感染可参阅“慢性支气管炎急性

发作”。慢性支气管炎缓解期可选用中成药，如复方蒲公英注射液（胶囊）、黛蛤散、五苓散（片）[保甲]、二陈丸[保乙]、牡荆油胶丸、橘红化痰丸片[保乙]、百合固金丸（口服液）[保乙]、养阴清肺膏（糖浆、口服液、丸）[保甲、乙]、标准桃金娘油肠溶胶囊[保乙]、二冬膏、橘红梨膏、润肺膏、川贝雪梨膏、消咳喘糖浆（胶囊）[保甲、乙]、华山参片、金贝痰咳清颗粒、祛痰止咳颗粒[保甲]、止嗽咳喘宁等。

支气管哮喘（附哮喘急性发作和持续状态）

支气管哮喘（哮喘）是由多种细胞特别是肥大细胞、嗜酸粒细胞和T淋巴细胞参与的慢性气道炎症。主要为支气管壁平滑肌痉挛，黏膜呈急性炎症、水肿和渗出。反复发作后常产生不同程度的慢性肺气肿，部分患者发生肺心病。

【临床表现表与诊断要点】

在易感者中，慢性气管炎症可引起反复发作的喘息、气促、胸闷和（或）咳嗽等症状，多在夜间和（或）凌晨发生，气管对多种刺激因子（如冷空气、花粉、粉尘、刺激性气体、食品、油烟等）反应性增高，但症状可自行或经治疗缓解。可有前驱症状，如鼻痒，干咳或咳大量白色泡沫痰，胸部发紧（气紧）等，迅速进入呼吸困难阶段，被迫坐起（端坐呼吸），挣扎呼吸，吸气短促甚至发绀。呼吸延长而费力，有哮鸣音或飞箭音。发作长短不一，短者数分钟，长者达1～2h。如12h后仍不能控制者，则为哮喘持续状态。发作过后转入间歇期，除重症并发肺气肿或慢性气管炎有相应症状外，一般无其他症状。

2002年《支气管哮喘防治指南》的诊断标准为：①反复发作喘息、气急、胸闷或咳嗽，多与接触变应原、冷空气、物理性和化学性刺激、病毒性上呼吸道感染、运动等有关。②发作时双肺可闻及散在或弥漫性，以呼气相为主的哮鸣音，呼气延长。③上述症状可经治疗或自行缓解。④除外其他疾病所引起的喘息、气急、胸闷和咳嗽。⑤临床表现不典型者应至少具备以下1项试验阳性：即支气管激发试验或运动试验阳性；支气管舒张试验阳性；最大呼气流量（PEF）日内变异率和昼夜波动率≥20%。符合1～4条或4、5条者，可诊断为支气管哮喘。

哮喘急性发作是指喘息气急、咳嗽、胸闷等症状突然发生或原有症状急剧加重，常有呼吸困难，以呼气流量降低为其特征，常因接触变应原等刺激物或治疗不当所致。

【防治措施与用药】

(1) 急性发作期的治疗　联合雾化吸入 β_2 受体激动药、抗胆碱能药等。氧疗，全身使用糖皮质激素，静脉应用茶碱、β_2 受体激动药、镁剂。亦可应用异丙肾上腺素等。

(2) 哮喘持续状态的治疗　个体化用药，并且应随时调整。选用药物包括糖皮质激素、色甘酸钠、β_2 受体激动药、黄嘌呤类药物（氨茶碱）、抗胆碱能药物（异丙托溴铵）；补液，纠正水、电解质平衡、氧疗和纠正二氧化碳潴留等。控制感染可选用 β-内酰胺类抗生素等。常用药物简介如下。

沙丁胺醇[保甲][保乙]　短效 β_2 受体激动药，快速舒张支气管，并有抗炎作用。平喘作用至少与异丙肾上腺素相等，但对心脏增加心率的副作用（β_1 受体的激动作用较弱）仅及异丙肾上腺素的 1/10。临床用于防治支气管哮喘，哮喘型支气管炎和肺气肿患者的支气管痉挛。制止发作多用气雾或粉雾吸入，预防发作多用口服。注射少用。

吸入 100～200μg（即喷 1～2 次），必要时每 4h 重复1 次，甚至 20min 重复 1 次。气雾和粉雾剂作用相似。儿童用量酌减。成人口服 2～4mg，3 次/d，儿童用量酌减。必要时静脉给药，遵医嘱。

高血压、心血管功能不全、甲状腺功能亢进症、糖尿病患者均慎用。不良反应可有恶心、头痛、失眠、心悸、胸痛、血压波动，偶见肌肉和手指震颤。长期使用可产生耐受性，可能有加重哮喘的危险性。普萘洛尔（β受体阻滞药）可拮抗本药的支气管扩张作用；肾上腺素、异丙肾上腺素等及氨茶碱可使本品作用增强，但不良反应亦加重。

特布他林[保乙][典]　作用与沙丁胺醇相近。成人口服 2.5～5mg，3 次/d；小儿酌减。皮下注射 0.25mg，如 15～30min 无明显临床改善，可重复注射 1 次，但 4h 中总量不超过 0.5mg。气雾吸入，成人 1 次 0.25～0.5mg（1～2 喷），3～4 次/d；小儿酌减，并由成人或医生帮助（指导）下使用。其余见沙丁胺醇。尚可静脉注射给药：每 15～30min 给 250μg，4h 内总量＜500μg。

非诺特罗　强效 β_2 受体激动药。口服本品 5mg 扩张支气管和改善肺功能的作用与特布他林类似，但加大剂量仍可使心血管副作用与震颤的发病率增加。本品的疗效与沙丁胺醇相同。其余请参见沙丁胺醇。成人口服 5～7.5mg，3 次/d；儿童酌减。气雾吸入，成人 0.2～0.4mg，3～4 次/d；儿童 0.2mg，3～4 次/d。

福莫特罗（安通克）[保乙]　速效、长效 β_2 受体激动药。对支气管平滑肌的松弛作用较沙丁胺醇强而持久。吸入后约2min起效。2h达高峰，作用持续约12h。尚有明显抗炎作用。对支气管哮喘、慢性喘息性支气管炎、肺气肿等气道阻塞性疾病造成的呼吸困难等有缓解作用。对哮喘夜间发作患者尤佳，能有效预防运动性哮喘发作。

成人口服40～80μg，儿童每次1.5μg/kg，2次/d。气雾吸入，每次12～24μg，2～3次/d，日剂量不超过72μg。

偶见心动过速、室性早搏、面部潮红、胸部压迫感、头痛、头晕、发热、嗜睡、盗汗、震颤、腹痛、皮疹等。高血压病、甲状腺功能亢进症、心脏病、糖尿病患者及妊娠妇女、哺乳期妇女均慎用。应避免合用肾上腺素、异丙肾上腺素等儿茶酚胺类药物，防止诱发心律失常，甚至心搏骤停。其余请参见沙丁胺醇。

沙美特罗[保乙] 新型选择性长效β_2受体激动药，1次吸入50μg的作用与沙丁胺醇200μg相似，且持续作用长达12～17.5h；尚有强大抑制肥大细胞释放过敏介质作用，可抑制吸入抗原诱发的早期和迟发相反应，降低气道高反应性。用于哮喘（包括夜间哮喘和运动性哮喘）、喘息性支气管炎和可逆性气道阻塞。

粉雾吸入：成人50μg，2次/d；儿童25μg，2次/d。气雾吸入用法同粉雾吸入。

不宜用于急性哮喘发作患者。偶见低血钾、反常性支气管痉挛、震颤、心痛，罕见心悸；大剂量可致心率增加。其余参见沙丁胺醇。

附注：β_2受体激动药同类药物还有利米特罗（咳喘定、立灭喘）、瑞普特罗（茶苯喘宁）、吡布特罗（吡舒喘灵）、丙卡特罗（美喘清）、克仑特罗（氨哮素、喘素）、马布特罗（妥洛特罗、喘舒）等，限于篇幅，从略。

异丙托溴铵（溴化异丙托品） 为抗胆碱能药物，可阻断节后迷走神经传出支，通过降低迷走神经张力而舒张支气管，其作用比β_2受体激动药弱，起效也较慢，但长期用药不易产生耐药。与β_2受体激动药联合。具有协同、互补作用。吸入40～80μg，3～6次/d。

氨茶碱[保甲] 磷酸二酯酶抑制药。能舒张支气管平滑肌；强心、利尿、扩张冠状动脉、兴奋呼吸中枢和呼吸肌。成人口服0.1～0.2g，3次/d；儿童每次5mg/kg，3次/d。静注首次量2～4mg/kg，注射时间大于10min。静脉滴注维持量为0.8～1mg/kg，每日注射不超过1.0g。主要不良反应为恶心、呕吐、心律失常，严重者可引起抽搐。最好检测血浆氨茶碱浓度，血中安全浓度为6～15mg/L。当伴有感染联用林可霉素或大环内酯类如红霉素、阿奇霉素或抗真菌药时，可使茶碱类血中浓度升高，产生中毒反应，个别患者还可能引起心脏停搏，甚至呼吸衰竭而危及生命，故茶碱类联用上述抗生素时应适当减量，以免发生意外。

二羟丙茶碱（喘定）[保乙] 作用与氨茶碱类似，但较弱。口服0.2～0.4g，3次/d；肌注1次0.25～0.5g。静脉滴注用于严重哮喘发作，每日1～2g加于5%葡萄糖注射液2000～4000ml中缓慢静滴。偶有口干、恶心、心悸、多尿等副作用；不宜与氨茶碱同用；大剂量可致中枢兴奋，预防使用镇静药可防止。参阅氨茶碱关于药物相互作用的警示。

其他茶碱类平喘药，如茶碱[保甲]、茶碱缓释片（舒弗美）[保甲]、茶喘平、多索茶碱[保乙]、胆茶碱、甘氨酸茶碱钠、赖氨酸茶碱、缬氨酸茶碱、复方茶碱[保乙]等均可选用。但应注意并防止药物相互作用，以免发生意外。

麻黄碱[保甲] 用于预防支气管哮喘发作和缓解轻度哮喘发作，因不良反应较多，已少用。成人口服15～30mg；儿童酌减，3次/d。尚可滴鼻而解除鼻黏膜充血、水肿（0.5%～1%）；蛛网膜下隙麻醉或硬膜外麻醉时维持血压，麻醉前皮下或肌注20～50mg；慢性低血压者可口服20～50mg，2～3次/d。

异丙肾上腺素（喘息定） 用于支气管哮喘，控制哮喘急性发作，常气雾吸入，每次1～2喷；舌下含服10～15mg（1～2片），3次/d。本品作用快而强，但持续时间短；重复使用间隔时间不应少于2h。

色甘酸钠[保乙] 过敏介质阻释药。可用于预防各型哮喘发作。对外（内）源性哮喘疗效显著，特别是对已知抗原的青年患者效果更佳。对过敏性鼻炎、眼炎、湿疹、肠炎等亦有效。通常干粉吸入防治过敏性哮喘，1次20mg，4次/d；症状减轻后40～60mg/d；维持量20mg/d。气雾吸入3.5～7mg，3～4次/d，每日最大量32mg。

抗过敏性哮喘尚可选用酮替芬、曲尼司特（利喘贝）、氮䓬斯丁、托普司特、噻拉米特、色羟丙钠、奈多罗米等，以及扎鲁司特（安可来）。

倍氯米松（必可酮）[保乙] 气雾吸入后直接作用于呼吸道而平喘，200～400μg/d即能有效地控制哮喘发作，其效果与泼尼松相似，平喘作用可持续4～6h。可用于依赖肾上腺皮质激素的慢性哮喘患者（不宜用于哮喘持续状态患者）。成人气雾吸入1～2喷（100～200μg），2～3次/d，最大剂量1mg/d。儿童酌减，最大剂量0.8mg/d。

布地奈德（雷诺考特）[保乙]　系局部应用不含卤素的肾上腺皮质激素类药物。其局部抗炎作用与倍氯米松相似，无全身性激素副作用。用药后肺功能明显改善，并降低急性发作率。用于非激素依赖性或激素依赖性哮喘和哮喘性慢性支气管炎患者，成年人气雾吸入 200～800μg（1～4 喷），2 次/d；儿童用气雾吸入 100～200μg，2 次/d。个体化用药，因人而异。注意揿一下的快慢和持续时间。

平喘药物尚可选用琥珀酸氢化可的松、甲泼尼龙（甲强龙）、地塞米松、曲安奈德[保乙]及白三烯受体拮抗药扎鲁司特（安可来）、孟鲁司特、普鲁司特、氨来占诺、吡嘧司特、异丁司特、齐留通等。麻黄碱副作用多，现已少用，但仍可滴鼻收缩鼻黏膜血管，减少渗出。中草药桔梗、远志、甘草流浸膏、杜鹃素、木犀草素、葶菜素、牡荆油、艾叶油及其制剂亦可选用。

弥漫性间质性肺病

本病是一组肺间质的炎症性疾病。肺间质是指肺泡上皮细胞基底膜和毛细血管基底膜之间的空隙。其中有弹力纤维、网状纤维和基质。细胞成分有成纤维细胞、白细胞和吞噬细胞。实际上间质性肺病还累及肺泡、小气道和微血管。

【临床表现与诊断要点】

间质性肺病起病隐匿，呈进行性加重。体格检查常规胸透或摄片可发现。临床可见活动时气急或进行性加重的气急，干咳、胸痛或咯血较少见。晚期常发生以低氧血症为主要表现的呼吸衰竭。

问诊有助于病因诊断。病因已明者如下。

吸入无机粉尘引起的间质性肺病，如二氧化硅、石棉、滑石、锑、铝、煤、铍等。吸入有机粉尘引起的间质性肺病，如烟油、霉草尘、蔗尘、棉尘、蘑菇工肺、鸟类饲养者肺、曲霉病等。

吸入气体引起的间质性肺病，如二氧化碳、氯气、氧化氮、烟尘、脂类、汞蒸气等。

感染引起的间质性肺病，如病毒、细菌、真菌、寄生虫（卡氏肺孢子虫）等。

此外还有放射性损伤，吸入化学性粉尘、合成纤维、电木尘埃等；药物性损害如白消安（二甲磺酸丁酯）、博来霉素（争光霉素）、呋喃妥因、环磷酰胺、甲氨蝶呤等。

病因未明的间质性肺病如下：特发性肺纤维化（结节病），脱屑性间质性肺炎（组织细胞增多症），淋巴组织样间质性肺炎（肺-肾出血综合征），间质性肺病伴发胶原-血管性疾病（特发性肺含铁血黄素沉着症），类风湿关节炎（韦格纳肉芽肿），进行性系统性硬化（慢性嗜酸粒细胞肺炎），系统性红斑狼疮（弥漫性淀粉样变性），多发性肌炎-皮肌炎（肺泡白蛋白沉着症）等。

【防治措施与用药】

对已知病因的间质性肺病，首先应去除病因。对于不明病因的间质性肺病，宜抗炎，防止病变进一步发展或形成纤维化。宜选泼尼松口服1mg/(kg·d)，1次/d，维持6～8周。然后每隔1～2周减少5mg，直至维持量0.25mg/(kg·d)，定期X线胸片和肺功能检查，待病情控制稳定后逐渐撤离激素。不能耐受激素或应用激素后病情仍进展者可试用环磷酰胺、硫唑嘌呤或中医药治疗。有学者认为秋水仙碱组和（或）D类青霉胺组与皮质激素联用优于单用皮质激素组。此外，应积极防治并发症，对症治疗。

老年人肺炎

老年人免疫系统功能随年龄增长而衰退，免疫衰老是老年人肺炎发病率、病死率增高的重要原因之一。老年人呼吸功能减退，吞咽与声门动作常不协调而增加吸入危险，又因气管、支气管黏液纤毛功能降低，咳嗽反射差，肺组织弹性差使排痰功能下降，肺炎链球菌（占社区感染的40%～60%）等容易进入下呼吸道引起肺炎；金黄色葡萄球菌、克雷伯杆菌属和其他革兰阴性杆菌（包括铜绿假单胞菌）、不动杆菌属、莫拉卡他菌、厌氧菌等也是病原菌之一。

各种慢性疾病如心肺疾病、脑血管疾病、帕金森综合征、糖尿病，镇静药应用不当等均可成为老年人肺炎的诱发因素。

【临床表现与诊断要点】

老年人肺炎临床表现常不典型，常被基础疾病症状遮盖，易漏诊、误诊。可见寒战、高热、咳嗽，胸痛可不明显；可有心动过速、呼吸急促，且可为早期症状，肺部炎症病变广泛时有低氧血症表现如嗜睡、意识模糊、表情迟钝等。老年人肺炎伴发菌血症者占20%，40%可出现脓毒血症。胸部X线检查，病原菌培养和药物敏感试验有助于明确诊断。

【防治措施与用药】

1. 应尽早开始抗菌药物经验治疗，选用覆盖肺炎链球菌，兼顾到革兰阴性杆菌、厌氧菌、支原体、衣原体、军团菌属、流感嗜血杆菌等细胞内病原体有效的药物；有肺部基础疾病患者的病原菌亦可为需氧革兰阴性菌、金黄色葡萄球菌。获得病原体培养（检验）和药敏试验结果后应及时调整给药方案，对症治疗。

（1）肺炎链球菌、流感嗜血杆菌等感染　宜选青霉素[保甲]类和（或）β-内酰胺酶抑制药，可选第一、二代头孢菌素或β-内酰胺酶抑制药，可选喹诺酮类等抗菌药物。

（2）革兰阴性菌、肠杆菌、细菌等感染　宜选第二、三代头孢菌素和（或）β-内酰胺酶抑制药，可选喹诺酮类。

（3）肺炎支原体、衣原体、军团菌属感染　宜选红霉素、阿奇霉素等大环内酯类；可选喹诺酮类、多西环素等。

（4）金黄色葡萄球菌感染　宜选用苯唑西林[保甲]、氯唑西林[保甲]、氟氯西林；可选第一、二代头孢菌素，克林霉素。

（5）厌氧菌感染　宜选甲硝唑[保甲]、克林霉素[保乙]、氨苄西林/舒巴坦[保乙]、阿莫西林/克拉维酸钾[保乙]。

（6）铜绿假单胞菌感染　参见“医院获得性肺炎”。

2. 一般支持、对症治疗　如镇咳、化痰、平喘等。

3. 每年深秋或冬季接种流感疫苗1次，可预防流感，减少诱发肺炎因素，或减轻病情、缩短病程。应用多型组合的纯化荚膜抗原疫苗，有可能使肺炎患病率降低。

呼吸衰竭

呼吸衰竭简称呼衰，是各种病因引起的肺功能严重损害，因缺氧和（或）CO_2潴留，产生一系列生理功能和代谢紊乱的临床综合征。一般分为急、慢性两型。急性呼衰以成人呼吸窘迫综合征（ARDS）为代表；慢性呼衰多由慢性阻塞性肺病所致。呼衰强调综合性治疗，包括治疗原发病、氧疗、辅助通气、控制感染等。本书主要讨论药物控制。

【临床表现与诊断要点】

呼衰的临床表现除原发疾病症状外，主要是缺氧和CO_2潴留所致的多脏器功能紊乱：①呼吸困难；②发绀；③精神神经症状，如精神错乱、狂躁、昏迷、抽搐等，或智力、定向功能障碍；④血液循环系统症状如右心衰竭出现颈及皮肤浅表静脉充盈、皮肤红润、温暖多汗、血压升高、心搏量增多致脉搏洪大有力，又因脑血管扩张，可产生搏动性头痛；⑤可有消化道、泌尿道症状。根据患者有急性呼衰和慢性呼吸道病的病史，有缺氧和 CO_2 潴留的临床表现，结合有关体征，诊断并不困难，而动脉血气分析不仅对呼衰的性质和程度有帮助，而且在指导治疗和对疗效的评估方面均有重要临床意义。

【防治措施与用药】

1. 建立通气气道。

2. 氧疗，有条件者可自备家庭用氧气供给装置（箱）一套，可随时应急备用。尤其对缓解大脑缺氧、改善心肌供血很有临床意义。

3. 增加通气，改善 CO_2 潴留。

4. 纠正酸碱平衡失调和电解质紊乱。

5. 抗感染治疗（参阅“医院内获得性肺炎”）。

6. 防治消化道出血、抗休克和营养支持等对症治疗。

肺动脉高压与慢性肺心病

临床常见的肺动脉高压是由各种疾病引起的继发性肺动脉高压，以慢性阻塞性肺病（COPD）所致者多见，少数原因不明者称为原发性肺动脉高压。肺动脉高压是引起肺源性心脏病（简称肺心病）的重要阶段，其始动因子是缺氧。

【临床表现与诊断要点】

肺心病是由于肺、胸腔或肺血管的慢性病变引起肺循环阻力增加、肺动脉高压进而使右心室扩张甚至发生右心衰竭的心脏病，患病率约4％。随着年龄增加而增加，吸烟者比不吸烟者明显增多，气候骤变是肺心病急性发作的重要因素，慢性肺心病占住院心脏病的38.5％～46％。

临床表现分为代偿期和失代偿期。代偿期（包括缓解期）以慢性阻塞性肺气肿为主要表现，如慢性咳嗽、咳痰、气促、反复发作、活动后加重等。逐渐出现心悸、胸闷、乏力、厌食、呼吸困难和劳动耐力下降，下肢可有轻微浮肿。常有营养不良的表现。失代偿期（包括急性加重期）以呼吸衰竭为主要表现，或伴心力衰竭。常可并发肺性脑病、酸碱平衡失调和电解质紊乱、心律失常、休克、消化道出血、慢性肾功能不全、弥散性血管内凝血等。

血液检查：红细胞计数和血红蛋白常增高，血细胞比容正常或偏高，血浆黏度和血小板聚集率常增高，红细胞电泳时间延长，血沉一般偏快；动脉血氧饱和度常低于正常，二氧化碳分压高于正常，呼吸衰竭时更为显著。

痰细菌培养：以甲型链球菌、流感杆菌、肺炎球菌、葡萄球菌、奈瑟球菌、草绿色链球菌等多见；亦可见到铜绿假单胞菌、大肠埃希菌等。

X线检查：①肺气肿最常见。②肺动脉高压症：肺动脉第一下分支横径≥15mm，或右下肺动脉横径与气管横径比值≥0.17；或动态观察右肺下动脉干增宽 2mm 以上，可认为支气管扩张。③心脏呈垂直位，故早期心脏不见增大。右心室流出道增大时，表现为肺动脉圆锥部显著凸出。此后右心室流出道也肥厚增大，心尖上翘。有时还可见右心房扩大。心力衰竭时可有全心扩大，但若控制心衰后可使心脏恢复原来大小。偶见左心室增大。

其他：心电图、心向量图、肺功能检查等可出现异常。

【防治措施与用药】

1. 治疗原则　慢性肺心病急性加重期的治疗采用治肺为主、治心为辅的原则，积极控制感染，改善心肺功能，控制呼吸衰竭和心力衰竭。缓解期的治疗应防治原发病，如慢性支气管炎、支气管哮喘并发肺气肿；去除诱发因素，如戒烟，减少感冒和各种呼吸道疾病等，避免或减少急性发作，增强机体免疫功能，延缓病情发展。

2. 可选择防治药物　迄今尚无特效药，可对症选用以下几类。

（1）直接扩张肺动脉药

肼屈嗪（肼苯达嗪、肼酞嗪）[保乙]　口服或静脉注射，肌内注射。一般开始时用小剂量，3～4 次/d，每次 10mg，用药 2～4 日。以后用量逐渐增加。维持量为 30～200mg/d，分次服。文献报道较多，但评价不一，疗效尚不甚满意。

硝普钠[保甲]　其他抗高血压药无效的高血压危象时暂时用药，疗效可靠，且由于其作用持续时间较短，易于掌握；能使衰竭的左心室排血量增加，心力衰竭症状得以缓解。临用前先以 5%葡萄糖注射液溶解，然后稀释至 250～1000ml，混匀静滴，1～3μg/(kg·min)。开始时速度可略快，血压下降后可渐减慢，以患者感觉耐受良好（或每分钟 10 滴）为宜。用药不宜超过 72h。应同时提高吸入氧的浓度，以克服其使动脉氧分压降低的副作用。

氨力农（氨双吡酮、氨氰吡酮、氨吡酮）[典]　能使慢性肺心病患者肺动脉压迅速下降，肺血管阻力降低，对体循环的作用明显小于肺血管。本品是一种新型的非苷、非儿茶酚胺类强心药。兼有正性肌力和血管扩张作用，能增加心肌收缩力和心排血量，降低心脏前后负荷，降低左心室充盈压，改善左心室功能，增加心脏指数，但对平均动脉压和心率无明显影响，一般不影响心律失常。尚可使房室结功能和传导功能增强，故对伴有室内传导阻滞的患者较安全。口服1h起效，1～3h达最大效应，作用维持4～6h。静脉注射2min内生效，10min作用达高峰，半衰期5～30min，作用持续1～1.5h。通常口服1～2片（100～200mg），3次/d，每日最大量6片（600mg）；或静滴0.5～3mg/kg；静脉滴注速度为5～10μg/(kg·min)，最大量不超过10mg/(kg·d)。

（2）茶碱类　由于茶碱类药物不仅能降低肺动脉压和肺血管阻力，还具有较强的扩张支气管作用，对慢性阻塞性肺病（COPD）继发肺动脉高压的治疗十分有益。

二羟丙茶碱（喘定、甘油茶碱）[保乙]　一次静脉注射4mg/kg，可使肺动脉平均压和肺血管阻力分别降低原值的15%和29%。对胃的刺激性较小，口服易耐受，可用较大剂量，副作用比氨茶碱小，尤适用于伴有心动过速的哮喘患者。口服0.2g，3次/d。肌内注射每次0.25～0.5g。静脉滴注：用于严重哮喘发作，每日0.5～1g加于5%葡萄糖注射液1500～2000ml中缓慢滴注。若伴有感染需联用林可霉素或大环内酯类抗生素或抗真菌药时，宜适当减量，以免茶碱血中浓度升高，发生中毒反应。

氨茶碱缓释片（舒弗美）[保甲]　为长效制剂，每片0.1g，每12h口服1次（片），可酌增至2～3片，血浆药物浓度稳定，对夜间发病者疗效较好。联用他药时，应警惕发生药物相互作用。

复方长效氨茶碱片　白色外层含氨茶碱100mg、氯苯那敏2mg、苯巴比妥15mg、氢氧化铝30mg；棕色内层含氨茶碱和茶碱各100mg。外层在胃液内迅速崩解而呈速效；内层为缓释层，在肠液内缓慢崩解以维持药效。口服1片，每日1～2片。注意防止发生药物相互作用。

止喘栓　成人用，每粒含氨茶碱0.4g、盐酸异丙嗪0.025g、苯佐卡因0.045g；小儿用，每个含量减半，每次1个，睡前塞入肛门。

复方茶碱甲麻黄碱片　含氨茶碱、咖啡因、苯巴比妥、盐酸麻黄碱、远志流浸膏。每次口服1～2片，3次/d。极量：8片/d。

（3）α受体阻滞药

哌唑嗪（脉宁平）[保甲]　既能扩张容量血管，降低前负荷，又能扩张阻力血管，降低后负荷。慢性阻塞性肺疾病（COPD）继发性肺动脉高压患者口服1mg，3次/d，连服8周后肺动脉压降低，但同时血氧饱和度下降，呼吸困难加重。提示宜多吸氧，保持居室内空气清新，避免过冷或干燥、潮湿的空气，戒烟少酒，并避免被动吸烟，防止呼吸道痉挛、感染等有助于提高疗效。

（4）钙通道阻滞药

硝苯地平[保甲]　对呼吸功能没有不良影响，故运用有呼吸道阻塞性疾病的心绞痛病人，其疗效优于β受体阻滞药；能降低COPD继发肺动脉高压且有效，但1次口服用量以不超过30mg为宜，通常口服5～10mg，3次/d，急性时可舌下含服。对慢性心力衰竭，每6h服20mg；咽部喷药，每次1.5～2mg（3～4喷）。

尼群地平[保甲]　选择性作用于冠状动脉，降低心肌耗氧量，对缺血性心肌有保护作用，可降低总外周阻力而使血压下降。口服2次/d，每次20mg，连服6周后，肺动脉平均压和肺血管阻力下降，而体循环压、心排血量、血氧分压均无明显变化，其效优于硝苯地平。

此外，尼索地平、尼卡地平[保乙]、地尔硫䓬[保乙]也可用于COPD继发性肺动脉高压治疗。

（5）血管紧张素转换酶抑制药及血管紧张素Ⅱ受体拮抗药

卡托普利（甲巯丙脯酸，开搏通）[保甲]　能降低肺动脉压和肺血管阻力，通常1次口服12.5～25mg对体循环压影响不大，但对治疗COPD继发性肺动脉高压的远期疗效有待观察。

氯沙坦（洛沙坦）[保乙]、缬沙坦（代文）[保乙]、康得沙坦[保乙]、伊贝沙坦（安博维）、依普沙坦、替米沙坦[保乙]以及贝拉普利[保乙]、雷米普利[保乙]等均有用于肺心病的临床报道，但观察例数尚少，尚难准确评价。

间质性肺炎

间质性肺炎常呈弥漫性，是一组肺间质的炎性疾病。间质是指肺泡上皮细胞基底膜和毛细血管基底膜之间的空隙。其中有弹力纤维、网状纤维和基质。细胞成分有成纤维细胞、白细胞和吞噬细胞。该病可累及肺泡壁、小气道和微血管。

【临床表现与诊断要点】

间质性肺炎起病隐匿，呈进行性气急加重，干咳、胸痛或咯血较少见。一部分患者在健康体检常规胸透或高分辨 CT 摄片才发现；^{67}镓核素扫描阳性率高。通过病史问诊有助于间质性肺炎的病因诊断，如职业史，有无粉尘或有害气体接触史或用药史等。晚期常发生低氧血症性呼吸衰竭。

【防治措施与用药】

首先应去除病因。对于不明病因的间质性肺炎，应抗炎治疗，防止病变进一步发展以及形成纤维化。首选泼尼松治疗，1mg/(kg·d)，每日1次，维持6～8周。然后每隔1～2周减少5mg，直至维持量0.25mg/(kg·d)，定期随访X线胸片和肺功能，待肺功能和X线胸片稳定后逐渐撤激素。必要时可试用细胞毒性免疫抑制剂如环磷酰胺和硫唑嘌呤等。据称，应用秋水仙碱组和（或）D类青霉胺组优于单用皮质激素组。若患者年龄大于65岁、临床表现病情稳定、无明显活动性，也不一定采用皮质激素治疗。

有并发症者应积极对症治疗。低氧血症者宜家庭氧疗。

特发性肺纤维化

特发性肺纤维化（IPF，亦称隐源性纤维性肺泡炎，CFA）是一种原因不明、以弥漫性肺泡炎和肺泡结构紊乱最终导致肺间质纤维化为特征的疾病。

【临床表现与诊断要点】

按病程有急性、亚急性和慢性之分，多为散发，见于各年龄组。而作出诊断常在50～70岁，男女比例为（1.5～2）∶1。本病预后不良，早期病例即使对激素有效，生存期也仅有5年。

临床常见进行性呼吸困难；早期肺泡炎X线上不能显示异常，随病变进展，X线表现呈云雾状、隐约可见微小点状弥漫性阴影，犹如毛玻璃。进而呈现纤维化愈趋明显，从纤细的网状到粗大网织状或呈网织结节状。晚期更有大小不等的囊样改变，即蜂窝肺。根据典型临床表现和影像学检查，特发性肺纤维化诊断能够成立。核心问题是排除其他间质性肺病，包括原因已明或不明者。

CT对比分辨率优于X线。特别是对早期肺泡炎与纤维化鉴别以及蜂窝肺诊断有临床意义。典型肺功能改变包括限制型通气损害、肺容量缩小、肺顺应性降低和弥散量降低，严重者出现 PaO_2 下降；运动试验在影像学异常出现前即有弥散量降低和低氧血症。肺功能检查可作动态观察而估价病情，也可考核疗效。肺活检对于本病的确诊和活动性评价极有帮助。

【防治措施与用药】

激素治疗仍有争议。但由于缺少肯定性或特异性治疗方法，在活动性甚至不能确定活动性且无激素禁忌证者，激素仍被推荐应用。

泼尼松[保甲]　1.0～1.5mg/(kg·d) 治疗 2～3 周，若能耐受，可酌情持续用约 3 个月，再逐步减量至 0.25mg/(kg·d)，继续用 6 个月，以后缓慢减至维持量。疗效不佳或有禁忌证时则加用或改用环磷酰胺。

泼尼松亦可与硫唑嘌呤[保乙]联用于单一反应不佳者。Reynolds 前瞻性观察皮质激素、皮质激素＋秋水仙碱[保乙]，皮质激素＋D 青霉胺、皮质激素＋秋水仙碱[保乙]＋D 青霉胺[保乙] 4 组，治疗 56 例不明原因的特发性肺纤维化，观察 5 年，应用秋水仙碱和（或）D 青霉胺组优于单用皮质激素组。若患者年龄大于 65 岁、临床表现病情稳定、无明显活动性，也不一定用皮质激素治疗。

肺栓塞

肺栓塞是指嵌塞物进入肺动脉及其分支，阻断组织血液供应所致病理和临床状态。由于肺组织受支气管动脉和肺动脉双重血供，而且肺组织和肺泡间也可直接进行气体交换，因而大多数肺栓塞不一定引起肺梗死。

【临床表现与诊断要点】

引起肺栓塞的常见栓子是血栓，其余是少见的新生物细胞、脂肪滴、气泡、静脉输入的药物颗粒甚至导管头端都会引起血管阻断。临床表现可从无症状到突然死亡。常见呼吸困难和胸痛，慢性肺梗死可有咯血。胸膜性疼痛为邻近的胸膜纤维炎所致，突然发生者常提示肺梗死。胸膈膜受累可向肩或腹部放射。如有胸背后疼痛，颇似心肌梗死。可见焦虑、晕厥先兆；呼吸增快、发绀、肺部湿啰音或哮鸣音、心动过速等。血清乳酸脱氢酶升高，动脉血 PaO_2 下降，肺泡动脉氧分压增高。心电图有 T 波和 ST 段改变（类似心肌梗死图形）、P 波和 QRS 波形改变（类似急性肺心病图形）。X 线显示斑片状浸润、肺不张、膈肌抬高、胸腔积液，尤其是以胸膜为基底凸面朝向肺门的圆形致密阴影（驼峰征）以及扩张的肺动脉伴远端肺纹稀疏（Westermark 征）等对肺栓塞的诊断都有临床意义。

核素肺通气/灌注扫描是诊断肺栓塞最敏感的无创方法，特异性虽低，但有典型的多发性、节段性或楔形灌注法缺损而通气正常或增加，结合临床表现可确诊。

肺动脉造影是诊断肺栓塞的特异性方法，适用于临床和放射性核素扫描可疑以及需要手术治疗的病例。磁共振成像为肺栓塞诊断的有效无创技术，较大栓塞时可见明显的肺动脉充塞缺损。

【防治措施与用药】

治疗除吸氧、止痛、纠正休克和心力衰竭以及舒张支气管等对症治疗措施外，特异性治疗包括抗凝、溶栓和手术。

抗凝治疗和溶栓治疗方法与“心肌梗死”方法相同。

1. 静脉应用溶血栓药

可选用：①尿激酶[典][保甲] 100～150U，0.5～1h 滴完；②链激酶[典][保甲] 100～150U，1h 滴完，同时用地塞米松 2.5～5mg 预防寒战发热反应；③重组组织型纤溶酶原激活药（rt-PA）先推注 10mg，继后 50mg，1h 滴完，再 40mg，2h 滴完；④单链尿激酶型纤溶酶原激活药（SCUPA）先推注 20mg，继而 60mg，1h 滴完；⑤甲氧苯基化纤溶酶原链激酶复合物（APSAC）1 次推注 30mg。用前述药物前服阿司匹林 300mg/d，3d 后改为 50mg/d，长期服用，直至控制病情。溶栓后每4～6h 测凝血时间和血纤维蛋白原，当凝血时间恢复至正常对照值的 1.5～2.0 倍和血纤维蛋白原＞1000mg/L 时，给予肝素 5000U 静注，继而 500～1000U/h 静滴，并调节剂量保持凝血时间在正常值的 2 倍，5～7d 后停用。用药期间防出血倾向。

2. 缓解疼痛

可选用：①哌替啶（杜冷丁）50～100mg 肌内注射或吗啡 5～10mg 皮下注射，每 4～6h 可重复应用，最好与阿托品合用。②疼痛较轻者可用可待因或罂粟碱 0.03～0.06g 肌注或口服，兼有镇咳作用。

急性上呼吸道感染

急性上呼吸道感染是鼻腔、咽喉部或大气管急性炎症的概称，如普通感冒、咽炎、喉炎、气管-支气管炎、婴儿疱疹性咽峡炎及流行性胸痛等，是呼吸道常见的一种（类）传染病。常见病因多为病毒，如鼻病毒、冠状病毒、流感病毒、副流感病毒、腺病毒及呼吸道合胞病毒、EB 病毒（亚型）等，少数由细菌引起。

【临床表现与诊断要点】

全年皆可发病，以冬春季多发，可通过含有病毒的飞沫或被污染的用具传播，多数为散发性，但常在气温突变时流行。患者不分年龄、性别、职业和地区，但体弱及免疫力低者易染病。根据病因不同，临床表现可有不同的类型，主要是鼻塞、流涕、咽痛等上呼吸道感染症状，兼有发热等症状。

病毒性感染可见白细胞计数正常或偏低（但“非典”“禽流感”亦可出现异常），淋巴细胞比例升高。细菌性感染有白细胞计数与中性粒细胞增多和核左移现象。根据病史、流行情况，鼻咽部发炎的症状和体征，结合周围血象和胸部 X 线检查可作出临床诊断。

细菌培养和病毒分离或病毒血清学检查、免疫荧光法、酶联免疫吸附检测法、血凝抑制试验等，可确定病因。

【防治措施与用药】

呼吸道病毒目前尚无特效抗病毒药物，以对症或中医药治疗为主。如有细菌性感染，可选用敏感的抗菌药物。单纯的病毒感染一般可不用抗菌药物。增强机体自身抗病能力是预防急性上呼吸道感染的最好方法。可选抗病毒药物。高热且痰培养病原菌阳性患者，选用敏感抗生素治疗。

抗病毒药，有的只抑制 DNA 型病毒，如抗疱疹病毒药物阿昔洛韦(无环鸟苷)[保甲]、阿糖腺苷[保乙]、阿糖胞苷[保乙]、环胞苷、三氟尿苷等；有的则对 RNA 型病毒也有作用，如利巴韦林[保甲]；抗反转录（酶）病毒药物齐多夫定、拉米夫定等。金刚烷胺[保乙]、金刚乙胺[保乙]等是上呼吸道病毒性感染可选药物，许多中草药如穿心莲、板蓝根、大青叶、金银花、紫花地丁、黄芩、紫草、贯众、大黄、茵陈、虎杖等也可用于某些病毒性感染的防治。双嘧达莫（潘生丁）对小儿病毒性上呼吸道感染和小儿疱疹性咽喉炎有治疗作用。

利巴韦林（三氮唑核苷、病毒唑）[保甲]　强力单磷酸次黄嘌呤核苷(IMP) 脱氢酶抑制药，抑制 IMP，从而阻碍病毒核酸合成。对多种病毒如呼吸道合胞病毒、流感病毒、单纯疱疹病毒等有抑制作用。通常成人口服 0.8～1g/d，分 3～4 次；肌注或静滴 10～15mg/(kg·d)，分 2 次，滴速宜缓。早期出血热用 1g/d，加入输液 500～1000ml 中静滴，连用 3～5d。滴鼻用于防治流感，用 0.5%溶液（以等渗氯化钠溶液配制），1 次/h。滴眼治疗疱疹感染，浓度 0.1%，每日 4～6 次。

金刚烷胺（金刚胺、三环癸胺）[保乙] 对甲型流行性感冒有效。口服后4h达血药浓度峰值。治疗流感，成人口服100mg/d，连用5d。预防流感100mg/d，一般连用6周。剂量应酌情调整。

金刚乙胺[保乙] 对早期流感有效。成人一般口服200mg/d，分次服。儿童可用5mg/(kg·d)，最高可达150mg/d，分次服用。

肺水肿

健康人的肺保持肺间质水分恒定，与肺泡处于理想的湿润状态，以利完成肺的各种功能。肺水肿是由于肺血管外液体量过多甚至渗入肺泡（或从毛细血管渗透至肺间质或肺泡），引起生理功能紊乱所致的疾病。临床上常见的肺水肿是心源性肺水肿和肾性肺水肿。病理学分间质性和肺泡性两类，可同时并存或以某一类为主。

【临床表现与诊断要点】

临床表现为呼吸困难、发绀、咳嗽、咳白色或血性泡沫痰（粉红色血性痰）；两肺散在湿啰音，血气分析低氧血症加重，甚至出现二氧化碳潴留和混合性酸中毒；影像学呈现以肺门为中心的蝶状或片状模糊阴影。

根据病史、症状、体检和X线表现常可对肺水肿下诊断。但由于肺含水量增多超过30％时才可出现明显的X线变化，必要时可应用CT或磁共振成像术早期诊断和鉴别诊断。

【防治措施与用药】

1. 病因治疗对肺水肿的预后至关重要，可减轻或纠正肺血管内外液体交换紊乱。利尿药可发挥或减轻肺水肿的作用，强心药主要适用于心源性肺水肿（参见“心功能不全”）。

2. 氧疗 肺水肿患者吸入较高浓度氧气可改善低氧血症，最好用面罩给氧。湿化器内置75％～95％乙醇或10％硅酮有助于消除泡沫。

3. 利尿 呋塞米（速尿）[保甲] 40～100mg；或布美他尼（丁尿胺）[保乙]1mg，可迅速缓解症状，但不宜用于血容量不足者。

4. 吗啡[保甲] 适用于心源性肺水肿，皮下或静脉注射5～10mg，可减轻焦虑，改善肺循环和体循环，改善通气。但禁用于休克、呼吸抑制和慢性阻塞性肺病合并肺水肿者。

5. 酚妥拉明0.2～1mg/min或酚苄明[保甲]0.5～1mg/kg静脉滴注，对缓解慢性阻塞性肺病颇有效。或静脉滴注硝普钠15～30μg/min可扩张小动脉和小静脉。

6. 毛花苷C[保甲] 0.4～0.8mg或毒毛花苷K[典][保甲] 0.25mg溶于25%～50%的葡萄糖注射液中缓慢静注；也可选用氨力农静滴，适用于快速心房纤颤或扑动诱发的肺水肿。

7. 氨茶碱[保甲]　缓慢静脉注射0.25g可有效地扩张支气管，改善心肌收缩力，增加肾血容量和排钠。一日极量为1g。

8. 对症治疗　尚可选用β_2受体激动药特布他林[保乙]或沙美特罗[保乙]可有助于预防肺水肿或促进肺水肿吸收或消散；肾上腺糖皮质激素地塞米松20～40mg/d或氢化可的松[保甲] 400～800mg静脉注射连续2～3d，能减轻炎症反应和微血管通透性，促进表面物质合成，增强心肌收缩力，降低外周血管阻力和稳定溶酶体膜。

9. 减少肺循环血量　患者坐位，双腿下垂或四肢轮流扎缚静脉止血带，每20min轮番放松一肢体5min。适用于输液超负荷或心源性肺水肿，禁用于休克和贫血患者。

10. 机械通气　需患者同意和专科医师施行。

11. 预后与基础病变、肺水肿程度、有无并发症及治疗是否得当关系密切，个体差异很大。早期诊疗，在空气清新而无污染的环境生活或工作者预后相对良好。

慢性肺源性心脏病

慢性肺源性心脏病简称肺心病，是指由肺部、胸部或肺动脉的慢性病变引起肺循环阻力增高，导致肺动脉高压和右心肥大，伴或不伴有右心衰竭的一类心脏病。是我国的常见病、多发病。

【临床表现与诊断要点】

1. 居住在高原地区（东北、华北、西北）或日照不足又过于潮湿的西南地区及抽烟人群患病率较高，并随年龄的增长而增高，91.2%以上患病年龄在41岁以上。男女性别无明显差异。所有可引起肺循环阻力增高的肺部、胸廓或肺动脉的慢性病变都可引起本病，以慢性支气管炎并发阻塞性肺气肿最为多见，占80%～90%，次为支气管哮喘、支气管扩张、重症肺结核等。本病由慢性广泛性肺-胸疾病发展而来，呼吸和循环系统的症状常混杂出现。

2. 根据1977年我国修订的《慢性肺心病诊断标准》，患者有慢性支气管炎、肺气肿、其他肺胸疾病或肺血管病变，因而引起肺动脉高压、右心室增大或右心室功能不全表现，如颈静脉怒张、肝大压痛、肝颈静脉反流征阳性、下肢水肿及静脉高压等，并有心电图、X线表现，再参考心电向量图、超声心动图、肺阻抗血流图、肺功能或其他检查，可以作出诊断。

3. 肺心病肺功能代偿期可出现低氧血症或合并高碳酸血症，当血氧分压（PaO_2）<60mmHg（8.0kPa）、血二氧化碳分压（$PaCO_2$）>50mmHg(6.6kPa)，表示有呼吸衰竭。肺功能检查对早期或缓解肺心病患者症状有临床意义。痰菌培养对急性加重期肺心病选用敏感的抗菌药物有帮助（参阅“急性上呼吸道感染”）。

【防治措施与用药】

1. 积极防治慢性支气管炎、支气管哮喘并发肺气肿，防寒保暖，避免感冒，坚持适当运动，均衡营养，合理搭配饮食，增强机体免疫力，戒烟酒。有条件的患者施行家庭氧疗，低流量吸氧的疗效是十分肯定的。

2. 针对缓解期和急性期分别加以处理，对症可选用以下药物，供参考。

氨力农[典]　直接扩张肺动脉药，使慢性肺心病患者肺动脉压迅速下降，肺血管阻力降低，对体循环的作用远远小于肺循环（对肺血管）的作用。成人口服 100～200mg，3/d；最大量 600mg/d。或静脉滴注 0.5～3mg/kg，滴速为 5～10μg/(kg·min)，最大量≤10mg/(kg·d)。

肼屈嗪（肼酞嗪）　用于继发性肺动脉高压尚有争议，本书不予推荐应用。

酚妥拉明[保甲]　对部分顽固性心力衰竭患者可能有降低肺动脉压、改善心力衰竭的作用，但不能改善重度血液高凝状态，故常与抗凝药联用。

哌唑嗪[保甲]　用于慢性阻塞性肺病继发肺动脉高压伴有前列腺增生症的患者，口服 1mg，3 次/d，连用 8 周后肺动脉压降低，前列腺增生的症状缓解。但对于血氧饱和度下降患者，引起呼吸困难加重，应权衡利弊。

硝苯地平控释片[保乙]　成人口服 1 片（20mg），用于慢性阻塞性肺病的急性期疗效是确实的。

尼群地平片[保甲]　成人口服 20mg，2 次/d，连服 6 周后肺动脉压和肺血管阻力下降，而体循环血量、血氧分压均无明显变化，其效似乎优于硝苯地平。同类药物尚有尼索地平、尼卡地平、氨氯地平、拉西地平等。其中以氨氯地平（络活喜、压士达、施慧达）疗效最好，副作用相对较小，临床应用最广泛，通常开始时5mg/d，1次/d，以后根据病情增加剂量，最大剂量为10mg/d。肝功能不全者应禁用本类药品。

茶碱类 由于茶碱类药物不仅能降低肺动脉压和肺血管阻力，而且有较强的扩张支气管作用，对慢性阻塞性肺疾病肺动脉高压治疗很有效。二羟丙茶碱1次静脉注射4mg/kg，可使肺动脉压和肺血管阻力分别降低15%和29%。氨茶碱缓释片或控释胶囊（舒氟美）[保甲]口服1～2次/d，可达稳定的血药浓度，对夜间发作者有较好疗效。

其他 近年来临床推广应用一氧化氮（NO）能兴奋呼吸，从而改善肺泡、毛细血管的气体交换，增加动脉氧分压和血氧饱和度；尚有抗缺氧、改善脑代谢和微循环的作用。

中药川芎嗪、粉防己碱、丹参、前胡、当归、赤芍及其提取物治疗低氧性肺动脉高压有相当疗效。

慢性阻塞性肺疾病（COPD）

【临床表现与诊断要点】

据《健康报》2018年4月16日头版报道，“我国20岁以上成人的慢阻肺患病率为8.6%，40岁以上则达13.7%，60岁以上人群患病率超过27%，年龄越高慢阻肺患病率越高。男性患者人数为女性患者的2.2倍。总患病人参为9990万，即约1亿人。”吸烟是最重要危险因素，正确诊断率仅3%，九成患者未得到明确诊断。2016年我国因慢阻肺死亡人数达87.63万，仅次于缺血性心脏病和脑卒中，位居各单病种死亡人数第三位，占我国总死亡人数的9%，占全球慢阻肺死亡总人数的30%。

COPD是一种可以预防与治疗的疾病。发病危险因素包括宿主遗传因素，吸烟、职业性接触和空气污染、感染、社会经济地位等环境因素。主要病因有蛋白酶-抗蛋白酶失衡、慢性炎症、氧化-抗氧化失衡等。常伴有一些显著的肺外效应且与疾病严重性相关。肺部病变特点为不完全可逆性气流受限，气流受限呈进行性发展，与肺部对有害颗粒或气体的异常炎症反应有关。临床上将COPD分为稳定期和不稳定期。COPD起病隐潜，可有慢性支气管炎咳嗽、咳痰史，吸烟史，并发呼吸道炎症、肺气肿；急性发作期并发呼吸衰竭或右心衰竭可出现相应症状。肺功能测定对COPD的诊断、鉴别诊断、严重度分级、预后和治疗均有重要意义。

【防治措施与用药】

1. 戒烟可减少COPD患者肺功能进行性下降，流感疫苗和肺炎球菌疫苗可预防COPD患者并发流感和肺炎球菌感染，适用于各种严重级别的COPD患者。

2. COPD药物治疗目的包括上述预防和下述控制症状，减少急性加重频次和程度、改善健康状况和运动耐力等。常用药物简介如下：①吸入短效支气管扩张药，如β_2受体激动药及抗胆碱药（如特布他林[保乙]和异丙托溴铵[保乙]）；②止咳祛痰（如氨溴索[保甲/乙]、标准桃金娘油肠胶囊[保乙]、乙酰半胱氨酸[保乙]）；③抗菌药物（根据痰培养和药敏试验选用敏感药）；④糖皮质激素（如倍氯米松[保乙]、布地奈德[保乙]、氟地卡松[保乙]吸入剂等）；⑤免疫调节药（如奥马珠单抗）等。不管前述药物单用或联用，均应遵医嘱。

3. 氧疗、营养支持及康复治疗。

4. 必要时手术治疗和加重期特别护理，机械通气等。

农民“大棚肺”(外源性过敏性肺泡炎)

农民“大棚肺”是指在大棚作业时因吸入含有高温放线菌、曲霉等有机粉尘引起的一种外源性过敏性肺泡炎。在大棚种植蔬菜、草莓、菌类、花卉、中药材等农作物及饲养禽畜者发病率较高，约5.7%，其中17.4%慢性“大棚肺”人群合并有慢性阻塞性肺部疾病，严重影响大棚内作业者的劳动能力和健康。

【病因及发病机制】

①病原菌主要是繁殖于发霉的稻草、麦秸、干草、谷类中的高温放线菌，如干草小多孢菌、普通高温放线菌、白色高放线菌、绿色高温单孢菌和热吸水链霉菌。②农药二氯二苯三氯乙烷（DDT）、立氯化苯（六六六）、丁醛肟威（涕灭威、特灭克）以及部分除草剂、除虫剂也增加了“农民肺”发病的危险。③棚内高度、温度、湿度、空气流通情况、土壤细菌含量、农药喷洒次数，以及大棚种植者的劳作防护程度与发病密切相关，也受地区环境、气候、生产方式、经济状况及遗传因素影响。当谷物或草料的相对湿度＞30%、温度超过60℃时，嗜热放线菌最容易生长繁衍；翻晒霉变秸秆、草线草绳草甸（垫）、谷物时，其粉尘在空气中的浓度达到每立方米1g时，所含放线菌芽孢每立方米就

多达300万至25亿个。在这种环境工作2h以上即可出现咳嗽、胸闷、气促、畏寒、发热及肌肉痛、骨关节疼痛等全身不适症状，可有皮疹、荨麻疹等。

【临床表现与诊断要点】

1. 长期在大棚类作业者临床主要表现为咳嗽、气短、呼吸困难、头痛、恶心、呕吐、全身乏力、食欲缺乏、关节疼痛、皮肤瘙痒、皮疹、荨麻疹等。

2. 急性期　多于间歇性一次吸入大量抗原后4～8h出现发热、寒战、头痛、肌肉酸痛、咳嗽、胸闷、呼吸困难、眼结膜充血、肺啰音等。停止接触抗原后8～18h逐渐缓解，但乏力等症状有时可持续数周。反复发作者可有厌食、体重下降和进行性呼吸困难。肺组织充血、水肿，主要病变为肺泡腔和间隔、细支气管壁及其周围有大量单核-巨噬细胞浸润，并往往形成广泛性单核-巨噬细胞聚集病灶。还可见到由单核-巨噬细胞、类上皮细胞、多核巨细胞、淋巴细胞构成的肉芽肿，有的肉芽肿中央可发生凝固性坏死。电镜下，在类上皮细胞、巨噬细胞的细胞质内可发现放线菌孢子，肺血管可见内皮细胞肿胀、增生、外膜和中膜甚至内膜均有较多的单核细胞和淋巴细胞浸润，管壁弹力纤维断裂。

3. 慢性期　长期在温度高、湿度大、空气流通性差、花卉开放、土壤中菌落密度高的蔬菜、花卉、蘑菇房、鸡鸭舍等塑料大棚内作业者肺间质可发生广泛性纤维结缔组织增生，在增生的纤维组织内有一些由立方上皮披覆的小腔（腺样肺泡），也可见一些小异物肉芽肿和纤维瘢痕灶。肺小动脉内膜单性纤维增生，中膜肌层也可肥厚，肺细动脉出现中膜肌层。小、细支气管可有不同程度的炎性变化。部分呼吸性支气管扩张（腺泡中央型肺气肿），瘢痕灶周围的肺泡间质断裂（瘢痕旁肺气肿）。肺胸膜广泛性纤维增厚，心室扩张，呈现典型的肺心病特征。临床表现为咳嗽、咳痰，进行性气短，活动后明显伴倦怠、体重下降。少数严重者有发绀、杵状指。晚期并发肺动脉高压和肺心病时，则有相应的临床表现。

特应质者可出现二阶段双相反应，吸入抗原后数分钟呈哮喘样发作，1～2h后自行缓解，4～8h后又再次发作。尚有少数患者起病隐匿，待症状明显时肺部病变已呈不可逆性。

4. 亚急性型　介于急慢性之间，吸入抗原的强度较小，但持续吸入者临床症状相对较轻。尚无发热寒战、咳白黏痰、气短、胸闷、食欲缺乏、全身乏力等症状为特点，临床上该型占多数。

5. 主要治疗措施

① 大棚内温度高、相对湿度大，尽可能保持空气流通，连续棚内作业 2h 后应到棚外呼吸新鲜空气；不要超标使用农药化肥。

② 最有效和最确定的治疗方法是避免接触抗原，完全脱离致病的有机粉尘。

③ 轻度者应暂时脱离棚内作业并休息；对症止咳、平喘、吸氧治疗。必要时可应用糖皮质激素（口服剂、注射剂或气雾吸入剂）个体化治疗，注意随访。重度者应卧床休息，早期足量使用糖皮质激素（如地塞米松、泼尼松龙、甲泼尼龙）和对症个体化治疗。

第七章 消化系统疾病

第一节 细菌感染性疾病与用药

细菌性痢疾

细菌性痢疾（简称菌痢）是由志贺菌引起的常见急性肠道传染病。志贺菌亦称痢疾杆菌，属革兰阴性杆菌，分为4个群：志贺菌（包括志贺痢疾杆菌与史密斯痢疾杆菌）、弗氏菌、鲍氏菌与宋氏菌。可产生内毒素、细胞毒素和外毒素以及神经毒素。主要借染菌的饮水（水源）、食物和手等经口感染而传播。

【临床表现与诊断要点】

1. 潜伏期数小时至7d，多数为1～2d。痢疾志贺菌感染的表现较重，发热、腹泻、脓血便持续时间较长；宋氏菌引起者较轻；弗（福）氏菌感染介于两者之间，但易转为慢性。临床分急性、慢性两期。夏秋季发病率最高，其他季节亦有散发；以结肠黏膜化脓性溃疡性炎症为主要病变。

2. 急性细菌性痢疾有三种类型表现　①普通型起病急骤，畏寒、寒战伴高热，继以腹痛、腹泻和里急后重，每日排便10～20次，呈黏液脓血便，量少，左下腹压痛伴肠鸣音亢进；多在7～14d内逐渐恢复或转为慢性。②轻型（非典型）全身毒血症状和肠道表现较轻，腹痛不显著，每日腹泻在10次以内，大便呈糊状或水样，含少量黏液，里急后重感不明显，可有呕吐，病程3～6d，易被误诊为肠炎或结肠炎。

③中毒型多见于2～7岁体质较好的儿童。起病急骤，病初即有高热、精神萎靡、面色青灰、四肢厥冷、呼吸微弱而浅表、反复惊厥、神志不清、皮肤花纹，可出现呼吸或循环衰竭，但肠道症状往往较轻，甚至无腹痛、腹泻，常需经直肠拭子或生理盐水灌肠采集大便检查，才发现黏脓便，镜下可见大量脓细胞和红细胞。临床表现分为休克型、脑型和混合型。混合型是预后最为凶险的一种，具有循环衰竭与呼吸衰竭的综合表现。不典型者可仅有黏液稀便（轻症），或有墨绿色或水样便（重症）。

3. 慢性细菌性痢疾　病程反复发作或迁延不愈达2个月以上。其病因有：①急性期未及时诊治，或治疗不充分，或耐药菌株感染；②营养不良；③合并慢性疾病，如胃酸低、胆囊炎、肠道寄生虫病等；④弗（福）氏菌感染。表现为腹痛、腹泻反复发作或大便次数较多，而脓血便较不明显。临床可分为以下三型。

（1）慢性迁延型　急性菌痢后迁延不愈，常有腹痛、腹泻，或腹痛腹泻交替、稀黏液便或脓血便。大便常间歇排菌，志贺菌培养有时阴性有时阳性。

（2）慢性菌痢急性发作　有慢性菌痢病史，常因饮食不当、受凉、劳累等因素而诱发急症，但其症状比急性菌痢轻，大便培养有细菌生长，肠镜检查可发现肠黏膜有炎症或溃疡病变。

（3）慢性隐匿型　有急性菌痢史，却较长期无临床症状，大便培养阳性，乙状结肠镜检查有异常发现。

4. 大便涂片镜检和细菌学培养有助于明确诊断，免疫学与分子生物学检测可增加早期诊断的敏感性和特异性；乙状结肠镜检查及X线钡餐检查，对鉴别诊断慢性痢疾和其他肠道疾病有一定价值。患儿在菌痢疾流行季节突出高热、惊厥而无其他症状时，应考虑到中毒型菌痢的可能，应尽早用肛拭取标本或以生理盐水灌肠取材行涂片镜检和细菌培养，以便对症治疗。

5. 需与阿米巴痢疾、胃肠炎、流行性乙型脑膜炎、细菌性胃肠型食物中毒和其他急性肠道感染等疾病鉴别。慢性菌痢需与结肠癌、直肠癌、慢性非特异性溃疡性结肠炎等鉴别。

【防治措施与用药】

1. 一般对症治疗　①按消化道传染病隔离，直至症状消失，大便培养阴性为止；②卧床休息，进流质或半流质饮食；脱水者补液，严重患者或频繁呕吐者宜输液，保持酸碱及电解质平衡；③高热者应用安乃近及物理降温，镇静。对躁动不安、反复惊厥者，可给予亚冬眠疗法，以氯丙嗪和异丙嗪各 1～2mg/kg 肌注，必要时静脉滴注，病情稳定后延长至 2～6h 注射 1 次，一般 5～7 次可撤除，尽快使体温降至 37℃ 左右；必要时亦可选用地西泮（安定）、苯巴比妥钠或水合氯醛；④伴痉挛性腹痛可慎用阿托品、山莨菪碱（654-2）；⑤脓血便、高热、毒血症患者可用退热药或物理降温，但忌用显著抑制肠蠕动的药物，以免延长排菌排毒时间；⑥毒血症严重者给予敏感抗菌药物与小剂量糖皮质激素。

2. 病原治疗　在流行区开展菌株分型鉴别，并做药敏试验，根据当地流行菌株药敏试验或患者大便培养的药敏结果选用敏感的抗菌药物。宜选择易被肠道吸收的口服药，必要时肌内注射或静脉滴注给药，连续用药不得少于 5～7d，以减少恢复期带菌。以下常用药物按病情可单用，也可联合治疗。

（1）呋喃唑酮[典][保甲]　又名痢特灵。短期大剂量治疗，成人首次 0.4g，以后每日 2 次，每次 0.3g，共用 2～4 天。小儿 5～10mg/(kg·d)，分 4 次服用。

（2）小檗碱（黄连素）[典][保甲]　临床用其盐酸盐，适用于志贺菌属、霍乱弧菌等引起的菌痢和胃肠炎，短期大剂量疗法首次 0.6g，以后 3 次/d，0.3g/次，直至痊愈；可与痢特灵合用。一般用法为每日 3～4 次，每次 0.2～0.3g；小儿 10mg/(kg·d)，分3～4 次；首次剂量加倍为佳。

（3）复方磺胺甲噁唑（SMZ-TMP）[典][保甲]　成人口服 2 片，2 次/d；儿童酌减。有严重肝病、肾病、对磺胺过敏及白细胞减少症者忌用。亦可选用复方磺胺脒治疗。

（4）喹诺酮类　对痢疾杆菌呈杀菌作用，不良反应少，可为成人菌痢的首选药，但应避免用于 18 岁以下的未成年人，孕妇（尤其是初孕 3 个月以内者）、哺乳期妇女（或服药期间停止授乳）。可对症选用的药物简介如下。

吡哌酸[典][保甲]　成人口服 0.5g，2 次/d，连服 5～7d，或遵医嘱。

诺氟沙星（氟哌酸）[典][保乙]　成人口服 0.3～0.4g，2 次/d，疗程 5～7d，或遵医嘱。

环丙沙星[典][保甲]　成人口服 0.5g，2 次/d，疗程 5～7d，或遵医嘱。

氧氟沙星[典][保甲]　成人口服 0.2～0.3g，2 次/d，疗程 5～7d，或遵医嘱。

左氧氟沙星[典][保乙]　成人口服0.2g，2次/d，疗程5～7d，或遵医嘱。

依诺沙星（氟啶酸）[典][保乙]　成人口服用0.2g，2次/d，疗程5～7d，或遵医嘱。

甲磺酸培氟沙星[典][保乙]　成人口服0.4g，2次/d，疗程5～7d，或遵医嘱。

（5）氨基糖苷类　对痢疾杆菌仍敏感，但耐药率逐渐上升趋势，可酌情选用，疗程5～7d或遵医嘱。

庆大霉素[典][保甲]　成人80mg，口服或肌内注射，2～3次/d；儿童3～5mg/(kg·d)，分2次肌注。

阿米卡星（丁胺卡那霉素）[典][保甲]　成人15mg/(kg·d)，儿童10mg/(kg·d)，分2次肌注或静滴。

妥布霉素[典][保乙]　成人160mg/d，分2次肌注或静滴。

（6）阿莫西林或阿莫西林/克拉维酸钾[保乙]　成人口服1～4g/d，分3～4次；小儿50～100mg/(kg·d)，分3～4次。

（7）磷霉素钙[保甲]　成人口服2～4g/d，儿童50～100mg/(kg·d)，分3～4次服用。中度感染可静注或静滴，成人4～12g/d，重症可用到16g/d；儿童100～300mg/(kg·d)，均分3～4次，疗程5～7d。

（8）头孢菌素类　急性菌痢疗程5～7d。

头孢羟氨苄甲氧苄啶胶囊[保乙]　口服2～4粒，3～4次/d，属第1代头孢菌素。

头孢呋辛（新菌灵）[保乙]　肌注或静脉注射0.75～1.5g，3次/d，属第二代头孢菌素。

头孢哌酮/舒巴坦[保乙]　静脉注射或滴注，1.5～3g，每12h 1次；重症感染可和6～8g/d，分3～4次；直接静脉注射，最大剂量为1次2g，属第三代头孢菌素，对革兰阴性杆菌作用强。

头孢他啶[保乙]　静脉注射或深部肌内注射，成人1～2g/d，分2次；重症可用2g，3次/d。属第三代头孢菌素，对革兰阴性杆菌作用最强。

头孢曲松钠[保乙]　静脉或深部肌内注射1～2g/d，1次/d，一般总剂量不超过4g/d。属第三代头孢菌素，对革兰阴性菌作用强。

3. 中毒性菌痢抗菌治疗　多采用静脉途径给喹诺酮类，也可采用庆大霉素[保甲]或阿米卡星[保甲]与头孢噻肟[保乙]或头孢曲松[保乙]等分开静脉滴注（间隔2～3h），中毒症状好转后，按上述一般急性菌痢治疗，改为口服抗菌药物，总疗程7～10d。另外应注意高热、惊厥、循环衰竭的急救处理。

4. 慢性菌痢的治疗　需长期、系统治疗，尽可能做大便培养和细菌药敏试验，必要时进行乙状结肠镜检查，供首选药及评价疗效参考。抗菌药物疗程酌情延长，且需重复1～3个疗程。有时应用5%大蒜浸液或0.5%～1%新霉素（或0.5%卡那霉素、0.3%盐酸黄连素）100～200ml灌肠，每日1次，10～15d为1疗程。灌肠液中加上少量肾上腺皮质激素可增加渗透性而提高疗效。若有肠道紊乱现象，可酌情用镇静、解痉或收敛药；给乳酶生或小剂量异丙嗪、复方地芬诺酯或针灸足三里；也可以0.25%普鲁卡因液100～200ml保留灌肠，每晚1次，疗程10～14d。

5. 肠道菌群失调的处理　限制乳类和豆制品。给予微生态制剂如双歧杆菌制剂等，参阅“溃疡性结肠炎”，并按说明书或遵医嘱。

6. 预防

（1）早期发现患者和带菌者，及时隔离和彻底治疗。从事饮食业、保育和自来水行业工作人员，需较长时期追踪，必要时调离工作岗位。

（2）切断传播途径，搞好“三管一灭”（即管好水、粪和饮食，消灭苍蝇），饭前便后洗手。对饮食业、儿童机构工作人员定期检查带菌状态，凡带菌者应立即治疗并调离工作岗位。

（3）保护易感人群　口服$F_2\alpha$型“依链株”活菌苗和T_{32}菌苗，或福氏2α菌苗、宋氏双价菌苗，儿童1次口服，保护率达80%以上。

细菌性食物中毒

一、副溶血性弧菌（嗜盐菌）食物中毒

细菌性食物中毒是指食用被细菌及毒素污染的食物所致的急性感染性中毒性疾病。多数呈突然发病，潜伏期短，易在集体供餐人群暴发，发病者均与细菌及其毒素污染的食物有因果关系。引起细菌性食物中毒最常见的病原菌有副溶血弧菌、葡萄球菌、沙门菌、肉毒杆菌、蜡样芽孢杆菌、变形杆菌及其毒素等。O139霍乱弧菌、弯曲菌、耶尔森菌、非霍乱弧菌、气单胞菌等也可引起食物中毒，但较少见，从略。

【临床表现与诊断要点】

1. 副溶血性弧菌（嗜盐菌）食物中毒　是进食含有副溶血性弧菌（嗜盐菌）的海产食品及其细菌毒素所污染的其他食品所致。潜伏期1～

48h，多数6～20h。发病急骤，常有腹痛、腹泻、呕吐、失水，可伴有畏寒、发热。腹痛多呈阵发性绞痛，常位于上腹部、脐周和回盲部。腹泻每日3～20多次，多为黄水样便或黄糊便，少数呈血水或洗肉水样便、脓血样便或黏液血样便，失水多见，里急后重感少或不明显。可呈典型胃肠炎型、菌痢型、中毒性休克型或少见的慢性肠炎型。病程1～6d不等，可自限，一般恢复较快。

2. 实验室检查 ①粪标本涂片镜下可见白细胞，伴红细胞；粪便培养副溶血弧菌阳性可明确诊断。反向被动乳胶凝集试验、免疫荧光显微镜检测副溶血弧菌及PCR技术测定*tph*或*trh*基因特异性保持序列，具有灵敏、特异性，有助于明确诊断；②周围血细胞总数＞10×10^{9}，中性粒细胞偏高。

【防治措施与用药】

1. 培养饮食卫生习惯 动物性食品应煮（蒸、炖等）熟透后方可食用；隔餐的剩饭剩菜应充分加热；防止生熟食物、餐具、厨具交叉污染，最好每周或每月彻底清洁、消毒1次；梭子鱼（蟹）、蟛蜞、海蜇等水产品宜用饱和盐水浸渍贮藏（并可加醋调味杀菌），食前用冷开水反复冲洗。副溶血性弧菌在食醋中1～3min即死亡，56℃时仅5～10min被灭活。

2. 一般支持对症治疗 脱水轻者口服补液补盐，中重度者需输注生理盐水或糖盐水，以纠正酸中毒和水电解质失衡；血压下降者除补充血容量纠正酸中毒外，可酌用血管活性药。腹痛明显者予以阿托品或山莨菪碱对症处理。轻症可不用抗菌药物治疗。

3. 重症伴有高热、黏液血便者可用以下抗菌药物（单用或联用，应遵医嘱）。

喹诺酮类 18岁以下未成年人、孕妇、哺乳期妇女应避免使用。①氟哌酸（诺氟沙星）[典][保甲]成人口服300～400mg，2次/d，疗程5～7d；②环丙沙星[典][保甲]成人口服0.5g，2次/d，疗程5～7d。此外，其他喹诺酮类如氧氟沙星（左氧氟沙星）、洛美沙星、培氟沙星、司巴（帕）沙星、氟罗沙星等亦（也）可选用，遵医嘱。

氨基糖苷类 ①硫酸庆大霉素[典][保甲]口服、肌内注射或稀释后静脉滴注80mg（8万U），2～3次/d，疗程5～7d。②阿米卡星（丁胺卡那霉素）[典][保甲]肌内注射或稀释后静脉滴注0.2g，每12h 1次，或每8h 5mg/kg，或每12h 7.5mg/kg，疗程5～7d。

多西环素[典][保甲] 又名强力霉素，为四环素类衍生物，8岁以下儿童不宜用本品。成人口服首日剂量0.1g，每12h 1次，以后0.1～0.2g，1次/d；或0.05～0.1g，每12h 1次，疗程5～7d。尚可选用同类美他环素[典]、米诺环素[典][保乙]替代本品。

复方磺胺甲噁唑[典][保乙]　成人口服2片，2次/d，应多饮水。过敏者忌用。

二、葡萄球菌食物中毒

葡萄球菌食物中毒，是进食被金黄色葡萄球菌中某些能产生肠毒素污染的食物所致的疾病。寄生于人体皮肤、鼻腔、鼻咽部、指甲及各种皮肤化脓性金葡菌，可污染淀粉类食品（剩饭、粥、面）、菜肴、乳类食品、鱼、肉、蛋类食品等，被污染食物在室温20～22℃放置5h，病菌大量繁殖产生肠毒素。在高温100℃ 30min条件下仅能杀灭金葡菌，但却不能破坏肠毒素。故食物事先煮沸过亦不能幸免本病的发生，病后亦不产生明显免疫力，但本病无传染性。

【临床表现与诊断要点】

1. 夏秋季发病率较高，各组年龄均可发病。潜伏期短，一般2～5h，极少超过6h。起病急骤，有恶心、呕吐、中上腹疼痛和腹泻，以呕吐最为显著。呕吐物可呈胆汁性，可含血及黏液。剧烈呕吐、腹泻可导致虚脱、肌痉挛及严重失水等现象。体温大多正常或偏高，一般在数小时至1～2d内可迅速恢复正常。

2. 实验室检查　①粪便涂片及培养可检出金葡菌而确诊；②荧光、核素标记的特异性肠毒素抗体阳性；③各种送检标本以免疫荧光、放射免疫法检测出金葡菌肠毒素，即可明确诊断。

【防治措施与用药】

1. 加强饮食管理；隔离患乳腺炎的患者；有皮肤化脓性病灶的厨师、餐饮业工作人员应暂时调离工作岗位。

2. 一般对症处理　以保暖、输液、饮食调节等为主，一般无须抗菌药物治疗。

3. 严重者可洗胃、导泻，加用苯唑西林、头孢唑林或喹诺酮类（18岁以下未成年人、孕妇、哺乳期妇女忌用）中任意1种，必要时也可使用万古霉素[保乙]，其参考用法与用量简介如下。

苯唑西林[典][保甲]　皮试阴性后，成人肌内注射或静脉滴注0.5～1.0g，每4～6h 1次；儿童剂量酌减。

头孢唑林钠[典][保甲] 成人肌内或静脉注射（静滴）0.5～1.0g，每6～12h 1次，重症可增至6g/d，分次给予。有青霉素或其他药物过敏史者应慎用，或备有抗过敏性休克的紧急抢救措施。

喹诺酮类，参阅“副溶血性弧菌（嗜盐菌）食物中毒”。

三、肉毒杆菌食物中毒

肉毒杆菌食物中毒亦称肉毒食物中毒，是进食肉毒杆菌外毒素污染食物所致的急性中毒性疾病。临床分4型，即食入性肉毒中毒、婴儿肉毒中毒、创伤性肉毒中毒、吸入性肉毒中毒，均以神经系统症状为主要表现。夏秋季发病多见，患者无传染性。

致病外毒素不耐热，80℃ 30min或100℃煮沸10min即被破坏；暴露于阳光下也会迅速失去其毒力。然而，毒素在干燥、密封和阴暗条件下可保存多年，故在误食被污染罐头食品（未彻底重加热）的人群中发病率高。发酵馒头、蜂蜜、家制臭豆腐、豆瓣酱等被污染的食品，伤口感染以及气溶胶（呼吸道吸入）等也可致病。

【临床表现与诊断要点】

1. 潜伏期2～36h，最长者可达10d，潜伏期越短，病情越重。起病突然，以神经系统症状为主。初时全身无力、疲乏、头痛、眩晕等，随后眼睑下垂、瞳孔扩大、复视、斜视及眼内外肌瘫痪；重症有吞咽、咀嚼、言语、呼吸等困难，声音嘶哑或失音，抬头困难，共济失调，心力衰竭，但肢体完全瘫痪者少见。可有腹胀、尿潴留、唾液和泪液减少等，偶致吸入性肺炎。多数患者可在4～10d康复，少数患者视力恢复可能需数月之久。重症患者若救治不及时，可于发病3～10d内，因呼吸衰竭、心力衰竭或继发肺炎等而死亡。病死率中A型毒素为60%～70%，E型毒素占30%～60%，B型毒素仅10%～20%。以进食可疑食品（污染罐头食品多见）的个体或人群较为常见。

2. 婴儿肉毒中毒的临床表现首发症状常为便秘，随后迅速出现脑神经麻痹，病情进展迅猛。有的患儿在入睡前尚能进食、活动自如，数小时后被发现呼吸已停止。也有表现呈隐匿型、暴发型者。肌电图检查显示短暂、低幅、多相的动作电位，有助于明确诊断。

3. 创伤性肉毒中毒潜伏期8～14d，表现与食物中毒型相同，可有发热、毒血症等，但无消化道症状。

4. 送检标本做厌氧菌培养阳性有助于诊断，若检查出外毒素则可确诊。将标本浸出液接种小鼠腹腔内发生肢体麻痹死亡亦诊断成立。各型抗毒素中和试验也可判断毒素与定型。

5. 应与毒蕈中毒、漆和河豚中毒、有机磷中毒、流行性脑炎、重症肌无力等进行鉴别诊断。

【防治措施与用药】

1. 加强罐头食品、火腿、腌腊食品、发酵豆（豆腐乳）、面（馒头）制品的生产监督和市场流通安全检查。若同食者发生肉毒中毒症状，或进食疑似有肉毒杆菌外毒素污染的食物，应立即接受多价肉毒杆菌抗毒血清 1000～2000U，以防发病。

2. 对症支持治疗　①5%碳酸氢钠或 1∶4000 高锰酸钾溶液 1000ml 洗胃；②服泻药并进行灌肠以清除外毒素；③保暖，安静休息，保持呼吸道畅通，包括吸痰、给氧、人工呼吸等；④鼻饲或静脉高营养、抗感染等。

3. 抗毒素治疗　及早给予多价肉毒抗血清，在发病 24h 内缓慢注入 5 万～10 万 U 1 次，静脉或肌内注射各半量，必要时 6h 后重复 1 次。给药前必须皮试阴性；若为阳性，必须脱敏后再注射治疗。

四、沙门菌属食物中毒

本病是常见细菌性食物中毒之一，其中以鼠伤寒、肠炎、猪霍乱沙门菌等病原菌最常见，占本病 60%以上。细菌通过污染的肉、蛋、家禽、番茄、甜瓜、生食皮蛋等传播。病菌在这些食品上能成活很长时间，且在 22～30℃时能在食物中大量繁殖。

【临床表现与诊断要点】

1. 发病者可表现为胃肠炎型、伤寒型、败血症型、局部化脓感染型症状等。多在 8～48h 发病，体温 38～39℃。细菌学检查可明确诊断。

2. 由于动物常可被多种沙门菌感染，食物的储存、运输、分配等过程中亦可相互接触污染，故人类偶可感染 2 种沙门菌。胃肠炎型应与金葡菌、副溶血弧菌、变形杆菌引起的食物中毒及化学毒物、生物毒物引起的胃肠炎相鉴别。伤寒型和败血症型与伤寒及副伤寒相鉴别，典型伤寒有玫瑰疹、相对缓脉、肝脾大，可发生肠穿孔、肠出血等并发症，而伤寒型及败血症型沙门菌感染则罕见或缺如，但细菌学（其毒素）检查可鉴别诊断；局部化脓感染常需通过局部化脓灶液培养才能鉴别。

【防治措施与用药】

与伤寒和副伤寒等沙门菌感染相同，宜选喹诺酮类（诺氟沙星、氧氟沙星、环丙沙星等），可选复方磺胺甲噁唑、阿莫西林、磷霉素等，轻症对症治疗。

五、肠出血性大肠埃希菌食物中毒

【临床表现与诊断要点】

1. 肠出血性大肠埃希菌（EHEC）代表菌种O157，该菌产生的Vero毒素（VTX）是致病因素，除可引起腹痛、腹泻、水样便外，部分患者可转为血性腹泻、可并发溶血性尿毒综合征（HUS）。肠道侵袭性病变主要在结肠部位。粪便初呈水样，继而呈血性，红色，量中等。病程7～10d。10%患者有低热。腹痛有时较重，可呈痉挛性，甚至误为阑尾炎。部分患者病后1周并发溶血性尿毒症或血栓性血小板减少性紫癜，主要在老人和儿童中发生。

2. 乙状结肠镜检查见肠黏膜充血、水肿、肠壁张力低下。钡剂灌肠X线检查可见升结肠及横结肠黏膜水肿。

3. 细菌学检查　粪便培养阳性或EHEC的志贺样毒素检出均可明确诊断。

【防治措施与用药】

与志贺菌引起的“细菌性痢疾”及其他大肠埃希菌肠炎相同。轻者具自限性。可根据临床表现用药及对症治疗。有人认为使用抗菌药物杀伤细菌可导致释放毒素诱发溶血性尿毒素，应权衡利弊，备有相应的急救措施。具有抗菌药物应用指征时，宜选药物为喹诺酮类、磷霉素等。

六、变形杆菌食物中毒

变形杆菌属肠杆菌科的革兰阴性杆菌，为条件致病菌，为人与动物肠道菌群之一，在腐败食物和垃圾中亦可检出。该菌对外界适应力强，营养要求低，生长繁殖迅速。在夏季，被污染食品放置数小时后，即可产生足量细菌，人体摄入后即致食物中毒，并可引起集体发病。

【临床表现与诊断要点】

1. 儿童、青年多见。致病因素是变形杆菌及其肠毒素污染食物被摄入后，进入人体细胞内致病。中毒主要表现为胃肠炎型和过敏型，前者多为自限性。

2. 细菌学检查及肠毒素检测阳性结果可明确诊断。

【防治措施与用药】

1. 注意饮食卫生，轻症对症处理。

2. 重症胃肠炎型可选用喹诺酮类及磷霉素或头孢唑林治疗。过敏型以抗组胺疗法为主，可选用氯苯那敏（扑尔敏）4mg，3 次/d；或异丙嗪 6.25～12.5mg，3 次/d。严重者可选用氢化可的松或地塞米松静脉给药。儿童剂量酌减。

七、蜡样芽孢杆菌食物中毒

蜡样芽孢杆菌是一种需氧、有芽孢、革兰阳性杆菌，其芽孢能耐高温。引起该菌食物中毒的食品主要为含淀粉较多的谷类食物，如酒酿（醪糟）、隔夜剩饭、面包和肉丸等。该菌产生的毒素为肠毒素和呕吐毒素，均可引起腹泻或呕吐。肠毒素能使兔肠袢肠液蓄积，能改变皮肤血管的渗透性，给鼠静脉注入时可引起死亡。肠毒素有抗原性，相对分子质量 4800。

【临床表现与诊断要点】

1. 食用上述被污染食物后 1～2h 发病，起病突然，有恶心、呕吐、腹痛、腹泻等。多数病情较轻，病程自限，一般仅 1～2d。城乡农村居民生食醪糟后发病相对多见。

2. 病原菌细菌培养阳性及毒素检测阳性可明确诊断。

【防治措施与用药】

1. 注意饮食卫生与安全；轻症对症治疗。

2. 重症可选用抗革兰阳性细菌有效的药物，如青霉素类、头孢菌素类第一代和第二代以及红霉素等大环内酯类抗菌药物。具有代表性的几种抗生素参考用法与用量简介如下（疗程 5～7d）。

阿莫西林（羟氨苄青霉素）[典][保甲]　成人口服 0.5g，每 6～8h 1 次，剂量不超过 4g/d，儿童 20～40mg/(kg・d)，每 8h 1 次。重症患者可注射给药，遵医嘱用。对青霉素过敏者忌用。

头孢唑林钠[典][保甲]　肌内注射或静脉滴注，最大剂量为 6g/d，一般每次 0.5～1g，每 6～12h 1 次。小儿用量 25～50mg/(kg・d)，分 3～4 次给药；重症患儿 100mg/(kg・d)，分 2～3 次给药，或遵医嘱。

克拉霉素[典][保乙]　成人口服 250～500mg，2 次/d；或静脉注射 500mg，2 次/d。

有用药指征时，用阿莫西林/克拉维酸钾替代阿莫西林，或头孢氨苄/甲氧苄啶替代头孢唑林，抗菌力会增强。

八、产气荚膜梭状芽孢杆菌食物中毒

产气荚膜梭状芽孢杆菌为革兰阳性、能形成芽孢的梭形厌氧杆菌。产生致病毒素多为A型和C型。

【临床表现与诊断要点】

1. 误食该菌及其肠毒素污染的食物（尤其是牛肉、火鸡及肉鸡等）后，经10～16h引起严重的腹痛、水样泻、恶心，可有呕吐和发热。本病为自限性，病程数小时至2d。重症患者可有剧烈血便、严重腹痛、脱水和毒血症。

2. 粪便细菌培养阳性，检测出肠毒素者可诊断。

【防治措施与用药】

1. 注意饮食卫生与安全，轻症对症支持治疗。

2. 重症可选用敏感的抗革兰阳性菌有效药物，如青霉素类、第一、二代头孢菌素类，或红霉素类大环内酯药物（阿奇霉素、罗红霉素、克拉霉素）。参阅“蜡样芽孢杆菌食物中毒”。

九、李斯特菌食物中毒

2011年8～10月，美国人因生食被李斯特菌（Listeria）污染了的甜瓜而发病，至少死亡29人。该菌属单核细胞增多性革兰阳性条件致病菌，老弱妇幼易被感染发病。氨苄西林联合氨基糖苷类对该菌有协同作用。可选用氨苄西林等及红霉素类大环内酯类，以及利福平、复方磺胺异噁唑、喹诺酮类、克林霉素、万古霉素、氯霉素、四环素类、头孢噻吩等敏感抗生素治疗。国内较少见，不做介绍。

霍乱与副霍乱

霍乱是由霍乱弧菌、副霍乱是由EL-Tor弧菌所致的烈性肠道传染病。两者临床症状基本相同，属甲类传染病，现统称为霍乱。典型病例病情严重，有剧烈吐泻、脱水、微循环衰竭、代谢性酸中毒和急性肾功能衰竭等，若治疗不及时常易死亡。

【临床表现与诊断要点】

1. 我国霍乱的流行高峰为7～11月份，但全年均有病例发生，分暴发

和散发两类。暴发型常有水型及食物型两种，散发是指数周至数月内仅少数病例发生。O139霍乱流行病例无家庭聚集性，发病以成人为主（占74%），男性多于女性；主要经水和食物传播，在水中存活期较O1群弧菌长，人群普遍易感；现有的霍乱菌苗对新（O139）感染可能无保护作用。

2. 潜伏期1～3d，短者数小时，长者7d，多数急骤发病，少数在发病前1～2d有头昏、疲劳、腹胀、轻度腹泻等前驱症状。古典生物型与O139型霍乱弧菌感染症状严重，EL-Tor型引起的症状为轻型或无症状表现。

3. 典型病例分三期　①泻吐期以急剧腹泻、呕吐开始。腹泻为无痛性，或少数呈痉挛性腹痛，无里急后重；大便开始为泥浆样或水样，带粪质；迅速变为米泔水样或无色透明水样，无粪臭，微有鱼腥味，含大量片状黏液；少数有出血，少量出血时大便呈洗肉水样，出血多时可呈柏油样，出血患者以EL-Tor型者为多。大便量多，每次可超过1000ml，每日十余次或难以计数。呕吐多在腹泻后出现，常呈喷射性和连续性，呕吐物先为胃内容物，以后为清水样；重症可为“米泔水”样，轻者可无呕吐。本期持续数小时至1～2d。②脱水期一般为数小时至2～3d。由于频繁的腹泻和呕吐，大量水和电解质丧失，患者迅速出现脱水和微循环衰竭。③恢复期：患者经及时治疗，输液纠正脱水和恢复酸碱及电解质平衡后，多数症状消失，腹泻、呕吐减少甚至停止。可有约1/3患者呈反应性发热，极少数（尤其是儿童）可有高热。

此外，尚有无症状型、轻型、重型和暴发型的临床分类方法，其中暴发型亦称干性霍乱，甚罕见，起病急骤，不待泻吐出现，即因循环衰竭而死亡。

4. 有下列之一者可诊断为本病　①有腹泻症状，粪便培养霍乱弧菌阳性。②霍乱流行期间，在疫区内有典型的霍乱泻吐症状，迅速出现严重脱水、循环衰竭和肌肉痉挛者（无其他原因可查者）；双份血清凝集素试验滴度4倍上升者。③疫源检索中发现粪便培养阳性前5d内有腹泻症状者，可诊断为轻型霍乱。

5. 疑似诊断（具有以下之一者）　①具有典型霍乱症状的首发病例，病原学检查尚未肯定前。②霍乱流行期间与霍乱患者有明确接触史，并发生泻吐症状，而无其他原因可查者。疑似患者应进行隔离、消毒、做疑似霍乱的疫情报告，并每日做大便培养，若连续2次大便培养阴性，可做否定诊断，并做疫情订正报告。

此外，本病应与细菌性食物中毒、急性中毒型细菌性痢疾和砷中毒相鉴别。

【防治措施与用药】

1. 严格隔离　确诊及疑诊病例应分别隔离，彻底消毒排泄物。患者症状消除后，粪便连续两次培养阴性方可解除隔离。

2. 补液　①轻症可用口服补液（每升中含葡萄糖 20g、氯化钠 3.5g、碳酸氢钠 2.5g、氯化钾 1.5g。其中碳酸氢钠可用乳酸钠代替，40g 蔗糖代替 20g 葡萄糖），甘氨酸也可促进水和电解质的吸收，可加入口服补液中，使每 1000ml 溶液含 110mmol 甘氨酸。在第 1 个 6h，成人口服补液量为 700ml/h，儿童 15～25ml/(kg·h)，重症患者可酌情增加。以后每 6h 口服量按前 1 个 6h 出液量的 1.5 倍计算补液。②静脉补液：选用与患者所失去的电解质浓度相似的 541 液，每升含氯化钠 5g、碳酸氢钠 4g、氯化钾 1g，为防止低血糖，常另加 50%葡萄糖注射液 20ml，配制时可用 0.9%氯化钠 50ml、1.4%碳酸氢钠 300ml、10%氯化钾 10ml、10%葡萄糖 140ml 比例配制。静脉滴注的量与速度应依失水程度酌定，24h 轻度失水者应以口服补液为主，若有呕吐而无法口服者，应静脉补液 3000～4000ml/d，开始 1～2h 宜快滴 5～10ml/min；中度失水者补液 4000～8000ml/d，最初 1～2h 应快滴，至血压、脉搏恢复正常后减至 5～20ml/min；重度失水需补液 8000～12000ml/d，以 2 条静脉管道，先以 40～80ml/min，后减至 20～30ml/min，直至休克纠正后减速，脱水纠正后改为口服补液。

儿童轻者补液 100～150ml/(kg·d)，中重型患儿各为 150～200ml/(kg·d) 和 200～250ml/(kg·d)，可用 541 液或林格乳钠液。婴幼儿可适当增加。最初 15min 内 4 岁以上患儿 20～30ml/min，婴幼儿 10ml/min。

3. 抗病原治疗　对霍乱弧菌、EL-Tor 霍乱弧菌，宜选用喹诺酮类，但 18 岁以下未成年人、孕妇、哺乳期妇女应避免应用，可选用复方磺胺甲噁唑、多西环素、氨苄西林等。

氨苄西林[典][保甲]　①成人肌内注射 2～4g/d，分 4 次；静脉滴注4～14g/d，分 2～4 次；口服 1～2g/d，分 4 次。②小儿肌内注射 50～100mg/(kg·d)，分 4 次；静脉给药 100～200mg/(kg·d)，分 2～4 次，最高剂量为 300mg/(kg·d)，分 4 次；口服 25mg/(kg·d)，分2～4 次。③新生儿和肾功能减退者应遵医嘱。

复方磺胺异噁唑[保甲]　每片含 SMZ 400mg、TMP 80mg：成人口服

2片，2次/d；小儿30mg/(kg·d)，分2次，对磺胺类过敏者禁用。

多西环素[典][保甲] 成人口服200mg，2次/d；小儿6mg/(kg·d)，分2次。

诺氟沙星[典][保甲] 成人口服200～400mg，3次/d。或环丙沙星250～500mg，成人口服2次/d。18岁以下未成年人、孕妇、哺乳期妇女均应避免应用。

4. 对症治疗 ①纠正酸中毒；②纠正低钾血症；③抗休克和治疗心力衰竭；④抗肠毒素治疗可用氯丙嗪1～2mg/kg，口服或肌注；小檗碱口服，成人0.3g，3次/d；小儿50mg/(kg·d)，分3次口服。

伤寒和副伤寒

伤寒和副伤寒是一类常见的急性消化道传染病，除病原体、免疫性各不相同外，它们的病理变化、流行病学、临床特点及防治措施方面均相近。伤寒杆菌属沙门菌属D族（组），随患者或带菌者的粪、尿排出后，经污染水与食物、日常生活接触和苍蝇、蟑螂等媒介传播。人对伤寒普遍易感，病后或接种伤寒疫苗后可获得持久性免疫，再患病率低。全年可发病，但以夏秋季最多见，其潜伏期约10d。

【临床表现与诊断要点】

1. 典型病例临床表现可分为初期、极期、缓解期和恢复期。临床症状轻重主要与感染菌量有关，食物型暴发流行在48h内发病，而水源性暴发流行的潜伏期可长达30d。

（1）初期 相当于病程第1周，起病多不太急，在数日内发病，呈梯形上升，于5～7d内达39～40℃。在发热前可畏寒而少寒战，全身不适、乏力、食欲减退、咽痛、咳嗽等，退热时出汗不明显。

（2）极期 相当于病程第2～3周，常呈伤寒的典型症状：①高热可持续10～14d，可呈稽留热型（50%～75%）、弛张热型或不规则热型；②食欲下降、腹胀、腹泻、便秘等消化系统症状明显；③急性热病容，表情淡漠或迟钝，甚至神昏、谵妄、乱语、听力下降等；④常有相对缓脉，可有重脉；⑤病程5～13d，20%～40%患者在胸腹部及背部皮肤出现淡红色小斑疹（玫瑰疹），直径2～4mm，压之褪色，分批出现；⑥脾大可扪及，软而有压痛；⑦发病2～3周后可出现并发症，如支气管肺炎、心肌炎、肠出血与肠穿孔等。

（3）缓解期 相当于病程3～4周，体温波动，开始退热，各种症状开始好转，人体对伤寒杆菌的抵抗力开始增强，脾大开始回缩。但应警惕肠出血和肠穿孔。

（4）恢复期　相当于病程第4周末之后。体温恢复正常，约1个月恢复健康。

婴幼儿、老年伤寒常不典型。婴儿起病急，伴有呕吐、惊厥、不规则高热、腹胀、腹泻等，并发支气管炎或肺炎较常见。老年伤寒易并发支气管肺炎与心功能不全，肠功能紊乱、记忆力减退、恢复不易，病死率高。

部分患者可在症状消失后1～2周复发。

甲型与乙型副伤寒的病情与伤寒的病情相似，但较轻；丙型副伤寒可有急性胃肠炎型、伤寒型和脓毒败血症型。

2. 实验室检查　①血象：白细胞总数多为（3～4）$\times 10^9$/L，亦有正常或增高；同时伴有中性粒细胞减少和嗜酸粒细胞减少乃至消失，后者随病情好转而逐渐回升。极期嗜酸粒细胞＞2%，绝对计数超过4×10^9/L者可基本排除伤寒。②细菌学：血培养在病程早期即可呈阳性，第7～10日阳性率可达90%，第3周降为30%～40%，第4周时常为阴性。骨髓涂片有助于早期诊断，骨髓培养第7～10日阳性率达95%；粪便培养从潜伏期即可获阳性，第3～4周可高达80%；尿培养病程后期阳性率达25%；玫瑰疹的刮取物或活检标本培养也可获阳性结果。③免疫学肥达反应，近年的被动血凝试验、对流免疫电泳、协同凝集试验、免疫荧光试验、酶联免疫吸附试验等均有助于早期诊断。④DNA探针、聚合酶链反应（PCR）可用于菌种鉴定和分离，控制假阳性和假阴性。

【防治措施与用药】

1. 疑似和确诊患者应按肠道传染病隔离，临床症状消失后，每隔5d取粪便标本做细菌培养，连续2次培养阴性可解除隔离。在给予抗菌治疗前应留取血标本或粪、尿标本进行培养，获知病原菌后做药敏试验，必要时应按药敏试验结果调整用药。抗菌治疗结束后仍需做粪培养、尿培养，以除外带菌状态。如为带菌者，应予治疗。

2. 抗菌疗程一般10～14d，重症初期可静脉给药，病情控制后可改为口服给药。

3. 抗菌药物的选用

（1）首选喹诺酮类，但18岁以下未成年人、孕妇、哺乳期妇女应避免使用（或用药期间停止授乳）。疗程14d。

氧氟沙星[典][保乙]　成人口服 300mg，2 次/d；或 200mg，2～3 次/d；改用左氧氟沙星疗效更好。

环丙沙星[典][保甲]　成人口服 500mg，2 次/d，或每 8h 1 次口服；静脉滴注 200～300mg，2 次/d。

同类药物还有诺氟沙星、氧氟沙星、洛美沙星、司帕沙星、氟罗沙星、妥舒沙坦、加替沙星、莫西沙星等。

(2) 第三代头孢菌素　适用于儿童、妊娠期和哺乳期妇女以及耐药菌株感染。

头孢曲松[典][保乙]　肌内注射或静脉注射 1g，2 次/d；儿童用量减半或酌情调整剂量。

头孢噻肟钠[典][保乙]　肌内注射或静脉注射 0.5～1g，2～4 次/d；或酌情调整剂量。

亦可选用阿莫西林或氨苄西林、复方磺胺甲噁唑或氯霉素。新生儿、妊娠期妇女及肝功能明显损害者避免应用氯霉素，应用氯霉素期间应定期复查周围血象，监测其对血液系统的毒性。

4. 伤寒带菌者治疗　可选用阿莫西林或喹诺酮类口服，疗程 6 周。①氨苄西林 4～6g，或阿莫西林 6g/d 加丙磺舒 2g/d，分 2～3 次/d 口服；②氧氟沙星 300mg 或环丙沙星 500～750mg，2 次/d，口服。

幽门螺杆菌感染

幽门螺杆菌（Hp）在动物界广泛存在，为螺旋状，带鞭毛的革兰阴性杆菌。主要感染宿主为人类，也可感染其他灵长类动物及猫、犬和鸽。目前仅发现该菌在人类个体间直接传播，可能主要通过粪—口或口—口途径。幽门螺杆菌感染率较高，但在不同地区人群的细菌检出率差异显著，且随年龄增长而上升，以欠发达的国家或地区居民检出率较高。一旦获得感染，若不加以特别治疗，幽门螺杆菌可在体内持续数十年，引起急性或慢性胃肠炎、食管炎和溃疡病等。

【临床表现与诊断要点】

1. 幽门螺杆菌检查　①有创检查：通过胃镜检查获得胃黏膜标本的相关检查，包括快速尿素酶试验、病理 Hp 检查、组织细菌培养、组织 PCR 技术等；②无创检查：包括血清抗体检测、^{13}C 或 ^{14}C 尿素呼吸试验、粪幽门螺杆菌抗原检测等方法。前者通常应用于流行病学调查，后两种方法应用于临床，并为幽门螺杆菌根除治疗后疗效评价的主要方法。检出该菌即明确诊断。

2. 幽门螺杆菌感染引起的胃及十二指肠炎、溃疡病和食管炎等的临床症状参见相关章节。幽门螺杆菌一般不能穿过黏膜层，也不能进入上皮细胞中，故其感染属非侵袭性。发生感染时，胃黏膜出现显著炎症，包括中性粒细胞和单核细胞浸润，以及上皮细胞和血管的相应变化。有些菌株具有较强的致溃疡能力。幽门螺杆菌感染可引起高促胃液素血症，胃壁细胞泌酸能力增强，引起胃黏膜和十二指肠黏膜损伤，或诱致十二指肠胃上皮化，发生炎症和溃疡。幽门螺杆菌感染与十二指肠溃疡相关性强，70%以上胃溃疡患者有幽门螺杆菌感染；如根除或控制该菌感染，可减少炎症和溃疡病的发生率、复发率。

【防治措施与用药】

1. 注意饮食卫生，饭前便后洗手，不生食污染食品，切断粪—口或口—口传播途径。不吃或避免食用辛辣刺激性强或过冷过热的食物，戒烟限酒，不暴饮暴食。停用非甾体抗炎药物（如水杨酸类、阿司匹林、吲哚美辛、保泰松）、利血平和某些对胃肠刺激较强的抗菌药物。

2. 根除或控制幽门螺杆菌感染。目前应用广泛而且安全有效、合理经济的治疗方案简介如下，供临床对症用药参考。

（1）铋剂＋两种抗菌药物（三联疗法） ①枸橼酸铋钾或胶体果胶铋标准剂量＋阿莫西林 0.5g＋甲硝唑（或替硝唑、奥硝唑）0.4g；②铋剂标准剂量＋四环素 0.5g＋甲硝唑 0.4g；③铋剂标准剂量＋克拉霉素 0.25g＋甲硝唑 0.4g；三种方案均每日服 2 次，疗程 2 周，轻症用③者可只服 1 周。

（2）质子泵抑制药（奥美拉唑、兰索拉唑、泮托拉唑、埃索美拉唑、雷贝拉唑）标准剂量＋2 种抗生素 ①奥美拉唑 20mg＋克拉霉素 0.5g＋阿莫西林 1g；②兰索拉唑 30mg＋阿莫西林 1g＋甲硝唑 0.4g；③泮托拉唑 40mg＋克拉霉素 0.25g＋甲硝唑 0.4g；均每日 2 次，疗程1 周。

（3）新四联疗法 奥美拉唑 20mg＋克拉霉素 0.25g＋甲硝唑 250mg＋阿莫西林 1g，每日服 2 次，连用 7d，Hp 根除率可达 90%以上。

（4）其他方案 ①雷尼替丁枸橼酸铋（RBC）0.4g 代替（2）中的质子泵抑制药；②H_2 受体拮抗药（西咪替丁、雷尼替丁、法莫替丁）或质子泵抑制药（奥美拉唑、兰索拉唑、泮托拉唑、埃索美拉唑、雷贝拉唑）＋(2)，组成四联疗法，用于前述治疗方案失败者，尤其对于幽门螺杆菌耐药株感染者，疗效较好。

对多数幽门螺杆菌敏感的抗菌药物还有庆大霉素、红霉素、呋喃唑酮、呋喃妥因、小檗碱、诺氟沙星（氟哌酸）、氧氟沙星（氟嗪酸）、环丙沙星、司帕沙星、洛美沙星、芦氟沙星、氟罗沙星、莫西沙星等，可替代上述方案中抗菌药物抗 Hp 感染。

假膜性肠炎

假膜性肠炎又名抗生素相关性肠炎，是一种急性肠黏膜坏死、纤维素渗出性炎症，因在坏死黏膜表面覆盖一层假膜而得名。本病常见于应用抗菌药物之后，为医源性并发症，已证实由难辨梭状芽孢杆菌的毒素引起。各种广谱抗菌药物，如林可霉素、克林霉素、氨苄西林、阿莫西林(羟氨苄青霉素)、头孢菌素类、氨基糖苷类抗生素、喹酮类人工合成抗菌药物大剂量或长期应用，均可诱发本病，重症若救治不及时可致死亡。

本病也可发生于大手术后，特别是胃肠道癌肿手术后，以及其他有严重疾病如肠梗阻、恶性肿瘤、尿毒症、糖尿病、心力衰竭、败血症等患者，或因病情需要接受抗生素治疗，机体的内环境发生变化，菌群失调，有利于难辨梭状芽孢杆菌繁殖而致病。

【临床表现与诊断要点】

1. 本病多在 50～59 岁发病，女性稍多于男性。易发生在应用广谱抗菌药物及大手术后；某些严重病症，如白血病、恶性肿瘤，或接受放疗、化疗、激素治疗、休克、心力衰竭、尿毒症、结肠梗阻、再生障碍性贫血、心肺慢性疾病、重金属中毒、严重烧伤、全身严重感染等病情危重，体质极弱的患者也可发生。

2. 起病多急骤，病情轻者仅有轻度腹泻，重者可呈暴发型，病情进展迅速。典型症状有：①腹泻，多在应用抗生素 4～10d 内，或停药后 1～2 周内，或于手术后 5～20d 内发生；轻型腹泻每日 2～3 次，重型每日可多达 30 余次，有时腹泻可持续 4～5 周，少数患者可出现斑块状假膜，纯血粪少见，多数为腥臭味脓性黏液血便，金黄色葡萄球菌感染者多呈草绿色水样便，难辨梭状芽孢杆菌感染者为黄色蛋花样稀水便。②腹痛、腹胀，发热，伴白细胞计数增加；严重时有便血、中毒性肠麻痹、肠穿孔、中毒性休克等。腹痛有时很剧烈，伴腹胀、恶心、呕吐，以致可被误诊为急腹症、手术吻合口漏等。③毒血症表现包括心动过速、发热、谵妄以及定向障碍等。重者常发生低血压、休克、严重脱水、电解质失衡以及代谢性酸中毒、少尿甚至急性肾功能不全。

3. 实验室检查 ①难辨梭状芽孢杆菌培养阳性，A毒素检测阳性；②肠镜检查左半结肠，以乙状结肠最常见；③气钡双重造影有助诊断，但须防止肠穿孔的可能；④超声检查可发现局部肠壁增厚（可达6～28mm），肠腔变窄或消失，部分患者有腹水征；⑤CT扫描：肠壁明显增厚，增厚的肠壁呈低密度影响，肠腔内的对比剂呈手风琴征，可有腹水征，但无特异性；⑥周围血白细胞增多，多在（1～2）$\times 10^{10}$/L以上，重症可达4×10^{10}/L或以上，以中性粒细胞为主。

【防治措施与用药】

1. 停用原有在用的广谱抗菌药物，轻症患者多可自愈，症状不缓解者可应用窄谱抗生素，如替硝唑、万古霉素或去甲万古霉素等，可同时合用调节肠道微生态的药物如双歧杆菌、酪酸菌、乳酸杆菌等生物制剂，尽量避免应用解痉止痛药。

2. 糖肽类药物临床应用简介

盐酸万古霉素[保乙] 仅适用于耐药革兰阳性菌所致的严重感染，特别是甲氧西林耐药葡萄球菌属（MRSA及MRCNS）、肠球菌及青霉素耐药肺炎链球菌所致重症感染，包括口服用于经甲硝唑治疗无效的艰难梭菌所致的假膜性肠炎患者。成人口服125～500mg，每6h 1次，维持5～10d；成人剂量不超过4g/d。小儿1次10mg/kg，每6h 1次，维持5～10d，需要时可重复给药。本品口服液的制备方法：将注射剂市售品每瓶含500mg的万古霉素用蒸馏水稀释成每6ml含万古霉素500mg的溶液供口服，该口服液在4℃冰箱中可保存14d。若现配服用者，可用澄明的温开水10ml溶解后顿服。应用本药期间，哺乳期妇女应停止授乳；由于可致耳毒性与肾毒性，有指征用药的儿童、老年患者和肾功能减退者应权衡利弊。

盐酸去甲万古霉素[保乙] 其适应证和注意事项等均与盐酸万古霉素相同。口服治疗假膜性肠炎，成人1次0.4g（用10ml蒸馏水或澄明温开水溶解后服用），每6h 1次，但剂量不超过4g/d。儿童酌减，或遵医嘱。

甲硝唑[典][保甲] 用于包括艰难梭菌（梭形杆菌、难辨梭形芽孢杆菌）在内的各种厌氧菌感染和假膜性肠炎，成人口服500mg，3～4次/d，疗程7～14d。妊娠初3个月内如确有应用指征时可充分权衡利弊后谨慎使用；哺乳期妇女用药期间应中断授乳，并在疗程结束后24～48h

方可重新授乳。

替硝唑[典][保乙] 适应证与注意事项和甲硝唑相同。成人口服1g，1次/d，首次加倍，一般疗程5～6d，或根据病情决定。

3. 选用肠道微生态制剂，参阅“溃疡性结肠炎”，并按说明书或遵医嘱。

肠结核

肠结核是由结核杆菌侵犯肠道所致的慢性炎症，多数继发于肠外结核，如开放性肺结核。

【临床表现与诊断要点】

1. 本病以青壮年多见，且女性偏多。肠结核病灶好发于回盲部，一般无特异症状和体征。可有右下腹痛或胀痛，也可见于其他部位，发生肠梗阻时为绞痛；大便习惯异常，每日数次或数十次，大便呈糊状或水样，不含脓血，无里急后重，可腹泻和便秘交替；大多数在右下腹可扪及包块；并有全身伴发症状，如低热、盗汗、乏力、恶心、腹胀、食欲缺乏等。

2. 实验室有助于明确诊断。

（1）X线钡餐造影检查　可有较为特征性的影像学改变，但肠梗阻时应慎重。

（2）结肠镜检查　可观察全结肠、回盲部及末端回肠，可直视溃疡、炎症和增殖性结核病变，必要时可活检，如发现结核性肉芽肿中心有干酪样坏死或找到结核杆菌，可确诊。若临床病理报告仅为非特异性炎症者，可从病变处取材做结核杆菌培养，或动物接种以进一步明确诊断。

（3）纯结核蛋白衍生物皮内试验（PPD）阳性反应有助于诊断。

（4）粪便分离结核杆菌，但排除吞咽带结核杆菌痰液所致。

（5）X线腹平片发现钙化灶或胸片发现结核性肺部病灶。

（6）腹腔镜检查　适用于诊断困难且无腹腔广泛粘连者，活检病变肠段浆膜层的灰白色小结节，有助于诊断。

（7）试验性治疗　对不典型病例诊断有困难时，可予充分的抗结核治疗2～4周，若有效则支持肠结核的明确诊断。

【防治措施与用药】

1. 对肠结核的抗结核治疗应坚持早期、联合、全程、规范和适量的原则，并积极治疗原发病灶。抗结核药物主要包括异烟肼、利福平、乙胺丁醇、吡嗪酰胺、对氨基水杨酸，以及异烟肼-利福平-吡嗪酰胺（卫非特）和异烟肼-利福平（卫非宁）等复方制剂，具体用法用量请参阅“结核杆菌感染”或“肺结核病”。

2. 同时要加强营养支持，提高机体免疫功能，及时治疗并发症如肠出血、肠穿孔等，必要时可手术治疗。

德国出血性大肠埃希菌感染

【临床表现与诊断要点】

2011年5月底至6月初，德国等欧洲人因生食被出血性大肠埃希菌O104：H4污染的食物，导致至少2200人被感染，22人死亡。疫情最早出现在德国北部，另外13个国家随后也发现疫情。已知常见肠出血大肠埃希菌（EHEC）血清型有3个即O157、O26、O111；不常见的血清型有40多种。而德国暴发疫情的O104：H4是EHEC家族中的一种罕见的血清型，含有志贺毒素2（Vtx2a）的基因和肠积聚性黏附大肠埃希菌毒力质粒上的3个基因即aatA、aggR和aaP。我国以前能有效监测EHEC-O157：H7和肠积聚性黏附大肠埃希菌的毒力质粒。现已建立了针对EHEC的4个基因（志贺毒素1、2，溶血素，EAE毒力岛）、针对肠积聚性黏附大肠埃希菌毒力质粒上的aatA、aggR、aaP 3个基因，以及O104和H4基因的检测方法。可覆盖近50种EHEC的诊断，且覆盖了十余种大肠埃希菌H（鞭毛）抗原的诊断血清（包括O104和H4）；同时建立了能检测O104和H4的PCR检测方法和诊断血清。中德合作对肠出血性大肠埃希菌基因测序可3天完成。O104：H4菌株呈严重耐药性，非常可能与禽畜饲养过程中滥用抗生素有关，属人畜禽共患病之一。新菌株既产毒又黏附、致病力强。临床主要表现为重症感染性腹泻、腹痛，特别是伴有发热、急性出血样便或有急性肾功能衰竭、溶血性贫血、血小板减少等溶血性尿毒综合征患者，应尽早到专业医疗机构治疗。

【防治措施与用药】

①按肠道传染病管理，注意手、食品和饮水卫生，不生食不洁食物。②选用微生态制剂调整。③对症补液、水化利尿；必要时血浆置换、透析等去除毒素，治疗急性肾功能不全。④针对溶血症状，应及时补充血小板、输注血浆、预防继发出血。⑤如存在细菌感染，宜选用第三、第四代头孢

菌素或替考拉宁等抗生素；切忌使用氨基糖苷类等肾毒性抗菌药物。

第二节 消化性溃疡与用药

消化性溃疡是指胃肠道黏膜被胃酸、胃蛋白酶及胆汁、胰液等自身消化而引起的溃疡，其深度达到或穿透黏膜肌层，直径多大于5mm。最常见的发病部位在胃和十二指肠，分别称为胃溃疡和十二指肠溃疡。胃溃疡的好发部位为胃窦小弯，十二指肠溃疡的好发部位为十二指肠球部，一般为单发，少数多个并存，称为多发溃疡；如果胃、十二指肠同时出现溃疡称为复合溃疡。消化性溃疡也可发生在食管下段、小肠、胃肠吻合口及附近肠袢，以及异位的胃黏膜，如位于肠道的Meckel憩室。大约有10%～12%的人一生中患过消化性溃疡病。溃疡病的胃镜检出率达16%～33%。十二指肠溃疡与胃溃疡的比率为4.2∶1至（1.5～5.6）∶1；在胃癌高发区则胃溃疡多于十二指肠溃疡。溃疡病可发生于不同年龄，胃溃疡发病年龄的高峰在50～60岁，十二指肠溃疡多见于青壮年。我国南方的消化道溃疡患病率高于北方，城市高于农村，可能与饮食习惯、工作紧张有关。发作有季节性，秋冬和冬春之交是高发季节。目前公认的溃疡病病因：①以胃酸、胃蛋白酶为主的攻击因素增强；②胃、十二指肠黏膜防御因素削弱；③幽门螺杆菌感染因素最为重要；④遗传因素；⑤其他因素，如非甾体抗炎药（吲哚美辛、水杨酸制剂、保泰松、利血平等）、肾上腺皮质激素、刺激性强的辛辣食物、吸烟、精神紧张，以及与消化性溃疡相关疾病如胃泌素瘤、甲状腺功能亢进症、尿毒症等。

胃、十二指肠溃疡

【临床表现与诊断要点】

1. 病史和特征性临床表现是诊断消化性溃疡的重要依据，疼痛最为常见，腹痛具有长期性、周期性和节律性的特点，但最后的确诊仍依赖于X线钡餐或胃镜检查。胃镜检查是目前确诊本病的主要方法，对确定溃疡的大小、部位、数量、分期及通过活检鉴别良恶性具有重要意义。胃镜下良性肿瘤可分为活动期（A期）、愈合期（H期）、瘢痕期（S期）。

2. 溃疡病发后可自行愈合，如果不进行规律的治疗又易复发，形成慢性溃疡，可延续6～7年，甚至几十年或更长。每年的春秋两季是发病高峰。消化性溃疡的腹痛与饮食有明显的相关性，胃溃疡的疼痛多发生于餐后1h内（称餐后痛）；十二指肠溃疡腹痛多发生于两餐之间和凌晨1～2点（习称为饥饿性疼痛），进食或服用制酸药（如大黄碳酸氢钠、复方氢氧化铝、铝碳酸镁等）后缓解。

3. 胃溃疡疼痛位置多位于剑突下或剑突下偏左，十二指肠溃疡疼痛可位于右上腹或脐右侧。疼痛多为钝痛、灼痛或饥饿样痛。部分患者可出现背部、肋缘和胸部放散痛；胃及十二指肠后壁溃疡可出现较重的背部痛。可有腹胀、嗳气、反酸、胃灼热、恶心等；溃疡并发梗阻时可出现频繁恶心、呕吐。

4. 胃泌酸功能测定对胃癌及胃泌素瘤等有一定提示鉴别作用，对24h持续pH监测可指导合理应用制酸药。幽门螺杆菌（Hp）速测可指导合理应用抗Hp药物如阿莫西林、克拉霉素、铋剂等。

5. 粪潜血试验阳性提示溃疡有活动，正规治疗后仍不转阴，要警惕癌变。

【防治措施与用药】

1. 患者应生活规律，避免过度精神紧张及劳累，提倡少吃多餐，切忌暴饮暴食，避免进辛辣、浓茶、烈性酒、生冷硬粗及油炸食品等。停用或避免应用某些对胃黏膜刺激较大的药物，包括非甾体抗炎药物（如吲哚美辛、水杨酸类制剂、保泰松等）、利舍平、红霉素、多西环素等，以及某些糖皮质激素等。

2. 外科治疗仅限于少数伴有严重并发症者，如大量出血经内科（内镜、激光技术等）紧急治疗无效、急性穿孔、幽门梗阻及胃溃疡癌变等。

3. 在专科医师或临床药师指导下，应用抑酸药物、胃黏膜保护药以及H_2受体拮抗药和质子泵抑制药进行正规抗溃疡治疗。对Hp阳性的消化性溃疡患者，进行抗Hp治疗可大大减少溃疡病复发。由于胃、十二指肠溃疡病是常见多发病，会严重影响人们的生活、学习和工作，此处特将抗溃疡病用药简述如下。

消化性溃疡病的发病率仅次于慢性胃炎，且往往是在慢性黏膜炎症的基础上发生的。过去的治疗着重于阻遏对黏膜的侵袭因子，即抑制胃酸和胃蛋白酶，而现在则认为与幽门螺杆菌（Hp）密切相关，故强调根除Hp才会大大减少溃疡病复发。

目前已知抑制胃酸有好几个环节。阻断壁细胞上的三种受体H_2受体、乙酰胆碱受体和促胃液素受体，便可阻止壁细胞产生氢离子。临床

上的 H_2 受体拮抗药有西咪替丁（甲氰咪胍）、雷尼替丁、法莫替丁、尼扎替丁等。乙酰胆碱受体阻断药即抗 M 胆碱药，早在 20 世纪 40 年代就已用颠茄、莨菪制剂和人工合成品（阿托品），50 年代用溴丙胺太林（普鲁本辛），60 年代用口干、视力模糊等不良反应相对少而轻的较新药品是哌仑西平。促胃液素受体阻滞药丙谷胺制酸作用甚微，已被 *L*-乙酸谷胺（醋谷胺）所取代，后者既可调节神经应激能力和降血氨，又可促进胆汁分泌和胃肠蠕动，有利于胃肠功能恢复正常。前述 3 类药物以 H_2 受体拮抗药作用较强，故临床较多选用西咪替丁、雷尼替丁和法莫替丁单用或联用其他药物抗溃疡病。

西咪替丁[典][保甲]　用于十二指肠溃疡、胃溃疡或病理性高分泌状态，成人口服 300mg，4 次/d；或 800mg 睡前 1 次服用，疗程 4～6 周。以后可对症选用胶体果胶铋用药 2～4 周，巩固疗效，防止复发。儿童口服西咪替丁，按体重 1 次口服 5～10mg/kg，分 2～4 次给药，或睡前服。

雷尼替丁[典][保甲]　用于十二指肠溃疡和良性胃溃疡。①急性期治疗：成人口服标准剂量为 150mg，2 次/d，早、晚饭时服；或 300mg 睡前 1 次服。疗程 4～8 周，如需要可治疗 12 周。大部分患者在 4 周内治愈，少部分患者在 8 周内治愈。临床观察晚 1 次服 300mg，比 1 次服 150mg，2 次/d 的疗效好；十二指肠溃疡患者 1 次 300mg，1 次/d 的治疗方案，用药 4 周的治愈率高于 1 次 150mg，2 次/d 或夜间服 300mg 的方案，且剂量不增加，不引起不良反应发生率增加。②长期治疗：通常采用夜间顿服，150mg/d，对于急性十二指肠溃疡愈合后患者，应进行一年以上的维持治疗，以避免溃疡复发。③8 岁以上儿童用于消化性溃疡，1 次 2～4mg/kg，2 次/d，最高剂量为 300mg/d。

法莫替丁[典][保乙]　用于活动性胃、十二指肠溃疡，成人口服 20mg，早、晚各 1 次；或睡前 1 次服用 40mg，疗程 4～6 周。用于十二指肠溃疡的维持治疗或预防复发，成人每日睡前服用 20mg。

雷尼替丁枸橼酸铋[典][保乙]　用于治疗胃、十二指肠溃疡，且可与抗生素（如阿莫西林、克拉霉素）或甲硝唑、替硝唑、奥硝唑等合用以根除幽门螺杆菌。成人口服常用量 0.35～0.4g，2 次/d，疗程不宜超过 6 周。与抗生素合用的剂量和疗程遵医嘱，或咨询临床药师。

质子泵抑制药，即 H^+-K^+-ATP 酶阻断药能强力抑制氢离子从壁细胞分泌，抑酸效果最佳，具有止痛快、溃疡愈合快且愈合率高的特点。临床广泛应用的抗溃疡病药物有奥美拉唑、泮托拉唑、雷贝拉唑、埃索托唑等。其用法与用量简介如下。

奥美拉唑[典][保乙] 用于胃、十二指肠溃疡，成人1次20mg，清晨1次服。十二指肠溃疡疗程通常为2～4周，胃溃疡的疗程为4～8周。对难治性溃疡可1次20mg，2次/d；或1次40mg，1次/d。

兰索拉唑[典][保乙] 主要用于胃及十二指肠溃疡、吻合口溃疡、幽门螺杆菌感染等。成人通常1次30mg，1次/d，于清晨口服。治疗十二指肠溃疡的疗程为2～4周，胃溃疡为4～6周，反流性食管炎为6～10周。合并有幽门螺杆菌（Hp）感染的胃、十二指肠溃疡，可口服本品30mg，2次/d，并与阿莫西林（或克拉霉素）联合甲硝唑（或替硝唑、奥硝唑）标准剂量服用，1～2周为1个疗程。

泮托拉唑[典][保乙] 用于胃及十二指肠溃疡、反流性食管炎；与抗菌药合用，根除幽门螺杆菌，减少消化性溃疡复发。成人每日早餐前服用40mg。十二指肠溃疡疗程2～4周，胃溃疡疗程4～6周，反流性食管炎疗程4～10周。治疗幽门螺杆菌感染，1次40mg，2次/d，并需要两种抗菌药物（如阿莫西林、克拉霉素、甲硝唑、替硝唑、氧氟沙星、司帕沙星、环丙沙星等），疗程1～2周。

埃索美拉唑[典][保乙] 用于胃、十二指肠溃疡，胃食管反流性疾病；与适当的抗生素合用根除幽门螺杆菌，愈合幽门螺杆菌相关胃、十二指肠溃疡及防止复发。通常成人口服40mg，1次/d，连服4周。维持治疗可改为20mg/d。联合抗生素根除幽门螺杆菌，一次服用本品20mg＋阿莫西林1000mg＋克拉霉素500mg，2次/d，共7d。

雷贝拉唑钠[典][保乙] 适用于胃溃疡、十二指肠溃疡、吻合口溃疡、胃食管反流、促胃泌素瘤。成人活动性十二指肠溃疡1次10～20mg，每日早晨服用，连服2～4周；活动性胃溃疡1次20mg，每日早晨服，连服4～6周。胃食管反流病，1次20mg，每日早晨服，连服6～10周。

胃黏膜保护药是指预防和治疗胃黏膜损伤，保护胃黏膜，促进组织修复和溃疡愈合，减少溃疡病复发的药物。其作用机制是增加胃黏膜血流和黏液细胞黏液分泌；增加碳酸氢根的分泌；增加胃黏膜细胞前列腺素合成，同时减少内源性前列腺素的降解，并能增加胃黏液量和氨基己糖等多糖的含量；增加胃黏膜和黏液中磷脂的含量，从而增加黏液层的疏水性。由于品种繁多，有的还兼有抗酸作用，或兼有抗幽门螺杆菌（Hp）的作用，为节约篇幅，仅选择性地简介如下几种。

硫糖铝[典][保乙] 既保护胃黏膜，又具有一定的制酸能力，且能吸附、络合胃蛋白酶，减弱其侵袭作用；具有加强黏膜抵抗力和修复力的作用，在胃内酸性环境中离解为八硫酸蔗糖，聚合成胶体，能与溃疡面渗出的蛋白质结合形成保护膜，还能促进血管增生、黏膜增殖，利于溃疡修复。为充分解离以达到最佳疗效，本药必须在餐前1h嚼成糊状再吞服。成人活动性胃、十二指肠溃疡1次1g，每次于饭前1h及睡前服用，3～4次/d，用药4～6周。预防十二指肠溃疡复发，1次1g，2次/d，饭前1h及睡前服用。儿童用量应酌减量并遵医嘱。

枸橼酸铋钾[典][保乙]　用于胃溃疡、十二指肠溃疡、复合溃疡、多发溃疡及吻合口溃疡等，既有加强黏膜抵抗力和修复力的作用，又有抑制Hp的作用。成人服胃黏膜保护颗粒剂（含铋0.11g）或胶囊剂1粒（含铋0.11g），4次/d，其中前3次于餐前0.5h，第4次于晚餐后2h服用；亦可改为每次服0.22g（2包或2粒），2次/d。若用于抑制Hp感染，宜与阿莫西林、克拉霉素合用，2次/d，早、晚各服颗粒剂2包或胶囊剂2粒，连服7～14d，或遵医嘱。

胶体果胶铋[典][保乙]　适用于治疗消化性溃疡、慢性胃炎及缓解胃酸过多的胃痛、胃烧灼感和反酸，与抗生素合用根除Hp等。成人1次服120～150mg（以含铋量计），4次/d，分别于三餐前1h及临睡时服用，或遵医嘱，连服4周。并发消化道出血者，将胶囊内药物取出，用开水搅匀后服用，将日服剂量1次顿服。儿童酌减或遵医嘱。

此外，用于抗溃疡病疗效较好的药物还有抗酸药复方氢氧化铝、铝碳酸镁，选择性抗胆碱药哌仑西平，胃黏膜保护药米索前列醇、胃膜素、麦滋林-S、甘草锌、胸腺蛋白口服液、吉法酯、醋氨己酸锌、替普瑞酮、磷酸铝等；复方制剂有立胃愈、和露胃、三九胃泰、甘羟铝、复方铝酸铋、胃得乐、佳胃得等，可酌情选用。

食管溃疡

多发生于食管下段，单发多见，约10%为多发，大小不一。好发年龄为30～70岁，约2/3的患者在50岁以上。其发生主要与胃液接触有关，多见于反流性食管炎、滑动性食管裂孔疝伴有胃食管反流的患者。溃疡可发生在鳞状上皮，也可发生在柱状上皮（Barrett上皮）；还可发生在食管胃吻合或食管空肠吻合术后，与胆汁或胰液反流侵袭有关。

【临床表现与诊断要点】

1. 主要症状为胃灼热、胸骨后疼痛，或高位上腹痛，常发生于进食或饮水时，卧位加重，疼痛可向肩胛区、左侧胸部、肩部和颈部放散。

2. 若发生食管痉挛或纤维化致食管狭窄时，可出现饮食性梗阻、呕吐等症状。

3. X线钡餐和胃镜检查可明确诊断。

【防治措施与用药】

1. 避免过度紧张和劳累，溃疡活动期伴并发症时可卧床休息。饮食提倡细嚼慢咽，规律进食，急性活动期宜少吃多餐，避免过冷过烫、过硬过粗和辛辣刺激性强的食物，戒烟忌酒，不暴饮暴食，避免服用对黏膜刺激性强的药物，如吲哚美辛（消炎痛）、水杨酸类（阿司匹林）、保泰松、糖皮质激素、利血平和某些抗菌药物。

2. 临床用药主要选用 H_2 受体拮抗药和质子泵抑制药（H^+-K^+-ATP酶阻断药）以下药物供参考。

西咪替丁[典][保甲] 成人口服200mg，2～3次/d，疗程不超过2周；或遵医嘱。

雷尼替丁[典][保甲] 成人口服150mg，2次/d，或夜间服300mg，治疗8～12周；或遵医嘱。

法莫替丁[典][保乙] 成人口服10～20mg，2次/d，于早晚饭后服用，治疗4～8周；或遵医嘱。

奥美拉唑[典][保乙] 成人口服20～60mg，1～2次/d，晨起顿服或早晚各服1次，治疗4～10周；或遵医嘱。

兰索拉唑[典][保乙] 成人口服30mg，1次/d，清晨服用，治疗6～10周；或遵医嘱。

泮托拉唑[典][保乙] 成人口服40mg，1次/d，早餐前服，治疗4～10周；或遵医嘱。

雷贝拉唑[典][保乙] 成人口服20mg，1次/d，早餐前服用，治疗6～10周；或遵医嘱。

埃索美拉唑[典][保乙] 成人口服40mg，1次/d，治疗4周；或遵医嘱。

吻合口溃疡

消化性溃疡经胃切除术后再次发生的溃疡称为复发性消化性溃疡，其中尤以吻合口或吻合口附近空肠黏膜最为多见，称为吻合口溃疡。其病因包括手术方法不适当，胃酸分泌过多，长期应用水杨酸制剂（阿司匹林）、吲哚美辛（消炎痛）、保泰松、肾上腺糖皮质激素、利舍平或幽门螺杆菌（Hp）感染、甲状旁腺功能亢进、门腔静脉分流术后及嗜烟等。

【临床表现与诊断要点】

1. 可在胃切除术后不久发生，亦可在术后数年出现。80%～90%的患者有腹痛，多呈发作型中上腹或左上腹痛，偶有两侧脐肋部痛；以夜间痛常见，可放射至背部，偶可至左前下胸部和左肩胛部；痛期较长而缓解期较短，且多数比原有溃疡加剧，进食或抑酸药（如复方氢氧化铝、大黄苏打片）等可使之缓解。体格检查时腹部压痛部位与体征相符。

2. 可见食欲缺乏、恶心、呕吐、体重减轻，或肠梗阻、消化道出血或粪潜血阳性，少数患者可发生穿孔。

3. X线钡餐和胃镜检查是诊断本病的重要措施。如发现：①吻合口处有持久性压痛；②吻合口有明显畸形，狭窄、钡剂残留；③胃排空延缓；④邻近吻合口的输出袢畸形，出现壁龛等可考虑诊断本病。若基础胃酸分泌量＞2mmol/h，组胺刺激后最大分泌量＞6mmol/h，则提示溃疡复发。

【防治措施与用药】

1. 参阅“胃、十二指肠溃疡”，本病的治疗方法与十二指肠溃疡相同。

2. 停药后易复发，故多主张较长期的维持治疗。建议维持治疗的药物以选用黏膜保护药为好，如复方氢氧化铝片（胃舒平）、枸橼酸铋钾颗粒（胶囊）、胶体果胶铋、铝碳酸镁；也可对症选用疗效较好、相对价廉的中成药（或方剂），如溃得康颗粒、健脾丸、香砂平胃丸、和中理脾丸、良附丸、党参理中丸、香砂养胃颗粒（丸）、越鞠丸、香砂六君丸（汤）、健胃愈疡片（颗粒）、胃药胶囊、快胃片等，遵医嘱或咨询临床药师。

3. 选用肠道微生态制剂，参阅“溃疡性结肠炎”。

复合性溃疡

复合性溃疡是指胃和十二指肠同时存在的溃疡。

【临床表现与诊断要点】

多数患者先发生十二指肠溃疡，后出现胃溃疡；但也有5%～8%的患者先出现胃溃疡。复合性溃疡约占消化性溃疡的7%左右，男性多于女性。临床活动性胃溃疡多于十二指肠溃疡，临床症状虽无特异性，但更似于胃溃疡，且以幽门狭窄的发生率较高，有时疼痛无规律，可发生梗阻和出血，出血率高达30%～50%，出血多来自胃溃疡。X线、钡餐和胃镜检查可明确临床诊断。

【防治措施与用药】

与“胃、十二指肠溃疡”相同。

幽门管溃疡

幽门管溃疡是发生在连接胃窦和十二指肠、长约2cm狭窄管腔处的溃疡。

【临床表现与诊断要点】

好发于50～60岁的男性，多伴有高胃酸分泌，其腹痛较剧烈而无规律，易出现上消化道梗阻症状，出现呕吐、厌食、体重减轻等。餐后可立即出现中上腹疼痛，使部分患者畏食，制酸药物治疗的效果不及十二指肠溃疡。由于幽门管易痉挛和形成溃疡瘢痕，导致梗阻，可引起呕吐，吐后疼痛可缓解。X线钡餐和胃镜检查可明确诊断，可直视溃疡病灶、瘢痕以及出现穿孔和出血并发症的情况。

【防治措施与用药】

与“胃、十二指肠溃疡”相同。

球后十二指肠溃疡

球后十二指肠溃疡一般指位于十二指肠降部近端，约占消化性溃疡的5%。

【临床表现与诊断要点】

以夜间疼痛和背部放散性疼痛较多见，易并发出血，其出血发生率比一般十二指肠溃疡高3倍。溃疡常向胰腺穿透，发生持久性背痛，形成较重的十二指肠周围炎及炎性肿物时可造成胆总管梗阻而引起黄疸，此时应注意与十二指肠乳头癌、胆管癌、胰头癌相鉴别。本病易漏诊，若未发现其典型症状，可重复X线钡餐检查和胃镜检查，钡餐检查应采取右前或左前斜位，或头低脚高位，尽可能暴露球后部；胃镜检查时胃镜应尽可能深入至十二指肠降段直视而明确诊断。

【防治措施与用药】

与“胃、十二指肠溃疡”相同。

巨大溃疡

消化系统巨大溃疡是指胃溃疡的直径超过2.5cm者。

【临床表现与诊断要点】

疼痛多不典型，可出现呕吐与体重减轻，并发致命性出血。药物治疗愈合较慢，易复发；病程长的巨大胃溃疡往往需要外科手术治疗。巨大十二指肠溃疡系指直径>2cm者，多位于球部，也可位于球后。临床表现为呕吐、体重减轻明显，出血、穿孔、梗阻常见。

【防治措施与用药】

与“胃、十二指肠溃疡”相同。当大出血时应急救止血，如凝血酶加入牛奶中口服，应用巴曲酶（立止血）或垂体后叶素等。有并发症的巨大十二指肠溃疡以手术治疗为主。

老年消化性溃疡

【临床表现与诊断要点】

随着年龄的增长，胃溃疡逐步增多，故老年性消化性溃疡中以胃溃疡多见，也可发生在十二指肠溃疡。老年性胃溃疡多发生在高位胃体的后壁的小弯，以胃角溃疡发生率最高，胃体部溃疡也明显较中青年增多。老年性消化性溃疡临床表现不典型，疼痛无规律，有时甚至无症状而在胃镜或X线钡餐检查时才发现，或首发症状为出血、梗阻等。老年人巨型溃疡（胃溃疡直径>2.5cm）和高位溃疡多见，易并发出血。疼痛可放射至背部和胸部剑突上方，胸骨后疼痛酷似不典型心绞痛或心肌梗死，亦须与胃癌相鉴别诊断。老年消化性溃疡邻近贲门的小弯侧溃疡可有咽下困难、吞咽时疼痛的特点，应注意与食管、贲门肿瘤鉴别。

【防治措施与用药】

与“胃、十二指肠溃疡”相同。

难治性溃疡

难治性溃疡诊断尚无统一标准，通常指经正规治疗无效，仍有腹痛、呕吐和体重减轻等症状的消化性溃疡。

【临床表现与诊断要点】

可有穿透性溃疡、幽门梗阻等并发症存在；发生在球后的溃疡、幽门管的溃疡内科治疗效果较差；焦虑、紧张等精神因素有明显表现；或饮食不节、治疗不当；引起难治性溃疡的原发疾病，如胃泌素瘤、甲状旁腺功能亢进等引起持续高胃酸状态未得到控制等。X线钡餐和胃镜检查有助于明确诊断。

【防治措施与用药】

1. 排除幽门螺杆菌感染（参见“胃、十二指肠溃疡”或“急性胃炎”“慢性胃炎”）和服用非甾体抗炎药物，排除胃泌素瘤、其他疾病，如克罗恩病等所致的良性溃疡、早期溃疡性恶性肿瘤等。

2. 停服或避免服用非甾体抗炎药，如阿司匹林、吲哚美辛、保泰松及利血平等。

3. 根除幽门螺杆菌感染，可选用阿莫西林（或克拉霉素）、甲硝唑、胶体果胶铋、雷尼替丁单用或联用。

4. 质子泵抑制药如奥美拉唑、泮托拉唑、兰索拉唑、雷贝拉唑或埃索美拉唑标准剂量，早晨1次/d，连服7～14d。

5. 如果药物治疗失败，可考虑手术治疗。

应激性溃疡

应激性溃疡是指在严重烧伤、颅脑外伤、脑肿瘤、颅内外科手术和其他中枢神经系统疾病、严重外伤、大手术、严重的急性或慢性内科疾病如脓毒血症、肺功能不全、肾功能衰竭、严重酸中毒等应激情况下，在胃或十二指肠、食管产生的急性黏膜糜烂和溃疡。致病因素可能有：①应激状态时胃酸分泌过多，胃黏液分泌不足，胃黏膜屏障受损，黏膜自身消化形成溃疡；②应激状态下交感神经兴奋，使黏膜下层的动脉短路开放，黏膜缺血；败血症和烧伤所致的弥散性血管内凝血、坏死，导致黏膜损伤，形成应激性溃疡。

【临床表现与诊断要点】

1. 主要表现是大出血，常发生在严重疾病基础上，并发于疾病的第2～15天，较难以控制。

2. 急诊胃内镜检查是重要诊断方法。溃疡多发生在高位胃体，呈多发性浅表性不规则的溃疡，直径0.5～1.0cm，甚至更大，周围水肿不明显，无纤维化，溃疡愈合后一般不留瘢痕。

【防治措施与用药】

1. 大手术前1天及当日和术后第1日可预防性应用H_2受体拮抗药

（如西咪替丁、雷尼替丁），重症患者可考虑用质子泵阻滞药（如奥美拉唑、兰索拉唑、泮托拉唑等）；重症内科患者可预防性地应用胃黏膜保护药如胶体果胶铋、硫糖铝、枸橼酸铋钾等标准剂量7d。

2. 积极治疗引起应激性溃疡的原发疾病。

3. 已经发生应激性溃疡的治疗与“胃、十二指肠溃疡”治疗相同。

溃疡性结肠炎

溃疡性结肠炎是一种原因不明的慢性结肠炎。病变主要限于结肠黏膜，表现为炎症或溃疡，多累及直肠和远端结肠，但可向近端发展，以致遍及整个结肠。可能与自身免疫、遗传因素有关，感染和精神状态是其促发因素。

【临床表现与诊断要点】

1. 常见有持续性或反复发作性黏液血便、左侧和下腹部疼痛伴有不同程度的全身症状如发热、消瘦及下肢浮肿等。可有腹胀、乏力、发热等。肠外症状以关节疼多见，有时也可出现虹膜炎、皮下结节或结节性红斑。

2. 实验室检查　①可伴发低血红蛋白性小细胞性贫血，活动期白细胞总数和中性粒细胞增多，血沉加快，血清蛋白电泳示白蛋白降低，α_1 和 α_2 球蛋白升高。②粪便潜血阳性，多次粪培养阿米巴原虫、血吸虫等阴性。③X线钡剂灌肠显示黏膜粗乱，或有颗粒变化，多发性浅龛影或小的充盈缺损，肠管缩短，结肠袋消失可呈管状。④结肠镜下可见黏膜有多发性浅溃疡、充血、水肿，病变多从直肠开始，且呈弥漫性分布，黏膜粗糙呈细颗粒状，黏膜血管模糊、脆易出血，或附有脓血性分泌物，可见假性息肉，结肠袋变钝或消失。黏膜活检有助于明确诊断。⑤腹部CT扫描、利用螺旋CT三维成像可显示炎症性肠疾病引起的肠管变形和炎性息肉。

【防治措施与用药】

1. 患者应忌生食水果和蔬菜。

2. 专科治疗主要应用抑制炎症反应及调节免疫的药物。

奥沙拉嗪（奥柳氮钠、地泊坦）　用于治疗急慢性溃疡性结肠炎、节段性回肠炎，并用于缓解期的长期维持治疗。成人治疗开始时1g/d，分次服用，可酌情增至3g/d，分3～4次服用。儿童用量为20～40mg/(kg・d)。长期维持治疗，成人1g/d，分2次服用；儿童15～30mg/(kg・d)。随食物同服。

柳氮磺吡啶[典][保甲]　用于治疗溃疡性结肠炎。成人初剂量1～1.5g，3～4 次/d；维持剂量 0.5g，4 次/d。儿童初剂量 5～10mg/kg，6 次/d；维持量 7.5～10mg/kd，4 次/d。

美沙拉嗪[保乙]　用于溃疡性结肠炎急性发作，成人口服 4g/d，分 3～4 次服。缓解期 1.5g/d，分 3～4 次服。

3. 合理应用肠道微生态制剂药，预防和减少溃疡病复发。

肠道微生态制剂通过扶植正常微生物种群，调整生理平衡，发挥生物拮抗作用，起到排除致病菌和条件致病菌的侵袭。

用于临床的肠道微生态制剂主要有双歧杆菌活菌制剂（丽珠肠乐），双歧杆菌、嗜酸乳杆菌、肠球菌三联活菌制剂（双歧三联活菌），双歧杆菌、嗜酸乳杆菌、肠球菌、蜡样芽孢杆菌四联活菌制剂（思连康），地衣芽孢杆菌活菌制剂（整肠生），蜡样芽孢杆菌活菌制剂（蓉生乐腹康），枯草杆菌、肠球菌二联活菌制剂，嗜酸乳杆菌制剂（乐托尔），酪酸梭状芽孢杆菌制剂（米雅 BM）共 8 个品种；复合乳酸菌胶囊（聚克）亦是人体固有正常生理菌株与灭菌淀粉混合而成的微生态制剂，其特点是对多种抗菌药物具有耐药性。

双歧杆菌、嗜酸乳杆菌、肠球菌三联活菌制剂　成人服胶囊剂 2～3 粒；1 岁以下儿童服半粒，1～6 岁服 1 粒，6～13 岁服 1～2 粒；均 2～3 次/d。或成人服片剂 4 片，2 次/d；重症剂量加倍或遵医嘱；6 个月内婴儿 1 次服 1 片，6 个月～3 岁 1 次服 2 片，3～12 岁 1 次服 3 片；均为 2～3 次/d。服用本品期间应停用其他抗菌药物，或至少间隔 4h 服用。

蜡样芽孢杆菌活菌制剂（蓉生乐腹康）　成人 1 次口服胶囊 2 粒，3 次/d；儿童剂量减半或遵医嘱。以在饭前 1h 服用为宜，并用温凉开水送服，不应与果汁或含乙醇饮料混合服用。婴幼儿服用时，可取药粉加入少量温开水或奶液服用。

上述其他肠道微生物制剂按说明书或遵医嘱用。

第三节　食管疾病与用药

反流性食管炎

反流性食管炎是一种胃食管反流病，由胃和十二指肠内容物，主要是酸性胃液或酸性胃液加胆汁反流至食管所引起的食管黏膜的炎症、糜烂、溃疡和纤维化等病变。

【临床表现与诊断要点】

1. 本病是胃食管反流病的一种形式，为胃内容物如胃酸、胃蛋白酶等胃液，甚至肠液（包括胆汁、胰液等）反流导致的食管黏膜破损。反流物长期慢性刺激，可致鳞状上皮化生为柱状上皮，产生（被称为）巴雷特（Barrett）食管，甚至诱发癌变。

2. 临床常见嗳气、反酸、胃灼热、胸骨后烧灼感或疼痛，并发食管末端狭窄时，表现为咽下困难等梗阻症状。部分患者可有哮喘，与季节无关。

3. 食管钡餐造影　病变轻者常无阳性发现，病变较重者可发现下段食管黏膜皱襞增粗，不光滑，甚至可见龛影、狭窄等，也可见蠕动减弱。头低位时，可能显示胃内钡剂向食管反流。部分患者有食管裂孔疝的表现。

4. 内镜检查　可明确炎症的范围及程度，如是否伴有糜烂、溃疡等，并对活检组织进行病理学检查，排除癌变。

5. 食管 pH 值鉴别　食管 24h pH 值监测能了解食管内 24h 的 pH 值性质和情况，可证明症状是否与反流有关，并能明确体位、进食、昼夜对反流的影响，是诊断胃食管反流病的金标准。

【防治措施与用药】

1. 主要是控制症状，避免诱因，如餐后保持直立，避免过度负重，不穿紧身衣，抬高床头等。抬高床头 15～20cm 比加枕头效果更好。肥胖者应减肥；睡前 3h 勿进食，以减少夜间食物刺激胃液分泌；饮食宜少量，高蛋白、低脂肪和高纤维素，限制咖啡因、乙醇、酸辣食品、巧克力、番茄和柑橘等食品及其制品，戒烟。对久治不愈或反复发作者，应考虑精神性疾病的可能，对症用药。有手术指征者需外科治疗。

2. 避免或慎用黄体酮、茶碱及前列腺素 E_1(PGE_1)、E_2、A_2（前列环素）和抗胆碱药（如阿托品、颠茄或莨菪制剂）、β受体激动药、α受体阻滞药、多巴胺、地西泮、钙通道阻滞药等。必要时应遵医嘱。

3. 用药参考

（1）中和抑制胃酸的药物　①复方氢氧化铝或铝碳酸镁[典][保乙]，以铝碳酸镁效果较好，饭后 1～2h 嚼碎服下 2 片，3 次/d。②H_2 受体拮抗药，可选用西咪替丁或雷尼替丁、法莫替丁之一种，于晚上睡前或餐间服1～2片（粒）。③质子泵抑制药，可选用奥美拉唑、兰索拉唑或泮托拉唑、埃索拉唑之1种，每晚睡前或早晨服1～2粒（片），或遵医嘱。

（2）促胃肠动力药　可选用多潘立酮（吗丁啉）、莫沙必利等之1种。饭前30min服1～2片（粒），3次/d。

（3）黏膜保护药　常用硫糖铝和铋剂，参见“消化性溃疡”。

（4）联合用药　西咪替丁＋多潘立酮或雷尼替丁＋莫沙必利低剂量治疗，疗效明显。

4. 中成药加味左金丸、舒平胃丸、快胃片、四方胃药片、胃逆康胶囊临床效果好，均可选用。

食管裂孔疝

食管裂孔疝是指胃的一部分经过横膈的食管裂孔持久或反复地突入胸腔而形成的疝。

【临床表现与诊断要点】

1. 本病的发病率随年龄增长而上升。40岁以下者发病率低于9%，50岁以上者达38%，60岁以上者达67%。男女比例约为（1～2）：3。妊娠、肥胖、慢性便秘、长期慢性咳嗽及反复长期应用钙通道阻滞药、茶碱、镇静药，或患有严重反流性食管炎等，均可致腹腔内压力增高而诱发本病。

2. 常见有嗳气、反酸、胃灼热等，胸骨后或剑突下轻微的烧灼感至强烈的灼痛，吞咽障碍（困难），也可出现黑粪或粪便潜血阳性。

3. X线钡餐检查是诊断本病的主要方法，也是本病明确诊断的主要依据。此外，内镜检查、食管腔内压力测定、食管pH监测等检查也有助于诊断。

【防治措施与用药】

1. 无症状、无并发症的滑动型裂孔疝患者无需治疗，大多数有症状的裂孔疝患者仅内科治疗就可控制；有严重并发症的滑动型裂孔疝患者和食管旁疝患者均应考虑手术治疗。

2. 应保持适当体重，避免增加腹腔压力，如紧扎腰带、穿紧身的裤子、进食后立即做下蹲运动等；避免饱餐及睡前饮食，禁烟戒酒、少食咖啡及提倡低脂饮食，睡眠时宜抬高床头，以利于抑制反流；避免服用降低食管括约肌张力的药物如钙通道阻滞药（硝苯地平、尼群地平、拉西地平等）、茶碱（浓绿茶）、地西泮等。口苦时饮温开水100ml。

3. 用药参考　与反流性食管炎相同，多选用促胃肠动力药和抑制胃酸药。参见“反流性食管炎”。促胃肠动力药包括多潘立酮（吗丁啉）、甲氧氯普胺（胃复安）、西沙必利、枸橼酸铋钾、莫沙必利、伊托必利、红霉素、马来酸替加色罗等；抑制胃酸药物可选用盐酸哌仑西平、丙谷胺、西咪替丁、盐酸雷尼替丁、法莫替丁、尼扎替丁、罗沙替丁乙酸酯、雷尼替丁枸橼酸铋、奥美拉唑、兰索拉唑、泮托拉唑、雷贝拉唑钠、埃索美拉唑等。应用遵医嘱。

食管-贲门失弛缓症

本病属食管下端括约肌（LES）神经肌肉障碍性疾病，因食管下端括约肌不能完全松弛引起，旧称为“贲门痉挛”。现已阐明，本病是以食管下端括约肌松弛异常及食管体部缺乏推进性蠕动为特征的食管运动功能障碍性疾病。

【临床表现与诊断要点】

1. 本病可发生于任何年龄，但以青壮年多见，女性多于男性。常有吞咽困难，部分患者吞咽困难的发作与精神因素及进冷食等诱因有关，严重者甚至完全不能进食。呕吐常见，多在进食后20～30min内发生。约半数患者有疼痛症状且主要位于胸骨后或季肋部。还可伴有胃灼热、食物反流等症状。部分患者可有肺部并发症，或体重减轻、营养不良表现。但须与有食管狭窄等并发症的反流性食管炎、硬皮病、恶性肿瘤等相鉴别。

2. 食管吞钡造影检查　可见贲门梗阻呈菱形或鸟嘴状，边缘光滑，食管下段明显扩张。

3. 内镜检查　食管腔内可见大量滞留的食物，管腔扩大，贲门口窄小，旋压后镜身可进入胃腔。

4. 食管动力学检查　可进行食管压力测定或核素通过时间测定，获知食管括约肌功能。

【防治措施与用药】

1. 注意饮食习惯，宜少食多餐，细嚼慢咽，避免冷饮。症状严重者可进行内镜下探条或球囊扩张，近年采用内镜下在下食管括约肌内注射肉毒碱，使肉毒碱与突触前胆碱能受体结合，不可逆地干扰了乙酰胆碱的释放而达到松弛平滑肌的作用。肉毒碱通过内镜沿下段括约肌周径（一般4个点）注射，1次用量约80U。1个月的疗效可达90%，1年的疗效可达 60%左右。因肉毒碱药效会在几日内降解，需反复注射治疗，酌情调节用法与用量。

2. 口服用药参考　目前可用的药物有硝酸甘油类和钙通道阻滞药，以下药物供对症选用。

硝酸甘油片　成人 1 次口服 0.6mg，3 次/d。兼治心绞痛作用，亦可餐前 15min 含服。

亚硝酸异戊酯　1 次吸入 1 支（0.2ml），将盛药小安瓿裹在手帕内拍破吸入。

硝苯地平　成人口服 10mg，3～4 次/d；兼有降压作用。亦可餐前 15min 舌下含服。

维拉帕米　成人口服 40mg，3 次/d。亦可餐前 15min 舌下含服。

上述口服药物的短期疗效可达 50%～70%，但 1 年后的有效率<50%。据临床实践，有效的暗示和健康心理咨询，有时可发挥药物治疗难以发挥的效果。

3. 有手术指征的患者，需外科治疗。

食管息肉

【临床表现与诊断要点】

可单发或多发，隆起于黏膜表面，小息肉可无症状，大息肉可有咽下困难。不同程度的上腹痛、胸骨后疼痛、闷胀、不适，部分息肉因糜烂而出血。蒂长的息肉在患者剧咳、呕吐、改变体位时可突然逆行从口腔呕出，少数病例因息肉误吸入气管而窒息。大息肉可压迫气管致呼吸困难和反复呼吸道感染。内镜检查和活检病理诊断可明确诊断。

【防治措施】

食管息肉有一定癌变率，有条件时应在内镜下切除息肉。不能内镜下切除的大而广基息肉，应尽早外科手术切除治疗。

第四节　胃部疾病与用药

急性胃炎

胃炎是一种疾病状态，指胃黏膜对各种损伤或刺激的炎性反应过程，如上皮损伤、黏膜炎症反应和上皮再生三个过程。而临床上将仅有上皮损伤和细胞再生过程称为胃病。由于胃炎的病因、病理改变和临床表现不一，根据发病缓急分为急性胃炎和慢性胃炎；根据病变范围分为胃窦胃炎、胃体胃炎、全胃炎；根据病因则分为幽门螺杆菌相关性胃炎、自身免疫性胃炎、应激性胃炎、特殊类型胃炎；根据病理改变分为浅表性胃炎、萎缩性胃炎、糜烂性胃炎等。本书只按急性、慢性和特殊类型胃炎或胃病进行论述。

急性胃炎是指各种病因引起胃黏膜或胃壁的急性炎症。病因有外因性和内因性两类。凡致病因子经口进入胃内引起的胃炎称外因性胃炎，包括细菌性胃炎、中毒性胃炎、腐蚀性胃炎、药物性胃炎等；凡有害因子经血液循环到达胃黏膜而引起的胃炎，称为内因性胃炎，包括急性传染病合并胃炎，全身疾病如尿毒症、肝硬化、肺心病、呼吸衰竭合并胃炎、化脓性胃炎、过敏性胃炎、应激性胃炎等。按病理学分类，可分为急性单纯性胃炎、急性糜烂出血性胃炎，特殊病因所致的胃炎有急性腐蚀性胃炎、急性化脓性胃炎等。病变可不局限于胃内，若同时伴有食管炎者，称为食管胃炎，伴有肠道炎症者称胃肠炎。

临床以细菌及其毒素引起的急性单纯性胃炎最为常见，柯萨奇病毒和轮状病毒致病有报道。通常由不洁饮食引起，表现为急性腹痛，恶心、呕吐等，常合并急性肠炎；由于急性发病，症状明显，过程短暂引起患者注意；而非甾体抗炎药（如吲哚美辛、抗风湿病水杨酸制剂）和急性应激引起的多表现为糜烂出血性胃炎（急性胃黏膜病变），由于症状不明显或为基础疾病症状掩盖，多易忽视，仅在发现消化道出血时才引起重视。胃镜检查可明显提高诊断率。

【临床表现与诊断要点】

1. 临床多为急性起病，发病前多有一定诱因，外因如进食过冷、过热或粗糙的食物、酗酒、不洁饮食史、服用非甾体抗炎药（如吲哚美辛、阿司匹林、保泰松）或糖皮质激素；内因如全身性感染、严重创伤、颅内高压、严重灼伤、大手术、休克、过度紧张劳累等。主要表现为上腹不适、腹痛、恶心、呕吐、食欲减退、发热等。体格检查可有中上腹或全腹压痛，肠鸣音亢进等。

2. 实验室检查白细胞计数多正常或轻度升高，呕吐物或大便培养可发现致病菌，重症可出现电解质紊乱，心电图改变。胃镜检查可发现黏膜充血、水肿、斑点状出血或糜烂，表面覆盖灰黄色或白色渗出物，有助于诊断。

【防治措施与用药】

1. 注意饮食卫生，应避免不洁、辛辣、过热过冷及过咸食物。戒烟限酒。进食宜细软、低脂、易消化食物。去除诱发病因，包括停服损伤胃肠黏膜的药物（如阿司匹林、保泰松、吲哚美辛等）。

2. 根据病情对症选用胃黏膜保护药、抑酸药、解痉药等，有肠道症状者应根据不同的致病微生物给予敏感的抗菌药物治疗。下述药物供选择时参考。

（1）黏膜保护药

硫糖铝[典][保乙]　用于治疗胃、十二指肠溃疡及胃炎。成人饭前1h及睡前服用1g，3～4次/d；症状控制后改为2～3次/d，均饭前1h或睡前服用。

枸橼酸铋钾[典][保乙]　用于慢性胃炎及缓解胃酸过多引起的胃痛、胃烧灼感和反酸；用于幽门螺杆菌相关的胃、十二指肠溃疡和慢性胃炎等，与抗菌药物联用，根除螺杆菌；也可与抗酸分泌药（质子泵抑制药奥美拉唑等或H_2受体拮抗药西咪替丁等）合用组成四联方案，作为根除幽门螺杆菌失败的补救治疗。成人常用量，口服：①胃黏膜保护，4次/d，1次颗粒剂1包（或胶囊剂1粒），前3次于餐前0.5h服，第4次于晚饭后2h服用；或2次/d，早、晚各服2包颗粒剂（或胶囊剂2粒），28d为1个疗程。如继续服用应遵医嘱。②与抗生素合用，杀灭幽门螺杆菌，2次/d，早、晚各服颗粒剂2包（或胶囊剂2粒）；1疗程7～14d，应遵医嘱。

胶体果胶铋[典][保乙]　适应证和作用与枸橼酸铋钾相同。成人常用量：①消化性溃疡和胃炎，1次120～150mg（以含铋量计），4次/d，分别于三餐前1h及睡前1h服用；4周为1疗程。②并发消化道出血者，将胶囊内药物倒入少量温开水中，搅匀后服用，将1日剂量1次服完。

此外，属于《国家基本医疗保险、工伤保险和生育保险药品目录》收载的胃黏膜保护药有复方次硝酸铋、复方铝酸铋、吉法酯、铝碳酸镁、曲昔匹特、米索前列醇等；临床应用的还有次碳酸铋、替普瑞酮、马来酸伊索拉定（改善急性胃炎胃黏膜病变如糜烂、出血、充血、水肿）、瑞巴派特、醋氨己酸锌等。

（2）抗酸药

① 中和胃酸药：大黄碳酸氢钠、复方氢氧化铝、碳酸氢钠等传统

药物，应遵医嘱。

② H_2受体拮抗药：西咪替丁、雷尼替丁、法莫替丁、雷尼替丁枸橼酸铋、罗沙替丁乙酸酯（哌芳替丁、哌芳酯丁）、尼扎替丁等均可选用。其中雷尼替丁枸橼酸铋[典][保乙]与阿莫西林及克拉霉素合用可根除幽门螺杆菌，成人常用量口服，1次0.35～0.4g，2次/d，疗程不宜超过6周。或遵医嘱用。

③ 质子泵抑制药：奥美拉唑、兰索拉唑、泮托拉唑、雷贝拉唑、埃索拉唑等均可选用或遵医嘱。

（3）解痉药可选用阿托品、山莨菪碱（654-2）、丁溴东莨菪碱（解痉灵）、曲美布汀、溴丙胺太林、颠茄及莨菪制剂。

慢性胃炎

慢性胃炎是由不同病因引起的胃黏膜慢性炎性病变。临床很常见，发病率随年龄而增高。临床分为两种亚型：①慢性浅表性胃炎；②慢性萎缩性胃炎（A、B型）。其病因包括幽门螺杆菌（Hp）感染、理化因素损伤（如长期过热或过咸的饮食、刺激性的饮食、乙醇与吸烟、十二指肠液和胆汁反流等）、免疫机制异常、年龄增长、胃黏膜营养因子缺乏等。

【临床表现与诊断要点】

1. 慢性胃炎缺乏特异性症状。多数患者常无症状或有程度不等的消化不良症状如上腹隐痛、食欲减退、餐后饱胀、反酸、恶心等，且进餐后症状加重。慢性萎缩性胃炎因病变部位不同而有不同的症状：如胃体胃炎消化道症状较少，可有厌食、体重减轻、贫血等；胃窦胃炎则消化道症状较明显，可出现类似消化性溃疡的症状。体检时多无明显体征，有时仅有上腹部轻度压痛。

2. 胃镜检查及活检有助于慢性胃炎的诊断。

3. X线钡餐检查　气钡双重造影能很好地显示胃黏膜像，虽对诊断帮助不大，但有助于鉴别诊断。

4. 胃液分析　测定基础胃酸分泌量（BAO），或用增大组胺法，或五肽胃泌素法测定最大泌酸量（MAO）和高峰泌酸量（PAO），既可判断胃泌酸功能，又有利于诊断和治疗及用药指导。

【防治措施与用药】

1. 科学饮食很重要，患者应避免粗糙、辛辣和过热、过咸饮食，戒烟酒，避免精神紧张，避免或慎用损伤胃肠黏膜的药品，如非甾体抗炎药（水杨酸类制剂阿司匹林、吲哚美辛、保泰松等）、抗高血压药利舍平，某些抗生素（红霉素、四环素、多西环素等）和其他对胃黏膜刺激性大、致敏的药物。

2. 对伴有胃黏膜上皮化生及异型增生者，应定期复查胃镜，注意观察患者全身情况。

3. 可选用以下药物对症治疗　胃黏膜保护药能预防和治疗胃黏膜损伤，保护胃黏膜，促进组织修复和溃疡愈合。其作用机制是：①增加胃黏膜血流；②增加胃黏膜细胞黏液分泌；③增加碳酸氢盐的分泌；④增加胃黏膜细胞前列腺素的合成；⑤增加胃黏膜和黏液中糖蛋白的含量；⑥增加胃黏膜和黏液中磷脂的含量，从而增加黏液层的疏水性。胃黏膜保护药品有数十种，有的还兼有抗酸作用（如碱式碳酸铋），或兼有杀灭（抑制）幽门螺杆菌的作用（如胶体果胶铋）。临床上比较常用胃黏膜保护药有硫糖铝、枸橼酸铋钾、碱式碳酸铋（次碳酸铋）、替普瑞酮、麦滋林-S；较新而疗效较好的药物有马来酸伊索拉定、吉法酯、米索前列醇、瑞巴派特、醋酸己酸辛、甘草锌和部分中成药（方剂）如三九胃泰胶囊（颗粒）、加味保和丸、健脾丸（糖浆）、香砂平胃丸、和中理脾丸、香砂枳术丸、温胃舒胶囊（颗粒）、胃炎宁颗粒、越鞠丸、舒肝平胃丸、香砂养胃丸、六味木香胶囊、健胃愈疡片（颗粒）、九气拈痛丸、养胃舒颗粒等100种左右。为节约篇幅，仅简介如下几种用法与用量。

硫糖铝[典][保乙]　用于治疗胃、十二指肠溃疡及胃炎。一般饭前1h及睡前服用1g，3～4次/d。嚼碎与唾液搅和，或研成粉末后服下能发挥最大效应。一般在治疗收效后，应继续服用数日，以免复发，但连续应用不宜超过8周。

胶体果胶铋（胶态果胶铋）[典][保乙]　适用于慢性胃炎及缓解胃酸过多引起的胃痛、胃烧灼感和反酸。与抗生素联用，根除幽门螺杆菌并治疗由螺杆菌引起的相关疾病；也可与西咪替丁或奥美拉唑等合用组成四联方案，作为根治幽门螺杆菌失败的补救治疗。成人1次120～150mg（以含铋量计），4次/d，分别于三餐前1h及临睡前服用，或遵医嘱，疗程一般为4周。服用本品期间大便可呈黑色，偶可引起可逆性精神失常，长期大量服用，可引起便秘和碱中毒。肠道高位阻塞性疾病、发热和3岁以下儿童禁用本品。细菌性肠炎宜先控制感染后再使用本药。

吉法酯[保乙]　增加胃黏膜前列腺素分泌，防止黏膜电位差低下，增强胃黏膜屏障（促进胃黏膜可溶性黏液分泌，增加可视黏液层厚度）；增加胃黏膜血流，改善血流分布。故缓解胃、十二指肠溃疡，急慢性胃炎伴胃酸过多，胃灼热、腹胀、消化不良、空肠溃疡及胃肠痉挛等有良好效果。成人治疗性用药口服2片（每片0.4g，内含吉法酯50mg，铝硅酸镁50mg），3次/d，一般疗程为1个月，病情严重需服2～3个疗程。对于一般胃不适、胃酸过多、胃痛，应服至症状消失2～3d后停药。儿童用量减半，或遵医嘱。

铝碳酸镁[保乙]　又名碱式碳酸铝镁（达喜）。能与胃酸充分反应，抑制胃酸迅速、温和而持久，促进损伤的黏膜修复；因含有铝、镁离子，抵消了便秘和腹泻的副作用。一般口服1.0g（2片），3次/d，饭后1h服用。若需服用四环素，合用时应间隔2h以上。

雷尼替丁枸橼酸铋(又名枸橼酸铋雷尼替丁)[典][保乙]　适用于以胃黏膜糜烂、出血或以胃灼热（烧心）、反酸、上腹饥饿痛为主的慢性胃炎；亦用于胃、十二指肠溃疡，与阿莫西林或克拉霉素合用根治幽门螺杆菌。成人常用量口服0.35g（胶囊）或0.4g（片剂），2次/d，疗程不宜超过6周，与抗生素合用的剂量和疗程应遵医嘱。

嗜酸性胃肠炎

嗜酸性胃肠炎是一种病因未明，以嗜酸粒细胞浸润胃肠壁各层为特征的良性疾病，亦有人认为是一种变态反应性疾病。

【临床表现与诊断要点】

1. 病变部位可以累及消化道各个部位，从食管到肛门，但以胃及小肠受累最常见。典型的发病年龄在30～50岁。

2. 上腹部痉挛性疼痛伴胃排空延迟加早饱、恶心、呕吐等，并有腹泻、吸收不良、肠道蛋白损失、缺铁、体重减轻等，与进食某种食物关系密切，可致胃肠道梗阻、出血、腹水。外周血嗜酸粒细胞增多，大便潜血多阳性。对皮质激素治疗反应良好。

3. 诊断标准　①存在胃肠道症状；②胃肠壁活检有一处或多处嗜酸粒细胞增多或浸润；③无肠道外多个器官受累；④无胃肠道寄生虫感染。此外，有条件进行X线检查、CT扫描、内镜检查等可帮助诊断和鉴别诊断。

【防治措施与用药】

1. 查找病因。尽可能去除过敏因素，如可疑的过敏食物、药物和接触物等。

2. 试用抗过敏药物（如色甘酸二钠）、糖皮质激素（地塞米松或泼尼松短期规则治疗）。

3. 对症选用胃黏膜保护药预防和治疗黏膜损伤，保护黏膜，促进受损黏膜修复和黏膜溃疡愈合。

硫糖铝[典][保乙] 成人每次口服 1g（片剂 4 片，胶囊剂 4 粒），3～4 次/d，饭前 1h 及睡前服用。嚼碎后用温开水送服，空腹时较好。

胶体果胶铋[典][保乙] 成人每次口服 120～150mg（以含铋量计），4 次/d，饭前 1h 及睡前服用。

枸橼酸铋钾[典][保乙] 成人每次口服颗粒剂（或胶囊剂）1 包（或 1 粒），4 次/d，餐前 0.5h 及晚餐后 2h 服用。或遵医嘱用。

此外，尚可对症选用替普瑞酮、马来酸伊索拉定、吉法酯、米索前列醇、瑞巴派特、醋氨己酸锌、曲昔匹特、铝碳酸镁、复方铝酸铋等。其用法与用量按药品说明书或遵医嘱。

4. 可选用微生态生物制剂，参阅“溃疡性结肠炎”。

疣状胃炎

疣状胃炎又称痘疹状胃炎，它常和消化性溃疡、浅表性胃炎或萎缩性胃炎等伴发，亦可单独发生。

【临床表现与诊断要点】

临床常根据胃镜直视下诊断。主要表现为胃黏膜出现弥漫性、多个疣状、膨大皱襞状或红疹样隆起，直径 5～10mm，顶端可见黏膜缺损或脐样凹陷，中心有糜烂、隆起，周围多无红晕，但常伴有大小相仿的红斑，以胃窦部多见，可分为持续型及消失型。病因可能与免疫因素、淋巴细胞浸润等有关。

【防治措施与用药】

目前，临床主要应用抗酸药或制酸药对症治疗。参阅“急性胃炎”“慢性胃炎”用药。

反应性淋巴滤泡性胃炎

反应性淋巴滤泡性胃炎又称胃假性淋巴瘤、灶性淋巴组织增生，是胃黏膜局限性或弥漫性淋巴细胞明显增生的良性疾病。本病病因可能与幽门螺杆菌感染有关。

【临床表现与诊断要点】

1. 胃镜直视局限型者，其胃底腺区或移行区皱襞肥厚呈脑回状、结节状，多伴中心溃疡，与恶性淋巴瘤相似；弥漫型者病变主要在胃窦，黏膜糜烂或浅表溃疡，类似于II_C型早期胃癌。

2. 组织学见黏膜下层淋巴细胞增生，形成淋巴滤泡，常见于生发中心，可累及胃壁全层，胃固有腺体减少，表面可呈糜烂。

3. 本病诊断常常是手术切除后作出的，活检诊断应特别慎重，因为它与胃黏膜相关淋巴组织淋巴瘤极易混淆，常需辅以免疫组化和淋巴瘤基因重排检测进行鉴别。

【防治措施与用药】

1. 清除幽门螺杆菌感染，可以使淋巴细胞增生消退。用药方案可选用：①铋剂联用两种抗幽门螺杆菌的药物，如胶体果胶铋标准剂量＋阿莫西林 0.5g＋甲硝唑0.4g（或奥硝唑 0.5g），均 2 次/d，疗程 2 周。对阿莫西林过敏者可用四环素类或克拉霉素替代。②质子泵抑制药（PPI）联用两种抗菌药物，如奥美拉唑［兰索拉唑、泮托拉唑、雷贝拉唑、埃索（美）拉唑等］联用①中的两种抗菌药物，均 2 次/d，疗程 1 周。③其他方案：雷尼替丁枸橼酸铋（RBG）0.4g 替代②中任何一种质子泵抑制药如奥美拉唑等。或 H_2 受体拮抗药西咪替丁（或雷尼替丁、法莫替丁）或 PPI（奥美拉唑 20mg）＋①（胶体果胶铋 150mg＋阿莫西林 0.5g＋奥硝唑 0.5）组成四联疗法治疗。

2. 质子泵抑制药奥美拉唑 20mg，清晨服 1 次，疗程 4～8 周，可愈合溃疡及糜烂，但停药后很快复发；若继续服用胃黏膜保护药硫糖铝或胶体果胶铋或雷尼替丁枸橼酸铋标准剂量 1～2 周，则疗效较满意。

3. 应用糖皮质激素治疗的效果不确切，或有待研究观察。

4. 若与恶性淋巴瘤难以区别时，宜手术治疗。

门静脉高压性胃病

肝硬化失代偿合并门脉高压者所致胃黏膜的病变称为门静脉高压性胃病（PHG）。由于患者胃黏膜血流量减少，易受乙醇、阿司匹林、胆汁等攻击因素的损害，从而导致急性胃黏膜病变、糜烂、充血和出血。内镜下门脉高压性胃病病变的程度可分为轻、中、重三度。

【临床表现与诊断要点】

1. 轻度　胃黏膜呈细小粉红色斑点，类似猩红热样皮疹，黏膜皱褶处呈剥脱样红色改变，并有红白相间的网状结构样分离，即蛇皮样改变。

2. 中度　在蛇皮样改变的基础上，出现樱桃样红斑，外周附有白色或黄色网状样物质，但无出血点。

3. 重度　胃黏膜可见大红斑区，有明显的出血点，并可发展成弥漫性出血的融合病变。

【防治措施与用药】

有效降低门脉压力是预防和治疗本病的可靠方法。但通常宜个体化用药。β受体阻滞药治疗是一种较好的替代方法。常选用的药为普萘洛尔（心得安），通过其β_1受体阻滞作用减少心脏收缩，β_2受体阻滞作用提高α受体的活性使内脏血管收缩，减轻高动力循环，减少门脉血流，降低门脉压力；口服普萘洛尔可取消肝硬化患者门脉血流的夜间高峰，降低出血危险性。具体用法用量应仔细阅读药品说明书，遵医嘱用。

有人推荐联用扩血管药物如5-单硝酸异山梨酯（ISMN），既减少门静脉血流量，又降低门静脉压力。用法用量应遵医嘱。

胃潴留（胃排空延迟）

胃潴留亦称胃排空延迟，是指胃内容物积贮而未及时排空。分器质性与功能性两种，器质性胃潴留如消化性溃疡所致幽门梗阻，胃窦部及邻近器官的原发或继发性癌肿压迫、阻塞所致的幽门梗阻等。此处只论述功能性胃潴留。功能性胃潴留多由于胃张力缺乏所致，与胃动力紊乱有关。胃蠕动的节律迟缓或失常，胃部或其他腹部手术引起的胃动力障碍、中枢神经系统疾病、糖尿病所致神经病变，尿毒症、低钾血症、低钙血症、全身或腹腔内感染、剧痛、严重贫血，以及抗精神病药物、抗胆碱能药物（阿托品、颠茄或莨菪制剂等）均可致本病。

【临床表现与诊断要点】

1. 常见呕吐，日夜均可发生，每天一至数次。呕吐物为4～6h以前摄入的食物，一般不含胆汁；或空腹8h以上，胃内残留量大于200ml以上。上腹饱胀和疼痛亦多见。腹痛可为钝痛、绞痛或烧灼感。吐后症状暂时缓解。

2. 急症可见脱水和电解质代谢紊乱；慢性患者可有营养不良和体重减轻；重症或长期呕吐者因胃酸和钾离子大量丢失，可引起碱中毒、手足抽搐。

3. 体格检查时可见脱水表现，上腹部膨隆，中上腹压痛并有振水声。如见胃形且有自左向右的胃蠕动波增强者，多提示胃出口处阻塞；若仅见胃形却无蠕动波，则提示胃张力（动力）不足。

4. 进食4h后，可从胃管自胃内抽出食物而证实本病；实验室检查可见不同程度的贫血、低白蛋白血症、电解质与酸碱平衡和肾前性氮质血症等。胃肠钡餐检查有助于诊断。

【防治措施与用药】

1. 去除病因，给予促胃肠动力药如甲氧氯普胺、多潘立酮（吗丁啉）、莫沙必利等；必要时禁食并进行胃肠减压。

2. 食管、幽门手术中加用气囊进行幽门扩张，降低胃排空阻力，可预防术后胃潴留的发生。

3. 促胃肠动力药用法用量简介

多潘立酮[典][保甲]　成人常用量口服10～20mg，或混悬液10ml，3～4次/d，饭前15～30min服用。儿童酌情减少用量。

甲氧氯普胺（胃复安）[典][保甲]　为止吐药。成人常用量口服5～10mg，2～3次/d，饭前30min服用；可酌情增减剂量和注射给药。本品对晕动性呕吐无效。5岁以上儿童用量应遵医嘱。

枸橼酸莫沙必利[典]　成人口服1次5mg，3次/d，饭前服用。

伊托必利[典]　成人口服1次1片（50mg），3次/d，饭前服用。可酌情增减或遵医嘱。

红霉素[典][保甲]　在促胃动力方面可应用于胃轻瘫、糖尿病胃轻瘫、手术后胃轻瘫、化疗后胃轻瘫；胆石症，促进腹部手术后胃肠功能恢复、老年人慢性便秘、胃食管反流、假性肠梗阻。成人口服0.125g，3次/d；静脉给药：0.25～0.5g加入5%葡萄糖注射液中滴注，1次/d。

急性胃扩张

急性胃扩张是指短期内因大量气体和液体积聚，胃和十二指肠上段高度扩张所致的综合征。通常为某些内外科疾病状态、外科手术或各种外伤产生的应激状态的严重并发症。任何年龄均可发病，但以21～40岁男性多见。本病可因胃壁坏死发生急性胃穿孔和急性腹膜炎。

【临床表现与诊断要点】

1. 大多起病缓慢，迷走神经切断术后第2周开始进行流质饮食后发病，如腹胀、上腹或脐周隐痛、恶心和持续性呕吐。呕吐物为混浊的棕绿色或咖啡色液体，吐后症状并不缓解。重症可出现脱水、碱中毒、烦躁不安、呼吸急促、手足抽搐、血压下降和休克。以上腹膨胀、可见毫无蠕动的胃轮廓、局部有压痛、叩诊过度回响、有振水声为重要体征。“巨胃窦症”为脐右上部出现局限性包块，外观隆起，触之光滑且有弹性，轻压痛，其右下边界较轻（极度扩张的胃窦）。

2. 实验室检查可发现血液浓缩、低血钾、低血氮和碱中毒，尿素氮增加；X线片、B超检查有助于诊断。

【防治措施与用药】

1. 暂时禁食，放置胃管持续胃肠减压，纠正脱水、电解质紊乱和酸碱平衡失调，包括防治低钾血症。

2. 病情好转24h后，可于胃管内注入少量液体，如无潴留，即可开始少量进流质饮食。

3. 手术治疗指征　①饱餐后极度胃扩张，胃内容物无法吸出；②内科治疗8～12h后未见缓解；③十二指肠机械性梗阻无法解除；④胃穿孔或胃大出血；⑤胃功能长期不能恢复，静脉高营养不能长期维持者。

胃黏膜脱垂症

胃黏膜脱垂症是指松弛的胃窦黏膜向前通过幽门管脱入十二指肠球部。多系胃窦部黏膜皱襞活动度过大和活跃的胃窦蠕动相互作用的结果。

【临床表现与诊断要点】

1. 30～60岁较多见，男女比例为（2.5～3）∶1。轻症可无症状，或仅有腹胀、嗳气等非特异症状。部分胃黏膜脱入幽门而不能立即复位者，可有中上腹隐痛、烧灼痛甚至绞痛，并可向后背部放射，常伴恶心、呕吐。右侧卧位时容易出现症状，左侧位时则较少或无症状，进食可加剧，有上腹压痛。

2. 本病在临床上缺乏特征性症状和体征，确诊主要依靠X线钡餐检查。

3. 鉴别诊断　本病尚需与消化性溃疡及慢性胃炎鉴别。前者腹痛呈周期性、节律性，疼痛与体位无关；X线钡餐检查可见到龛影。后者胃镜检查有助于诊断。还需与有蒂胃息肉脱入幽门管、幽门肥大和胃癌等鉴别。

【防治措施与用药】

1. 少食多餐，戒烟酒，餐后避免右侧卧位。

2. 腹痛可给予抗胆碱药（如阿托品、颠茄或莨菪制剂如东莨菪碱、山莨菪碱等）解痉止痛；镇静药如苯巴比妥等。应尽量避免使用促胃肠动力药，以免加重黏膜脱垂。

3. 对症治疗幽门梗阻或上消化道出血，以及并发胃炎、消化性溃疡和幽门螺杆菌感染者。

4. 内镜引导微波治疗胃黏膜，据称有效率达90%以上。

5. 上述方法无效时，考虑外科手术治疗。

胃轻瘫综合征

胃轻瘫是以胃排空障碍为主要特征的临床症候群。男女比例约为7∶8，分原发性和继发性两种，可发生于任何年龄。

【临床表现与诊断要点】

1. 主要症状为胃排空延缓如早饱、餐后上腹饱胀感、打嗝、恶心和呕吐，尚可伴有上腹疼痛、腹泻、便秘、胃灼热、反酸等症状。可以某一症状为主，也可有多个症状重叠。

2. 原发性胃轻瘫（特发性胃轻瘫）属功能性疾病。继发性胃轻瘫病因包括糖尿病、腹部手术后、萎缩性胃炎、胃溃疡、系统性硬化、皮肌炎、颅内疾病、甲状腺功能减退症、胃酸缺乏、感染、神经精神系统异常以及药物等。继发性胃轻瘫患者可有基础疾病如糖尿病、硬皮病等，上腹可有压痛，进食数小时后胃内有振水声。长期进食少，呕吐患者可出现消瘦、营养不良甚至恶病质状态。

3. 实验室检查　上消化道钡餐造影、胃镜检查、胃排空检查、胃肠压力测定等有助于明确诊断。

【防治措施与用药】

1. 积极治疗原发病是治愈继发性胃轻瘫的关键。原发性胃轻瘫是功能性疾病，应积极引导患者，缓解其精神压力。

2. 对症治疗可选用以下药物（促胃肠动力药）　多潘立酮（吗丁啉）、甲氧氯普胺（胃复安）、枸橼酸莫沙必利、依托必利（伊托必利）、红霉素和马来酸替加色罗等。

对上述西药疗效不满意者，可选用调节胃肠动力紊乱的中成药，如香砂平胃丸（颗粒）、和中理脾丸、开胃山楂丸、理中丸（党参理中丸）、丁蔻理中丸、木香分气丸、中满分消丸、人参健脾丸、参苓白术散等。

胃息肉

胃息肉是起源于胃黏膜上皮组织的良性肿瘤，包括任何一种起源于胃壁表面上皮组织的异常增生物，可有蒂或无蒂。

【临床表现与诊断要点】

1. 本病分两型　①肿瘤性息肉，即胃腺瘤，是真正的新生物，腺瘤性息肉的癌变率最高可达75%，尤其是直径>2cm者；②非肿瘤性息肉，包括增生性息肉、错构瘤和炎性息肉等，增生息肉癌变率为0.6%~4.5%。

2. 胃镜检查是诊断胃息肉的最好方法。进一步活组织病理检查可判断息肉的性质和类型等。X线钡剂造影可发现半透明的充盈缺损，若为有蒂息肉，此充盈缺损的阴影可以移动。

3. 多数胃息肉无临床症状，即使有症状也无特异性；如为较大的息肉，可出现上腹不适、疼痛、恶心、呕吐；胃镜直视息肉表面伴有糜烂及出血者，可出现大便潜血阳性甚至黑粪；较大的贲门和幽门部息肉，可引起相应的梗阻表现。

【防治措施与用药】

1. 根据息肉的大小、形态，尽可能进行内镜下治疗，如采用电凝切除或灼除、激光治疗、氩气刀治疗。大的广基息肉也可手术切除。

2. 目前尚无特效药。有黏膜糜烂者可试用胃黏膜保护药，如胶体果胶铋、枸橼酸铋钾、铝碳酸镁等。黏膜出血、大便潜血阳性甚至黑粪者应给予止血药，如口服药云南白药、外用冻干粉凝血酶（加入牛奶内服）、维生素 K_1 或维生素 K_3；需要注射给药止血时，可给予氨甲环酸、氨甲苯酸加入5%葡萄糖注射液中缓慢静脉滴注，用法用量应遵医嘱。上腹疼痛、恶心、呕吐者可选用促胃肠动力药甲氧氯普胺、多潘立酮(吗丁啉)、莫沙必利等。

第五节　肝、胆、胰、腹膜疾病与用药

病毒性肝炎

一、病毒性肝炎概述

病毒性肝炎是我国最常见的传染性疾病。传播途径有三：①摄入被肝炎病毒污染的饮食，即饮食传播；②肝炎患者的血液、体液（唾液、精液）传播；③母婴垂直传播。目前已发现七种肝炎病毒所致的肝炎，分别称之为甲、乙、丙、丁、戊、己、庚型肝炎。由相应肝炎病毒致病的肝炎又代称为 A、B、C、D、E、F、G 型，全称为甲型肝炎病毒（HAV）、乙型肝炎病毒（HBV）、丙型肝炎病毒（HCV）、丁型肝炎病毒（HDV）、戊型肝炎病毒（HEV）、己型肝炎病毒（HFV）、庚型肝炎病毒（HGV）。其中甲型、戊型病毒性肝炎常为急性发病，其他多为慢性发病，如未及时而有效地治疗，病程迁延反复，可导致肝硬化，也是肝癌最常见的原发病变。

二、甲型病毒性肝炎（甲型肝炎，甲肝）

甲型病毒性肝炎，主要通过粪—口途径传播，但也有血液、性行为传播的报道。人群未注射甲肝疫苗者对甲肝病毒（HAV）普遍易感，患过甲型肝炎或感染过甲型肝炎病毒的人可以获得持久的免疫力。临床上以疲乏、食欲减退、肝大、肝功能异常为主要表现，部分病例出现黄疸，主要表现为急性肝炎，无症状感染者常见。任何年龄均可患本病，但主要为儿童和青少年。成人甲肝的临床症状一般较儿童为重。冬春季节常是甲肝发病的高峰期。本病病程呈自限性，无慢性化，引起急性重型肝炎者极为少见，随着灭活疫苗在全世界的使用，甲型肝炎的流行已得到有效的控制。

【临床表现与诊断要点】

1. 临床表现　发病初期表现为疲乏无力、不思饮食，小便颜色加深，有时伴有发热等症状，严重时巩膜、皮肤发黄。临床分为显性感染和无临床症状的隐性感染两种类型。成人感染后多表现为显性感染，而儿童或老人感染后易表现为隐性感染。

(1) 急性黄疸型

① 潜伏期：甲型肝炎潜伏期为 15～45d，平均持续 30d。患者在此期常无自觉症状，但在潜伏期后期，大约感染 25d 以后，粪便中有大量的 HAV 排出，潜伏期患者的传染性最强。

② 黄疸前期：起病急，多数患者有发热、畏寒，体温在 38～39℃。平均热程 3d，少数达 5d，全身乏力、食欲缺乏、厌油、恶心、呕吐、上腹部饱胀感或轻度腹泻。少数患者以上呼吸道感染症状为主要表现，尿色逐渐加深呈浓茶色。本期持续 5～7d。

③ 黄疸期：自觉症状好转，热退后黄疸出现，可见巩膜、皮肤不同程度黄染，肝区痛，肝大、有压痛和叩痛，部分患者有脾大。本期可有短期大便颜色变浅，皮肤瘙痒。肝功能明显异常。持续2～6周。

④ 恢复期：黄疸逐渐消退，症状好转直至消失，肝、脾回缩到正常，肝功能逐渐恢复正常，IgG介导的免疫系统建立。本期持续2周至4个月，平均1个月。

（2）急性无黄疸型　较黄疸型少见。起病较缓，临床症状较轻，仅表现乏力、食欲减退、肝区痛和腹胀等。体征多有肝大、有轻压痛和叩痛，脾大少见。转氨酶升高。一般在3个月内恢复。

（3）瘀胆型　原来称毛细胆管性肝炎，现证明其原发病变在肝细胞泌胆机制而不在毛细胆管，故原称病名已不用。主要是急性甲型肝炎引起的肝细胞裂解导致胆汁分泌下降，血液中胆红素水平上升和胆酸浓度增加，引起黄疸和全身皮肤瘙痒。起病类似急性黄疸型肝炎，但消化道症状较轻。该病病程较长，黄疸持续2～4个月。本型为黄疸型的一种特殊表现，临床特点是胃肠道症状较轻，发热时间较长，肝内梗阻性黄疸持续较久（数周至数月），可有腹胀、皮肤瘙痒、一过性大便颜色变浅，尿色深呈浓茶色，肝大、有压痛。需与其他肝内、外梗阻性黄疸鉴别。

（4）亚临床型　部分患者无明显临床症状，但肝功能轻度异常。

（5）重型肝炎　较少见。成人感染HAV者年龄愈大，重型肝炎发病的比例越高。

（6）暴发型甲型肝炎　本型占全部病例的0.1%～0.8%，但病死率甚高，达50%。本型起病甚急，可有发热、食欲缺乏、恶心、频繁呕吐、极度乏力等明显的消化道及全身中毒症状；黄疸逐渐加深，肝脏进行性缩小，有出血倾向、中毒性鼓肠、肝臭、腹腔积液、急性肾功能衰竭和不同程度的肝性脑病表现，直至出现深度昏迷、抽搐。患者多因脑水肿、脑疝、消化道出血、肝肾功能衰竭等死亡，病程不超过3周。

2. 相关检查

（1）血尿常规　外周血常规白细胞计数一般减少或在正常范围，可伴有轻度淋巴细胞或单核细胞比例增高，病程早期尿中尿胆原增加，黄疸期尿胆红素及尿胆原均增加。肝功能检查以血清ALT、AST、总胆红素水平检测最为有用，有研究显示甲型肝炎患者的ALT平均峰值可达1952IU/L，AST可达1442IU/L，多数显性感染者伴有血清总胆红素水平的升高。

（2）病毒学指标

① 抗-HAV IgM：一般在发病后1周左右即可在血清中测出。其出现与临床症状及化验指标异常的时间一致，第2周达高峰。一般持续8周，少数患者可达6个月以上。但个别患者病初阴性，2～3周后方检出阳性。所以临床疑诊甲型肝炎，而抗-HAV IgM阴性，应重复1～2次，以免漏诊。当前，抗-HAV IgM是早期诊断甲型肝炎的特异性较高的指标，且有简便，快速的优点。抗-IAV IgG是既往感染的指标，因其是保护性抗体，可保护人体再次感染故可作为流行病学调查，了解易感人群。

② 抗-HAV IgA：IgA型抗体又称分泌型抗体，主要存在于泪液、唾液、尿液、胃液、乳汁、鼻腔分泌物中，胃液中的IgA可排入粪便中，在甲型肝炎患者粪便提取液中可测得抗-HAV IgA。可作为甲型肝炎的辅助诊断。此外，粪便中HAV的检测和血清甲肝核糖核酸（HAV RNA）亦有诊断价值，但需要一定的设备和技术，不作为常规检查项目。总之，对有典型症状的可疑甲型肝炎患者，伴转氨酶明显增高，可进一步查抗-HAV IgM即可明确诊断甲型肝炎。

3. 诊断标准　依据流行病学史、临床表现及实验室检查肝功能异常有助于甲型肝炎的诊断。确诊甲型肝炎应根据病毒学指标。

【防治措施】

1. 甲型肝炎是自限性疾病，治疗以一般治疗及支持治疗为主，辅以适当药物，避免饮酒、疲劳和使用损肝药物。强调早期卧床休息，至症状明显减退，可逐步增加活动，以不感到疲劳为原则。

2. 急性黄疸型肝炎宜住院隔离治疗，隔离期（起病后3周）满，临床症状消失，血清总胆红素在17.1μmol/L以下，ALT在正常值2倍以下时可以出院，但出院后仍应休息1～3个月，恢复工作后应定期复查半年至1年。

3. 预防

（1）养成良好的卫生习惯，把住“病从口入”关。食品要高温加热，一般情况下，加热100℃ 1min就可使甲肝病毒失去活性。对一些自身易携带致病菌的食物如螺蛳、贝壳、螃蟹，尤其是能富集甲肝病毒的毛蚶等海产品、水产品，食用时一定要煮熟蒸透，杜绝生吃、半生吃以及腌制后直接食用等不良饮食习惯。

（2）接种甲肝疫苗，可以提高人群免疫力，预防甲肝的发生和暴发流行。

(3) 对密切接触者，包括当传染源已明确（如食物或水）的所有已暴露者，已流行甲肝的学校、医院、家庭或其他单位中的成员，可及时给予丙种球蛋白注射。注射时间越早越好，最迟不宜超过接触感染后7～10d，免疫效果可以维持35d。对密切接触者应进行医学观察45d。

(4) 发现甲肝患者应及时报告当地的疾病预防控制中心采取有效措施隔离传染源，切断传播途径，保护易感人群，控制传染病的流行，早期报告对控制疫情具有非常重要的意义。

三、乙型病毒性肝炎（乙型肝炎，乙肝）

乙型病毒性肝炎（乙型肝炎，乙肝）又称为血清性肝炎，是由乙型肝炎病毒（HBV）引起的传染病。通过血液与体液传播，具有慢性携带状态。因其可能通过性行为传播，国际上将其列入性传播疾病。乙肝广泛流行于世界各国，主要侵犯儿童及青壮年，少数患者可转化为肝硬化或肝癌。

【临床表现与诊断要点】

1. 症状体征

① 全身症状：常见疲乏困倦、失眠多梦等，偶见类似感冒的症状。

② 消化道症状：常见食欲缺乏、恶心、厌油、上腹不适、腹胀等症状。

③ 黄疸：肝脏是胆红素代谢的中枢，乙肝患者血液中胆红素浓度增高，会出现黄疸，皮肤、小便发黄，小便呈浓茶色等乙肝症状。

④ 肝区疼痛、肝脾大。

⑤ 手掌表现：不少乙肝患者会出现肝掌等乙肝症状。乙肝患者的手掌表面会充血性发红，两手环指第二指关节掌面有明显的压痛感等乙肝症状。

⑥ 皮肤表现：不少慢性肝炎患者特别是肝硬化患者面色晦暗或黝黑，称肝病面容，这可能是由于内分泌失调形成的乙肝症状。同时，乙肝患者皮肤上还会出现蜘蛛痣等。

2. 相关检查

① 肝功能检查：包括胆红素、麝香草酚浊度试验、AST、ALT、A/G、凝血酶原时间、血清蛋白电泳等。

② 特异血清病原学检查：包括HBsAg、抗-HBs、HBeAg、抗-

HBe、抗-HBc、抗-HBc IgM。有条件可检测 HBV DNA、DNA-p、Pre-S1、Pre-S2 等。采用原位杂交技术检测肝内 HBV DNA。

③ 肝脏活检（肝穿刺检查）。

④ 血糖、尿糖、尿常规检查等。

【防治措施】

总的原则是：适当休息、合理均衡营养；对症选用药物治疗。应忌酒、防止过劳及避免应用损肝药物。用药要掌握宜简不宜繁。

1. 急性肝炎的治疗　抗炎保肝治疗、支持治疗和对症治疗，其目的是改善肝炎急性期症状，促进肝损害修复。急性或亚急性重症肝炎除抗炎保肝治疗、支持治疗和对症治疗外，还应该考虑使用核苷（酸）类似物治疗，必要时应采用人工肝甚至肝移植。

（1）早期严格卧床休息最为重要。症状明显好转可逐渐增加活动量，以不感到疲劳为原则，治疗至症状消失、隔离期满、肝功能正常可出院。经 1～3 个月休息，逐步恢复工作。

（2）饮食以合乎患者口味、易消化的清淡食物为宜，宜富含多种维生素、有足够的热量及适量的蛋白质，脂肪不宜限制过严；热量摄入不宜过高，以防发生脂肪肝；也不宜服食过量的糖，以免导致糖尿病。

（3）急性乙肝最有效的治疗就是抗病毒治疗，对症用药辅助治疗，避免饮酒、使用肝毒性药物及其他对肝脏不利的因素。

① 干扰素 α（interferon，IFN-α）：能阻止病毒在宿主肝细胞内复制，且具有免疫调节作用。但停药后部分病例的血清指标又逆转。早期、大剂量、长疗程干扰素治疗可提高疗效。副作用有发热、低血压、恶心、腹泻、肌痛乏力等，可在治疗初期出现，亦可发生暂时性脱发、粒细胞减少、血小板减少、贫血等，但停药后可迅速恢复。

② 干扰素诱导剂：聚肌苷酸（聚肌胞，PeolyI：C）在体内可通过诱生干扰素而阻断病毒复制，但诱生干扰素的能力较低。近又合成新药 Amplige（PolyI：C · 12U），是一种作用较聚肌胞强大的干扰素诱生剂。

③ 临床用核苷酸类似物抗乙肝病毒药，如拉米夫定（贺普丁）[保乙]、阿德福韦酯（贺维力）[保乙]、恩替卡韦（博路定）[保乙]、替比夫定（素比伏）[保乙]、替诺福韦单用或联合用药均应个体化治疗。

（4）中医药治疗　急性肝炎的治疗应清热利湿、芳香化浊、调气活血。热偏重者可用茵陈蒿汤、栀子柏皮汤加减，或龙胆、板蓝根、金钱草、金银花等煎服；湿偏重者可用茵陈四苓散、三仁汤加减。

2. 慢性肝炎的治疗 慢性乙型肝炎治疗的总体目标是最大限度地长期抑制或消除HBV，减轻肝细胞炎症坏死及肝纤维化，延缓和阻止疾病进展，减少和防止肝脏失代偿、肝硬化、HCC及其并发症的发生，从而改善生活质量和延长存活时间。慢性乙型肝炎治疗主要包括抗病毒、免疫调节、抗炎保肝、抗纤维化和对症治疗，其中抗病毒治疗是关键，只要有适应证，且条件允许，就应进行规范的抗病毒治疗。目前国外有7种药物可用于慢性乙肝的治疗，包括普通干扰素、聚乙二醇干扰素和核苷（酸）类似物。治疗HBV感染的核苷（酸）类似物有三类：①L-核苷类，如拉米夫定、替比夫定和恩曲他滨；②脱氧鸟苷类似物，如恩替卡韦；③开环磷酸核苷类似物，如阿德福韦和替诺福韦。拉米夫定、阿德福韦、恩替卡韦、替比夫定和替诺福韦已被欧盟批准用于治疗乙型肝炎。众所周知，乙肝病毒很难被彻底消灭。无论是干扰素还是核苷酸类似物都只能抑制乙肝病毒的复制，短期治疗（≤1年）停药后，患者的HBV DNA水平可能会出现大幅度反弹，导致乙肝复发。乙肝抗病毒最忌讳早停药，擅自停药或换药很可能会造成病情恶化，最终造成疗效不佳，加重疾病进展。因此，在治疗期间一定要做到长期用药、规范用药。中华医学会肝病分会推荐治疗方案如下。

（1）肝功能较好、无并发症的乙型肝炎肝硬化患者 HBeAg阳性者的治疗指征为HBV DNA≥10^4/ml，HBeAg阴性者为HBV DNA≥10^3/ml，ALT正常或升高。治疗目标是延缓和降低肝功能失代偿和HCC的发生。

拉米夫定 100mg，每日1次口服，无固定疗程，需长期应用。

阿德福韦酯 对出现YMDD变异后病情加重的患者有较好效果，每日1次，10mg口服，无固定疗程，需长期应用。

干扰素 国内临床应用品种多达30余种，因其有导致肝功能失代偿等多种并发症的可能，应十分慎重个体化治疗。如认为有必要，宜从小剂量开始，根据患者的耐受情况逐渐增加到预定的治疗剂量。

国外临床应用的另4类（个）抗乙肝药物，因在国内未上市，故不做介绍。

对于初治、无重叠感染、无并发症的慢性乙型肝炎一般不主张以上药物的联合治疗。

（2）肝功能失代偿乙型肝炎肝硬化患者 治疗指征为HBV DNA阳性、ALT正常或升高。治疗目标是通过抑制病毒复制，改善肝功能，以延缓或减少肝移植的需求，抗病毒治疗只能延缓疾病进展，但本身不能改变终末期肝硬化的最终结局。干扰素治疗可导致肝衰竭，因此，肝功能失代偿患者禁忌使用。对于病毒复制活跃和炎症活动的肝功能失代偿肝硬化患者，在其知情同意的基础上，可给予拉米夫定治疗，以改善肝功能，但不可随意停药。一旦发生耐药变异，应及时加用其他能治疗耐药变异病毒的核苷（酸）类似物。

3. 重型肝炎的治疗　及早发现、及早治疗具有再恢复的可能，但相当数量的患者预后不良。患者应绝对卧床，避免并去除诱发肝昏迷的诱因，预防和控制感染，及时救治出血，加强对症支持疗法。有条件者可考虑肝脏移植手术。

4. 无症状 HBsAg 携带者的治疗　凡有 HBV 复制指标阳性者，适用抗病毒药物治疗，首选 IFN-α。但也有试用核苷酸类似物如拉米夫定（贺普丁）[保乙]、阿德福韦酯（贺维力）[保乙]、恩替卡韦（博路定）[保乙]，有待临床深入研究。

【预防】

应采取以疫苗接种和切断传播途径为重点的综合性措施。

（1）乙肝疫苗和乙肝免疫球蛋白（HBIG）的应用　在目前 HBsAg 携带者广泛存在，在传染源管理十分困难的情况下，控制和预防乙型肝炎，关键性措施是用乙肝疫苗预防。

（2）切断传播途径重点在于防止通过血液和体液传播　①注射器、针头、针灸针、采血针等应高压蒸气消毒或煮沸 20min；②预防接种或注射药物要 1 人 1 针 1 筒，使用 1 次性注射器；③严格筛选和管理供血员，采用敏感的检测方法；④严格掌握输血和血制品。

四、丙型病毒性肝炎（丙型肝炎，丙肝）

丙型病毒性肝炎（丙型肝炎，丙肝），是一种由丙型肝炎病毒（HCV）感染引起的病毒性肝炎，主要经输血、针刺、吸毒等传播，可导致肝脏慢性炎症坏死和纤维化，部分患者可发展为肝硬化甚至肝细胞癌（HCC）。2013 年的国内肝癌死亡人数约 36 万人，其中丙肝继发肝癌死亡占 37.48%，呈快速上升趋势，足见其危害性。

【临床表现与诊断要点】

1. 临床表现

（1）急性丙型病毒性肝炎　成人急性丙型肝炎病情相对较轻，多数为急性无黄疸型肝炎，ALT 升高为主，少数为急性黄疸型肝炎，黄疸为轻度或中度升高。可出现恶心、食欲下降、全身无力、尿黄眼黄等表现。单纯丙肝病毒感染极少引起肝功能衰竭。在自然状态下，其中仅有15％的患者能够自发清除 HCV 达到痊愈，在不进行抗病毒治疗干预的情况下，85％的患者则发展为慢性丙型肝炎；儿童急性感染丙型肝炎病毒后，50％可自发性清除 HCV。

（2）慢性丙型病毒性肝炎　症状较轻，表现为肝炎常见症状，如容易疲劳、食欲欠佳、腹胀等。也可以无任何自觉症状。化验 ALT 反复波动，HCV RNA 持续阳性。有 1/3 的慢性 HCV 感染者肝功能一直正常，抗-HCV 和 HCV RNA 持续阳性，肝活检可见慢性肝炎表现，甚至可发现肝硬化。

（3）肝硬化　感染 HCV 20～30 年有 10％～20％患者可发展为肝硬化，1％～5％患者会发生肝细胞癌（HCC）导致死亡。肝硬化一旦出现失代偿情况，如出现黄疸、腹腔积液、静脉曲张破裂出血、肝性脑病等，其生存率则急剧下降。

2. 检查

（1）肝功能　包括血清 ALT、AST、总胆红素、直接胆红素、间接胆红素、白蛋白、球蛋白、胆碱酯酶、碱性磷酸酶、转肽酶等。

（2）丙肝病毒抗体　抗 HCV。

（3）丙肝病毒定量　血清 HCV RNA，了解丙肝病毒复制的活跃程度。

（4）影像学　腹部肝胆脾超声检查了解肝脏有无慢性损伤。必要时行腹部增强 CT 或 MRI 检查，以了解病情损伤程度。

（5）肝脏瞬时弹性波扫描　是一种无创检查可用于慢性丙型肝炎患者肝脏纤维化程度评估。丙型肝炎患者评估肝脏纤维化程度对于确定治疗方案非常重要。

（6）肝组织活检　是评估患者肝脏炎症分级与纤维化分期的金标准。

3. 诊断要点

（1）抗 HCV　即丙肝抗体，是目前诊断丙型病毒性肝炎的主要指标。但因感染 HCV 后抗 HCV 出现较慢，一般在发病后 2～6 个月甚至 1 年才转阳，故不能作为早期诊断的方法。而且 1 次阴性也不能直接否定诊断。

（2）HCV RNA　即丙型肝炎病毒的核糖核酸，是 HCV 的遗传物质，是表示体内感染 HCV 的直接指标。目前用 PCR 方法可以直接检测血中的 HCV RNA，可用于 HCV 感染的早期诊断。因其较丙型肝炎抗体出现早，故是丙型肝炎病原学诊断和判断传染性的一项有用的指标。

总之，对有典型临床表现且其发病与输血及血制品密切相关，已排除其他肝炎的可疑丙型病毒性肝炎患者，可进一步查 HCV RNA 及抗-HCV，如 HCV RNA 及抗-HCV 均阳性或 HCV RNA 单独阳性即可确诊为丙型病毒性肝炎。

【防治措施】

由于中国丙肝感染大多数发生在 20 世纪 80～90 年代初，如果这些患者不加紧治疗，则将面临丙肝肝硬化、肝癌发病高峰的到来。所以，积极防治丙肝很重要。

1. 抗病毒治疗方案　只有确诊为血清 HCV RNA 阳性的丙型病毒性肝炎患者才需要抗病毒治疗。抗病毒治疗目前得到公认的最有效的方案是：长效干扰素 PEG-IFN-α 联合应用利巴韦林，也是现在 EASL 已批准的慢性丙型病毒性肝炎治疗的标准方案（SOC），其次是普通 IFN-α 或复合 IFN 与利巴韦林联合疗法，均优于单用 IFN-α。聚乙二醇（PEG）干扰素 α（PEG-IFN-α）是在 IFN-α 分子上交联无活性、无毒性的 PEG 分子，延缓 IFN-α 注射后的吸收和体内清除过程，其半衰期较长，每周 1 次给药即可维持有效血药浓度。

慢性丙型肝炎病毒（HCV）感染是一个全球性的健康问题，标准抗 HCV 治疗为聚乙二醇干扰素＋利巴韦林的联合方案，该治疗方案只能使 42%～54%基因 1 型感染者得到持续病毒学应答（SVR），15%～30%的丙型肝炎患者将会发展成肝硬化，从而导致患者进行肝移植，甚至死亡，标准抗 HCV 方案除了疗效有限以外，不良反应发生率较高。

2017 年 4 月 28 日，作为首个全口服直接抗丙肝病毒联合治疗方案，盐酸达拉他韦片和阿舒瑞韦胶囊联合方案正式获得国家食品药品监督管理总局（CFDA）批准。

丙型病毒性肝炎抗病毒治疗疗程长，副作用较大，需要在有经验的专家评估指导下安全用药；在治疗期间需及时评估疗效，根据应答指导治疗，并同时密切监控药物的不良反应，尽量避免严重不良反应的发生。

2. 一般丙型病毒性肝炎患者的治疗

（1）急性丙型病毒性肝炎　有确切证据提示干扰素治疗能够降低急

性丙型病毒性肝炎的慢性化比率，可在HCV感染急性肝炎发作后8～12周进行，疗程为12～24周。最佳治疗方案尚未最终确定，但早期治疗对于基因1型高病毒载量（>800000logIU/ml）的患者更为有效。据临床观察，汉族丙肝患者以丙肝病毒基因1b为主，属于难治型丙肝。以往的慢性丙肝标准治理方案为聚乙二醇干扰素α联合利巴韦林，该方案疗程长，副作用大，很多患者难以忍受，治疗依从性不高。即使坚持48周治疗的1b患者，病毒应达率仅为62.4%。这就意味着仍有37.6%的患者在经过治疗后未痊愈。一旦复发，又将再次进行新一轮干扰素治疗；更甚者，体内丙肝病毒继续活性化，最终诱发肝硬化甚至肝癌。对于这类患者，可选用盐酸达拉他韦片和阿舒瑞韦胶囊联合方案，如下。

据2017年6月27日《健康报》报道，国家食品药品监督管理总局批准盐酸**达拉他韦片**和**阿舒瑞韦软胶囊**进口上市，用于成人慢性丙型肝炎的联合治疗。最近研究表明，口服直接抗丙肝病毒药物（DAA）在丙肝治疗中取得良好效果，其用法用量如下。

盐酸达拉他韦片 推荐剂量是60mg每日一次，口服给药，餐前或餐后服药均可。盐酸达拉他韦片必须与其他药物联合，用药方案中其他药物的推荐剂量参考其说明书。

阿舒瑞韦胶囊 推荐剂量是100mg，每日两次，对于基因1b型慢性丙型肝炎的治疗，阿舒瑞韦软胶囊应与盐酸达拉他韦片联合给药24周。

（2）慢性丙型病毒性肝炎 应在治疗前评估患者肝脏疾病的严重程度，肝功能反复异常者或肝穿组织学有明显炎症坏死（G≥2）或中度以上纤维化（S≥2）者，易进展为肝硬化，应给予抗病毒治疗。

（3）丙型病毒性肝炎肝硬化

① 代偿期肝硬化患者，尽管对治疗的耐受性和效果有所降低，但为使病情稳定、延缓或阻止肝衰竭和重型肝炎等并发症的发生，建议在严密观察下给予抗病毒治疗。临床用药参考如下。

盐酸达拉他韦片或阿舒瑞韦胶囊-干扰素α联合利巴韦林治疗方案：PEG-IFN-α 180μg每周1次皮下注射，联合口服利巴韦林1000mg/d。至12周时检测HCV RNA：①如HCV RNA下降幅度<2个对数级，则考虑停药。②如HCV RNA定性检测为阴转，或低于定量法的最低检测界限，继续治疗至48周。③如HCV RNA未转阴，但下降≥2个对数级，则继续治疗到24周。如24周时HCV RNA转阴，可继续治疗

到48周；如果24周时仍未转阴，则停药观察。

普通干扰素联合利巴韦林治疗方案：干扰素（α2b/α2a）500mg，隔日1次肌内或皮下注射，联合口服利巴韦林1000mg/d，建议治疗48周。或遵医嘱。

不能耐受利巴韦林不良反应者的治疗方案：可单用普通干扰素α、复合干扰素α或盐酸达拉他韦片或阿舒瑞韦胶囊干扰素。

②失代偿期肝硬化患者：多难以耐受IFN-α治疗的不良反应，有条件者应行肝脏移植术。

3. 特殊丙型病毒性肝炎患者的治疗

（1）儿童和老年人　有关儿童慢性丙型病毒性肝炎的治疗经验尚不充分。初步临床研究结果显示，IFN-α单一治疗的SVR率似高于成人，对药物的耐受性也较好。65岁或70岁以上的老年患者原则上也应进行抗病毒治疗，但一般对治疗的耐受性较差。因此，应根据患者的年龄、对药物的耐受性、并发症（如高血压、冠心病等）及患者的意愿等因素全面衡量，以决定是否给予抗病毒治疗。

（2）酗酒及吸毒者　慢性酒精中毒及吸毒可能促进HCV复制，加剧肝损害，从而加速发展为肝硬化甚至HCC的进程。由于酗酒及吸毒患者对于抗病毒治疗的依从性、耐受性和SVR率均较低，因此，治疗丙型肝炎必须同时戒酒及戒毒。

（3）合并HBV或HIV感染者　合并HBV感染会加速慢性丙型病毒性肝炎向肝硬化或HCC的进展。对于HCV RNA阳性/HBV DNA阴性者，先给予抗HCV治疗；对于两种病毒均呈活动性复制者，建议首先以IFN-α加利巴韦林清除HCV，对于治疗后HBV DNA仍持续阳性者可再给予抗HBV治疗。对此类患者的治疗尚需进行深入研究，以确定最佳治疗方案。合并HIV感染也可加速慢性丙型病毒性肝炎的进展，抗HCV治疗主要取决于患者的$CD4^+$细胞计数和肝组织的纤维化分期。免疫功能正常、尚无即刻进行高活性抗反转录病毒治疗（HAART）指征者，应首先治疗HCV感染；正在接受HAART治疗、肝纤维化呈S2或S3的患者，需同时给予抗HCV治疗；但要特别注意观察利巴韦林与抗HIV核苷类似物相互作用的可能性，包括乳酸性酸中毒等。对于严重免疫抑制者（$CD4^+$阳性淋巴细胞$<2\times108/L$），应首先给抗HIV治疗，待免疫功能重建后，再考虑抗HCV治疗。

（4）慢性肾功能衰竭　对于慢性丙型病毒性肝炎伴有肾功能衰竭且未接受透析者，不应进行抗病毒治疗。已接受透析且组织病理学上尚无肝硬化的患者（特别是准备行肾移植的患者），可单用 IFN-α 治疗（应注意在透析后给药）。由于肾功能不全的患者可发生严重溶血，因此，一般不应用利巴韦林联合治疗。

（5）肝移植后丙型病毒性肝炎复发　HCV 相关的肝硬化或 HCC 患者经肝移植后，HCV 感染复发率很高。IFN-α 治疗对此类患者有效果，但有促进对移植肝排斥反应的可能，可在有经验的专科医生指导和严密观察下进行抗病毒治疗。

五、丁型病毒性肝炎（丁型肝炎，丁肝）

丁型病毒性肝炎是由丁型肝炎病毒（HDV）与乙型肝炎病毒等嗜肝 DNA 病毒共同引起的传染病。主要通过输血和血制品传播，与乙型肝炎的传播方式相似。HDV 与 HBV 重叠感染后，可促使肝损害加重，并易发展为慢性活动性肝炎、肝硬化和重型肝炎。

【临床表现与诊断要点】

1. 临床表现　人感染 HDV 后，其临床表现决定于原有 HBV 感染状态。潜伏期 4～20 周。有下列两种类型。

（1）HDV 与 HBV 同时感染　见于既往无 HDV 感染，同时感染 HDV 与 HBV，表现为急性丁型肝炎。其临床症状与急性乙型肝炎相似，在病程中可见两次胆红素和 ALT 升高。血清中 HBsAg 先出现，然后肝内 HDAg 阳性。急性期患者，血清中 HDAg 阳性持续数日即转阴，继而抗-HD IgM 阳性，持续时间短，滴度低。抗-HD IgG 则为阴性。

（2）HDV 与 HBV 重叠感染　临床表现多样，可似急性肝炎，也可为慢性肝炎、重型肝炎。多见于慢性 HBV 感染者，其症状主要决定于 HDV 感染前是慢性 HBsAg 携带者还是 HB 慢性肝病者。如为 HBsAg 携带者，感染 HDV 后则表现似急性 HBsAg 阳性肝炎，但抗-HBV IgM 阴性，较单纯 HBV 感染重。如为 HBV 慢性肝病，由于 HBV 持续感染，HDV 不断复制，使已有肝组织病变加重，可表现为肝炎急性发作，或加速向慢活肝和肝硬化发展。因此，凡遇慢性乙型肝炎，原病情稳定，突然症状恶化，甚至发生肝功能衰竭，颇似重型肝炎，应考虑为重叠感染 HDV 的可能。

2. 检查

① 血清中丁型肝炎病毒抗原（HDAg）和丁型肝炎病毒抗体（抗-HD）可呈阳性。

② 肝功能包括胆红素、麝香草酚浊度试验、AST、ALT、A/G、凝血酶原时间、血清蛋白电泳等明显升高。

③ 特异血清病原学检查包括 HBsAg、抗-HBs、HBeAg、抗-HBe、抗-HBc、抗-HBc IgM。有条件可检测 HBV DNA、DNA-p、Pre-S1、Pre-S2 等可出现异常。

④ 血清学检测可检出部分 HDV 感染的患者，尚有相当一部分患者只有从肝组织检测 HDAg 才能确诊。

3. 临床诊断要点

（1）HDV 流行区内 HBsAg 携带者发生的肝炎。

（2）急性乙型肝炎出现双峰性血清 ALT 和胆红素浓度波动。

（3）病情已趋稳定的非活动性病例突然出现肝炎活动，或慢性乙型肝炎病程中表现进行性恶化。

（4）HBV 复制指标本已降低或消失，而临床表现反见恶化的病例。

（5）明确诊断取决定于 HDV 血清学标志的检测 ①血清学诊断：HDV 抗原、抗体可同时存在于血清。筛检时常以抗-HD 检测为第一步骤。②抗-HD 检测有放射免疫法（RIA）和酶吸附法（EIA）。抗-HD IgM 在临床发病的急性早期便可出现，持续 3～9 周，于恢复期消失；倘若转为持续感染状态，则可持续阳性，且以 7S 型为主，而在病情反复活动时可有 19S 型出现。因此，可作为同时感染和重叠感染急性发病的鉴别。③急性发病时，在抗-HD IgM 滴度开始下降之后，抗-HD IgG 滴度显示上升，但亦有限，并于 2～18 个月内消失。持续高滴度抗-HD IgG 的存在是慢性持续性 HDV 感染的主要血清学标志。

（6）组织学诊断 肝活检标本肝细胞核内 HDV（HDAg 或 HDV RNA）组织染色为确诊手段。

【防治措施】

对 HDV 感染尚无有效的治疗方法，临床以护肝对症治疗为主。抗病毒药物如干扰素等主要是干扰 HBV DNA 的合成，对 HDV RNA 的合成无抑制作用。

预防措施包括：①积极防治乙型肝炎。②防止垂直传播。③做好供血者的安全筛选检测，严格控制使用血液制品。④防止性传播。⑤取缔吸毒。国外已注意对静脉内药瘾者的丁肝抗体普查工作。

六、戊型病毒性肝炎（戊型肝炎，戊肝）

本病主要见于亚洲和非洲的一些发展中国家。一般在发达国家以散发病例为主，发展中国家以流行为主。自1980年后中国新疆地区曾有数次流行，其他各地均有散发性戊型肝炎的报告，约占急性散发性肝炎10%，至少已有6个省市自治区曾报告发生戊型肝炎暴发流行。其流行特点似甲型肝炎，经粪—口途径传播。以水型流行最常见，少数为食物型暴发或日常生活接触传播。具有明显季节性，多见于雨季或洪水之后；发病人群以青壮年为主，孕妇易感性较高，病情重且病死率高；无家庭聚集现象。

【临床表现与诊断要点】

1. 临床表现　①潜伏期10～60d，平均40d。②戊型肝炎的分类根据临床表现一般可分为急性黄疸型、急性无黄疸型、急性重型和瘀胆型四种。③戊型肝炎的症状除了乏力、食欲减退、恶心、呕吐外，急性黄疸型患者还有尿黄。一般起病急，黄疸多见。半数有发热，伴有乏力、恶心、呕吐、肝区痛。约1/3有关节痛。常见胆汁淤积状，如皮肤瘙痒、大便色变浅较甲型肝炎明显。多数肝大，脾大较少见。大多数黄疸于2周左右消退，病程6～8周，一般不发展为慢性。孕妇感染HEV病情重，易发生肝功能衰竭，尤其妊娠晚期病死率高，可见流产与死胎，其原因可能与血清免疫球蛋白水平低下有关。HBsAg阳性者重叠感染HEV，病情加重，易发展为急性重型肝炎。

2. 检查　特异血清病原学检查是确诊的依据。①酶联免疫试验（ELISA）检测血清中抗-HEV IgM，为确诊急性戊型肝炎的指标。②蛋白吸印试验（WB）法，较ELISA法灵敏和特异，但操作方法较复杂，检测所需时间较长。③聚合酶链反应（PCR）用以检测戊型肝炎患者血清和粪便中HEV RNA，本法灵敏度高，特异性强，但在操作过程中易发生实验室污染而出现假阳性。④免疫电镜技术（IEM）和免疫荧光法（IF），用以检测戊型肝炎患者粪便、胆汁和肝组织中HEV颗粒和HEV抗原（HEAg）。但此两种方法均需特殊设备和技术，且HEV在肝组织、胆汁和粪便中存在时间较短，阳性率较低，不宜作为常规检查。

3. 诊断要点　应根据临床特点、肝功能检查，参考流行病学资料。排除HAV、HBV、HCV感染和其他原因引起的急性肝损害。

（1）急性戊型肝炎的诊断（黄疸型/无黄疸型）　①有接触史或高发区居留史，发病前2～6周内接触过肝炎患者或饮用过被污染的水、外出用餐、到过戊肝高发区和流行区。②持续1周以上乏力、食欲减退或其他消化道症状，肝大伴叩击痛。③血清转氨酶明显升。④血清病原学检验排除急性甲、乙、丙、庚型肝炎。⑤皮肤巩膜黄染，血清胆红素大于17.1μmol/L，尿胆红素阳性并排除其他疾病所致的黄疸。⑥血清学检验抗-HEV IgM阳性，抗-HEV IgG由阴转阳或抗体滴度由低转高4倍以上。

(2) 急性重型戊型肝炎　①符合急性黄疸型戊型肝炎的诊断标准。②起病10d内出现精神、神经症状（指肝性脑病）。③黄疸迅速加深，血清胆红素大于171μmol/L。④凝血酶原时间延长，凝血酶原活动度低于40%。

(3) 亚急重型性戊型肝炎　①符合急性黄疸型肝炎的诊断标准。②起病后10d以上出现以下情况者：高度乏力和明显食欲缺乏，恶心，呕吐，皮肤巩膜黄染，重度腹胀或腹腔积液；血清胆红素上升＞171μmol/L或每日升高值大于17.1μmol/L；血清凝血酶原时间显著延长，凝血酶原活度低于40%；意识障碍。

【防治措施】

以适当休息、合理营养为主，以选择性使用药物为辅。应忌酒、防止过劳及避免应用损肝药物。

(1) 休息　早期严格卧床休息最为重要，症状明显好转可逐渐增加活动量，以不感到疲劳为原则，治疗至症状消失，隔离期满。经1～3个月休息，逐步恢复工作。

(2) 饮食　以合乎患者口味、易消化的清淡食物为宜。应含多种维生素，有足够的热量及适量的蛋白质，脂肪不宜限制过严。

(3) 如进食少或有呕吐者，应用10%葡萄糖液1000～1500ml加入维生素C 3g、肝太乐、胰岛素，静脉滴注，每日1次。也可加入能量合剂及10%氯化钾。

(4) 预防　与甲型肝炎相同。主要采取以切断传播途径为主的综合性措施。为预防水型传播，主要是保护水源，防止粪便管理；注意食品卫生，改善卫生设施和讲究个人卫生也很重要。未被HEV感染过的人都有可能被感染，因而各年龄组都有发病机会。儿童感染HEV后症状较显著，成人则表现为临床性感染，人群易感性随着年龄增长而下降。但抗-HEV IgG在血循环中维持时间仅1年，而且人胎盘免疫球蛋白预防戊型肝炎无效，提示病后免疫不持久。目前还没有戊型肝炎疫苗用于临床预防。

七、己型病毒性肝炎（己型肝炎，己肝）

1994年，国外的一些研究人员用一个不明原因的肝病患者的粪便提取物感染恒河猴，使其发生了肝炎。在该患者的粪便、肝脏中以及感染动物的粪便里提取出了同一种病毒，并称其为己肝病毒（HFV）。HFV为本病的病原。具体传播途径还没有一致公认的看法，一般认为粪—口途径和血液传播的可能性都存在。伏期较丙型肝炎长，平均61d，有明显亚临床感染，病情及慢性化程度较丙型肝炎轻。不排除母婴传播途径。

【临床表现与诊断要点】

HFV的分离未获成功，目前缺乏特异诊断方法。在排除丙型病毒性肝炎（HCV）、戊型病毒性肝炎（HEV）、巨细胞病毒（CMV）、EB病毒（EBV）感染的情况下，方可考虑HFV感染。

【防治措施】

己肝的治疗主要是根据其临床表现类型，采用中西医结合的方法对症和综合治疗。力争做到早发现、早诊断、早隔离、早报告、早治疗，并及早处理好发病地点，防止扩散。妥善处理疾病流行区域，隔离患者，采用对已知肝炎病毒有效的处理方法，加强对餐饮、幼托保育行业的管理，对献血人员严格检测，严格控制任何可能的传染源。在生活中要加强饮食卫生，严防粪便对生活用水的污染，还要加强对血液及其血液制品的生产、供销管理，对服务行业的公用茶具、食具、面巾，理发、刮脸、修脚用具及牙科器材均应做好消毒处理。采用一次性注射器，一人一针一管，对实验室的采血针、手术器械、划痕针、探针、内窥镜、针灸针均应实行一人一用一消毒，严防医源性感染，阻断母婴传播途径。

八、庚型病毒性肝炎（庚型肝炎，庚肝）

庚型病毒性肝炎由感染庚型肝炎病毒（HGV）所致。传播途径为血液、血制品、性传播及母婴垂直感染；不排除粪—口传播途径。此外，静脉注射毒品是另一重要途径。静脉注射毒品的患者中，血清庚型病毒性肝炎病毒RNA检出率达11.6%；妊娠妇女感染了庚型肝炎病毒，母婴传播率最高可达33%。庚型肝炎的预防重点是把好输血关；由于与艾滋病有类似传播模式，艾滋病患者中常见GBV-C感染，GBV-C病毒携带率在14%～43%。

免疫系统正常的人感染GBV-C后，大多在几年的时间内能清除体内该病毒颗粒（血浆中GBV-CRNA检测不到）。有些感染者的体内病毒可以保持几十年。

【临床表现与诊断要点】

确诊主要依靠临床表现和实验室检查。

1. 临床表现　与急性肝炎相似；也可在暴发型肝炎中流行。其临床表现缺乏明显特异性，有一般病毒性肝炎的症状和体征，例如食欲缺乏、恶心、右上腹部不适、疼痛、黄疸、肝大、肝区压痛等。

2. 实验室检查　①肝功能常规检查。②反转录聚合酶链反应法(RT-PCR)，检测血清中 HGV RNA：人感染庚型肝炎病毒后约1周左右，血清中可检测到 HGV RNA。RT-PCR 法可作为庚型肝炎病毒感染的早期诊断。③酶联免疫试验（EIA）检测血清中抗-HGV 抗体。一般于感染3周才出现抗-HGV 抗体阳性。国外报道 EIA 法与 RT-PCR 法的阳性符合率仅为3%～18%，不宜作为 HGV 感染的实验室诊断，但最近我国自行研制的抗-HGV EIA 法与 RT-PCR 法的阳性符合率可高达60%，可望用于 HGV 感染的筛查。

【防治措施】

对症、保肝和降酶药物均有助于轻型庚型病毒性肝炎病情恢复，促进肝脏修复。干扰素治疗慢性庚肝与乙肝或丙肝病毒合并存在的病例有一定效果。切断经血传播途径、筛选献血员及血液制品，是减少和预防庚型病毒性肝炎最关键的措施。切断血液制品、性传播及母婴垂直感染和粪—口传播途径。

急性重型肝炎（急性肝衰竭）

急性重型肝炎曾称之为急性暴发型肝炎、急性坏死型肝炎或急性肝衰竭。其发病初期多与急性黄疸型肝炎相似，但病情迅速恶化，肝脏进行性缩小，黄疸迅猛加深。

【临床表现与诊断要点】

重型肝炎多数由慢性肝炎引起，临床上多以慢性合并或恶化成急性重型肝炎作为区分，或是直接以慢性重型肝炎作为区分，尤其以乙型肝炎引起的急性重型肝炎最为多见。

1. 常伴有牙龈出血、鼻出血、皮下瘀点、呕血、便血等出血征象。患者烦躁不安，精神错乱，嗜睡或昏迷。部分患者出现腹胀、腹水、水肿及少尿或无尿。白细胞正常或稍增高，血清胆红素多在 171μmol/L

以上，肝功能损害严重。丙氨酸氨基转移酶初期升高，后下降甚至正常，出现明显酶胆分离；凝血酶原活动度逐渐或迅速下降至30%以下，部分患者血氨增高，并且血氨是决定肝昏迷程度的直接因素，血糖降低，病理改变为大块性肝坏死以及桥接坏死。

2. 其特征　①病程在10日以内；②起病急骤伴严重中毒症状。③肝脏进行性缩小，伴肝臭和进行性黄疸加深。④出血倾向伴凝血酶原时间延长、活动度锐减。⑤短期内出现腹水征。⑥精神神经突然错乱，狂躁后昏迷。⑦肝功能试验及转氨酶明显异常，时见酶胆分离特征。⑧尿少或无尿。

【防治措施与用药】

1. 补充白蛋白　有利于防治腹水和肝性脑病，维持血容量。新鲜血浆内有大量凝血因子、血小板及免疫活性物质，有利于防治出血及促进肝细胞再生，每日输入新鲜血浆100～200ml是支持疗法中最重要的措施。

2. 支链氨基酸　有助于提高支链氨基酸及纠正支链/芳香性氨基酸比例，对改善肝功能及防治肝性脑病有一定效果。

3. 促肝细胞生长因子（HGF）　用于重肝治疗，可提高成活率，早中期疗效优于晚期。可每日1～2次静脉滴注。必要时促肝细胞生长素每次160mg，或加用与促肝细胞生长素作用相似的肝乐宁80mg加入5%葡萄糖注射液150ml中静脉滴注，每日1次。

4. 前列腺素 E_1（PGE_1）　现认为 PGE_1 有如下作用：①肝细胞膜上有 PGE_1 受体，可与 PGE_1 结合，PGE_1 可通过降低肝细胞内cAMF浓度而减少肝糖原分解及肝细胞分解代谢，PGE_1 有强的血管扩张作用，改善血循环从而促进肝细胞再生及保护肝细胞。②可防治肝细胞内蛋白、脂肪代谢紊乱及促进蛋白的合成。③保护毛细胆管且有利胆作用。④改善微循环抑制血小板凝集而防治DIC及出血。⑤对肾素-血管紧张素-醛固酮系统有拮抗作用，且利钠利尿。⑥可对抗糖皮质激素引起的胃酸分泌过多及消化溃疡的形成。用法：PGE_1 100～200μg加入葡萄糖液内缓慢静点。可有高热等副作用。临床观察发现，小牛血去蛋白也有类似疗效，可酌情代替前列腺素 E_1。

5. 免疫调控　胸腺素每日10～20mg，大剂量可用至100mg，有利于纠正重肝患者的免疫功能低下，减少并发症，提高存活率。

上述血液制品、PGE_1 疗法、支链氨基酸治疗为重肝患者基础综合治疗的主要内容，也可联用复方磷脂酰胆碱（易善复、肝得健，胶囊：开始时每次600mg，每日3次，每日剂量不超过1.8g。或注射剂，一般成人和青少年1次用必需磷脂250～500mg，缓慢静脉注射；严重病例每日可缓慢注射必需磷脂0.5～1g；缓解期改为每日静脉滴注0.25～0.5g，视病情改善可改为口服用药。）及胸腺素辅助治疗。

6. 抗病毒治疗　因为肝炎引起的急性重型肝炎，一定要在初期进行抗病毒治疗，能极大程度地控制病情发展，以及制约因肝炎病毒复制而造成的病情恶化。一般不主张应用干扰素，因重型肝炎在某种意义上是对HBV的大量清除反应，所以许多患者重肝时HBV DNA即转阴，已无须抗病毒治疗。如有必要情况需要用干扰素，应以小剂量干扰素，根据患者的耐受情况逐渐增加剂量。也有人认为，可实用苦参素注射液或拉米夫定，一般不用干扰素。

慢性迁延性肝炎

慢性迁延性肝炎是指病程超过半年，仍然迁延不愈，症状、体征和肝功能异常较轻，无自身免疫系统及其他系统表现的肝炎。患者经常出现轻度乏力、肝区痛、食欲差、腹胀等，亦可无明显症状。常伴有肝脏稍大，脾脏有时亦可大，但无进行性大。一般无黄疸，转氨酶持续或间歇升高，血浆白蛋白与球蛋白数值基本正常，硫酸锌浊度正常。

【临床表现与诊断要点】

1. 急性黄疸性及无黄疸性肝炎，均可转为迁延性肝炎。但主要见于乙型及非甲非乙型肝炎。此型肝炎预后良好，经过适当休息和治疗，一般都可恢复健康。

2. 有确诊或可疑急性肝炎的病史（有时不明确），病程超过半年尚未痊愈，病情较轻，临床主要症状为口苦咽干，两胁疼痛，失眠多梦，疲乏无力，这些症状可多可少，与肝功能损害程度往往无一致性关系。体格检查肝有轻度大或不大，一般无脾大。病程经过一般无黄疸出现，肝功能检查多以单项谷丙转氨酶升高为主，间有出现轻度蛋白代谢功能异常，多呈阳性，病程经过虽较长，但病情稳定，不易发展为肝硬化，预后较好。

【防治措施】

一般对症保守治疗，合理膳食，均衡营养，忌辛辣油腻食物和烟酒。有用药指征时可选用复方磷脂酰胆碱（易善复、肝得健）、胸腺五肽[保甲]或胸腺素α1【保乙】、利肝片【保甲】、茵芪肝复颗粒[保甲]等，应遵医嘱辅助治疗。

细菌性肝脓肿

肝脏内管道系统丰富，包括胆道系统、门脉系统、肝动静脉系统及淋巴系统，大大增加了微生物寄生、感染的概率。肝脓肿分为三种类型，其中细菌性肝脓肿常为多种细菌所致的混合感染，约为80%。

【临床表现与诊断要点】

1. 临床表现 ①不规则的脓毒性发热，尤以细菌性肝脓肿更显著。肝区持续性疼痛，随深呼吸及体位移动而剧增。由于脓肿所在部位不同可以产生相应的呼吸系统、腹部症状。常有腹泻病史。②肝脏多大，多数在肋间隙相当于脓肿处有局限性水肿及明显压痛。部分患者可出现黄疸。如有脓肿穿破至胸腔即出现脓胸，肺脓肿或穿破至腹腔发生腹膜炎。

2. 相关检查

(1) 实验室检查　白细胞总数在早期多数增加[$(13\sim16)\times10^9/L$]，至后期常降至正常以下，中性粒细胞百分比在80%左右，有继发感染时更高。血红蛋白降低，血沉可增快。ALT及其他项目多数正常范围，但血清胆碱酯酶活力降低较为突出。

(2) 辅助检查　①X线检查可见右侧膈肌抬高，活动度受限，有时可见胸膜反应或积液。②B型超声波检查对诊断及确定脓肿部位有较肯定的价值，早期脓肿液化不全时需与肝癌鉴别。③CT检查可见单个或多个圆形或卵圆形界限清楚、密度不均的低密区，内可见气泡。增强扫描脓腔密度无变化，腔壁有密度不规则增高的强化，称为“环月征”或“日晕征”。

【防治措施】

(1) 抗生素经验治疗（及时药敏试验，使用敏感抗菌药物）　对于急性期肝局限性炎症，脓肿尚未形成或多发性小脓肿，应给以积极的内科保守治疗。在治疗原发病灶的同时，使用大剂量抗生素和全身支持疗法，控制炎症，促进炎症的吸收。

(2) 抗生素+经皮穿刺引流　在全身使用抗生素的同时，对于单个较大的肝脓肿可在B超引导下穿刺吸脓，尽可能吸尽脓液后注入抗生素至脓腔内，可以隔数日反复穿刺吸脓，也可置管引流脓液，同时并冲洗脓腔并注入抗生素，待脓肿缩小，无脓液引出后在拔出引流管。

(3) 抗生素＋外科引流　对于较大的肝脓肿，估计有穿破可能，或已穿破并引起腹膜炎、脓胸以及胆源性肝脓肿或慢性肝脓肿，在全身应用抗生素的同时，应积极进行脓肿外科切开引流术。

(4) 抗生素＋外科切除　对于慢性厚壁肝脓肿和肝脓肿切开引流后脓肿壁不塌陷、留有无效腔或窦道长期流脓不愈合、以及肝内胆管结石合并左外叶多发性肝脓肿，且肝叶已严重破坏、失去正常功能者，可行肝叶切除术。并对症应用第一、二代头孢菌素抗感染，要及时进行药敏试验，根据药敏试验结果调整抗生素及其用法用量。

肝阿米巴病（阿米巴肝脓肿）

肝阿米巴病可发展为阿米巴肝脓肿，是由于溶组织阿米巴滋养体从肠道病变处经血流进入肝脏，使肝发生坏死而形成，实为阿米巴结肠炎的并发症。

【临床表现与诊断要点】

1. 临床表现　本病的发展过程一般比较缓慢，急性阿米巴肝炎期较短暂，如不及时治疗，继之为较长时期的慢性期。其发病可在肠阿米巴发病数周至数年后，甚至可长达30年后才出现阿米巴性肝脓肿的报道。

(1) 急性肝炎期　在肠阿米巴过程中，可出现肝区疼痛、肝大、压痛明显，体温升高（体温持续在38～39℃）、脉速和大量出汗等症状，此时如能及时正确治疗，炎症可得到控制，避免脓肿形成。

(2) 肝脓肿期　临床表现取决于脓肿的大小、部位、病程长短及有无并发症等，但大多数患者起病较缓慢，病程较长，此期间主要表现为如下。

① 发热：大多数起病缓慢，持续发热，体温在38～39℃，常以弛张热或间歇热居多；慢性肝脓肿体温可正常或仅为低热；如继发细菌感染或其他并发症时，体温可高达40℃以上，常伴有畏寒或寒战；体温大多上午低、午后上升，患者多有食欲缺乏、腹胀、恶心、呕吐甚至腹泻、痢疾等症状；体重减轻、虚弱乏力、消瘦、精神不振、贫血等亦常见。

② 肝区疼痛：肝区持续性疼痛，偶有刺痛或剧烈疼痛。

③ 肝肿大：肝脏往往呈弥漫性大，病变所在部位有明显的局限性

压痛及叩击痛。

④ 慢性病例：慢性期病例可延迟数月甚至1～2年。患者呈消瘦、贫血、营养不良性水肿甚至胸腹水；上腹可扪及肿大坚硬的包块，易误诊为肝癌。如不继发细菌感染则发热多不明显。

2. 相关检查

(1) 实验室检查

① 血象检查：白细胞总数在早期多数增加[(13～16)×10^9/L]，后期常降至正常以下，中性粒细胞百分比在80%左右，有继发感染时更高。血红蛋白降低，血沉可增快。

② 粪便及十二指肠液检查：少数患者粪便中可找到溶组织内阿米巴。十二指肠引流液及胆汁中有时也能找到滋养体。

③ 肝功能检查：ALT及其他项目多数正常范围，但血清胆碱酯酶活力降低较为突出。

④ 血清学检查：应用阿米巴纯培养抗原作血清学反应，其特异性甚高，如间接血凝试验、间接荧光抗体试验及ELISA试验等阳性率可达95%～100%。因而对阿米巴肝脓肿有较大的辅助诊断价值，阴性者基本可以排除本病。

⑤ 基因检测：用溶组织内阿米巴分子量为30×10^3蛋白编码基因引物，以PCR法可从脓液中检测到其基因片段，敏感性和特异性均为100%。

(2) 其他辅助检查

① B型超声：诊断正确率可达90%以上，显示肝区液性暗区，同时能了解脓肿的大小、范围、数目，有助于引导穿刺定性诊断与治疗。

② X线检查：右膈肌抬高、运动受限、局部隆起；有时可见胸膜反应或积液，右下肺炎或盘状肺不张等；偶可见平片上显示脓腔内有气液面；肝区不规则透光液气影，则具有特殊征性诊断意义，注入对比剂可显示脓腔大小。

③ CT检查：肝脓肿区域呈不均或均匀低密度区，对比剂强化后脓肿周围呈环形密度增高带影，脓腔内可有气液面。

④ 放射性核素扫描：肠系膜上静脉的血多回到肝右叶，肠系膜下静脉的血，多回到肝左叶。回盲部和升结肠为阿米巴结肠炎的好发部位，该处原虫可随肠系膜上静脉回到肝右叶，加以肝右叶比左叶大，回血也多，故90%的肝脓肿多在右叶，而且多在顶部。可见肝内有占位性病变，即放射性缺损区，但直径小于2cm的脓肿或多发性小脓肿易

被漏诊或误诊为转移瘤或囊肿，因而仅对定位诊断有帮助。

⑤ 诊断性肝穿刺：可抽得巧克力样咖啡色无臭、黏稠的脓液，离心沉淀物内可能找到阿米巴滋养体，但因阿米巴多存在于脓腔壁上，阳性率较低，若将脓液按每毫升加入链激酶 10U，在 37℃条件下，孵育 30min 后检查，可提高阳性率。

【治疗措施与用药】

阿米巴性肝脓肿病程较长，患者全身情况较差，常有贫血和营养不良，应加强营养和全身支持疗法，给予高碳水化合物、高蛋白质、高维生素和低脂肪饮食，必要时可补充血浆及白蛋白，同时给予抗生素治疗。主要治疗措施为应用抗阿米巴药物，辅以穿刺抽脓，必要时采用外科治疗。

1. 药物治疗

甲硝唑[保甲]　为首选药物，疗效高，毒性小，疗程短。除妊娠早期外，对儿童、孕妇及体弱者均可适用，治愈率为 70%～100%，成人每次口服 400～800mg，3 次/d，7～10d 为 1 疗程。病情重者每天 50mg/kg，分 3 次口服，连服 7d。如手术病例不能口服者，以甲硝唑 1.0g 加 5%葡萄糖液，静脉滴注，24h 后重复 1 次，共 10d。服药期间忌酒。偶有恶心、头昏、食欲减退等不良反应，多不需处理，停药即好转。

氯喹[保甲]　毒性小，吸收后在肝、肺、肾的浓度高于血液 200～700 倍，疗效佳。成人口服第 1、2 天每天 0.6g，以后每天服 0.3g，3～4 周为 1 疗程，偶有胃肠道反应、头痛和皮肤瘙痒。

依米丁（吐根碱）[保乙]或去氢依米丁（去氢吐根碱）　成人按 1mg/(kg·d)，每天不超过 0.06g，分 1～2 次作深部肌内注射，连续 6 天，总量不超过 10mg/kg。本品毒性大，用药患者必须卧床，并用心脏监护仪。当发现心跳过速、心律失常、血压下降、肌无力、明显胃肠道反应时应立即停药。伴心、肝、肾疾病者及年老、体弱、幼儿与孕妇等忌用，目前本品已少用。

奥硝唑分散片　成人 0.5g（2 片）/次，每日 2 次；儿童 25mg/(kg·d)。不良反应等相关资料参阅甲硝唑及左奥硝唑。

苯酰甲硝唑[保乙]　临床用于肠道及肠外阿米巴病，如阿米巴病及阿米巴肝脓肿等。成人口服：分散片每日 3 次，每次 0.5～1 片。或胶囊剂：饭前 1h 口服，成人及 12 岁以上儿童的用量如下。①肠阿米巴病，每日 3 次，每次 1.28g，连服 5d。②慢性阿米巴肝炎，每日 3 次，每次

0.64g，连服5～10d。③阿米巴肝脓肿及其他形式的肠外阿米巴病，每日3次，每次0.64g，连服5天。不良反应与注意参阅甲硝唑。

为根治肠内阿米巴慢性感染，在上述疗程结束后，应常规服抗肠内阿米巴药物，如二氯酸糖酸酯、双碘喹啉等。在治疗过程中，多宜同时应用两种药物。

2. 穿刺抽脓与药物灌注　经药物治疗症状无明显改善者，或脓腔大或合并细菌感染病情严重者，应在抗阿米巴药物应用的同时进行穿刺抽脓。每次尽量吸尽脓液，可每隔3～5d重复穿刺。如有混合感染，在吸净脓液后注入抗生素和抗阿米巴药。患者体温正常，脓腔缩小至仅能抽出5～10ml脓液时，可停止穿刺抽脓治疗。

3. 手术治疗　在药物治疗阿米巴性肝脓肿的同时，如有下列情况可考虑手术引流。①经抗阿米巴药物治疗及穿刺排脓后症状无改善者；②脓肿深在或由于位置不好不宜穿刺排脓治疗者；③脓肿穿入胸腔或腹腔，并发脓胸或腹膜炎者；④肝左外叶脓肿经抗阿米巴药物治疗不见效，穿刺又可能损伤腹腔脏器或污染腹腔者。脓肿切开排脓后，脓腔内应置多根引流管或双套管持续负压吸引，待无脓液吸出后拔管。对慢性厚壁脓肿，单纯引流脓液治疗后，遗留难以闭合的较大残腔或窦道，应做肝叶切除术。术后应继续抗阿米巴药物治疗。

4. 预防与护理　注意个人卫生及饮食卫生。饭前便后洗手，饮用开水，生食蔬菜瓜果必须洗干净，并做适当消毒处理，如用食醋或高锰酸钾浸泡。已发现患有阿米巴痢疾的患者应尽早诊治，服用有抗虫作用的药物，如甲硝唑和盐酸吐根碱等，预防阿米巴肝脓肿的发生。中药鸦胆子和白头翁对急慢性阿米巴肠病也有防治效果。对进入流行区内的人员，必要时可服用下列药物之一：甲硝唑0.2～0.4g，三氯散0.5g，双碘喹啉0.6g，均1～2次/d。

肝片吸虫病

肝片吸虫病是由肝片形吸虫和巨片形吸虫寄生于草食性哺乳动物的肝胆管内或人体而引起人兽共患寄生虫病，临床表现较为复杂多样，并较为严重。急性期可因大量幼虫移行，使肝脏广泛性出血，常因误诊不及时救治而死亡。慢性可并发细菌性胆道感染而使病情恶化。

【临床表现与诊断要点】

1. 临床表现　本病潜伏期长短不一，可数天至2～3个月不等。临床可分为急性期、慢性期和异位损害。

（1）急性期　主要由童虫在腹腔及肝脏移行所产生的症状，如合并有细菌感染可导致严重的后果。此期症状体征并不完全相同，主要有不规则发热（38～40℃）、右下腹痛、食欲缺乏、腹胀、腹泻或便秘。尚可有咳嗽、胸痛、右胸闻及湿性啰音及胸膜摩擦音等。多数有肝大，少数伴有脾大及腹水。上述症状可持续4个月左右而消退，并逐渐进入慢性期。

（2）慢性期　当急性症状消退后，可数月或数年无明显不适，亦可在此期某些症状再次出现。如腹痛、腹泻、不规则发热以及反复荨麻疹、黄疸、贫血、低白蛋白、高免疫球蛋白血症。后两者是因虫体寄生的胆管上皮损伤、糜烂及成虫食血（每条使宿主失血约0.5ml/d）所致。由于成虫引起的胆管慢性炎症和增生，造成胆管纤维化以致肝硬化。亦可因成虫或胆管结石形成，使胆管阻塞引起阻塞性黄疸，进而发展成为胆汁性肝硬化。

（3）异位损害　又称肝外肝片吸虫病。童虫在腹腔中移行穿入或被血流带至肝脏以外的脏器和组织，如腹壁肌肉等引起病变。中东个别地区人群有吃生羊肝的习惯，寄生在羊肝胆管的虫体可侵入人的咽部，引起局部水肿及充血，出现吞咽及呼吸困难、耳聋及窒息等，即咽部肝片吸虫病。

2. 临床检查

（1）血常规　白细胞和嗜酸粒细胞明显增多，尤以急性期为甚。白细胞通常在（10～43）$\times 10^9$/L，嗜酸粒细胞最高可达0.79。血沉加快，最快达164mm/h。血红蛋白多为70～110g/L，亦可更低。

（2）肝功能检查　急性期肝功能有不同程度异常，ALT、AST升高。慢性期血清胆红素增高，白蛋白降低，球蛋白可增高至51～81g/L，白蛋白/球蛋白（A/G）比值倒置，IgG、IgM和IgM升高，而IgA正常。

（3）病原学检查　病原学检查结果阳性是确诊的依据，但急性期的早期往往查不到虫卵，一般要在感染后2～3个月方可查到。可采用水洗沉淀法、改良加藤法或汞-醛碘浓集法从粪便中查虫卵。对十二指肠引流液沉淀或者离心后检查，阳性率高。

（4）免疫学检查　可用虫体可溶性蛋白抗原进行血清免疫学检查，方法可选用酶联免疫吸附试验（ELISA）、间接荧光抗体试验（IFA）、间接血凝试验（IHA）、对流免疫电泳（CIE）等方法。血清学检测结果与其他吸虫感染有交叉反应，但在感染早期检查不到虫卵时，仍具有十分重要的辅助诊断意义。如检测血清中肝片吸虫的循环抗原，较检测抗体价值更大。检测患者粪便中肝片吸虫抗原，在感染后第 6 周即为阳性，具有早期诊断意义。

(5) 腹水检查　腹水为草黄色，细胞数在 1000×10^{6}/L 以上，主要为嗜酸粒细胞。

(6) 剖腹探查　在胆管中发现成虫或虫卵，腹腔镜活组织检查或其他组织病理检查中发现虫体或虫卵都可作为确诊依据。

(7) 超声波检查　可见胆道中肝片吸虫为 0.3～0.5cm 圆形阴影，似“奥林匹克环”，腹部扪诊时，该阴影能活动。

(8) CT 检查　可出现“假性肝脏肿瘤”。

(9) 胆道造影　胆道造影时不同角度可见虫体阴影不同，侧面观为细长卷曲绳索状，其他角度可见狭长的圆形阴影或假性壁层消失缺损。

3. 并发症　虫体的阻塞致胆汁淤积，出现黄疸、胆绞痛；扩大的胆管压迫可引起肝组织萎缩坏死，进一步发生肝硬化。在慢性重症患者，长期慢性感染可出现严重贫血。

【防治措施与用药】

1. 药物治疗

硫氯酚[保甲]　治疗肝片吸虫病常用药物，剂量 40～60mg/d，分 3 次口服，隔日给药，10～15d 为一个疗程，间隔 5～7d 后再给第二个疗程。一般用药第 3 天即见疗效，3～6d 内体温降至正常，临床症状随之减轻，肿大的肝脏逐渐缩小。

吡喹酮[保甲]　60mg/(kg·d)，连服 3d。本品的优点是患者耐受性好，疗程短。但有人认为疗效不显著（采文菊，1986 年）甚至无效。马晓星等（1993 年）通过扫描电镜观察，发现吡喹酮可使肝片形吸虫皮层产生损害，因本虫皮层肥厚，提示临床用药加大剂量和延长疗程可望获得好的效果，此尚待研究。

三氯苯达唑　10mg/kg，顿服。本品 1989 年首次应用于人体，1997 年 WHO 推荐为使用药品。本品在埃及应用较多，国内尚未见有报道。本病除病原体治疗外还应辅以其他手段，如选用敏感的抗生素治疗合并细菌感染，手术治疗阻塞性黄疸等。

2. 预防与护理　加强家畜管理，划区放牧，避免污染水源，饮用水（包括牲畜）与一般用水分开，饮用水宜定期消毒。加强卫生宣教，不喝或不吃可能遭受污染的生水和水生植物，以切断传播途径。

肝硬化

肝硬化是一种消化系统常见病。由不同病因引起的慢性、进行性、弥漫性肝细胞变性、坏死，肝细胞结节性再生，结缔组织增生及纤维隔形成，导致肝小叶结构破坏和假小叶形成的肝结构紊乱，使肝脏逐渐变性、变硬而致肝硬化。病变逐渐（已观察病程超过60岁以上）进展，晚期出现肝功能衰竭、门静脉高压和多种并发症。目前本病被认为是一种严重的不可逆的肝脏疾病。

【临床表现与诊断要点】

1. 患者多有乙型、丙型或丁型肝炎病史，或有长期酗酒、血吸虫病、长期营养不良、长期肝脏淤血、肝豆状核变性、肝外胆管梗阻、肝内小胆管非化脓性病变等病史。

2. 临床分为代偿期、失代偿期和晚期。

（1）代偿期　症状较轻，可有食欲缺乏、恶心、腹胀、大便不成形及肝区隐痛、消瘦、乏力等症状。体格检查可见蜘蛛痣、肝掌，肝脏轻度大、质地偏硬、表面光滑，脾脏轻中度大，肝功能正常或轻度异常。

（2）失代偿期　可有门静脉高压症状，包括侧支循环形成（腹壁静脉怒张、食管-胃底静脉曲张、痔核形成等），脾大与脾功能亢进、腹水（中度以上者常伴有下肢水肿），外周血白细胞、血小板降低等；肝功能减退可致血浆蛋白减少，黄疸，凝血酶原减少、出血倾向以及其他肝功能异常。可见消瘦、水肿、贫血、恶病质、男性乳房发育、性功能减退等。5%～10%腹水者可出现肝性胸腔积液，见于右侧，但也有双侧或仅为左侧胸腔积液者。亦可有持续性低热（38～38.5℃）。

（3）晚期　肝脏缩小、坚硬、表面呈结节状，一般无压痛。肝硬化属胆汁淤积和静脉回流障碍者，在晚期仍有肝大。可出现上消化道大出血、原发性腹膜炎、肝性脑病、肝肾综合征、原发性肝癌、门静脉血栓形成和感染（支气管、肺炎、结核性腹膜炎、胆道感染）等并发症。

3. 实验室检查　①可伴有谷氨酰转肽酶、碱性磷酸酶及反映活动性肝纤维化的指标如血清单胺氧化酶PⅢ、PⅣ型胶原、原黏蛋白及透明质酸等升高。②肝细针穿刺活体组织检查：可了解肝硬化的组织类型及肝细胞受损和结缔组织形成的程度，发现假小叶形成即可确诊。③白蛋白与球蛋白比例降低或倒置；胆汁淤积者可见黄疸、尿胆红素阳性，尿胆原阴性。

4. 影像学检查　①实时超声检查（B 超）：是肝硬化者的常规检查，可早期发现原发性肝癌、测定肝脾大小及腹水和估计门脉高压；显示肝纤维化程度；彩色多普勒超声检查可提示肝血流情况。②CT 检查及 MRI 检查：可准确观察到肝脏体积的大小、肝硬化结节影的严重程度及门脉高压的情况等，并可除外肝占位性病变。

【防治措施与用药】

1. 预防措施

（1）针对病因，积极防治病毒性肝炎、高脂血症、血吸虫病、心力衰竭等。应进食易消化、高营养、多维生素、低脂肪饮食，应戒酒，小心鱼刺、碎骨头扎破曲张的食管静脉引发的大出血。

（2）早期发现和隔离病毒性肝炎患者并给予积极治疗；注意饮食卫生；严格执行器械的消毒常规，严格选择献血员以及乙肝疫苗预防注射。

（3）避免应用对肝脏有损伤的药物；加强劳动保护；避免工农业生产中的各种慢性化学药品中毒；定期体格检查等。

2. 用药参考　目前尚无治疗肝硬化的特效药。临床主要是对症用药，保肝降酶治疗。若合并腹水者可给予利尿药；并发原发性腹膜炎者经验应用敏感的抗菌药物，并根据药敏试验结果及时调整用药；出现低蛋白血者可以静脉滴注白蛋白，肝昏迷者给予谷氨酸钠或谷氨酸钾、精氨酸等治疗；食管静脉曲张破裂大出血者，可用双囊三腔管压迫止血，内镜下注射硬化剂、内镜下套扎术及组织胶注射等。以下为治疗肝硬化可能有一定效果的药物，供参考。

（1）抗纤维化药物

秋水仙碱[保乙]　成人口服 1mg/d，每周服 5d，主要用于血吸虫病引起的肝硬化。其作用机制是抑制胶原聚合。

肾上腺皮质激素　仅用于自身免疫性慢性肝炎，应在有经验的专科医师指导下权衡利弊慎用。

中成药如舟车丸[剧][保乙]、肝达康颗粒（片）、肝宁片、护肝片[保乙]、金水宝胶囊（片）、肝脾康胶囊、中满分消丸、和络舒肝胶囊、中华肝灵胶囊、慢肝养阴胶囊等用于早期肝硬化治疗，据研究报道有一定抗纤维化作用。

（2）保护肝细胞（膜）药物，用于有转氨酶及胆红素升高的肝硬化患者，供参考。

熊去氧胆酸[保甲]　成人口服250mg，2次/d，连服1～3个月。

甘草酸二铵[保乙]　成人常用量为口服150mg（3粒胶囊），2～3次/d。或静脉滴注150mg，1次/d，用5%或10%葡萄糖注射液250ml稀释后缓慢滴注。有抗炎、免疫调节、抗纤维化、保护肝细胞膜作用；副作用为水钠潴留，宜用于早期肝硬化患者。

甘草酸（甘草甜素，甘草皂苷，强力宁，美能）[保乙]　有甘草酸二铵的效果，但几乎无皮质激素的副作用。成人每人口服0.1～0.2g，3次/d；儿童酌减；也可肌内注射或静脉滴注0.1～0.2g，1～2次/d。注意防止不同药名而重复用药。

还原型谷胱甘肽[保乙]　0.6～1.2g加入5%或10%葡萄糖注射液250ml中稀释溶解后静脉滴注，1次/d；或肌内注射0.6g/d，1次/d。均可连用2～4周。主要提供巯基解毒。

B族维生素　有防止脂肪肝和保护肝脏的作用。可选用酵母片、复合维生素B等。口服2片，3次/d。

维生素C　有促进代谢和解毒作用。口服0.2g，3次/d。

此外，慢性营养不良者可适当补充维生素B_{12}和叶酸。疑有凝血障碍者可注射适量维生素K_1，或口服维生素K_3。维生素E有抗氧化和保护肝细胞作用，试用于酒精性肝硬化的治疗。

门脉性肝硬化

本病是一种常见的慢性肝脏疾病，其主要病变有肝细胞变化、坏死及增生，结缔组织的增生及收缩，从而影响门脉循环。其病因主要有营养不良、传染性肝炎、血吸虫病等。

【临床表现与诊断要点】

1. 主要临床表现为肝功能减退和门静脉高压，继而引起脾大、腹水、腹壁静脉曲张、食管-胃底静脉曲张破裂、肝昏迷等。

2. 早期（代偿期）　可有食欲缺乏、恶心、腹胀以及消瘦、无力等症状。肝大，较硬。脾也常大。在面部、胸、背、腹、上肢可有蜘蛛痣。X线食管造影发现食管静脉曲张，可确诊。

3. 晚期（代偿不全期）　呈肝病面容（颜面消瘦、眼球下凹、面色灰黄），可有轻度黄疸。肝逐渐缩小，脾逐渐增大，或肝硬化肿大而不缩。脾周和腹壁静脉曲张，出现腹水，有时下肢水肿，可有出血倾向和低热。肝脏损害严重者可出现精神或神志异常，甚至昏迷。

4. 鉴别诊断　早期与慢性肝炎鉴别。如发现蜘蛛痣、肝较硬，或有贫血及白细胞减少者，多为肝硬化。B超、CT、MRI等高分辨影像学检查和PCR实验室检查等有助于鉴别诊断肝癌、结核性腹膜炎、巨大卵巢囊肿等。

【防治措施与用药】

1. 一般疗法　早期减少活动，晚期卧床休息。饮食以高蛋白、高碳水化合物、低脂肪为原则，有腹水、水肿等应忌盐，经常食用豆浆或豆制食品，可有较好效果。一般可服用酵母片、复方维生素B片、维生素C片等。腹胀可服乳酶生，或肠道微生态调节剂，如双歧杆菌制剂（思连康、金三歧、丽珠肠乐）[保乙]、乳酸菌素、酪酸杆菌制剂等。用药参考见“肝硬化”。

2. 食欲不好、消化不良者可服胃蛋白酶合剂，1次10ml，3次/d。有出血倾向者可口服或皮下注射维生素K。一般情况差者可肌注苯丙酸诺龙[保甲]，25mg，每周2次（亦可口服1片，3次/d）。

3. 禁用酒类及吗啡、巴比妥类药物。食物勿过硬，片剂应研碎（肠溶剂、控释剂、缓释剂除外），以免吞服时引起曲张的食管静脉破裂出血。

4. 积极治疗并发症，包括腹水、水肿，食管静脉破裂出血、肝昏迷等。

5. 中医药治疗参考　可选用肝达康颗粒（片）、肝宁片、护肝片、金水宝胶囊（片）、肝脾康胶囊、中满分消丸、和络舒肝胶囊、中华肝灵胶囊、慢肝养阴胶囊等，不良反应少，疗效较好。

脂　肪　肝

肝内脂肪沉积含量超过肝实重的5%，或光镜下每单位面积含有脂肪滴的肝细胞超过5%时称为脂肪肝。按病因可分为酒精性和非酒精性两类。非酒精性脂肪肝多与肥胖、糖尿病、药物、遗传性疾病（如家族性脂肪肝变性、遗传性果糖不耐受症等）有关。

【临床表现与诊断要点】

1. 多数患者有肥胖、酗酒、长期服药、糖尿病、高脂血症等相关病史。约半数患者无症状，部分患者有肝区胀痛、上腹部不适、腹胀、乏力等；可有恶心、呕吐、食欲减退、消瘦等症状；极少数甚至出现肝硬化相应表现。体格检查可发现肝大。

2. 实验室检查　可见血清丙氨酸转氨酶（ALT）、天冬氨酸转氨酶（AST）、γ-谷氨酰转肽酶（γ-GT）轻度升高。

3. 影像学检查　①首选B超检查可确诊；②B超引导下肝脏细针穿刺活检，是确诊脂肪肝和局灶性脂肪肝、肝癌鉴别的最特异、最敏感的方法；③CT扫描或磁共振成像检查（MRI）有助于诊断。

【防治措施与用药】

1. 患者应戒酒，宜进食低脂饮食，忌用动物油、椰子油，忌油炸食品；多食新鲜蔬菜、鲜水果、山药、白薯、芋头以及燕麦、小米等粗粮，保持每日食物的多样性；适当提高鱼类、豆类及其制品的摄入量，控制脂肪和胆固醇的摄入量。

2. 伴有肝功能异常者，可给予保肝降酶的药物治疗，服用降脂药物要谨慎。

硫普罗宁[典][保乙]　用于脂肪肝，成人饭后口服100～200mg，3次/d，疗程2～3个月，停药3个月后继续下1个疗程。或遵医嘱。孕妇、哺乳期妇女、儿童禁用。

必需磷脂[保乙]　用于不同原因引起的脂肪肝。成人常用量1次3粒，3次/d；1日服药量最大不得超过6粒，维持剂量减为1次服1～2粒，3次/d。儿童用量酌减，或遵医嘱。应在餐中用足量液体（如温热的菜汤）整粒送服，不可咀嚼胶囊。每粒胶囊剂含必需磷脂228mg。

三七脂肪肝颗粒　健脾化浊，祛痰软坚。用于脂肪肝、高脂血症属肝郁脾虚证者。成人用开水冲服5g，3次/d；或遵医嘱。孕妇禁用。

酒精性肝病

酒精性肝病（简称酒精肝，ALD），是由于长期大量饮酒导致的中毒性肝损害，包括酒精性脂肪肝、酒精性肝炎、酒精性纤维化和酒精性肝硬化。酒精肝在欧美地区占肝硬化的80%～90%，也是青壮年死亡的主要病因之一；在我国亦仅次于病毒性肝炎，为肝硬化的第2病因。

【临床表现与诊断要点】

1. 长期大量饮酒，特别是烈性酒（高浓度酒）对肝脏会产生直接性毒害，引起一系列病变。目前乙醇摄入的安全量尚有争议：①英国皇家医学院推荐男性＜210g/周，女性＜140g/周。②意大利：发生ALD的危险性＞30g/d，且随时间依赖性升高。③日本以50g/d定为习惯性饮酒者，80g/d定为大量饮酒者。④中国：长期饮酒史为5年以上，折合纯酒精量男性＞40g/d，女性＞20g/d，或2周内大量饮酒史（＞80g/d）。

纯乙醇（酒精）量计算公式：克（g）＝饮酒量（ml）×乙醇含量（%，度ml/ml）×0.8（乙醇比重）。

饮酒方式不同，对肝损害程度也有差异。单纯饮酒不进食，或同时饮用多种不同的白酒、果酒（葡萄酒）易发生酒精肝。饮酒前进食一定量的食物，可延迟胃排空，减缓小肠对乙醇的吸收，降低血液中乙醇的浓度。饮低度酒比饮高度酒吸收缓慢；饮30度以上，尤其是52度～60度烈性酒3～4杯（纯乙醇150g左右）可对胃肠黏膜空腹产生即时性损伤，被吸收入血速度很快，易引发ALD。饮一口酒后即刻喝几口汤或不含酒精的饮料，有稀释高浓度酒变为低度酒的效果。如果在餐前冲服2袋胃肠黏膜保护药蒙脱石散（思密达），可吸收约40%的乙醇。

酒精性肝病与病毒性肝炎关系密切，可相互加重病情。换言之，ALD者饮酒易患病毒性肝炎，病毒性肝炎患者饮酒则更会加重对肝脏的损害。

此外，酒精性肝损害还与性别、种族、遗传、代谢酶如乙醇（醛）脱氢酶含量等多因素有关。尚需排除代谢异常和药物性肝损害。

2. 酒精性脂肪肝可有肝大或轻度肝功能异常，重症可出现黄疸、肝区疼痛，极少数有肝功能失代偿、门脉高压表现。罕见因脂肪栓塞而突然死亡，且多见于酗酒而郁闷者，或伴有心、脑疾病的患者。

3. 酒精性肝炎临床表现差异大。①轻者无症状，重者可死于并发症。常有发热、全身不适、食欲缺乏、恶心呕吐、体重减轻等。②肝大（以右叶为主）伴压痛，可伴黄疸，约1/3患者脾大，部分患者腮腺肿大。③并发症有肝衰竭、消化道出血、营养不良、末梢神经炎、肝昏迷、继发感染等。

4. 酒精性肝硬化多在40～50岁出现，80%有5～10年大量饮酒史，表现与一般肝硬化相似。

5. 辅助性检查有助于诊断　①血象和生化检查如转氨酶及AST/ALT比值＞2，血液内乙醇和尿酸浓度增高；②影像学检查，如B超、CT检查；③病理诊断，肝活组织检查需权衡利弊并经患者本人同意。

【防治措施与用药】

1. 戒酒。给予高热量、高蛋白、高维生素和低脂肪饮食。但若有肝性脑病的表现或先兆，应限制蛋白饮食。与富含不饱和脂肪酸的饮食相比，富含饱和脂肪酸的饮食可使病情减轻；中链脂肪酸甘油三酯易于氧化，可减少肝内脂肪蓄积。胆碱、蛋氨酸有助于病情缓解，促进康复。进食富含B族维生素的食物如瘦肉（鱼类）、果仁、粗粮、主副食品（如面包、强化麦片）等有利于恢复健康。

2. 慎用保肝降酶药物，包括腺苷蛋氨酸、必需磷脂[保乙]、胰岛素[保甲]和胰高糖素、丙硫氧嘧啶、秋水仙碱[保乙]、还原型谷胱甘肽[保乙]、牛磺酸、维生素A、维生素E、γ-月见草油等；中药如桃仁、丹参、当归、汉防己碱、枸杞子、何首乌单方或复方、验方均有一定效果，应遵医嘱用。重者仅建议对症试用以下药物。

多烯磷酯酰胆碱（必需磷脂）**胶囊**[保乙]　口服，成人常用量456mg（2粒胶囊），3次/d；1日服药量小于6粒；维持量1粒，3次/d。儿童用量酌减，或遵医嘱。注射剂须遵医嘱。

腺苷蛋氨酸肠溶片（注射液）　成人常用量：①初始治疗，1日500～1000mg，肌内或静脉注射，共2～4周。②维持治疗，口服，1日1～2g，分次服用。或遵医嘱。

药物性肝病

药物性肝病是指药物或其代谢物引起的肝损害。现已发现有600种以上的药物可引起肝损害，其中包括医学处方药物和非处方药物（OTC，可自购）、中草药。药物性肝病约占所有药物副作用或不良反应的6%左右，所有黄疸或急性肝炎患者的5%，非病毒性肝炎患者的20%～50%，并且是引起暴发性肝衰竭的重要病因之一。其中属药物剂量依赖性毒性药物引起的肝病仅占少数，绝大多数药物引起的肝损伤为特异性反应，机制不明，难以预测，可能与环境和遗传等因素有关，诊断和治疗难度较高。

【临床表现与诊断要点】

1. 临床上常见能引起不同程度肝损害的药物有：①作用于中枢神经药物如氯丙嗪、氟烷等；②抗生素类如四环素族、氯霉素等；③抗结核病药如异烟肼、利福平、吡嗪酰胺、乙胺丁醇、对氨基水杨酸钠等；④各种抗肿瘤药物如氮芥类、甲氨蝶呤、三苯氧胺（他莫昔芬）等；⑤解热消炎镇痛药如对乙酰氨基酚（扑热息痛）、水杨酸类、保泰松、吲哚美辛等；⑥激素类包括口服避孕药、雄性激素（睾酮类）等；⑦其他：如甲基多巴、呋喃妥因、双氯芬酸、右旋丙氧酚、复方磺胺甲基异噁唑（复方新诺明）、白消安等600余种。

2. 药物性肝损害多在用药后2～8周内发生。临床可分为急性肝炎型、变态反应型、药物性黄疸型及慢性肝炎型等。最多见的是类似急性黄疸型肝炎或胆汁淤积型肝炎的症状：如发热、乏力、食欲缺乏、黄疸、皮肤瘙痒、血清转氨酶升高（2～30倍），结合胆红素明显升高；严重者可发生低蛋白血症、凝血功能障碍、肝性脑病及肝功能衰竭等。肝损害较轻的患者，停药后可望在数周或至数月康复，肝功能正常。

【防治措施与用药】

1. 立即停用损肝药物，包括属于同一生化代谢族的药物（防止和减少交叉肝毒性）；避免同时使用多种药物（具有协同或相加作用的药物在联用时酌情减量），避免不必要的用药，避免服药时饮酒（药酒治疗除外）、酗酒。轻症适当休息，重症可卧床休息。

2. 高热量、低脂肪、高蛋白且富含各种维生素和膳食纤维的饮食。

3. 转氨酶明显升高的患者可应用保肝降酶药。

联苯双酯[典][保甲] 降转氨酶有效患者应待ALT、AST均恢复正常后再逐渐减量，以防反跳；ALT一次恢复正常即停药常有反跳。对于反跳患者可重新服药，服药后仍可降酶，甚至恢复正常。成人一般口服片剂25～50mg，3次/d；或滴丸15mg，3次/d。

其他具有降酶作用的药物如葡醛内酯（肝泰乐）[保乙]、双环醇[保乙]、甘草酸一铵[保乙]和甘草酸二铵[保乙]制剂等亦可选用。

4. 辅助性保肝利胆药 可酌情选用必需磷脂[保乙]、硫普罗宁（凯西莱）[保乙]、熊去氧胆酸[保甲]、齐墩果酸[保乙]、双环醇片[保乙]、苦参素[保乙]、谷氨酸、复方阿嗪米特[保乙]、曲匹布通[保乙]（胆通）、柠檬烯[保乙]、水飞蓟宾[保乙]以及鸟氨酸天门冬氨酸[保乙]。仔细阅读药品说明书，遵医嘱。

5. 有胆汁淤积者，可用腺苷蛋氨酸（思美泰）。成人常用量：①初始治疗，0.5～1g/d，肌内注射或静脉缓慢注射，共14天；②维持治疗：口服1～2g/d，分3次服用。

6. 部分特异性解毒药简介

***N*-乙酰半胱氨酸** 对于对乙酰氨基酚（扑热息痛）过量的患者有特殊疗效，在10h内给药可获最大的保护效果。初次口服（或灌胃）140mg/kg，以后每4h口服70mg/kg，共72h；或首次静脉滴注150mg/kg（加在5%葡萄糖液200ml内静脉滴注15min），以后静脉滴注50mg/kg

(500ml/4h)；最后 100mg/kg（1000ml/16h）。

还原型谷胱甘肽[保乙]　有解毒作用，可用于重金属、丙烯腈、氟化物、一氧化碳及有机溶剂中毒，亦可用于抗肿瘤药、抗结核药、中枢神经系统用药引起的肝毒性，对乙酰氨基酚药物中毒，并有保肝作用等。可肌内或静脉注射，300～600mg/d，1～2 次/d。用于解毒时，重症患者可加倍。疗程为 30d，或酌情增减。

7. 对症支持治疗。

肝性脑病

肝性脑病（HE），指严重肝病引起的、以代谢紊乱为基础的中枢神经系统功能失调的综合征。以往“肝昏迷”只相当于肝性脑病的第 4 期，并不能代表 HE 的全部。肝性脑病亚临床或隐性肝性脑病指无明显临床表现和生化异常，仅能用精细的智力试验和（或）电生理检测才能下诊断。在亚临床或隐性 HE 与“肝昏迷”之间还存在 HE 不同深度的表现，可分为三型：A 型为与肝衰竭相关的肝性脑病；B 型为明显门体分流但无内在肝病的肝性脑病（少见）；C 型包括了大多数的肝性脑病，是在肝硬化或慢性肝病基础上发生的，多有明显的门体侧支循环（“门体分流性脑病”，PSE），也属 C 型。临床常分为四期：一期（前驱期）、二期（昏迷前期）、三期（昏睡期）、四期（昏迷期）。

【临床表现与诊断要点】

1. 急性肝性脑病　常见于急性重症肝炎，有大量肝细胞坏死和急性肝功能衰竭，可有诱因，患者在起病数日内进入昏迷直至死亡，昏迷前可无前驱症状。

2. 慢性肝性脑病　多是门体分流性脑病，由大量门体侧支循环和慢性肝功能衰竭所致，多见于肝硬化患者、门腔分流手术后，以慢性反复性发作木僵与昏迷为突出表现，常有进食大量蛋白食物、上消化道出血、感染、放腹水、大量排利尿等诱因。在肝硬化终末期所见的肝性脑病进展缓慢、昏迷逐渐加深，最后死亡。

3. 除了患者有性格、行为改变外，尚有肝功能严重受损表现，如明显黄疸、出血倾向、肝臭和扑翼样震颤等；可并发各种感染、肝肾综合征、脑水肿和心、肾、肺等主要脏器损害，导致低血压、少尿、呼吸衰竭、弥散性血管内凝血（DIC）、昏迷等相应的复杂临床表现。

4. 实验室检查　除肝功能、肾功能、电解质检查外，还可检查：

①血氨高于正常人0.5～2倍；②脑电图异常；③体外诱发电位异常；④简易智力测验；⑤有时CT或MRI可发现脑水肿。

5. 诊断依据　①严重肝病和（或）广泛门体侧支循环分流；②精神紊乱、昏睡或昏迷；③有肝性脑病诱因；④明显肝功能损害或血氨增高。扑翼样震颤和典型的脑电图改变有重要参考价值。

【防治措施与用药】

1. 目前尚无特效疗法，仅从以下方面对症综合防治　①对症支持治疗；②确认并设法去除诱因，保持内环境稳定；③减少肠内毒物生成和吸收，促进肝细胞再生；④直接调节神经递质平衡，酌情应用 $GABA/B_2$ 复合受体拮抗药或间接调节药（支链氨基酸）。

2. 饮食　开始数日禁食蛋白质。每日供给热量5016～6688kJ（1200～1600kcal）和足量维生素，以糖类为主要食物，昏迷不能进食者可经鼻胃管供食。脂肪可延缓胃排空，宜少用。鼻饲液最好用25%的蔗糖或葡萄糖溶液，每1ml产热4.184kJ，每日可进3～6g必需氨基酸。胃不能排空者应停用鼻饲，改用静脉营养或深静脉插管滴注营养。

3. 灌肠或导泻　清除肠内积食、积血或其他含氮物质。灌肠液可选用稀醋酸液，或口服（鼻饲）25%硫酸镁30～60ml导泻。对急性门体分流性脑病昏迷者，用乳果糖200g加水500ml灌肠作为首选治疗，临床效果良好。

4. 对症选用以下药物。

乳果糖[典][保乙]　口服后在肠道（结肠）被分解为乳糖和醋酸，维持酸性环境，有利于双歧杆菌、乳酸菌、酪酸菌等正常菌群增殖，使氨渗入病原菌蛋白；尚有渗透性腹泻（导泻）、减少血氨形成和吸收的作用。对忌用新霉素或需长期治疗患者，乳果糖和山梨醇为首选药。用于肝性脑病，成人口服：初1～2日，2～3次/d，1次10～20g，后改为2～3次/d，3～5g/次，以1日排便2～3次为宜。灌肠：200g加于一定量的水或氯化钠注射液中，保留或流动灌肠30～60min，每4～6h 1次。儿童和婴儿的初始剂量为1.7～6.7g，分次给予；年龄较大的儿童和青少年1日用27～60g，后调整剂量到每日排2～3次软便。

门冬氨酸鸟氨酸[保乙]　用于肝性脑病降血氨升高。成人常用量：①口服5g，2～3次/d，溶解在水或饮料中，餐前或餐后服用。②静脉滴注：5～40g/d，视病情轻重而调整用量。严重肾功能衰竭者禁用。

谷氨酸钾[典][保甲]　用于以血氨增高为主的肝性脑病以及低钾血症。

静脉滴注，成人1次6.3g（用5%葡萄糖注射液800ml稀释）；为维持电解质平衡，常与谷氨酸钠按1∶3或1∶2混合应用。肾功能不全者忌用。

精氨酸[典][保甲]　用于肝性脑病，适用于忌钠或其他原因引起血氨过高出现精神症状者。静脉滴注1次10～20g（以5%葡萄糖注射液500～1000ml稀释）。肾功能不全者、有酸中毒者均禁用。

苯甲酸钠　可与肠内残余氮（如甘氨酸、谷氨酰胺）结合，形成马尿酸，经肾排出，而降血氨。治疗急性门体分流性脑病的效果与乳果糖相当（价格低廉）。1次口服5g，2次/d。苯乙酸也有类似效果。

支链氨基酸[典]　主要用于肝性脑病，也可用于肝功能不全时的营养缺乏症。静脉滴注：1次250ml，与等量10%葡萄糖注射液缓慢静脉滴注。中心静脉滴注：0.68～0.87g/(kg·d)，成人剂量相当于1日500～750ml，与25%～50%高渗葡萄糖注射液等量混匀后缓慢滴注，1min不得超过40滴。

荷包牡丹碱　GABA受体拮抗药，又名山乌龟碱、痛可宁。口服，1次20～60mg。

氟马西尼（安易醒）　苯二氮䓬受体拮抗药。成人常用量：静脉注射0.5～2mg/次。小儿常用量0.01mg/kg，静脉注射，最大剂量1mg。

此外，尚有试用促使肝细胞再生（促肝细胞生长素，PhGF）、人工肝支持治疗、肝移植、堵塞或减少门体分流；对症支持治疗，包括纠正水、电解质和酸碱失衡，保护脑细胞功能，防治脑水肿，保持呼吸道通畅；抗感染、控制内毒素血症，防止出血和休克，预防和治疗肾功能、呼吸和心力衰竭、腹膜和肾透析等。

暴发性肝功能衰竭

随着临床研究进展，暴发性肝功能衰竭的概念有不同的解释。1970年Trey等指出，病前患者无肝病而短期内出现大量肝细胞坏死或肝功能严重损害并出现肝性脑病的综合征。1986年Bernuau和Berhmou建议把黄疸出现后2周发生肝性脑病的急性肝衰竭称为暴发性肝功能衰竭（FHF），而把黄疸出现后2周～3个月内发生的肝衰竭称为亚暴发性肝功能衰竭。

【临床表现与诊断要点】

1. 在暴发性肝功能衰竭进展中有多系统受累，临床表现复杂，但以神经精神症状最为突出。特点是起病急，病情危重，症状表现多样，肝细胞广泛坏死。目前缺乏有效治疗手段，死亡率高。

2. 临床表现如肝性脑病、脑水肿、黄疸、出血、肾功能不全以及伴各种感染、出现电解质及酸碱平衡紊乱，尚可出现低血压、低血糖、心肺并发症等。腹水不是主要临床表现。

3. 实验室检查　①血清胆红素呈进行性增高，多高于 171μmol/L，最高可达 800μmol/L；转氨酶 ALT 及 AST 明显升高，尤以 AST 升高更显著。②白蛋白明显下降；凝血酶原时间（PT）延长。以上各项成立，则可考虑为肝功能衰竭。③肝功能严重损害、血氨明显增高者可考虑肝性脑病。

4. 如能排除慢性肝病，在起病 8 周或黄疸出现 2 周内出现肝性脑病，则可诊断为暴发性肝功能衰竭。

【防治措施与用药】

1. 内科支持治疗　在重症肝病监护病房救治。每天检查肝脏大小、神志变化及其他生命体征。饮食以高碳水化合物、低动物蛋白、低脂肪为宜。每日供给总热量 5～6.7kJ（1200～1600kcal）左右，进液量在 2000ml 左右，临床上多给 10%～20%葡萄糖，同时给肝氨（支链氨基酸）注射液[保乙]以及 B 族维生素、维生素 C、维生素 K 等。纠正电解质、酸碱失衡或紊乱。

2. 如有必要，酌情给予新鲜血浆、人血白蛋白扩容、改善微循环、提高胶体渗透压，防止脑水肿及腹水形成，亦有一定促肝细胞再生作用。血浆尚有补充凝血因子、调理素和补体功能，每周应用 2～3 次，效果较好。

3. 可静脉滴注重组促肝细胞生长素（因子）[保乙]80～120mg/d。

4. 治疗并发症。

原发性胆汁性肝硬化

胆汁性肝硬化的发生与肝内胆汁淤积和肝外胆管长期梗阻有关，故可分为肝内胆汁淤积性和肝外胆管梗阻性两种。肝内胆汁淤积性肝硬化是由肝内细小胆管疾病引起胆汁淤积所致，其中与自身免疫有关者，称为原发性肝硬化；继发于肝外胆管阻塞者称为继发性肝硬化。本文主要论述原发性胆汁性肝硬化。

【临床表现与诊断要点】

1. 多见于 35～65 岁女性，男女比例约为 1∶9。起病隐袭，早期症状较轻微，患者一般情况良好，食欲和体重多无明显下降。约10%的患者可无任何症状。本病病程进展缓慢，已观察到50年以上存活的患者。部分患者在早期稍后出现乏力，皮肤瘙痒，脂溶性维生素（维生素A和维生素E）缺乏的表现，或自身免疫性疾病的表现，如类风湿关节炎、系统性红斑狼疮和干燥综合征等。晚期主要表现有慢性阻塞性黄疸、肝脾大、皮肤色素沉着、黄色瘤以及腹水、肝性脑病和消化道出血等症状。

2. 实验室检查　①重要特征是90%～95%的患者血清线粒体抗体（AMA）阳性，特别是M_2型是诊断本病的重要依据；②血清ALP、γ-GT、胆固醇和IgM可升高；③抗平滑肌抗体（SMA）或抗核抗体（ANA）也可阳性；④经皮肝穿刺活检：肝组织病理学有典型组织学改变有助于诊断。

【防治措施】

1. 对症支持治疗　①饮食以低脂、高碳水化合物和高蛋白饮食为主，脂肪摄入量低于40～50g/d。②补充脂溶性维生素及钙剂，可肌内注射维生素A、维生素D、维生素K，口服维生素E、多维钙剂，遵医嘱用。

2. 对症酌情选用以下药物，供参考。

熊去氧胆酸[典][保甲]　用于胆汁淤积性肝病、慢性肝病及肝内胆汁淤积。口服：8～10mg/(kg·d)，进食时分2～3次服用；大剂量可增至13～15mg/(kg·d)，或遵医嘱。

考来烯胺（消胆胺）　为阴离子交换树脂，口服后与肠道的胆酸结合，阻碍胆酸被吸收入血，使血中胆酸减少，因而使血中胆固醇向胆酸转化，起降胆固醇的作用。故用于Ⅱ型高脂血症、动脉粥样硬化、肝硬化、胆石症引起的瘙痒。常用量，可有约2%的患者出现恶心、便秘或腹泻等胃肠道反应。用于止痒，开始量6～10g/d，维持量3g/d，于餐前分3次服用。服用本品，应适当补充维生素A、维生素D、维生素K等脂溶性维生素及钙盐。

青霉胺[典][保甲]　治疗肝豆状核变性病：口服20～25mg/(kg·d)，或1.0～1.5g/d，分3次服。症状改善后可间歇给药。

其他药物如秋水仙碱（0.6mg，2次/d）作用较小；免疫抑制药硫唑嘌呤、甲氨蝶啶疗效不肯定，甚至有人否定；环孢素虽有一定疗效，但副作用太大；激素如泼尼松对改善转氨酶、ALP、PⅢP及病理可能有效，用法30mg/d，8周后逐渐减至10mg/d，但长期应用副作用大，可引起骨钙丢失甚至诱发股骨头病变；与熊去氧胆酸合用是否可提高疗效，还有待临床研究证实。

继发性胆汁性肝硬化

本病多由肝外胆管长期梗阻所致，故又称为肝外梗阻性胆汁性肝硬化。引起发病的因素如先天性肝外胆道闭塞或缺如、胆总管结石、胆囊切除术后胆管狭窄、胰头癌、壶腹癌及胰腺囊肿等，均可导致胆汁性肝硬化。

【临床表现与诊断要点】

1. 临床表现与诊断要点（包括实验室检查结果）与原发性胆汁性肝硬化相似。

2. 发病年龄与原发病有关，如小儿肝硬化可能是先天性胆道闭锁；中年多由于结石病；老年者可能患肿瘤等。

3. 由肿瘤、慢性胰腺炎产生的胆汁性肝硬化，可扪及膨胀的、平滑的、可移动的胆囊。

4. 线粒体抗体的阳性率远低于原发性胆汁性肝硬化。

【防治措施与用药】

1. 针对原发病治疗，本病有治愈的可能性。包括对结石、肿瘤等及时手术等综合或专科治疗（包内镜治疗），则预后良好，且有可能痊愈。

2. 不能施行手术治疗的病例，参阅“原发性胆汁性肝硬化”治疗。

原发性硬化性胆管炎

本病是一种慢性胆汁淤积性疾病，其病变可累及肝外和（或）肝内胆管，表现为胆管壁的增厚和胆管狭窄。研究表明自身免疫因素可能在发病中起到重要作用。

【临床表现与诊断要点】

1. 临床表现为乏力、皮肤瘙痒、发热、体重减轻、腹痛、黄疸、肝肿大等。50%～70%患者伴有炎症性肠病。晚期可出现肝功能衰竭及门脉高压。

2. 实验室检查　血清 ALP、AST、胆红素可升高，部分患者核周型抗中性粒细胞胞浆抗体（pANCA）阳性，部分患者有抗平滑肌抗体

(SMA)、抗核抗体（ANA）低滴度阳性，但血清抗线粒体抗体（AMA）阴性。

3. 影像学检查　内镜逆行胰胆管造影（ERCP），或磁共振胆管成像术（MRCP）检查，可表现为肝外和肝内胆管的节段性狭窄而成“串珠状”，是诊断本病的最主要依据。

【防治措施与用药】

1. 对多年无症状的患者可每年进行肝脏生化等检查。

2. 有感染性炎症患者，可选用敏感的抗菌药物，如对肠道感染者多选用喹诺酮类、磷霉素、阿莫西林加甲硝唑（替硝唑）；与自身免疫因素相关性强的本病患者，可酌情应用皮质类固醇激素或免疫抑制药，如糖皮质激素、硫唑嘌呤、青霉胺等。熊去氧胆酸对改善症状有一定疗效。用法用量应遵医嘱。

3. 对胆管显著狭窄者可经肠肝或经内镜行扩张治疗，需要时放置支架。也可进行手术及肝移植术治疗。

4. 其他利胆药，如苯丙醇、复方阿嗪米特、茴三硫、曲匹布通、去氢胆酸等对症用药，也有一定临床药效。

肝内胆汁淤积

肝内胆汁淤积是指由于肝内原因导致胆汁引流障碍，胆汁不能正常地流入十二指肠，从而反流入循环血液，造成一系列病理生理改变。致病因素有肝炎、妊娠、药物、饮酒史、胆系或胰腺的手术史、细菌感染、伴有其他相关疾病如自身免疫性疾病，如合并艾滋病病毒（HIV）感染、静脉高营养等。

【临床表现与诊断要点】

1. 因基础疾病不同而差异很大，患者可出现黄疸、皮肤瘙痒、尿色变深、大便颜色变浅、肝大、脂肪吸收不良的相关症状（脂肪泻、黄色瘤）、肝性骨营养不良、铜代谢异常等。本病多进展缓慢。

2. 实验室检查　①血清胆红素异常；②多种酶升高，如血清碱性磷酸酶（ALP）、γ-谷氨酰转肽酶（γ-GT）和5-核苷酸酶（5-NT）等，可提示胆汁淤积程度。

3. 经皮肝穿刺活检，可提供评价肝小叶间胆管的情况，在排除肝外胆管梗阻后，经检查确认有肝内胆汁淤积存在，需患者本人或直系亲属同意权衡利弊后才考虑施行。但仍有病因诊断不明的可能。

4. 影像学检查　内镜逆行胰胆管造影（ERCP）、磁共振胆管成像术（MRCP）检查，可明晰胰胆管结构，适用于肝外梗阻者的确诊。

【防治措施与用药】

1. 积极治疗原发疾病、解除淤胆病因。以低胆固醇、低脂肪、高蛋白、高碳水化合物、高维生素（蔬菜、鲜水果）的饮食为主。

2. 对症选用以下利胆药物。

熊去氧胆酸[典][保甲]　适用于胆汁淤积性肝病伴肝内胆汁淤积，成人利胆按体重 8～10mg/(kg · d)，分 2～3 次在进餐时服用；或 1 次 50mg，150mg/d，早、中、晚进餐时分次给予。疗程最短为 6 个月，6 个月后超声波检查胆囊及胆囊造影无改善者可停药。口服避孕药可增加胆汁饱和度，用本品治疗时应采取其他节育措施，以免影响疗效。

腺苷蛋氨酸（思美泰）[保乙]　治疗肝内胆汁淤积，成人常用量：①初始治疗，1 日 500～1000mg，肌内注射或静脉缓慢注射，共 2 周；②维持治疗，口服，500～1000mg/d，酌情可增至 1000～2000mg/d，片剂为肠溶性，最好整片吞服，不得嚼碎。

胆石症

胆石症是指胆道系统（包括胆囊和胆管）的任何部位发生的结石病。结石的种类和成分不完全相同，临床表现取决于结石是否引起胆道感染、胆道梗阻、梗阻的部位和程度。生活方式和饮食习惯、遗传因素、年龄增长等因素是造成发病差异的原因之一。

【临床表现与诊断要点】

1. 肥胖（体内羟甲基戊二酸单酰辅酶 A 的活性增加），高脂蛋白血症，服用黄体酮、口服避孕药、降血脂药（如氯贝丁酯）、雌激素，或患者有回肠疾病、慢性淤胆、原发性胆汁性肝硬化、先天性 12α-羟化酶缺陷者发生胆石症较多见。可引起胆绞痛、急性胆囊炎、慢性胆囊炎、胆总管胆石症和胆管炎、肝内胆管结石。

2. 临床典型症状　①上腹或右上腹部剧烈疼痛，持续性，有阵发性加剧，常向右肩或背部放射，伴恶心或呕吐；②伴有感染时体温多在 38～39℃，如胆总管有结石梗阻，可伴寒战、体温更高；③少数人有黄疸，胆总管结石多伴有黄疸；④右上腹部有压痛、反跳痛，严重时有肌紧张。有时可摸到肿大的胆囊。医生站在患者右侧，用左手拇指置于胆囊处，余指放于肋骨上，嘱患者做深吸气使肝脏下移，则疼痛加剧，患者呼吸有突然屏息现象；⑤可有类似发作史或多年“胃痛”或“消化不良”病史。

3. 影像学检查有助于明确诊断。由于胆石症的临床症状和体征并非高度特异，故有赖于临床表现和影像学检查。

B超检查：诊断胆石的特异性和敏感性均很高。除结石表现外，还可见胆囊壁增厚（>2mm），黏膜内气体及胆囊周围积液，后两者提示胆囊的急性炎症和感染。尚可见胆道淤滞，常见于肝外胆道梗阻。肝内、外胆道扩张提示远端梗阻。1次B超检查未能发现结石，并不能排除胆石的存在，1个月后可再复查。

超声内镜诊断胆总管结石病的特异性和敏感性均较高，对无扩张性的胆总管内的小结石诊断尤有价值。

其他有条件时，尚可选用胆囊放射核素显像、CT检查、胆管造影、磁共振胆管成像等。

4. 鉴别诊断　应除外上消化道、结肠、肾脏和胰腺的疾病。

【防治措施与用药】

1. 健康饮食，均衡营养。避免肥甘厚腻和辛辣刺激性强的食物，适当增加蔬菜、瓜果、豆类、菌藻类和茶等碱性食物，保持荤素搭配、粗细兼食、酸碱平衡。多吃蔬菜、粗粮、红薯等富含膳食纤维的食物，可使肠道生态菌群保持正常，利胆（消炎）、大便通畅，使机体代谢平衡，对预防高血压、血脂紊乱和胆汁淤积等有积极意义。

2. 外科治疗　①开腹手术；②腹腔镜胆囊切除术；③胆管镜取石。

3. 药物溶石　①口服胆酸溶石效果与选择适应证密切相关。适用于主要由胆固醇组成的结石，漂浮小结石的溶石成功率达90%；较大的但直径在0.85～1.5cm以下的结石，其成功率为60%～70%（包括部分溶解）。常选用熊去氧胆酸[典][保甲]，长期服用可增加胆汁酸的分泌，使本品在胆汁中含量增加，并显著降低人胆汁中胆固醇及胆固醇酯的克分子数和胆固醇的饱和指数，从而有利于结石中胆固醇逐渐溶解；其溶石速率虽低于鹅去氧胆酸，但溶石效果却优于后者。两药合用，胆汁中胆固醇含量饱和度的降低程度均大于使用单个药，也大于两药的相加作用。有资料证明，成人利胆1次口服熊去氧胆酸50mg/d，150mg/d，早、中、晚进餐时分次服用，疗程最短为6个月。主要用于不宜手术的胆固醇型胆结石，对直径小于5mm，X线能透过，非钙化型的浮动胆固醇型结石有较高的治愈率，可达70%；直径在5～10mm者治愈率在

50%左右。溶胆结石剂量为450～600mg/d，分2次服用。若与鹅去氧胆酸合用剂量可减少1/3～1/2，或遵医嘱。注意可致腹泻（2%），偶致便秘、过敏反应、瘙痒、头痛、头晕、胃痛、胰腺炎、心动过缓等。②接触性结石溶解剂常用甲基叔丁醚，经皮行肝穿刺，将导管插至结石所在部位，注入甲基叔丁醚，数小时之内结石将会溶解，成功率约90%。但应注意流入十二指肠的副反应（溶血性贫血、腐蚀性、炎症、嗜睡等）。

4. 体外震波碎石，或激光碎石，需专门设备、专科医生施行。

急性胆囊炎

急性胆囊炎是由于胆囊管梗阻、化学性刺激、细菌感染所致的急性炎症性病变。早期呈胆囊肿大，囊壁充血、水肿、增厚，黏膜上皮变性、坏死、脱落、中性粒细胞浸润，可有出血和小溃疡，浆膜面可见少量纤维素性渗出，可在第1周末出现斑片状囊壁坏疽、小脓肿、胶原纤维增生，均在第3周后逐渐缓解，急性炎症开始消散。重症可并发胆囊积脓、穿孔和气肿性胆囊炎。男女比例约1∶(1.5～2)；多见于中年肥胖者。

【临床表现与诊断要点】

1. 上腹或右上腹部疼痛　早期腹痛可发生于中上腹部、右上腹部，以后转移至右肋缘下的胆囊区，常于饱餐或高脂饮食后，或夜间突然发作呈持续性、膨胀性或胆石嵌顿性疼痛、绞痛；可向右肩或右肩胛下区放射。老年人对疼痛的敏感性下降，可无剧痛甚至无痛。可伴恶心、呕吐和食欲缺乏。

2. 体温在38～39℃或更高。约10%的患者因胆总管开口水肿、结石，可产生轻度黄疸。

3. 体征　①患者呈急性痛苦病容，呼吸表浅而不规律。严重呕吐者可有失水和虚脱的征象。少数患者有轻度的巩膜和皮肤黄染。②腹部检查可见右上腹部稍膨胀，腹式呼吸减弱，右肋下胆囊区可有局限性腹肌紧张、压痛或反跳痛，胆囊触痛征阳性等。有胆囊积脓或胆囊周围脓肿者，可在右上腹部扪及包块。当腹部压痛及腹肌紧张扩展至腹部其他区域或全腹时，应警惕胆囊穿孔、急性弥漫性腹膜炎或急性坏死性胰腺炎等发生。

4. 实验室检查　①白细胞计数为（10～15）×10^9/L；②血清胆红

素>170μmol/L（10mg/dl）；③细菌学检查和血清内毒素测定有助于诊疗。必要时在超声引导下行经皮胆囊穿刺术引流胆汁或脓液，并做胆汁细菌培养，以利诊疗。

5. 影像学检查　①B超检查简便易行，特异性和敏感性均很高。②其他如腹部X线平片、胆道造影、CT和磁共振（MRI）检查、放射性核素扫描也可酌情选用，对诊断和治疗有帮助。

6. 鉴别诊断　急性病毒性肝炎、酒精性肝炎、胰腺炎、右下肺炎、肾盂肾炎、右心衰竭、消化性溃疡并发急性穿孔等。

【防治措施与用药】

1. 一般治疗　①卧床休息、禁食，伴有严重呕吐者可安置胃肠减压管，使胆汁分泌减少，有利于胆汁的引流，并应静脉补充水、电解质和营养等。②解痉、镇痛可使用阿托品、硝酸甘油、哌替啶（杜冷丁）、美沙酮（美散痛）等，以解除肝胰壶腹括约肌的痉挛而止痛。禁用吗啡。③针灸止痛治疗：阳陵泉、曲池，中刺激；呕吐者加内关。④也可口服50％硫酸镁溶液10ml，3次/d，颠茄片8～16mg（1～2片），3次/d。

2. 抗感染用药　抗菌药物的使用是为了预防菌血症和治疗化脓性并发症，应选择在血和胆汁中浓度较高的药物。据临床经验，常选用氨苄西林或阿莫西林，林可霉素或克林霉素，氨基糖苷类庆大霉素、阿米卡星、依替米星或奈替米星，第三代头孢菌素头孢噻肟（加β-内酰胺酶抑制药复合制剂）、头孢曲松、头孢他啶等，以及喹诺酮类（18岁以下未成年人，孕妇、哺乳期妇女应避免使用）。8岁以上患者尚可对症选用美他环素、米诺环素或多西环素等新型四环素类。因常伴有厌氧菌感染，故宜加甲硝唑或替硝唑。根据细菌培养和药物敏感试验结果，应及时调整或更换抗菌药物。以下抗菌药物可用于胆道感染，供临床参考。

美洛西林[典][保乙]　用于胆道感染，成人150～200mg/(kg·d)，分3～4次，或每次2～3g，每6h 1次；重症感染200～300mg/(kg·d)，或每次3g，每4h 1次。必要时，可与β-内酰胺酶抑制药联用。或遵医嘱静脉给药。

阿洛西林[典][保乙]　抗菌性质与哌拉西林或美洛西林相似，可替代应用。

头孢米诺[典][保乙]　对链球菌（肠球菌除外）、大肠埃希菌、克雷伯杆菌、变形杆菌、流感嗜血杆菌、拟杆菌等有抗菌作用，特别对厌氧菌有较强作用。抗革兰阴性菌的作用较其他同类药物为强。用于胆道感染，成人每次1g，2次/d；儿童1次20mg/kg，3～4次/d，或遵医嘱静脉给药。

多西环素（强力霉素）[典][保甲] 用于胆道感染，成人首次口服0.2g，以后每次0.1g，1～2次/d；8岁以上儿童首剂4mg/kg，以后每次2～4mg/kg，1～2次/d。连服3～7d或遵医嘱。

林可霉素[典][保甲] 可用于胆道感染。①口服：成人1次0.25～0.5g，3～4次/d；小儿30～50mg/(kg·d)，分3～4次服用。②肌内注射：成人1次0.6g，2～3次/d；小儿10～20mg/(kg·d)，分2～3次给药。③静脉滴注：成人1次0.6g，溶于100～200ml输液内，滴注1～2h，每8～12h 1次；小儿按10～20mg/(kg·d)，分2～3次给药。

功劳去火片（胶囊） 清热解毒，用于急性胆囊炎，成人口服3片或5粒，3次/d。

3. 有手术指征的应手术治疗。

4. 条件许可者行腹腔镜下胆囊切除术。

【预后】

急性胆囊炎死亡率为5%～10%，多为高龄合并化脓性感染和其他严重疾病。急性胆囊炎并发局限性穿孔，急救和及时手术可取得良效；若并发游离性穿孔，则预后较差，死亡率高达30%左右。

慢性胆囊炎

慢性胆囊炎是由结石、慢性感染、化学刺激或急性胆囊炎反复迁延发作的慢性炎症性病变。许多慢性胆囊炎患者可持续多年无症状，称为无痛性胆囊炎。

【临床表现与诊断要点】

1. 在右上腹或中上腹部反复发作性疼痛，多在晚上或饱餐后出现持续性疼痛。当胆囊管或胆总管发生胆石嵌顿时，则可产生胆绞痛。疼痛一般经过1～6h可自行缓解；可伴有反射性恶心、呕吐，或右上腹饱胀不适或胃部灼热、嗳气、反酸、厌油腻食、食欲缺乏等胃肠道症状，经久不愈；往往在进食油腻、高脂饮食后加重。

2. 当慢性胆囊炎伴急性发作或胆囊内浓缩的黏液（或结石）进入胆囊管或胆总管引起梗阻，可产生急性胆囊炎或胆绞痛的典型症状（参见“急性胆囊炎”）。

3. 十二指肠引流液检查可见胆固醇结晶、胆红素钙沉淀、细小结石、被胆汁染黄的脓细胞、寄生虫卵（或滋养体）；胆汁细菌培养可发现致病菌。

4. 影像学检查　B超、腹部X线平片、胆囊或胆道造影、放射性核素扫描等有助于诊疗。对脂肪饮食不能耐受，腹胀及反复发作的餐后上腹胀痛不适者，经超声检查显示胆囊结石，囊壁增厚，胆囊萎缩者可诊断为慢性胆囊炎。但应与消化性溃疡、慢性肝炎、胃炎、胰腺炎，食管裂孔疝、非溃疡性消化不良等鉴别。

【防治措施与用药】

1. 内科治疗　①低脂饮食。②口服33%（50%）硫酸镁10ml，2～3次/d。③中成药可对症选用龙胆泻肝丸（颗粒、口服液）、利胆排石颗粒（片）、复方胆通片、胆宁片、清肝利胆胶囊（口服液）、消炎利胆片等，遵医嘱。④腹痛明显者可选用抗胆碱药（如阿托品、莨菪或颠茄制剂等）解除平滑肌痉挛。⑤结石无钙化且小于1cm，胆囊管畅通，胆囊功能正常者，可口服熊去氧胆酸，8～10mg/(kg·d)，分2～3次在进餐时服用；或1次口服50mg，3次/d。与鹅去氧胆酸联用，有协同作用，剂量酌减。

2. 有手术指征者，可行外科切除手术或行腹腔镜下胆囊切除术（或取石）。

3. 胆舒片，疏肝理气、利胆。用于慢性结石性胆囊炎、慢性胆囊炎及胆结石肝胆郁结、湿热胃滞证。成人口服1～2片，3次/d。

急性胰腺炎

急性胰腺炎（AP）是胰腺的急性炎症过程。其发病机制尚未完全阐明。在我国，一半以上的急性胰腺炎患者的诱因为胆石症，胰管梗阻、十二指肠反流、手术等也是诱因之一；酒精中毒、甲状旁腺功能亢进症、饱餐等代谢性因素，腮腺炎病毒、柯萨奇病毒B感染，低血容量性休克症、结节性多动脉炎、壶腹部癌、部分转移性癌、高脂蛋白血症，以及糖皮质激素和口服避孕药等都可能是重要的致病因素。从病理上可分为急性水肿型和出血坏死型两种。重症胰腺炎伴局部坏死者死亡率为20%～30%，伴弥漫性坏死者死亡率可达50%～80%，急性重症胰腺炎伴多器官功能衰竭（MOF），病死率几乎达100%。

【临床表现与诊断要点】

1. 主要症状　①腹痛：95%的患者有腹痛，且多在饱餐和酗酒后

12～36h突然发作。腹痛性质为持续性刀割样，以上腹部为多，次为右或左上腹，有一半腹痛可向左背部放射，呈“一”字样分布，蜷曲体位和前倾体位可使疼痛缓解。腹痛可持续48h，偶可超过1周。②多为中度发热，少数为高热，可持续3～5d；若高热不退或升高，持续2～3周以上者应警惕胰腺脓肿可能。③多数患者有恶心、呕吐。④可有黄疸。

2. 主要体征　①轻症有腹部轻压痛，重症可出现肌紧张、压痛、反跳痛等腹膜刺激三联征，可局限于左上腹，也可累及整个腹腔。②10%～20%患者在其上腹部可扪及块状物。③多数患者在24～96h呈假阳性梗阻。④约3%重症患者在两肋部或脐部皮下出现青紫。⑤可有气急、胸腹水等。

3. 并发症　①局部并发症有急性液体积聚、胰腺坏死、急性假囊肿、胰腺脓肿。②全身并发症见于重症急性胰腺炎患者，可发生低血压及休克、消化道出血、细菌及真菌感染、慢性胰腺炎和糖尿病、代谢异常、血液学异常、肾功能不全或衰竭、呼吸功能不全或衰竭、多器官功能衰竭（MOF）。

4. 实验室检查　①血、尿淀粉酶在发病6h后>500U/L，12h后尿淀粉酶>1000U/L；胰腺型淀粉同工酶参考值，血清<35U/L，尿液<325U/L；胰蛋白酶原-2以50μg/L作为判别值，它对急性胰腺炎的诊断敏感率达94%，特异性达95%。②血脂肪酶在AP诊断时，其敏感性和特异性均可达到100%。③血钙值的明显下降提示胰腺有广泛的脂肪坏死，血钙<1.75mmol/L（7mg/dl），提示患者预后不良；血钙<1.9mmol/L（7.5mg/dl）可作为重症患者即将发生多器官功能衰竭（MOR）的预测指标。④其他：C反应蛋白、弹力酶、胰蛋白酶原激活肽、白介素-6、人胰腺特异性蛋白等测定，有助于明确诊断，但临床应用尚不普遍。

5. 辅助检查　心电图可判断炎症的程度，X线胸腹平片对有无胸腔积液、肠梗阻有诊断意义，腹部CT有助于判断胰腺水肿或坏死及其程度，B超可判断有无胆道结石、胰腺水肿及坏死，磁共振除有CT的诊断作用外，还可判断有无胆胰管梗阻。

【防治措施与用药】

1. 轻型胰腺炎以内科治疗为主。

（1）抑制胰腺分泌　①禁食及胃肠减压可减少胰腺分泌，直至腹痛消失、发热消退、白细胞及血淀粉酶基本恢复正常才拔去胃管，再观察1～2d后可逐步恢复进清淡易消化的饮食。②对症选用以下药物。

山莨菪碱（654-2）[典][保甲] 成人肌内注射1次20～40mg；或1次20mg，间隔20～30min后再用20mg；急性绞痛发作时给予1次20mg，1日数次。或静脉注射1次20～40mg；或1次20mg，间隔20～30min后再用20mg。急性绞痛发作时给予1次20mg，1日数次。或静脉滴注，用5%葡萄糖注射液或0.9%氯化钠注射液（或生理糖盐水）稀释后静脉滴注1次20～40mg；或1次20mg，间隔20～30min再用20mg；急性绞痛发作1次给予20mg，1日数次。国外有1000mg/d的报道。

H_2受体拮抗药 如西咪替丁[保甲]、雷尼替丁[保甲]、法莫替丁[保乙]等抑制胃酸以保护胃黏膜，减少胰腺分泌。可任选一种遵医嘱用。

质子泵抑制药 如奥美拉唑[保乙]、兰索拉唑[保乙]、泮托拉唑[保乙]、雷贝拉唑[保乙]、埃索美拉唑[保乙]等抑制胃酸分泌，保护胃黏膜，减少胰腺分泌，可任选一种遵医嘱用。

奥曲肽[保乙] 用于急性胰腺炎，100μg以5%葡萄糖注射液稀释后缓慢静脉注射，以后持续静脉滴注25～50μg/h。胰腺手术时从术前1h开始用。

生长抑素[保乙] 静脉给药，每小时给予3～5μg/kg。或抑肽酶2万～12万U/d，遵医嘱用于大出血。

加贝酯[保乙] 非肽类蛋白酶抑制药，常用其甲磺酸盐。系从大豆中提取的小分子膜酶拮抗药，对胰蛋白酶、血管舒缓素、磷脂酶A_2等均有极强的抑制作用；对肝胰壶腹部Oddi括约肌有松弛作用。用于急性轻型（水肿型）胰腺炎，先以注射用水5ml溶解冻干粉，再加入250～500ml 5%葡萄糖注射液或林格液中，成人每次100mg，开始3日用量300mg/d，病情缓解后改为100mg/d，疗程7～10d。滴速控制在1mg/(kg·h)，不可过快。

乌司他丁[保乙] 系从人尿中提取的糖蛋白，为一种蛋白酶抑制药，可抑制胰蛋白酶等各种胰酶，稳定溶酶体膜，抑制溶酶体酶的释放，抑制心肌抑制因子产生和炎性介质的释放。治疗急性胰腺炎（轻型），一般用100000U加入输液500ml中静脉缓慢滴注，1～2h滴完，1～3次/d。

（2）绞痛患者除用山莨菪碱外，还可酌情选用哌替啶（杜冷丁）、0.1%普鲁卡因静脉滴注。

（3）胆管（源）性急性胰腺炎可选用氨基糖苷类、喹诺酮类、头孢菌素类及抗厌氧菌药物，用法用量可参考后述重症急性胰腺炎抗感染治疗。

2. 重症急性胰腺炎（SAP）内科治疗

（1）抗感染治疗　可选用第三、四代头孢菌素或甲砜霉素，以下药物的用法用量供参考。

氨基糖苷类　可选用异帕米星、奈替米星和依替米星[保乙]，它们与青霉素[保甲]、羧苄西林、哌拉西林、头孢噻肟[保甲]等联用，对大肠埃希菌、克雷伯菌属、肠杆菌属、柠檬酸菌属、普罗菲登菌属、铜绿假单胞菌及不动杆菌属等均有一定协同作用，其抗菌作用较强，对耳、肾毒性却比阿米卡星（丁胺卡那霉素）[保甲]低。疗程至少14d。以硫酸依替米星注射液[保乙]为例，成人剂量200～300mg/d，分1～2次静脉滴注。

第三代头孢菌素　可选用头孢曲松[保乙]、头孢他啶[保乙]和头孢噻肟[保甲]；第四代头孢菌素可选用头孢吡肟[保乙]；甲砜霉素类即碳青霉烯类抗生素，临床常选用亚胺培南/西司他丁钠[保乙]（通常2～3g/d，每6～8h给药1次；1日最大剂量不得超过50mg/kg或4g），疗程14d。或遵医嘱。重症尚可选用美罗培南[保乙]、帕尼培南、倍他米隆[保乙]、亚胺培南酮他汀钠[保乙]。

喹诺酮类　一般可与氨基糖苷类或第三代头孢菌素联用。可选用环丙沙星[保甲]或左氧氟沙星[保乙]。疗程14d，或遵医嘱。一般采用静脉滴注：环丙沙星400～1200mg，分2～3次；或左氧氟沙星200～300mg，2次/d。18岁以下未成年人及孕妇、哺乳期妇女应避免使用。

此外，若并发厌氧菌感染，必须联用甲硝唑[保甲]或替硝唑[保乙]；并发深部霉菌病，则暂停上述抗菌药物，给予氟康唑[保乙]＋氟胞嘧啶[保乙]或两性霉素B[保乙]＋氟胞嘧啶[保乙]等。

（2）生长抑素[保乙]＋生长激素联合疗法　生长抑素可抑制多种激素分泌，包括抑制促胰液素，减少胰腺分泌，静脉给药，3～5μg/(kg·h)。生长激素的作用是促蛋白合成，调节免疫和可能的抗感染效果，一般皮下注射4～8U，2次/d，但应注意高血糖等副作用。

（3）抗休克，纠正水、电解质及酸碱平衡紊乱。及时补足循环血量，可输注胶体溶液如全血、血浆、人血白蛋白和晶体溶液（平衡液、代血浆），用量需根据患者的血压、心率、神志、尿量等指标用药。酸中毒时可输注5%碳酸氢钠或11.2%乳酸钠注射液。在发生重症并发症时，慎用甲泼尼龙40～80mg/d，静脉滴注，1～2次/d。

（4）中药治疗　①清胰利胆颗粒（汤、合剂）：疏肝利胆，行气活血，适用于急性胰腺炎肝胆郁热、气滞血瘀所致的胁痛、胃痛，症见胁肋疼痛、脘腹胀满、口苦呕恶、大便不畅者。②胰胆炎合剂：清肝胆湿热，用于急性胰腺炎症见两胁胀满、胀痛、烦躁易怒、口干口苦、大便干结者；也可用于慢性胰腺炎。③单用生大黄，对胰蛋白酶、胰脂肪酶、胰淀粉酶具有明显抑制作用，从而可抑制胰腺酶的自身消化，且减少胰腺的分泌；尚具有防止和改善休克，促进和改善胰腺血循环作用。一般用 25～30g/d，以 100～200ml 开水浸 15～30min（煮沸 15～20min），取滤液分 3 次服。

3. 手术清除加引流腹腔内有毒液体，或腹腔镜下进行腹腔灌洗。

4. 手术适应证　①胆道梗阻，且病程小于 3d；②急性病情稳定，且水、电解质及酸碱平衡基本正常；③胰腺脓肿、假囊肿或癌；④疑似穿孔、肠坏死等。

5. 预防

① 避免暴饮暴食，避免高脂饮食，严禁酗酒，戒烟。

② 治疗胆石症等胆系疾病。控制糖尿病。

③ 预防和治疗各种感染症，保持胆道、胰管通畅。

慢性胰腺炎

慢性胰腺炎是由不同因素（胆管疾病、慢性酒精中毒、自身免疫疾病、遗传因素、高钙血症、高脂血症、上腹部手术或低脂低蛋白及缺铜缺硒饮食等）造成胰腺组织和功能的持续性损害，最终导致胰腺内、外分泌功能永久性丧失。胰腺因水肿、脂肪坏死和出血而肿大，但基本病理倾向是纤维化，胰管扩张，胰腺管内偶见结石形成，或腺主管及其分支有不同程度的狭窄和扩张，管腔内稠厚黏液和组织碎屑，胰管可有鳞状上皮化生。

【临床表现与诊断要点】

1. 临床表现轻重不一。轻度可无症状或有轻度消化不良，而中度以上可有腹痛、腹胀、黄疸等胰腺炎急性发作症状；胰腺内、外分泌功能不足表现，有腹水、胸腔积液甚至并发感染、上消化道出血、胰腺假性囊肿形成、胰腺癌、胰性脑病等。

2. 实验室检查　①促胰液素试验敏感性 75%～90%，特异性 80%～90%；②尿 BT-PABA 试验、PLT 和粪便苏丹Ⅲ染色以及 ^{13}C-呼气试验均有一定诊断意义；③血清缩胆囊素（CCK）测定，正常人为 30～

300pg/ml，慢性胰腺炎患者可高达8000pg/ml；④血浆胰多肽及胰岛素浓度测定，均有一定诊断价值。

3. 有条件行X线平片、超声或超声内镜、CT及磁共振（MRI和磁共振胰胆管造影MRCP）、ERCP检查等有助于诊断。

4. 2001年亚太地区慢性胰腺炎（CP）共识会上提出符合任何一项或一项以上者可诊断为慢性胰腺炎：①ERCP显示有胰管改变；②促胰液素试验阳性；③胰腺钙化；④提示CP的超声内镜（EUS）异常；⑤组织学检查显示CP特征。我国1987年诊断标准在桂林会上仅多1项"EUS的改变"。

5. 鉴别诊断　包括胰腺癌、消化性溃疡、原发性胰腺萎缩等。

【防治措施与用药】

1. 预防措施同急性胰腺炎。营养不良者给予足够的热量。低脂饮食、少吃多餐加上胰酶制剂；有指征和条件时，给予中链脂肪酸以改善消化功能障碍；补充维生素A、维生素D、维生素K及水溶性维生素如维生素B_{12}、叶酸等；要素饮食或全肠外营养。

2. 对症用药治疗，其参考用法用量如下。

（1）轻中度疼痛　①宜选用乙酰氨基酚[典][保甲]：又名醋氨酚，成人口服0.3～0.6g，每4h 1次。②氨酚待因片[保乙]：Ⅰ号片剂每片含乙酰氨基酚500mg和可待因8mg；2号片剂每片含乙酰氨基酚300mg和可待因15mg；尚有口服液、栓剂2种剂型。一般每次服1片（或口服液10ml，或栓剂1粒），或遵医嘱用。

（2）H_2受体拮抗药　H_2受体拮抗药可降低胰液的分泌量，降低胰管内压而缓解疼痛，且增加胰酶片疗效。如雷尼替丁[典][保甲]　一般1次服用150～300mg，1次/d，或注射给药，并在疼痛时应用。应遵医嘱。

（3）胰酶的替代疗法　慢性胰腺炎患者外分泌不足可使缩胆囊素（CCK）对胰腺的刺激加重，使疼痛加剧；胰酶制剂可抑制胆囊收缩素分泌，使疼痛得到缓解。可于饭前服胰酶肠溶片1～2片（0.3～0.6g），3次/d。同类药物尚有得酶通、达吉，为进口药品，为胰淀粉酶、胰蛋白酶和胰脂肪酶的混合物，价格昂贵。与等量碳酸氢钠同服，可增加缓解胰腺疾病引起消化障碍的疗效。

（4）生长抑素衍生物奥曲肽[保乙]　每次餐前注射100～200μg，皮下注射，症状减轻后改为中、晚餐前或仅在中餐前注射1次；症状控制后改为胰酶肠溶片治疗。

3. 经前述对症和内科药物治疗 4 周左右仍无效果，则需检查有无外科手术，或内镜、腹腔镜治疗指征。手术指征：①内科治疗腹痛无效；②有胰腺假囊肿或囊肿形成；③可能合并胰癌；④有胸膜瘘且经内科治疗无效；⑤胆总管受肿大胰腺压迫出现黄疸；⑥脾静脉血栓形成和门静脉高压引起出血。

4. 介入治疗　包括支架扩张胰管、取结石、解除梗阻等。

急性腹膜炎

急性腹膜炎是由感染、化学性物质如胃液、肠液、胰液、胆汁或外科（伤）因素引起的腹膜急性炎症病变，其中细菌性腹膜炎最常见。一般病原菌由腹外病灶经血行或淋巴播散而感染腹膜，多见于免疫功能低下的肝硬化、肾病综合征及婴幼儿患者。无菌性腹膜炎常见于胃及十二指肠急性穿孔、急性胰腺炎等引起的胃液、肠液、胰液等漏入腹腔刺激腹膜而引起。但如病变持续不愈，则 2～3d 后亦多继发细菌感染。

【临床表现与诊断要点】

1. 急性腹膜炎主要症状有急性腹痛，多数突然发生，持续存在，迅速扩散扩展；腹部有触痛和腹肌紧张，伴有恶心、呕吐、腹胀、发热、低血压、脉速、气急、白细胞增多等中毒现象。因本病大多为腹腔内某一疾病的并发症，故起病前常有原发病症状，如高热、低血压、休克等。

2. 体征　多数有痛苦表情。咳嗽、呼吸、转动身体均可使腹痛加剧。患者被迫采取仰卧位，两下肢屈曲，呼吸表浅频数。腹部检查可发现典型的腹膜炎三联征：腹部压痛—腹直肌痉挛—反跳痛。在局限性腹膜炎，三者局限于腹部的一处，而在弥漫性腹膜炎，则遍及全腹，可见到腹式呼吸变浅，腹壁反射消失，肠鸣音减少或消失，压痛和反跳痛始终存在，可呈“板样强直”，俗称“门板腹”，尤其是在消化性溃疡急性穿孔时特别显著。

3. 实验室检查　①白细胞计数及中性粒细胞比例皆呈显著升高；②尿液有蛋白与管型，尿醋酮阳性；③血液呈酸中毒与电解质紊乱；④腹腔脓液渗出物细菌培养可获病原菌；⑤X 线检查可发现膈下气体。

【防治措施与用药】

基本原则是控制与清除已存在的感染，防止蔓延和扩散，纠正水、电解质和酸碱失衡。

1. 有外科手术指征且患者情况许可，应尽早施行手术治疗，如利器、子弹穿通伤，腹内脏器急性穿孔、破裂、急性肠梗阻等，外科手术治疗为首选，包括切除阑尾、胆囊等病灶，缝合胃肠道穿孔，或做胃大部切除术，结肠癌切除等。并同时冲洗、引流腹腔内脓性渗出物。有条件时，可将臭氧加入生理盐水中冲洗腹腔，可减少脓肿形成而降低死亡率；将脂肪乳剂导入腹腔，也可能有抗粘连的作用。

2. 内科治疗（包括手术前准备）

（1）卧床休息　宜前倾30°～45°的半卧位，以利炎性渗出物流向盆腔便于引流。若休克严重则取平卧位。

（2）禁食、胃肠减压　纠正体液、电解质及酸碱平衡紊乱，使每日尿量在1500ml左右。有条件最好给予静脉内高营养治疗，以葡萄糖、脂肪乳剂提供足够的能量，以氨基酸溶液提供氮源以纠正负氮平衡，增加机体免疫力，提高生命质量。

3. 抗菌治疗是本病最重要的措施。病原菌约75%为需氧与厌氧菌混合感染，常见需氧菌为大肠埃希菌、链球菌、变形埃希菌、克雷伯菌属及肠杆菌属等。厌氧菌多为脆弱类杆菌。临床选用抗菌药物在药敏试验出结果前参考如下。

阿米卡星（丁胺卡那霉素）[典][保甲]**＋甲硝唑**[典][保甲]　曾被认为是治疗急性腹膜炎的“金标准”，为降低肾毒性和耳毒性，故用氨曲南代替阿米卡星；若与克林霉素联用，更适用于老年高危患者，疗程约2周，或遵医嘱。

青霉素类＋β-内酰酶抑制药　或第三代头孢菌素＋甲硝唑（替硝唑或奥硝唑）联合治疗约2周，或遵医嘱。

4. 剧痛或烦躁不安者，可酌情用哌替啶（杜冷丁）、苯巴比妥药物。如有休克应积极抗休克治疗等。

第六节　消化系统其他疾病与用药

消化道出血

消化道出血是临床常见的症状，分上消化道出血和下消化道出血。上消化道出血是指屈氏韧带以上的食管、胃、十二指肠和胰胆等病变引起的出血；胃空肠吻合术后的空肠上段病变所致出血亦属此范围。屈氏韧带以下的肠道出血称为下消化道出血。根据失血量与速度将本病分为慢性隐性出血、慢性显性出血和急性出血。急性大量出血死亡率约占10％，60岁以上患者死亡率高于中青年人，达30％～40％。

【临床表现与诊断要点】

1. 常见典型症状　①呕血、黑粪、便血是消化道出血特征性临床表现。小量出血则表现为粪便潜血试验阳性，黑粪或柏油样便提示上消化道出血（但应排除食用血类菜肴后出现的黑粪）；若十二指肠部位病变出血速度过快时，在肠内时间短，粪便颜色呈暗红色；左半结肠及直肠出血，粪便颜色为鲜红色，在空回肠及右半结肠病变引起的小量渗血时，也可呈黑粪。②失血性周围循环衰竭。③贫血。④氮质血症。⑤发热，多数患者在24h内常出现低热，持续数日至7d。

2. 出血严重程度的估计和周围循环状态的判断　①每日出血量5～10ml时，粪潜血试验呈阳性反应，每日出血量50～100ml以上可呈黑粪。②胃内积血量250～300ml时，可引起呕血。1次出血量400ml以内时多无全身症状；当出血量超过500ml，失血速度快时，可出现头昏、乏力、心动过速和血压过低等表现。严重性出血指3h内需输血1500ml才能纠正其休克。持续性出血指在24h内两次胃镜所见均为活动性出血。

3. 消化性溃疡患者80％～90％都有慢性、周期性、节律性上腹疼痛和不适史，并在饮食不当、精神疲劳、使用某些药物如非甾体抗炎药（NSAID）等诱因下并发出血，出血后疼痛减轻，急诊或早期胃镜检查可发现溃疡出血灶。门脉高压伴食管-胃底静脉曲张破裂出血可表现为大量呕血。45岁以上慢性持续性粪便潜血试验阳性应警惕胃癌的可能性。50岁以上原因不明的肠梗阻及便血应疑似结肠肿瘤。60岁以上有冠心病、心房纤颤病史的腹痛及便血者，缺血性肠病可能性大。此外，还应鉴别动脉瘤破裂、胆石症和胆道蛔虫症等。

4. 内镜检查是消化道出血定位、定性诊断的首选方法，其诊断正确率达80％～94％，可解决90％以上消化道出血的病因诊断。

5. X线钡剂检查仅适用于出血已停止和病情稳定的患者。放射性核素显像，可发现0.05～0.12ml/min活动性出血的部位，常用静脉注射^{99m}TC标记的自体红细胞后做腹部扫描，对Merkel憩室合并出现有较大诊断价值。选择性血管造影对急性、慢性或复发性消化道出血的诊断和治疗有意义。对疑似小肠活动性出血者，可予吞线试验，即将一根长约2米埋于胶囊内且末端有一金属小球的白色棉线让患者吞服，棉线的末端固定在面颊，12～24h后将X线透视核定棉线头端位置后，拉出棉线进行潜血试验，测定门齿至潜血试验阳性开始处之间的距离，可大致推算出出血部位，适用于上段空肠以上部位的出血。各种检查均不能明确原因时可考虑剖腹探查。

【防治措施与用药】

1. 一般治疗　卧床休息，严密监测患者生命体征，如心率、血压、呼吸、尿量及神志变化，并进行重症监护。对症处理如保持患者呼吸道通畅，避免呕血引起窒息，必要时吸氧；大出血患者宜禁食，少量出血者可适当进流质；或冰生理盐水洗胃止血，及时吸出胃内容物，预防吸入性肺炎，灌注铝镁合剂或凝血酶止血；鼻饲营养液等。

2. 补充血容量　以输入新鲜全血为好。在配血同时可先用右旋糖酐或其他血浆代用品500～1000ml静脉滴注，同时适量滴注5%葡萄糖氯化钠注射液及10%葡萄糖注射液。有酸中毒时可用乳酸钠、碳酸氢钠注射液静脉滴注。

3. 上消化道大出血的止血处理　①冰生理盐水使胃降温止血，如去甲肾上腺素8mg加入生理盐水（10～14℃）或冰生理盐水150ml分次口服，可使出血的小动脉收缩而止血（但不宜用于老年人）。②应用抑制胃酸分泌和黏膜保护药（参见消化性溃疡和急慢性胃炎用药）。③内镜直视下止血。④食管静脉曲张破裂出血非外科治疗，如气囊压迫、给予垂体后叶素（0.2～0.4U/min）、内镜下硬化剂注射和套扎术、介入治疗等。

4. 下消化道大量出血的处理　基本措施是输血、输液、纠正血容量不足引起的休克。再针对出血定位及病因治疗。如有条件内镜下止血治疗，包括局部喷洒5%孟氏液、去甲肾上腺素、凝血酶复合物或电凝、激光治疗等。

5. 有手术指征者由外科治疗。

6. 药物治疗参考

垂体后叶素[保甲]　初始静脉注射或滴注0.2～0.4U/min，止血后每12h减0.1U/min；可降低门脉压8.5%，止血成功率（上消化道出血）

50%～70%，但出血复发率高。可与硝酸甘油联合应用。

奥曲肽[保乙]　8肽主要用于门脉高压引起的食管-胃底静脉曲张破裂出血；应激性和消化性溃疡出血、重症胰腺出血等，1次0.1～0.2mg，每8h 1次，疗程3～5d或酌定，严重者静脉给药。

生长抑素[保乙]　14肽用于急性严重上消化道出血、急性胰腺炎等，静脉给药，首先缓慢静脉注射250μg（3～5min内）为负荷剂量，继以250μg/h的速度静脉滴注。12～24h以内止血后应继续用药48～72h，以防止再出血，通常的治疗总时间不超过120h。

血管扩张药　不主张大量出血时用，与血管收缩药合用，或止血后预防再出血时应用较好。常用硝苯地平（心痛定）[保甲]与硝酸盐类（如硝酸甘油）[保甲]等，有降门脉高压的作用。

凝血酶[保甲]　用于消化道出血，10～100U/ml的溶液（粉剂加入灭菌的牛奶中）口服或局部灌注止血，效果良好。严禁注射。本品必须直接与创面接触，才能起止血作用。如出现过敏症状，应立即停药。10℃以下贮存（配制），现用现配。

急性出血性坏死性肠炎

本病是以小肠的广泛出血、坏死为特征的肠道急性蜂窝织炎，病变主要累及空肠和回肠，还可侵犯十二指肠和结肠，为临床较常见的急性暴发性疾病。

【临床表现与诊断要点】

1. 起病急，发病前多有不洁饮食或暴饮暴食史。受冷、劳累、肠道蛔虫感染及营养不良为诱因。

2. 主要症状为腹痛（首发症状，多在脐周）、便血、发热、呕吐和腹胀。严重者可有休克、肠麻痹等中毒症状和肠穿孔等并发症。一般发热38～39℃，少数可达41～42℃，多于4～7d消退。

3. 临床分型　①胃肠炎型，见于早期，有腹痛、水样便、低热，可伴恶心呕吐。②中毒性休克型，出现高热寒战、神志淡漠、嗜睡、谵语、休克等，多在1～5d内出现。③腹膜炎型，有明显腹痛、恶心呕吐、腹胀和急性腹膜炎征象，受累肠壁坏死或穿孔，腹腔内有血性渗出液。④肠梗阻型，有腹胀、腹痛、呕吐频繁、排便排气停止，肠鸣音消失，出现鼓胀。⑤肠出血型，以排血水或暗红色血便为主，量可多达1～2L，明显贫血和脱水。

4. 实验室和特殊检查　血常规、粪便检查，X线检查，结肠镜检查、腹腔镜检查等有助于明确诊断。

5. 本病需与中毒性痢疾、过敏性紫癜、急性克罗恩病、绞窄性肠梗阻、肠套叠、阿米巴肠病以及肠息肉病等鉴别。

【防治措施与用药】

1. 及时、正确地加强内科支持治疗，纠正水、电解质失常，解除中毒症状，积极防治中毒性休克和其他并发症，约3/4的患者经过内科治疗可获得痊愈。①一般治疗，如休息、禁食，腹痛、便血和发热期应卧床休息和禁食。症状缓解后可先进流质饮食，再逐渐过渡到半流质及正常饮食。腹胀和呕吐严重者可做胃肠减压，腹痛可给予解痉药。②酌情对症静脉补液、补钾（钠），纠正电解质失衡和酸中毒，或全胃肠外营养（TPN）。③抗休克。④对症处理。⑤肠道微生态活菌制剂，如双歧杆菌活菌制剂内服。

2. 用药参考

（1）严重腹痛者可予哌替啶（杜冷丁）[保甲、乙]；高热、烦躁者可给予吸氧、解热药、镇静药或予以物理解热降温。腹胀者注意补钾。如有腹水形成可放腹水后用地塞米松5mg加头孢拉定2.0g，替硝唑0.4g腹腔内灌注。严重出血可用生长抑素及其类似物持续静滴。

（2）抗感染　轻症可选用甲硝唑[保甲]0.4g或替硝唑[保乙]0.5g，3次/d，口服；重症联用环丙沙星[保甲]（或氧氟沙星[保乙]、司帕沙星[保乙]、加替沙星[保乙]等），或头孢呋辛[保乙]、头孢曲松[保乙]、头孢他啶[保乙]静脉滴注，连用7～10d。

（3）必要时可慎用肾上腺皮质激素、抗毒血清、胰蛋白酶。有寄生虫感染者在症状缓解后驱虫治疗。吸附肠道内毒素可用液状石蜡20ml/d，或蒙脱石散（思密达）[保乙]口服或胃管内注入。

3. 有外科手术指征者，及时手术治疗。

肠梗阻

肠梗阻是由于各种原因导致肠内容物不能顺利向远端运行而产生的一组临床症候群，如腹胀、恶心、呕吐、便闭。在急腹症中，肠梗阻的发病率仅次于胆道疾病和阑尾炎，居第3位，死亡率5%～10%。临床分为机械性肠梗阻（如息肉、蛔虫、胆结石、肿瘤、结核及克罗恩病等）、动力性肠梗阻（又分为麻痹性和痉挛性肠梗阻）、血运性肠梗阻

（动脉栓子、动脉粥样硬化）。

【临床表现与诊断要点】

1. 共同临床表现如腹痛、呕吐、腹胀和肛门停止排便排气。初期可无全身明显变化，晚期可出现脱水症、低血容量性休克、皮肤湿冷、神志淡漠和全身中毒症状，此时心率常超过100次/min，如肠管坏死时体温升高。腹部有不同程度的膨胀，常见到肠型和此起彼伏的肠蠕动波，肠鸣音亢进。肠腔内有大量气体和液体时，常出现振水声或移动性浊音。蛔虫型肠梗阻可扪到索条状或团块状包块，肠套叠时可扪到腊肠样包块。肠梗阻并发肠坏死、穿孔时，则出现腹膜炎症。血运性肠梗阻发展到肠壁缺血坏死时，才可有腹膜刺激症状。

2. 直肠指诊　可确定有无肿瘤，指套如有鲜血应考虑到肠黏膜病变、肠套叠、血栓等病变。

3. 实验室检查　①血中白细胞增高并伴有核左移时，表示有肠狭窄存在。狭窄性或血运性肠梗阻可出现酸碱平衡失调，电解质紊乱。②血清无机磷、肌酸激酶同工酶的测定对诊断绞窄性肠梗阻有重要意义。肠壁缺血、坏死时血中无机磷和肌酸激酶升高。

4. 必要时进行影像学检查，如腹部X线检查、B超检查、CT或螺旋CT扫描可有助于诊断，其中超声的优点是较X线更早发现肠梗阻。

【防治措施与用药】

1. 患者应禁食，并持续胃肠减压，同时给予静脉补液，注意保持水、电解质平衡，维持血清钾水平在4mmol/L以上。

2. 尽快明确病因和正确治疗，如给予液状石蜡100～200ml经胃管注入，经结肠镜减压、盲肠造口术及手术切除肿物解除梗阻等。

结肠息肉

结肠息肉是隆起于大肠黏膜的病变的统称。包括肿瘤性和非肿瘤性两种。原则上用直肠指诊、X线检查、肠镜检查可进行临床诊断。发现结肠息肉应及时治疗。可根据息肉的大小、形态，尽可能进行内镜下治疗，如采用电凝切除或灼除、激光治疗、氩气刀治疗等。大的广基息肉也可内镜下分次切除或外科手术切除。

缺血性结肠炎

本病是指在肠系膜血管本身病变的基础上，因血液供应减少或停止引起肠壁缺血，并发细菌感染，从而发生一系列症状和病理改变的结肠炎症。

【临床表现与诊断要点】

1. 多数发生于中老年人群，60岁以上者约占90%。好发于脾曲、降结肠、乙状结肠。常见的缺血原因包括肠系膜下动脉、动脉栓子脱落、动脉粥样硬化的斑块破坏（裂），各种血管炎、肠扭转及休克等。患者多有心血管疾病、糖尿病、肾功能不全、类风湿关节炎及便秘等病史。

2. 典型表现为突发性的痉挛性下腹痛，常伴有里急后重感，一般在24h内排黏液便或鲜红色血便，可伴腹胀、恶心、呕吐、发热等症状，饱餐可诱发或加重本病。左侧腹部有压痛或（和）腹膜刺激征。肛门指诊检查指套有血迹，并与口服避孕药、吸毒有关。多数突然发病，轻度腹痛或绞痛、便意紧迫，或鲜血性腹泻，可有腹部压痛及反跳痛。

3. 早期发现及时治疗，多数病变于2周内被吸收，黏膜恢复良好而正常，为可逆性病变。少数反复发作久治不愈的患者，最终多有肠狭窄、梗阻，成为慢性迁延型。

4. 结肠镜检查，应在48h内完成检查，是早期诊断本病的主要手段。

5. 钡灌肠，可发现急性期因水肿、充血而形成的典型“指压痕”症，但此期应慎用钡灌肠检查，以免肠穿孔；晚期重症患者结肠呈管状狭窄。

6. 血管造影，适用于临床表现不能区别缺血性结肠炎或急性肠系膜缺血，肠镜下仅见右半结肠病变者。

【防治措施与用药】

1. 患者应禁食、静脉补液（营养）、保持大便通畅。积极治疗基础疾病，去除诱因。

2. 用药参考

（1）疑有感染者，应用广谱抗生素如氨基糖苷类（阿米卡星[保甲]、依替米星[保乙]等）联用抗厌氧菌药物（如甲硝唑[保甲]、替硝唑[保乙]或奥硝唑）；肝肾功能不全或妊娠妇女、儿童患者为防止耳肾损害，可将氨基糖苷类改换为第三代头孢菌素（如头孢他啶[保乙]、头孢曲松[保乙]或与β-内酰胺酶抑制药配成的复方制剂），或氨曲南、亚胺培南（泰能）[保乙]等。用法与用量应根据病情而定。

（2）改善肠系膜血循环的药物　可对症选用胰高血糖素、罂粟碱、复方丹参注射液等。

3. 对内科治疗无效、狭窄型合并肠梗阻或恶性病变、坏疽型者应予手术治疗。

麦胶性肠病

吸收不良综合征是指各种原因引起的消化、吸收功能减退，造成营养物质不能正常吸收，直接从粪便中排出，引起营养物质缺乏的综合征。临床以麦胶性肠病、热带口炎性腹泻、Whipple 病为主要表现。各种消化系统疾病、胆盐缺乏、肠黏膜酶缺乏引起的消化不良，吸收面积不足或黏膜表面病变引起的吸收不良应按相关疾病治疗，不在本节论述。

麦胶性肠病又称乳糜泻。通常表现为多种营养物质的吸收不良、小肠绒毛萎缩；在饮食中去除谷蛋白（麦角蛋白）后临床症状可改善。

【临床表现与诊断要点】

1. 本病在北美、北欧、澳大利亚发病率较高。男女比例 1∶(1.3～2)，任何年龄均可发病，但以儿童和青年较多，老年人近来呈上升趋势。

2. 临床症状　①80%～97%患者有腹泻。典型者呈脂肪泻，粪便色淡、量多、油脂状或泡沫样，常漂浮于水面，恶臭；每日大便多至十余次；多呈经常性或间歇性。多数排便前有腹胀痛，或恶心、呕吐。②体重减轻、倦怠无力。③维生素缺乏及电解质紊乱。④水肿、发热及夜尿。

3. 实验检查　①血液检查、粪测定和脂肪吸收试验、蛋白质吸收试验和碳水化合物吸收试验等，以及小肠吸收功能试验等；②胃肠 X 线检查、内镜检查等有助于诊断。

4. 对长期腹泻、体重减轻的患者，结合上述检查并经试验治疗可说明与麦胶有关时，才能最后确定诊断。

【防治措施与用药】

1. 避免食用含麦胶饮食（如各种麦类），将面粉中的面筋去掉，剩余的淀粉可食用。原则上以高蛋白、高热量、低脂肪、无刺激、易消化吸收的饮食为佳。

2. 补充维生素 A、B 族维生素、维生素 C、维生素 D、维生素 K 和叶酸；纠正电解质平衡失调，必要时输注人血白蛋白或输血。

3. 危重患者慎用泼尼松龙（静脉滴注或口服），有时可能改善小肠吸收功能，缓解临床症状，但停药后常复发，且可致水钠潴留、加重骨质疏松和低血钾。

热带口炎性腹泻

热带口炎性腹泻是好发于热带居民的慢性进行性吸收不良性疾病，病因未明，以小肠结构和功能异常为特征。

【临床表现与诊断要点】

1. 表现为乏力、腹泻、腹痛，大便每日2次至十余次，粪便量大，呈糊状，色淡恶臭，油腻泡沫状。近1/3患者有脂肪泻。低蛋白血症，口服蛋白耐量试验显示吸收延缓。约一半患者有葡萄糖耐量不正常，近90%的患者木糖吸收试验尿排出量减少。维生素A和维生素B_{12}吸收试验亦不正常。

2. 根据发病地区、临床表现、小肠吸收功能减损以及小肠活组织病理表现可明确诊断。

【防治措施与用药】

1. 营养丰富、易消化吸收的饮食。适当补液，纠正电解质平衡失调。补充维生素B_{12}、叶酸，治疗时间需维持1年。

2. 对症用药，供参考。

① 腹泻次数过多者给予止泻药，如药用炭、盐酸洛哌丁胺、复方地芬诺酯、蒙脱石散（思密达、必奇）、次碳酸铋等。

复方地芬诺酯片[保甲]　每片含盐酸苯乙哌啶2.5mg，硫酸阿托品0.025mg；溶液剂每5ml的含量与片剂的1片相同。成人口服2.5～5mg（1～2片，或5～10ml），2～4次/d。腹泻得控制时酌情减量或停药。小儿酌减。

盐酸洛哌丁胺[典][保乙]　口服：成人急性腹泻初次量2～4mg，以后一次腹泻后2mg，总量不超过16mg/d。慢性腹泻初次量2～4mg，以后在2～12mg/d酌情调节。小儿用量酌减。

双八面体蒙脱石[典][保乙]　成人常用量1次冲服1袋（3g），3次/d。小儿用量酌减。

② 伴有感染可用抗菌药物治疗。根据细菌培养和药敏试验及时调整抗菌药物。

四环素[典][保甲]　成人口服250～500mg，4次/d，共1个月。随后改为2次/d，共5～6个月。同类药物多西环素、米诺环素效果更好。但禁用于8岁以下儿童。

琥磺噻唑　口服1g，4次/d，连用1个月；后改为口服1g，2次/d，共5个月。

经过治疗后贫血及舌炎迅速康复，食欲好转，体重增加，肠黏膜病变改善，黏膜酶活力增加。有些患者治疗时间需延长。

Whipple病

Whipple病又称肠源性脂肪代谢障碍症。

【临床表现与诊断要点】

1. 小肠黏膜和肠系膜淋巴结内含有糖蛋白的巨噬细胞浸润，导致腹痛、腹泻、体重减轻等消化吸收不良综合征，病变可累及全身各脏器。

2. 在关节炎出现前，有的患者已有腹泻，逐渐出现脂肪泻，有典型小肠吸收不良症状。但最常见的症状是长期的多发性反复发作性关节炎或关节痛。然而个别患者可无腹泻，仅有腹痛与低热。其他表现可有全身淋巴结肿大、脾大等，少数患者可累及中枢神经系统，出现神经定位体征和神经精神症状。

3. 长期有关节痛伴腹泻，或同时有全身淋巴结肿大，应考虑本病的可能。木糖醇试验有吸收功能减弱，小肠黏膜活检有PAS阳性物质，电镜证实有Whipple杆菌可明确诊断。

4. 应排除艾滋病（AIDS）、巨球蛋白血症以及全身性网状内皮细胞真菌病。

【防治措施与用药】

1. 普鲁卡因青霉素[保乙]120万U及链霉素[保甲]1.0g，肌注1次/d，共10～14d；后改为四环素[保甲]0.5g，4次/d，口服维持数月。或改为苄星青霉素[保乙]120万U，深部肌内注射，14d 1次；硫酸阿米卡星[保甲]0.2g注射1次/d，共10～14d。以后改为盐酸多西环素（强力霉素）[保甲]0.1g，口服2次/d。

2. 口服维持治疗同样有效的抗菌药物还可选用盐酸美他环素（盐酸甲烯土霉素）300mg，2次/d；或盐酸米诺环素[保乙]首次0.2g，以后改为每次0.1g，每12h口服1次；或阿莫西林（羟氨苄青霉素）[保乙]首次0.5～1g，以后0.5g，3次/d；或复方磺胺甲噁唑（SMZ）[保甲]0.48g，2次/d。尚可选用氯霉素[保甲]、氨苄西林[保甲]等。

3. 四环素、美他环素、米诺环素避免用于8岁以下儿童；孕妇和新生儿避免应用氯霉素。对磺胺类过敏者应禁用SMZ。

4. 治疗时间过短易复发，治疗开始后患者症状改善，体重增加，但症状完全消失需数月至数年。组织学恢复更慢。用药期间应注意血象变化和对肝、肾等重要器官的影响或损害，及时调整或更换药品是必要的。

胃神经官能症

本病是一种内脏的神经官能症，以胃的运动和分泌功能失常为主要表现。

【临床表现与诊断要点】

1. 多见于青壮年，病程长，病情轻重不一，可持续或间断反复发作。以反复发作的连续性嗳气为主要表现，患者企图以嗳气减轻胃部症状。可反复发作后以呕吐为主要表现（亦称神经性呕吐），多无恶心，不费力地一口一口吐出，吐出量可多可少，但不影响食欲和进食。

2. 患者伴有神经衰弱症状如失眠、头痛、注意力不集中、记忆力差，易激动、情绪不稳定等。

3. 体格检查和胃镜检查无异常发现；相关性血液、尿和粪便检查无异常发现。

4. 排除胃、十二指肠炎，胃、十二指肠溃疡和胃癌等。

【防治措施与用药】

1. 饮食同“胃、十二指肠溃疡”。使患者解除顾虑，建立战胜疾病的信心，并安排好生活、学习、工作和娱乐（体育）活动。

2. 用药参考　①镇静药：以往常用苯巴比妥[保甲]、甲丙氨酯、异丙嗪[保甲]等；目前选用艾司唑仑[保甲] 1mg，3 次/d，或晚上睡前口服 1～2mg（1～2 片），一般用药 3～5d。②有腹痛或呕吐者可选用解痉药，如颠茄片、莨菪片、阿托品或甲氧氯普胺等，一般 1 次服 1～2 片，3 次/d。③呕吐较重者，可加用 0.5%～1%普鲁卡因 10ml 口服，3 次/d，或氯丙嗪 12.5～25mg，3 次/d。④慎用胃肠动力药，如多潘立酮、莫沙必利等。

癔球症

本病为主观上有某种说不清楚的东西或团块，在咽底部环状软骨水平处引起胀满、受压或阻塞等不适感，此部位的运动功能异常，也被称为环咽部运动障碍，祖国医学称为“梅核气”。普通人群中约半数可间歇性地有此感觉，但以绝经期女性较多。发病时多有精神因素，性格上有强迫观念。

【临床表现与诊断要点】

临床主要表现为特殊形式的咽下困难，经常做吞咽动作以求解除症状，有咽部异物感等。经食管镜和直接喉镜检查不能发现咽食管部有任何器质性病变或异物。X线活动摄影术和食管测压未见异常，或环咽部高压、低压或松弛；环咽部运动障碍、神经肌肉疾病和局部损害等。排除其他器质性疾病。

【防治措施与用药】

1. 病因治疗　有明确的神经肌肉疾病引起症状的患者，可试用钙通道阻滞药，如硝苯地平[保甲]，成人口服片剂10mg（1片），3次/d；或缓释片[保乙]10～20mg（1～2片），2次/d；或控释片[保乙]30mg（1片），1次/d。

2. 慎用镇静药　艾司唑仑[保甲]口服1mg（1片），3次/d；或晚上睡前服1～2mg。

3. 对环咽部高压或松弛不全的患者，可应用探条扩张术，甚至用环咽部肌切开术治疗。

弥漫性食管痉挛

本病是以高压型食管蠕动异常为动力学特点的原发性食管运动障碍疾病，由食管中下段同期强烈的非推进性持续收缩引起的弥漫性狭窄。

【临床表现与诊断要点】

1. 典型症状为无痛性缓慢或突然发生的咽下困难和（或）胸骨后疼痛。50岁以上者占多数，男女无差异。半数以上患者呈焦虑、抑郁或躯体化症状等心理疾病。进食时有其他事情干扰或饮食过冷或过热均易诱发症状；也可无诱因自然发作。症状多短暂，持续数分钟到10min，喝水或嗳气常可缓解。胸痛可放射至背、肩胛区或上臂，偶有心动过缓和血管迷走性晕厥，有时难与心绞痛区别。

2. X线吞钡检查可见食管下2/3段蠕动减弱，有明显不协调的非推进性收缩，食管腔呈串珠样、螺旋性狭窄。食管测压在吞咽后食管上、中下段出现同期收缩、重复收缩和高振幅非推进性收缩波，食管下括约肌压力多正常，可以弛缓。

3. 用重症肌无力（骨骼肌松弛药对抗剂）依酚氯铵（腾喜龙）诱发

试验有助于诊断。对抗肌松药，每次肌内注射 10mg。诊断重症肌无力，先静脉注射 2mg，如无反应，再注射 8mg。该诱发试验有唾液增加、支气管痉挛、心动徐缓、心律失常等反应；支气管哮喘及心脏病患者慎用。

【防治措施与用药】

1. 解除患者精神负担。慎用低剂量抗抑郁药，如阿米替林，成人口服 25mg，2～3 次/d。或多塞平，口服 25mg，2～3 次/d。或遵医嘱。

2. 慎用钙通道阻滞药，如硝苯地平，口服 10mg，3 次/d；或地尔硫䓬（硫氮䓬酮），30mg，口服 3～4 次/d，若为缓释胶囊或片剂，口服 1～2 次/d。

3. 内镜下用气体或流体静力扩张器对食管强力扩张，可使食管蠕动恢复正常；食管肌层切开术可供内科及扩张治疗失败者选用，适用于极少数患者。

功能性呕吐

【临床表现与诊断要点】

1. 主诉反复呕吐，但未查出导致呕吐的病理或明显的心理因素。

2. 在过去 12 个月内，至少 12 周时间（不必连续）出现：①频繁呕吐，一周至少 3d；②无进食障碍、反刍或主要的精神病；③非自我的或药物性诱导；④未发现其他胃肠道、中枢神经异常和代谢性疾病等导致呕吐的证据。

【防治措施与用药】

1. 重视营养支持，心理支持，行为治疗。

2. 试用药物　①抗恶心药物，如硫酸阿托品、颠茄、氢溴酸山莨菪碱（654-2）、丁溴酸东莨菪碱等。轻度患者可服颠茄合剂 10ml，3 次/d。或口服甲氧氯普胺（胃复安），成人5～10mg，3 次/d。5～14 岁儿童剂量宜减半。②慎用抗抑郁药，如阿米替林，成人口服 25mg，2～3 次/d；或多塞平，成人口服 25mg，2～3 次/d。或遵医嘱。

神经性嗳气

【临床表现与诊断要点】

1. 患者有反复发作的连续性嗳气，企图通过嗳气来解除患者本人认为是胃肠充气所造成的腹部不适和饱胀。然而，嗳气是由于不自觉地反复吞入大量空气才发生的，与进食无关。此症有癔症色彩，多在别人面前发作。

2. 在过去12个月内，至少有12周时间（不必连续）出现：①客观上观察到吞气；②令人烦恼的反复嗳气；③排除其他疾病。

【防治措施与用药】

1. 通过解释症状，演示正确动作，饮食调整，包括避免嚼硬物、口香糖和饮产气饮料，鼓励细嚼慢咽、小口吞咽等，克服不良饮食习惯。

2. 一般不主张药物治疗。症状严重时，可试用苯二氮䓬类药物。如地西泮（安定），成人口服2.5～5mg，3次/d；或艾司唑仑（舒乐安定），成人口服1～2mg，3次/d；或晚上睡前服1～2mg。或遵医嘱。

神经性厌食

神经性厌食（AN）是一种以厌食、严重的体重减轻和闭经为主要表现而无器质性基础的病症。病因不清。可能是精神因素、生理因素、家庭及社会文化等综合作用的结果。胃排空延迟及运动障碍是长期饥饿的结果，还是食欲缺乏的原因，尚未阐明。

【临床表现与诊断要点】

1. 青年女性常因害怕发胖而破坏体形，常节制饮食、拒食，甚至贪食后又偷偷呕吐掉，在情绪上孤立，回避亲属；虽然体重减轻仍认为肥胖，避免饮食，强迫过度体育活动；甚至服“减肥药”抑制食欲，服利尿药、泻药减体重；典型者体重减轻达恶病质程度。

2. 患者多有胃电生理和神经激素异常，如胃电节律障碍、胃窦收缩受损，固体食物排空明显迟缓。体重、症状与胃排空之间无明显关系。

3. 具有上述典型临床表现，食欲消失、恶病质与充沛精力共存、胃排空延迟并排除其他疾病后，可明确诊断本病。

【防治措施与用药】

1. 消除精神障碍十分重要　健康心理咨询和疏导，树立正确的人生审美观，热爱生活，热爱工作，积极参加各种公益活动，豁达开朗，有利于身体恢复健康。

2. 慎用抗抑郁药　对症参考选用：阿米替林[保甲]，成人口服25mg，

2～3次/d。或多塞平[保甲]，成人口服25mg，2～3次/d。或遵医嘱。

3. 慎用胃肠动力药　如多潘立酮[保乙]、莫沙必利[保乙]等。通常成人服枸橼酸莫沙必利5mg，3次/d，饭前服，连续服用不宜超过14d。或遵医嘱。

4. 中成药　①参苓白术散[保甲]，补脾胃，益肺气。用于脾胃虚弱、食少便溏、气短咳嗽、肢体乏力；厌食患者脾胃气虚、升降失司所致厌食、拒食、纳呆腹胀、面色萎黄、乏力、自汗、精神稍差、肌肉不实或形体羸瘦、大便溏或完谷不化、舌淡苔腻、脉无力；小儿厌食症、消化不良、小儿缺锌症等。成人1次6～9g，2～3次/d。小儿酌减或遵医嘱。②参苓健脾胃颗粒[典]，补脾益胃，利中止泻。用于脾胃虚弱、气阴不足所致的饮食不消或泄泻、不欲饮食、形瘦色萎、神疲乏力。成人开水冲服，1次10g（相当于原生药10g），2次/d。

（结）肠易激综合征

（结）肠易激综合征（IBS）是由情绪紧张和应激引起的各种肠功能紊乱。患者年龄多在20～50岁，老年后初次发病者少见，但常伴有胃肠功能的其他表现，男女比例约1∶(2～5)；有家族聚集倾向。以往称本综合征为结肠痉挛、结肠激惹综合征、黏液结肠炎、过敏性结肠炎、结肠功能紊乱等，现已不用。

【临床表现与诊断要点】

1. 患者无器质性疾病，可出现腹痛或便秘，或腹泻，或腹泻便秘交替出现等症状。本病与精神紧张、情绪波动、恐惧焦虑、失眠、劳累以及生活无规律等因素密切相关，饮食不当包括冷食、高脂饮食、刺激性食物，易产气食物（豆类、牛奶），受凉、月经期、吸烟等因素均可诱发。

2. 诊断标准必须具备腹痛、排便后缓解，或伴有大便性状和次数改变，或排便行为异常。表现为在过去的12个月内，至少有12周时间（不必连续）出现腹部不适或痛症，且这些症状具有以下特征中的两种：①症状可因排便而缓解；②症状的发生与排便次数改变有关；③症状的发生与大便性状改变有关。支持本病的症状为：①每周排便＜3次；②每日排便＞3次；③硬或干结的大便；④稀溏或水样便；⑤排便有紧迫感；⑥便急（急着如厕）；⑦排便不尽感；⑧排黏液便（仍有大便实质）；⑨腹部饱胀感；或排便过程异常。

3. 此外，多次大便常规、潜血试验及培养均阴性。可行 X 线钡剂灌肠造影及内镜检查除外结肠器质性病变。

【防治措施与用药】

1. 应引导患者正确认识该综合征属肠道生理功能紊乱，消除顾虑，日常生活中避免诱发因素，如忌辛辣，戒烟酒，避免食用生冷物，及时缓解精神过度紧张等。腹胀症状明显者可用消胀片或复方阿嗪米特片（胶囊）。

2. 对有抑郁或焦虑的患者，可适当应用抗抑郁药、抗焦虑药。

① 抗抑郁药可对症选用盐酸阿米替林[保甲]、盐酸丙米嗪[保甲]、盐酸氯米帕明[保甲]、盐酸多塞平[保甲]、盐酸马普替林[保乙]、盐酸氟西汀[保乙]、盐酸帕罗西汀[保乙]、盐酸舍曲林[保乙]、马来酸氟伏沙明、西酞普兰[保乙]、盐酸文拉法辛[保乙]、米氮平、盐酸曲唑酮[保乙]、吗氯贝胺、噻奈普汀钠[保乙]等，其中以盐酸多塞平（多虑平）[保甲]较常用，且价廉。

② 抗焦虑药可对症选用劳拉西泮[保乙]、盐酸丁螺环酮[保乙]、枸橼酸坦度螺酮等。

3. 胃肠钙通道阻滞药（如硝苯地平）及肠道生态药物联合治疗，有一定疗效。硝苯地平宜用小剂量 5～10mg，口服 2～3 次/d；肠道微生态药物多选用双歧杆菌活菌制剂[保乙]（包括四联活菌制剂），成人 1 次口服 2～3 粒（片），2～3 次/d，或遵医嘱。

克罗恩病

克罗恩病是一种原因不明的肠道慢性炎症性疾病，又称局限性回肠炎、局限性肠炎、节段性肠炎、肉芽肿性肠炎。炎症性肠病（IBD）是慢性非特异性溃疡性结肠炎与克罗恩病的统称。本病在整个胃肠道的任何部位均可发生，但好发于末端回肠和右半结肠、回盲部和肛周。可呈反复发作性、非特异性的全肠壁炎。任何年龄均可发病，在 20～30 岁和60～70 岁是两个高峰发病年龄段。不易根治。可能病因包括病毒感染、衣原体感染、体液免疫及细胞免疫异常以及家族遗传因素等。

【临床表现与诊断要点】

1. 典型症状为反复发作的右下腹或脐周疼痛，可伴有呕吐、腹泻、便秘或肠梗阻；且有发热、营养障碍等肠外表现。偶见阿弗他口炎。有时腹痛可出现相应部位的炎性肿块，可伴有肠瘘、腹腔或肛周脓肿等并发症。可伴有或不伴有多系统症状，如发热、多关节炎、虹膜睫状体炎、皮肤病变、硬化性胆管炎、淀粉样变、发育阻滞等。较少癌变。有典型临床表现并具备以下1～2项者可明确诊断。

2. X线表现主要为肠道的非特异性炎症、有裂隙状溃疡、鹅卵石征、假息肉样改变或多发性狭窄，病变呈多发性、节段性分布等。

3. 内镜下见到跳跃式分布的匍行性溃疡，周围黏膜正常或增生呈鹅卵石样，或病变活检有非干酪样坏死性肉芽肿，或大量淋巴细胞聚集。

4. 病理诊断标准　①肠壁和肠系膜淋巴结无干酪样坏死；②显微镜下特点：节段性全壁炎、裂隙状溃疡、黏膜下层高增宽（水肿、淋巴管及血管扩张等所致）、淋巴细胞聚集、结节性肉芽肿。

5. CT检查可显示肠壁增厚的肠袢、盆腔或腹腔的脓肿等。

【防治措施与用药】

1. 原则上是控制发作，维持缓解，防治并发症，掌握手术治疗时机。治疗应强调个体化处理原则。

2. 用药参考

（1）氨基水杨酸类

柳氮磺吡啶[保甲]　口服后在肠道内被细菌分解为5-氨基水杨酸和磺胺吡啶，前者能抑制前列腺素合成，后者具有磺胺类作用（副作用）。成人初剂量每次1～1.5g，3～4次/d，维持量每次0.5g，4次/d。2岁以上儿童初剂量5～10mg/kg，6次/d，维持量7.5～10mg/kg，4次/d。对磺胺过敏者及2岁以下儿童禁用；肝肾功能不全者慎用；用药期间定期查血常规、尿常规、磺胺结晶和直肠镜检查。

美沙拉嗪（5-氨基水杨酸）[保乙]　用于克罗恩病，成人口服1g，4次/d；儿童及老年人用量应酌减剂量。副作用比柳氮磺吡啶相对少而轻。应避免同服华法林、维生素B_{12}、磺酰脲类降糖药、激素、阿司匹林等。

奥沙拉嗪（奥柳氮钠）　成人首日服1g，分3～4次服用。以后可提高剂量至3g/d；儿童剂量20～40mg/(kg·d)，均3～4次/d。

巴柳氮（5-ASA）　成人2～4g/d灌肠或栓剂0.5g/支，1～2次/d，直肠用药。注意事项同前述柳氮磺吡啶和美沙拉嗪。

（2）对中重度克罗恩病活动者宜采用激素治疗。常用剂量为泼尼松(强的松)[保甲]30～60mg/d，用药10～14d；维持剂量5～15mg/d，连用2～3个月。或静滴氢化可的松[保甲]0.2～0.4g/d，或甲泼尼龙48mg/d，或 ACTH 40～60U/d，14d 后改为口服泼尼松 5～15g/d，维持 2 个月左右病情缓解。必要时可用琥珀酸氢化可的松[保甲]100mg 和（或）0.5%普鲁卡因[保甲]，加生理盐水 100ml 缓慢直肠滴入（药物保留灌肠），每晚 1 次；也可与前述氨基水杨酸类或锡类散合并使用。用药过程中应防止肠穿孔、大出血、腹膜炎、脓肿形成等并发症。激素的应用应严格遵医嘱，控制病情后尽快逐步减量撤药。

布地奈德，即 16α-羟泼尼松，常用剂量 9mg/d，副作用明显低于泼尼松 40mg/d，且在肠道局部浓度高，但价格昂贵。

（3）慎用硫唑嘌呤　常用剂量 2～4mg/(kg·d)，平均起效时间为 3 个月，如用药半年未见效，可停药。

（4）抗厌氧菌感染　可选用甲硝唑[保甲]（奥硝唑、替硝唑[保乙]）、克林霉素[保乙]和克拉霉素[保乙]。

（5）肠道微生态活菌制剂　如乳酸菌素、地衣芽孢杆菌活菌制剂、双歧杆菌活菌制剂[保乙]、双歧三联活菌[保乙]或四联活菌制剂、酪酸菌等活菌制剂均可选用，临床效果较好。

（6）生物治疗　包括肿瘤坏死因子（TNF-α）、诱导自身抗体（抗核抗体、抗双链 DNA 抗体）等的应用，应在专科有经验的医师严密观察下慎用。

3. 对症支持治疗　加强营养，纠正代谢紊乱，改善贫血和低蛋白血症。必要时可输全血、血浆、白蛋白、复方氨基酸，甚至要素饮食或静脉内全营养（TPN）。解痉、止痛、止泻和控制继发感染等也有助于症状缓解。应用阿托品等抗胆碱能药物，应警惕诱发中毒性巨结肠的可能。饮食应富含多种维生素、叶酸以及铁、钙等矿物质；锌、铜和硒等元素是体内酶类和蛋白质的组合成分，具有保护细胞膜的作用。忌辛辣、油腻、厚味和刺激性强的食物。

4. 有手术指征者应外科治疗。

失蛋白性胃肠病

失蛋白性胃肠病包括各种原因造成血浆蛋白由胃肠道大量丢失、导致低蛋白血症的一组疾病。其病因有多种，如巨大性肥厚性胃炎、过敏性胃病、嗜酸性胃肠炎、乳糜泻、胶原性结肠炎、克罗恩病、溃疡性结肠炎及淋巴瘤等。

【临床表现与诊断要点】

1. 主要症状为低蛋白血症（白蛋白和 IgG 降低）、水肿（下肢水肿最常见），伴原发病症状如腹部不适、食欲减退、恶心、呕吐、腹泻等。

2. 有蛋白质从胃肠道大量丢失的证据。根据病史、临床特点和必要的实验室检查或特殊检查综合分析判断。

3. 相关检查　包括粪便^{51}Cr清蛋白测定、α_1-抗胰蛋白酶清除率、胃肠道X线检查、内镜检查、空肠黏膜活检、淋巴管造影及诊断性腹腔穿刺检查等均有助于诊断。

【防治措施与用药】

1. 应积极治疗原发病，对症支持治疗。

2. 用药参考

人血白蛋白[典]　对低蛋白血症伴水肿或腹水有较好疗效。静脉滴注剂量由医师酌情考虑。成人慢性白蛋白缺乏症每日可静脉滴注5～10g，直至水肿消失，血浆（血清）白蛋白恢复（或接近）正常。

口服胃黏膜保护药，可酌情选用硫糖铝[保乙]、枸橼铋钾[保乙]、胶体果胶铋[保乙]、双八面体蒙脱石[保乙]（有腹泻者尤为适用），用法用量应根据病情而定。

胃肠动药，可选用多潘立酮（吗丁啉）[保乙]、甲氧氯普胺（呕吐明显患者）[保甲]、莫沙必利[保乙]等。许多中成药治疗胃肠功能紊乱有良好效果，如香砂六君丸[保甲]、香砂平胃丸（颗粒）[保乙]、和中理脾丸、开胃山楂丸、理中丸（党参理中丸）、丁蔻理中丸、木香顺气丸（颗粒）[保乙]、中满分消丸、人参健脾丸[保乙]、参苓白术散[保甲]、参苓健脾胃颗粒等。

第八章

内分泌-代谢系统疾病

第一节 糖尿病及并（伴）发症与用药

糖尿病

糖尿病是一类由遗传、环境、免疫或病毒感染等多因素引起的高血糖及其并发的慢性代谢性疾病，主要的病理改变包括：①因胰岛 B 细胞损伤或自身缺陷导致的胰岛素分泌不足；②外周组织对胰岛素的敏感性下降，即产生胰岛素抵抗。随着经济的发展，人们生活质量和水平普遍提高，生活方式明显改变，尤其是由原来处于贫困或低经济收入走向富裕的人群，糖尿病的患病率迅猛增长，这在发展中国家尤其明显（由贫困走向富裕，或由发展中国家移居欧美工作居住的人群更为突出）。

【临床表现与诊断要点】

1. 临床表现

作为一种慢性疾病，目前尚不能根治。对于糖尿病前期（糖耐量减低患者），在一般情况下，1/3 的人可发展成为糖尿病，1/3 的人通过锻炼和食物控制恢复健康，另 1/3 的人可保持现状。如果能及早发现病情，积极进行锻炼和饮食控制，发展为糖尿病的人数将大为减少。现将临床表现简述如下。

（1）糖尿病性多尿　正常成人每日尿量为 1000～1500ml，超过 2500ml（2.5kg）称为多尿。糖尿病患者尿量增多，排尿次数增加，每日尿量可达 2L（2kg），甚至多达 10L（10kg），极重者每日尿中可排出葡萄糖 500g 以上。

（2）糖尿病性多饮（烦渴） 糖尿病是一种进行性疾病，常有“三多一少”症状，即多尿、多饮、多食和体重减轻（少）。其中多尿者占 58%～78%，烦渴多饮占 58%～67%，疲乏消瘦者占 50%左右。正常人每日饮水 1200ml 左右，即可满足机体需要。而糖尿病患者每日饮水量往往是正常人的 2～6 倍，重症者饮水量可达 10L。

（3）糖尿病性多食 糖尿病患者多食有四个特点：①“多食症”是糖尿病“三多一少”的突出症状之一，每餐饭量可达 500～1000g，菜肴也比正常人明显增多，甚至一日进食量可超过 2.5kg 以上。有的患者有饥饿的恐惧感。②40 岁以上肥胖型患者占多数。③青少年型多食可较快出现，而被觉察为病态；正常成人食量往往不知不觉逐渐增加，常被看成是“食欲好”“健康”的表现。④多食的同时，常伴有烦渴、多饮、多尿、消瘦乏力等“三多一少”症状。

（4）糖尿病性消瘦 1 型糖尿病患者多为青少年，一般体形消瘦，久病者影响发育而身材矮小。2 型多为成年型糖尿病患者，发病前一般为肥胖型；发病后虽仍较肥胖，但与病前相比体重已有所减轻。

（5）其他 糖尿病患者尚表现有肥胖（“虚胖”）、出汗异常、血压异常。并发症可有：①急慢性感染；②酮症酸中毒；③高血压等心脑血管疾病、脑卒中等；④神经系统疾病（病变）；⑤眼病（眼底症状、视网膜病变、虹膜病变、白内障、新生血管性青光眼、视神经病变、外眼肌麻痹、屈光改变等）；⑥其他并发症，包括糖尿病、肾病、糖尿病足［旧称肢端坏死，在非创伤性切肢（趾）中，糖尿病患者占 50%以上］等。

2. 诊断要点

作为多代谢异常综合征的基本病变，除胰岛素抵抗和不同程度的糖调节异常外，糖尿病患者也常伴有血脂异常、高血压、高尿酸血症、肥胖等病症，共同加重血管病变的发生和发展。虽然常见其临床表现为“三多一少”，但仍有一部分人无任何表现。血糖诊断是糖尿病的公认唯一指标（参见表 8-1）。1999 年 WHO 制定的糖尿病诊断标准为：空腹血糖≥7.0mmol/L，负荷后 2h 血糖≥11.1mmol/L，排除应激状态后可确诊为糖尿病，共有四个主要类型：①1 型糖尿病；②2 型糖尿病；③特殊型糖尿病；④妊娠期糖尿病。

表 8-1 糖尿病和耐糖不良的诊断标准 mmol/L

诊　断	血标本	空腹	餐后 2h
糖尿病	毛细血管血	≥6.0	≥11.1
	静脉血浆	≥7.0	≥13.1
耐糖不良	毛细血管血	<6.0	7.8~11.1
	静脉血浆	<7.0	7.8~11.1
正常人	毛细血管血	<5.0	<7.8
	静脉血浆	<5.5	<7.8

3. 四种类型糖尿病的特点

(1) 1 型糖尿病　①起病较急；②以小儿及青少年多见；但任何年龄均可发病；③血浆胰岛素水平和 C 肽水平低，餐后或服糖刺激后胰岛素分泌仍呈低平曲线；④必须依赖胰岛素治疗，一旦骤停胰岛素则易发生酮症酸中毒，甚至威胁生命；⑤遗传为重要诱因；⑥胰岛 B 细胞自身抗体常呈阳性反应，并可检测到 1 种或多种上述自身抗体。

自身免疫性 1 型糖尿病患者的 B 细胞破坏的速度差异很大。在某些儿童和青少年中，常以酮症酸中毒为首发症状；有些表现为中度空腹高血糖，当发生感染或某些应激反应时，迅速发展为酮症酸中毒，也有少数 1 型糖尿病患者在许多年后仍能保存足够的 B 细胞，不发生酮症酸中毒，因而在很久一段病期内被认为是 2 型糖尿病；直至后期胰岛素分泌极少，体形消瘦，必须注射外源性胰岛素才能防治酮症酸中毒时，通过 GAD 抗体测定，才被确诊为 1 型糖尿病。

(2) 2 型糖尿病　①起病较慢；②多见于中老年，偶见于幼儿及青少年；③血浆胰岛素水平相对降低，且在餐后和糖刺激后呈延迟释放，有时肥胖患者空腹血浆胰岛素基值可偏高，糖刺激后胰岛素水平亦高于正常人，但比相同体重的正常人偏低；④可有遗传性，但第 6 对染色体上 HLA 抗体为阴性；⑤胰岛细胞自身抗体（ICA）常呈阴性；⑥胰岛素效应差；⑦口服降糖药在糖尿病的早期和中期有良效。

2 型糖尿病患者主要由于胰岛素抵抗合并有相对性胰岛素分泌不足所致；在病程的早期和中期并不依赖外源性胰岛素而生存，但有时或有些病例需用胰岛素以控制高血糖症。

(3) 特殊型糖尿病　较少见，包括：①B 细胞基因缺陷；②胰岛素作用的基因缺陷；③药物或化学品（鼠药 Vacor、烟草酸、糖皮质激素、干扰素α、重金属或类金属慢性中毒等）所致糖尿病；④外分泌胰腺病，如胰腺炎、外伤、感染、胰腺手术、肿瘤等均可为致病因素；⑤内分泌疾病（生长激素、皮质醇、胰高血糖素、肾上腺素、雌激素含避孕药均有一定对抗胰岛素或抑制胰岛素分泌的作用），当其过量或长期应用可引起糖尿病，当过量激素去除后，部分患者血糖水平可恢复至正常。

（4）妊娠糖尿病　妊娠期糖尿病指在妊娠期发现糖尿病者；而在妊娠前已有糖尿病的患者则为糖尿病伴妊娠。

【防治措施与用药】

糖尿病患者应选择正规医院进行诊治，切忌轻信社会上一些不正规的游医和打着各种旗号的伪劣药。普及糖尿病知识，选择健康的生活方式（如保持良好的心态等）、清淡少油饮食（包括新鲜绿色蔬菜，富含膳食纤维的卫生食品）。在2011年《美国临床营养学》期刊上，美国哈佛大学公共卫生学院学者论文称："每天只要吃两片培根肉、一根热狗肠或一份其他红肉的加工制品，就会大大增加人们患2型糖尿病的风险"；"每天吃50g加工红肉，患糖尿病的风险就会增加51%；如果每天吃100g未经加工的红肉，只会使这种风险增加19%"；"如果人们在饮食中用坚果、白肉、低脂乳制品或全麦蛋白质取代红肉，就会减少患糖尿病的风险"。提示熟肉吃得多易患糖尿病。增加适宜自己的运动量（多活动，如走路、爬楼梯、慢跑步，少坐车和电梯等）是治疗基础，而戒烟限酒、长期血糖及相关代谢异常指标的良好控制是减缓合并症的重要措施，故对糖尿病治疗要求高（达标条件见表8-2）。2011年10月16日，中华医学会糖尿病学分会发布《中国2型糖尿病防治指南（2010年版）》空腹血糖控制标准为3.9～7.2mmol/L，非空腹血糖≤10mmol/L。传统的控制糖尿病的五大措施：①健康教育；②体育运动；③合理膳食；④药物治疗；⑤自我血糖水平监测仍然很有效。

表8-2　2002年亚太地区2型糖尿病控制目标

控制指标	良好	尚可	差
血浆葡萄糖水平			
空腹/(mmol/L)	4.4～6.1	≤7.0	>7.0
非空腹/(mmol/L)	4.4～8.0	≤10.0	>10.0
糖化血红蛋白/%	<6.5	6.5～7.5	>7.5
血压/(mmHg/kPa)	<130/80(17.3/10.7)	<140/90(18.7/12.0)	>140/90(18.7/12.0)

续表

控制指标	良好	尚可	差
体重指数(BMI)			
男 /(kg/m^2)	＜25	＜27	≥27
女/(kg/m^2)	＜24	＜26	≥26
总胆固醇/(mmol/L)	＜4.5	≥4.5	≥6.0
甘油三酯/(mmol/L)	＜1.5	＜2.2	＞2.2
高密度脂蛋白胆固醇/(mmol/L)	＞1.1	1.1～0.9	＜0.9
低密度脂蛋白胆固醇/(mmol/L)	＜2.5	2.5～4.4	＞4.5

所谓糖尿病“一体化治疗”原则，即“以糖尿病专业医务人员为核心，依靠患者、医护人员和社会这三方面的紧密配合，在全面控制糖尿病所导致的血糖、血脂和血压紊乱的基础上，配合一些特异性治疗，防治并发症，降低糖尿病终点事件的发生率。”

1. 胰岛素疗法　由于胰岛素在各型糖尿病的重要作用，在迄今为止的药物疗法中，还没有任何一类或一种药品能取代胰岛素。

（1）胰岛素的主要适应证　①胰岛素依赖型糖尿病（1型糖尿病）；②非胰岛素依赖型糖尿病（2型糖尿病）有严重感染、外伤、大手术等严重情况者；③糖尿病酮症酸中毒，高血糖非酮症性高渗性昏迷者；④2型糖尿病患者血浆胰岛素水平确实较低，经合理饮食、体力活动和口服降糖药治疗控制血糖水平仍不理想者；⑤成年或老年糖尿病患者发病急，体重显著减轻伴明显消瘦者；⑥糖尿病合并妊娠者；⑦继发于严重胰腺疾病的糖尿病；⑧肝功能不良、肝明显大，并伴有高脂血症且不能服用降糖药物的糖尿病患者；⑨对营养不良、消瘦、顽固性妊娠呕吐、肝硬化初期可同时静脉滴注葡萄糖和小剂量胰岛素，以促进利用葡萄糖；⑩纠正细胞内缺钾，可并用氯化钾静脉滴注，促进钾吸收、防止心肌梗死、心肌缺血所致的心律失常；防治因手术、感染、妊娠等可能发生的应激反应；⑪胰岛素10U＋生理盐水10ml，湿敷经久不愈的伤口，1次/d，可促进愈合。

（2）胰岛素临床应用方法　①皮下注射：一般2～4次/d，即早、晚餐前，或早、中、晚餐前，或三餐前加睡前分次给药。用量根据病情、血糖、尿糖量由小剂量（每次4U）开始，逐步调整至糖尿病控制的目标血糖水平。②静脉注射：多用于糖尿病酮症酸中毒、高血糖高渗性昏迷的治疗，可静脉滴入4～6U/h，以后肌注4～6U/h，根据血糖变化调整。病情较重者，可先静脉注射10U，以后静脉滴注，当血糖下降到13.9mmol/L以下时，胰岛素剂量和注射频率随之减少。在应用胰岛素的同时，还应补液纠正电解质紊乱及酸中毒，并注意机体对热量（能量）的需要。不能进食的糖尿病患者，在输液时，加入胰岛素滴注。发生胰岛素抵抗的患者，每日分次注射胰岛素可达100万～300万U；所有使用胰岛素的患者，给药剂量均需个体化。

首次用胰岛素应从小剂量开始，要注意患者对胰岛素的敏感程度，有无局部及全身过敏反应，根据空腹及餐后血糖、尿糖、酮体情况逐步调整剂量。糖化血红蛋白测定，有利于全面了解血糖控制情况。

每日胰岛素总量的分配，早餐前最多，依次为晚餐前、午餐前及睡前；一般午餐、晚餐前15～30min注射，而早晨胰岛素注射时间取决于病情程度，病情越重，空腹血糖越高者（早晨5点以后血糖迅速升高，称为"黎明现象"），越需提前注射，可在早餐前45～60min注射。

传统的胰岛素制剂使用方式，如前述的静脉滴注和皮下注射两种。较新的给药方式和方法，如吸入胰岛素（肺吸入、鼻腔吸入、颊黏膜吸入等）、口服胰岛素、胰岛素泵等不断进入临床试验；埋植式人工内分泌胰岛、胰岛移植、基因治疗等在进一步研究之中，在不久的将来会给糖尿病患者带来令人惊喜的福音。

（3）胰岛素的治疗方案与选择

1型糖尿病　患者需要胰岛素[保甲、保乙]以控制血糖及维持生存。治疗方案与制剂选择有以下几种。①**单剂注射方案**：早餐前每日1次皮下注射中效胰岛素，或中效加短效胰岛素，但疗效不佳，已少用。②**分剂混合方案**：短效（R）＋中效（N）—短效（R）＋中效（N）胰岛素，即早、晚餐前皮下注射短效加中效胰岛素。通常以普通胰岛素（RI）与低蛋白锌胰岛素（NPH）或慢胰岛素（亦称长效胰岛素，如Lente）混合注射。目前，在发达的大中城市使用预混的人胰岛素制剂，如70/30（70％NPH，30％RI）、50/50（50％NPH，50％RI）。临床亦常使用动物短效胰岛素（RI）与长效制剂（精蛋白锌胰岛素，PZI）混合注射，其中短效与长效之比为（2～3）∶1。此方案相对简便易行，部分患者效果良好。但也有以下不足：血糖较难达到严格的理想水平；晚餐前中效胰岛素作用常不能维持到次日早晨，致"黎明高血糖现象"未得到控制；早餐前中效胰岛素常不能有效控制晚餐前的血糖，早餐换用长效胰岛素（PZI）或半衰期较长、高峰浓度作用时间出现较滞后的中效胰岛素（NPH），却又不容易控制午餐后血糖高峰浓度。③**改进型分剂混合方案**：即在中餐前增加注射1次短效胰岛素（RI）；或将晚餐前中效换为长效胰岛素制剂（如超慢胰岛素锌悬液。）④**多剂注射方案**（1日多胰岛素方案，MDI）：即三餐前皮下注射短效胰岛素（RI），睡前注射中效或长效胰岛素制剂（NPH、Lente或Ultralente，PZI等）。餐前注射短效剂可提供进餐所需的胰岛素高峰浓度，晚上睡前注射中效胰岛素旨在提供夜间及次晨基础状态下胰岛素血中浓度，并在强化胰岛素治疗时较常采用。其主要优点是较好地使血糖控制到目标水平；可允许进食量的变化（随进食量多少而增减注射胰岛素的剂量）；其缺点是仍需保持进餐时间相对恒定；每日打针4次。以上有关短效、中效或长效胰岛素制剂的混合比例和个体化给药剂量，均需在专科医师或临床药师指导下进行，摸索时间大约1周左右。⑤**胰岛素泵治疗**：目前临床应用的有“持续性皮下胰岛素输注（CSII）”和“腹腔内植入型胰岛素输注泵”两种，权衡利弊，各有所长；因价格昂贵，植入体内增加了患者的痛苦和感染的机会，难以推广应用。

2型糖尿病

① **口服血糖药＋胰岛素治疗方案**：对2型糖尿病而言，胰岛素抵抗和胰岛素分泌不足均存在。尽管胰岛素抵抗是发病的主要原因，但随着病程进展，胰岛素分泌不足则成为主要矛盾，最终亦需外源性胰岛素控制血糖水平。当口服降糖药失效后，与胰岛素联合治疗便是首选方案。因为只要患者仍有部分内生胰岛功能，内源胰岛素的作用方式就更符合生理状况，而且口服降糖药＋胰岛素比单纯胰岛素治疗在长期血糖控制中更好，副作用相对少而轻。可在专科医师或临床药师指导下，施行胰岛素剂量个体化用药，比如可于睡前联合中效或长效胰岛素制剂；亦可在早餐和睡前分2次注射中效胰岛素（NPH）等。

② **替代治疗方案**：2型糖尿病在口服降糖药物联合胰岛素治疗后，随病程延长，如果联合外源性胰岛素的日剂量接近生理剂量时，口服促胰岛素分泌剂或增敏剂的作用很差，可停用。是否使用双胍类、噻唑烷二酮类等增强胰岛素作用的药物，可视患者使用胰岛素日剂量（如＞40U）而定，肥胖者可联合上述药物。

a. 2次预混胰岛素治疗方案：将胰岛素日剂量大约分为3份，2/3用在早餐前，1/3用在晚餐前，注射预混胰岛素如30％的短效（30R），或50％短效（50R），均需个体化调整用量。此方案适用于内生胰岛功能尚可的患者；且一般需口服α-糖苷酶抑制药（如阿卡波糖），或二甲双胍（苯乙双胍）降糖药者。

b. 3次胰岛素注射方案：即早、中、晚三餐前均注射短效和中效的预混胰岛素（R—R—R+N_3）。此方案较2次给予预混胰岛素注射更趋近生理需求，但应防止晚餐前用中效胰岛素剂量过大，避免前半夜发生低血糖反应。

c. 4次胰岛素注射方案：即每日3餐前和睡前注射预混胰岛素，参见前述1型糖尿病。

d. 5次胰岛素注射方案：即早餐前和晚上睡前注射中效胰岛素，并在3餐前注射短效胰岛素。此方案是目前强化治疗模拟生理性胰岛素分泌模式的最理想方案。个体化用量因人而异，在专科医师或临床药师指导下调整用药。

（4）胰岛素疗法的主要不良反应与注意事项

① 任何糖尿病患者循环中胰岛素抗体浓度和个体反应不同而产生很大的差异，每一个患者临床用药均需在专科医师或临床药师指导下个体化用药。

② 低血糖反应：常发生于希望严格控制血糖的病例，胰岛素剂量偏大或注射时间不对及预混剂比例不恰当等均易发生。轻度低血糖确实难以避免，但经常发生严重的低血糖反应对中枢神经系统有害（如昏迷）。明智的措施就是在专科医师或临床药师指导下减少胰岛素用量，调整给药时间和给药方式等。

③ 变态反应：少数患者在注射部位发生各种变态反应，表现为局部瘙痒、红斑、炎症或皮下结节等，甚至发生在注射局部的脂肪萎缩性增生，改用高纯度或人工基因胰岛素直接再注射到脂肪萎缩的部位，可使局部脂肪得以再生。适当给予抗组胺药物，可以缓解变态反应症状。

④ 胰岛素性水肿：常出现于血糖控制后4～6d，可能与胰岛素促进肾小管重吸收钠有关。继续应用胰岛素后常可自行消失。

⑤ 屈光失常：多见于血糖水平波动较大的幼年型患者。由于治疗时血糖水平迅速下降，影响晶状体及玻璃体内渗透压，使晶状体屈光率下降，发生远视。但一般不致发生永久性改变。

（5）临床应用胰岛素制剂简介　2004年版《国家基本医疗保险和工伤保险药品目录》中甲类有动物源性胰岛素，乙类有重组人胰岛素、甘精胰岛素、门冬胰岛素和赖脯胰岛素，共5种注射剂，由于生产厂家不同，大约有30个不同的商品名称和品种。各种胰岛素有效作用时间分类参见表8-3。

表 8-3　按作用时间分类的胰岛素注射剂

胰岛素注射剂	起效时间/h	峰值时间/h	作用时间/h	持续时间/h	具体品种
超短效胰岛素(IA)类似物	0.25～0.5	0.5～1.5	3～4	4～6	赖脯、门冬胰岛素，速秀霖
短效胰岛素(R,RI)	0.5～1	2～3	3～6	6～8	普通(正规)动物源、人胰岛素制剂
中效胰岛素(NPH)	2～4	6～10	10～16	14～18	低精蛋白锌胰岛素
长效胰岛素(PZI)	4～6	10～16	18～20	20～24	精蛋白锌胰岛素
预混胰岛素					长秀霖
70/30(70% NPH，30%RI)	0.5～1	双峰(2～8h)	10～16	14～18	诺和灵、优泌林
50/50(50% NPH，50%RI)	0.5～1	双峰(2～8h)	10～16	14～18	甘舒霖

注：表中各种胰岛素的作用高峰时间和持续时间均为估计平均值范围，仅供参考。临床因静脉滴注或不同皮下注射部位后吸收情况不同，病人循环中胰岛素抗体浓度和个体反应不同而产生很大的差异。

① 短效胰岛素制剂

中性胰岛素注射液[保甲]　含普通（正规）胰岛素[典]、单组分人胰岛素、重组人胰岛素等短效制剂[甲、乙类]。不管是经色层法分离提纯的高纯度猪、牛、羊胰岛素中性溶液，还是通过 DNA 重组技术制造的中性单组分人胰岛素中性溶液，其 pH 值均为 7.0～7.8，皮下注射时间为 0.25～0.5h，药物在血中高峰浓度时间为 0.5～1.5h，有效作用时间 3～4h，维持时间 4～6h。一般为餐前 15～30min 皮下注射给药。剂量由医生确定，通常每日 3 次以上。普通注射剂 400U/10ml；笔芯剂 300U/100ml。

② 中效胰岛素制剂

低精蛋白锌胰岛素（NPH）[典][保乙]　由胰岛素和适量的鱼精蛋白、氯化锌组合配制成的中性灭菌白色混悬液，无凝块。pH 值为 7.1～7.4。每 100U 胰岛素混悬液内含鱼精蛋白 0.3～0.6mg，含锌折合氯化锌不超过 0.04mg。皮下注射后 2～4h 开始作用，介于短效胰岛素和长效精蛋白锌胰岛素之间，较少发生夜间低血糖反应，低血糖反应多发生于午后，必须注意。一般用于中轻度糖尿病；治疗重症糖尿病需与短效胰岛素合用。可于晚上或早上各注射 1 次，由小剂量开始，用量视病情而定。单用于早餐前 0.5～1h 皮下注射，1 次/d，开始给予 8U，然后酌情调整，合用胰岛素，比例为 1∶3，或根据病情组合。

③ 长效胰岛素制剂

（鱼）**精蛋白锌胰岛素注射液**（精锌胰岛素，慢胰岛素，PZI）[典][保乙] 为含有鱼精蛋白与氯化锌的猪、牛、羊胰岛素灭菌混悬液；呈白色或类白色，振摇后应能均匀分散。皮下注射后缓慢而均匀地被吸收，于4～6h开始作用，峰值时间10～16h，作用时间18～20h，持续时间20～24h，个别患者可持续达24～36h。适用于轻型和中型糖尿病，一般每2～4g尿糖用本品1U，每日用量为10～20U。亦可与胰岛素合用于重度成年型、青年型糖尿病患者，与胰岛素的用量比为(1∶2)～(1∶4)。

④ 预混胰岛素制剂（笔芯制剂）：目前临床常用的有30R（70/30，即中效NPH占70%，短效RI占30%），50R（50/50，即中效NPH和短效RI各占一半）两类，商品名有诺和灵、优泌林、甘舒霖等，厂家预混比例精确，误差小，方便临床患者自用。

混合人胰岛素30R（70/30，30/70，优泌林70/30，诺和灵30R笔芯）[典][保乙] 皮下注射后半小时起效，2～12h可达血药浓度峰值，药效持续16～18h。临床医生应视病情指导给药。

混合人胰岛素50R（50/50，诺和灵50R，甘舒霖50R）[典][保乙] 含正规人胰岛素（短效）和中效人胰岛素各50%，为DNA基因重组制品。本品经皮下注射后半小时起效，2～8h可达最高效应，持续有效达24h。主要在肝、肾内灭活，经谷胱甘肽转氨酶还原二硫键，再由蛋白水解酶水解成短肽或氨基酸，也可被肾胰岛素酶直接水解，严重肝肾功能不全者会影响其灭活。需在专科医生或临床药师指导下用药。

⑤ 其他胰岛素制剂

甘精胰岛素（格拉胰岛素、长秀霖）[保乙] 系DNA重组产品，为长效胰岛素类似物。本品与人胰岛素不同处是在肽链A21位上甘氨酸替代了门冬酰胺，而且在B链C末端上增加了两个精氨酸。pH值接近4，酸性的本品在皮下组织中形成微沉淀物，随后小量而缓慢地释放，维持24h内血药浓度相对稳定，不出现明显峰值。用于成人和6岁以上儿童，睡前每日皮下注射1次；当以本品每日1次替换其他同类产品每日2次时，第1周应减少本品用量20%，以免引起低血糖反应。

重组人胰岛素[典][保乙] 本品通过DNA重组技术制造的中性单组分人胰岛素的中性溶液，pH值为7.0～7.8，经分离提纯而成。它与天然的人胰岛素相同，可减少变态反应的发生，避免脂肪萎缩及避免产生抗胰岛素作用。给药后半小时开始作用，2.5～5h达最大作用，持续8h左右消失。适用于对其他胰岛素引起变态反应、脂肪萎缩和抗胰岛素的患者。

皮下、肌内或静脉注射；其剂量根据病情来确定，一般1日3次，给药后20min需进餐。应警惕过量会引起低血糖反应；患者以常规牛胰岛素为主的胰岛素改用本品时需减少用量。注射剂400U/10ml。

门冬胰岛素[保乙]　系速效的人胰岛素类似物，有利于控制餐后迅速升高的血糖水平。经皮下注射后10～20min起效，40min达峰值，作用持续3～5h。适应于1型糖尿病，特别是生活无规律、外出活动较多的用胰岛素治疗的糖尿病患者。本品为笔芯剂，每支300U/10ml。

赖脯胰岛素（优泌乐$^{R}_{25}$）[保乙]　本品为速效人胰岛素的类似物，加速了皮下注射后的吸收，有利于控制进餐后迅速升高的血糖水平。临床应用与门冬胰岛素相同。餐时将本品经皮下注射后，15～20min起效，30～60min达峰值，峰值比人胰岛素更高，作用持续4～5h。本品为笔芯剂，每支300U/10ml（简称25R）。

半慢胰岛素锌混悬液[保乙]　作用同胰岛素，但皮下注射后60min才开始起效，高峰在用药后4～6h，持续达12～16h。因不能静脉注射，故不能用于糖尿病酸中毒、非酮症高渗性昏迷的患者。一般皮下注射2次/d；餐前半小时给药，自小剂量开始，根据病情调整用量；本品为中性。可与其他胰岛素锌混悬液任意混合，各保持其作用特点。注射剂每支400U、800U、1000U，均为10ml/支。

慢胰岛素锌混悬液[保乙]　为30%无定形的半慢胰岛素锌和70%结晶性极慢胰岛素锌粒子组成的混悬液。作用同低精蛋白胰岛素。作用在皮下注射2～3h开始，高峰在8～12h，持续18～24h。不能静脉注射。用前摇匀，自小剂量开始，每日1～2次于餐前0.5h皮下注射，根据病情调整用量。注射剂每支400U、800U、1000U，均为10ml/支。

特慢胰岛素锌混悬液[保乙]　作用同精蛋白锌胰岛素。皮下注射后5～7h作用开始，高峰在16～18h，持续30～36h。因作用出现慢，有时可加用胰岛素（短效胰岛素）。用前摇匀，一般1次/d，餐前0.5h调整用量，按病情给药。注射剂每支400U、800U、1000U，均为10ml/支。

珠蛋白锌胰岛素[保乙]　本品为胰岛素、珠蛋白（从牛血红蛋白中获得）和氯化锌组合而成的灭菌澄明溶液。皮下注射后2～4h开始作用，高峰在6～10h，持续12～18h。临床应用同低精蛋白锌胰岛素，忌与其他胰岛素制剂混合应用。注射剂400U/10ml。

2. 口服抗糖尿病药物（口服降糖药）

按临床药理学分类，口服降糖药可分为促胰岛素释放（分泌）药、胰岛素增敏药、α-糖苷酶抑制药和口服中草药、中成药四大类。其中促胰岛素释放（分泌）剂又包括磺酰脲类、格列奈类（餐时血糖调节药）；胰岛素增敏药包括双胍类和噻唑烷二酮类。在四类口服抗糖尿病药物中，促胰岛素分泌药可引起低血糖反应，又称之为口服降糖药；而胰岛素增敏药和α-糖苷酶抑制药一般不引起低血糖反应，被称为抗高血糖药物。以中药地黄、天花粉、葛根、黄芪等为主要成分的中成药或方剂具有滋补肾阴、生津止渴、益气降糖的功效，对糖尿病有辅助治疗作用是举世公认的。部分常用口服抗糖尿病药物的临床分类与特征见表8-4。

表8-4　部分常用口服抗糖尿病药物的临床分类与特征

临床分类	抗糖尿病药物名称	单剂剂量/mg	剂量范围/(mg/d)	服药时间/h	每日服药次数	药物作用时间/h		
						开始	最强	持续
磺酰脲类	格列本脲[典][保甲]	2.5	2.5～20	10～15	1～2	0.5	2～6	16～24
	格列齐特[典][保乙]	80	80～240	12	1～2	1	5	12～24
	格列吡嗪[典][保甲]	5	2.5～30	3～6	1～3	1	1.5～2	12～24
	格列吡嗪控释片[典][保乙]	5	5～30		1	1～6	6～12	24
	格列喹酮[典][保乙]	30	30～180		1～2	0.5～1	2～3	8
	格列美脲[典][保乙]	1	1～4		1	0.5～1	2～3	24
格列奈类（餐时血糖调节）	瑞格列奈[典][保乙]	0.5,1	1～16	4～6	1～3	0.5	1	3
	那格列奈[典][保乙]	30	180～360	4～6	1～3	0.5	0.8	2
双胍类	二甲双胍	250,500	500～2000	5～6	2～3		2	7～12
α-糖苷酶抑制药	阿卡波糖[典][保乙]	50	100～300	2～3	2±			
	米格列醇[保乙]	25,50,100	75～300					
	优格列波糖	0.2	0.4～0.6	2～3	2±			
噻唑烷二酮（胰岛素增敏药）	罗格列酮[保乙]	2,4	4～8		1～2	0.5	1	24～30
	吡格列酮[典][保乙]	15,30	15～45		1	0.5	2	30
二肽基肽酶-4抑制剂	西格列汀	100	100	10～15	1	0.5	10～16	24
	阿格列汀	25	25	10～15	1	0.5	10～16	24

（1）促胰岛素释放（分泌）药——磺酰脲类　具有共同的药理作用、适应证、不良反应、注意事项、药物相互作用，但在降糖作用强

度、持续时间、代谢方式等方面有区别，某些品种还具有特殊的药理作用和适应证。

主要药理作用：对多数2型糖尿病患者有效。能刺激胰岛B细胞释放（分泌）胰岛素；部分品种还有胰外作用，如增加葡萄糖转运蛋白在肌细胞、脂肪细胞表达以减轻胰岛素抵抗。

适应证：适用于经饮食控制及体育锻炼2～3个月疗效不满意的轻中度2型糖尿病患者，其胰岛B细胞有一定分泌胰岛素的功能，无急性并发症（感染、创伤、急性心肌梗死、酮症酸中毒、高糖高渗性昏迷等），非妊娠期，无严重并发症。

主要不良反应：①低血糖反应。②消化道反应，如可见轻度恶心、呕吐、上腹灼热感、食欲减退、腹泻、口中有金属味等，症状程度与剂量有关；部分患者出现食欲增进、体重增加。③过敏反应，如皮疹，偶有发生剥脱性皮炎者；血液学异常少见，包括白细胞减少、粒细胞缺乏症、贫血、血小板减少症等。④偶见肝肾功能损害，如黄疸、临床检查值异常等。

禁忌证：①孕妇禁用。②哺乳期妇女忌用。③1型糖尿病患者。④2型糖尿病患者伴有严重并发症如酮症酸中毒、昏迷、严重烧伤（创伤）、感染、大手术等应激情况。⑤肝肾功能不全者。⑥对磺胺过敏者。⑦白细胞减少者。

注意事项：①体质虚弱、高热、恶心呕吐、肺功能或肾功能异常的老年人、有肾上腺皮质功能或垂体前叶功能减退，尤其是未经激素替代治疗者，发生严重低血糖反应的可能性增大。②用药期间应定期测血糖、尿糖、尿酮体、尿蛋白和肝肾功能、血象，并进行眼科检查。

药物相互作用：①合用下列药物，可增加低血糖发生率：丙磺舒、别嘌醇；乙醇、H_2受体拮抗药（西咪替丁、雷尼替丁等）；氯霉素、咪康唑；抗凝药；水杨酸盐，贝特类降脂药物；单胺氧化酶抑制药、奎尼丁；抗抑郁药等。②与下列药物可升高血糖：糖皮质激素、雌激素、噻嗪类利尿药、苯妥英钠、利福平。

给药说明：①饮食控制是药物降糖的前提。②餐前服药效果好，且可减轻（减少）胃肠反应。③若漏服一次药，应尽快补上，如已接近下次服药时间，不要加倍用药。④在医生或临床药师指导下进行食物治疗和体育锻炼，做到降糖药应用个体化。部分口服降糖药的临床分类与特征见表8-4。

格列本脲（优降糖）[典][保甲] 常用于轻中型、稳定型成年人糖尿病；

对甲苯磺丁脲（D860）无效者改用本品，可能也有效。开始口服 2.5mg，轻症者 1.25mg，早餐前或早餐及午餐前各 1 次，以后每隔 1 周调整用量，通常 5～10mg/d，最大用量不超过 15mg/d。片剂 2.5mg/片。

格列齐特（达美康）[典][保乙]　普通片剂开始口服 80mg，早餐前或早餐前及午餐前（或晚餐前）各服 1 次；也可 40mg，3 次/d，三餐前服。1 周后按疗效调整用量，需要时逐步增加。一般 1 日剂量 80～240mg，最大剂量不超过 320mg/d。

缓释片 1 次/d，宜早餐前服 30mg（1 片），必要时可酌情增至 60mg、90mg、120mg，最大剂量为 120mg/d。调整或增加剂量的时间间隔，以 1～4 周为宜。片剂 80mg/片；缓释片 30mg/片。

格列吡嗪[典][保甲/乙]　普通片（胶囊）剂，一般开始于早餐或早餐及午餐前（或晚餐前）服普通片（胶囊）剂各 1 次；也可 1.25mg，三餐前各服 1 次；必要时 7d 后递增 2.5mg/d。多数患者 5～15mg/d，最大剂量不超过 20～30mg/d。片（胶囊）剂 2.5mg/片(粒)，5mg/片(粒)。

格列吡嗪控释片[保乙]，开始口服 5mg，1 次/d（早餐时，也可其他认为方便时)，以后可酌情调整剂量。多数患者 10mg/d 即可，部分患者 15mg/d，最大剂量 20mg/d。控释片 5mg/片。

格列喹酮[典][保乙]　口服，开始 30mg，早餐前后或早餐前及午餐前（或晚餐前）各 1 次；也可 15mg，3 次/d，三餐前服。1 周后酌情调整剂量。一般 90～120mg/d，最大剂量不超过 180mg/d。片剂 30mg/片。

格列美脲[典][保乙]　成人开始用量 1mg/d，以后每隔 1～2 周酌情调整剂量。一般 1～4mg/d，最大剂量 6mg/d。片剂 1mg/片、2mg/片、3mg/片。

此外，磺酰脲类降糖药尚有格列波脲[典]、甲苯磺丁脲[典]、氯磺丙脲[典]等，限于篇幅，不一一赘述。

（2）非磺酰脲类促胰岛素分泌药　亦称之为餐时血糖调节药。其化学结构为非磺酰脲类，临床常用的有以下两种。

瑞格列奈[典][保乙]　适用于 2 型糖尿病患者。胰岛 B 细胞尚有一定分泌胰岛素的功能，无急性并发症（酮症酸中毒、高渗性高糖性昏迷等)，未合并妊娠，无严重肝肾功能不全。本品可单独应用，也可与二甲双胍合用的（单用一种降糖药疗效不满意时）药物。一般应在餐前即时（或 30min 内）服用，起始剂量为 0.5mg，最大单次剂量为 4mg。禁用于有明显肝肾功能损害者、孕妇、乳母、12 岁以下儿童。其不良反应、注意事项及药物相互作用参见说明书及磺酰脲类降糖药。片剂 0.5mg/片。

那格列奈[典][保乙]　适用于 2 型糖尿病。患者胰岛 B 细胞尚有一定分泌胰岛素的功能。可与其他非磺酰脲口服降糖药合用。禁用于1型糖尿病，糖尿病酮症酸中毒期间、孕妇及哺乳期妇女、小儿糖尿病。服用应仔细阅读说明书，在专业医师或药师指导下应用。口服，1次30～60mg（或60～120mg），3次/d，主餐前或餐前即刻（或餐前30min内）服用。片剂30mg/片、60mg/片、120mg/片。

（3）双胍类　可加强胰岛素的敏感性及其他一些效应。

盐酸二甲双胍[典][保甲]　亦称之为二甲双胍。适用于2型糖尿病包括10岁以上少年的2型糖尿病；肥胖和伴高胰岛素血症者，服用本品不但有降血糖作用，还有减轻体重和高胰岛素血症的效果。可与磺酰脲类合用。亦可用于10岁以上不伴酮症或酮症酸中毒的1型糖尿病。与胰岛素注射联合治疗，可减少胰岛素剂量。禁用于孕妇、乳母、2型糖尿病伴有严重并发症、合并症者及静脉肾盂造影、动脉造影前2～3d；酗酒者；严重心肺病患者；维生素B_{12}、叶酸和缺铁性贫血者；全身状况较差者。一般成人开始服0.25g/次，2～3次/d，以后根据疗效逐渐加量，最大剂量不超过2g/d。餐前即刻服用。服用前应仔细看说明书，或咨询医师。片剂0.25g/片、0.5g/片、0.85g/片。

盐酸苯乙双胍[典]　现已少用，从略。

（4）α-糖苷酶抑制药　是由细菌（放线菌属、链球菌属）中提取的一系列可抑制α-糖苷酶活性的物质，能延缓肠道碳水化合物的消化和吸收，降低餐后高血糖，达到治疗糖尿病的目的。

阿卡波糖[典][保乙]　适用于：①经饮食控制、体育锻炼2～3个月，血糖仍不能满意控制的2型糖尿病，且无急性并发症者；可单用，或合用其他降糖药；②对血糖甚不稳定的1型糖尿病患者，与胰岛素合用，可减少胰岛素用量；③糖耐量减低者长期服用可减少发展成2型糖尿病的危险性。患者餐前即刻吞服或与第一口主食一起咀嚼用。起始25mg/次，2～3次/d。以后逐渐增加至50mg/次，必要时增加到0.1g/次，3次/d。1日量不宜超过0.3g。服药过程中如腹胀较重，可减量，以后再逐渐增加，孕期和18岁以下患者忌用本品。片剂50mg/片、100mg/片。

伏格列波糖[保乙]　适应证同阿卡波糖。本品不应单独用于1型糖尿病；有严重酮症酸中毒、感染的2型糖尿病患者、对本品过敏者及手术前后的患者均禁用。本品在医师或药师指导下，成人于餐前服0.2mg/次，3次/d。片剂0.2mg/片。

米格列醇（米格尼醇）[保乙]　本品相对分子质量比阿卡波糖小，吸收完全。作用机理同阿卡波糖，尚有抑制体内天然存在的抗胰岛素分子如胰高血糖素、增强胰岛素的作用。适用于 2 型糖尿病。个体化用药，最大剂量 100mg/次，3 次/d，与每餐第一口主食同服。一般 25mg/次，酌情增至 50mg/次。应辅以饮食和体育疗法控制血糖水平；必要时尚可增加 1 种磺酰脲类降糖药。片剂 25mg/片、100mg/片。

α-糖苷酶抑制药的不良反应：①常见腹胀、肠鸣音亢进、排气增多，偶有腹泻、腹痛、腹鸣、稀便、食欲减退；②过敏反应，偶有皮疹、瘙痒、红斑、皮疹、荨麻疹等；③罕见有黄疸合并肝功能损害，如肝酶值升高（ALT、AST、LDH、γ-GT）等；④神经系统反应，如头痛、困倦、眩晕、颜面等处浮肿等。

注意事项：①本类药一般不引起低血糖，但与其他降糖药合用则有可能引起低血糖反应。当发生低血糖反应时，只能口服或静脉注射葡萄糖治疗；而摄入蔗糖和果糖无效。②有肝肾损害、有胃肠道疾病伴吸收或消化功能障碍者慎用。③儿童、孕妇、哺乳期妇女忌用，老年人慎用。

药物相互作用：①α-糖苷酶抑制药与磺酰脲类降糖药、二甲双胍或胰岛素合用时，可能发生低血糖，故需考虑适当减少上述治疗 2 型糖尿病药物的用量。②本类药物应避免与抗酸药、考来烯胺、肠道吸附剂（如思密达、药用炭等）、消化酶制品等同时服用，因为这些药品可降低本品的降糖作用。

（5）噻唑烷二酮类（亦称胰岛素增敏剂） 可提高骨骼肌、肝脏、脂肪组织细胞对胰岛素的敏感性而直接减轻胰岛素抵抗，故又称之为除双胍类之外的胰岛素抵抗治疗药，亦是一类较新的口服降糖药。本类可明显降低空腹和餐后血糖及胰岛素和 C 肽水平。

吡格列酮[典][保乙] 适用于 2 型糖尿病，既可单独应用，又可与磺酰脲类或双胍类合用。成人患者服 1 次/d，15～45mg/次(1～3 片)。片剂 15mg/片。

罗格列酮[保乙] 适用于 2 型糖尿病，既可单独应用，又可与磺脲类或双胍类合用。单独用药，初始量为 4mg/d，分 1 次或 2 次口服；12 周后如空腹血糖下降不满意，剂量可加至 8mg/d，单次或分 2 次口服。若与二甲双胍类合用，初始量 4mg/d，单次或分 2 次服；酌情于 12 周后增至 4～8mg/d，分 1～2 次服用。若与磺酰脲类合用，本品剂量酌减，宜 2～4mg/d，分 1～2 次服用。片剂 2mg/片、4mg/片、8mg/片。

噻唑烷二酮类禁忌证：①对本类过敏者；②心功能不全者、儿童、孕妇及哺乳期妇女均禁用。

不良反应与注意事项：①低血糖反应率低于 2%；②对肝脏有影

响，但比磺酰脲类、二甲双胍类少而轻；③少数患者在服用本类药物后发生水肿，当与胰岛素合用后，患者发生水肿、贫血的概率在1.7%～7.5%；④服用本类药物期间，患者发生上呼吸道感染（9.9%）、外伤（7.6%）、头痛（5.9%），与安慰剂组、磺酰脲类及二甲双胍类组上述不良事件发生率相仿。

药物相互作用：①本类药可降低避孕药血浆浓度约30%，并可影响硝苯地平的药效；②本类药物不影响格列本脲（优降糖）、二甲双胍、阿卡波糖等的降糖效果；③本类药物不影响地高辛、华法林、乙醇、雷尼替丁等在体内的代谢和临床治疗。

（6）二肽基肽酶（DPP-4）抑制剂及胰高血糖素样肽-1（GLP-1）类似物

苯磺酸阿格列汀（尼欣那） 适用于治疗2型糖尿病单药治疗（需配合饮食控制和适当运动），每日口服1次25mg。

磷酸西格列汀（捷洛维） 适应证同阿格列汀。成人每日口服1次100mg。

艾塞那肽（有泌肽） 用于其他口服降糖药无效的2型糖尿病患者单药治疗。皮下注射，5μg/次，2次/d。

利拉鲁肽 GLP-1类似物，适应证同艾塞那肽。皮下注射，首次0.6mg，1周后渐增至1.2～1.8mg，均1次/d。

（7）中成药类降糖药

如消渴灵胶囊、消渴丸、降糖丸、玉蓝降糖胶囊、糖脉康颗粒、养阴降糖片、甘露消渴胶囊、益津降糖口服液等，限于篇幅，不一一赘述。

中成药类降糖药注意事项 ①部分中成药，如消渴丸（片、颗粒、胶囊）、消渴片、消糖灵胶囊等含有西药类降糖药，下列情况应禁用：1型糖尿病患者，2型糖尿病患者伴有酮症酸中毒、昏迷、严重烧伤、感染、严重外伤、重大手术者；孕妇、乳母；肝肾功能不全者；白细胞减少、粒细胞缺乏、血小板减少等患者；对磺胺类药物过敏者均禁用。②属阴阳两虚消渴者慎用。③在专业医师指导下进行饮食治疗（体育锻炼），服药期间忌食肥甘厚味、辛辣之品、控制饮食，注意合理的饮食结构；忌烟酒。④体质虚弱、高热、老年患者、有肾上腺皮质功能减退或垂体前叶功能减退者慎用。⑤用药期间应定期测血糖、尿糖、尿酮体、尿蛋白、肝肾功能和血象，并进行眼科检查。⑥注意早期防治各种并发症，如糖尿病脑病、糖尿病心脏病、糖尿病肾病，以防病情恶化。⑦避免长期精神紧张。

(8) 升血糖药

胰高糖素 又名胰高血糖素、升血糖素。主要用于低血糖症，在一时不能口服或静脉注射葡萄糖时特别有用。然而在低血糖发生时，仍应首选葡萄糖。近年来应用于心源性休克。用于低血糖时，肌内注射、皮下注射或静脉注射，0.5～1.0mg/次，5min左右即可见效；如20min仍不见效，则应尽快使用葡萄糖。用于心源性休克，需连续静脉输注，1～12mg/h。注射剂（1mg/1ml)/支。

糖尿病慢性并发症

糖尿病慢性并发症已经成为糖尿病致残、致死的主要原因，普遍认为其发病机制涉及多元醇旁路、蛋白激酶C、己糖胺激活及晚期糖基化产物（AGF）的多寡，近年来发现高血糖诱导的线粒体产生反应性氧化产物（ROS）生成增加，可能是糖尿病慢性并发症的重要因素。

糖尿病慢性并发症一般可分为微血管并发症和大血管并发症两类，其中微血管并发症是糖尿病所特有的疾病病理变化，包括糖尿病肾病、糖尿病视网膜病变和糖尿病神经病变三类；而大血管并发症不是糖尿病所特有的，但其病变较重，进展迅速，预后多不良，如糖尿病心脑血管病变、外周血管病变等。还有一些糖尿症并发症是由于血管、神经和代谢紊乱等综合病变引起，如糖尿病足、糖尿病性神经病变、糖尿病性勃起功能障碍等。简述如下。

一、糖尿病心脑血管疾病

【临床表现与诊断要点】

1. 糖尿病合并冠心病

(1) 糖尿病冠心病多种危险因子并存 如高胆固醇、高低密度脂蛋白、高血糖、高收缩压、高密度脂蛋白下降、高胰岛素血症、胰岛素抵抗 、蛋白尿、血小板聚集异常等。

(2) 发病年龄 1型糖尿病可早发在30～40岁，2型糖尿病在50～60岁。

(3) 糖尿病是冠心病、心肌梗死不良预后的独立危险因子，具有心肌梗死后病死率高、预后差和再发等特点；早期出现舒张功能不全。

(4) 症状不典型 虽可有心绞痛、猝死、充血性心衰等症状，但由于自主神经病变而可无心绞痛，但有疲乏、胃肠道症状、劳力性呼吸困难等非典型症状。无症状的冠心病在糖尿病患者中可达20%～50%。

心肌梗死后主要死因为心力衰竭、心源性休克、心脏破裂、复发心肌梗死、严重高血糖、心律失常以及血黏度高等。

（5）常在诊断时已有多支冠状动脉的病变，狭窄程度重，以复杂性病变为主。

（6）实验室及特种物理学诊断　包括空腹和餐后 2h 血糖及血液学检查，常规心电图、心电图运动负荷试验、超声心动图、放射性核素检查、磁共振成像、冠脉造影、颈动脉和（或）下肢动脉 B 超等检查。

2. 糖尿病性脑血管病

（1）脑动脉硬化　是指脑动脉粥样硬化、小动脉硬化、玻璃样变等动脉管壁变性所引起的非急性、弥漫性脑组织改变和神经功能障碍，可表现为：①神经衰弱综合征；②脑动脉硬化性痴呆；③假性延髓麻痹等。

（2）急性脑血管病　少数呈现短暂性脑缺血，发生蛛网膜下腔出血除外，主要表现为脑血栓形成，以中小梗死和多发性病灶较为多见，而脑出血较少。

（3）特诊检查　①可有血糖增高、血脂异常、血黏度增高等变化；②脑脊液检查、CT 或高分辨磁共振检查（MRI）、脑血流检查（脑超声多普勒、局部脑血流、单光子发射断层扫描）、脑血管造影等有助明确诊断。

3. 糖尿病高血压症（代谢综合征，胰岛素抵抗）　近年来胰岛素抵抗与高血压病的关系受到重视。约 50% 高血压病患者中存在胰岛素抵抗，胰岛素抵抗、高胰岛素血症和代谢综合征、2 型糖尿病密切相关，甚至认为是其始因。据临床研究，代谢综合征的主要表现之一是高血压，2 型糖尿病患者高血压病发生率为非糖尿病者的2.5～3 倍。基因研究发现有 PPARr 基因突变者首先出现高胰岛素血症，继之出现高血压、低高密度脂蛋白胆固醇（HDL-C），提示出其间的联系。

美国“国家胆固醇教育计划成人治疗组”（ATPⅢ2001 年）建议有以下 5 项中 3 项可诊断为代谢综合征。①腹型肥胖：腰围男性＞102cm，女性＞88cm（中国人建议改为男性＞85cm，女性＞80cm）；②TG＞150mg/dl；③HDL-C 水平男性＜40mg/dl，女性＜50mg/dl；④血压＞130/85mmHg；⑤空腹血糖＞110mg/dl。上述 5 项指标提示了代谢综合征包含了多种心血管疾病危险因素，中国公民的患病率呈上升趋势，令世人瞩目。

胰岛素抵抗时血压升高的机制可能是胰岛素水平升高，可影响 Na^{+}-K^{+}-ATP 酶与其他离子泵促使胞内钠、钙浓度升高，并使交感神经活性上升，促进肾小管对水、钠的重吸收，提高血压对盐的敏感性，以及减少内皮细胞产生一氧化氮（NO），刺激生长因子（尤其平滑肌）以及增加内皮素分泌等。

【治疗措施及用药】

除严格控制糖尿病且必须长期坚持外，应及早处理各种心血管问题。主要措施包括：①调整血脂水平；②控制血糖水平；③使用血管紧张素转换酶抑制药或血管紧张素Ⅱ受体拮抗药，临床应用参见后述的“糖尿病肾病”。④选择性强的β受体阻滞药；⑤抗血小板药物和抗凝治疗；⑥冠状动脉血流重建术等。糖尿病高血压症比较常见。在临床实践中，高血压病治疗包括行为及生活方式优化，即非药物治疗和药物治疗两方面。药物治疗主张小剂量单用或联合用药，不宜超常规加量治疗。在控制达标的同时要兼顾靶器官保护和对并发症的治疗作用，避免或减轻减少不良反应，权衡利弊。如噻嗪类利尿药，可减少钾离子进入β细胞而抑制胰岛素释放，导致血糖水平升高；保钾利尿药和血管紧张素转换酶抑制药可抑制醛固酮分泌而排钾减少，在肾功能不全伴高血压者易发生血钾过高，有时可引起严重后果；不少降压药有可能诱发直立性低血压，男性性功能障碍等；有急性心肌梗死，心力衰竭或脑血管意外者易诱发酮症（酸中毒），应采用短（快）效类胰岛素1日分次皮下注射，剂量宜偏小，以免发生低血糖时再诱发心肌梗死；酮症也可诱发上述心脑肾并发症。

近年来观察到糖尿病心肌炎（病）在严重心力衰竭及心律失常发生前仅有T波低平或倒置，需及早控制糖尿病和高血压病，给予辅酶Q_{10}和氨氯地平（络活喜、压士达）或非洛地平（波依定），临床效果良好。也可试用L-肉毒碱来改善心肌功能。目前未发现使用磺脲类药物增加心脑血管病的病死率。对某些需要注射胰岛素才能控制血糖、血脂的糖尿病患者来说，使用胰岛素的净效应是有利于减少心脑血管疾病的风险的。

二、糖尿病周围神经病变

【临床表现与诊断要点】

糖尿病性神经病变是糖尿病的主要并发症之一，以远端周围对称性感觉和运动神经病变和（或）自主神经病变最为常见。早期表现为四肢远端的感觉异常、麻木、触觉敏感性下降。感觉缺损通常呈对称性，伴有振动觉、痛觉以及温度觉的减退。典型病例有烧灼样、针刺样疼痛，主要累及下肢，在安静状态下及夜间加重；可有“足底如垫厚纸板”样感觉。进展期患者痛觉逐渐减退，甚至有持续性的感觉缺失。体格检查时发现四肢远端有“手套样”“袜套样”痛觉，冷觉减退。尚有皮肤菲薄、干燥、脱屑，指（趾）甲增厚、失去光泽等表现。

单纯眼神经病变可出现眼球活动受限、斜视、复视、患侧眼睑下垂；但对光反射存在。上述症状常突然发生，并可在半月内自行缓解，很少复发。

多发性神经根病变，如肋间神经病变出现类似单纯疱疹样躯干的放电样疼痛；腰丛或股神经受累表现为疼痛、无力、肌萎缩三联征（糖尿病性肌萎缩），多见于老年 2 型糖尿病重症。

可有自主神经症状，如直立性低血压；腹胀、便秘、腹泻；膀胱炎、阳痿；出汗异常；甚至因心律失常及无痛性心肌梗死引起猝死。

通过腱反射及振动觉的检查、S-M 单丝触觉试验、神经传导速度测定、心率变异性分析等有助于诊断。

【防治措施与用药】

良好的血糖控制可延缓周围神经病变的发生和发展。早期严格控制血糖水平对于运动神经传导速度减慢者可逆转恢复正常，但对感觉神经受损者疗效较差。控制高血糖、高血压、血脂紊乱及胰岛素的使用有益于纠正糖尿病神经病变的多种病理异常和生理异常。各种不同的糖尿病周围神经病变用药参考如下。

1. 糖尿病性周围神经痛、三叉神经痛　可选用：①卡马西平（酰胺咪嗪），成人患者口服 0.2g，3 次/d，可暂时止痛；②缓解慢性神经痛，试用阿米替林每晚 30～50mg 可能有效；或氟奋乃静 0.5～2.0mg，2～3 次/d；③肌醇片，1.0g/次，2 次/d；④B 族维生素，如维生素 B_{12} 或甲钴胺（新维生素 B_{12}）、维生素 B_6、维生素 B_1、维生素 B_2、维生素 B_5 等；⑤其他，如索比尼尔、托瑞司他；以及腺苷钴铵、康络素等。

2. 远端周围肌痉挛　可试用地西泮，丙米嗪每晚 50～100mg 治疗痉挛性疼痛；尚可与氟奋乃静合用。

三、糖尿病视网膜病变

糖尿病视网膜病变（DR）属微血管病变，约 1/4 的 2 型糖尿病患者在诊断时就发现早期背景的 DR，以后以约 8% 的速度递增；亦是成人致盲的首要原因，为非糖尿病患者致盲的25倍左右。

【临床表现与诊断要点】

本症临床表现轻重不一，进展速度也不同，且与是否合并白内障、青光眼或感染等多因素有关。视力的改变为本症的主要表现，并与视网膜病变的程度和部位有关。早期表现为视力逐渐减退或闪光感；视力异常多与视网膜水肿程度有关；视力突然丧失，往往意味着有眼底出血。2002年由美国等16个国家31位糖尿病眼底病专家共同制定了“糖尿病视网膜病变和糖尿病黄斑水肿疾病”严重程度分级标准（表8-5所示），既实用，又便利。我国现行糖尿病视网膜病变分期标准共六级（参见表8-6）。

表8-5　美国等16国31位专家制定的DR分级标准（2002年）

推荐疾病分级	扩瞳眼底检查发现
无明显DR	无明显异常
轻度非增生性DR	仅见微血管瘤
中度非增生性DR	介于轻度和重度DR之间
重度非增生性DR	具有下列表现之一者： 4个象限内视网膜出血均多于20处 2个以上象限内明显的静脉串珠状改变 1个以上象限内显著的视网膜微血管异常但无增生性改变
增生性DR	具有1个或1个以上如下表现者： 新生血管，玻璃体/视网膜前出血

表8-6　我国现行DR分期标准（1985修改型）

DR分期	扩瞳眼底检查所见	备注
单纯型Ⅰ	有微动脉瘤和（或）并有小出血点	（+）较少，容易数
Ⅱ	有黄白色硬性渗出物或并有出血	（++）较多，不易数；（+）较少，容易数
Ⅲ	有白色硬性渗出物或并有出血斑	（++）较多，不易数；（+）较少，容易数
增生型Ⅳ	眼底有新生血管或并有玻璃体积血	
Ⅴ	眼底有新生血管和纤维增生	
Ⅵ	眼底有新生血管和纤维增生，并发视网膜脱落	

注：“较少，容易数”“较多，不易数”均包括出血斑点。

【防治措施与用药】

严格控制血糖、血压和血脂，既可防止视网膜病变的发生，又能延缓视网膜病变的进一步发展和恶化。戒烟限酒，可减少对视网膜病变的有害因素。有出血症者慎用止血药。

本病的治疗目标是最大限度地延缓和降低糖尿病视网膜病变导致的失明或视力损伤。可选用以下药物。

羟苯磺酸钙（多贝斯，安多明）[保乙]　可降低血浆黏度，阻碍血小板聚集，防止血栓形成；降低毛细血管的通透性、增强血管壁的韧性；纠正血浆中白蛋白与球蛋白的比值，改善淋巴回流，减少和消除水肿；尚能抑制多种血管活性物质（如组胺、5-HT、缓激肽、玻璃酸酶、前列腺素）对周围血管所致的高通透性作用，减少血管内壁损伤，改善基底膜胶原的合成。故为新型血管保护药。临床用于预防和治疗周围循环障碍引起的疾病，如糖尿病视网膜病变，口服0.5g（1粒），3次/d，疗程3～5个月，见效后改为2次/d，0.5g（1粒）/次，直至疗效明显。尚用于防治心绞痛、心肌梗死、脑血栓形成和栓塞后遗症、肾小球动脉硬化；纠正高血黏度引起的四肢麻木、手脚厥冷、下肢沉重、头晕、头痛、皮肤瘙痒、静脉曲张综合征。胶囊剂0.5g×24粒/盒。

氯贝丁酯（氯贝特、安妥明）　2g/d，约有43.5%视力好转，15%胆固醇下降。但经大组病例长期观察，证实其可引起胆石症和癌症等，导致非冠心病的死亡率明显增高；目前已很少应用。胶囊剂0.25g/粒、0.5g/粒。

除药物治疗外，近年来尚有光凝疗法，采用激光灼烧糖尿病性微血管瘤，使视网膜出血者止血，破坏玻璃体中新生血管，消除视网膜水肿及毛细血管中微栓塞发生，从而减少出血及胶质纤维增生。

四、糖尿病肾病

【临床表现与诊断要点】

1. 约30%的1型糖尿病和20%～50%的2型糖尿病患者发生糖尿病肾病（DN）。糖尿病肾病是糖尿病常见的慢性并发症之一，我国住院糖尿病患者肾病的并发率达33.6%。

2. 糖尿病肾病分为5期　第Ⅰ、Ⅱ期为临床前期，第Ⅲ～Ⅴ期为临床诊断期。

Ⅰ期：肾体积增大或肾滤过率（GFR）增高，肾血浆流量（RPF）和肾小球毛细血管灌注及内压增高；这些变化与高血糖水平一致，肾脏结构和功能无明显改变。

Ⅱ期：运动后微量蛋白尿，肾小球结构有改变，肾小球基底膜和系膜基质增加，GFR＞150ml/min，白蛋白排泄率（AER）＞30μg/min。

Ⅲ期：持续微量蛋白尿，AER常为20～200μg/min（UAE为30～

300mg/24h)；但常规化验蛋白尿多为正常，GFR 大至正常，血压可轻度升高；GBM 增厚和系膜细胞增加较Ⅱ期更甚；肾小球呈结节性和弥漫性病变。若积极干预治疗可阻止或延缓大量蛋白尿的发生。

Ⅳ期：临床蛋白尿，AER＞200μg/min，或 UEA＞300mg/24h，或尿蛋白＞0.5g/24h；血压增高，GFR 开始进行性下降，水肿较重，对利尿药反应差；出现肾小管功能障碍；1 型糖尿病患者病史 5～20 年，2 型病史 5 年以上者易发生Ⅳ期 DN；常并发微血管并发症如视网膜病变，外周神经病变等。

Ⅴ期：尿毒症期（ESRD），GFR 进行性下降，持续蛋白尿，低蛋白血症，水肿，高血压，常并发视网膜病变等。

以上微量蛋白尿（MA）是 DA 的最早临床证据及筛选早期 DN 的主要指标，亦是糖尿病心血管疾病发生率和病死率显著升高的标志，提示应进行积极干预治疗。

【防治措施与用药】

1. 及早控制高血压、高血糖、高脂血症可推迟肾病出现，早期肾脏病变也可能逆转。对于肾病Ⅰ、Ⅱ期，特别是微量蛋白尿期（Ⅲ期），无论有无高血压，使用血管紧张素转换酶抑制药（ACEI）如卡托普利、雷米普利、福辛普利等，或血管紧张素Ⅱ受体拮抗药（ARB），均可使尿白蛋白排泄量减少；除尿白蛋白外，尿转铁蛋白和尿内皮素排泄量也有明显降低，临床效果满意。建议对无肾损害及尿蛋白＜1.0g/d 的患者，血压控制达 130/80mmHg；对尿白蛋白＞1.0g/d 的患者，血压控制应达 125/75mmHg。宜摄入低蛋白饮食。有肾功能不全者每日摄入蛋白质 0.6g/kg，同时服用 α-酮酸-氨基酸制剂，并保证每日热量达 125.5～146.4kJ/kg，以免发生营养不良症。

2. 对血清肌酐＞530μmol/L、CCr＜15～20ml/min 的晚期糖尿病肾病患者，以腹膜透析较安全；终末期可做肾移植或胰肾联合移植。

3. 药物治疗　以下药物可酌情选用控制高血压。

（1）血管紧张素转换酶抑制药（ACEI）　如卡托普利、依那普利、赖诺普利、福辛普利、贝那普利、西拉普利、培哚普利、雷米普利、群多普利、喹那普利、咪达普利、地拉普利等。限于篇幅，仅简介代表性药物。

贝那普利（苯那普利、洛汀新）[典][保乙]　本品为不含巯基的强效、长效血管紧张素转换酶抑制药，其降压效果与卡托普利、依那普利相似。用于治疗高血压，可单独应用或与其他抗高血压药如利尿药合用；用于治疗心力衰竭，可单独应用或与强心利尿药同用。

成人降压常用量口服 10mg，1 次/d，维持量 20～40mg/d，可分1～2 次服用；肾功能不良或有水、钠缺失者开始用 5mg/d，1 次/d。心力衰竭，起始用 5mg/d，1 次/d，维持量可用 5～10mg/d。片剂 5mg、10mg。

福辛普利（磷诺普利，蒙诺）[典][保乙] 临床用于治疗高血压病或心力衰竭，可单独应用或与其他药物如利尿药合用，肝肾功能不全及老年患者一般无须减量。

成人降压常用量口服 10mg，1 次/d，剂量调整范围 20～40mg/d，1～2 次/d；最大剂量 80mg/d；心力衰竭口服 10mg，1 次/d；可耐受渐增至 20～40mg/d，但不超过 40mg1 次/d。片剂 10mg/片。

（2）血管紧张素受体Ⅱ受体拮抗药（ARB） 为新开发的一类抗高血压药物。通过其与细胞膜上特异性受体结合而发挥降压作用。已用于临床的本类药物有氯沙坦（洛沙坦）、缬沙坦（代文、维沙坦）、依贝沙坦（厄贝沙坦、安博维）、坎地沙坦（康得沙坦）、替米沙坦（美卡素）、依普沙坦、奥美沙坦等，其作用机制相同，简介几种如下（国家基本医疗保险和工伤保险药品目录中将本类药物限制用于高血压二线用药、心力衰竭、急性心肌梗死）。

氯沙坦钾[典][保乙] 用于治疗高血压，可单独应用或与其他抗高血压药如利尿药合用，发挥降压，减轻（低）心脏负荷，保护肾脏作用（能增加肾血流量和肾小球滤过率，增加尿量，促进尿钠、尿酸排出，显著降低蛋白尿，并明显延迟终末期肾病的进程）。每天服药 1 次无体内蓄积性，在治疗 3～6 周时降压疗效达高峰，作用保持 24h，对心率无影响。本品停药不引起血压反跳。本品 35%经肾清除，60%经粪便排出。

成人口服常用量 50mg/d；维持量 25～100mg，1 次/d；肝功能不良或有水、钠缺失者开始用较小剂量。片剂 50mg×7 片/盒。尚有“氯沙坦钾氢氯噻嗪”系复合制剂。

厄贝沙坦[典][保乙] 作用同氯沙坦钾（洛沙坦），其效果比后者强 3～8 倍甚至 10 倍。成人用于治疗原发性高血压，初始和维持剂量 150mg/d，1 次/d。调整剂量范围 75～150mg/d。片剂 75mg/片、150mg/片、300mg/片。

坎地沙坦（坎地沙坦西酯）[保乙] 为一种酯类前药，作用同氯沙坦，但本品 32mg/d 的疗效优于前者 100mg/d。

成人用于高血压，可单独应用或与其他抗高血压药如利尿药合用；也可用于心力衰竭。口服常用量4～8mg，1次/d，宜从小剂量开始，调整范围4～12mg/d。严重肾肝功能不全者首剂宜从2mg/d开始。片剂2mg/片、4mg/片、8mg/片。

替米沙坦[保乙] 为特异性非肽类血管紧张素Ⅱ受体（ATⅡ）拮抗药。作用同氯沙坦。

成人用于原发性高血压40～80mg，1次/d。片剂40mg/片、80mg/片。

五、糖尿病坏疽

【临床表现与诊断要点】

糖尿病患者有以下表现者可明确临床诊断。

1. 最初为皮肤瘙痒，干燥、无汗、毳毛少，颜色变黑伴有色素沉着。肢端凉，或浮肿，干燥。

2. 肢端感觉异常，包括刺痛、麻木，以及感觉迟钝或丧失，可出现脚踩棉絮感，或间歇跛行，休息痛，常有鸭步行走，下蹲起立困难。

3. 肢端肌营养不良，萎缩，张力差，易出现韧带损伤，骨质破坏，甚至病理性骨折。

4. 可出现跖骨头下陷，跖骨关节弯曲，形成弓形足，锤状趾、鸡爪趾，夏科（Charcod）关节等。

5. 肢端动脉减弱或消失，血管狭窄处可闻血管杂音，深浅反射迟钝或消失。

6. 肢端皮肤干裂，或形成水疱、血疱、糜烂、溃疡，可出现足的坏疽和坏死。

【防治措施与用药】

糖尿病足溃疡与坏疽主要由下肢神经病变和血管病变加以局部受压、损伤、感染所致。预防重于防治，预防足溃疡的发生和避免截肢，加强对有危险因素的足进行预防性保护，建议如下。

1. 保护双足，每日以50～60℃温水洗脚。在高寒地区或冬季用活血化瘀、促进微循环、提高免疫功能的中草药（如莨菪50g，红景天50g、红花10g、丹参10g、川牛膝15g、甘草10g或干姜50g、干辣椒10g）单方或复方煎汤浴足，每日或间日睡前浴足0.5h，然后用软毛巾吸干趾缝间水分，防止嵌甲。如有胼胝及时处理，以免局部受压、损伤，继发感染。

2. 穿着袜、鞋垫和各种鞋子均需舒适、宽松、无挤压、无硬物感。

3. 溃疡局部可修剪坏死组织，敷以祛瘀生新的药物。神经性足溃疡处理的关键是改善足的局部压力。

4. 严格控制血糖、血压和血脂水平及全身基础情况的改善是防治糖尿病足的根本。

5. 药物治疗　某些生物制剂或生长因子类制剂配合换药，局部用药可治疗难治性溃疡。缺血性病变可使用静脉滴注扩血管和改善血液循环的药物（如山莨菪碱、川芎嗪注射液、丹红注射液、血塞通注射液等)。严重的周围血管病变应尽可能施行血管重建手术。

六、糖尿病患者的围术期用药

手术及麻醉反应可使体内升糖激素分泌增多，导致外周组织胰岛素抵抗，肝糖原生成增加，胰岛素分泌减少，脂肪和蛋白降解加速，具有升血糖和致酮症作用。糖尿病患者围术期用药原则如下。

1. 术前用药与处理

(1) 进行择期术前，糖尿病患者应检测和评估各种并发症、伴发症，如心血管疾病、肾病、自主和外周神经疾病、视网膜病变等，以便对症处理。

(2) 应用胰岛素的患者需要适时调整胰岛素用法用量，长效胰岛素在术前 1～2d 换成短效或中、短效混合胰岛素，于术前 1 日减量约一半。长效磺酰脲或二甲双胍类口服降糖药在术前 2～3d 时停用，其他降糖药在术前 1d 停用。或对症酌情处置。

(3) 急症手术时，术前应明确血糖水平及酸中毒、钾失衡等电解质失衡（紊乱）情况，并监测尿糖、尿酮、血糖、血酮及 CO_2 结合力等，酌情对症处理。一般每输注 2～3g 葡萄糖用 1U 胰岛素。

2. 术中用药与处理

(1) 应用胰岛素将血糖水平尽量维持在 6.67～10mmol/L，可在术前（即手术日清晨或手术前约 1h）用 1/4～1/2 一日量的速效胰岛素，术后给 1 日量的 1/2～2/3。1 型糖尿病输入速度宜从 0.5～1U/h 开始，而控制不佳或 2 型糖尿病常需 2～3U/h 或更多，然后根据血糖水平进行调整。一般糖尿病患者在手术期间应给予至少 5g/h 葡萄糖以维持基础能量需要并预防低血糖、酮症和蛋白消耗；肾功能及血钾水平均正常的患者可输入含 10～20mmol/L 钾离子的溶液。

（2）对症处理与用药。

3. 术后用药与处理　术后次晨起根据病情给予速效胰岛素及补液，胰岛素输入时间4～6h，根据血糖水平调整，使血糖维持于11.1mmol/L左右；若血糖较高，可酌情皮下注射4～10U；有胰岛素抵抗者可皮下增加注射数十甚至上百单位的短（速）效胰岛素，个体化给药，使血糖控制在比较理想的水平。在进食流质后仍宜进行胰岛素输注，并逐渐过渡到术前应用降糖药的用法与用量，逐渐恢复饮食疗法和体育锻炼，控制好血糖、血压和血脂。

七、糖尿病合并感染与用药原则

急性或慢性糖尿病合并感染，均应及早诊断、及早治疗、及早控制（“三早原则”）。严重感染者应予胰岛素积极控制血糖水平，加强基础护理，防治压疮发生。注意保证每日供给足够的热量和水分，避免发生酮症（酸中毒）和高渗性昏迷。

早期有效地应用抗菌药物是控制感染的关键：①选择高效、广谱、敏感的杀菌剂，最好根据药敏试验选用抗菌药物，必要时联合用药；②短期内大剂量比长期小剂量给药效果更好，较为严重的感染应静脉给药；应选用不良反应小的抗菌药物，尽量避免使用氨基糖苷类、万古霉素等对肾毒性较大的抗菌药物；主要在肝代谢的抗菌药物亦应慎用，权衡利弊，有条件的应监测血药浓度；③不宜大量、长期、联合用药，尤其是广谱抗生素大量长期应用，有可能导致菌群失调，甚至发生二重感染。

糖尿病患者往往伴有多种疾病，因而同时使用多种药物，应特别注意与降糖药物之间的相互作用。如磺胺类人工合成抗菌药物与磺酰脲类降糖药相互竞争与血浆蛋白载体结合而从近端肾小管排出，使降糖药的半衰期延长，作用增强，这时应咨询医生或药师，酌情减少降糖药的剂量或调整服药时间，或调整饮食疗法及活动量等，以免发生低血糖反应。氯霉素具有抑制肝药酶的作用，亦使降糖药的血药浓度升高，诱发低血糖反应。抗结核药利福平、抗癫痫药苯妥英钠、镇静药苯巴比妥等均可诱导并增强肝药酶的活性，使口服降糖药降解加速，诱发高血糖反应。异烟肼（雷米封）也可影响血糖代谢，导致血糖升高。乙胺丁醇对周围神经的毒性作用，有可能加重糖尿病周围神经病变（肢端溃疡、糖尿病足）恶化；并可加重视网膜病变（引起视神经炎）等。

由上所述，糖尿病合并症联合用药时，应严密监测血糖，及时调整降糖药的用法与剂量。对严重的胆道和皮肤软组织感染，以及其他具有明显手术指征的病症，应同时争取外科手术治疗，以尽快控制感染和病情。

八、妊娠期糖尿病

妊娠期糖尿病指在妊娠期发现的糖尿，但不排除在妊娠前原有糖耐量异常而未被确认者，已知糖尿病妊娠者（时）不属此型。多数人分娩后可恢复正常，近30%以下患者于5～10年内可转变为糖尿病。随着胰岛素的应用以及糖尿病血糖水平监测技术的进一步发展，尤其是围生医学的发展，使糖尿病孕妇的死亡率从50%降至0～1%，其围生儿死亡率从60%降至2%～5%。

【临床表现与诊断要点】

1. 糖尿病孕妇的胚胎在子宫内发育7周之前可发生畸形（变），故早期检查与诊断很重要。

2. 可有糖尿病家族史；不良分娩史，如不明原因的死胎、死产、新生儿死亡、巨大儿、羊水过多或胎儿畸形，或此次胎儿巨大、羊水过多；反复阴道感染、肥胖妇女等。

3. 有多食、多饮、多尿和体重减轻等“三多一少”症状；亦可出现外阴瘙痒及阴道和外阴念珠菌感染等。重症可出现酮症酸中毒、昏迷，甚至危及生命。

4. 实验室检查（参见表8-7）。

表8-7 妊娠期糖尿病（GDM）的血糖诊断标准

诊断标准		空腹/(mmol/L)	1h/(mmol/L)	2h/(mmol/L)	3h/(mmol/L)
非正常人	NDDG(100g)	5.8	10.6	9.2	8.1
	Carpenter(100g)	5.3	10.0	8.6	7.8
WHO糖尿病(75g)		≥0		≥11.1	
糖耐量减退(75g)		<7.0		7.8～11.0	

不论何种方法，任何妊娠糖尿病（GDM）的诊断都是基于OGTT（糖耐量试验）的。75g OGTT中任何程度的糖耐量异常（DM/IGR）均可诊断为妊娠糖尿病。

【防治措施与用药】

应有针对性地去除病因，纠正代谢紊乱，防止各种并发症，减少和（或）尽量避免死亡。治疗过程中应尽量防止低血糖、低血钾、脑水肿，尽快纠正高脂血症、高血糖及高血压。

治疗用药提倡个体化。对于早期轻症，血糖是决定胎儿预后的一个重要因素，严格控制血糖已成为现代产科的标准处理措施，主要采用饮食调整、体育运动和胰岛素疗法。不宜用口服降糖药，以免通过胎盘引起胎儿严重低血糖。建议每3个月进行一次眼底检查和对症防治，加强胎儿发育情况的监护，常规超声波检查了解胎儿发育情况。

1. 饮食控制　其目标在于既能保证和提供孕期热量和营养的需要，又要避免出现餐后高血糖和饥饿酮症，提倡孕妇饮食控制个体化。如正常体重孕妇，每日热量摄入为125.5～146.4kJ/(kg·d)，其中碳水化合物占40％～50％，蛋白质占20％，脂肪占30％～40％，其中早、中、晚及睡前共4餐的热量摄入比为10％、30％、30％及10％；并在早、中餐，中、晚餐及晚餐和睡前之间（或半夜醒后）各加一小餐，分别为5％、10％和5％。

2. 体育锻炼　可选择保证母子（胎儿）平安的项目，如上臂摆动仪、散步、上下楼梯等；避免对孕妇躯体（干）机械性刺激大、下肢体重负荷过多的运动，运动量和时间均需在有经验的妇产科医师指导下进行。

3. 胰岛素疗法　参见糖尿病“治疗原则”。

4. 防治并发症　包括视网膜病变、高血压、高脂血症、糖尿病肾病、心脑血管疾病等。

5. 健康咨询与监护　①孕前开始服叶酸，停用口服降糖药，胰岛素治疗个体化，停用他汀类降脂药；戒烟忌酒，全面健康体格检查，包括血压、心电图、肝肾功能、眼底检查等。②孕期健康监护，如定期查血糖、血压、血脂、酮体变化；及时调整胰岛素的用法用量。③糖化血红蛋白的监测对糖尿病孕妇很重要，既可了解孕前及早期妊娠血糖水平，又可估计畸胎的可能性。④得到孕妇或其亲属签字同意，及时而正确的产科处理。⑤产后随访，对症处置。

糖尿病高血糖危象

糖尿病高血糖危象（HCPD）临床表现为酮症酸中毒（DKA）与高渗性高血糖状态（HHS）。这两种急性并发症在1型和2型糖尿病中均可发生。即使在有经验的医院，DKA 的病死率仍达 5%，HHS 的病死率高达 15%。在老年存在昏迷和低血压状态时，这两种急性并发症的预后更差。

【临床表现与诊断要点】

1. 存在发病诱因

①各种感染；②胰岛素剂量不足或中断；③各种应激状态（外伤、手术、麻醉、急性心肌梗死、心力衰竭、精神紧张、重大刺激因素等）；④饮食失调或胃肠疾病；⑤妊娠和分娩；⑥胰岛素耐药性或产生胰岛素抗体（习称为胰岛素抵抗）；⑦伴有拮抗胰岛素的激素分泌过多；⑧其他，如脑血管意外、酗酒等。

2. 发生糖代谢异常，脂肪和酮体代谢异常；水和电解质代谢异常。

3. 酮症酸中毒多见于 1 型糖尿病。早期除糖尿病原有征象外，常表现为失水加重，皮肤黏膜（口腔、唇舌、鼻黏膜等）干燥明显；黏液分泌浓缩，组织弹性降低，口干舌燥、两颊潮红，眼球下陷而软，眼压降低，呼吸加深加速，可有烂苹果样丙酮味；脉细弱，血压下降，四肢厥冷，除伴有感染时体温上升外，体温常低于正常状态。可有类似急腹症表现。精神症状早期表现为神志淡漠，无力、昏睡；部分患者可表现为兴奋症状、烦躁、多动、躁狂、谵妄。随病情加重，逐渐转为精神抑制状态，甚至昏迷。若出现脑水肿，血糖虽可下降，酸中毒迅速纠正而临床表现反见恶化，又转入昏迷状态，且伴有头痛、喷射性呕吐等颅压增高等表现，必须急救。

4. 实验室检查

①尿糖、尿酮均呈强阳性。②蛋白尿、管型尿。③早期尿量可达 3000ml/d 以上；当严重休克、急性肾功能衰竭时尿量可减少，甚至尿闭；恢复期尿量可增多。④血液检查表现为高血糖、高血酮、高渗状态；CO_2 结合力常＜30 容积%，严重时＜20 容积%，HCO_3^-＜15～10mmol/L，碱剩余负值增大，阴离子间隙增大；当肾循环衰竭时更为严重。⑤其他血液学临床检查值异常，如血脂 FFA 约 4 倍于正常水平，肌酐上升，白细胞增多，淀粉酶升高等。

【防治措施与用药】

参见前述有关内容，主要注意：①补液，纠正酮症；②胰岛素治疗，尽可能控制血糖水平接近正常；③维持电解质平衡；④去除和防治诱因；⑤积极治疗并发症。

糖尿病患者低血糖

血糖是人体最直接最重要的能量来源，以大脑为例，正常脑组织储存的能量仅能维持脑功能数分钟正常活动的需求。大脑的正常运转几乎完全依赖于血液循环源源不断提供葡萄糖，当高血糖的威胁一旦被过度降低（药物或超负荷运动）则有可能引发低血糖。如果把长期高血糖比喻为饿狼，那么严重的低血糖就如猛虎，并对机体损害更大，甚至可致命。如果低血糖持续超过一定时间，则可导致脑组织不可逆损伤，同时影响肝功能，诱发心律失常、心绞痛，或发生急性心肌梗死等疾病。

【临床表现与诊断要点】

低血糖前期临床可表现为软弱无力、行为异常、思维迟钝、面色苍白、冒冷汗、心慌、发抖、精神紧张和饥饿感。

如果血糖过低，超过机体的调控能力，又未及时摄入热量食物，脑组织长时间失去能量供应，不但会出现神志改变、行为异常、思维迟钝，还会进展致意识模糊，脑组织不可逆损伤会导致意识丧失、惊厥、昏迷甚至死亡。

引起低血糖的因素：①用降糖药过多过量；②进食过少；③运动过量；④过量饮（酗）酒；⑤误服某些药增强降血糖效应；⑥自行调药易引发低血糖。

【防治措施与用药】

防治低血糖主要措施：①遵医嘱规范用降糖药，食疗保健和适量适度运动。②当头晕、心悸、出汗、饥饿感等典型症状出现时，可及时饮用果汁、含糖饮料，或吃点面包、饼干、糖果等，症状会逐渐缓解，如进食 5min 后仍未明显改善，可适当进食更多糖质食品，故糖尿病患者可随身携带糖果、饼干等食品，以便低血糖时应急食用。③随身携带《糖尿病患者自我介绍卡》，卡中注明本人姓名、年龄、糖尿病分型分期及服用药物情况等，便于急救或医院救治者参考。④不自行调整用药品种、剂量和服法，坚持遵医嘱控制血糖水平达标。

第二节 乳酸性酸中毒与用药

乳酸性酸中毒是大量乳酸在体内堆积所致。目前尚无满意疗法，死亡率大于50%，预后较差。应积极预防，力争早发现、早诊断、早治疗。

【分类】

1. 先天性乳酸性酸中毒因遗传性酶（如葡萄糖-6-磷酸酶、丙酮酸羧化酶、果糖-1,6-二磷酸酶、丙酮酸胶氢酶等）的缺陷造成乳酸、丙酮酸代谢障碍，导致先天性乳酸性酸中毒。

2. 获得性乳酸性酸中毒

A型：由组织低氧所致。如各种休克、右心衰竭、心排血量减少，或窒息、低氧血症（PaO_2<4.7kPa）、CO_2中毒、危及生命的贫血等均可成为致病因素。

B型：并非由组织低氧所致。致病因素：①常见病如脓毒血症、肝功能衰竭、肾功能衰竭、糖尿病、恶性肿瘤、疟疾、伤寒；②药物或毒物如二甲双胍或苯乙双胍、乙醇、水杨酸、甲醇、乙烯乙二醇、氰化物、硝普钠、烟酸、儿茶酚胺、二乙醚、罂粟碱、对乙酰氨基酚、萘啶酸、异烟肼、链霉素、山梨醇、乳糖、茶碱、可卡因、副醛、阿托伐他汀等；③其他，如剧烈肌肉活动、癫痫大发作、D-乳酸性酸中毒，胃肠外营养、维生素缺乏等。

【临床表现与诊断要点】

起病较急、有深大呼吸（不伴酮臭味）、神志模糊、嗜睡、木僵、昏迷等症状，可伴恶心、呕吐、腹痛。缺氧引起者有发绀、休克及原发病表现。药物毒物致病者可有服药史及相应中毒表现。轻症表现多不明显，可能仅表现为呼吸稍深稍快，应注意避免误诊或漏诊。

主要诊断标准为：①血乳酸≥5mmol/L；②动脉血pH≤7.35；③阴离子间隙>18mmol/L；④HCO_3^-<10mmol/L；⑤CO_2结合力降低；⑥丙酮酸增高，乳酸/丙酮酸≥30∶1；⑦血酮体一般不升高。

【防治措施与用药】

1. 预防为主。①肝、肾、心功能不全者忌用双胍类降糖药。②在休克、缺氧、肝肾功能衰竭状态下的重危患者，若伴有酸中毒，需警惕发生本病的可能性，积极防治。

2. 停用前述可诱发本病的药物、毒物。

3. 吸氧，改善缺氧状态，做好人工呼吸的各种准备；必要时可行机械通气。

4. 密切注意血压、脉搏、呼吸等生命体征变化；及时监测血乳酸、血气分析（pH、HCO_3^-），监测血糖、血电解质、阴离子间隙，密切随访和复查。

5. 纠正休克和酸中毒。

6. 用药参考

碳酸氢钠 宜从小剂量5%碳酸氢钠开始静脉滴注，使HCO_3^-上升4～6mmol/L，维持在14～16mmol/L，动脉血pH上升至7.2。酸中毒严重者（血pH＜7.0）纠正不宜太快，尤其肺功能及循环功能减退者，CO_2容易蓄积而进一步加重缺氧。

二氯醋酸（DCA） 为丙酮酸脱氢酶激活药，可增强乳酸代谢，纠正乳酸性酸中毒，为临床试用药物。

透析治疗 用不含乳酸钠的透析液进行血液或腹膜透析治疗，促进乳酸排泄，清除双胍类等致病性药物或毒物；多用于不能耐受钠过多的老年患者和肾病患者。

胰岛素和葡萄糖 二者合用有利于减少糖类的无氧酵解和乳酸的清除。应对症酌情用药。

亚甲蓝（美蓝） 氢离子接收剂，可促使乳酸脱氢氧化为丙酮酸，可用于乳酸性酸中毒。

第三节 甲状腺疾病与用药

甲状腺功能亢进症

甲状腺功能亢进症是指甲状腺呈现高功能状态的一组疾病，简称甲亢。主要特征是因甲状腺分泌增加而导致高代谢，基础代谢增加，交感神经系统兴奋性增加。最常见的临床类型是毒性弥漫性甲状腺肿(Graves病)。甲亢有一定的遗传易感性、器官特异性，免疫功能异常是发生该病的重要原因。随着生活节奏的增快和各种压力的增加，本病发生率呈上升趋势，尤以女青年多见。

【临床表现与诊断要点】

1. 青年女性多见。主要症状有怕热、多汗、易饥、多食、大便次数增多、体重下降、心悸、易怒等高代谢症状。可伴或不伴有甲状腺肿大、突眼，部分患者可伴有周期性瘫痪或心脏病变。

2. 中老年表现不典型，可能仅有心悸，或食欲缺乏，或体重下降等。

3. 主要体征有皮肤潮湿、突眼、双眼下视露白、甲状腺肿大、心率快、双手平举有细震颤等。

4. 实验室检查 ①促甲状腺激素（TSH）水平降低；②甲状腺激素（T_3、T_4）增高。有以上4点即可确诊。进一步检查包括引起甲亢的病因以及合并症的情况。

（1）与甲状腺疾病相关的抗体 促甲状腺激素受体抗体（TRAb）、甲状腺球蛋白抗体（TgAb或TG）、甲状腺过氧化物酶抗体（TPOAb）。

（2）代谢指标和肝脏功能 血糖、血脂、电解质、谷丙转氨酶、谷草转氨酶、γ-氨基酰转移酶等。

（3）血常规检查 白细胞、红细胞、血小板计数。

（4）心电图 了解心血管一般功能状态。

（5）超声检查 对诊断甲状腺肿大的程度、血供情况、有无结节或占位病变、有无局部淋巴结肿大等有临床意义。

（6）CT 主要用于甲状腺功能亢进伴有突眼患者眼外肌病变的检查；必要时做甲状腺核素扫描和超声检查。

【防治措施与用药】

1. 同位素^{131}I治疗 碘（^{131}I）化钠主要用于诊断和治疗甲状腺疾病及制备^{131}I标记化合物。需在有安全保障且具有使用核素制剂资格的医疗机构和医务人员进行治疗。经治疗剂量的^{131}I照射后，降低甲状腺功能而有治疗作用。甲状腺手术后尚有残余正常甲状腺组织，先用^{131}I消除正常甲状腺组织，然后再用^{131}I酌情对症治疗。如无^{131}I功能或出现明显黏液性水肿，则不必再用^{131}I治疗。

2. 药物治疗

丙硫氧嘧啶[典][保甲] 抗甲状腺药，用于甲状腺功能亢进的治疗，同后述的甲巯咪唑。一般开始剂量为300mg/d，酌情调整范围150～400mg/d，最大剂量为600mg/d，分次口服。当病情控制后逐渐减量；维持剂量50～100mg/d。小儿按4mg/(kg·d)分次口服，酌情调整。片剂50mg/片、100mg/片。

甲巯咪唑（他巴唑）[典][保甲] 抗甲状腺药物。用于各种类型的甲状腺功能亢进症，包括Graves病（伴有免疫功能紊乱、甲状腺弥漫性肿大，可有突眼）、甲状腺腺瘤，结节性甲状腺肿及肿瘤所引起者。在

Graves病中，尤其适用于：①病情较轻，甲状腺轻至中度大患者；②青少年及儿童、老年患者；③甲状腺手术后复发，又不适于用放射性^{131}I治疗者；④手术前准备；⑤作为^{131}I放射的辅助治疗。个体化用药差异大，成人口服15～60mg/d，宜从小剂量试用调整至满意为止，维持量为5～15mg，疗程为12～18个月。小儿用量0.4mg/(kg·d)，均分次口服，维持量减半，按病情决定。

复方碘溶液（卢戈液，含碘和碘化钾）[典][保甲] ①用于单纯性甲状腺肿，0.1～0.5ml，1次/d；如有必要连用2周，间隔30～40d后再用2周。②甲亢手术前口服0.1～0.3ml，3～4次/d，连用10～14d，直至进行甲状腺手术。口服溶液剂，1ml中含碘50mg及碘化钾100mg。

卡比马唑[典][保乙] 抗甲状腺药，用于甲状腺功能亢进。成人口服15～60mg/d，酌情调整，分次口服；维持量5～15mg/d，疗程12～18个月。小儿0.4mg/(kg·d)，维持量约减半，分次口服，按病情调整。

盐酸普萘洛尔（心得安）[典][保乙] 治疗甲亢时主要用于以下情况：①甲亢危象或危象先兆；②甲状腺次全切除术的术前准备；③对病情较重的甲亢患者在抗甲状腺药物或放射性碘治疗尚未奏效前用于控制症状。但禁用于支气管哮喘、慢性阻塞性肺病、心脏传导阻滞，以及对本品过敏者。甲亢合并心功能不全者慎用；作为手术前用药的优点是奏效快、疗程短，往往数日至1周左右可使心率控制于正常水平。

用法与用量：①成人甲亢患者口服10～20mg，3次/d；②对于甲亢危象者，20～80mg/次，每4～6h 1次。③用于术前准备，1次20～40mg，每6h口服1次，可酌情调整（增加）剂量，直至甲亢症状控制，心率降至正常范围。手术日清晨还需服药1次，手术后需继续服用数日，以后根据病情逐渐减量，如病情稳定，可在1周内停药。

甲状腺功能减退症

原发性甲状腺功能减退症简称“甲减”，是由多种原因导致体内甲状腺激素合成、分泌或生物效应不足所致的一组疾病。

【临床表现与诊断要点】

1. 女性较男性多见，且随年龄增加，其患病率上升，新生儿甲减率约1/4000，青春期甲减发病率降低，以后随年龄增加，患病率上升，

65 岁以上人群显性甲减患病率为 2%～5%。有家族遗传倾向。

2. 成年型甲状腺功能减退最常见病因为桥本甲状腺炎，又称慢性淋巴细胞性甲状腺炎，是由于自身免疫异常所致，中年女性多见，主要表现为出汗少、怕冷、行动迟缓、便秘、记忆力减退、嗜睡、表情淡漠、声音低沉、沙哑、水肿等。

3. 主要体征　声音嘶哑、反应迟钝、面部表情少（重症呈面具脸）、皮肤粗糙、甲状腺肿大、心率慢、四肢非凹陷性水肿。

4. 实验室检查　①促甲状腺激素（TSH）水平增高；②甲状腺激素（T_3、T_4）水平降低。以上 4 点可确诊。

5. 无上述临床表现，仅有促甲状腺激素水平增高者，可诊断为亚临床甲状腺功能减退。

6. 病因诊断　可检测相关抗体，如甲状腺球蛋白抗体（AgAb 或 TG）、甲状腺过氧化物酶抗体（TPOAb）。甲状腺形态改变可行甲状腺超声或 CT 检查，必要时行细针穿刺病理活检，有助于诊治。

【防治措施与用药】

1. 定期复查甲状腺功能；平时注意防治感冒，不宜过多食用高碘食品（海带、碘盐等）或药品（含碘制剂）。一旦确诊为甲状腺功能减退，常常需要终生服用甲状腺激素替代治疗。

2. 常用甲状腺激素治疗药物简介　①各种常用甲状腺激素制剂的等效剂量为：甲状腺粉（干片）60mg，左甲状腺素钠 50～60μg，碘塞罗宁钠 20～25μg。甲状腺干片中的 T_3、T_4 含量不恒定，二者的比值也不定，其实际效应为标示量的 90%～110%。②甲状腺激素替代治疗一般用甲状腺干片或左甲状腺素钠（T_4）；碘塞罗宁钠（T_3）因其血药浓度不稳定，仅用于甲状腺激素抵抗综合征或外周甲状腺激素代谢障碍者。替代治疗开始时应首选左甲状腺素钠，尤其是高龄患者。③用药应高度个体化。④避免与其他药物合用。⑤伴有心血管病的甲减患者，要注意心肌缺血或心律失常的出现，防止用药过快或过量。⑥小儿呆小病治疗愈早，疗效愈好。

甲状腺粉（片）[典][保甲]　用于黏液性水肿，地方性及各种原因引起的甲状腺功能减退症，均可作为治疗用药。成人常用量：开始为 15～20mg/d，逐渐增加，维持量一般为 40～80mg/d，少数患者 180mg/d。婴儿及儿童完全替代参考量：6 个月以下 15～30mg/d；6 个月～1 岁，30～60mg；1～3 岁，60～90mg ；3～7 岁，90～120mg；7～14 岁，

120～150mg。开始剂量为完全替代剂量的1/3，逐渐加量。由于本品T_3、T_4的含量及二者比例不恒定，在治疗中应根据临床症状及T_3、T_4、TSH检查调整剂量。片剂10mg/片、40mg/片、60mg/片。

左甲状腺素钠（LT_4）[保乙]　用于各种原因引起的甲状腺功能减退症。

（1）口服　①成人甲减症开始剂量25～50μg/d，每2～4周增加25μg，直到完全替代剂量，一般为100～150μg，成人维持量为75～125μg/d；高龄患者、心功能不全者及严重黏液性水肿患者，开始剂量减为12.5～25μg/d，以后每4～8周递增25μg；不必要求达到完全替代剂量，一般75～100μg/d即可。②婴儿及儿童甲状腺功能减退症，完全替代剂量为：6个月以内按体重6～8μg/(kg·d)；6～12个月6μg/(kg·d)；1～5岁5μg/(kg·d)；6～12岁4μg/(kg·d)；开始时应用完全替代量的1/3～1/2，以后每2周逐渐增加剂量。

（2）静脉注射　适用于黏液性水肿昏迷患者，首次剂量宜较大，200～400μg，以后50～100μg/d，直至患者清醒改为口服。

碘塞罗宁钠（三碘甲状腺原氨酸钠，T_3）[保乙]　用于各种原因引起的甲状腺功能减退症。

（1）口服　①成人甲减者开始10～25μg/d，分2～3次；每1～2周递增10～25μg，直至甲状腺功能恢复正常；维持剂量25～50μg/d。心功能不全或严重长期甲减患者，开始剂量应小，增加剂量时幅度应小，加量速度要慢。②诊断成人甲状腺功能亢进症（T_3抑制试验），80μg/d，分3～4次口服，连服7～8d。服药前后进行放射性碘摄取试验（甲亢患者甲状腺对碘的摄取不被抑制，而正常则受抑制）；本试验已为超敏TSH测定所取代，而毒性结节性甲状腺肿可为放射性碘扫描所证实。

（2）静脉注射　对黏液性水肿昏迷者，首次剂量40～120μg，以后每6h 5～15μg，直到患者清醒改为口服。

甲状腺结节

甲状腺结节是指甲状腺内单发或多发的结节性病变。常见的病变有胶样结节（单纯性结节）、甲状腺囊肿、淋巴细胞性甲状腺炎（亚急性或慢性）、自主性高功能结节、良性甲状腺瘤、恶性甲状腺癌、转移癌等。成年人本病男性发病率为17%～25%，女性为20%～25%，且随年龄增长呈微小上升趋势。

【临床表现与诊断要点】

轻者可无症状，重症颈部增粗，紧束感，严重可压迫气管和食管导致气憋、吞咽困难。有条件的可进行：①甲状腺激素及相关抗体的检测；②超声多普勒检查甲状腺结节的部位、大小、性质、血流分布有意义；③甲状腺核素扫描；④细针穿刺病理活检定性有助于明确诊断。

【防治措施与用药】

小于1cm的单个甲状腺结节、结节性甲状腺肿以及甲状腺良性病变（或气管压迫和影响美容）通常不必特殊处理，可以定期检查结节的大小。短期内结节增大明显或有不适感觉者应随时就诊，有恶变可能的尽快专科检查，明确诊断，并行手术治疗。明确诊断为甲状腺肿瘤（癌）者，视情况可采用化疗、放疗（包括伽马刀治疗、适形刀治疗、聚焦刀治疗等）和外科手术根治。

亚急性甲状腺炎

亚急性甲状腺炎又称为甲状腺炎、肉芽肿甲状腺炎、巨细胞性甲状腺炎，简称“亚甲炎”。

【临床表现与诊断要点】

本病可能是由于病毒感染或免疫异常导致甲状腺滤泡上皮破坏、肉芽肿形成的一种甲状腺疾病。以中年女性多见，夏季高发。典型病例在整个病程中可以经历三个阶段：早期甲状腺功能亢进，中期甲状腺功能减退，后期恢复正常。发病前常有上呼吸道感染史，颈前部疼痛、不适，向颌下、耳后放射，可伴有发热、心悸等。体格检查甲状腺可触及痛性结节、质硬。除前述3个阶段外，常伴有白细胞计数上升，血沉增快，C反应蛋白增高。当发现甲状腺肿大、疼痛，伴全身症状、血清甲状腺素（T_3、T_4）增高，血沉加快，甲状腺超声提示回声结节，血运差者基本可以诊断。实验室检查：①甲状腺球蛋白抗体（TgAb）、甲状腺过氧化酶抗体（TPOAb）阴性或低滴度；②甲状腺^{131}I吸收率，甲状腺激素（T_3、T_4）增高，甲状腺摄碘率降低的分离现象是本病的重要特点；③核素扫描，甲状腺显影不均匀，可表现为部分缺损（甲状腺摄碘率低时同位素碘不能用于扫描）；④甲状腺活检，为多核巨细胞或肉芽肿样改变。

【防治措施与用药】

多为自限性疾病。轻者经适当休息及非甾体抗炎药等治疗（如阿司匹林、吲哚美辛、对乙酰氨基酚、索米痛片、双氯芬酸、吡罗昔康等）后可缓解。全身症状重、有高热者可考虑激素，如泼尼松（强的松）20～40mg/d，开始剂量20～30mg/d，以缓解症状。但激素并不能缩短病程，因此症状一好转，即减量维持（10～20mg/d，4～6周），直至24h摄碘率恢复正常。过早停用药物可反跳复发，但重复用药仍可有效。β受体阻滞药可控制甲亢症状，甲状腺激素替代治疗在甲状腺功能减退时可消除甲状腺肿大和减轻甲状腺包膜的张力，剂量可根据血中T_3、T_4和TSH调整。

本病用抗菌药物治疗无效。

慢性淋巴细胞性甲状腺炎

本病曾称为淋巴瘤性甲状腺肿，又称慢性自身免疫性甲状腺炎，目前分类尚不统一。主要的两个临床类型为甲状腺肿大的桥本甲状腺炎（简称桥甲炎、桥本病）和甲状腺萎缩的萎缩性甲状腺炎。尚有人认为萎缩性甲状腺炎是桥甲炎发展到末期的一种表现；亦有人将寂静型（无痛性）甲状腺炎、产后甲状腺炎归入本病。

【临床表现与诊断要点】

1. 甲状腺呈逐渐增大，逐渐发生甲状腺功能减退症；偶尔甲状腺肿大发展迅速，伴疼痛、触痛。甲状腺两叶可能不对称，质地坚实，表面光滑或呈结节感。罕见峡部的肿大也可能使邻近的组织，如气管、食管及喉返神经受压。淋巴结通常不大。

2. 临床上未治的甲状腺肿可保持不变或经多年后逐渐增大。

3. 约1/5初诊患者出现轻微甲减的症状和体征；每年3%～5%的患者由亚临床甲减（FT_4正常、TSH升高）发展为明显的甲减；约1/4的甲减患者经数年后，甲状腺功能可自行恢复。

4. 偶见在发病早期出现短暂的甲状腺毒症。

5. 本病患者的甲状腺功能大多正常，但甲状腺特异性抗体水平较高。临床表现为急性或亚急性的癫痫发作或脑卒中样发作，脑脊液蛋白中度升高，脑电图异常，影像学检查基本正常。

6. 实验室检查　甲状腺自身抗体及甲状腺功能测定可明确诊断：①抗甲状腺过氧化物酶抗体（TPOAb）、抗甲状腺微粒体抗体普遍升高；抗甲状腺球蛋白抗体（TgAb）亦有升高。②如果甲状腺细胞破坏释放激素增多，可表现为TSH降低；多数患者就诊时，TSH正常或升高、FT_4 正常或降低。③细针穿刺细胞学检查用于对可疑结节病灶的诊断，表现为淋巴细胞浸润、胶质稀少，上皮细胞可能呈现 Hüthle 细胞样变化。④鉴别诊断，应排除非毒性甲状腺肿、青春期甲状腺肿、甲状腺癌。

【防治措施与用药】

1. 多数自身免疫性甲状腺炎患者无需治疗，可在数年内维持静止相对不变的状态。

2. 甲状腺过于肿大，而压迫局部或影响美观，可适量使用甲状腺激素，经数月甲状腺激素治疗后，年轻患者甲状腺体积可逐渐缩小，见效快；但老年者或甲状腺持续肿大者疗效差。甲状腺激素替代疗法（参阅“甲状腺功能减退症”）适用于临床和亚临床甲减患者。

3. 对于急性起病伴甲状腺疼痛者，糖皮质激素的治疗可缓解症状，并通过抑制甲状腺的自身免疫性破坏而提高 T_3、T_4 水平。

4. 手术仅用于甲状腺激素治疗后仍有压迫症状、甲状腺肿大改善不明显或可疑合并甲状腺恶性肿瘤者。术后需终生接受甲状腺激素替代（补充）治疗。

第四节　甲状旁腺疾病与用药

甲状旁腺功能减退症

人的甲状旁腺一般为 4 枚，位于甲状腺后壁两侧。正常成人每个甲状旁腺大小约 6.5mm×3.5mm×1.5mm，平均重 25mg（10～40mg）。腺体有较丰富的血液供应，主要由主细胞和嗜酸粒细胞组成。主细胞为分泌甲状旁腺激素（PTH）的细胞。甲状旁腺功能减退症简称甲旁减，可因长期血钙过低伴阵发性加剧而出现临床症状。

【临床表现与诊断要点】

1. 神经肌肉症状　可因感染、过劳和情绪变化等诱发，女性在月经期前后更易发作。神经肌肉应激性轻症反应仅有感觉异常，肢体刺痛、发麻、手足痉挛僵直，易被忽视或误诊。当血钙水平低于 80mg/L 时，手足抽搐呈双侧对称性，腕及手掌指关节屈曲，指间关节伸直，大拇指内收，形成鹰爪状；或双足呈强直性伸展，膝、髋关节屈曲；重症者全身骨骼肌及平滑肌痉挛，可发生喉头和支气管痉挛、窒息等危象；膈肌痉挛时有呃逆。小儿多惊厥，大多为全身性，类似不明性癫痫大发作（可有或无昏迷、大小便失禁等表现）。当血钙水平在70～80mg/L（1.75～2.0mmol/L）范围时，临床表现仅为隐性搐搦症。

2. 心血管系统症状　心肌累及时呈心动过缓，心电图示Q-T间期延长，主要为ST波段延长，伴异常T波；可有心慌，气紧；可致心肌收缩力严重受损，甚至发生甲旁减性心脏病。

3. 精神症状　发作时常伴不安、焦虑、抑郁、幻觉、定向失常、记忆减退等；除在惊厥时少有神志丧失。本症状可能与脑基底核功能障碍有关。

4. 外胚层组织营养变性及异常钙化症候群　病程长者皮肤粗糙、色素沉着，毛发脱落，指（趾）甲脆软萎缩甚至脱落，眼内晶状体可发生白内障。患儿可表现为牙齿钙化不全，牙釉质发育障碍，呈黄点、横纹、小孔等病变；智力多障碍，脑电图异常（可出现癫痫样波），但在补钙后可缓解；头颅X线片可见基底节钙化，骨质也较正常致密，有时小脑亦可钙化。

5. 实验室检查　①血钙<2.0mmol/L（80mg/L），主要是钙离子浓度降低；②当血钙浓度<70mg/L时，尿钙浓度显著降低甚至消失。③甲状旁腺激素（PTH）低下，尿磷浓度升高等。

【防治措施与用药】

1. 在甲状腺及甲状旁腺手术时，避免甲状旁腺损伤或切除过多。

2. 搐搦发作期处理　即刻静脉注射10%葡萄糖酸钙10ml，1～3次/d；必要时肌注苯巴比妥或苯妥英钠。若为术后暂时性甲旁减，则在数日至1～2周内，腺体功能有望恢复，仅需补充钙盐，不宜过早使用维生素D，以免干扰血钙浓度。属永久性甲旁减者，应给予维生素D剂（如维生素D_1、维生素D_2、维生素D_3或鱼肝油制剂），提高血钙浓度，防止抽搐发作。

3. 间歇期处理　①宜进高钙、低磷饮食，不宜多进乳品、蛋黄及花菜等食品。②口服维生素D及其活性代谢产物，如维生素D_2（骨化醇）、骨化二醇或骨化三醇（罗钙全）等。罗钙全首次服0.25μg，维持量0.25～1.0μg/d。③补充钙剂，如葡萄糖酸钙、乳酸钙、苏糖酸钙、氨基酸螯合钙等及与其他维生素、微量（常量）元素的复合制剂，常和维生素D同时服用。④镁剂，少数患者在恢复血钙浓度至正常后，血镁浓度却低下，应酌情静脉滴注50%的硫酸镁10～20ml（静滴前加入5%葡萄糖或0.9%氯化钠注射液中稀释混匀），不宜过量。

假性甲状旁腺功能减退症

假性甲状旁腺功能减退症可分为：①假性甲状旁腺功能减退Ⅰa、Ⅰb型和Ⅱ型；②假-假性甲状旁腺功能减退症（Albright骨营养不良症）。

【临床表现与诊断要点】

1. 由遗传缺陷所致的体态异常，如身材矮小、圆脸、斜视、短指(趾)、掌骨畸形、智力减退等。

2. 周围组织如肾和骨对甲状旁腺激素完全或部分性无生理效应，故血清钙、磷和磷酸激酶改变均与真性甲状旁腺功能减退相同，因而甲状旁腺组织增生，血清甲状旁腺激素分泌代偿性增高。

3. Ⅰ型患者的缺陷主要在骨和肾的细胞膜受体，对甲状旁腺激素为完全性无反应。Ⅱ型患者主要缺陷在于靶组织细胞对环磷腺苷（cAMP）无反应，故仅于滴注外源性甲状旁腺激素同时滴注钙才有尿磷增多反应，这是除体态改变外，和真性特发性甲状旁腺功能减退症相区别的特征之一。

4. 假-假性甲状旁腺功能减退症仅有体态异常，但无生化改变；可有Gsa蛋白缺陷，主要由于染色体20，常染色体显性遗传缺陷所致。

【防治措施与用药】

假-假性甲状旁腺功能减退症仅有体态改变而无生化异常，无需特殊治疗。ⅠaⅠb型和Ⅱ型假性甲减症基本上采用与特发性甲状旁腺功能减退症相同的治疗措施，在血生化指标维持正常后，PTH代偿性分泌增多也可恢复至正常水平。

甲状旁腺功能亢进症

甲状旁腺功能亢进症（简称甲旁亢），是一组由甲状旁腺分泌过多甲状旁腺激素（PTH）而导致骨质吸收及高钙血症引起的具有特殊体征和症状的临床综合征，可分为原发性、继发性、三发性和假性4种类型。

【临床表现与诊断要点】

1. 原发性甲状旁腺功能亢进症　原发性甲旁亢是由甲状旁腺腺瘤、

增生肥大或腺癌所引起的甲状旁腺分泌过多，其病因尚未阐明。其患病率约为1/1000，男女比例为(1∶2)～(1∶3)，发病率随年龄增加而增加，绝经后的妇女患病率为普通人群的5倍。本病起病缓慢，以屡发肾结石或以骨痛为主要表现，或以血钙过高而呈神经症状起病者，或以多发性内分泌腺瘤而发病者，也有始终无症状者。可归纳为：①高血钙低血磷症候群；②骨骼系统症状，初期有骨痛，可位于背部、脊椎、髋部、胸肋骨或四肢痛，伴有压痛；下肢不能支持重量，行走困难；③少数患者可出现精神症状如幻觉、偏执病等。

具有下列特征之一者应疑为本症：①屡发活动性尿路结石或肾结石(钙盐沉着)；②骨质吸收、脱钙，甚至囊肿形成，特别当累及上述好发部位时。

除临床表现外，诊断依据要点为：①血钙过高，平均在2.7～2.8mmol/L（10.8～11.2mg/dl）以上。②PTH增高。如血钙过高伴有PTH增高，结合临床和X线检查可诊断本病，如同时伴有尿钙、尿磷增多及血磷过低（多数低于1.0mmol/L）则更典型。

2. 继发性甲状旁腺功能亢进症　是由于体内存在刺激甲状旁腺的因素，特别是血钙、血镁过低和血磷过高，腺体受刺激后增生、肥大，分泌过多的甲状旁腺激素（PTH），代偿性维持血钙、血磷正常水平。本症多见于维生素D缺乏症、严重肾功能不全、骨软化症、小肠吸收不良等。

3. 三发性甲状旁腺功能亢进　是在继发性甲状旁腺功能亢进的基础上发展起来的。如甲状旁腺对各种刺激因素反应过度，或腺体受到持久刺激不断增生肥大超越了生理需要，腺体中部分增生组织转变为腺瘤，自主性分泌过多的PTH，并引起明显的纤维骨炎。血钙由正常或稍低进而明显超过正常。

4. 假性甲状旁腺功能亢进症　并非甲状旁腺本身病变而引起，而是由某些器官特别是肺、肾、肝和胰等恶性肿瘤引起的血钙过高，伴或不伴骨质破坏。可在短期内体重明显下降，无肾结石史，血钙升高＞3.5mmol/L（＞14mg/dl）者应警惕恶性肿瘤，而本症血清PTH并不增高。

【防治措施与用药】

1. 原发性甲状旁腺功能亢进症

(1) 甲状旁腺定位、手术探查和治疗　对于有高钙血症的症状和体征，或无症状但年龄在50岁以下，或血钙>3.0mmol/L(12mg/dl)；尿钙>6mg/(kg·d)；肌酐清除率<正常的70%；出现高钙血症的临床症状；骨密度降低时的患者应首选手术治疗。对甲状旁腺功能亢进症患者进行初次手术时，有经验外科医生手术成功率可达90%～95%。手术探查时必须仔细寻找4枚腺体，以免手术失败。术中需作冰冻切片鉴定。如属腺瘤，应切除腺瘤，但必须保留一枚正常腺体；如属增生，则应切除3枚腺体，第4枚腺体切除50%左右。如为腺癌，应做根治手术。

如手术成功，血清PTH、血钙、尿钙及磷浓度可获得纠正。伴有明显骨病者，则因术后钙、磷大量沉积于脱钙的骨骼，血钙可于术后1～3d内降至1.75mmol/L以下的过低水平，反复出现口唇麻木和手足搐搦。这时宜静脉注射10%葡萄糖酸钙10ml，2～3次/d，有时每日需要量可多达100ml，或30～50ml溶于5%葡萄糖注射液500～1000ml中静脉滴注。低钙血症多数为暂时性，于3～5d内可缓解。多数可在1～2月以内血钙升至2mmol/L(8mg/dl)以上。如低血钙维持在3个月以上，则提示有永久性甲状旁腺功能减退的可能，需补充维生素D。如补钙后，血钙正常而仍有搐搦，还宜补镁（参阅甲状旁腺功能减退症）。

（2）内科治疗　部分无症状性甲旁亢患者如血钙水平低于3mmol/L（12mg/dl)、肾功能正常、年龄在50岁以上者，可定期随访内科治疗。要求患者多饮水，限制食物中钙的摄入量，忌用噻嗪类利尿药和碱性药物，坚持适当运动或体力劳动。对于绝经后妇女患者可从雌激素替代疗法中获益，因雌激素可防骨钙丢失，一定程度上还可降低血钙，且不升高PTH值。

（3）其他　骨病患者于手术后宜进食高蛋白、高钙、含磷饮食，并补充钙盐，每日3～4g。尿路结石患者应积极排石（药物排石、物理振波碎石排石、纤维激光碎石排石等），必要时手术摘除。

2. 继发性甲状旁腺功能亢进症

（1）在单纯维生素D缺乏或假性甲旁减症，一般仅需补充适量维生素D，纠正血钙、血磷异常。

（2）在肾小管病变所致低磷血症和维生素D代谢障碍时，宜补充中性磷酸盐，2～4g/d，并联合应用维生素D（5万～40万)U/d；或阿法骨化醇（阿法D_3）0.25～1μg/d；或骨化三醇（罗钙全）0.5～1.0μg/d，分2次服用。

（3）慢性肾功能不全或衰竭时　①口服氢氧化铝或碳酸铝能结合大

量无机磷，可有效地减少磷吸收，如骨病轻微者，有时可见效。但应用维生素D时应慎用铝盐，以防慢性铝中毒。②口服钙盐或增加透析液含钙量，以补充钙和抑制甲状旁腺分泌。肾性骨营养不良症仅见于所用透析液含钙量<1.4mmol/L（5.6mg/dl）的患者。③维生素D初始量宜每天口服5万～6万U，3～4周后可酌情增至每天40万U。亦可选用前述的阿法骨化醇或骨化三醇0.25～0.5μg/d，在应用维生素D同时，应保持每2～4周测血钙，以防高钙血症出现。④肾移植者做甲状旁腺全切除，因血钙过高对移植肾和机体不利。

3. 三发性甲状旁腺功能亢进症　做甲状旁腺探查和次全切除。

4. 假性甲状旁腺功能亢进症　早期切除肿瘤或伽马刀治疗，则血钙可以恢复正常。高血钙危象的处理同甲状旁腺危象。

甲状旁腺危象

甲状旁腺危象是由严重的高钙血症（一般4mmol/L以上）所致。

【临床表现与诊断要点】

1. 可有多年的甲状旁腺功能亢进症和高钙血症。往往在受到应激后，症状加剧而发生甲状旁腺危象。表现为乏力、厌食、恶心、呕吐、多尿、失水、虚脱以及神志改变，甚至昏迷。

2. 血清PTH值通常大于正常上限值的5～10倍；血钙>4.0mmol/L(16mg/dl)；尿素氮升高。

3. 患者可出现低钾低氯性碱中毒。

4. 心电图Q-T间期缩短，伴传导阻滞。

【防治措施与用药】

必须立即急救和手术。首先应针对高钙血症紧急处理。

1. 根据失水情况和心肾功能补充生理盐水，开始2～4h静滴1L。

2. 在控制失水和补液时可能出现血钾过低，故每日应监测血钾、尿钾、尿钠、尿钙和尿镁。必要时血气分析，以便随时纠正电解质紊乱和维持酸碱平衡。

3. 在充分补充血容量的基础上，可用呋塞米（速尿），但不可用氢氯噻嗪等噻嗪类利尿药。呋塞米可静脉注射或口服40～100mg，酌情每2～6h 1次；每天最大剂量<1.0g。

4. 二膦酸盐类，如帕米膦酸钠（阿可达，博宁），为破骨细胞介导的骨质吸收抑制药，30～90mg/d，加入生理盐水250～500ml中，静脉滴注 1～4h 以上。多数患者于 3～7d 血钙降至正常；作用可持续数周。

5. 降钙素（鲑鱼降钙素、密钙息、益钙宁） 可在数分钟内通过破骨细胞受体降低骨钙或羟磷灰石盐的释放。皮下或肌注 2～8U/(kg·d)。

6. 有条件进行血液透析，迅速降血钙水平；迅速术前准备后急诊手术。

第五节 下丘脑-垂体疾病与用药

下丘脑综合征

下丘脑综合征系是一组以内分泌代谢障碍为主，并伴有自由神经系统症状和轻微神经、精神症状的综合征。

【临床表现与诊断要点】

1. 主要临床表现为内分泌代谢功能失调，自主神经功能紊乱，以及睡眠、体温调节和性功能障碍、尿崩症、多食肥胖和厌食消瘦、精神失常、癫痫等症候群。

2. 引起下丘脑综合征的病因很多，临床症状在不同的患者中可存在明显的不同，需详问病史，联系下丘脑的生理，结合相关各项检查，综合分析后才能诊断明确。除诊断本症外，常需进一步查明病因。

（1）X 线头颅平片可示蝶鞍扩大，鞍背、后床突吸收或破坏，鞍区病理性钙化等表现，必要时进一步做蝶鞍薄分层片，脑血管造影，头颅 CT 或头颅磁共振检查，以明确颅内病变部位和性质。脑脊液检查除颅内占位病变有颅压增高、炎症有白细胞增多外，一般多属正常。

（2）脑电图检查可见 14Hz/s 的单向正相棘波弥漫性异常，阵发性发放，左右交替的高波幅放电。

（3）垂体靶腺分泌功能测定，可了解性腺、甲状腺和肾上腺皮质功能的情况。

（4）下丘脑-垂体功能减退的病例，可做：①TRH 与 LHRH 兴奋试验；②胰岛素耐量试验。

（5）下丘脑-垂体功能亢进的病例，可测定血中下丘脑释放激素的浓度。

【防治措施与用药】

1. 病因治疗　对肿瘤可采取手术切除、放疗（含伽马刀）治疗和抗癌药物联合治疗。对炎症则选择适当的抗生素，以控制感染。由药物引起的疾病则应立即停用有关药物。精神因素引起者需进行精神治疗。

2. 内分泌治疗　对尿崩症的治疗见尿崩症。有腺垂体功能减退者，可酌情采用相应的激素补充替代治疗。有溢乳者可用溴隐亭（溴麦角隐亭，溴麦角）[保乙]，起始量 1.25mg/d，维持量 5～7.5mg/d，最大剂量 15mg/d；可分次服用。或甲麦角林，口服 1 次 4mg，3 次/d，共 7d。

3. 对症治疗　发热者可用氯丙嗪[保甲]、地西泮（安定）[保甲]或苯巴比妥（鲁米那）[保甲]；中成药（方剂）如局方至宝散（丹）、安宫牛黄丸（散）[保乙]等；物理降温。

空蝶鞍综合征

空蝶鞍综合征系鞍隔缺损或垂体萎缩，蛛网膜下隙在脑脊液压力冲击下突入鞍内，致蝶鞍扩大、垂体受压而产生一系列临床症状。发生在鞍类或鞍旁手术或放射治疗后的称为“继发性空蝶鞍综合征”；非手术或放射治疗引起的、无明显病因可寻的称为“原发性空蝶鞍综合征”。

【临床表现与诊断要点】

1. 多见于女性（约占 90%），尤以中年以上较胖的多产妇为多。常有头痛（有时剧烈），但缺乏特征性，可伴轻中度高血压。少数有视力缺损、减退，可呈向心性缩小或颞侧偏盲；少数有良性颅内压增高（假性脑瘤），可伴有视盘水肿及脑脊液压力增高，部分患者可有脑脊液鼻漏。少数患者伴有垂体功能低下，可呈轻度性腺、甲状腺功能减退及高泌乳素血症。个别儿童有尿崩症，或伴有骨骼发育不良综合征。

2. 头颅平片、CT 扫描、磁共振检查有助于诊断。

【防治措施与用药】

1. 症状轻微者无须特殊处理。当有视力明显障碍者应行手术探查，若系神经周围粘连，行粘连松解术，可使视力有一定程度的改善。必要时可行“人造鞍隔治疗”，用骨片和肌肉填塞垂体窝等。

2. 如伴有内分泌功能低下，可酌情予以替代治疗。

3. 腺垂体激素储备功能有缺陷者，如垂体泌乳素（PRL）增高者，可用溴隐亭[保乙]治疗。起始量为 1.25mg/d，维持量为 5～7.5mg，可酌情调节剂量，症状缓解后，逐渐减量撤药。

巨人症和肢端肥大症

巨人症和肢端肥大症系腺垂体生长激素细胞腺瘤或增生，分泌生长激素过多，引起软组织、骨骼及内脏的增生肥大和内分泌-代谢紊乱。

【临床表现和诊断要点】

临床上以面貌粗陋、手足厚大、皮肤粗厚、头痛眩晕、蝶鞍增大、显著乏力为特征。

1. 发病在青春期前，骺部未闭合者为巨人症；发病在青春期后，骺部已闭合者为肢端肥大症。单纯的巨人症较少见，成年后半数以上继发肢端肥大症。

2. 巨人症早期（形成期）发病多在青少年期，可早至初生婴幼儿，至10岁左右已有成人样高大，且可继续生长达30岁左右，身高可达2.1m；肌肉发达、臂力过人，性器官发育较早，性欲强烈；基础代谢率较高，血糖偏高，糖耐量减低，少数患者有继发性糖尿病。当患者生长至最高峰后即进入晚期（衰退期），表现为精神不振，四肢无力，肌肉松弛，背部渐成佝偻，毛发渐渐脱落，性欲减退，外生殖器萎缩；患者常不生育，智力迟钝，体温下降，代谢率减低，心率减慢，血糖降低，糖耐量增加。衰退期4～5年，多早年夭折，平均寿命约20多岁。由于抵抗力降低，易死于继发感染。

3. 肢端肥大症　起病大多缓慢，病程长（5.68～27年）。临床亦分形成期和衰退期。有典型面貌、肢端肥大等全身征象。一般始自20～30岁，表现多为手足厚大、头重疲乏、腰脊酸痛等症状。晚期周围靶腺功能减退，代谢紊乱，抵抗力低，大多死于继发感染或糖尿病并发症、心力衰竭及颅内肿瘤恶化。

4. X线片示蝶鞍增大，床突被侵蚀，指端骨丛毛状，其他颅骨、长骨、脊椎骨X线片呈增厚、骨质疏松等改变。可见牙齿稀疏，有时下切牙处于上切牙前，舌大而厚，言语常模糊，音调较低沉。

5. 实验检查　①生长激素（GH）分泌过多，一般＞20μg/L，且可高达100～1000μg/L，而正常成人血浆GH基值为3～5μg/L。②血胰岛素生长因子-1（IGH-1）和IGF结合蛋白-3（IGFBP-3）水平明显升高，其临床意义要比单次GH更佳。③葡萄糖抑制试验血浆GH仍＞5μg/L。④用L-多巴或溴隐亭后血浆GH可被抑制而降低，正常人却反见升高。⑤经胰岛素低血糖、精氨酸以及胰高糖素等刺激后，血浆GH

浓度明显升高。⑥脑脊液 GH 测定，如脑脊液中 GH>2.6μg/L 者，提示垂体生长激素细胞腺瘤已向鞍上扩展。

【防治措施与用药】

1. 药物治疗

溴隐亭（溴麦亭，溴麦角隐亭、溴麦角）[保乙] 能抑制本症患者分泌生长激素及泌乳素，但抑制生长激素需要较大剂量，为了避免反应，初始量 1.25mg，于睡前进餐时与食物同服，每日 1 次，数天后能适应者可隔 3～7d 增加 1.25～2.5mg，逐渐达到需要量，有时每天需60～70mg，一般在 15mg 以上，分 2～3 次服用。约 2 周后见症状缓解；2～3 个月后疗效明显，甚至肿瘤缩小，生长激素等分泌减少约 2/3。溴隐亭为多巴胺受体激动药，对生长激素分泌仅起抑制作用，必须持续抑制数年。常见不良反应有恶心、呕吐、便秘、头晕、低血压、雷诺现象、红斑、肢痛等。

卡麦角林 为强力长效选择性多巴胺受体激动药，较溴隐亭疗效更佳，不良反应较少，每周给药 1 次（不超过 3.5mg），有效率达 67%。但停药后易复发。

甲麦角林 麦角衍生物，其作用类似溴隐亭。初始量 4mg，3 次/d，以后酌情逐渐增加至有效剂量。

奥曲肽[典][保乙] 为生长抑素的八肽类似物，特异性抑制生长激素分泌，作用时间比生长抑素长。用肢端肥大症的初始量 0.05～0.1mg，每 8～12h 皮下注射 1 次，然后根据血液 GH（生长激素）、胰岛素样生长因子 1（IGF-1）水平、临床症状及耐受性调整剂量（使 GH<2.5μg/L，IGF-1 维持正常范围）。多数患者的一日最适剂量为 0.2～0.3mg/d，一日最大剂量不宜超过 1.5mg。根据血浆 GH 水平，治疗数月后可酌情减量。治疗 1 个月后，若 GH 浓度无下降、临床症状无改善，应考虑停药。

对于手术治疗者，在手术切除垂体腺瘤前，先给予 1 个疗程奥曲肽治疗，待瘤体有所缩小后再行手术疗效更佳。对于手术及放疗后病情仍有活动者多数也有效。开始剂量 50μg，皮下注射，每 12h 1 次，而后增至 100μg，2～3 次/d，可使症状缓解。不良反应为可使血糖升高，恶心、腹胀、腹痛、腹泻等。

兰瑞肽 为新型长效生长抑素类似物缓释剂，每 2 周肌注 30mg，疗效佳。副作用为注射部位轻度疼痛，一时性软便，偶见胆石症。对手术或放疗后未愈者，本品是较好的药物。

其他试用的药物尚有赛庚啶、雌二醇、甲地孕酮、氯丙嗪、酚妥拉明等。

2. 放射治疗，应遵医嘱。

3. 手术治疗，应遵医嘱。

4. 预防及治疗感染对本症预后至关重要，应及时对症处理。

高泌乳素血症

高泌乳素血症，系指血清泌乳素（PRL）水平增高，引起临床上以性腺功能减低和泌乳为主的综合征。

【临床表现与诊断要点】

1. 不管其病因如何，其典型的表现为育龄女性溢乳、闭经（或少经），以及男女两性的性功能与生殖功能的障碍。即溢乳与性功能减退为其典型特征之一。

2. 骨质疏松　本病使骨密度进行性减少，因而引起痛性骨质疏松，可随 PRL 与性激素水平正常而好转。

3. 垂体大腺瘤引起的症候群。

4. 症状与体征常是诊断本症的线索。应了解患者的月经史、生育史、哺乳史与用药情况，以及男性性功能的改变；有无伴有与 PRL 水平增高的相关病症。

5. 血清 PRL 测定及 PRL 动态试验有助于诊断。非泌乳瘤所致的高 PRL 血症，PRL 很少$>100\mu g/L$，$>100\mu g/L$者 PRL 瘤可能性很大；$>200\mu g/L$者，常为大腺瘤（$>10mm$）。PRL$<60\mu g/L$者，可能为应激脉冲分泌峰值，为避免应激，可连续 3d 采血或同一日连续 3 次采血，每次相隔 1h，如此 3 次血清测定值可除外脉冲峰值，有利于本症的判断。

6. 其他内分泌功能检查（甲状腺功能测定、促性腺激素、睾酮、生长激素等测定），以及磁共振或 CT 检查以了解下丘脑或垂体的病变，有利于对本症的诊断。

【治疗措施与用药】

1. 停用血清泌乳素（PRL）或拮抗血清泌乳素释放抑制因子（PIF）的药物，如长期使用雌激素、口服避孕药、多巴胺拮抗药（氯丙嗪、奋乃静、氟哌啶醇）、三环类（丙米嗪、阿米替林）、单胺氧化酶抑制药（苯乙肼）、甲氧氯普胺（灭吐灵）、舒必利（止吐灵）、阿莫沙平、阿片制剂、H_2 受体拮抗药（西咪替丁、雷尼替丁、法莫替丁等）、维拉帕米（异搏定）、甲基多巴、利舍平、甘草酸等及其他可能引起本症的药物（或新药）。如女性患者疑似PRL瘤者，禁用雌激素以免PRL瘤长大。口服避孕药后的高PRL血症如停药后仍然有临床症状，可使用促性腺激素或氯米芬（氯蔗酚）治疗，促使下丘脑-垂体-卵巢轴生理功能完全恢复。

2. 产后引起的泌乳闭经可应用口服避孕药，按避孕说明用药，但不宜久服，以免口服避孕药本身的PRL释放作用；同时配合口服维生素 B_6 100～200mg，3次/d。

3. 甲状腺功能减退者，需用L-甲状腺素替代治疗。

4. 异源性PRL分泌症应针对原发癌肿治疗。

5. 其他不同病因应采用相应对症治疗。

生长激素缺乏性侏儒症

生长激素缺乏性侏儒症又称垂体性侏儒（均简称为侏儒），是指青春期以前生长激素（GH）缺乏，GH结构异常，或GH受体不敏感导致儿童生长停滞，成年后身高明显矮小，通常不超过130cm。

【临床表现与诊断要点】

1. 躯体生长迟缓　出生时身高正常，原因不明的生长激素缺乏症（GHD）在2～4岁后才有明显的生长缓慢。如在儿童中期出现症状，则要考虑继发于肿瘤、颅脑外伤等可能。先天性垂体功能低下可有延长的新生儿高胆红素血症，低血糖抽搐和小阴茎。

2. 骨骼发育不全　一般长骨较短小，标准侏儒症的身高＜130cm。

3. 性器官不发育及第二性征缺乏　男性外生殖器小，睾丸细小如黄豆或绿豆，隐睾症多见，前列腺小，无精子，无性欲及无胡须、腋毛、阴毛，声调如小孩。女性表现为原发性闭经，乳房及臀部等不发达，无成年女性的体态，子宫小、无阴毛。单独GH不足者，性发育可正常或迟缓。

4. 智力与年龄相称。

5. 凡身高年龄延迟2年以上的矮小儿童，宜用标准身高测量仪准确地测量，并记录身高及生长速度，至少有规律地连续测量半年至1年，绘制生长速度曲线，再与正常曲线比较，如6个月内生长速度明显降低，1年增高低于4cm（＜4cm/年），身高低于同种族、地区、性别、年龄儿童平均值的2倍标准差，或身高较正常儿童平均低30%时，宜测血清 GH 和进行激发试验。

6. 影像学检查　12 岁以下儿童常用左手腕骨（包括尺骨、桡骨干骺端）测骨龄，原理是根据骨形态及骨化中心、骨骺成熟程度评估。

【防治措施与用药】

因颅脑外伤、放疗、肿瘤引起的获得性生长激素缺乏症（GHD），除内分泌治疗外，尚需针对病因治疗。处于生长期的侏儒症，可考虑选用以下药物。

生长激素　重组人类生长激素（rhGH）与天然人类生长激素（hGH）完全相同，有纯度高、生物活性强的优点。临床应用的有瑞典的健高宁（Genotropin）、瑞士的 Saizen、丹麦的 Norditropin、美国的 Humatrope、国内金磊生长素 Met-rhGH，均系重组人类生长激素，临睡前皮下注射 0.1～0.12U/(kg·d)，6 个月后使生长速度由治疗前的 2.5cm/年±1.1cm/年增高到治疗后的 11.6cm/年±3.3cm/年。仅有 26.5%在治疗开始 1～2 周内注射部位出现红、肿、痛或痒等反应，不影响治疗。

rhGH 是治疗 GHD 的有效而安全的药物（除 GH 受体、IGF 受体不敏感类型 GHD 外）。患儿治疗时年龄越小疗效越好，故宜早期诊断和治疗。完全性 GHD 较部分性 GHD 疗效更显著。治疗期间生长速度呈追赶性，头 3 个月比头 6 个月好，头 6 个月比头 1 年好，头 1 年比第 2 年好。

生长瑞林（GHGH）　治疗原发性、生长激素缺乏性侏儒约有半数有加速生长的反应。采用微型泵每 3h 皮内注射，共 4 次，于夜间 9 时半起，头 3 个月每次 1μg/kg，后 3 个月加至每次 2 μg/kg，生长速度可由每年高 3.7cm 增加到 7.2cm。或遵医嘱酌情调整剂量。

苯丙酸诺龙[保甲]　为雄性作用比较弱的蛋白质同化激素。对可疑者可以从 14 周岁开始治疗；对确诊者可以从 12 周岁开始治疗。剂量为每月 1～2mg/kg，每周 1 次。一般患者周剂量为 12.5mg，体重＜20kg 或女性患者可从每周 6.25mg 开始，以后按疗效增加，但每周剂量应＜25mg。总疗程以 1 年为宜，女性可适当缩短。一般可使身高升高 10cm 左右，体重也明显增加，肌肉发达，特别在初用半年到 1 年内，效果显著。女性不良反应有声调低沉，阴蒂增大；男性有阴茎勃起等。疗程过长（2～3 年）则生长缓慢，甚至因骨骺融合过早而停止生长，形成“横肥”。

绒促性素[保甲]　有助于性腺间质细胞的发育，提高激素水平，有助于骨骼生长发育。一般以接近性发育年龄开始应用较好。每2～3d 肌内注射 1000～1500U，3 个月为 1 疗程。也可反复应用半年至 1 年以上，对性腺及第二性征的发育有刺激作用，对男性效果较好。

适当补充钙和维生素 D 及锌，应在有经验的专科医师指导下应用。

成年人腺垂体功能减退症

【临床表现与诊断要点】

1. 临床表现复杂多变。可能致病因素有：①侵袭性病变；②梗死；③浸润性病变；④外伤；⑤免疫缺陷；⑥医源性；⑦感染；⑧原因不明等其他因素。

2. 可有性腺功能减退症候群，如产后无乳、乳房萎缩、闭经等。性欲减退到消失，检查时见乳晕色淡，毛发稀少。男性胡须减少，腋毛、阴毛脱落，生殖器萎缩，男子睾丸可小如黄豆。女性子宫体缩小，阴道黏膜萎缩，可伴阴道炎。此外有体力虚弱、易于疲乏、精神不振等虚弱征象。

3. 可有甲状腺功能减退症候群，肾上腺皮质功能减退症候群，生长激素不足等。

4. 凡有引起垂体功能减退症原发疾病者，如出现女性闭经，男性阳痿，性欲减退、乏力、食欲缺乏、怕冷、头昏、面色苍白、皮肤干燥、毛发脱落等任何 1 项垂体靶器官功能低下的症状可考虑本症。如性激素、甲状腺激素及肾上腺的清晨 8 时皮质醇低下（$<3\mu g/L$，52.8mmol/L），但垂体相应的促激素水平（FSH/LH、TSH、ACTH 等）在正常或低水平就能区别原发性的靶腺体功能低下。胰岛素激发试验后生长激素（GH）峰值$<3\mu g/L$（52.8mmol/L），TRH 兴奋试验后 TSH 无反应等特点。由下丘脑垂体病变引起的垂体功能减退症血清泌乳素（PRL）水平可有轻中度升高，还可伴有尿崩症。

5. 神经性厌食，可有食欲缺乏、怕冷、闭经等症状，青年女性多见，可伴有精神创伤史。因饥饿患者生长激素基值在正常或上限，伴毳毛增多，除性功能低下外，甲状腺和肾上腺皮质功能基本正常。

【防治措施与用药】

1. 替代疗法

（1）肾上腺皮质激素　通常给醋酸可的松 25mg/d 或醋酸氢化可的

松 20mg/d，根据激素的昼夜节律宜在早晨 8 时给药，如果需要量增加，宜在早晨 8 时给全日量的 2/3，下午 2 时给余下的 1/3。由于皮质激素能提高集合管分泌 ADH 的阈值，即有利尿作用，如病变累及下丘脑、垂体时，应警惕可能激发或加重垂体性尿崩症。

（2）甲状腺干片或左甲状腺素片，50μg/片，成人如无缺血性心脏病，可从每日半片开始，渐增至最适当的剂量。随访心电图，定期监测血清甲状腺激素浓度。一般需要量不超过 2～3 片/d。

（3）性腺激素　应权衡利弊。因雌激素的不良反应有乳房胀痛、肝损害、抑郁、头痛、皮肤过敏、血栓性静脉炎、静脉血栓形成，长期单用有致乳腺癌、子宫内膜癌之虞。宜半年 1 次随访乳房钼靶及子宫内膜厚度（阴道 B 超）。女性生育年龄可用人工周期疗法，雌激素应用 21d，从月经第 5 日起，如无月经可从任何 1 日起，服药第 16 日或第 21 日加用孕激素 5d。常用的雌激素可选用如下。

己烯雌酚[典][保甲]0.2mg/d；炔雌醇 25～50μg/d；结合型雌激素（雌酮和马烯雌酮，倍美力）0.625～1.25mg/d；外用皮肤贴片有妇舒宁（17-β 雌二醇）、雌二醇（得美素）等，分别有 25μg/片、50μg/片、100μg/片。

孕激素的副作用有水钠潴留、倦怠等。通常选用甲羟孕酮（安宫黄体酮）2～4mg/d，甲地孕酮 5～10mg/d。

垂体性闭经可用尿促性素（喜美康、HMG）[典][保乙]75～150IU/次，肌注，7～12d，然后经肌内注射绒促性素（HCG）3000～5000U/d 共 1～3d；或在 B 超监测卵泡成熟后用。副作用有局部疼痛、皮疹、瘙痒、胃肠道反应（恶心、呕吐、头痛）及多胎妊娠等。

下丘脑性闭经如需生育者，可用戈那瑞林 100μg，静脉滴注 5～25μg/min，共 90～120min；每月 10～20d，用 6 个月或直到妊娠。因生理性刺激单卵泡成熟，排卵率约 90%，妊娠率 50%～60%，很少多胎妊娠。也可用氯米芬（氯菧酚胺），拮抗雌激素促进排卵，自月经第 5 日起，50mg/d，共 5d 或渐增至 150mg/d。副作用有多胎妊娠、卵巢囊肿、视觉症状等。

男性可选用丙酸睾酮[保甲]50～100mg，肌内注射，每周 1～2 次；或庚酸睾酮 150～200mg，每 2 周 1 次；或口服十一酸睾酮[保乙]40～120mg/d 等。副作用有痤疮、抑制精子形成、损害肝脏、前列腺增生等。尚有贴于阴囊皮肤或非阴囊皮肤的睾酮皮肤贴片，每日可释出睾酮 4～6mg。阳痿者可在性活动前 0.5～1h 服用西地那非（万艾可、伟哥）

50mg/次。不良反应有头痛、鼻塞、面潮红、消化不良、视觉异常、皮疹等。但有心血管疾病的患者慎用，尤其是最近6个月内曾有心肌梗死、休克或严重心律失常的患者禁用；静息时血压＜90/50mmHg或＞170/110mmHg的患者，心力衰竭或不稳定型心绞痛患者、色素视网膜患者等均禁用。

男性若促性腺激素低下，需维持正常的睾酮时，亦可肌注绒促性素[保甲]（HCG）[典][保甲]每周1000～3000U，如需诱导生精可给HCG 2000U，每周3次，待睾酮达正常水平、睾丸容积达8ml时，加给尿促性素[保乙]（HMG）75U/次，每周3次，需12个月以上。部分患者长时间应用HMG可产生抗体，影响疗效；无精原细胞者治疗也无效。小剂量戈那瑞林[保乙]脉冲给药，3个月后血睾酮及垂体相应的促激素（FSH、LH）水平，如需生精，则需大剂量给药。

（4）重组人类生长激素[保乙]（rhGH）　每周肌注或皮下注射0.125～0.25U/kg，1个月后可使血清IGF-1升高，体重增加，肌肉有力，腹部脂肪减少，伤口愈合加速，免疫功能增强。

2. 腺垂体功能减退危象的处理

（1）临床表现　常见于未经确诊的部分或全垂体功能减退症，遇寒冷、疲劳、饥饿、感染、外伤、手术或是麻醉时出现。亦见于大垂体腺瘤瘤体内梗死、出血，又称垂体卒中，常危及生命。产后大出血、弥散性血管内凝血患者、颅内压增高患者（正常垂体）也可发生垂体卒中，可表现为低体温、低血糖、低血压、低氧血症、低钠血症；患者头昏目眩、心慌、出汗、恶心、呕吐、面色苍白、四肢厥冷。急性垂体卒中病灶扩散快，且压迫周围组织，并出现神经系统症状，如急剧眶后头痛、恶心、呕吐；发热、神志不清或昏迷；视野缺失或减退；神经麻痹、惊厥、半身不遂；血管痉挛等。CT扫描或磁共振成像（MRI）有助于明确诊断。

（2）急救与用药　为防止危象发生，有腺垂体功能减退者，平时糖皮质激素的剂量可加倍，热症、手术前口服或输注醋酸可的松25mg，3～4次/d，或肌注每6h 1次。也可地塞米松5～10mg，每12h 1次；或氢化可的松100mg，2次/d。危象时抢救：①快速静脉注射50%葡萄糖溶液40～60ml后，静脉滴注5%葡萄糖注射液，每1min 20～40滴，不可骤停，以防继发性低血糖。②补液中加入氢化可的松300mg以上；或地塞米松5～10mg静脉（肌内）注射，每12h 1次，亦可加入补液中滴入。③对症治疗。如低温者可用电热毯将患者体温回升至35℃以上；

高热者用物理方法、化学药物降温，去除病因；水中毒者控制输入液量等；纠正水、电解质失衡等。

尿崩症

尿崩症是指血管加压素（VP；亦称抗利尿激素，ADH）分泌不足，或肾脏对血管加压素反应缺陷（肾性尿崩症）而引起的一组症候群。

【临床表现与诊断要点】

1. 其特点是多尿、烦渴、低比重尿和低渗尿。尿比重＜1.006，部分严重脱水时可以达到1.010；渗透压多数＜200mOsm/(kg·H_2O)，口渴很严重，且喜冷饮；多在劳累、感染、月经期或妊娠期加重，且夜尿增多；一般尿量＞4L/d，最多有达到18L/d者。血钠增高，最高可达160mmol/L以上。

2. 可见于任何年龄，通常在儿童期或成年早期发病，男女之比约为2∶1，一般起病日期明确。

3. 如果饮水不受限制，仅影响睡眠，引起体力下降。一般智力和体格发育接近正常。

4. 遗传性尿崩症者常于幼年起病，因渴觉中枢发育不全，可引起严重脱水和高钠血症，可危及生命。

5. 肿瘤和颅脑外伤及手术累及渴觉中枢时，除了定位症状外，也可出现高钠血症：可出现谵妄、痉挛、呕吐等。当尿崩症合并垂体前叶功能不全时，尿崩症状会减轻，糖皮质激素治疗后症状再现或加重。

6. 尿崩症确立后，必须将中枢性尿崩症、肾性尿崩症、溶质性尿崩症、精神性多饮和其他原因引起的多尿相鉴别。

【防治措施与用药】

1. 急性或症状严重时的治疗 积极治疗高渗性脑病，正确补充水分，恢复正常血浆渗透压。液体补充的速度以血清钠离子每2h下降1mmol/L为宜。如果有循环衰竭或高钠血症严重的患者，可输注低渗盐水，意识清醒者可经口服补充。仅有高钠血症者则输注5%葡萄糖注射液即可，滴速应低于葡萄糖代谢的速度，以免发生高血糖和高渗性利尿。当严重高钠血症伴循环衰竭逐渐发展超过24h者，应补充等渗溶液，既可稀释高渗状态时的细胞外液，防止脑水肿，又可恢复血容量。

2. 尿崩症的长期治疗

（1）中枢性尿崩症可选用以下药物

去氨加压素（弥凝、水剂加压素）[保甲/乙] 适用于中枢性尿崩症及颅外伤或手术所致的暂时性尿崩症。鼻腔给药，成人1日20～40μg，儿童10～20μg，1次或分2～3次用。口服成人100～200μg/次，3次/d；每日总剂量为200μg～1.2mg；儿童1次100μg，3次/d。静脉注射，成人1次1～4μg（0.25～1ml）；儿童1岁以上1次0.4～1μg（0.1～0.25ml），1岁以下婴儿1次0.2～0.4μg（0.05～0.1ml）。亦可用于夜间遗尿症（鼻腔给药）、肾尿液浓缩功能试验及治疗性控制出血或手术前预防出血。

赖氨加压素 本品能迅速由鼻黏膜吸收，如能经常给药，可单独用于治疗轻至中度中枢性尿崩症。鼻腔内给药，在1侧或双侧鼻孔内喷一下或1次，剂量和用药间隔需因人而异，每喷1次能释放约2U，每须用力挤压，方可获取2U剂量，一小瓶喷雾剂通常能维持5～7d。

鞣酸加压素[保乙] 对肾有直接的抗利尿作用，也有收缩外周血管的作用，可引起肠、胆囊及膀胱的收缩；但几乎无催产的作用。临床用于缺乏抗利尿激素较重的尿崩症，也可用于其他药效不佳的腹部肌肉松弛。由于吸收慢，维持时间长，1次注射0.3ml，可维持2～6d；注射1ml，可维持10d左右。遵医嘱个体化用量，常用量0.2～1ml，初次剂量自0.1～0.2ml开始，逐渐增加至有效量。深部肌内注射给药。

（2）应用加压素注意事项

① 大剂量可引起明显的副作用，如恶心、皮疹、痉挛、盗汗、腹泻、嗳气；或头痛、胃痛，过敏反应如荨麻疹、发热、支气管痉挛、神经性皮炎及休克，严重时可引起冠脉收缩，胸痛、心肌缺血或梗死等。此外还可引起高钠血症、水潴留或低钠血症。提倡个体化用量给药，并从小剂量开始。

② 高血压、冠状动脉疾病、动脉硬化、心力衰竭患者、孕妇应禁用鞣酸加压素。习惯性或精神性烦渴症患者、心功能不全或其他疾病需服用利尿药的患者、对防腐剂过敏者、不稳定型心绞痛患者、ⅡB型血管性血友病患者应禁用。

③ 吲哚美辛会加重患者对去氢加压素的不良反应；三环类抗抑郁药、氯丙嗪、卡马西平等，可增加抗利尿作用并引起体液潴留的危险。

（3）其他口服药

氯磺丙脲[典] 既有降血糖作用，又对中枢性尿崩症患者有抗利尿作用。故用于病情较轻、下丘脑可能尚有小量加压素合成的患者疗效好。成人1次口服250～500mg，1次/d。必要时联合1种抗利尿药物如氯贝丁酯或氢氯噻嗪（双克）时，本品的用量125mg/d即可。

氯贝丁酯（氯贝特、安安明、冠心平） 用于尿崩症时，成人口服0.75～1g，2次/d。参见心脑血管高脂血症用药。

氢氯噻嗪[保甲] 对尿崩症患者反而具有抗利尿作用。成人口服50～100mg/d，分2～3次。配合低盐饮食，限制氯化钠摄入量，可使尿量明显减少。

3. 肾性尿崩症的治疗 对外源性精氨酸血管加压素（AVP）均无效，亦无特异性治疗手段，但可对症处理：①恰当地补充水分，避免高渗和高渗性脑病；②口服吲哚美辛25～50mg，2～3次/d，可使尿量减少；③氢氯噻嗪50～100mg，每日分2～3次服，配合低盐饮食，可使尿量减少；④阿米洛利与氢氯噻嗪联用，可避免低钾血症；阿米洛利用于锂盐诱导的肾性尿崩症时有特效。

第六节 肾上腺疾病与用药

慢性肾上腺皮质功能减退症（艾迪生病）

本病可由双侧肾上腺因自身免疫、结核等严重感染或肿瘤等导致严重破坏，或双侧大部分或全部切除所致，也可继发于下丘脑及垂体分泌障碍所致。本书只重点阐述肾上腺本身疾病。

【临床表现与诊断要点】

除因感染、创伤等应激反应诱发危象外，起病多缓慢，症状在数月或数年中逐渐发生。早期表现为易于疲乏、衰弱无力、精神萎靡、食欲缺乏、体重明显减轻等；逐渐出现色素沉着、血压下降等综合征。患者以中年及青年为多，年龄多在20～50岁，男、女患病率几乎相等，原因不明者以女性多见。病情发展后可有以下典型临床表现。

1. 色素沉着 散见于皮肤及黏膜内。全身皮肤色素加深，面部、四肢等暴露部分、关节伸侧面等经常摩擦之处，乳头、乳晕、外生殖器、肩腋部、腰臀皱襞、下腹中线、痔、瘢痕、雀斑、指（趾）甲根部等尤为显著，色素深者如焦煤，浅者为棕黑、棕黄、古铜色，更浅者如色素较多的正常人。脸部色素常不均匀，前额部及眼周围常较深。口腔、唇、舌、牙龈及颌黏膜上均有大小不等的点状、片状蓝或蓝黑色色素沉着。偶有小块白斑，见于背部等处。

2. 循环系统症状　常见头晕、眼花、血压降低，有时低于85/50mmHg；心电图呈低电压，T波低平或倒置，P-R间期、Q-T间期时限可延长。

3. 消化系统症状　早期常食欲缺乏，较重者常有恶心、呕吐、腹胀、腹痛，偶有腹泻、便秘。

4. 肌肉、神经精神系统症状　常有肌肉无力，偶见下肢软瘫或四肢麻痹，或痉挛性截瘫和多神经病变，有时伴有性功能减退或性无能、痉挛性疼痛；常易激动，或抑郁淡漠，或有违拗症、思想不集中，多失眠等。因低血糖发病时，可引起昏厥，甚至昏迷。

5. 其他　常有慢性失水、消瘦、体重减轻5～10kg或以上；女性月经失调，闭经，常过早停经，轻症可正常妊娠，但产后注意防止危象发生；男性多阳痿。男、女毛发均可减少，少光泽、枯燥，易脱发、稀疏。因结核致病者可有结核症状。重症发展为肾上腺危象。

6. 代谢紊乱　血钠降低，血钾轻度升高，血清氯化钠（物）减低，空腹血糖多降低，糖尿量试验呈低平曲线。血钠/血钾比值小于30，血钙升高。

7. 肾上腺皮质功能试验有助于诊断。

【防治措施与用药】

1. 预防　早期治疗各种结核病，尤其是肾结核、附睾结核、肠及腹腔盆腔结核等；糖皮质激素疗法要尽量保护垂体-肾上腺轴；肾上腺受伤切除时应避免本病发生。

2. 治疗原则　①纠正代谢紊乱；②激素替代补充治疗；③病因治疗；④避免应激，预防危象。

3. 药物治疗　最基本疗法除病因治疗外，尚需长期皮质激素的替代补充。

（1）糖皮质激素治疗

可的松[保乙]　一般成人饭后口服12.5～25.0mg，最大剂量不超过37.5mg，手术切除者用量酌情增加。给药剂量以早餐后量较大，午餐后量较小，晚餐后量最小。25mg可的松相当于20μg皮质醇生理效应，可的松剂量分配应尽量与生理性皮质醇的昼夜分泌周期变化相符，其效果最佳。

氢化可的松[保甲] 成人一般10～30mg/d，分3次服，用法同可的松。

泼尼松（强的松）[保甲] 成人一般口服2.5～7.5mg，服药方法同前。

本组药的缺点是对水盐代谢调节作用较少，故以前二药为首选，但肝功能不全患者应慎用或遵医嘱。

（2）盐皮质激素治疗

醋酸去氧皮质酮（甲睾烯龙、美雄酮、大力补）**油剂** 每日肌内注射1～5mg，多数每日仅需1～2mg，从1mg开始，每周添加0.5～1mg，直至疗效满意。长效制剂为三甲基醋酸去氧皮质酮，为微悬液，吸收缓慢，1次注射25～50mg后，其作用可维持3～4周，相当于每天1～2mg油剂。

氟氢可的松 兼有盐、糖两类皮质激素的作用。每天服本品0.1mg，约相当于每天肌注醋酸去氧皮质酮2.5mg，或其长效制剂62.5mg的作用。

甘草流浸膏 成人每次试用3～5ml（或用1∶4稀释液10～20ml），应根据病情增减剂量。

以上各种激素必须个体化用药。在应激时，需增加糖皮质激素剂量，以免发生危象。轻的应激如感冒、拔牙，可将平时替代剂量加倍，应激过后应逐渐恢复至原剂量。

急性肾上腺皮质功能减退症（肾上腺危象）

肾上腺危象又称艾迪生危象。常见病因有：①急性肾上腺皮质出血、坏死，最常见病因是感染。②肾上腺双侧全切、一侧全切且另一侧90%以上次全切除后，或单侧肿瘤切除而对侧已萎缩等。③慢性肾上腺皮质功能减退者在各种应激状态下如感冒、过劳、大汗、创伤、手术、分娩、呕吐、腹泻、变态反应、骤停皮质激素类药物治疗等均可导致本症。④长期大剂量肾上腺皮质激素治疗过程中，由于患者垂体、肾上腺皮质已受重度抑制、萎缩，如骤停药或减量过速，可引起本症。

【临床表现与诊断要点】

1. 前驱症状有烦躁、头痛、厌食、腹泻、痉挛性腹痛等。发热或高热，唇、指发绀，严重失水者可出现皮肤松弛，眼球下陷，舌干，极度软弱，血压下降，呼吸加速等周围循环衰竭表现。

2. 在血压下降的早期，即使血压已很低，患者仍保持意识清晰，仍有警觉性，之后出现血压降至零，可致昏迷或木僵、惊厥等，皮下、黏膜广泛出血，瘀点或瘀斑，毒血症明显，可并发弥散性血管内凝血（DIC）。

3. 肾上腺动静脉中血栓形成时，可出现骤起腹痛，酷似急腹症，痛点位于患侧脐旁区域。

4. 肾上腺切除后引起本症，可分为糖皮质激素缺乏型、盐皮质激素缺乏型。

5. 实验室检查　①血糖下降；②血钠减少，但很少低于120mmol/L；③血钾增高，但很少超过＞7mmol/L；④中度酮症；⑤血浆CO_2为15～20mmol/L；⑥血浆尿素氮增高；⑦周围血嗜酸粒细胞计数＞50×10^6/L等。

【防治措施与用药】

本病病程呈不可逆性，除非于病程早期获得及时治疗。因病情危笃，应积极抢救。

1. 皮质激素治疗

琥珀氢化可的松　静脉滴注100～200mg（溶于500～1000ml葡萄糖生理盐水中），在最初5～6h中皮质醇总量应达500～600mg以上。如静脉滴注地塞米松或甲泼尼松龙，则应同时肌注去氧皮质酮2mg。观察病情好转后，皮质激素剂量宜逐日递减：如氢化可的松于第2、3天改为300mg，第4天为200mg，第5天为100mg。再改为口服醋酸可的松或醋酸泼尼松（强的松），逐渐过渡到患者所需要的维持量。一般需要1～2周以上，减量过快易导致病情反复恶化。治疗中为维持血压，可酌情加用去氧皮质酮治疗。

2. 对症酌情补液，纠正水、钠、钾等电解质紊乱。

3. 抗休克、抗感染、抗DIC及对症治疗。

皮质醇增多症（库欣综合征）

本症是肾上腺皮质疾病中最常见的一种，系由多种原因引起肾上腺皮质分泌过多糖皮质激素（主要是皮质醇）所致的一种临床综合征。也称为库欣病。病变部位可能在垂体，以促肾上腺皮质激素（ACTH）增高为特点，也可能在肾上腺，由于肾上腺皮质激素分泌增多，ACTH受到抑制。

【临床表现与诊断要点】

1. 本病多发于20～45岁，男女比例为1∶(3～8)。临床表现为向心性肥胖，如腹型肥胖、颈中心部位皮下脂肪沉积（满月脸、水牛背），四肢相对细瘦，常伴有皮肤瘀斑、下腹对称性紫纹、痤疮、糖尿病倾向、腰背部疼痛、继发性糖尿病等；或色素沉着，可见毳毛增多，偶有男性化、精神症状、血液检查值异常。临床检查体重腰围明显大于正常人，皮肤偏黑，皮脂溢出明显。

2. 肾上腺病变多为双侧增生，腺癌或癌，儿童患者癌较多。

3. 实验室检查　表现为血皮质醇水平增高、分泌规律异常，尿游离皮质水平增高。内分泌专科检查包括 ACTH 测定和动态内分泌功能试验等。影像学检查可以协助判断病变部位和大小，可行垂体核磁检查，肾上腺 CT 扫描。

4. 激素水平测定　上午 8 时和凌晨 12 时做 ACTH、皮质醇测定，24h 尿做游离皮质醇测定。

【防治措施与用药】

1. 出现向心性（中心性）肥胖伴腹部紫纹、高血压等症状应及时就诊，由内分泌专科进行相关检查，明确诊断并调节生活方法或方式。

2. 在进行病因治疗前，对病情严重的患者，应先对症治疗改善并发症。如低钾血症者应适当补钾；有继发性糖尿病者，应进行饮食控制，必要时口服降糖药或注射胰岛素，使血糖降至正常或接近正常水平。伴有高血压者多为顽固性，一般需要 2 种以上不同类型的抗高血压药联合应用，如钙通道阻滞药（氨氯地平、拉西地平、尼莫地平、尼卡地平、尼群地平）、血管紧张素转换酶抑制药（卡托普利、依那普利、贝拉普利、福辛普利、群多普利）、利尿药（氢氯噻嗪、螺内酯、呋塞米）等，或在医生指导下应用复方制剂的抗高血压药。蛋白分解过度，明显肌无力或骨质疏松者，可补充钙剂、维生素 D 及二膦酸盐；肌无力者给予苯丙酸诺龙或丙酸睾酮治疗，以促进蛋白质合成。并发感染者应及时应用敏感的抗菌药物控制感染。

3. 垂体瘤致病者　可行手术、放疗和药物治疗三种方法。根据解放军第 452 医院临床经验，应用头部伽马刀无创治疗方法，不但效果最佳，而且几乎没有普通放疗或外科手术给患者带来的痛苦。

4. 肾上腺手术　垂体手术开展前，双侧肾上腺完全切除或次全切除（切除 90%以上）是治疗本病的经典方法。必须做好术前准备和术后激素补充替代治疗。

5. 药物治疗　尚无特效药，但赛庚啶、溴隐亭等有抑制 ACTH 的作用，可选用。

溴隐亭[保乙]（溴麦亭） 用于抑制ACTH分泌，开始2.5mg/d，经1～2周后根据临床效果调整剂量，最大剂量不宜超过10～20mg/d，分3次与食物同服。

赛庚啶[保甲] 有抗5-羟色胺的作用，可抑制下丘脑肾上腺皮质激素（CRH）释放，使血浆ACTH水平降低而达到治疗目的，24mg/d，分3～4次用药，疗程6个月以上，缓解可达60%左右，但停药后可复发。

氨鲁米特[保甲]（氨基导眠能） 可抑制胆固醇转变为孕烯醇酮，从而使肾上腺内甾体激素的合成受阻，起到肾上腺化学性切除作用。一般口服250mg/次，3～4次/d，不超过1～2g/d。其副作用可见皮疹、食欲减退及嗜睡等。有时会起到肾上腺皮质功能减退的作用，故应控制剂量和疗程。

米托坦（双氯苯二氯乙烷，O，P′-DOD） 对肾上腺有破坏作用，应用剂量开始为2～6g/d，以后渐增为8～10g/d，分次口服。疗程不超过6个月。其副作用有食欲缺乏、恶心、呕吐、腹泻、嗜睡、眩晕、肌肉颤抖、头痛、无力以及皮疹等，应警惕并对症处理。

酮康唑[保乙] 能抑制肾上腺细胞色素P450所依赖的线粒体酶，而阻滞类固醇类激素合成，并减弱皮质醇对ACTH的反应。口服600mg/d，分3次服。主要的副作用有性欲减退、阳痿、精子合成减少或缺乏、乳腺发育、肝损害和肾上腺皮质功能减退。应权衡利弊，对症处置。

酮色林 为5-羟色胺受体阻断药，治疗本病疗效较好。治疗剂量10～15mg/d，疗程1个月，但停药后往往复发。

米非司酮[保乙] 可缓解临床症状。5～22mg/(kg·d)，或遵医嘱。

醛固酮增多症

【临床表现与诊断要点】

本病分为原发性和继发性两类。原发性醛固酮增多症简称原醛症，为一种继发性高血压症，占高血压病的0.4%～2%，近年呈上升趋势。本病主要由于肾上腺皮质腺瘤或增生分泌醛固酮过多所致。其临床表现为：①高血压综合征。②神经肌肉功能障碍（肌无力、周期性瘫痪等）。③失钾性肾病及血钾过低症。临床生化指标呈醛固酮分泌增多、尿钾增多、血钾过低及血浆肾素活性受抑制等，故又称为低肾素性醛固酮增多症。

继发性醛固酮增多症简称继醛症，为肾上腺皮质以外疾病引起的有效血容量减少或肾脏缺血、低钠、高钾等因素刺激肾素-血管紧张素产生过多，兴奋肾上腺皮质球状带分泌醛固酮增多所致，如肾病综合征、心力衰竭、肝硬化腹水等。

本病的国外资料统计女性约占70%，腺瘤组女性稍多，增生组男女相等。国内上海瑞金医院统计女性占57%，年龄介于24～58岁。确诊前病程从数月至数十年不等。

【防治措施与用药】

1. 原醛症的治疗分手术治疗和药物治疗两个方面。早期腺瘤、腺癌行手术切除为根治疗法（略）。手术后电解质紊乱可纠正，临床症状消失，大部分患者血压降至正常或接近正常。

肾上腺皮质增生一般采用药物治疗：①螺内酯[保甲]（安体舒通）120～240mg/d，分3～4次口服，至血钾、血压降至正常或接近正常，酌情调整剂量，选择合适的维持剂量治疗。长期应用螺内酯可出现男子乳房发育、阳痿，女性月经失调、乳房胀感等副作用。可改用氨苯蝶啶[保甲]或阿米洛利[保乙]以辅助排钠保钾，同时应补钾（氯化钾或枸橼酸钾3～6g/d，分次口服），并加用抗高血压药物，可选用钙通道阻滞药（氨氯地平、拉西地平[保乙]等）、α受体阻滞药（如哌唑嗪[保甲]、特拉唑嗪[保甲]、多沙唑嗪[保乙]；可乐定、甲基多巴、乌拉地尔）及血管紧张素Ⅱ受体拮抗药（如氯沙坦、缬沙坦、依贝沙坦、坎地沙坦、依普沙坦、替米沙坦、奥美沙坦等）。②必要时，给予地塞米松1～2mg/d，口服，约2周后即可见到降压效果。

2. 继醛症应针对病因进行治疗。

第七节 性早熟与用药

性早熟是指提前出现第二性征的发育异常，也称为青春期早熟。如果性征与个体的性别表型一致称为同性早熟，如果出现相反性别的性征则为异性早熟。正常青春期发育过程受下丘脑-垂体-性腺轴（HPGA）的调控，根据HPGA是否真正启动，可将性早熟分为真性性早熟（也称中枢性性早熟、GPP）、假性性早熟及部分性性早熟三种类型。

【临床表现与诊断要点】

目前诊断的标准是：任何一个性征出现的年龄早于正常人群平均值2.5岁，一般是女孩8周岁以前、男孩在9周岁以前出现性发育现象。

1. 真性性早熟　亦称为促性腺激素依赖性早熟或完全性性早熟。HPGA之间关系正常，但由于过早被激发，促性腺激素过早分泌导致第二性征提前出现。男性表现为肌肉容量增加，阴毛、腋毛生长，阴囊皮肤皱褶增加，色素加深；睾丸和阴茎生长，阴茎勃起频率增加，甚至有精子生成。女性表现为乳房发育，乳房、乳头、乳晕增大，色泽变深，腋毛、阴毛生长，阴唇发育、色素沉着，阴道分泌物增多，月经来潮，甚至可有排卵。大部分女孩和半数男孩的性早熟是真性性早熟。由于性早熟使患儿生长发育加快，骨骺过早闭合，影响患儿最终身高；早潮提前，还造成患儿行为异常和心理负担，故早期诊断和及时治疗极为重要。临床应排除下丘脑、垂体、第三脑室等有无肿瘤、炎症、结节病、头部外伤和小剂量颅部放射治疗等致病诱因。

2. 假性性早熟　也称非促性腺激素依赖性性早熟。患儿虽有部分性早熟的症状和体征，但第二性征发育顺序与正常青春期发育不一致，性腺未成熟，无精子生成或排卵现象。多由可分泌促性腺激素的肿瘤（肝细胞癌、绒毛膜上皮细胞癌、畸胎瘤），误服医源性性激素，肾上腺皮质癌，睾丸间质细胞肿瘤或增生，女性卵巢颗粒细胞肿瘤或增生；以及误服误用避孕药，摄入或外用含有雌激素的食品或药品，哺乳期妇女服用雌激素也可通过乳汁进入婴儿体内，大剂量可引起婴儿假性性早熟。

3. 部分性性早熟　患儿仅有单个第二性征出现，并无真正的性发育和成熟。①可见患儿在8岁以前出现乳房发育，多为双侧，持续时间长短不一，但无乳头及其他第二性征发育的表现；②可见阴毛早现，女性为男性的3倍，患儿过早出现腋毛、阴毛，并持续存在，但无乳头及其他第二性征发育。

4. 诊断要点　①仔细询问患儿病史。②了解是否误服误用了可能含有性激素（雌激素和雄激素）的食品、药品或化妆品。③详细体格检查，测身高、骨龄及睾丸大小，看有无阴毛、腋毛、乳晕色素等。④实验室检查，包括血浆促性腺激素、免疫反应性人绒毛膜促性腺激素、雌激素、雄激素和17-羟孕酮等激素的测定。尤其是促性腺激素释放（Gn-RH）兴奋试验有助于诊断。⑤B超、CT检查等可检查肾上腺及性腺的形态，并可发现可能存在的肿瘤等相关疾病。

【防治措施与用药】

1. 明确病因后进行相关治疗。如肿瘤引起者尽早手术，颅内肿瘤不能手术者可行伽马刀综合治疗。

2. 真性性早熟用药有减少垂体促性腺激素的分泌和阻断外周性激素的作用。常用的治疗药物有以下三类。

(1) 孕激类　通过对下丘脑的负反馈机制，抑制HPGA的活性，减少垂体促性腺激素的释放，使卵泡不能成熟，从而抑制排卵而达到治疗的目的。

甲羟孕酮[典][保甲]或**炔诺孕酮**[典][保乙]　初始剂量前者10～20mg/d，后者为4mg/d，1个月后随访阴道涂片或测血药浓度，根据雌激素水平而调整剂量，最后维持最小剂量的孕激素，使第二性征接近正常，或长期应用至10岁以上。此类药物不能阻止骨骼生长过速和骨骺过早闭合，故不能改善成年身高。副作用有疲乏、体重增加和肝功能损害等，注意权衡利弊、保肝。

(2) 抗雄激素药物

达那唑[典][保乙]　人工合成睾酮衍生物，不仅可抑制下丘脑-垂体-卵巢轴功能，抑制垂体促性腺激素生成，而且直接作用于卵巢，抑制性激素分泌，故用于治疗女性性早熟。同时使用螺内酯（安体舒通）1mg/kg，可减轻达那唑的男性化作用，但不能阻止骨骼生长过速和骨骺过早闭合。

(3) 促性腺激素释放激素类似物（GnRHa）　与天然的GnRH相似，但半衰期延长，生物活性明显增强，能使性激素水平显著降低，维持在青春期前水平，从而延缓骨龄生长和骨骺闭合，增加患儿成年后的身高。

亮丙瑞林[保乙]、曲普瑞林[保乙]、达菲林三个药品均为GnRHa缓释剂型，治疗首剂80～100μg/kg，2周后加强1次，以后每4周1次，剂量为60～80μg/kg，可酌情调整剂量，最大量1次3.75mg。疗程至少2年，一般在骨龄12～12.5岁时可停止治疗。在年龄较小时就开始治疗的患儿，其年龄已追赶上骨龄，且骨龄已达正常青春发育年龄可停药，恢复正常性激素生理性分泌。本类药物治疗开始后可见第二性征消退，月经停止。治疗 3 个月后子宫卵巢回缩至青春期前水平。首剂 3 个月末复查 GnRH 兴奋试验，半年复查骨龄，男孩查基础血清睾酮浓度，女孩复查子宫、卵巢 B 超等有助于疗效判定。治疗结束后第 1 年内应每半年复查身高、体重及第二性征。

有资料表明，为防止早期应用时的刺激作用及阴道出血，第 1 个月可加用赛普龙（生长激素），以达到改善身高的最佳效果。

第九章 泌尿生殖与妇科疾病

第一节 泌尿生殖系统疾病与用药

急性肾功能衰竭

急性肾功能衰竭（ARF）是指肾小球滤过功能在数小时至数周内迅速降低而引起的以水、电解质和酸碱平衡失调及含氮废物蓄积为主要特征的一组临床综合征。按尿量多寡分为少尿型和非少尿型。本病有少数患者可无症状，仅在常规生化检查时出现血尿素氮（BUN）和血清肌酐（SCr）升高。非少尿患者早期易漏诊。轻型、单一肾衰患者存活率已明显提高，但危重、创伤、大手术后或严重感染患者的病死率仍高达50%以上，这主要是由于基础疾病较严重，各种并发症和高龄化患者增多等。按病因分类为：①前肾性氮质血症；②后肾性衰竭；③肾实质性衰竭。

引起急性肾实质性肾衰的疾病如下。

（1）急性肾小球肾炎及小血管炎　包括急性感染后肾小球肾炎；急性快速进展性肾小球肾炎；肺出血肾炎综合征；狼疮性肾炎；紫癜性肾炎；IgA 肾病；硬皮病；全身性小血管炎；溶血性尿毒症综合征；亚急性细菌性心内膜炎。

（2）肾小管病变　恶性或急进性高血压；肾动脉栓塞或血栓形成；肾静脉血栓形成。

（3）急性间质性肾炎　药物性；感染性；代谢性。

（4）急性肾小管坏死　缺血性；肾毒性（①药物性；②重金属中毒；③生物毒）；急性溶血。

急性肾小管坏死

急性肾小管坏死（ATN）是肾实质性衰竭最常见的类型，占急性肾功能衰竭（ARF）的75%～80%。本病是由于各种病因引起肾缺血和（或）肾毒性损害导致肾功能急骤、进行性减退而出现的临床综合征。

【临床表现与诊断要点】

1. 根据尿量减少与否分为少尿（无尿）型和非少尿型两种类型。在治疗上对重型患者早期施行透析疗法可明显降低感染、出血和心血管并发症的发生率。预后与原发病、年龄、诊治早晚以及是否合并多脏器衰竭等因素有关。部分人群可预防发生急性肾小管坏死，而多数急性肾小管坏死为可逆性，经及时治疗，肾功能在数周或数月内可完全恢复正常。

2. 临床表现包括原发疾病、急性肾功能衰竭引起代谢紊乱和并发症三个方面。病因不一，起始表现亦各不相同。一般发病急骤、全身症状明显。病程一般可分为少尿期、多尿期、恢复期三个阶段。

3. 根据原先肾功能正常、原发病因、急骤进行性氮质血症，即几日内每日血肌酐浓度升高为44.2μmol/L（0.5mg/dl），伴少尿，结合相应临床表现和实验室检查，一般不难诊断。确诊主要依据血清肌酐（SCr）和尿素氮（BUN）浓度，而尿量多少不能列为急性肾功能衰竭诊断的必备条件。鉴别诊断应包括：肾前性少尿、肾后性急性肾功能衰竭、重症急性肾小球肾炎或急进性肾小球肾炎、急性间质性病变、双侧急性肾静脉血栓形成和双侧肾动脉栓塞等。

【防治措施与用药】

1. 培养良好的生活饮食习惯，如不憋尿，夜尿增多要当心，勤查血常规、尿常规，不过量食用豆制品，肾结石患者睡前不宜喝牛奶，多吃含亚麻油酸的食物（少食动物油脂和椰子油），常吃海带、紫菜，防治感冒等。纠正病因和可逆性致病因素，避免治疗引起的有效血容量不足或过多，如小剂量多巴胺、甘露醇、袢利尿药、心房利钠肽、ATP（三磷腺苷）、自由基清除剂、钙通道阻滞药和多种多肽生长因子等对症用药治疗，防治并发症；禁用有肾毒性的药物，根据肾功能调整药物的用法与用量，有条件的监测临床用药的药物浓度。

2. 少尿期的治疗　少尿期常因急性肺水肿、高钾血症、上消化道出血和并发感染等导致死亡。故治疗重点为调节水、电解质和酸碱平衡，控制氮质潴留，供给适当营养，防治并发症和治疗原发病。补液原则为“量出为入，宁少勿多”。血液透析或腹膜透析治疗急性肾功能衰竭有良效，现将其临床应用指征及用药参考简介如下。

对急性肾功能衰竭（ARF）患者血液净化的目的包括肾脏替代治疗和肾脏支持治疗两方面。前者主要为维持水、电解质和酸碱平衡，防止肾脏进一步损伤，促进肾功能恢复，并为其他治疗创造条件。肾脏支持治疗的主要目的在于补充营养。透析方式包括间歇性血液透析治疗，腹膜透析（IPD、CAPD）和连续性肾脏替代治疗（CRRT）。早期预防性透析可减少急性肾功能衰竭发生感染、出血、高钾血症、体液潴留和昏迷等威胁生命的并发症。

（1）紧急透析指征　①急性肺水肿或充血性心力衰竭；②严重高钾血症，血钾≥6.5mmol/L以上，或心电图已出现明显的异位心律，伴QRS波增宽。

（2）一般透析指征　①少尿或无尿2d以上；②已出现尿毒症症状如呕吐、神志淡漠、烦躁或嗜睡；③高分解代谢状态；④体液潴留；⑤血pH在7.25以下，实际重碳酸氢盐＜15mmol/L或二氧化碳结合力＜13mmol/L；⑥尿素氮（BUN）≥17.8mmol/L，排除肾外因素引起，或血肌酐（SCr）≥442μmol/L；对非少尿患者出现体液过多，球结膜水肿，心脏奔马律或中心静脉压高于正常；血钾≥5.5mmol/L；心电图疑有高钾图形等任何一种情况者，均应透析治疗。

（3）高钾血症透析用药　在准备透析前应急处理：①伴代谢性酸中毒者可给予5％碳酸氢钠250ml静脉滴注；②10％葡萄糖酸钙注射液10ml静脉注射，以拮抗钾离子对心肌的毒性作用；③25％葡萄糖注射液（500ml：125g）＋胰岛素16～20U静脉滴注，可促使葡萄糖和钾离子等转移至细胞内合成糖原；④钠型或钙离子交换树脂15～20g＋25％山梨醇溶液100ml口服，3～4次/d；⑤限制饮食中含钾高的食物。

（4）代谢性酸中毒　当血浆实际碳酸氢根（HCO_3^-）≤15mmol/L时，应给予5％碳酸氢钠100～250ml静脉滴注。

（5）腹膜透析适用于伴有活动性出血或创伤、血管通道建立有困难、老年、心血管功能不稳定或儿童患者。伴有心力衰竭、水潴留时根据心衰程度和急需超滤速度，可选用2.5％～4.25％葡萄糖透析液。每次灌入2L保留30min，用4.25%葡萄糖透析液者只适用于急性肺水肿的抢救。用2.5%葡萄糖透析液，1h可超滤100～300ml，5次即可超滤1L左右，对轻中度心力衰竭者可采用此浓度。对糖尿病、隐性糖尿病或老年患者血糖>300mg/dl时，应改用2%葡萄糖透析液及腹腔内注入胰岛素，对糖尿病患者亦应加用胰岛素腹腔内注射。推荐使用剂量为1.5%者加4～5U/L，2.5%加5～7U/L，4.25%加8～10U/L，并应根据血糖浓度调节，最后一次透析不宜加胰岛素。在治疗中，对无高分解状态患者应警惕发生低钾血症。故要严密监测心电图和血钾浓度，以免心律失常和心跳骤停。

（6）其他　①必要时可应用呋塞米（速尿）和甘露醇。②抗感染治疗。③营养支持。

3. 多尿期治疗　维持水、电解质和酸碱平衡，控制氮质血症，治疗原发病和防治各种并发症。补液量可逐渐减少，不能起床的患者应防治肺部感染、尿路感染、压疮。

4. 恢复期治疗　禁止使用肾毒性药物，定期随访肾功能；可酌情选用肾衰宁胶囊。

老年人急性肾功能衰竭

【临床表现与诊断要点】

老年人急性肾功能衰竭的临床表现及病程经过有四大特点：①老年人肾功能差，所以轻度的肾损害因素即可引起急性肾功能衰竭（ARF）；急性肾功能衰竭病因常隐匿，难以明确，病因复杂多变。②表现常不典型，因肾脏浓缩功能差，急性肾功能衰竭常呈非少尿型，且因原发病（基础疾病）较多、较重，不易明确诊断。血肌酐上升水平有时不能确切反映肾损害程度，在多尿期，尿量增加不明显。③常有并发感染、电解质紊乱、心力衰竭、消化道出血、脑血管意外等。基础疾病多与并发症并存，导致多器官功能不全。④肾小管坏死者少尿期较长，肾功能不易恢复或恢复缓慢，进入慢性肾功能衰竭终末期的比例高于普通人，预后较差，病死率较高。

【防治措施与用药】

1. 在进行各种治疗前后应注意了解肾功能状况，尤其是原有慢性肾脏疾病和肾功能不全患者，在手术、介入治疗、化疗、放疗等可能导致肾功能恶化的治疗过程中，应密切监测肾功能。

2. 禁用或慎用肾毒性药物，及时调整用法用量，防止进一步对肾的损害，注意随访化疗药、对比剂的肾损害，并准备相应预防措施。

3. 已发生急性肾功能衰竭者，防治措施及用药与“急性肾小管坏死”相同。

4. 老年人肾功能衰竭患者发生感染时表现往往不明显，轻度感染有时也可导致急性肾小管坏死，故应尽量减少感染机会，及时对症处理。

5. 尽管是多因素所致老年人急性肾功能衰竭，但应尽早尽量针对病因治疗，如前列腺增生症、膀胱疾病所致急性肾功能衰竭，可伴有体液过多或过少，甚至合并感染，须及时明确诊断和治疗。

6. 必要时肾活检，加强营养支持，控制合并症和感染，预防性透析、血液净化等。

慢性肾功能衰竭

慢性肾功能衰竭（CRF）是指各种原发病或继发性慢性肾脏疾病引起进行性肾功能损害所致一系列症状或相关代偿紊乱的临床综合征。全世界自然人群的发病率为98～198/百万人口，我国慢性肾病年发病率为2%～3%，尿毒症年发病率为100万～130万/百万人口（亦有报道为100万～300万/百万人口），且呈逐年增多趋势。在慢性肾功能衰竭的病因中，尽管慢性肾小球肾炎还排在首位，但高血压、糖尿病所致慢性肾损害的比例正逐渐增加，有可能在将来超过慢性肾小球肾炎。

【临床表现与诊断要点】

1. 慢性肾功能不全按肾脏清除功能，常以肌酐清除率（CCr）水平为标准和伴发的水电解质、酸碱平衡紊乱程度分为四个阶段。①肾功能不全代偿期：肌酐清除率（CCr）＞50%，血肌酐（SCr）＜133μmol/L（1.5mg/dl），一般无临床症状。②肾功能不全失代偿期：CCr 25%～50%，SCr 133～221μmol/L（1.5～2.5mg/dl），临床表现为贫血、乏力、夜尿增多；疲劳、感染、进食蛋白质过多、服用肾毒性药物可加剧临床症状。③肾功能衰竭期（尿毒症早期）：CCr 10%～25%，SCr 221～442μmol/L（2.5～5.5mg/dl），临床可有明显贫血、消化道症状、轻度代偿性酸中毒及钙磷代偿紊乱，水电解质紊乱不明显。④肾功能衰竭终末期（尿毒症晚期）：CCr＜10%，SCr＞442μmol/L（5.0mg/dl），临床出现尿毒症的各种症状，如明显贫血、严重恶心、呕吐、各种神经并发症，水、电解质、酸碱平衡严重紊乱。

2. 临床主要表现

（1）水、电解质、酸碱平衡紊乱　水钠潴留或脱水；低钠血症或高钠血症，高钾血症或低钾血症，血磷升高，血钙降低；代谢性酸中毒。

（2）代谢紊乱　糖代谢障碍；脂代谢障碍；蛋白质和氨基酸代谢障碍。

（3）各系统功能障碍，临床表现如下。

① 心血管系统：高血压、动脉粥样硬化、心肌病、心包炎、心功能不全（充血性心力衰竭）等。

② 消化系统：腹胀、食欲低下、呕吐、腹泻、消化道出血等。

③ 神经系统：淡漠、疲乏、记忆力减退、严重者定向力、判断力障碍，出现谵妄、妄想、幻觉、嗜睡、昏迷；周围神经受损的皮肤、肌肉如下肢可出现疼痛、麻木、灼痛。

④ 血液系统：贫血、出血及血栓类疾病，以脑血栓多见。

⑤ 呼吸系统：呼吸困难、肺部感染、尿毒症性胸膜炎等。

⑥ 运动系统：运动无力的肌病，骨营养不良。

⑦ 免疫系统：免疫功能低下，常伴发感染，严重感染占尿毒症死亡率的13.1％～35.7％。

⑧ 皮肤：皮肤苍白或黄褐色，皮肤瘙痒。

⑨ 内分泌系统：性功能障碍、闭经、不育。

3. 辅助检查　超声显示两侧或一侧肾脏缩小；实验室检查内生肌酐清除率下降，血肌酐、血尿素氮升高，血磷升高，血钙降低；单侧或双侧肾图异常；尿常规可有蛋白、管型；尿蛋白定量异常。通常结合尿常规、血肌酐、血尿素氮、肌酐清除率、肾脏的影像学检查和临床表现，可明确诊断。

【防治措施与用药】

1. 早期预防包括对已有的肾脏疾病或可能引起肾损害的疾病（糖尿病、高血压、高尿酸）进行有效的治疗；忌用或慎用有肾毒性的药物；防止重金属及农药残留中毒；食物中应增加优质蛋白（富含必需氨基酸如缬氨酸、甲硫氨酸、苯丙氨酸、赖氨酸、亮氨酸、色氨酸、异亮氨酸和苏氨酸，均为L型）的摄入，减少劣质蛋白的摄入；纠正水、电解质、酸碱平衡紊乱；改善脂质代谢紊乱；控制感染；保持大便通畅，清除肠道毒物等。

2. 肾脏替代治疗　如血液或腹膜透析，肾脏移植术。

3. 内科治疗用药参考。

复方氨基酸注射液（9AA）[典][保乙]　用于急慢性肾功能不全患者肠道外支持、慢性肾功能衰竭等。静脉滴注：成人 250～500ml/d，宜缓慢滴注；透析用量 500～1000ml/d，滴速 1min 不超过 15 滴；小儿酌减，遵医嘱。

恶心呕吐处理：除限制蛋白质摄入和纠正酸中毒外，可应用甲氧氯普胺（胃复安）片 5～10mg，饭前 0.5h 服用；或肌内注射 10mg。亦可用氯丙嗪 12.5～25mg 肌内注射或口服。

此外，应防治贫血和出血、心力衰竭、神经精神症状、肾性骨病等。

肾衰宁胶囊（颗粒、片）[保乙]　益气健脾，活血化瘀，通腑泄浊。用于慢性肾功能衰竭，症见升降失调的水肿、肾劳、溺毒、面色萎黄、腰痛倦怠、恶心呕吐、食欲缺乏、小便不利、大便黏滞。口服 4～6 粒，3～4 次/d，45d 为 1 疗程。颗粒剂、片剂的功效相同，遵医嘱用。

慢性肾小球肾炎

慢性肾小球肾炎指各种不同病因引起的不同病理类型的双侧肾小球弥漫性或局灶性炎症改变，是一组临床起病隐匿、病程漫长的原发性肾小球疾病的总称。

【临床表现与诊断要点】

1. 大多数隐匿起病，病程漫长，病情进展缓慢，由于病理类型不同，故其症状亦不同。多数以蛋白尿、水肿为首发症状，可表现为颜面、四肢轻度水肿，也可以出现重症性肾病综合征；或仅为无症状的蛋白尿、血尿，或仅出现多尿和夜尿。

2. 临床分型

（1）普通型　病程长，病情相对稳定，多表现为水肿、蛋白尿（±～＋＋＋）、尿红细胞 3～5 个/高倍视野或＞10 个/高倍视野，可有管形尿。

（2）肾病型　表现为肾病综合征，24h 尿蛋白定量＞3.5g，血清白蛋白＜30g/L，水肿明显，伴或不伴高脂血症。

（3）高血压型　有普通型的表现，持续性中等度血压升高，以舒张压升高明显，伴有眼底动脉病变。

（4）混合型　有肾病型和高血压型的共同特点，伴有不同程度的肾功能减退现象。

（5）急性发作型　在病情相对稳定和持续性进展过程中，由于感染、过度劳累等因素，经过较短的潜伏期，出现类似急性肾炎的症状，经治疗后可恢复到原来水平。经恶化或反复发作多次，进展为尿毒症。

3. 辅助检查　双侧肾脏超声；血肌酐、尿肌酐、内生肌酐清除率、尿微量白蛋白排泄率、24h尿蛋白定量检测，尿红细胞形态分析 $β_2$-微球蛋白检测。

4. 诊断要点

① 结合蛋白尿、血尿、高血压、水肿、肾功能不全等肾小球肾炎的临床表现，加上起病隐匿、病程1年以上，排除继发性肾小球肾炎，可下诊断。

② 下列情况可考虑施行肾脏穿刺活检：尿蛋白和（或）血尿持续1年以上，特别是近期增加者；第1次出现肾功能减退但无肾脏体积缩小，经积极治疗后蛋白尿、血尿无改善者；中度肾实质性高血压，难以控制近期血肌酐升高者，或疑有继发性肾小球病变。

【防治措施与用药】

1. 若无水肿、高血压，且蛋白尿和血尿不严重时，患者可自由生活，从事轻体力劳动，避免劳累；防治呼吸道感染，禁用具肾毒性的药物，限制盐或低盐饮食，酌情适量补充蛋白质，保障尿量每日＞1500ml,对症治疗高血压，降血脂、抗凝治疗等。有明显高血压、水肿者或短期内有肾功能减退者，应卧床休息，食盐摄入量2～3g/d；对尿中丢失蛋白质较多、肾功能尚可者，宜补充生物效价高的动物蛋白，如鱼肉、瘦肉、鸡蛋、牛奶等。已有肾功能减退者，内生肌酐清除率在30ml/min左右，每天应限制蛋白质在30～40g，必要时加服适量必需氨基酸。对症抗凝治疗和（或）纠正高尿酸血症等。

2. 控制高血压　常用药物卡托普利12.5～25mg，2～3次/d；或盐酸贝那普利[保乙]片：成人常用量1次口服10mg，1次/d；维持量可达10～40mg/d，分1～2次口服；肾功能不良或有水钠缺失者开始用5mg，1次/d；心力衰竭者起始用5mg，1次/d，维持量可用5～10mg，1次/d。尚可选用依那普利[保乙]5～10mg，1次/d；或西那普利[保乙]（西拉普利）2.5～5mg，1次/d；或培哚普利[保乙]4mg，1次/d；或福辛普利[保乙]10～20mg，1次/d。其中贝那普利（信达怡，洛汀新）、福辛普利（蒙诺）为尿、胆汁双通道排泄药物，适宜于肾功能不全患者。若未能控制高血压者，可加用氨氯地平[保乙]（络活喜、压士达）5～10mg，口服1～2次/d。

近年来亦较广泛地应用血管紧张素Ⅱ受体拮抗药氯沙坦钾[保乙]片，成人每日口服50mg，1次/d；或厄贝沙坦75～150mg，1次/d；或替米沙坦[保乙]40～80mg，1次/d；或坎地沙坦西酯[保乙]4～8mg，1次/d；可替代前述的血管紧张素转换酶抑制药（ACEI）如贝那普利等，或与ACEI合用，此时应严密随访血清钾浓度，以免发生高钾血症。发生急进性高血压甚至高血压危象时需硝普钠0.5～1μg/(kg·min）静脉滴注，控制血压在正常上限范围，严密监测血压和心功能。

3. 肾病型急性发作处置　对微小病变、肾间质性炎症病变，早期膜性、系膜增殖者，必须加用激素，以作用时间快、疗程短为原则，可选氢化可的松或甲泼尼龙；若有激素依赖或不敏感，肾功能正常时改用环孢素，4～5mg/(kg·d)，分2次服用；肾功能减退时用霉酚酸酯。

肾病综合征

肾病综合征（NS）是由多种病因和多种病理类型引起的肾小球疾病中的一组临床综合征。约75%是由原发性肾小球疾病引起，约25%为继发性肾小球疾病引起，因此它不是一个独立性的疾病。

【临床表现与诊断要点】

1. 典型临床表现为大量蛋白尿（≥30～35g/d)、低蛋白血症（血浆白蛋白<30g/L)、水肿伴或不伴高脂血症。水肿明显，严重者全身浮肿；常合并感染、高凝状态和静脉血栓形成、肾小管功能减退、骨和钙代谢异常、内分泌代谢异常。

2. 诊断结合临床表现，根据大量蛋白尿（3～3.5g/L)、低蛋白血症（<30g/L)、水肿和高脂血症特点，即可确诊。

【防治措施与用药】

1. 由于不同病因和不同病理改变引起者治疗效果不一，有的类型易发展为肾功能不全，因此强调早期病因、病理诊断。治疗原发病，常用糖皮质激素、细胞毒性药物。加强对症治疗，如治疗低蛋白血症，治疗水肿，治疗高凝状态，控制高脂血症。

2. 用药参考

(1）常用激素制剂有泼尼松龙、甲泼尼龙、氟羟泼尼松龙和地塞米松等。一般对微小病变、原发性肾小球肾病首次剂量为泼尼松龙0.8～

1mg/(kg·d)，治疗8周，有效者应逐渐减量，一般每1～2周减原剂量的10%～20%，剂量递减速度宜慢；维持量以低于15mg/d为满意。伴有近期血肌酐升高者，应予甲泼尼龙静脉滴注，120～240mg/d，疗程3～5d；以后酌减为40～80mg/d，并尽早改为小剂量，以减少感染等副作用。应尽可能及时诊断和处理原发病和并发症。

（2）细胞毒性药物

环磷酰胺（CTX）[保甲]　参考用量为2～3mg/(kg·d)，疗程8周，以静脉注射或滴注为主。对微小病变、膜性肾炎引起的肾病综合征，有报道主张选用CTX间歇静脉滴注治疗，参考剂量为8～10mg/(kg·次)，每2～4周1次，连用5～6次；以后按患者耐受情况延长用药间隙期，总用药剂量可达6～12g。其目的在于减少用药总剂量，提高疗效。

硫唑嘌呤[保甲]　起始剂量1～3mg/(kg·d)，疗效明显时应将剂量减至最小有效维持量，如3个月内病情无改善应停用。

苯丁酸氮芥[保乙]　0.1mg/(kg·d)，分3次口服，疗程8周，累计总量达7～8mg/kg则易发生毒副作用。对用药后缓解又重新复发者多不进行第2次用药，以免出现不良反应。

（3）环孢素[保甲]　可用于难治性肾病综合征、狼疮肾炎等。其最大优点是减少蛋白尿，改善低蛋白血症疗效可靠，不影响生长发育和抑制造血功能。但有肝肾毒性，肾毒性发生率20%～40%，长期应用可导致间质纤维化，个别患者停药后易复发，故本品不宜长期治疗肾病综合征，更不宜作为首选药治疗。起始剂量为3～3.5mg/(kg·d)，1次/d（也可分为2次），4～8周后疗效不佳者，可增量至5mg/(kg·d)，病情稳定后减量。血肌酐在2.5mg/dl者不宜用环孢素。疗程一般为3～6个月，复发者再用仍可有效。

3. 对症治疗低蛋白血症、水肿、高凝状态、高脂血症、急性肾衰等。

免疫球蛋白A（IgA）肾病

本病系肾小球系膜区（增生）以IgA为主的免疫球蛋白沉积为病理特征的一组疾病。病因尚未阐明。

【临床表现与诊断要点】

临床上以反复发作性血尿为特点，见于各年龄段，但以青少年多见。典型病例表现为在上呼吸道或消化道感染后数小时至两日内出现肉眼血尿。尿中有多型红细胞，一半患者血清IgA升高，但与病情活动度无关，约有半数的患者IgA纤维连接蛋白聚集物测定值呈一过性增高，10%～15%的患者血中IgA免疫复合物增高，32%的患者有IgA类风湿因子水平增高。本病经肾活检方可确诊。

本病可有自发缓解，占4%～20%，每年有1%～2%患者进入终末期肾病。10年存活率78%～87%。20年内进入终末期肾功能衰竭（ESRD）的为20%～30%。最终发展成尿毒症者占35%～40%，其余为持续性血尿和（或）蛋白尿。

【防治措施与用药】

尚无满意治疗方案。血管紧张素转换酶抑制药对本病有益，尤其是对高血压和蛋白尿的患者，正常血压者也可应用。糖皮质激素应用尚有争议，积极防治各类感染对患者有益。有临床指征者，可考虑透析治疗。

血管紧张素转换酶抑制药的应用可参阅“慢性肾小球肾炎”的“控制高血压”，在医师或药师指导下慎用。

肾盂肾炎

肾盂肾炎是指肾脏和肾盂的炎症，多由细菌感染引起，常伴有下尿路炎症。根据临床病程及症状，肾盂肾炎可分为急性和慢性两期或两类。慢性肾盂肾炎是导致慢性肾功衰竭（慢性肾功能不全）的重要原因。

【临床表现与诊断要点】

1. 急性肾盂肾炎　可发生于任何年龄，育龄妇女多见，起病急骤，主要症状如下。①一般症状：高热，体温多在38～39℃，可高达40℃；寒战伴全身症状。②泌尿系统症状：尿急、尿频、尿痛等膀胱刺激症状；腰部酸痛或钝痛，上输尿管点或肋腰点有压痛，病患区有叩击痛；③胃肠道症状：食欲缺乏、恶心、呕吐。

2. 慢性肾盂肾炎　以往将病程超过半年或1年者称为慢性肾盂肾炎，现在认为肾盂肾炎后肾盂有瘢痕形成、变形、积水，肾脏外形表面不光滑、两肾大小不一才考虑慢性肾盂肾炎。临床表现较为复杂，有时仅表现为无症状性菌尿，半数以上有急性肾盂肾炎病史，后出现乏力、低热、厌食及腰痛，可伴有膀胱刺激征。患者可有肾小管功能减退（夜尿增多、浓缩稀释功能减退、肾小管酸中毒）。慢性肾盂肾炎容易反复发作，逐渐进展为慢性肾功能减退、肾衰竭（氮质血症、尿毒症）或肾性高血压。

3. 尿常规和细菌学检查，同位素肾图，超声定位检查，静脉或逆行肾盂造影有助于病因学诊断和评价肾功能损伤。

【防治措施与用药】

1. 预防和治疗全身败血症，缓解症状，清除感染灶，消灭尿路病原体，预防复发和长期并发症，根据尿菌学培养和药敏试验，选用敏感的抗生素，注意剂量要足，疗程适当，遵循安全、有效、合理、可控的原则。病原治疗参考如下。病原为：①大肠埃希菌等肠杆菌，宜选氨苄西林/舒巴坦，阿莫西林/克拉维酸；可选喹诺酮类（耐药性菌株在50%以上）、第二代和第三代头孢菌素。②克雷伯菌属，宜选第二、三代头孢菌素，可选喹诺酮类。③腐生葡萄球菌，宜选头孢唑林、头孢拉定；可选头孢呋辛。④肠球菌，可选万古霉素或去甲万古霉素，一般宜选氨苄西林。⑤铜绿假单胞菌，宜选环丙沙星，哌拉西林±氨基糖苷类；可选头孢他啶或头孢哌酮＋氨基糖苷类。⑥念珠菌属，宜选氟康唑；可选两性霉素B，疗程7～14d，或遵医嘱。亦可选用复方磺胺甲噁唑、呋喃妥因。

2. 鼓励患者多饮水，勤排尿，以降低髓质渗透压，提高机体吞噬细胞的功能，并冲洗掉膀胱内的细菌。有发热等全身感染症状应卧床休息。可服用碳酸氢钠1g，3次/d，碱化尿液，既减轻对膀胱的刺激症状，又可增强氨基糖苷类抗生素、青霉类、红霉素及磺胺等药物的疗效；但也可使四环素、呋喃妥因和部分喹诺酮类药物抗菌力下降。有诱发因素者应对症治疗，如肾结石、输尿管畸形等。

膀胱炎与膀胱过度活动症

膀胱炎可分为急性膀胱炎和频发性膀胱炎。肾盂肾炎时常合并膀胱炎。应与有尿急尿频和夜尿症状为特征的“膀胱过度活动症”相鉴别。

【临床表现与诊断要点】

急性膀胱炎一般无明显全身症状。常伴有尿频、尿痛、尿急、排尿不畅、下腹部不适等膀胱刺激症状。尿常规检查可见脓尿、血尿。尿培养菌阳性。频发性膀胱炎可分为复发和重新感染，往往有特殊菌感染及轻度混合性感染或易感因素存在。膀胱过度活动症病因未明，多无病原感染。

【防治措施与用药】

1. 对急性单纯性膀胱炎的治疗，一般单剂量或1～3d的抗菌药物治疗能有效控制感染。单剂量复方磺胺甲噁唑片2片，2次/d，连服3～5d。或阿莫西林3g，顿服。如为频发性膀胱炎，治疗与肾盂肾炎相同。

2. 病原用药参考如下。①大肠埃希菌，宜选呋喃妥因、磷霉素；可选头孢氨苄、头孢拉定、复方磺胺甲噁唑、喹诺酮类。②腐生葡萄球菌，宜选头孢氨苄，头孢拉定、阿莫西林；可选呋喃妥因、磷霉素。③肠球菌属，宜选呋喃妥因，可选阿莫西林。

3. 膀胱过度活动症患者选用托特罗定[保乙]、黄酮哌酯[保甲]、奥昔布宁[保乙]、非那吡啶[保乙]，需遵医嘱用。

糖尿病肾病

糖尿病肾病（DN）是糖尿病最常见的微血管并发症，也是糖尿病的主要死因之一。糖尿病肾病已成为欧美发达国家终末期肾功能衰竭（ESRD）的首要病因。国内糖尿病所致ESRD，需要透析维持生命的患者人数每年均以惊人的速度上升。根据肾结构（小球、小管、血管和间质）变化的严重程度，决定了DN的预后。对早期肾脏改变如及时予以适当的临床干预，可望使病程得到遏制甚至逆转。其发病机制与以下几方面相关：①糖代谢异常；②肾脏血流动力学改变；③脂代谢紊乱；④血管活性因子，生长因子，细胞因子，如血管紧张素Ⅱ（即AⅡ），内皮素（ET），前列腺素系统（PGE_2），一氧化氮（NO），心房钠尿肽（ANP），生长激素/胰岛素样生长因子（GH/IGF），转化生长因子（TGF-β），血小板生长因子（PDGF），肿瘤坏死因子α（TNF-α）、单核细胞趋化因子-1（MCP-1）；⑤氧化应激；⑥遗传因素。

【临床表现与诊断要点】

根据糖尿病患者肾功能及肾结构变化，将糖尿病肾病分为五期，其中第Ⅰ、Ⅱ期为临床前期，不属于临床诊断。

Ⅰ期：肾肥大及肾小球高灌注，高滤过和球内高压，控制血糖可使上述异常有所恢复。

Ⅱ期：正常白蛋白尿期，尿中白蛋白尿排泄＜30mg/24h。大多数患者仍出现明显的肾小球滤过率（GRF）增高，经控制血糖水平，GRF可降至正常。

Ⅲ期：微白蛋白尿期，或早期糖尿病肾病期，尿白蛋白排泄在30～300mg/24h，有时可达30%～50%，必须3～6个月连续测3次，其中2次阳性，才可明确诊断。

Ⅳ期：显性糖尿病肾病，或临床糖尿病期，蛋白尿＞300mg/24h，GRF下降，血压升高，外周水肿多作为首发症状，血浆白蛋白下降，GRF以平均每年12ml/min的速度下降。

Ⅴ期：终末期肾功能衰竭。此期GRF＜10ml/min，血肌酐、尿素氮明显升高；可伴有严重高血压、低蛋白血症、水肿、尿毒症的全身性症状。

由于早期发现可能对患者的预后产生重要影响，所以对Ⅱ型糖尿病诊断同时应做尿微量白蛋白筛查，明显的蛋白尿（＞500mg/24h）或肾病综合征都提示肾病变已较严重，其他早期诊断还包括血和尿的β_2-微球蛋白。

【防治措施与用药】

防治原则分为预防性治疗和终末期肾功能衰竭的替代治疗两方面。

预防性治疗分三级。①一级预防，防止和减缓正常无蛋白尿向微量白蛋白尿进展；②二级预防，防止微量白蛋白尿发展成临床蛋白尿；③三级预防，防止临床蛋白尿进展成为终末期肾功能衰竭。

预防性治疗的关键在于糖尿病本身的治疗，控制高血压，饮食限制蛋白和其他治疗。终末期肾功能衰竭的替代治疗有血液透析、腹膜透析、肾脏移植。

控制血糖用药参见“糖尿病”。

控制血压用药参见“高血压病”。

肝肾综合征

【临床表现与诊断要点】

肝肾综合征（HRS）是严重肝病患者发生的功能性急性肾功能衰竭。然而，尽管肾功能严重减退，但不存在急性肾小管坏死或其他病理学异常。或仅有与肾功能损害不成正比的轻微病理损害。如果将患者的肾移植给无肝硬化患者，移植肾可发挥正常功能，当肝衰竭改善或肝移植后，本病又可逆转。本病是重症肝病的严重并发症。发病后存活率低。

【防治措施与用药】

肝肾综合征临床过程凶险，病死率高，重在预防。主要预防措施如下。

1. 保护肝功能，防止出现恶化。

2. 防止和纠正可能引起肝肾综合征的诱因，如避免大量应用利尿药、放腹水、积极处理消化道出血，控制肝昏迷，治疗感染，纠正水、电解质、酸碱平衡紊乱。尤其是对自发性细菌性腹膜炎的治疗更为重要，在积极抗感染的同时，静脉大量输注白蛋白（诊断初给予1.5g/kg，48h后1g/kg），其主要作用是防止感染期间动脉充盈不足而引起或加重的收缩血管系统被激活。

3. 一般支持疗法　适当补液，低蛋白、高糖、高热量饮食。

4. 对症慎用收缩血管药物　三甘氨酰基赖氨酸加压素、去甲肾上腺素、盐酸米多君等。

高尿酸血症肾损害

尿酸盐在血中浓度呈过饱和状态时即可沉积于肾脏而引起肾损害，称高尿酸性肾病。不少患者有阳性家族史，多属常染色体遗传，少数伴性遗传，故有人认为是一组与遗传有关的嘌呤代谢紊乱所致的疾病。

【临床表现与诊断要点】

1. 主要表现为慢性间质性肾炎、尿酸性肾结石和急性高尿酸性肾病。欧美国家患病率为0.13%～0.37%。国内居民由于生活水平提高和饮食结构改变，高尿酸血症肾病的患病率呈逐年上升趋势。可分为肾外表现和肾脏表现两部分。

2. 肾外表现主要为关节病变和痛风石形成，常合并高脂血症、高血压、糖尿病、肥胖和心血管病变，详见“痛风及高尿酸血症”。30%的原发性高尿酸血症患者有肾损害，主要表现为：①慢性痛风性肾病，起病隐匿，病程达10～20年，好发于40岁以上男性，男女之比约20∶1，女性多见于绝经期后；最终导致慢性肾功能衰竭。②尿酸性肾结石。③急性高尿酸性肾病。

3. 凡中年以上男性患者有肾病表现（小至中等量血尿、高血压、水肿、尿浓缩功能受损），伴发关节炎及尿路结石，为疑似病例。血尿酸升高＞390μmol/L（＞65mg/L），尿中尿酸排量＞4.17mmol/L（＞700mg/d），尿呈酸性（pH＜6.0），尿石分析为尿酸结石，肾活检提示肾小管间质病变，则可明确诊断。

【防治措施与用药】

1. 纠正高尿酸血症是防治本病的关键。忌食富含嘌呤类食物，多饮水、碱化尿液。嘌呤类含量较高食品（75～150mg/100g）有扁豆、鲤鱼、鳕鱼、大比目鱼、鲈鱼、梭鱼、鲭鱼、贝壳类水产、熏火腿、猪肉、牛肉、牛舌、鸡肠、禽肉、兔肉、鹿肉、肉汤、火鸡、鳝鱼；嘌呤含量特高食品（150～1000mg/100g）为胰脏、凤尾鱼、沙丁鱼、牛肝、牛肾、脑花、肉汁、鱼干。瘦肉煮沸去汤后与鸡蛋、牛奶交替食用，限制脂肪摄入，防止过度饥饿，少用食盐和酱油。

2. 痛风急性发作可选用下列药物

秋水仙碱[典][保甲]　口服用于急性期：成人常用量1次1mg，3次/d，症状缓解后酌情减量；或每2h服0.5～1mg，直到关节症状缓解，24h内不宜超过6mg，并在2d内无须服本品。以后日剂量为0.5～1.5mg，分次服用，共7～14d。

别嘌醇[典][保甲]　口服宜小剂量开始，递增至50～300mg/d，分2～3次服。见效后逐渐减量。

苯溴马隆[典][保乙]　口服宜小剂量25～50mg开始，递增至50～100mg/d，早餐后服，同时加服碳酸氢钠3g/d。

丙磺舒[典][保乙]　口服宜小剂量开始，0.25～2g/d，分2次；见效后逐渐减量、撤药。

其他可选用非甾体抗炎药，如对乙酰氨基酚、布洛芬、吡罗昔康、双氯芬酸等。有临床指征时给予糖皮质激素。

间质性肾炎

间质性肾炎又称肾小管-间质性肾炎，是指主要影响肾间质疾病的总称。突出的组织学特点是在间质中有炎性细胞浸润。故又常称肾小管间质肾病。

【临床表现与诊断要点】

临床分为原发性和继发性两大类。原发性肾小管间质性肾炎是指在疾病早期，肾损害主要限于肾小管和肾间质，而肾小球和肾血管几乎不受累。继发性肾小管间质性肾炎起始受累部位主要是肾小球或肾血管，然后，叠加或继发了肾小管和间质的损害。其肾功能减退或肾功能衰竭的进展进程，与其小管间质受损的程度密切相关。

发病机制尚未阐明，但最常见的病因是药物，确立诊断的唯一方法是肾组织的形态学检查。

几乎所有急性间质性肾炎和大部分慢性间质性肾炎起病时，或随着疾病的发展，呈现不同程度的肾功能损害，而病程的早期常表现为肾小管功能障碍。若及早发现这种功能障碍，尽早清除致病毒性物质，治疗或纠正基础疾病，受损的肾功能就可能恢复，或可望保留残存的肾功能。

临床上将本组疾病细分为：①急性间质性肾炎；②慢性间质性肾炎；③Balkan 肾病；④镇痛药肾病；⑤马兜铃酸肾病。

【防治措施与用药】

1. 急性间质性肾炎的治疗　明确病因，停用致病药物非常重要。对药物引起的急性间质性肾炎，一般认为皮质激素治疗有一定价值，常用泼尼松 1mg/(kg·d)，2～6 周；初 2 周无效加用环磷酰胺 2mg/(kg·d)，有效者可逐渐减量；疗程一般不应超过 2～4 个月，个别可达 1 年；6 周无效则应停药。严重者可用甲泼尼龙（甲强龙）。对因非皮质激素类抗炎药致病者，通常认为皮质激素类药物无效。几种常见的急性间质性肾炎病因和处理简介如下。

（1）药物引起的急性间质性肾炎　文献报道的药物有青霉素类（甲氧西林、阿莫西林、哌拉西林等）、头孢菌素类（头孢噻吩）、氨基糖苷类（新霉素、庆大霉素、阿米卡星、妥布霉素、奈替米星等，尤其在合并使用头孢菌素时）、抗结核药（利福平）、磺胺类、四环素、两性霉素 B、别嘌醇、H_2 受体拮抗药和质子泵抑制药、非甾体抗炎药、血管紧张素转换酶抑制药，某些中草药如关木通、马兜铃等。一旦明确致病药物，应及时停用，对症处理。

（2）感染性急性间质性肾炎　主要病因如肾盂肾炎、结核病，以及细菌、真菌、立克次体、病毒、螺旋体、支原体、弓形虫等全身感染，均可引起急性间质性肾炎。积极治疗原发病，合理的支持及必要的替代治疗，可使肾功能恢复，预后良好。

（3）系统性疾病引起的急性间质性肾炎　如红斑狼疮、坏死性血管炎、移植排异反应、代谢性酸中毒等。均应积极治疗原发病和对症处理。

（4）特发性急性间质性肾炎　部分患者有眼葡萄膜炎，称为肾小管间质性肾炎-眼葡萄膜炎综合征（TINUS）。使用皮质激素治疗反应有效，但易复发。部分患者需替代治疗，需永久性透析者少于 5%。

2. 慢性间质性肾炎的治疗　由于引起慢性间质性肾炎的病因有药物（如镇痛药、非甾体抗炎药、顺铂、环孢素、亚硝脲类、锂盐、某些中草药等）、重金属（如铅、镉等）、血管疾病、尿路梗阻、代谢疾病、免疫疾病、肉芽肿病、感染、血液病、地方病、遗传疾病、特发疾病等。应早期诊断、控制和去除病因，适当对症治疗、替代治疗可使病情稳定或有部分恢复。结节病引起者可用皮质激素，重金属引起者可用螯合剂。

3. Balkan 肾病　多发生于欧洲多瑙河流域多雨潮湿农村的一种地方性疾病，可能与当地环境毒素有关，包括某些微量元素、细菌、杂草毒素、病毒、真菌污染等。迁入流行区 10～15 年以上定居者才会发病。诊后 10 年可发展成尿毒症。据报道 2%～47%患者伴发尿路系统上皮肿瘤。无特效治疗。

4. 镇痛药肾病　由长期服用镇痛药如对乙酰氨基酚、非那西丁、咖啡因或可待因等而引起的慢性肾小管-间质肾炎，可伴有肾乳头坏死，可缓慢进展成 ESRD；停止服用镇痛药可减缓或终止进展。停用或避免联合使用镇痛药可稳定肾功能，甚至有可能恢复正常。无法停用者应增加饮水，避免脱水，使用利尿药和导泻药。心理学咨询和指导常有益。

5. 马兜铃酸肾病　含有马兜铃酸Ⅰ、Ⅱ、Ⅲ的中药有马兜铃、天仙藤、青木香、广防已、朱砂莲、寻骨风等。体质敏感者服用含有上述药材的方剂、成药，如大黄清胃丸、导赤丸、分清五淋丸、妇科分清丸、龙胆泻肝丸、小儿金丹丸、跌打丸等可发病。由于药材中含马兜铃酸的总量受产地、生长方式（栽培和野生）、生长时间、采集季节、药用部位及炮制方式方法等多种因素影响，其有效成分和含量相差很大(可达数倍)。故停用所有含马兜铃酸的中药材，或由药监部门做出马兜铃酸含量的安全质量控制标准，可防止或减少本病的发生。慎用泼尼松治疗中等度肾损害，辅助对症治疗、支持治疗，有一定效果。

肾结石病

肾结石是指发生于肾盏、肾盂、肾盂与输尿管连接部的结石。肾结石病是指一些晶体物质如钙、草酸、尿酸、胱氨酸等和有机质（如基质A、Tamm-Horsfall 蛋白、酸性黏多糖）等在肾脏的异常聚积。我国广东、山东、江苏、安徽、河北、陕西、浙江、广西、四川和贵州等地发病率较高。多见于 20～40 岁，男女之比为(4∶1)～(5∶1)。

【临床表现与诊断要点】

临床表现为腰痛、血尿、脓尿、排石史、尿闭、腰部包块。X 线泌尿系平片、静脉肾盂造影、逆行肾盂造影、B 超、同位素肾图有助于诊断，甚至明确诊断。

【防治措施与用药】

1. 碎石疗法　包括体外震波碎石、经皮肾镜直视下碎石。

2. 手术取石。

3. 非手术治疗　包括大量饮水、适当运动、饮食和药物疗法、中药排石；肾绞痛可采用解痉药物、止痛药物。

五淋化石丸[典]　排石药物一般用于直径<0.5cm光滑圆形结石，且无尿路梗阻或感染、肾功能良好者。利湿通淋，化石止痛。用于尿路结石，1次口服5丸（1.25g），3次/d。

结石通片[典][保甲]　清热利尿，通淋排石。用于尿路结石，1次口服5片（1.25g），3次/d。

排石颗粒[典]　清热利水，通淋排石。用于泌尿系结石。开水冲服，1次20g（1袋），3次/d。

石淋通片[典][保乙]　清热利尿，通淋排石。用于尿路结石，1次口服5片（0.6g），3次/d。

（1）溶石疗法　对尿酸结石和胱氨酸结石疗效较好，对含钙结石和感染性结石疗效较差；给药途径有口服、静脉、输尿管插管、开放性肾造口插管和经皮肾盂镜取石等。在治疗期间，应密切观察病情变化，定期放射性核素肾图及X线检查了解肾功能，决定是否手术。

（2）去除肾结石的发病诱因　积极治疗形成结石的原发疾病，如原发性甲状旁腺功能亢进时摘除甲状旁腺，治疗肿瘤、控制肾盂感染和解除尿路梗阻等。

（3）饮食　①草酸钙结石患者，应避免高草酸饮食，限制菠菜、番茄、马铃薯、甜菜（菠菜）、龙须菜、果仁、可可、巧克力等以及含钙高的食物如牛奶、奶酪等摄入量。②对特发性高钙尿应限制钙摄入。③对非高钙的复发性草酸结石，无须低钙饮食；如因低钙饮食致使尿草酸排泄增加而形成结石者，也不宜采用低钙饮食。④控制钠摄入，钠摄入过多可使尿钙排泄增多。⑤高尿酸血症和高尿酸尿时应用低嘌呤饮食（减少蛋白质或控制蛋白质的摄入量，即瘦肉、蛋类等不宜多食）。

（4）高钙尿症　①氢氯噻嗪片，口服，25～100mg/d；注意及时补钾（枸橼酸钾、氯化钾）。②磷酸钠纤维树脂，进餐服2.5～5g。但禁用于原发性甲旁亢、肾性高钙尿；生长期儿童和绝经后妇女忌用。③正磷酸盐，如中性或碱性可溶性磷酸钠或钾盐，可结合生成磷酸钙盐，降低尿钙浓度和草酸钙饱和度，1.5～2.0g/d磷元素，分3～4次服用。肾小球滤过率<30ml/min者忌用。

(5) 高草酸尿症　①肠源性高草酸尿，限制草酸和脂肪摄入，补充枸橼酸钾，可使尿pH和枸橼酸明显升高；酌情应用氢氧化镁或氧化镁、考来烯胺等。②原发性高草酸尿：Ⅰ型患者偶对维生素B_6 200mg/d有效；增加尿量，应用氢氯噻嗪、枸橼酸钾，补充磷（磷酸二氢钙）时有效。

(6) 低尿枸橼酸性含钙结石　枸橼酸钾3～6g/d，分3次服。

(7) 尿酸结石　应鼓励饮水，限制嘌呤摄入。可服枸橼酸钾溶液30～60mmol/d，可联用别嘌醇（别嘌呤醇），控制血尿酸浓度后即改为维持量。

(8) 胱氨酸尿和胱氨酸结石　在充分饮水（3L/d以上）和尿液pH>7.5仍无效时，可参考应用青霉胺治疗，1～2g/d，分2～3次服。α-巯基丙烯甘氨酸亦有效。

(9) 感染性结石　长期有效地控制尿路感染。

前列腺增生症

【临床表现与诊断要点】

前列腺增生症是老年常见病。50岁以上男性发病率随年龄增长而递增。临床表现为尿频、排尿困难、尿潴留，合并感染时可出现膀胱刺激症状，病情加重时可出现输尿管反流，晚期为肾积水和慢性肾功能不全症状。目前国际前列腺症状评分：轻度<7；中度8～19；重度20～35。检查方法有：直肠指诊、尿流动力学检查、前列腺特异性抗原(PSA)、B超、膀胱残余尿测定、CT及磁共振检查、膀胱镜和尿道镜检查可有助于明确诊断。

【防治措施与用药】

症状轻者可随访观察。治疗主要有：①热疗，如微波、射频等可缓解症状，但不能解除梗阻。②介入疗法，即采用记忆合金网状支架置入。③手术治疗，有开放手术，即耻骨上经膀胱前列腺切除术。耻骨后前列腺切除术、经会阴前列腺切除术；还有经尿道前列腺切除术，包括经尿道前列腺电切术，经尿道前列腺各种激光治疗术。④药物治疗，简介如下。

a. α受体阻滞药

盐酸特拉唑嗪片[典][保甲]　治疗良性前列腺增生症。成人常用量：初始剂量为睡前服用1mg，1周或2周后每日剂量可加倍达预期效应。常用维持剂量为 2～4mg，1 次/d。最大剂量 10mg。给药 2 周后症状明显改善。

盐酸阿夫唑嗪[保乙] 用于良性前列腺增生症。口服普通片 2.5mg，3 次/d；缓释剂 5mg，2 次/d，整片吞服（勿咀嚼）。首次治疗从晚餐前开始。

甲磺酸多沙唑嗪[保乙] 用于良性前列腺增生症。整片吞服（勿咀嚼）控释片，1～2 片（4～8mg），1 次/d。

盐酸坦洛新（坦索罗辛）[典][保乙] 用于良性前列腺增生症。成人整粒吞服缓释胶囊，1 粒（0.2mg），1 次/d。

b. 5α 还原酶抑制药

非那雄胺[保乙] 用于良性前列腺增生症。推荐口服剂量 1 片（5mg），1 次/d。

对前列腺增生症有效的药物还有黄酮哌酯[保甲]、爱普列特[保乙]、普适泰[保乙]、阿魏酰 γ-丁二胺[典]、萘哌地尔[保乙]以及隆清片、清淋颗粒、前列通片、癃闭舒胶囊、泽桂癃爽胶囊、癃闭通胶囊、前列舒乐颗粒、尿塞通颗粒、普乐安片等中成药。

急性附睾炎

【临床表现与诊断要点】

急性附睾炎临床表现为急性发病，患侧阴囊肿胀疼痛，可放射至腹股沟区、下腹部，行动或站立时疼痛加剧；严重时可伴全身不适、寒战、发热等。体格检查见患侧附睾增大。有时可增大至原体积的数倍，与睾丸界限清楚，压痛明显。炎症若蔓延至睾丸时，与睾丸界限不清。

【防治措施与用药】

急性期托起阴囊，局部热敷。脓肿形成时应切开引流，局部消毒灭菌。应用抗生素抗感染，按病原治疗的用药参考如下。

大肠埃希菌感染：宜选呋喃妥因或磷霉素口服；可选静脉注射头孢氨苄、头孢拉定、复方磺胺甲噁唑及喹诺酮类（禁用于 18 岁以下未成年人）。

大肠埃希菌等肠杆菌科细菌感染：宜选氨苄西林/舒巴坦、阿莫西林/克拉维酸等静脉注射或滴注给药；可选喹诺酮类（口服或注射），第二、三代头孢菌素静脉给药。

肠球菌感染：宜选氨苄西林；可选万古霉素或去甲万古霉素治疗。

腐生葡萄球菌感染：宜选头孢唑林、头孢拉定注射给药；可选头孢呋辛静脉滴注。

淋病奈瑟球菌或沙眼衣原体感染：宜选喹诺酮类（18 岁以下未成年人忌用），或头孢曲松（单剂或酌定），必要时联用多西环素（8 岁以下儿童忌用）。

铜绿假单胞菌感染：宜选环丙沙星（18 岁以下未成年人忌用）、哌拉西林±氨基糖苷类；可选头孢他啶或哌拉西林＋氨基糖苷类（阿米卡星或依替米星）。

念珠菌属感染：宜选两性霉素 B＋氟胞嘧啶静脉给药；可选氟康唑、伊曲康唑等口服治疗。

男性生殖腺功能减退症（不育）

【临床表现与诊断要点】

血中促性腺激素测定，可将性腺功能减退分为原发性和继发性，前者促性腺激素升高，后者减少。LRH 兴奋试验可测定垂体的储备能力，氯米芬试验亦能测定垂体的储备能力。垂体性腺功能减退（弱）呈低弱反应，下丘脑性呈低弱反应或延迟反应，原发性性功能减退呈活跃反应。绒促性素（HCG）兴奋试验中，正常男性或儿童血浆睾酮至少升高 1 倍，隐睾症注射后血浆睾酮也升高，而无睾症者无上述反应。患者表现为嗅觉完全缺乏或减弱与不灵敏，第二性征发育不良，声音高尖，胡须少，喉结小、腋毛和阴毛缺如，类似无睾症状态，可有男性乳房发育，先天性缺陷如兔唇、腭裂、腭弓高、舌系带短，神经性耳聋、色盲、隐睾、第四掌骨短、指骨过长、心血管畸形以及睾丸的部位、大小、质地以及血浆睾酮水平、精液常规检查有助于确立睾丸功能不全的存在与程度。参见第九章“不孕（不育）症与用药”。

【防治措施与用药】

对继发于下丘脑-垂体分泌促性腺激素不足所致男性性腺功能减退症，应用促性腺激素治疗，有助于恢复生精功能，促第二性征发育。

绒促性素[典][保甲]（HCG） 用于男性促性腺激素低下性性功能减退症，少精、无精、男性不育，单用或与尿促性素合用。成人常用量肌内注射 1000～4000U，每周 2～3 次，持续数周至数月，如有效可连续注射。为促进精子生长或生成，治疗持续 6 个月或更长，若精子计数低于

500万/ml，应合并应用尿促性素12个月左右。并可促进男性第二性征发育和女性排卵。

尿促性素[典][保乙]（HMG） 与绒促性素合用，治疗男性原发性或继发性的促性腺分泌功能低下，刺激生精功能。每周肌内注射3次，每次75U或150U。

氯米芬[保乙] 非甾体类雌激素拮抗药。口服50～100mg/d，3个月为一疗程。维生素E、中药鹿茸精等也可试用。

十一酸睾酮[典][保乙] 用于原发性或继发性睾丸功能减退；男性少年性体质性青春期延迟。肌内注射250mg，每月1次。或口服1次40mg，1～3次/d；口服后能避开肝脏，通过淋巴系统吸收，不影响肝功能，也可口服起始剂量120～160mg/d，连服2～3周，然后服用维持剂量，40～120mg/d。

丙酸睾酮[保甲] 为短效雄激素，肌内注射25～50mg，每周2～3次；局部刺激大，不宜长年应用。

庚酸睾酮 为长效雄激素，肌内注射250mg，每1～2周1次；使用2～3年后，可得到完全的男性性征发育，以后可减至维持剂量，125～250mg/次。每2～3周肌内注射1次。

丙-庚睾酮混合注射液 含丙-庚睾酮各1支，每20d肌内注射1次，可较好维持血浆睾酮水平。

皮肤睾酮贴剂有阴囊皮肤和非阴囊皮肤贴剂两种，用于13岁以下，必须遵医嘱用。

第二节 常见妇科疾病与用药

非特异性外阴炎

本病是由一般化脓性细菌引起的一组外阴炎性疾病，统称为非特异性外阴炎。多为混合性细菌感染，常见的病原菌有金黄色葡萄球菌、乙型溶血性链球菌、大肠埃希菌、变形杆菌和厌氧菌。

【临床表现与诊断要点】

炎症多发生在小阴唇内、外侧或大阴唇，急性患者主要表现为外阴充血、水肿、糜烂，患者有灼热感、疼痛、瘙痒、行走困难，严重时可发生湿疹、溃疡及脓疱，有时伴有腹股沟淋巴结肿大。慢性患者可出现皮肤增厚、粗糙、皲裂伴苔藓化或色素减退。可取外阴、阴道分泌物（棉拭子）做病原学检查、药物敏感试验协助诊断、治疗。

【防治措施与用药】

1. 保持外阴部清洁，去除病因。局部每天用 1∶5000 高锰酸钾温开水坐浴后拭干，于患部涂搽四环素软膏或红霉素软膏。大便后用卫生纸宜由前方向后方擦拭，以免粪中病原体感染外阴。

2. 物理方法，可用红外线、超短及微波理疗。

3. 根据药物敏感试验结果选用口服或注射抗生素治疗。

（1）轻症感染者，局部用药以消毒防腐剂（如聚维酮碘）为主，少数情况下亦可用某些主要供局部应用的抗生素，如莫匹罗星（百多邦）软膏涂搽患部，1～2 次/d。

（2）全身感染征象显著患者，应做减原（棉拭子）镜检或培养（血培养），获知病原菌后进行药敏试验，及时对经验用药进行调整。有脓肿形成时须及时切开引流。

对金黄色葡萄球菌、乙型溶血性链球菌感染，多选用氨苄西林，或大环内酯类（如红霉素、阿奇霉素、罗红霉素或克拉霉素），或头孢唑林、头孢拉定、林可霉素等口服或注射给药。

对大肠埃希菌感染，多选用庆大霉素或环丙沙星（司巴沙星）、阿米卡星、哌拉西林、头孢呋辛、氨苄西林/舒巴坦口服或注射治疗。

变形杆菌感染，多选用复方磺胺甲基异噁唑片（复方磺胺消炎片）口服 1～2 片，2 次/d。亦可选用庆大霉素、阿米卡星（丁胺卡那霉素）、哌拉西林、氧氟沙星、氨苄西林/舒巴坦。

厌氧菌感染，主要选用甲硝唑（替硝唑、奥硝唑）或克林霉素治疗。

瘙痒严重者，可于患部涂搽糖皮质激素软膏，如氟轻松（肤轻松）、曲安奈德益康唑软膏、洁尔阴局部外用、涂搽，1～2 次/d。

真菌性外阴炎

本病曾称为霉菌性外阴炎、念珠菌性外阴炎，或外阴、阴道念珠菌病。系真菌在女性外阴部生长、繁殖并引起的皮肤炎症。

【临床表现与诊断要点】

临床表现为白带增多，外阴及阴道烧灼感，伴有严重瘙痒、性交疼痛和尿频、尿痛。体格检查见外阴皮肤湿润，有抓痕、水肿或糜烂，皮损多见于大阴唇之间及阴蒂部。取外阴阴道分泌物涂片镜检或真菌培养检查可明确诊断。如疑为糖尿病患者高尿糖引起的尿液刺激或继发感染，应查尿糖、血糖、糖耐量试验。

【防治措施与用药】

1. 保持外阴清洁、卫生。每晚睡前用 1∶5000 高锰酸钾温开水坐浴 15min，拭干。患部可涂搽碘伏治疗。或伊曲康唑乳膏（达克宁霜）搽患处，1 次/d。

2. 必要时可用咪唑类抗真菌药，如伊曲康唑胶囊、氟康唑胶囊口服，1～2 次/d，每次1～2 粒。连用 7～14d。

3. 洁尔阴局部外用，1～2 次/d。

巴氏腺炎

本病即巴氏腺的炎症，多见于育龄妇女。易侵入的致病菌为葡萄球菌、链球菌、肠球菌、淋球菌及厌氧菌。近年来淋球菌所致巴氏腺炎呈上升趋势。

【临床表现与诊断要点】

临床有巴氏腺导管炎、脓肿和囊肿三种类型。主要表现为外阴肿痛或肿胀，排尿痛、行走困难。体格检查见双侧大阴唇下 1/3 部位红肿、触痛、脓肿或囊肿形成。取分泌物涂片检查或细菌学培养、药敏试验，性传播疾病相关检查及支原体、衣原体检查，可明确诊断。

【防治措施与用药】

1. 保持外阴部清洁，每晚用 1∶5000 高锰酸钾温开水坐浴 15min 后，拭干；洁尔阴洗液涂搽患部，1～2 次/d。

2. 脓肿形成后切开引流；巴氏腺囊肿可行造口术或囊肿内抽吸后注入无水乙醇，使囊肿失去分泌和潴留功能。

3. 在巴氏腺炎的早期进行全身性抗生素治疗：①淋球菌感染参阅“淋病”；②对其他细菌性感染参见“非特异性外阴炎”。或遵医嘱选用敏感的抗菌药物全身用药和局部治疗。

前庭大腺炎

前庭大腺位于两侧小阴唇的下部（平时摸不到），由于其解剖部位的特点，很容易被细菌感染，特别是化脓性球菌及淋球菌。急性感染后可形成前庭大腺脓肿。

【临床表现与诊断要点】

患者外阴疼痛难忍，行走不便，检查时可见前庭大腺部位小阴唇充血，往往一侧肿大，有压痛，呈浸润块，形成脓肿时有波动感。

【防治措施与用药】

1. 保持会阴部及前庭大腺、外阴道等清洁卫生，可用洁尔阴洗液坐浴和涂搽，1～2 次/d；或 1∶5000 高锰酸钾温开水坐浴后拭干，碘伏涂搽患部，1～2 次/d。

2. 肌注青霉素钠（无过敏史，皮试阴性）80 万～160 万 U，2～3 次；链霉素 0.5～1g，2～3 次/d；或口服多西环素（8 岁以下忌用）0.1g，2 次/d，连服 7～10d。

3. 其他抗病原用药治疗参阅“非特异性外阴炎”。

4. 脓肿成熟时可切开引流。应用碘伏消毒，抗感染。禁止性生活。

阴道感染与疾病

阴道感染俗称阴道炎。根据病因和病原体的不同，可分为细菌性阴道病、念珠菌外阴阴道病和滴虫性阴道炎。老年性阴道炎可无病原体感染，但很常见。

一、滴虫阴道炎

滴虫阴道炎的病原体为毛滴虫，可同时合并细菌或念珠菌感染。

【临床表现与诊断要点】

临床表现为外阴瘙痒，白带多，色黄绿。检查可见阴道黏膜充血，有散在红色斑点，白带黄绿色泡沫状或米汤样。在玻片上放温盐水 1 滴。取白带少许混合后镜检，可见如白细胞大小的活动性滴虫。

【防治措施与用药】

1. 局部用药　①洁尔阴洗液坐浴或冲洗阴道。②0.5%醋酸（或食醋 2 匙加半盆水中）灌洗阴道或坐浴，然后用甲硝唑、替硝唑或奥硝唑 1～2 片送入阴道深处；同时口服 1～2 片，3 次/d，7d 为 1 个疗程。注意肝功能和血象。

2. 如为 2 种病原体同时感染，如念珠菌性外阴阴道病和滴虫性阴道炎，可同时使用2种抗菌药（氟康唑＋替硝唑），或先局部用药治疗念珠菌性外阴阴道病后，再局部用药治疗滴虫性阴道炎。

3. 治疗期间避免性生活。

二、念珠菌外阴阴道病

念珠菌外阴阴道病曾称霉菌性阴道炎，80％以上的病原体为白色念珠菌，10％～20％为其他念珠菌属，如热带念珠菌、光滑念珠菌、近平滑念珠菌。孕妇、糖尿病或长期用抗菌药物的患者发病率较高。

【临床表现与诊断要点】

临床表现为阴道口和外阴奇痒，以致坐立不安，白带稍多。检查可见外阴及阴道口黏膜充血，白带呈奶酪状且贴于阴道壁。

【防治措施与用药】

1. 用4％～5％碳酸氢钠溶液坐浴或冲洗阴道后，用曲古霉素10万U，或制霉菌素5万U，或伊曲康唑100～200mg，或氟康唑50～100mg阴道栓剂（片剂）塞入阴道深处，必要时可用消毒棉球堵在阴道口防滑脱出。1次/d，5～10d为1个疗程。或在外阴及阴道黏膜涂1％甲紫，1次/d，共3次。

2. 轻症可用花椒及盐各1匙煎水1000ml坐浴，早、晚各1次，5～7d为1疗程。

3. 治疗期间避免性生活。

三、细菌性阴道病

【临床表现与诊断要点】

细菌性阴道病可同时合并真菌或滴虫感染。临床表现可有念珠菌性外阴阴道病和滴虫性阴道炎的症状，如瘙痒、白带多、烧灼感、性交疼痛等。取阴道分泌物做病原体检查，通常在显微镜下检查即可诊断，必要时再做细菌培养。细菌性阴道病的最常见病原体为阴道加德纳菌、各种厌氧菌和动弯杆菌属。

【防治措施与用药】

1. 应同时去除病因，如停用无关的广谱抗菌药物，控制糖尿病等。治疗期间应避免性生活。妊娠期应选择阴道局部用药，妊娠最初3个月禁用可能影响胎儿的药物。

2. 抗菌药物使用必须按疗程完成，因阴道上皮为多层，月经周期中最多达45层，黏膜多皱褶，治疗不彻底容易复发。细菌性阴道病的治疗应常规在下次月经后再使用1个疗程。对厌氧菌或阴道加德纳菌宜选用甲硝唑、替硝唑或克林霉素治疗。口服宜单次大剂量甲硝唑2g或替硝唑2g；同时塞入阴道深处2片（粒）用药效果更好。

四、老年性阴道炎

【临床表现与诊断要点】

由于体内雌二醇水平低下，阴道黏膜失去正常防御能力而引起阴道炎症。绝经后白带多，有时为血性。检查可见阴道黏膜发红，有小红点。性交疼痛。

【防治措施与用药】

1. 0.5%醋酸（或两匙食醋加入半盆温开水中）1000ml坐浴或冲洗阴道，洗毕将呋喃西林100mg（2片）及雌二醇（求偶素）0.5mg塞入阴道深处，每晚1次，7d为1个疗程。

2. 雌二醇凝胶（求偶二醇、爱斯妥凝胶） ①每日早晨或晚上在已绝经妇女的手臂、肩部、头颈部、腹部或大腿部及脸部涂2.5g，涂后约2min即干，沐浴后使用最好。连用24d，自第13日开始加服黄体酮，100mg/d，连用12d，休息1周，再重复治疗。②尚未绝经妇女，于月经周期第6日开始，每日涂2.5g于上述皮肤，连用25d，后13d加服黄体酮，100mg/d。凝胶剂不可口服，忌用于乳房、外阴和阴道黏膜。孕妇、乳腺或生殖系统癌症患者禁用。

治疗期间应停用巴比妥类、卡马西平、甲丙氨酯（眠尔通）、保泰松、利福平，否则会减低雌激素的活性，降低疗效。若无雌二醇，也可用己烯雌酚等其他雌激素，遵医嘱用药治疗，其中以尼尔雌醇（维尼安）较常用，口服5mg/次，每月1次，症状改善后维持量1～2mg/次。每月2次，3个月为1个疗程。或遵医嘱。或己烯雌酚，每晚塞入阴道深处0.2～0.4mg，共用7d。

宫颈炎、宫颈糜烂

【临床表现与诊断要点】

宫颈炎分急性和慢性两类。急性宫颈炎最常见的病原菌是淋病奈瑟球菌（简称淋菌）和沙眼衣原体，均为性传播疾病；也可由葡萄球菌属、链球菌属和肠球菌属引起。临床表现为白带多，色黄。检查可见宫颈有大小不等的发红区，表面呈乳头颗粒状。如有性交出血史、宫颈上有白斑，触之易出血，糜烂面边缘锐利或重度糜烂时应取活体送病理检查，除外癌变。慢性宫颈炎多因急性宫颈炎或宫颈创伤后未及时有效治疗而转变成慢性。主要为白带增多，有异味，有时白带中混有血或宫颈接触性出血，外阴不适和瘙痒。检查可见宫颈分泌物多，宫颈肥大，宫颈糜烂，宫颈息肉，宫颈黏膜炎，宫颈腺囊肿。

急性或慢性宫颈炎怀疑为淋菌或衣原体感染者，应取宫颈管分泌物镜检及细菌培养。涂片找到细胞内革兰阴性球菌时，可诊断为淋菌性阴道炎（宫颈炎）。沙眼衣原体感染可根据涂片在多形核白细胞内外未见革兰阴性球菌时，高倍显微镜下每视野多形核白细胞＞15 个，或油镜下可见每视野多形核白细胞＞10 个作出初步诊断，衣原体抗原检测阳性的患者可确诊为沙眼衣原体宫颈炎。宫颈有糜烂者则为宫颈糜烂。

【防治措施与用药】

1. 治疗期间避免性生活。

2. 宫颈糜烂者可用 10%～50%硝酸银或 10%～20%高锰酸钾、电烙、激光治疗，使之坏死脱落，长出新的上皮。

3. 抗菌药物的剂量和疗程必须足够。约 50%的淋病或淋菌性宫颈炎合并沙眼衣原体感染，应同时应用对这 2 种病原体有效的抗菌药物。

淋病奈瑟球菌感染：宜选头孢曲松、大观霉素（单剂），可选喹诺酮类、多西环素。头孢曲松治疗单纯性淋病用 250～500mg，单剂量肌内注射。或大观霉素 1 次肌内注射 2g；或对于使用其他抗生素治疗而迁延未愈的患者，可按 4g 剂量给药，即 1 次用药 4g，分注于两侧臂上外侧肌内，或 1 次肌内注射 2g，2 次/d。

非淋菌性宫颈炎病原为沙眼衣原体者，宜选多西环素、大环内酯类（阿奇霉素），可选喹诺酮类（司帕沙星）。多西环素口服 100mg，2 次/d，疗程 7～10d。或阿奇霉素单剂 1g 口服；合并淋菌时，单剂改为 2g 口服。

盆腔炎性疾病

盆腔炎性疾病是妇女常见疾病。即女性内生殖器及其周围的结缔组织、盆腔腹膜炎症的总称。临床常见有急性盆腔炎和慢性盆腔炎。

【临床表现与诊断要点】

急性盆腔炎多发生于产后、剖宫产、流产、刮宫及一些妇科手术后，亦可因经期不卫生或经期性交所致。细菌进入创面而感染，发病可局限于一个器官，也可是几个器官或整个盆腔脏器，主要包括子宫内膜炎、子宫肌炎、输卵管炎或脓肿，输卵管卵巢炎或脓肿。盆腔结缔组织炎、盆腔脓肿和盆腔腹膜炎等。常见的病原体有葡萄球菌属、链球菌属、大肠埃希菌属和淋病奈瑟球菌等需氧菌；脆弱拟杆菌、消化链球菌、产气荚膜杆菌等厌氧菌；以及沙眼衣原体、解脲脲原体和病毒等。慢性盆腔炎常由急性炎症演变而来，或开始即呈慢性。主要表现为发热、白带多，下腹痛和腰痛。阴道可有不规则的少量出血。体格检查子宫体有压痛，下腹部可有明显压痛及反跳痛，盆腔附件区增厚压痛，有时有包块。诊断方法有：①取宫颈分泌物或阴道后穹隆穿刺取盆腔液或脓液作涂片镜检、涂片培养检查病原体；②腹腔镜检查和剖腹探查，在直视下取输卵管伞端或盆腔脓肿液作涂片检查和病原培养检查；③盆腔B超；④对较严重的患者，应做细菌培养加药敏试验。

【防治措施与用药】

1. 急性盆腔炎卧床休息，半坐位；充分营养和水分，可服复合维生素B和维生素C。主要是有效和足量抗生素治疗。复杂患者可进行腹腔镜检查和手术。发热等感染症状明显者，应全身应用抗菌药物。由于病原大多为需氧菌和厌氧菌混合感染，应使用能覆盖常见需氧菌和厌氧菌的抗菌药物。病原检查获得阳性结果后依据药敏试验结果调整用药。初始治疗时宜静脉给药，病情好转后可改为口服。

2. 病原治疗用药选择

宜选药物：头孢噻肟＋多西环素；或庆大霉素（依替米星、阿米卡星)＋克林霉素。

可选药物：氨苄西林/舒巴坦或阿莫西林/克拉维酸＋多西环素；或喹诺酮类（氧氟沙星、司帕沙星、环丙沙星等)＋甲硝唑（替硝唑、奥硝唑）等。

如病原为淋球菌和衣原体感染者，参见“常见性传播疾病与用药”如“淋病”等用药。

功能性子宫出血

功能性子宫出血是指内分泌紊乱引起的子宫出血，而不是由炎症或肿瘤引起者。月经周期间隔过短、过长，或持续时间延长，出血量增多等均是功能性子宫出血的现象。

【临床表现与诊断要点】

1. 一般先有短期停经（40～50d），再来潮时血量特多，持续时间也长，甚至可达数周。停止一段时间后再度出现出血。反复多次出血可引起贫血。而妇科检查并无异常。

2. 生育年龄妇女须与妊娠引起的出血病如流产、刮宫、宫外孕等鉴别；绝经前的妇女尤应注意除外肿瘤引起的出血。

3. 青春期少女子宫出血应及时就诊检查，明确病因，正确治疗。不要怕羞延误治疗。青春期少数少女由于其内分泌功能尚未完全成熟，可能出现月经紊乱现象。精神过度紧张、劳累、营养不良等可诱发本病。

【防治措施与用药】

1. 青春期少女应合理安排好学习和生活，注意劳逸结合，锻炼身体，增强体质，不要挑食、偏食，保证足够的营养（蛋白质、维生素、铁）的摄入，避免生冷饮食。出血时子宫内外相通，容易引起病原侵入而感染。注意外阴清洁，勤换内裤及月经垫等月经用品；千万不能因有出血而不清洗外阴，一定要在经期每日清洗以除去血污，可用洁尔阴洗液清洗外阴；也可以用温开水清洗，但避免坐浴、盆浴；已婚妇女在出血期避免性生活。

2. 止血及补血药 可选用维生素K 8mg，或卡巴克洛10mg肌注，1～3次/d。并宜服用维生素C、钙片、硫酸亚铁（富马酸亚铁、乳酸亚铁、枸橼酸铁铵或蔗糖铁）等2～3个月。

3. 缩宫药 出血多时可配合使用麦角新碱0.2mg或垂体后叶素（或催产素）10U肌内注射止血。

4. 有临床指征的生育年龄妇女用药无效，可考虑刮宫术。极重症内科治疗无效者子宫全切。

5. 激素替代疗法 ①雌二醇肌内注射治疗功能性子宫出血：4～6mg/d，止血后逐渐减量至1mg/d，持续21d后停用；在第14日加黄体酮注射，10mg/d。也可口服用药：于月经第1～2天开始口服，1mg/d，共21d；自服药第15天开始肌注黄体酮，10mg/d，共7d。若出血多或持续时间长则开始口服大剂量5mg/d，第2日服4mg，每日递减1mg，减至1mg/d后按人工周期治疗（如大剂量出现恶心、呕吐，可加用维生素B_6和维生素C）。②青春期功能性子宫出血：口服氯烯雌醚：20～30mg/d，分3次口服，血止后酌情减量，直至维持量8mg/d。

6. 30岁以上，尤其是绝经前期妇女，如无刮宫条件时可用甲睾酮口服5mg，2次/d。每月用20d。可连续3～4个月。若大量出血时，开始可肌内注射丙酸睾酮止血，25～50mg/d，连用2～3d。无论口服或注射，每月总量限于200～300mg。

痛　经

在行期前或经期内，下腹疼痛影响日常生活和工作者称为痛经。从月经初潮开始有疼痛，多为神经性的或因子宫发育不良、子宫颈狭窄所致。初潮以后经过一段时间才发生痛经者，多由生殖器炎症、子宫肌瘤或子宫内膜异位所致。

【临床表现与诊断要点】

痛经可分为原发性和继发性两种。原发性痛经于初潮后即开始，多为功能性，以未婚未育年轻女性多见。继发性则在行经一段时间后方出现，多为器质性（如前述），亦可见于盆腔炎、戴避孕环等。疼痛多在行经数小时后，或在经前1～2d开始，经期加重。可为腹绞痛、胀痛、坠痛，疼痛剧烈时可有恶心、呕吐、面色苍白、四肢发冷，甚至虚脱等。

【防治措施与用药】

1. 患者平时应加强营养，加强身体锻炼，注意劳逸结合。正确认识月经的生理卫生相关知识，消除恐惧和紧张情绪。注意经期卫生，避免剧烈运动及生冷食物，保暖，避免寒冷潮湿。

2. 药物治疗　①止痛药：可选用复方阿司匹林、氟芬那酸、吲哚美辛、索密痛（去痛片）等。②镇静药：可选用地西泮、苯巴比妥（鲁米那）等。③解痉药：可选用阿托品类（包括莨菪片、颠茄合剂），可口服或注射。④性激素：应遵医嘱慎用。

急性乳腺炎

【临床表现与诊断要点】

本病是乳腺组织的急性化脓性感染。①哺乳期妇女，突然乳腺出现硬块、红肿、疼痛。所属淋巴结常肿大，有压痛。②有寒战、发热等全身症状。③常有排乳不畅或乳头皲裂的病史。④发病一般在产后10d左右，很少在产后3周以上发病，产后3～5d，乳腺肿胀疼痛，发热，很可能是乳汁淤积。

【防治措施与用药】

1. 应该积极重视急性乳腺炎的预防，注意乳房卫生，特别是乳头及乳晕的卫生，防止乳头皲裂。同时，正确哺乳可防止乳汁淤积，保持乳汁排出通畅。有乳头皲裂时应停止哺乳，局部清洁后外敷抗生素软膏、鱼肝油铋剂或复方安息酸酊。

2. 乳腺炎初起，可继续哺乳；有乳汁淤积时可局部按摩或用吸奶器除去乳汁淤积；采用冷敷可减少充血和乳汁淤积，冷敷一般用于炎症早期；几日后可采取热敷或理疗，促进炎症的吸收或局限。尚可用梳子背自周缘向乳头方向梳奶，或用发酵的生面外敷。炎症明显时停止哺乳，吸出乳汁，托起乳房，局部热敷。如有断奶条件，应考虑退乳：口服雌二醇（求偶素）1～3mg，3 次/d；或敷芒硝退乳（芒硝装布袋内，在乳房上持续敷用，湿透更换）。

3. 炎症早期，可用 0.25%普鲁卡因 60ml 青霉素 80 万 U（皮试阴性）作乳房后组织内封闭，1 次/d。对青霉素过敏者可选用克林霉素、磷霉素、红霉素等。有临床指征时，可用敏感的抗菌药物、退热药和止痛药。

4. 已有脓肿形成者在局部麻醉或静脉麻醉下施行切开引流术。乳房深部脓肿应循乳管方向自外向乳头做放射状切口至乳晕处停止。脓腔内凡士林纱布充填宜稍紧，覆盖敷料后加压包扎，以减少伤口渗血的可能，2～3d 后开始换药。切不可延误。

外阴营养不良改变

【临床表现与诊断要点】

外阴营养不良改变包括萎缩型和增生型组织学改变。

1. 外阴萎缩型营养不良改变 又称为硬化性萎缩性苔藓，多见于中老年妇女。皮损呈象牙白色丘疹，硬而粗糙，融合成各种大小与形状不同的斑块，周围呈紫色，边界清楚；小阴唇、阴蒂萎缩或粘连，有刺痛、瘙痒、烧灼感，这种类型病变的恶变率小于 5%。

2. 外阴增生型营养不良改变 又称女阴白斑，是黏膜上皮或表皮的增生性病变，一般认为是癌前病变，多发生于中年及绝经后妇女。病变先累及外阴、阴道黏膜、小阴唇、阴蒂，继而延及大阴唇内侧，皮损呈灰白色斑块，表面角化、粗糙、皲裂伴有浸润肥厚，通常瘙痒明显，常有抓痕、水肿或糜烂。病因可能有遗传和先天因素，其次可能与卵巢激素减少或自身免疫障碍有关；局部因素在增生型营养障碍中起重要作用，也可能与全身性因素，如患糖尿病、内分泌紊乱有关。

【防治措施与用药】

1. 外阴营养障碍可有角化增厚、变硬，也可呈萎缩性样改变，还可与外阴湿疣、外阴癌并存，所以患者需要阴道镜检查及活检，以排除是否有癌变。

2. 若局部病变破损范围太大，应对症治疗，待皮损大部愈合后再选择合适部位活检以提高诊断准确率。

3. 去除所有可能对外阴刺激的因素，保持外阴清洁干燥，治疗基础疾病。

4. 如上皮细胞出现重度不典型增生，应考虑手术治疗。

5. 局部上药或皮下注射治疗。

复方曲安奈德霜　局部外用，一般早、晚各1次，控制瘙痒、烧灼感等效果好，疗程2～4周。同类糖皮质激素软膏有醋酸氟氢可的松软膏、氯倍他索霜剂、醋酸氟轻松乳膏、丁氯倍他松软膏、倍氯他索软膏、哈西奈德乳膏等，价格差异很大。

0.5%、2.5%**氟尿嘧啶软膏**　用于外阴白斑、皮肤癌等，局部涂抹于患处，早、晚各1次，有一定效果。

氮芥软膏　用于未破损的皮肤癌前病变，局部涂抹患处，1次/d。

海普林软膏　类肝素制剂，有软化和扩张血管作用，可促进局部用药部位的血液循环作用。局部患处（皮肤黏膜未破损）涂抹，1次/d。

第三节　常见性传播疾病与用药

淋　病

淋病是由淋球菌引起的一种泌尿生殖系统的化脓性感染。也可侵犯眼、咽、直肠、盆腔等处，甚至发生血行播散性感染。主要通过性接触传播，也可通过被污染的用品及器械等间接传播或感染。发病潜伏期常为2～10d，平均3～5d，5%～20%的男性和40%～60%女性感染后无明显症状，但有传染性，是危险的传染源。

【临床表现与诊断要点】

1. 男性急性淋球菌性尿道炎　初发为尿道瘙痒、灼热、疼痛，尿道口轻度潮红肿胀，逐渐发展为尿道口发红、肿胀、外翻，有黄白脓液溢出，出现尿痛，疼痛性勃起；可并发包皮龟头炎等；腹股沟淋巴结肿大；可伴有发热、头痛、乏力等全身症状。若不及时治疗，在2周后出现尿频、尿急、尿痛，终末血尿，会阴部钝痛、压迫感，可有一时性尿潴留，或发热、头痛等全身症状，可合并前列腺炎、附睾炎、精囊腺炎、膀胱炎。

2. 男性非淋球菌性尿道炎　多由急性尿道炎发展而来，表现为尿道炎症状反复出现或持续2个月以上。自觉症状较急性炎症有所减轻，仅为轻度尿道内刺痛，不适感、分泌物明显减少；可合并前列腺炎、精囊腺炎、附睾炎、膀胱炎或引起尿道狭窄。药物治疗不易根治，精神负担重或出现神经官能症。

3. 女性淋病症状轻微，约60％患者无症状，好发于子宫颈，其次为尿道、尿道旁腺、前庭大腺。发于宫颈可出现阴道脓性分泌物增多，宫颈充血、水肿、糜烂，宫颈口有脓性分泌物。发于尿道则表现为尿急、尿痛，挤压尿道口有脓性分泌物，症状较轻，并可感染尿道旁腺和前庭大腺。上行感染则引起盆腔炎，包括子宫内膜炎、输卵管炎、腹膜炎、盆腔脓肿、继发性输卵管卵巢囊肿、不孕或宫外孕。

辅助检查包括尿道、宫颈或前列腺按摩液革兰染色涂片检查阳性者，有助于诊断（尤对男性诊断有意义）；淋球菌培养阳性可确诊，适合于女性。

【防治措施与用药】

提倡一夫一妻性生活，防止不洁性交；禁止嫖娼，打击性犯罪。患病期间避免性生活。治疗应及时、足量、规则用药。

头孢曲松（头孢三嗪）[典][保乙]　一般单次用药250mg即可。儿童用药一般按成人量的1/2给予。肌内注射：将1次药量溶于适量0.5％盐酸利多卡因注射液，深部肌内注射。静脉注射：1g药物用10ml灭菌注射用水溶解，缓慢注入，历时2～4min。静脉滴注：1g/次，或2g/d，溶于等渗氯化钠注射液或5％～10％葡萄糖注射液50～100ml，于0.5～1h内滴入。有报道青少年、儿童使用本品，偶可致胆结石，但停药后可消失。

亦可选用大观霉素、喹诺酮类、多西环素；必要时应联合应用抗沙眼衣原体药物。

非淋球菌性尿道炎

非淋球菌性尿道炎是指由性接触传播的除淋球菌以外的其他病原体

引起的尿道炎。本病可由多种病原微生物引起，其中以沙眼衣原体、尿素分解支原体多见，滴虫、疱疹病毒、人乳头瘤病毒、白色念珠菌以及大肠埃希菌等多种细菌也可成为致病性病原体；部分患者检查不出明确的病原微生物。

【临床表现与诊断要点】

临床症状比淋病轻。有不洁性交史。潜伏期 1～3 周。男性有尿道炎症状，尿道刺痒、灼痛、尿急、尿痛、尿道口红肿，尿道口溢出少量稀薄透明的分泌物，症状轻微；部分患者无症状或不典型。可合并附睾炎、前列腺炎和不育。女性患者症状不明显或无症状，可合并前庭大腺炎、阴道炎、子宫内膜炎、急性输卵管炎等；可导致不孕、流产、宫外孕、宫内死胎、新生儿死亡等。

诊断应首先排除淋病，进行衣原体、支原体病原学检查，尿道分泌物或尿道拭子涂片检查，清晨首次尿沉渣涂片检查有助于诊断。

【防治措施与用药】

1. 注意个人卫生，洁身自爱，培养良好的性道德观，患病期间避免性生活、男女双方同治。

2. 按照病原体种类确定治疗方案，选择抗生素治疗方案如下。

多西环素（强力霉素，脱氧土霉素）[典][保乙] 抗衣原体或支原体感染：首次服 200mg，以后每 12h 服 100mg，疗程 7～10d。

亦可选用大环内酯类，如红霉素、阿奇霉素、罗红霉素；或喹诺酮类，如司帕沙星、环丙沙星、氟罗沙星、加替沙星等。

生殖器疱疹

生殖器疱疹主要是由单纯疱疹病毒Ⅱ（HSVⅡ）引起的性传播疾病。

【临床表现与诊断要点】

主要经性接触传播，初发症状较重，消退后病毒潜伏于骨神经节，遇到抵抗力下降、月经期、感冒、受凉或劳累等诱因时复发。亦可通过母婴传播、间接接触而发生感染。潜伏期 3～9d，通常 3～5d。局部先有皮肤黏膜的灼热感，然后发生群集丘疹，继之成为成簇水疱，易破溃形成糜烂和浅溃疡，最后结痂自愈。病程 2～3 周，常复发。

【防治措施与用药】

1. 去除诱发因素，避免不洁性交。

2. 口服或外用抗病毒药治疗（参见皮肤科疾病与用药“单纯疱疹”）。

阿昔洛韦（无环鸟苷）[典][保甲] 口服：成人常用量治疗生殖器疱疹和免疫缺陷者皮肤黏膜单纯疱疹，口服 200mg，5 次/d，共 10d；或 400mg，3 次/d，共 5d；再发性感染 200mg，5 次/d，共 5d；复发性感染的慢性抑制疗法，200mg 3 次/d，共 6 个月；必要时剂量可加至 5 次/d，1 次 200mg，共 6～12 个月。

泛昔洛韦[典][保乙] 口服 500mg，每 12h 1 次，疗程遵医嘱。

对病情严重者，可注射丙种球蛋白、转移因子或干扰素等。某些抗病毒药物有较好疗效，如阿糖胞苷，2mg/(kg·d)，加入 5%葡萄糖注射液内静脉滴注，5 日为一疗程。须警惕骨髓抑制。

第四节 不孕（不育）症与用药

不孕症是指一对育龄夫妇，结婚后正常性生活，有生育小孩的愿望，未采取任何避孕措施，同居 2 年以上而未能受孕的状况。夫妇同居 1 年而未能受孕则有不孕的可能性，婚后 2 年仍未受孕可诊断为不孕症。不孕症一般是指 1 对不孕夫妇，而不是单指夫妇中的一个人，更不能只怪妻子有问题。

医学上将婚后从未妊娠者，称为原发性不孕；曾有过 1 次或 1 次以上妊娠，而 2 年后未能有妊娠者，称为继发性不孕。存在严重生殖器官解剖异常和目前医学水平尚无法医治的不孕，称为绝对不孕；虽然有不孕因素致受孕困难，但经过适当治疗有一线希望妊娠者，称为相对不孕。不孕的原因主要在男方的，如无精症、少精症、克氏综合征等，称为男性不育。主要原因在女方的，如双侧输卵管阻塞、无排卵、无子宫等，称为女性不孕。

【临床表现与诊断要点】

1. 病史 ①月经和婚育史：一份记录很好的月经史能帮助查明有无排卵。周期中期出现少量出血和痛经常暗示排卵已发生。周期过长，月经稀发者多属无排卵周期。结婚年限，常居或分居两地，采用避孕措施的情况，每周性交次数；有无人工流产或产后感染。再婚者应了解前夫或前妻的生育情况、家族生育史等。②其他病史：如既往病史、盆腔和腹部手术史、遗传病史等，有些病史有可能说明不孕的原因。

2. 体格检查　虽然多数体格检查不能发现有明显缺陷或异常，但有些体征提示急慢性输卵管炎、子宫肌瘤、子宫内膜异位症。若处女膜完整提示性交不正常。

3. 不孕症的特殊检查

（1）精液分析　用一个清洁、干燥的广口瓶（不得用一般的阴茎套作为收集器），通过手刺激法或电按摩精液法排出精液，将全部精液收集于广口瓶内，并于排精后1h内，在保温（25～35℃）条件下送到指定的化验室检查。精液检查可能要进行数次，下次检查应相隔2～3个月，不能单凭1次检查结果下结论。在精液采取前必须禁欲。25岁以下禁欲3d，25～35岁禁欲5d，35～45岁禁欲7d（禁欲应包括无遗精或手淫）。精液分析正常参考值见表9-1。

表9-1　精液分析正常值参考范围

精液量	2～8ml
pH值	7.5(7.2～8.0)
黏稠度	射精30min后为中度稀薄液
精子计数	60×10^9～150×10^9/L,如低于60×10^9/L则受精机会少
精液颜色、外观性状	呈灰白色,排出后于20min内液化。如30min后仍不液化,或外观带血丝者为病理状态,精液量少于1.0ml不利于精子进入宫颈口,多于8ml亦不利于受孕
活动率(26.5℃)	射精时＞70%,2h后＞60%
活动力	Ⅲ°或Ⅱ°
畸形精子(头部畸形)	≤20%～30%

精子活力与活率关系，为射精后精子活力1h和3h无显著差异，6h活力良好的精子占20%。若无活动精子或活动力良好的精子6h降至5%以下，则可能影响受精。正常精液的精子活率为射精后1h＞60%，3h＞50%，6h＞30%；若低于此值，常不易受精。

异常精子可观察到：头部过大、过小、尖细、外缘不齐、双头等，中部消失，分支或肿胀，尾部双尾、卷曲、变短或消失。参考值：正常精液中异常精子应少于30%，如超过30%为不正常。

其他尚可见到细胞、细菌、滴虫、结晶体、磷脂体、淀粉样体等，如查到应予报告。一般认为精子质量（活动力与形态）比精子总数对受孕力更有影响。

若男子精液分析结果为少精症或无精症，则必须转诊泌尿科或男性学专科医师作进一步检查：①激素测定，测血中FSH、睾酮和泌乳素

(PRL) 水平了解性腺功能情况，有助于诊治。②睾丸组织活检了解睾丸有无产生精子的能力。③输精管X线造影术，了解输精管有无阻塞和阻塞部位。

若男子精液大体正常，则应寻查女子不孕原因。

(2) 女子生育力检查，主要有以下几个方面。

① 检排卵功能，主要有以下5种方法。

a. 基础体温曲线：基础体温（BBT）是指妇女在静息条件下测出的体温。清晨醒后立即用体温计测定口腔温度，每次不得少于3min，按月经周期天数记录，并描绘BBT曲线。大多数排卵在基础体温升高的前1日发生，或在下次月经前(14±2)d范围内发生。一般通过3个月经周期基础体温记录，月经不规则者虽不能准确指出排卵期，但可根据基础体温估计排卵期或了解该周期有无排卵。指导不孕夫妻在预计排卵日的前3～4d至排卵后的2～3d中，隔日性交1次，可增加受孕的机会。本法是一种间接、简单可行的自我预测方法。

b. 子宫颈黏液检查：月经周期前半期，尤其在接近排卵的期间，因受雌激素作用，宫颈黏液增多，稀薄透明呈蛋清样，黏液涂片可出现羊齿植物叶状结晶；若在月经后半期持续出现这种结晶，表明该期未出现排卵。

c. 血清黄体酮测定：一般在月经周期第22～24日（黄体高峰期），测定静脉血中黄体酮。如果黄体酮值≥10ng/ml，则有排卵和黄体形成；若黄体酮值≥15ng/ml，则黄体功能正常。有时还需测定血中泌乳素水平，以辅助证实有无排卵的情况。

d. 子宫内膜活检：通常在月经来潮前2～3d，或月经来潮12h之内取少许子宫内膜组织检查，如果出现分泌期变化表明该周期已经排卵。黄体酮可使增生期内膜转化为分泌期内膜，有利于受精卵着床和发育。

e. B超监测：自月经周期第9～10日开始，B超显像可观察卵泡发育和有无黄体形成而监测排卵功能。

② 性交后试验（PCT）：主要检查性交后女性子宫颈黏液中活动精子的数目和活动情况，应尽量安排在排卵期或接近排卵期进行。PCT前48h应禁止性交，在检查当日清晨或前一晚进行性交（即检查前2～8h性交）。本法简便、无痛，有诊断意义。女性在性交后2～8h去医院，医师用窥阴器充分暴露子宫颈，观察宫颈黏液的质量，用细长吸管吸取黏液一滴涂在载玻片上，立即在显微镜下计算每个高倍视野中活动精子的数目。一般在每个高倍视野中查到1～20个以上精子为正常或称

PCT 阳性。如果宫颈黏液质量良好，多次 PCT 发现死精子者，就应复查精液中精子活动力情况，宫颈黏液 pH 值和测定血或宫颈黏液抗精子抗体滴度。PCT 阳性表明性交方法正确。阴道 pH 值适度，宫颈黏液质量佳，患者受精机会大，预后良好。

③ 输卵管通畅试验：检查输卵管是否通畅，若输卵管通畅，精子和卵子才能进入输卵管相遇和受精。一般有以下 4 种方法。

a. 子宫输卵管造影术（HSG）：在月经干净后 3～5d，通过插入子宫颈内口的导管，将对比剂（40％碘化油或泛影葡胺）注入子宫腔。观察对比剂能否通过（进入）输卵管和流入腹腔。通常注入对比剂后立即和 24h 后各摄 X 线片 1 张，可了解子宫和输卵管大小、形状、有无病变（结核、肿瘤、畸形）和阻塞部位及程度等。

b. 输卵管通液术：其时间和准备与 HSG 相同，将双腔宫腔导管插入宫腔后，从气囊导管注入 2ml 空气使气囊充气，牵引气囊使之与宫颈内口紧贴阻止液体外溢。缓缓注射生理盐水（内加庆大霉素 4 万～8 万 U、糜蛋白酶 5mg）20ml。若能顺利注入 10ml 以上液体，说明至少有一侧输卵管通畅。应缓慢注射不超过 5ml/min，1 次注射总量不超过 25ml。若加入适量的亚甲蓝染色，再配合腹腔镜检查，直视色素液能否通过输卵管伞部进入腹腔；或取尿液或后穹隆抽取液检查，若能查出色素也证明至少一侧输卵管通畅。

c. 输卵管通气试验：已少用或被 HSG 和输卵管通液术所替代。

d. 腹腔镜检查：直视卵巢、输卵管、子宫等外表及其与盆腔器官的关系，有无子宫内膜异位症。属腹腔手术必须有明确指征。

上述四法各有利弊，医师应和受检夫妻讨论其优缺点后再决定是否施行。

【防治措施与用药】

治疗原则：①促进性腺生成正常的精子和卵子；②改善精子和卵子的运送通道；③培育受精卵着床的良好环境，促进胚胎健康发育。主要措施有：一般疗法、消除运送通道的阻塞、诱发排卵和促进生精功能、改善精子穿透和治疗黄体功能不全等。

1. 一般疗法 培养乐观情绪，调整生活习惯，增强体质等对恢复生育力有帮助。营养对下丘脑-垂体-性腺轴的功能有直接影响，摄取适宜饮食，补充营养素如叶酸、维生素 E、维生素 B_6 等，纠正贫血，适当运动和休息，过度肥胖者宜适度控制体重（主要是调节饮食，加强锻炼；不要靠减肥药降低体重）。戒烟，不饮烈性酒，可适度饮低度酒(啤酒、果酒、药酒)。降低阴囊的温度，如不穿过紧的内裤、缩短热水浴时间、避免在高温条件下长时间作业（工作、劳动）。了解有关性和生育的基本知识、学会1～2种推算排卵期的方法（一般排卵期在下次月经来潮前的14d)，合理安排性交时间将有助于受孕的机会。育龄女子应调整月经周期至规律而正常，消除由于不孕原因引起的情绪和精神压力，因为情绪高度紧张可影响排卵功能和生育力（例如抑制下丘脑功能反而抑制排卵)。不孕夫妻应积极治疗其他原有的基础疾病，如甲状腺功能低下者，可补充甲状腺素。不孕夫妻有可能出现情绪不好和不愉快，但情绪不好并非不孕的主要原因。

2. 手术治疗　有临床指征，并经不孕夫妻同意，可在具备手术条件的专科医院由外科手术经验丰富的医师做输精管吻合术、输精管重建术、输卵管吻合或重建术等；精索静脉曲张者可行高位结扎术、睾丸移植术等。

3. 对症治疗相关疾病　应用敏感的抗菌药物（不宜用喹诺酮类、四环素族、氯霉素）治疗前列腺炎、输卵管炎、卵巢炎、宫颈炎（宫颈糜烂可用电灼、激光治疗)、阴道炎、附睾炎（结核）等。

4. 改善和促进精子和卵子的产生，后者称为诱发排卵。

(1) 诱发排卵与用药　月经稀发无排卵，功能性子宫出血，闭经和多囊卵巢综合征等导致不孕者，均可用排卵刺激药诱发排卵。在有经验的医师（临床药师）指导下，可对症选（试）用以下药物。

氯米芬（氯酚胺、舒经芬、克罗米芬）[典][保乙]　治疗无排卵或少排卵的女性不育症，适用于体内有一定雌激素水平者；治疗黄体功能不足；探测或测试卵巢功能；探测男性下丘脑-垂体-性腺轴的功能异常；治疗因精子过少的男性不育。口服50mg/d，共5d。于月经周期的第5日开始服药。若患者系闭经，则可在任何时候开始治疗。患者在治疗后有排卵但未受孕，可重复治疗，直到受孕，或重复3～4个疗程。若患者在治疗后无排卵，在下一个疗程中剂量可增加到100mg/d，共5d。有些患者药量达250mg/d时才排卵。一般在服药后7d左右排卵，3周后自然行经。连服3个周期为1疗程。闭经患者可先用黄体酮（肌内注射10mg/d)，或人工周期催经（己烯雌酚1mg/d，连服20d，以后每日加黄体酮10mg肌内注射，1次/d)，在撤退性出血第5日开始服用氯米芬，一般剂量不超过100mg/d。若卵泡已成熟而不能自然排卵者，可在预定排卵期前一天注射绒毛膜促性激素3000～10000IU。

用于男性不育症，每日1次，每次25mg，连服25d为1疗程。停药5d后，重复服药，直到精子数至正常标准，一般3～12个月疗效较好。用药原则是低剂量、长疗程；高剂量会抑制精子的产生。

服用氯米芬后可出现面部潮红、恶心、头晕、乏力、腹胀、乳胀、皮疹、肝功能障碍等，停药后可消失。

氯米芬诱发排卵率为60%～70%，但妊娠率仅为30%～40%，可能与该药具有轻度抗雌激素作用，使宫颈黏液不利于精子穿透有关，流产率占妊娠总数的20%～25%，多胎妊娠发生率为1∶16。

绒促性素[典][保甲] 又名绒毛膜促性腺激素，普罗兰。适用于男性促性腺激素低下性性功能减退症，少精、无精、男性不育，可单用也可与尿促性素合用，或辅以睾酮治疗。亦用于在女性氯米芬治疗无排卵性不孕症无效后，联合促性腺激素促进排卵，以获取多个卵母细胞：尚可治疗女性黄体功能不全。①男性促性腺激素功能不足所致性腺功能低下，肌内注射1000～4000U，每周2～3次，持续数周至数月，如有效可连续注射。为促进精子生成，治疗需持续6个月或更长，若精子计数低于500万/ml，应合并应用尿促性素12个月左右。②促进排卵，对女性无排卵性不孕，于停经后尿促性素末次给药后一天或于氯米芬末次给药后5～7d，肌内注射1次5000～10000U，连续治疗3～6周期，如无效应停药。③黄体功能不全，排卵之日始隔日肌内注射1500U，剂量需根据患者的反应酌情调整；妊娠后，必须维持原剂量直至7～10孕周。④先兆性或习惯性流产：每日或隔日1次肌内注射3000～5000U，共5～10次。

尿促性素（绝经促性素，HMG）[典][保乙] 治疗促性腺激素低下的原发性或继发性闭经、无排卵及引起不孕症患者，可使卵泡发育，与绒促性素合用，可促使排卵功能恢复与妊娠，但对原发性卵巢衰竭无效。与绒促性素合用，治疗男性不育症（见绒促性素介绍）。①育龄女子诱导排卵：撤药性流血或月经第3～5天，肌内注射，1日2支（含促卵泡素FSH75U，促黄体激素LH75U），用氯化钠注射液溶解成1～2ml，连续7d，同时用B超监测卵泡变化，当卵泡为20mm，尿雌激素24h达100～20μg，则于末次用本品后1日注射HCG 5000～10000U，诱导排卵，未能妊娠者可重复治疗2个周期。如尿雌激素24h超过200μg，则不宜再用HCG，以免发生过度刺激。如仍无排卵，则可在B超监测下或尿雌激素监测下，增加到1日注射3～4支，大部分患者疗程在10d以内。如单纯用促卵泡素（FSH），则开始用量为150U，每日肌内注射1次。②男性垂体性腺功能低下刺激性生精作用的治疗：每周3次肌内注射促卵泡素（FSH）75U或150U。

本品过量使用可致卵巢刺激过度综合征、卵巢增大、卵巢囊肿破裂、多胎妊娠及流产等，个别可有腹水、胸膜渗出液、血液浓缩与电解质紊乱、动脉血栓形成、发热等，故需住院且在密切监测下用药。

（2）改善精子穿透宫颈的环境　①少精症者，性交后用小枕头抬高女子臀部或双手抱膝仰卧15～20min，减少精液外流，有利于精液和宫颈黏液接触，并使精子穿透宫颈黏液进入子宫（向输卵管运行）。②排卵前4～5d口服炔雌醇10～20μg/d，使黏液量增多而变得稀薄。③治疗慢性宫颈炎，尤其是分泌大量脓性分泌物者；④若妇女或宫颈黏液抗精子抗体滴度较高，可使用阴茎套或女式避孕套避孕6个月，避免精子与阴道接触，可使抗体滴度下降。

5. 治疗黄体功能不全

黄体酮[典][保甲]　黄体酮期可用黄体酮阴道栓或肌注黄体酮25mg，1～2次/d。注意不得使用人工合成孕激素。晨尿试验证明未妊娠时应立即停用黄体酮。

绒促性素（HCG）[典][保甲]　一般在排卵后第1、3、5日各肌注HCG3000～5000U。

6. 条件许可，采用夫精授精（AIH）、供精授精（AID）、体外受精-胚胎移植术（IVF-ET）、冷冻精子、卵子和胚胎等。

第十章 结缔组织及骨关节疾病

第一节 结缔组织和关节疾病与用药

风湿免疫性血管炎

本病亦称为特发性血管炎。依据受累血管大小，可分为大血管炎（如大动脉炎和巨细胞动脉炎）、中等血管炎（如川崎病、结节性多动脉炎）和小血管炎（如韦格纳肉芽肿、变应性肉芽肿性血管炎，显微镜下多血管炎、过敏性紫癜、原发性冷球蛋白血症性血管炎、皮肤白细胞破碎性血管炎）。其中韦格纳肉芽肿、变应性肉芽肿性血管炎及显微镜下多血管炎的发病与抗中性粒细胞胞浆抗体密切相关，故统称为抗中性粒细胞胞浆抗体相关性小血管炎（AAV）。

【临床表现与诊断要点】

①AAV 多发生于中老年患者，主要表现为发热、疲乏、关节肌肉疼痛、贫血、体重下降、肺和肾受损严重，多系统受累，肺和肾是最常受累的脏器（易被误诊为肺炎、肺结核或肿瘤等）。②及早进行抗中性粒细胞胞浆抗体检测（免疫荧光法、酶联免疫吸附法），是 AAV 诊断的重要血清学指标，结合抗体滴度的动态变化和患者的临床表现有助于诊断。③必要时进行相关的活检、实验室检查、影像学诊断有重要临床意义。

【防治措施与用药】

①对症诱导缓解和维持缓解。②用药参考：泼尼松初始剂量为

1mg/(kg·d)，4～6周，病情控制后可逐步减量。环磷酰胺一般为2mg/(kg·d)，持续3～6个月。环磷酰胺静脉冲击疗法比口服法所引起的感染率低下，临床效果有优势。③合并严重肺出血和快速进展性严重肾病患者，可行血浆置换治疗。维护缓解的药物主要选用硫唑嘌呤、甲氨蝶呤和来氟米特等。④局限韦格纳肉芽肿患者应用甲氧苄啶/磺胺甲噁唑可预防卡氏肺孢子虫感染、可清除或抑制鼻部金葡菌感染而减少韦格纳肉芽肿复发。⑤生物治疗：可选用利妥昔单抗，按体表面积375mg/m^2，一周静滴1次，在22d内使用4次。或1000mg静滴，2周重复。初始滴注速度为50mg/h，以后每半小时增加50mg，直至滴速为100～400mg/h。运用于依从性不佳或对细胞毒药物有禁忌证的患者，疗效较好，尚可选用英夫利西单抗、静脉免疫球蛋白、抗胸腺细胞球蛋白、抗CD_{52}单抗、脱氧精胍菌素等，遵医嘱用。

风湿热

风湿热是一种常见的反复发作的急性或慢性结缔组织炎症，主要累及心脏、关节、中枢神经系统、皮下组织和皮肤。急性风湿热可发生于任何年龄，但在3岁以内较罕见，以5～15岁较多见。男女患病率大致相等。复发多在初发后3～5年内，复发率5%～50%，尤以风湿性心脏病易于复发。约有3%的患者在链球菌咽炎后发作急性风湿热。急性风湿热的发病率直接与A组溶血性链球菌引起的免疫程度相关。发作季节以寒冬及早春居多，寒冷和潮湿是本病的重要诱发因素。

【临床表现与诊断要点】

1. 临床表现以心脏炎（心肌炎、心内膜炎、心包炎）和关节炎为主，可伴有发热、毒血症、皮疹、皮下小结、舞蹈病等。急性发作时通常以关节炎较为明显，但在此阶段风湿性心脏炎可致死。急性发作后常遗留轻重不等的心脏损害，尤以瓣膜病变最显著，形成风湿性心脏病或风湿性瓣膜病。

2. 实验室检查　①链球菌感染的证据：咽拭子培养常呈溶血性链球菌阳性；血清溶血性链球菌抗体测定阳性［抗链球菌溶血素“O”（简称“ASO”）＞500U为增高；抗链球菌激酶（简称“ASK”）＞80U为增高；抗透明质酸酶＞128U为增高；抗脱氧核糖核酸酶B（简称“ADNA-B”）以及抗链球菌酶和抗M蛋白抗体测定］。②风湿炎症活动的证据：白细胞计数轻中度增高，中性粒细胞增多，核左移；红细胞沉降率（血沉，ESR）加速；以及C反应蛋白、黏蛋白、蛋白电泳测定等。③免疫指标检验等。

3. 如有以上临床表现两项，或一项主要表现加两项次要表现，并有先前的链球菌感染的证据，可诊断为本病。

4. 鉴别诊断　①其他病因的关节炎，如类风湿关节炎、脓毒血症引起的迁徙性关节炎、结核性关节炎、结核感染、过敏性关节炎、淋巴瘤和肉芽肿、莱姆关节炎；②亚急性感染性心内膜炎；③病毒性心肌炎；④链球菌感染后状态；⑤系统性红斑狼疮。

【防治措施与用药】

1. 预防　防止链球菌感染的流行是预防风湿热的一项最重要环节。预防上呼吸道感染。①对猩红热、急性扁桃体炎、咽炎、中耳炎和淋巴结炎等急性链球菌感染，应早期予积极彻底的抗生素治疗，以青霉素为首选，对青霉素类过敏者可选用大环内酯类（红霉素、克拉霉素、罗红霉素、阿奇霉素、吉他霉素、乙酰螺旋霉素等）。②慢性扁桃体炎反复急性发作者可考虑外科手术切除扁桃体。③防止在封闭的集体人群中发病、流行，建立必要的保健制度。④预防风湿热复发，一般推荐应用长效青霉素，或磺胺嘧啶、磺胺异噁唑等，具体用法用量见后述。

2. 一般治疗　风湿热活动期必须卧床休息，对症治疗和护理。

3. 抗风湿治疗

（1）水杨酸制剂　是治疗急性风湿热的最常用药物，其对退热、消除关节炎症和血沉的恢复正常均有较好的效果，但对风湿性心脏瓣膜病变的形成无预防和治疗作用。常用药物为阿司匹林、水杨酸钠。

阿司匹林[典][保甲]起始剂量为：儿童80～100mg/(kg·d)；成人4～6g/d，分4～6次口服（0.5g/片，每次服2～3片，4次/d）。水杨酸钠6～8g/d，分4次服用。服用本类药物治疗风湿热，应逐渐增加剂量，直至取得满意疗效。当症状控制后剂量减半，维持6～12周。主要药物副作用是胃部刺激症状（如恶心、呕吐、食欲减退），甚至引起胃肠炎、溃疡等。此时可用氢氧化铝（胃舒平）或硫糖铝、磷酸铝镁（裕尔、吉福士）凝胶或蒙脱石颗粒冲服，以保护胃肠黏膜。但应忌用碳酸氢钠，以免减低水杨酸制剂在胃肠道的吸收，增加肾排泄，并可促进或加重充血性心力衰竭。

（2）双氯芬酸（抗风湿灵）[保乙]　25～50mg，3次/d；或用阿司匹林与对乙酰氨基酚（扑热息痛）的酯化物贝诺酯1.5～4.5g/d，分3次服用。它们对胃刺激较轻，适用于不能耐受水杨酸制剂的患者，凝胶剂可外搽。

(3)《中华人民共和国药典》2015 年版化学和生物制品卷《临床用药须知》收载的抗风湿药简介如下。

金诺芬[典][保乙]　用于风湿性关节炎，控制其活动并保持其病情稳定。口服：初始剂量 3mg/d，2 周后增至 6mg/d，分 2 次服用，如服用 6 个月后疗效不显著，剂量可增至 9mg/d，分 3 次服用；9mg/d 连服 3 个月效果仍不显著，应停止用药。病情稳定者维持量为 3～6mg/d。

青霉胺[典]　用于风湿性关节炎、硬皮病。亦用来治疗重金属中毒、肝豆状核变性（Wilson 病）。成人常用量：风湿性关节炎的初始剂量为 125～250mg/d，以后每 1～2 个月增加 125～250mg，平均 500～750mg/d，最大剂量一般每日不超过 1.0g，常用维持剂量为 250mg/d。小儿常用量为 30mg/(kg・d)，分 2～3 次服用。

其他　适用于风湿性关节炎的药物还有柳氮磺吡啶、磷酸氯喹与硫酸羟氯喹、雷公藤、白芍总苷、玻璃酸钠、硫酸氨基葡萄糖、双水杨酯、布洛芬（芬必得）、萘普生、非诺洛芬钙、芬布芬、奥沙普嗪（噁丙嗪）、洛索洛芬、甲芬那酸（甲灭酸）、甲氯芬那酸（甲氯灭酸）、吲哚美辛（消炎痛）、阿西美辛、舒林酸、双氯芬酸钠、吡罗昔康（炎痛昔康）、美洛昔康、氯诺昔康、萘丁美酮、依托度酸、尼美舒利、塞来昔布等。

(4) 糖皮质激素　急性风湿热患者出现心脏受累表现时，宜先用水杨酸制剂，如效果不佳（热度不退，心功能无改善），则应及时加用糖皮质激素。激素治疗开始剂量宜大。

泼尼松（强的松）[保甲]　成人 60～80mg/d，儿童 2mg/(kg・d)，分 3～4 次口服。直至炎症控制，血沉恢复正常。以后逐渐减量，以 5～10mg/d 维持；总疗程需 2～3 个月。

氢化可的松[保甲]　用于病情严重者，成人 300～500mg/d；或地塞米松 0.25～0.3mg/(kg・d)，静脉滴注。控制症状后逐渐减量。

糖皮质激素治疗停药后应注意低热、关节疼痛及血沉增快等“反跳”现象。在停药前合并使用水杨酸制剂，或滴注促肾上腺皮质激素 12.5～25mg，1 次/d，连续 3d，可减少反跳现象。

(5) 清除溶血性链球菌感染，可选用以下药物。

普鲁卡因青霉素[典][保乙]　40 万～80 万 U，1 次/d，肌内注射，共 10～14d。

苄星青霉素（长效青霉素）[保乙]　120 万 U，肌内注射 1 次。预防用药时，可每月肌内注射 1 次。

红霉素[典][保甲]　用于对青霉素过敏者，成人口服 0.5g，4 次/d，共 10d。

磺胺嘧啶[典][保甲]**或磺胺异噁唑**[典][保甲]　儿童每天 0.25～0.5g；成人 0.5～1.0g/d，分 2～3 次口服。

预防用药期限：风湿热合并心脏炎并有永久性瓣膜病变者，需在末次风湿热发作后持续预防用药 10 年以上，并至少维持至 40 岁，或终生预防。风湿热合并心脏炎而无瓣膜损害者，需在末次风湿热发作后持续预防用药 10 年或更长时间，直至成年。无心脏受累的风湿热患者，从风湿热末次发作起至少维持预防用药 5 年，或直至满 21 岁。或遵医嘱。长期应用抗菌药物应警惕耐药性和肝肾损害，可间歇、规则给药。

（6）舞蹈病的治疗　为一种自限性疾病，抗风湿药治疗无效。宜安静，避免刺激，重症可用苯巴比妥、地西泮等，亦可用催眠疗法。一般无明显的神经系统后遗症，耐心细致的护理、适当的体力活动和药物治疗大多可取得良好的效果。

【预后】

75%的急性风湿热患者初次发病后在 6 周内恢复，90%的患者至 12 周恢复；仅 5%的患者风湿活动超过 6 个月（多见于有严重的心脏病或舞蹈病）。复发常在再次链球菌感染后出现，初次发病后 5 年内约有 20%的患者可复发。第二个 5 年的复发率为 10%，第三个 5 年的复发率为 5%。重症风湿性心脏病、复发次数频繁、治疗不当或不及时者，可死于重度或顽固性心力衰竭、亚急性细菌性心内膜炎，或形成慢性风湿性心脏瓣膜病。

类风湿关节炎

类风湿关节炎是一种以关节滑膜为主要靶组织的慢性系统性炎症，属自身免疫性疾病。主要侵犯手足小关节，其他器官或组织（如肺、心、神经系统等）也可受累。主要病理变化表现为关节滑膜细胞增生、炎症细胞浸润、滑膜翳形成，软骨及骨组织侵蚀和破坏。反复关节炎症，导致关节结构的破坏、畸形和功能丧失。

【临床表现与诊断要点】

1. 病因尚未阐明，目前认为遗传、性激素、感染等因素与类风湿关节炎发病有关。

2. 60%～70%类风湿关节炎患者以隐匿的方式发病，在数周或数月内逐渐出现掌指关节、腕关节等四肢小关节肿痛、僵硬（晨僵），可呈近端指间关节“棱形肿胀”，亦称手指纺锤形肿胀，或“鹅颈”样畸形。8%～15%患者可以在某些外界因素，如感染、劳累过度、外科手术、分娩等刺激下，在几天内发作，呈急性发病方式。发病时常伴乏力、食欲减退、体重减轻等全身不适，有些患者可伴有低热。除关节受损症状外，亦可有肺部、心脏、神经系统、骨髓等器官组织受累的表现。

3. 实验检查　包括血常规、血沉和C反应蛋白、类风湿因子、其他自身抗体、滑膜液检查、关节X线摄片、CT和磁共振成像可见骨质疏松有助于诊断。超声心动图检查可早期发现心包病变和瓣膜损害。免疫球蛋白IgG、IgM及IgA增高。

4. 后述7项中符合4项可诊断为类风湿关节炎（敏感性91%～94%，特异性89%）：①晨僵至少1h（≥6周）；②3个或3个以上关节肿（≥6周）③腕、掌指关节或近端指间关节肿（≥6周）；④对称性关节肿（≥6周）；⑤类风湿皮下结节；⑥手X线片改变（至少有骨质疏松和关节间隙的狭窄）；⑦类风湿因子阳性（滴度>1∶32）。

5. 类风湿关节炎功能分类标准（4级）

Ⅰ级：胜任日常生活中各项活动（包括自理、职业和非职业活动）。

Ⅱ级：生活自理和工作，非职业活动受限。

Ⅲ级：生活自理和工作，职业和非职业活动受限。

Ⅳ级：生活不能自理，且丧失工作能力。

注：生活自理活动包括穿衣、进食、沐浴、梳洗和上厕所；职业指工作、上学、持家；非职业指娱乐或休闲。

【防治措施与用药】

尚无特效防治方法和特效药物。目前仍是对症防治而缓解关节症状，延缓病情进展，减少残疾发生，尽可能维护关节的功能，改善患者的生活质量。

1. 类风湿关节炎临床缓解标准　应用美国风湿病协会的类风湿关节炎临床缓解标准6条中，符合5条或5条以上，且至少连续2个月，则为类风湿关节炎缓解：①晨僵时间<15min；②无乏力；③无关节痛

（通过问病史得知）；④活动时无关节压痛或疼痛；⑤软组织或腱鞘无肿胀；⑥红细胞沉降率（魏式法）女性＜30mm/h，男性＜20mm/h。

2. 一般治疗　急性期以卧床休息为主，并保持关节功能位置。缓解期应尽早开始关节功能锻炼，运动量循序渐进，以免长期卧床而肌肉萎缩、关节强直或废用。饮食应增加优质蛋白、含有高膳食纤维素的黄绿色新鲜蔬菜，有条件的可在医师、营养师、临床药师指导下烹饪一些祛风除湿、通经活络的药膳进行食疗。

3. 药物治疗

（1）非甾体抗炎药（NSAID）　通过抑制前列腺素合成所需的环氧化酶（COX）而起到消炎止痛的作用，起效快，是缓解类风湿关节炎和风湿热的首选药物（可参阅“风湿热”的防治措施与用药）。

① 水杨酸类：阿司匹林[保甲]（同类药物还有水杨酸钠、阿司匹林精氨酸盐、阿司匹林赖氨酸盐、卡巴匹林钙、三柳胆镁、水杨酸镁、双水杨酯、二氟尼柳、水杨酸咪唑等）0.6～1.0g，3～4次/d。

② 吲哚衍生物：吲哚美辛（消炎痛）[保甲]25mg，2～3次/d；或舒林酸（奇诺力）[保乙]200mg，1～2次/d。同类药物还有阿西美辛片30mg，3次/d；或缓释胶囊90mg，1～2次/d。桂美辛（吲哚拉辛、吲哚新）150～300mg，3次/d。

③ 灭酸类：甲芬那酸（甲灭酸）、甲氯芬那酸（甲氯灭酸、抗炎酸钠）、依托芬那酯（优迈）、双氯芬酸（扶他林）[保乙]、米索前列醇/双氯芬酸等。以双氯芬酸为例，25mg，2次/d；或缓释剂75mg，1次/d；或外用搽剂涂搽患部，1～2次/d。

④ 丙酸衍生物类：布洛芬[保甲]0.3～0.6g，3～4次/d；或布洛芬缓释胶囊（芬必得）[保乙]0.3g，2次/d；或萘普生[保乙]0.2～0.4g，2～3次/d。同类药还有酮洛芬（优布芬、优洛芬、酮基布洛芬）、芬布芬、阿明洛芬（必灭风、阿米洛芬）等，从略。

⑤ 昔康类：吡罗昔康（炎痛喜康）[保乙]20mg，每晚服1次；或美洛昔康（莫比可）[保乙]7.5～15mg，1次/d。类似药物还有氯诺昔康[保乙]、替诺昔康等。

⑥ 吡唑酮类：安乃近、保泰松等，一般成人口服1～2片，2～3次/d；重症可行肌内注射给药。

上述药物抑制前列腺素的合成，削弱了前列腺素对胃肠黏膜的保护作用，减少肾内血流量，影响血小板功能，故其不良反应有恶心、呕吐、上腹疼痛、胃黏膜糜烂出血、消化性溃疡出血或穿孔、肾功能损害、血小板功能异常、皮疹、转氨酶升高、哮喘、头晕、头痛等。后述的选择性环氧化酶-2（COX-2）抑制药既能加强抗炎作用，又能促进胃黏膜合成和释放前列腺素，保护胃黏膜，减少胃肠道等不良反应，适合于老年患者和以往有消化道溃疡史的患者服用。

⑦ COX-2选择性抑制药：罗非昔布（万络）、塞来昔布（塞利昔）、伐地昔布（伐地昔）用法与用量参考如下。塞来昔布用于改善骨性关节炎、类风湿关节炎的关节肿痛症状等。成人常用量0.2g，1次/d，疗效不满意者可用2次/d。

罗非昔布（罗非西卜、万洛）[保乙]　用于骨关节炎，成人12.5～25mg，1次/d。其疗效与布洛芬800mg，3次/d，或双氯芬酸（双氯灭酸）50mg，3次/d相当。

伐地昔布（伐地昔）　用于治疗骨关节炎或类风湿关节炎，成人口服10mg，1次/d。

应用COX-2选择性抑制药须知：①对磺胺类药物、其他NSAID或上述3种药物有过敏史者，孕妇及哺乳期妇女，有心肌梗死或脑卒中史的患者和重度肝损害的患者均应禁用；②有支气管哮喘病史者，过敏性鼻炎、荨麻疹病史者，有中等度肝肾受损者均应慎用；③本类药的心血管事件发生率与服用药物的疗程和剂量呈正相关；④过量服用可出现嗜睡、恶心、呕吐、上腹痛，严重者出现昏迷、肾功能衰竭、胃肠出血等症状。解救的措施是洗胃（服药4h以内者）、催吐、导泻、口服药用炭（成人顿服60～100g，儿童剂量为1～2g/kg）。对出现过敏者应立即停药。对严重过敏反应者宜给肾上腺皮质激素和对症支持处理。有胃肠出血等急腹症者按急腹症处理，不宜采取洗胃、催吐、导泻等措施。

（2）糖皮质激素　临床用量可依据疾病的严重程度和病情而定。对于慢性关节炎症，前述药物难以控制的类风湿关节炎，一般用小剂量泼尼松5～10mg/d；病情严重者短时间内可给予中等或大剂量，控制症状后再逐渐调整剂量至最小。若全身症状控制良好，仅留1～2个关节症状较重者，可行关节腔内注射给药治疗：常用曲安奈德2.5～10mg/次，或倍他米松1.5～6.0mg/次。1年内关节腔内用药一般不得超过3～5次。全身用药者建议服钙剂1500mg/d，维生素D 400～800U，以预防骨质疏松。

（3）改变病情的药物　亦称为二线抗风湿药或慢作用抗风湿药，临床常选用2～3种药物联合治疗。

磷酸氯喹[保甲]　4mg/(kg·d)，或硫酸羟氯喹6mg/(kg·d)均为抗疟药，可减少炎症渗出，减轻关节症状，防止关节挛缩，治疗后病情缓解率40%～60%；对早期和轻度的类风湿关节炎常有良效。

柳氮磺吡啶 推荐参考剂量1.5～3.0g/d，或遵医嘱。

青霉胺[保甲] 宜从小剂量开始治疗，缓慢加量至0.25～0.5g/d。

金诺芬（瑞得）[保乙] 一般口服6mg/d。注射用金盐制剂有硫代苹果酸金、硫代葡萄糖金和放射性胶体198金（可在关节腔内注射）。

甲氨蝶呤[保甲] 一般5～25mg，每周1次口服或注射。

环磷酰胺[保甲] 常用剂量口服1.5～2.5mg/(kg·d)，静脉注射为200mg，每2周1次。

雷公藤皂苷[保乙] 治疗剂量30～60mg/d，分次给药。一般每次服10mg，4次/d；或20mg，2次/d，必要时可服3次。

白芍总苷[保乙] 成人0.6g（2粒胶囊），2～3次/d，起效后改为2次/d。儿童推荐剂量为30mg/(kg·d)，每日早、晚各服1次。

玻璃酸钠（透明质酸钠） 一般于膝或肩关节腔内注射20～25mg（2～2.5ml），每周1次，4～6周为1个疗程。

硫酸氨基葡萄糖[保乙] 最好在进餐时服药，每次服314～628mg，3次/d。

来氟米特[保乙] 为新型免疫抑制药，是噁唑类衍生物，治疗类风湿关节炎取得了良好疗效。一般每天口服负荷剂量100mg，服用3d后改为维持剂量，10～20mg/d。其长期疗效和不良反应尚须进一步观察。

4. 其他

（1）非类风湿关节炎可考虑外科手术治疗。

（2）应用理疗（热浴、蒸汽浴、药浴等）、按摩、体育疗法、日常生活活动训练和职业技能培训等，可改善血液循环，使肌肉放松、肿胀消退，促进关节肌肉、筋腱功能恢复。

【预后】

10%～20%类风湿关节炎患者病情快速进展，在1～2年内发展成严重残疾；约有10%患者病情较轻，能自行缓解。多数患者呈慢性反复发作，若尽早治疗，可使80%以上患者病情缓解。在5～10年自然病程中的致残率高达约60%，病程30年的致残率可达90%。寿命缩短10～15年，而伴关节外表现者的5年生存率仅为50%，故对类风湿关节炎早期积极治疗十分重要。

幼年型类风湿关节炎

幼年型类风湿关节炎（JRA）是一种常见的儿童风湿性疾病，16岁以前发病。其特点除关节炎症和畸形外，全身症状常很明显，如发热呈弛张型，常达40℃以上，骤升骤降，伴寒战，热退时一般情况尚好；皮疹随体温的升降而时隐时现；肝、脾和淋巴结肿大，合并胸膜炎及心包炎等。多数预后良好，不遗留或很少遗留关节畸形及功能障碍。少数可致关节永久损害和慢性虹膜睫状体炎。

【临床表现与诊断要点】

可发生于任何年龄，以2～3岁和8～10岁两个年龄段为发病高峰。女孩多见。根据起病最初6个月临床表现，可分为以下3型。

1. 全身型　占本病10%～20%。以幼儿多见，弛张热。皮疹多为淡红色斑丘疹，可融合成片，分布于全身，以躯干和肢体近端为多。大多数有关节炎症状，急性期多有一过性关节炎、关节痛和肌痛，膝关节最常受累，手指关节、腕、肘、肩、踝关节也常受侵犯，且在发热时加剧，热退后减轻或缓解。约半数病例有肝大、脾大。

2. 多关节型　多关节型为慢性对称性多发性关节炎，女孩多见，受累关节5个以上，从大关节开始逐渐累及小关节。轻度肝、脾、淋巴结肿大，约1/4的患者类风湿因子阳性。累及颈椎可致颈部活动受限，累及颞颌关节表现为张口困难，晨僵为本型特点。晚期多有髋关节受累，股骨破坏而引起跛行。年长儿有类风湿皮下结节，重症者约半数以上发生关节强直变形或肌肉萎缩。

3. 少关节型　占本病的40%～50%。受累关节在4个以内。膝、踝、肘、腕等大关节为好发部分，常为非对称性，以女孩多见，常于4岁前发病，但很少致残。有20%～30%患儿发生慢性虹膜睫状体炎。

4. 其他临床表现和实验室检查参见“类风湿关节炎”。

【防治措施与用药】

1. 急性发作期宜加强营养，卧床休息。慢性期注意功能锻炼，防止关节强直和软组织挛缩。

2. 用药选择

（1）非甾体抗炎药物（NSAID）　可对症选用以下品种。

布洛芬[典][保甲]　30～40mg/(kg·d)，分4次服用。

双氯芬酸钠[典][保乙]　0.5～3mg/(kg·d)，分3～4次服用。

萘普生[典][保乙]　15～20mg/(kg·d)，分2次服用。

吲哚美辛[典][保甲]　又名消炎痛，1～3mg/(kg·d)，分3～4次服用。

(2) 病情缓解药（DMARD）　可选用以下品种。

甲氨蝶呤[典]　每周100mg/m^2，宜空腹服用，1h后进餐。必要时可皮下注射，使疗效更好。

羟氯喹　5mg/(kg·d)；1次服用。每周可服用5～6d，停1～2d。

此外，还可选用青霉胺、金诺芬等金盐制剂，参见“类风湿关节炎”。

(3) 肾上腺皮质激素适用于全身型及多关节型重症患儿。选用泼尼松（强的松）1～2mg/(kg·d)，总剂量≤60mg/(kg·d)，分次服用。症状控制后可改为晨起顿服，然后逐渐减量至停用。一般维持6～12个月或更长时间。应在专科医师或临床药师指导下应用。

3. 理疗及眼科诊疗和随访。

赖特综合征

【临床表现与诊断要点】

1. 赖特综合征三联病，亦称完全型赖特综合征。消化道或泌尿道感染3～30d后出现关节炎、非淋球菌性尿道炎及结膜炎。

2. 不完全型赖特综合征只有初始感染（尿道炎、宫颈炎或痢疾）和随后发生的关节炎，而无无菌性尿道炎、结膜炎。

3. 在前驱感染后3～30d，多数在2周内发病，首发症状以尿道炎多见，次为结膜炎和关节炎。可有发热、体重骤减、衰弱和大汗。关节症状发生在初发感染后2～4周后，为非对称性多关节炎或少关节炎，轻重不等，主要累及膝、髋、踝等负重关节，亦可累及肩、肘、跖、掌、骶髂关节。由于发作期和消退期间隔进行，似有“游走性”。可持续1～3个月，个别患者长达半年以上，或迁延不愈而演变为慢性关节炎。

4. 肌腱附着点病变和腊肠指（趾）；可有背部、足底、足跟、胸壁和下肢软组织刺痛。

5. 多数患者出现非特异性泌尿生殖系统炎症（尿频、尿痛、排尿困难、尿道分泌黏液或脓性分泌物）。男性并发前列腺炎、附睾炎、出血性膀胱炎等，女性偶有阴道炎、宫颈炎或输卵管炎。

6. 约2/3患者出现双侧结膜炎（1～4周内缓解），少数患者出现角膜炎、巩膜炎、虹膜睫状体炎、视网膜炎。

7. 约1/4患者出现足底、手掌皮损、皮疹。开始皮疹呈棕色斑，迅速转为小丘疹，继而发展为脓疱疹，破溃后出现角化质，常在其他症状出现几周内发生，持续3～4周。

8. 可有无痛性口腔浅表性溃疡、旋涡状龟头炎，亦可使心脏、神经系统和肺部受累。

9. 实验室检查，如血沉增快，C反应蛋白及外周血白细胞增高，类风湿因子及抗核抗体阴性。60%～80%患者HLA-B27阳性。X线片呈关节附近骨质疏松，关节腔变窄和侵蚀性改变。病程长者可有骶髂关节炎和脊柱韧带骨赘表现。

【防治措施与用药】

与风湿热或类风湿关节炎基本相同，无特效药和经典治疗方法，可对症选用以下药物。

1. 非甾体抗炎药物，如吲哚美辛[保甲]、双氯芬酸钠[保乙]、奈普生[保乙]、舒林酸[保乙]、吡罗昔康（炎痛喜康）[保乙]、罗非昔布[保乙]等。参见“腰腿痛”。

2. 重症患者应在专科医生指导下应用糖皮质激素。

3. 慢性患者或用非甾体抗炎药无效时，可在专科医生指导下应用改变病情的药物，如甲氨蝶呤或硫唑嘌呤。

4. 有感染者给予敏感的抗微生物治疗药。

5. 中医药治疗。

6. 慎用外科手术治疗。

成人斯蒂尔病

成人斯蒂尔（Still）病在国内曾称为“变应性亚败血症”，是一种病因未明的长期间歇性发热、一过性多形性皮疹、关节炎或关节痛、咽痛为主要临床表现，并伴有外周血白细胞总数和粒细胞增高，伴核左移、肝功能受损等系统受累的临床综合征。一般抗生素治疗无效，而糖皮质激素可缓解症状。临床介于风湿热与幼年型类风湿关节炎之间的变应性疾病，与幼年型类风湿关节的急性全身型（Still病）相似；或可能是类风湿关节炎的一个临床阶段，或是其一种临床变异型。但经长期观察，大多数患者不遗留关节强直、畸形等后遗症。

【临床表现与诊断要点】

日本“成人 Still 病研究委员会”诊断标准（1992 年），供参考。

主要指标：①发热≥39℃并持续 1 周以上；②关节痛持续 2 周以上；③典型皮疹；④白细胞增高≥10×10^9/L，包括中性粒细胞≥0.80。

次要指标：①咽痛；②淋巴结和（或）脾大；③肝功能异常；④RF(－）和 ANA(－)。

排除：①感染性疾病（尤其是败血症和传染性单核细胞增多症）；②恶性肿瘤（尤其是恶性淋巴瘤、白血病）；③其他风湿病（尤其是多发动脉瘤，有关节外征象的风湿性血管炎）。

以上指标中符合 5 项或以上（其中主要指标 2 项或以上）可诊断为本病，但须排除所列疾病，如败血症、风湿热、类风湿关节炎、系统性红斑狼疮、淋巴瘤等。

【防治措施与用药】

1. 糖皮质激素　可选用泼尼松[保甲] 30～40mg/d，儿童用量为1～2mg/(mg・d)，服用至症状完全缓解，血沉、黏蛋白和 C 反应蛋白恢复正常后才开始递减剂量，以最小维持剂量使用 3～6 个月。

2. 非甾体抗炎药（NSAID），可选用吲哚美辛[保甲]、吡罗昔康[保乙]、罗非昔布[保乙]等（参阅“类风湿关节炎”）。

3. 前述药物疗效不满意时，可选择性加用改变病情的药物（免疫抑制药），如甲氨蝶呤（MTX），一般口服 2.5mg，3 次/d，每 1～2 周口服 1d。待症状控制后，逐渐减少糖皮质激素用量直至撤药，单用 MTX 维持，每 2 周口服 1d，渐停。

4. 中医药治疗　可选用养阴清热、活血解毒方剂，如清骨散合青蒿鳖甲散，或秦艽鳖甲散、雷公藤制剂[保乙]、昆明山海棠片[保乙]等，效果颇佳。

多发性肌炎和皮肌炎

多发性肌炎和皮肌炎是一组主要累及横纹肌，呈慢性非化脓性炎症改变伴肌无力的自身免疫性结缔组织疾病。

【临床表现与诊断要点】

1. 多数呈缓慢起病，少数呈急性或亚急性发病。多发性肌炎仅有肌肉病变，皮肌炎具有特征性皮肤表现；皮损往往先于肌炎数周至数年发生。多发性肌炎和皮肌炎起病时可伴全身不适、发热、头痛、关节痛等，约 10％成人患者可有雷诺现象。

2. 实验室检查　常无显著变化，有时有轻度贫血和白细胞增多，约1/3 病例有嗜酸粒细胞增高，红细胞沉降率中等度增加，血清蛋白总量不变或减低，白/球蛋白比值下降，白蛋白减少，α_2-球蛋白和 γ-球蛋白增加。

3. 根据患者对称性近端肌肉乏力，疼痛和压痛，伴特征性皮肤损害，如眶周为中心的紫红色浮肿性红斑、Cottron 征和甲根皱襞僵直扩张性毛细血管性红斑，一般诊断不难；再结合血清肌浆酶（如 CK、LDH、AST、ALT 和醛缩酶）增高，24h 尿肌酸排出量增加，必要时结合肌电图改变和病变肌肉活检，可确诊。

4. 应鉴别诊断　系统性红斑狼疮、系统性硬皮病、风湿性多肌痛症、嗜酸性肌炎等。

【防治措施与用药】

1. 病情活动期卧床休息。体疗对预防肢体挛缩有相当帮助，按摩、推拿、水疗和透热疗法也可防止肌肉萎缩和挛缩。育龄期患者不宜妊娠，以免加重病情。

2. 宜及早应用糖皮质激素，必要时可加用或选用免疫抑制药。

泼尼松（强的松）[典][甲]　成人口服 60～120mg/d，或 1～1.5mg/(kg·d)；儿童用量通常较成人用量高，疗程 1～2 个月。当症状改善和血清肌浆酶下降，激素用量可递减。未见效者可试用甲泼尼龙静脉冲击疗法 1.0g/d，连续 3d。较轻的四肢局部皮肌炎可用卤米松乳膏剂于患部外搽，效果较好。症状被控制后，宜逐渐减量。

硫唑嘌呤[典][乙]　成人口服 1.5～3mg/(kg·d)，分次服。

甲氨蝶呤[典]　成人口服或静脉滴注 7.5～25mg/周。

大剂量丙种球蛋白冲击疗法　在上述药物治疗无效时，静脉滴注丙种球蛋白（人免疫球蛋白）200～400mg/(kg·d)，连续 3～5d。

此外，对症用药尚可选用非甾体抗炎药吲哚美辛、抗疟药（氯喹、羟基氯喹）、苯丙酸诺龙、维生素 E、复方氨基酸、三磷腺苷（ATP）、辅酶 A、美雄酮、氨苯砜、己酮可可碱。

本病多为慢性渐进性，病程在 2～3 年趋向逐步恢复。仅少数因重症感染未及时救治死亡。

风湿性多肌痛

风湿性多肌痛是一种原因不明的炎性风湿性疾病。通常发生在 40 岁以上，上肢近端发生弥漫性疼痛较下肢为多，伴全身乏力，患者不能说明疼痛来自肌肉还是关节，血清 CK 值正常，肌电图正常或轻度肌病性变化。

【临床表现与诊断要点】

1. 40 岁以上中老年相对较常见，并随年龄增高而增高，其病因未明。男女比例约为 2∶1，春、秋两季为发病高峰。其特征为持续 1 个月以上的对称性颈、肩带和（或）骨盆带肌疼痛和僵硬，急性期可有血沉加快，C 反应蛋白增高，对小剂量皮质激素反应良好，在 2～3d 或更短时间即有良效。

2. 起病急，常于晨起时突然出现颈、肩、上肢、下背部和大腿部僵硬和疼痛，多为对称性，常有凝胶感和晨僵，可有发热、体重减轻和微感不适的前驱症状或伴随症状。

3. 具有上述临床表现，在排除易混淆的软组织风湿病、退行性病变、纤维肌痛综合征、多肌炎、血管炎及肿瘤等疾病即可诊断。

【防治措施与用药】

泼尼松[保甲]**或泼尼松龙**[保乙]　初始剂量 10～20mg/d，分 1～2 次服用或肌内注射；连续应用 2 周后根据临床反应逐渐减至 5～7.5mg/d 维持。若合并巨细胞动脉炎，可应用泼尼松 50mg/d。如在 3 个月内未能将皮质激素减至维持量，可加用免疫抑制药，如硫唑嘌呤[保]或甲氨蝶呤[典]，以降低激素用量。

有人认为可试用非甾体抗炎药，如吲哚美辛、吡罗昔康、罗非昔布等对症治疗，可缓解疼痛。

硬皮病和系统性硬化病

硬皮病是以皮肤增厚和各系统胶原纤维硬化为特征的一种结缔组织病，累及内脏器官的系统性硬皮病又称系统性硬化病（SSC）。根据受累范围、病程、预后，本病可分为两类：①局限性硬皮病（滴状硬皮病、片状硬皮病、带状硬皮病及泛发性硬皮病）；②系统性硬皮病（肢端型硬皮病、弥漫型硬皮病）。亦有部分患者表现介于两者之间。其病因未完全阐明，可能与遗传、感染、结缔组织代谢异常、血管异常、免疫异常等诸因素有关。以 20～60 岁发病较多，男女比例约 1∶8。

【临床表现与诊断要点】

1. 局限性硬皮病　以皮肤斑状损害多见（约占 60%）；带状损害多

见于儿童，点滴状损害少见，泛发性硬皮病罕见。

2. 系统性硬皮病　肢端型多于弥漫型。肢端型开始于手、足和面部等处，受累范围相对局限，进展速度较缓，预后良好。两型临床表现相似，主要表现如下。

（1）皮肤进程可分为肿胀期、硬化期和萎缩期。最多见的初期表现是雷诺现象和隐袭性肢端、面部肿胀，并有手指皮肤逐渐增厚。几乎所有患者的皮肤硬化都从手开始，手指、手背发亮，紧绷，手指褶皱消失，汗毛稀疏，继而面部、颈部受累。面部皮肤受累可表现为面具样面容，口周出现放射纹，口唇变薄，鼻端变尖。

（2）部分患者可有肌肉、骨和关节、内脏（消化、心血管、呼吸、泌尿、神经精神系统等）受累的表现。

（3）实验室检查　血沉可正常或轻度增快，血清抗体阳性率达90%以上，核型为斑点型和核仁型，少部分患者有抗 Scl-70 抗体，类风湿因子阳性。

3. 具有以下主要条件或 2 项以上次要条件可确诊为本病。主要条件：手指及掌指（跖趾）关节近端皮肤增厚、紧绷、肿胀，这种改变可累及整个肢体、面部、颈部和躯干。次要条件：①指硬化，上述皮肤改变仅限于手指；②指尖凹陷性瘢痕，或指垫消失；③双肺基底部纤维化，在立位胸片上，可见条状或结节状致密影，以双肺底为著，也可呈弥漫斑点或蜂窝状肺。

【防治措施与用药】

尚无特殊治疗方法和药物，仍以对症治疗为主。

1. 有雷诺现象者，勿吸烟，手足避冷保温，可用硝苯地平控释片[保乙]、哌唑嗪[保甲]或前列腺素 E_1 等。

2. 有反流性食管炎者要少食多餐，餐后取立位或半卧位。可服用西咪替丁、雷尼替丁或奥美拉唑等降低胃酸分泌。如有吞咽困难，可用多潘立酮等增加胃肠动力药物（中成药六味木香胶囊、舒胸片等也可促进胃肠蠕动）。

3. 应经常监测血压，控制血压水平，预防肾危象出现。

4. 对症应用糖皮质激素（泼尼松治疗剂量 30mg/d，维持剂量 5～10mg/d）、抗炎药、免疫抑制药（尚有争议）等对关节、肌痛和间质性肺部炎症有一定疗效。新药托珠单抗（雅美罗）治疗系统性硬化病有效。

青霉胺　可降解胶原纤维，能使皮肤变软，肾危象和进行性肺受累的频率降低。开始服 250mg/d，逐渐增至 1g/d，连服 2～3 年。应警惕对肾的刺激，防止对骨髓抑制而引起白细胞和血小板减少。联用左旋谷酰胺 0.2g，3 次/d，可增加疗效。

尚可选用丹参注射液（血管活性药），抑制雷诺现象的胍乙啶、甲基多巴，抑制胶原积贮的秋水仙碱，抑制成纤维细胞活性的积雪苷等对症用药，用法用量应遵医嘱。

【预后】

① 妊娠可致病情恶化；②伴肾损害者 10 年病死率约 60%，无肾损害者 10 年病死率仅为 10%。

干燥综合征

干燥综合征是一种以侵及外分泌腺（尤其是泪腺和唾液腺）为特征的免疫性疾病。有口干和眼干燥症并伴有任何一种其他自身免疫性疾病（如类风湿关节炎）者为继发性干燥综合征。仅有口干燥症和眼干燥症者为原发性干燥综合征。病因未明，可能与遗传、病毒感染、性激素等因素有关。以 40～60 岁发病较多见，男女比例约 1∶9；国内患病率 (33～77)/10 万人。

【临床表现与诊断要点】

1. 主要临床表现是口、眼干燥，半数以上有低热、肌痛、关节痛，还有皮肤黏膜、肾脏、呼吸系统、消化系统、神经系统、血液及淋巴系统损害。肾脏损害以远端肾小管酸中毒多见；呼吸系统有鼻腔干燥、无鼻涕、咽部干燥、声音嘶哑、干咳、无痰或痰不易咳出，且易并发慢性支气管炎和间质性肺炎等；口腔及消化道分泌减少，吞咽困难，上腹不适，腹胀及便秘等。

2. 实验室检查　轻度贫血、白细胞及血小板减少，血沉增快 (90%)，半数以上患者有高球蛋白血症，IgG、IgM、IgA 三种免疫球蛋白均可升高，而以 IgG 最为明显，血清中存在多种抗体，如抗核抗体、抗 SSA 抗体、抗 SSB 抗体和类风湿因子的阳性率均在 50%以上，其中抗 SSB 抗体对原发性干燥综合征的特异性较强。

3. 2002 年修订的干燥综合征国际分类诊断标准：①具备口干和眼干症状、体征及抗 SSA 或抗 SSB 抗体阳性；②排除头颈部放疗史、丙型肝炎病毒感染、艾滋病、淋巴瘤、结节病、移植物抗宿主病和抗乙酰胆碱药（如阿托品、莨菪制剂）的应用。

【防治措施与用药】

尚无特殊疗法和特效药，仍以对症治疗为主。

1. 适当休息，避免疲劳，室内保持一定湿度，预防上呼吸道感染；注意口腔卫生，经常刷牙、漱口，可选用含氟牙膏。餐后用牙签或细线清除牙缝中的食物残渣，预防龋齿和口腔感染，经常用水湿润口腔。可用2%甲基纤维素生理盐水及枸橼酸溶液漱口以刺激唾液分泌或代替部分唾液，改善口渴症状。溴己新可减轻口干症状。

2. 避免进食过多含糖食物，以免增加发生龋齿的危险性；尽可能服用阿托品、莨菪或颠茄类制剂。

3. 人工泪液替代治疗，可选用0.5%～1%甲基纤维素滴眼液点眼，0.5～3h滴眼1次。

4. 对症抗炎治疗。对关节病变者，可选用非甾体抗炎药缓解症状，如舒林酸[保乙]、布洛芬[保甲]、双氯芬酸[保乙]、尼美舒利[保乙]、吡罗昔康[保乙]、罗非昔布[保乙]等，应遵医嘱或在药师指导下应用。

5. 当出现严重的腺体外病变，如血管炎、神经系统病变、白细胞减少、肾小球炎及间质性肺炎时，可考虑应用糖皮质激素，如泼尼松[保甲]、甲氨蝶呤、环磷酰胺、硫唑嘌呤等。对于重症患者应在有丰富临床经验的专科医生指导下应用改变病情的药物，如羟氯喹或磷酸氯喹。

仅有唾液腺和（或）泪腺病变者预后良好，如并发中枢神经系统损害、肺纤维化、淋巴瘤或其他癌症时，预后较差。

未分化结缔组织病（附：混合结缔组织病）

未分化结缔组织病具有某些结缔组织病的临床表现，但又不符合特定疾病诊断标准的疾病，它可能属于弥漫性结缔组织病的早期阶段或顿挫型，也可能是一独立的疾病。病因未明，可能与环境（或接触某些致病物与易感个体所致）、遗传等因素有关。发病年龄18～67岁，以40岁左右多见，男女比例为1∶(4～6)。

【临床表现与诊断要点】

1. 临床表现较轻，呈良性经过，有乏力、低热、淋巴结肿大等非特异性症状；常见关节肿痛、雷诺现象和皮肤黏膜表现，而重要器官受累者少见。皮肤黏膜症状，如盘状红斑、颧部红斑、对光过敏等。少数患者有口干、眼干、脱发、黏膜溃疡、双手弥漫肿胀及皮下结节等。

2. 实验室检查可有白细胞和血小板减少或贫血；蛋白尿或血尿，

血沉增快及γ-球蛋白升高，抗核抗体常为阳性（55%～100%）；部分患者可检出类风湿因子、抗RNP抗体、抗SSA或SSB抗体。

3. 具有以上1项典型的风湿病症状或体征，伴1项以上高滴度自身抗体阳性；排除其他结缔组织病，有2年以上病程者可诊断为本病。

【防治措施与用药】

尚无特殊疗法与特效药，目前仍以对症治疗为主。

1. 对乏力、发热、关节痛或关节炎者可选用非甾体抗炎药（参见“类风湿关节炎”）。

2. 出现雷诺现象者注意保暖，酌情给予扩血管药物，如钙通道阻滞药［如硝苯地平缓释剂（片、胶囊）］等，和（或）活血药物（如含丹参、三七的中成药）。食管蠕动障碍者可给予甲氧氯普胺10mg，口服3次/d。

3. 面部皮疹者可局部应用激素类软膏，如卤米松乳膏，涂搽于皮疹处1次/d。

4. 难以缓解的关节炎也可口服或局部（关节腔内）注射激素抗炎。有少数患者患心包炎、血小板减少或溶血性贫血等可全身应用中小剂量的可的松、泼尼松治疗。若常规治疗无效者可试用免疫抑制药，包括甲氨蝶呤、硫唑嘌呤等；雷公藤制剂亦可应用。

由于内脏受累发生率低，本病预后相对较好，长期随访有半数以上患者可完全缓解，呈自限性。

附：混合结缔组织病

临床表现以女性发病较多，约占80%，任何年龄均可发病，以30岁左右多见。常兼有硬皮病、SLE、皮肌炎和多发性肌炎的特征。早期表现为关节痛、肌痛和疲乏等，亦有脱发、皮疹、雷诺现象等，可间隔很长时间才相继出现，故易与其他风湿性疾病混淆。典型的表现为雷诺现象、关节炎和关节痛、腊肠形手指和手背肿胀、异常的食管蠕动、肺弥散功能障碍及肌炎。

防治措施与用药参见“未分化结缔组织病”。口服秋水仙碱可使严重肾血管疾病患者皮肤软化，对肺动脉高压有效。近有报道使用依那普利10mg/d联合泼尼松龙口服成功治疗混合结缔组织病的肺动脉高压，大大改善了该病的预后。

贝赫切特综合征（眼、口、生殖器综合征）

贝赫切特综合征又称白塞病，是一种全身性、慢性、血管炎性疾病。临床上常以口腔溃疡、生殖器溃疡、眼炎及皮肤损害为突出表现，又称为“眼、口、生殖器综合征”。可累及神经系统、消化道、肺、肾、附睾等器官。病因未明，可能与感染、遗传、环境、免疫异常有关。

【临床表现与诊断要点】

1. 发病年龄多为16～40岁青壮年，但40～70岁亦有初发病。男性患者血管、神经系统及眼累及较女性多且病情重。发病有急性、慢性两型。急性少见，慢性在半年以上甚至21年内。先于一个部位发病，经反复发作与缓解后，再分别于其他部位发病。一般顺序是口腔→皮肤→眼。

2. 一般症状轻微，偶感乏力、关节疼痛、头痛头晕、食欲缺乏和体重减轻。在急性型或慢性型急性加重期时可有发热及前述症状加重，常见症状为：①口腔溃疡；②生殖器溃疡；③眼底损害；④皮肤结节性红斑样损害、毛囊炎样损害、皮肤针刺反应、蜂窝织炎、多形红斑、环形红斑、栓塞性静脉炎、紫癜、坏疽性脓皮病表现等；⑤对称或不对称性关节损害（关节炎等）；⑥可有心脏和大血管损害、消化道损害、神经系统损害、肺损害、肾损害和附睾损害。

3. 无特异性实验室检查指标异常。以前两项作为诊断的主要依据。

【防治措施与用药】

由于病因未明，故治疗方法宜个体化、多样化，以控制症状，防治重要脏器损害，缓解疾病进程。

1. 急性期卧床休息，发作间歇期应注意预防复发，控制口腔感染，注意皮肤卫生，中性香皂沐浴；伴感染者应进行相应的治疗。

2. 眼、大血管、中枢神经系统、肺部病变以及消化道炎症显著、高热时，应及早而足量应用糖皮质激素治疗，可采用甲泼尼龙1g/d冲击疗法，或中高剂量泼尼松分次服用，待症状缓解后逐渐减量，并维持治疗至缓解，然后再撤药。疗效不满意时，可试用细胞毒性药物，如硫唑嘌呤（50～150mg/d)、苯丁酸氮芥（4～6mg/d)、环磷酰胺（100～150mg/d)、甲氨蝶呤等或环孢素［3～5mg/(kg·d)］及干扰素α等。

3. 关节症状严重、皮肤结节红斑者可口服非甾体抗炎药（参见“类风湿关节炎”）。

4. 皮肤结节损害及血管病变者，可应用小剂量阿司匹林（75～100mg/d)、双嘧达莫、己酮可可碱（0.3次/d)，或清热解毒、活血化瘀中成药治疗，如桂枝茯苓丸加减。皮肤患部外用卤米松乳膏有效。

5. 口腔溃疡、皮肤损害、关节疼痛等可口服雷公藤制剂[保乙]，或秋水仙碱（1～1.5mg/d）；严重口腔溃疡和生殖器溃疡者，可口服沙利度胺（反应停）100～300mg/d，疗效好。但禁用于孕妇、哺乳期妇女。

6. 对症治疗与用药。如有结核证据的病例，应二联或三联抗结核病药强化短程（3～6个月以上）治疗；皮肤结核者可配成外用乳膏剂外搽患部。

系统性红斑狼疮

系统性红斑狼疮是一种具有多系统损害、多种自身抗体的自身免疫性疾病，以女青年多见。病因尚未完全阐明，一般认为是多因素性、遗传、环境、性激素等相互作用造成机体免疫功能紊乱所致。该病在不同的地区、种族、性别和年龄中患病率有所不同。主要发病高峰年龄在15～40岁，男女比例为1∶(8～9)。发病年龄越小，其亲属患病率会越大。

随着人们对系统性红斑狼疮的深入研究，特别是免疫检测技术的进展，早期、轻型和典型的病例日渐增多，有些患者呈“一过性”发作，经过数月的短暂病程后症状可完全消失。采用中西医结合治疗，糖皮质激素的治疗，以及免疫抑制药的合理应用，使本病的预后有较大改善。

【临床表现与诊断要点】

1. 主要临床表现为全身症状及多系统受累征象，包括发热、脱发、关节痛或关节炎、肾炎、浆膜炎、溶血性贫血、白细胞减少、血小板减少及中枢神经系统损害等。

2. 约80%的患者有皮肤损害，多在皮肤暴露部位。典型的皮肤损害是蝶形红斑，局限于双侧面颊和鼻梁部位，表现为不规则水肿性红斑，色泽鲜红或紫红，边界清楚或模糊，表面光滑，有时可见鳞屑，严重时伴有糜烂、水疱和结痂，可持续数小时至数周。另一典型的皮肤损害是盘状红斑，常呈不规则的圆形，并有黏附的角质鳞屑和毛囊角质栓的隆起性红斑，伴有毛细血管扩张，晚期出现皮肤萎缩，瘢痕化或色素减退，以面部、颌部和臂部多见。

3. 多数患者有光敏现象。

4. 实验室检查可见血常规中白细胞和（或）血小板减少，95%以上的患者出现抗核抗体阳性。有特异性诊断的指标是自身抗体，即双链DNA抗体和抗Sm抗体，常有补体C_3和C_4下降。

5. 系统性红斑狼疮一般根据1997年的美国风湿病学会修订的分类标准来诊断：①蝶形红斑；②盘状红斑；③光敏感；④口腔溃疡；⑤关节炎；⑥浆膜炎；⑦肾脏病变；⑧神经系统异常；⑨血液学异常；⑩免疫学异常；⑪抗核抗体阳性。11项中符合4项以上者可诊断。

【防治措施与用药】

1. 系统性红斑狼疮的治疗因人和病情而异，需个体化治疗，一般疗程较长，多需数年甚至终生治疗。早期诊断是关键，而早期正确合理治疗尤为重要。

2. 无重要脏器损害的早期轻中度活动性狼疮，可使用小剂量泼尼松（<10mg/d）与硫酸羟氯喹（或磷酸氯喹）和（或）甲氨蝶呤联合治疗。

3. 对暴发型狼疮，有进展型肾炎、中枢神经系统狼疮及严重血液病并发症的重症患者，应用甲泼尼龙或环磷酰胺大剂量冲击疗法。尚有试用环孢素、霉酚酸酯、来氟米特、转移因子、免疫球蛋白等。

4. 狼疮患者本人应做到“五要”和“五不要”。“五要”是：①要听从医嘱；②要充分休息；③要精神愉快；④要合理饮食；⑤要定期复查。“五不要”是：①不要乱用药；②不要过度劳累；③不要阳光暴晒；④不要道听途说；⑤不要突然停药。患者应节育，活动期应避免妊娠，若有肾功能损害或多系统损害者，宜争取早做治疗性流产。

5. 中成药治疗。

昆明山海棠片[典][保乙] 有祛风除湿、舒筋活络、清热解毒的功效。用于热毒内蕴、伤及血分、发于肌肤或累及筋骨而出现面部或躯干、四肢斑疹鲜红，四肢肌肉关节疼痛、肿胀，可伴有发热、舌红苔黄燥、脉滑数；系统性红斑狼疮见上述证候者。成人口服2片，3次/d。

狼疮丸[典] 有清热解毒、凉血活血的功效。用于热毒壅滞、气滞血瘀所致的系统性红斑狼疮。成人口服：小蜜丸每次10g或大蜜丸每次2丸（每丸5g）或水蜜丸每次5.4g，均2次/d。若为系统性红斑狼疮的急性期，一次服用剂量加倍，3次/d。

骨关节炎

骨关节炎（OA）又称为骨关节病，为一种退行性病变，由年龄增长、肥胖、劳损、创伤、关节先天性异常、关节畸形等诸多因素引起的关节软骨退化损伤，关节边缘和软骨下的骨反应性增生，故尚有退行性关节炎、老年性关节炎、肥大性关节等称谓。

【临床表现与诊断要点】

1. 骨关节炎多累及负重关节（膝、脊柱、髋）或活动频繁的关节，临床表现为缓慢发展的关节疼痛、压痛、僵硬（晨僵）、关节肿胀、活动受限和关节畸形等。关节疼痛常发生于晨间，活动后疼痛反而减轻，但若活动过多，疼痛又加重。运动时疼痛主要由机械性损伤或肌腱、韧带接头处损伤所致，休息时疼痛为炎症所致，夜间疼痛提示骨内压增高，病情较重。而关节僵硬常出现在早晨起床时或白天关节长时间保持一定体位后，要经过一段时间活动才感到自如。一般关节僵硬持续时间较短，不超过15～30min，且仅局限于受累关节。重症可致关节活动障碍。气候变化常促使炎症发生或加重，数个关节可同时受累，但有别于类风湿关节炎时的全身性对称性多关节炎。

2. 体格检查可见关节肿胀、压痛、活动时有摩擦感或“咔嗒”声，重症者有肌肉萎缩、关节畸形；但临床症状与X线征象不成正比。关节X线检查可见到关节边缘呈唇样增生。

3. 软骨的退行性病变可自20岁以后开始，50岁以后多有X线片骨关节炎的表现，以女性和老年人较为多见。若滑膜液镜检发现软骨碎片和纤维，从碎片的数目可粗略估计软骨退化程度。

4. CT、磁共振成像（MRI）可清晰显示关节病变、椎间盘突出、软骨破坏、韧带病变、滑囊炎、滑膜病变等；超声检查在早期膝关节炎的诊断比X线灵敏。

5. 类风湿因子一般为阴性。

【防治措施与用药】

1. 在日常生活和工作中注意保护关节，延缓退变进程。注意减肥，减轻关节负重；纠正不正确的姿势，避免关节过度用力，勿过分劳损；体育锻炼要循序渐进；穿鞋合适；使用协助行走的器械，如手杖、手扶车等。

2. 药物治疗　至今虽尚无逆转或终止本病进展的药物，但下述对症治疗还是可缓解症状的。

（1）初起症状较轻，应慎用或不用药物，或使用外用药物，如红花油、双氯芬酸（扶他灵）乳胶剂、伤痛宁喷雾剂、骨友灵酊剂、骨痛搽剂等在未破损的皮肤（关节）患处涂搽，数分钟后即可缓解症状。

(2) 症状明显者可选用下列药物。

① 镇痛药

对乙酰氨基酚[保乙] 又名扑热息痛（同类药物有扑炎痛，又名贝诺酯、百乐来等），痛时可服1～2片，3次/d。

曲马朵[保乙]普通制剂或缓释剂型 痛时服1粒（片），1～3次/d。

② 非甾体抗炎药（NSAID）：参见“类风湿关节炎”。

③ 糖皮质激素：参见“类风湿关节炎”。

透明质酸钠（玻璃酸钠、HA）一般在患者关节腔内注射2ml，1次/周，3～5次为1个疗程，间隔6～12个月重复。本品有助于恢复关节腔内滑液及软骨基质黏弹性，缓解炎症及减轻软骨再破坏。

硫酸葡萄糖胺（维骨力） 口服0.25～0.5g，3次/d，连用4～12周，必要时可重复治疗。本品是人体内合成氨基葡萄糖和蛋白聚糖的基本物质，并可刺激关节软骨蛋白聚糖的生物合成，且无明显副作用。

双醋瑞因（安必丁） 被认为是“改善病情药”或“慢作用药”，一般口服50mg，2次/d。

此外，注意适当补充维生素A、维生素C、维生素D、维生素E，或注意摄入新鲜蔬菜、水果和优质瘦肉、鱼肉等，对缓解症状、延迟进展有益。

3. 治疗骨质疏松 注意适当补充维生素D和钙剂。

4. 其他 ①物理治疗，如热疗、水疗、红外线、超短波、电刺激等。②推拿按摩和中医治疗。③外科手术或关节镜下治疗。④自体软骨移植（通常仅限于关节软骨缺损<$2cm^2$者）。

强直性脊柱炎

强直性脊柱炎是一种主要侵犯中轴骨骼并以骶髂关节炎为标志的慢性炎性疾病。本病可能与遗传、环境和免疫因素等有关。已证实人类白细胞抗原（HLA）系统的HLA-B27阳性为本病的发病因素之一，且有家族发病倾向。

【临床表现与诊断要点】

1. 我国的患病率为0.26%，男女之比为（2～3）：1，发病年龄13～31岁，高峰年龄为15～30岁。

2. 发病隐袭，患者常在半夜因腰痛醒来，翻身困难。晨起或久坐后起立时腰背部发僵尤为剧烈，活动后减轻；咳嗽、打喷嚏或突然扭转腰部可使疼痛加重。随病程延续逐渐出现腰背部运动受限甚至脊柱畸形，部分患者出现外周关节病变。累及关节以膝、髋、踝、肩关节较多见。外周关节炎非对称性分布，以少数关节或单个关节及下肢大关节受累居多为特征。髋部病变表现为局部疼痛，活动受限，屈曲挛缩，部分患者最终可发生关节强直，成为本病致残的主要原因。常有肌腱末端和眼色素膜炎。

3. 实验检查。活动期患者可有血沉增快，C反应蛋白增高及轻度贫血。HLA-B27阳性率达90%以上，X线表现为骶髂关节的软骨下缘模糊，骨质糜烂，关节间隙模糊，骨密度增高及关节融合。

4. 患者具备2级以上的双侧骶髂关节炎，或3级以上的单侧骶髂关节炎，并分别附加下述3条中的任何1条可确诊本病：①下背痛的病程至少3个月，疼痛随活动改善，但休息不减轻；②腰椎在前后和侧屈方向活动受限；③胸扩范围小于同年龄和性别的正常值。

【防治措施与用药】

1. 本病尚无根治方法，经及早诊断并对症治疗，可控制症状并改善预后。戒烟。

2. 每天进行体位锻炼，睡硬板床，多取仰卧位，避免促进展曲畸形的体位，枕头要低。一旦出现胸椎及颈椎受累，应停用枕头。游泳是最好的全身锻炼。

3. 对症选用非甾体抗炎药（参见“风湿热”“风湿性关节炎”）。

吲哚美辛（消炎痛）**片**[保甲]　成人口服25～50mg，2～3次/d。

双氯芬酸钠（扶他林）**肠溶片**[保乙]　成人口服75～150mg/d，分3次服用。或外用凝胶搽患处。

美洛昔康（莫比可）**片**[保乙]　成人每日口服1次，每次7.5～15mg（1～2片）。

柳氮磺吡啶片　成人餐时服用1g左右，2次/d。儿童用量酌减。初始每日用量宜小，每周或每2周递增剂量，至每日有较好疗效的维持量。儿童用量酌减。

甲氨蝶呤片（或注射液）[保甲]　成人初始口服每次7.5mg，1次/周；可酌情增至每次20mg，1次/周，或每周分2次服用。尚可遵医嘱肌内或静脉、鞘内注射给药。儿童用药酌减。

4. 如出现虹膜睫状体炎应接受眼科专科治疗和随访。对单发或少数难以消退的非感染性关节腔积液，可行关节腔穿刺，先抽出积液，再注入肾上腺皮质激素，如泼尼松龙等。

5. 重症可选择人工髋关节置换术。

未定型脊柱关节病

本病是一组有支持脊柱关节病，如关节炎、肌腱末端炎、腱鞘炎、指（趾）炎及眼炎等临床表现和放射学特征，但又不具备现已确定的任何一种脊柱关节病（如强直性脊柱炎、银屑病关节炎、反应性关节炎、赖特综合征和炎性肠病性关节炎等）诊断标准的疾病。

【临床表现与诊断要点】

1. 以男性多见，占62%～88%。发病年龄多在16～23岁，其临床特征包括非对称性关节炎（尤其单关节和下肢关节）、肌腱末端炎、骶髂关节炎和其他炎性中轴关节受累（脊柱炎、椎间、肋间、肋椎和颅颈关节炎）、虹膜炎、结膜炎、皮肤黏膜病变等。

2. 实验室检查　①血沉增快，类风湿因子阴性，人类白细胞抗原（HLA）系统HLA-B27阳性（80%～84%）；②X线片有骶髂关节炎（16%～30%）。

3. 具有炎性脊柱痛或非对称性以下肢关节为主的滑膜炎，并有以下项目中的任何一项：①阳性家族史；②银屑病；③炎性肠病；④关节炎前1个月内的尿道炎、宫颈炎或急性腹泻；⑤双侧臀部交替疼痛；⑥肌腱末端病；⑦骶髂关节炎。

【防治措施与用药】

本病的治疗可用理疗或非甾体抗炎药（NSAID，参见类风湿关节炎用药）缓解疼痛。病情较重的关节炎、肌腱末端病除全身用抗炎药物外，可行关节腔或局部糖皮质激素注射。有持续性关节炎和肌腱末端病的慢性患者，可选用柳氮磺吡啶、甲氨蝶呤、来氟米特或其他免疫抑制药。上述药物成人常用剂量简介如下。

（1）非甾体抗炎药（NSAID）　可选用双氯芬酸（扶他林）[保乙]，口服25mg，2次/d；或缓释剂75mg，1次/d；或外用搽剂涂搽未破损皮肤的患处，1～2次/d。同类药物还有水杨酸类、吲哚衍生物、昔康类、吡唑酮类（安乃近、保泰松）、COX-2选择性抑制药（如罗非昔布等）。

（2）泼尼松或曲安奈德，一般从小剂量开始，至疗效满意后维持剂量最小，控制症状后逐渐减量、撤药。

（3）罗非昔布[保乙]　成人口服 12.5～25mg，1 次/d。

（4）柳氮磺吡啶　推荐剂量 1.5～3.0g/d，或遵医嘱。

（5）甲氨蝶呤　一般 5～25mg，每周 1 次，口服或注射。

（6）来氟米特[保乙]　成人口服 20～60mg/d，若疗效不佳可渐增至 100mg/d；维持量 10mg/d。

银屑病关节炎

本病是发生在银屑病患者的一组脊柱关节炎的炎性疾病。分 5 型：①少关节炎型；②远端指间关节炎型；③残毁性关节炎型；④多关节炎型；⑤脊柱病型。其中脊柱病型与 HLA-B27 相关。国内患病率约 1.23%，占全部银屑病患者的 0.67%。

【临床表现与诊断要点】

1. 发病缓慢而隐袭，以 30～50 岁年龄段多见，男女比例接近，男性以脊柱受累为主要表现。皮肤病变多先于关节炎数月至数年，约 95%患者有非对称性外周关节炎，仅累及少数关节，可伴有晨僵、关节畸形及骨性强直，还可有腊肠趾（指），各种银屑病典型的皮肤和指（趾）甲改变（如腊肠趾、趾甲浑浊、甲脱离、甲下角质化过度及增厚），以及眼炎、主动脉关闭不全、肺纤维化及淀粉样改变等关节外表现。

2. 多有阳性家族史。

3. 实验室检查多属非特异性，如血沉轻度增快，轻度贫血；重症有高血酸血症。

4. X 线片可见远端指（趾）间关节破坏性病变，指（趾）末端可有骨溶解而变细、变尖，呈铅笔头样：脊柱受累呈骶髂关节炎，早期为单侧或不对称性，可发展呈双侧关节融合。

5. 根据具有银屑病或银屑病指（趾）甲病变及外周关节炎，伴或不伴有脊柱受累可下诊断。

【防治措施与用药】

1. 直接控制炎症过程，减轻或消除皮肤损害，控制关节疼痛，保持关节功能，预防和阻止关节骨质破坏。条件许可者，每周可炖1～2 次黄豆骨头（猪、牛、羊骨均可）汤服用。

2. 初始治疗可选用非甾体抗炎药（NSAID），如吲哚类衍生物、灭酸类、丙酸衍生物、吡唑酮类、COX-2 选择性抑制药，请参阅“类风湿关节炎”，举例如下。

布洛芬缓释胶囊（芬必得）[典][保乙]　成人每次服 1 粒，1 次/d。

吡罗昔康（炎痛喜康）[保乙]或罗非昔布（万络）[保乙]、美罗昔康[保乙]等属于《基本医疗和工伤保险药品目录》乙类品种，控制无菌性炎症（关节炎）效果确切，一般每次服 1～2 片（粒），1 次/d。

3. 有持续性关节炎的患者，应使用病情改善药物，如甲氨蝶呤、柳氮磺吡啶等。

4. 重症皮肤炎症患者，应在专科医生指导下使用甲氨蝶呤、维 A 酸衍生物、补骨脂素加紫外线照射。

5. 已破坏或残毁的关节可行外科手术矫形治疗。

风湿性关节炎

【临床表现及诊断要点】

1. 多见于年轻人，发病前 1～2 周发热、咽痛，此后出现膝、肘、肩、髋等大关节游走性肿痛，血清抗链球菌溶血素“O”及抗链球菌激酶阳性。

2. 一般无晨僵，无关节畸形。

3. 部分患者可有细菌性心内膜炎、心肌炎、心包炎等心脏炎症和心脏瓣膜病变。

【防治措施与用药】

参见“风湿热”。一般患者可选用国家《基本医疗保险和工伤保险药品目录》中解热镇痛药及非甾体抗炎药，这些药品不但对症治疗安全有效，而且相对价廉，服用方便。属于甲类药品有阿司匹林、布洛芬、索米痛、吲哚美辛口服缓释剂型；乙类药品种有安乃近、氨基葡萄糖、白芍总苷、贝诺酯（扑炎痛）、吡罗昔康、布洛芬（缓释剂型、乳膏剂）、动物骨多肽注射制剂、对乙酰氨基酚、复方阿司匹林、阿尼利定、复方对乙酰氨基酚、复方氯唑沙宗、粉防己碱、金诺芬、辣椒碱、来氟米特、罗非昔布、洛索洛芬、氯诺昔康、美洛昔康、萘丁美酮、萘普生、尼美舒利、塞来昔布、舒林酸、双氯芬酸、氯唑沙宗、酚氯加敏、醋氯芬酸、芬布芬、双氯芬酸二乙胺、右旋酮诺芬氨丁三醇、氯芬黄敏等，用药前需仔细阅读药品说明书，或在专科医生、临床药师或执业药师指导下用药。

痛风性关节炎

【临床表现与诊断要点】

1. 单关节或多关节的类风湿关节炎常应与痛风性关节炎鉴别，参见类风湿关节炎。

2. 痛风多为男性患者，多呈急骤发病，关节炎好发部位为第一跖趾关节，炎症局部红、肿、热、痛明显，疼痛常剧烈不能触摸。

3. 血尿酸升高　男性 143～380μmol/L；绝经期前女性 100～309μmol/L，绝经期后达到与男性相近水平。

4. 慢性患者在受累关节附近或皮下组织，如耳轮、尺骨鹰嘴、跖趾等部位有痛风石，如用旋光显微镜检查痛风石内容物可发现尿酸钠针形结晶。

【防治措施与用药】

1. 长期低嘌呤饮食（少食海鲜和过多的瘦肉等蛋白质含量丰富的食品），多饮水，适当碱化尿液（尿 pH 值控制在 6.5 左右），避免劳累和受凉等对降低血尿酸水平、避免关节疼痛有重要意义。

2. 对症选用以下药物

别嘌醇[典][保甲]　本品及其代谢产物，可抑制黄嘌呤氧化酶，使次黄嘌呤及黄嘌呤不能转化为尿酸，使尿酸合成减少，血中尿酸浓度下降，且在骨、关节和肾脏的沉着量亦减少，是目前唯一能抑制尿酸合成的药物。尚可抑制肝药酶活性。临床用于痛风、痛风性肾病、痛风性关节炎。成人开始 50mg，2～3 次/d，剂量渐增，2～3 周后增至 0.2～0.4g，分 2～3 次口服，每日最大量≤0.6g。维持量：0.1～0.2g，分 2～3 次服用。儿童 8mg/(kg・d)。治疗尿酸结石每次0.1～0.2g/d，1～4 次/d；或 300mg，1 次/d。

秋水仙碱[典][保甲]　本品能通过至少 3 种途径控制关节局部肿胀（红、肿、痛、热）的炎性反应，但不影响尿酸盐的生成、溶解及排泄，因而无降低血尿酸的作用。临床应用于痛风性关节炎的急性发作、预防复发性痛风性关节炎的急性发作及家族性地中海热。①口服：急性期成人常用量为每 1～2h 服0.5～1mg，至关节炎症状缓解或出现恶心呕吐、腹泻等胃肠道反应时停用。一般需用 3～5mg，但应≤6mg，症状可在 6～12h 减轻，24～48h 内控制，以后 48h 无须服本品。此后可每次给 0.5mg，2～3 次/d（0.5～1.5mg/d），共 7d。②静脉注射：口服胃肠道反应过于剧烈者，可将此药 1mg 用 0.9%氯化钠注射液 20ml 稀释，于 20～30min 内缓慢推入，24h 剂量≤2mg。须防止药液血管外漏，视病情需要 6～8h 后可再注射，有肾功能减退者 24h 内不宜超过 3mg。③预防：口服 0.5～1mg/d，但疗程酌定，并注意不良反应的出现，如出现应立即停药。

苯溴马隆[典][保乙] 为强有力的促尿酸排泄药，适用于反复发作的痛风性关节炎伴高尿酸血症及痛风石。成人由小剂量开始，25mg/d，无不良反应可逐渐递增至 100mg/d，早餐后服，同时加服碳酸氢钠 3g/d，分 3 次服用。服用过程中应多饮水，需保持每日尿量在 2000ml 以上。

丙磺舒[典][保乙] 适用于发作频繁的痛风性关节炎伴高尿酸血症者及痛风石，但必须：①肾小球滤过率大于 50～60ml/min；②无肾结石或肾结石史；③尿酸性不强；④不服用水杨酸类药物者，成人治疗痛风，开始每次 0.25g，2 次/d，共 7d；以后 0.5g，2 次/d；1 周后每次 1.0g，2 次/d；最大剂量可达 2.0g/d。老年患者因肾功能减退，用量应适当减少。为减少痛风患者尿酸结石形成的危险，摄入的液体量每天不小于 2500～3000ml，并适量补充碳酸氢钠以维持尿液呈碱性，或补充枸橼酸钾，预防肾结石。

反应性关节炎

反应性关节炎是指身体某部发生感染后，在远离感染部位的关节出现的一种无菌性炎性关节炎。已知本病是由某些微生物引起的肠道或泌尿生殖系感染而诱发，由外界和遗传因素相互作用而致病。典型的反应性关节炎起始于泌尿生殖系或肠道感染后 2～4 周，呈急性发病。由性获得性感染所致的反应性关节炎男女比例约为 9∶1；而由肠道感染后发病的男女比例相同。

【临床表现与诊断要点】

1. 本病主要表现为尿道炎、结膜炎和关节炎，其他可见龟头炎、溢脓性皮肤角化病、黏膜溃疡、关节外病变及全身不适（发热、体重骤降、衰弱和大汗）。

2. 典型的关节炎表现为非对称性关节炎，平均累及 4 个关节，主要在下肢，以膝、踝和跖趾关节最为多见。还可出现整个指（趾）呈弥漫性肿胀，或肌腱、韧带及筋膜附着于骨的部位的炎症。约一半的患者有下背部和臀部疼痛。

3. 急性期患者可见白细胞总数增高，血沉增快及C反应蛋白上升，60%～80%伴骶髂关节炎或虹膜炎的患者HLA-B27阳性。X线片可有病变部位的绒毛状骨膜反应，单侧骶髂骨关节炎或不典型的非对称性骨化性韧带等。

【防治措施与用药】

1. 对症用药　非甾体抗炎药物如双氯芬酸、美洛昔康等为首选。

双氯芬酸[典][保乙]　用于各种关节炎急性发作期或持续性关节炎肿痛症状，但无病因治疗及控制病程的作用。成人口服肠溶片25～50mg（1～2片），3次/d；或缓释片75～100mg，1次/d。小儿用量：0.5～2.0mg/(kg·d)，最大剂量为3.0mg/(kg·d)，分3次服。也可选用肛门用栓剂或局部外用的凝胶或乳膏剂。

美洛昔康[典][保乙]　用于反应性关节炎。成人服7.5～15mg，1次/d。

2. 初次发作而病情重、病程长或反复，应选用以下药物，即改善病情药物。

柳氮磺吡啶[典][保甲]　成人口服2g/d，分2次在餐时服用。可遵医嘱酌情增减。

甲氨蝶呤[典][保乙]　成人初始服用7.5mg，每周1次，可酌情增加至20mg，每周1次。亦可肌内、静脉或鞘内注射给药。

硫唑嘌呤[典][保乙]　成人口服50～150mg/d，1次/d，遵医嘱用。

3. 单关节炎可选用长效糖皮质激素关节腔内注射；并发的虹膜炎需接受眼科专科的诊断和治疗。肌腱末端炎症可辅以非甾体抗炎药物的外用剂型治疗。

4. 大多数患者的病程呈自限性经过，关节炎一般在3～5个月内消退，个别病程长达1年。

肠病性关节炎

特发性炎性肠病如溃疡性结肠炎、克罗恩病等的患者发生外周关节炎和（或）中轴性关节炎（包括骶髂关节炎），称为炎性肠病性关节病或肠病性关节炎。遗传因素、肠道通透性的改变在发病中可能起了重要的作用。有10%～20%的炎性肠病患者可发生关节炎。

【临床表现与诊断要点】

1. 以青年和儿童在炎性肠病的患者较多见，男、女均可发病。胃肠道表现有腹痛、腹泻、肠道失血等。克罗恩病较晚期可出现瘘和脓肿。

2. 活动期常有低热和体重下降，外周关节炎为少关节，非对称性、一过性和游走性，通常为非破坏性，罕见关节畸形，可出现腊肠指（趾），肌腱端病，尤其是跟腱或足底筋膜附着点的炎症，中轴关节受累可出现骶髂关节炎和脊柱炎的相应症状，如下腰痛、胸椎或颈椎疼痛、臀部疼痛或腰部和颈部活动受限等。

3. 关节外表现有结节性红斑、疼痛而深的口腔溃疡、眼前葡萄膜炎、心包炎甚至继发性淀粉样变性等。

4. 实验室检查常有血沉增快、白细胞增高、C反应蛋白升高及贫血。若有合并脊柱炎者的HLA-B27阳性率约占50%。纤维性结肠镜检查：溃疡性结肠炎患者有直肠和乙状结肠为主的弥漫性病变，病变黏膜呈细颗粒状，有糜烂与浅溃疡，触及易出血，其间无正常黏膜。克罗恩病患者以近端结肠受累为主，病变黏膜呈卵石样，有较深的沟槽样溃疡，一般不易出血，病变黏膜可见到正常黏膜。

【防治措施与用药】

1. 控制炎症，消除肠道症状，保护关节功能。

2. 尽量选用既对肠炎有治疗作用，又对关节炎有控制作用的药物，如柳氮磺吡啶。

柳氮磺吡啶[典][保甲] 适用于类风湿关节炎、幼年型类风湿关节炎、强直性脊柱炎和银屑病关节炎；也用于溃疡性结肠炎、克罗恩病。其作用机制是在肠道内被该处细菌分解为磺胺吡啶与5-氨基水杨酸。前者有抗菌作用，后者能抑制前列腺素合成，从而起到抗炎作用。推荐用法与用量：①成人常用1.5～3.0g/d，分2次与饭时同服。初始用量宜小，每周或每2周递增剂量，至日所需剂量，一般服1g，2次/d；②儿童用量按7.5～10.0mg/kg，4次/d，初始剂量10mg/(kg·d)，逐渐增至规定剂量；每日最大量为2g，分3～4次服。

3. 中重度炎性肠病者可用糖皮质激素，如口服泼尼松（醋酸泼尼松），一般口服5～10mg，10～60mg/d，病情稳定后逐渐减量，撤药。

莱姆关节炎

莱姆关节炎是由蜱传播的一种流行病，通常在蜱叮咬后3～21d出现症状，发生率50%～60%。

【临床表现与诊断要点】

1. 通常在发生莱姆病6个月内出现，早期可与慢性移行性红斑

（ECM）同时出现，迟者可在其后14个月发生，且常有关节病变的表现：通常从1个或少数几个关节（单侧，非对称性）开始，初呈游走性，可先后累及多个关节，以膝关节最多，次为肩、肘、踝、髋及颞下颌关节，偶见指（趾）关节受累。受累膝关节多表现为肿胀、发热，但很少发红，偶有少量积液。其余关节仅在运动时疼痛。初发关节症状一般持续1周，个别长达6个月。多数复发，复发者不一定在原关节，且受累关节较原发时多。复发关节症状持续时间较短，约10%患者单侧或双侧膝关节持续疼痛，行走困难，并有关节肿胀、滑膜肥大等慢性炎症表现，持续1年以上。有时损害可侵蚀软骨和骨，甚至使关节致残。部分患者在早期尚有肌腱、腱鞘、肌肉或骨骼游走性疼痛，可持续数小时至数日。

2. 可有心脏损害，多影响传导系统，心电图呈不同程度的房室传导阻滞，亦可出现神经症状（如舞蹈病、脑膜脑炎、面神经瘫痪等）。

3. 实验室检查。螺旋体为本病病原体，循环免疫复合物阳性，血沉增快。血清特异性抗原抗体测定有助于鉴别诊断。

【防治措施与用药】

1. 防止蜱叮咬，注意个体防护。在莱姆病流行区，蜱咬后人群可用抗螺旋体的抗菌药物，如多西环素[保甲]（孕妇、哺乳妇女和8岁以下儿童禁用）、阿莫西林[保甲]，大环内酯类（如红霉素[保甲]、克拉霉素[保乙]、阿奇霉素[保乙]）或头孢菌素类（如头孢曲松[保乙]、头孢噻肟），甚至青霉素钠静脉给药，需对疫情评估后遵医嘱用药。

2. 关节炎患者多采用多西环素[保甲]（口服100mg，2次/d）；或阿莫西林[保甲]［口服500mg，4次/d；儿童按50mg/(kg·d)］，疗程宜30d。若对前述药物过敏或属禁用者，可用红霉素250mg，4次/d；或酌情选用克拉霉素[保乙]、阿奇霉素[保乙]。

3. 对有神经损害和心脏病患者，宜用头孢曲松[保乙]2g/d，分2次静脉给药，疗程3～4周；或头孢噻肟[保甲]4～6g/d，分2～3次静脉给药，疗程3～4周；或青霉素钠[保甲]2000万U/d，分3～4次静脉给药，疗程亦3～4周。必要时尚可联用泼尼松[保甲]短期治疗，40～60mg/d，分2～3次口服，病情缓解后逐渐减量撤药。

4. 对症支持治疗。

5. 慢性关节炎功能显著受损者可做滑膜切除术。

血清阴性脊柱关节病

血清阴性脊柱关节病（SPA）是一组以关节病变为主多系统受累的免疫性疾病。该组疾病包括强直性脊柱炎（AS）、赖特综合征（RS）、银屑病关节炎（PSA）、反应性关节炎（ReA）、炎性肠病关节炎、幼年型脊柱关节病、“未分化脊柱关节病”和白塞病等。

【临床表现与诊断要点】

1. 本组病具有八大特点：①有家族性倾向；②与 HLA-B27 有一定相关性；③临床表现有多处共同之处和重叠；④外周关节炎常为病程中突出表现；⑤类风湿因子阳性率与正常人相似；⑥无类风湿皮下结节；⑦有不同程度的骶髂关节炎；⑧病理变化以肌腱端周围和韧带附着于骨的部位为主（附着端炎），也可发生在眼、主动脉瓣、肺实质和皮肤，不同于以滑膜病变为主的类风湿关节炎。

2. 诊断与鉴别诊断可见表 10-1。

表 10-1　脊柱关节病诊断标准

（European Spondylarthropathy Study Group，ESSG，1992）

主要标准
1. 炎性脊柱疼痛：曾有或正患有脊柱疼痛，具有以下 5 项之 4 项者：①45 岁以前发病；②隐匿起病；③伴有晨僵；④活动后好转；⑤至少持续 3 个月
2. 曾有或现在有非对称性下肢为主的关节炎(滑膜炎)
次要标准
1. 家族史：一级亲属或二级亲属有后述任何一种疾病：强直性脊柱炎、银屑病、反应性关节炎、急性眼葡萄膜炎、炎性肠病
2. 银屑病：过去或现在确诊为银屑病
3. 炎性肠病：过去或现在确诊为克罗恩病、溃疡性结肠炎，并被 X 线或内镜检查证实
4. 交替性臀部疼痛：过去或现在左右两侧臀部呈交替性疼痛(旧称“坐骨神经痛”)
5. 附着点病变：有或曾有跟腱和足底筋膜自发性疼痛或压痛
6. 急性腹泻：关节炎发生前 1 个月内急性腹泻
7. 尿道炎：关节炎发生前 1 个月内出现的非淋球菌尿道炎或宫颈炎
8. 骶髂关节炎：双侧 2～4 级或单侧 3～4 级 X 线改变(X 线分级：0——正常，1——可疑，2——轻度，3——中度，4——强直性改变)
具备以上 1 条主要标准和 1 条次要标准即可考虑诊断本病

【防治措施与用药】

1. 一般对症治疗　如普及教育、适当锻炼和休息，有条件时可理疗、针灸等。

2. 对症用药　①非甾体抗炎药（NSAID）；②糖皮质激素；③改变病情药物；④中医药治疗等。参见“类风湿关节炎”。

3. 有感染者选用敏感的抗菌药物。

4. 外科手术治疗。

其他四种感染性关节炎

【临床表现与诊断要点】

1. 脓毒血症引起的迁徙性关节炎　常有原发感染的征候，血液及骨髓培养呈阳性，且关节内渗出液有化脓趋势，并可找到病原菌。

2. 结核性关节炎　多为单个关节受累，好发于经常活动受摩擦或负重的关节，如髋、胸椎、腰椎或膝关节，关节疼痛但无红肿，心脏无病变，常有其他部位的结核病灶。X线片显示骨质破坏，可出现结节性红斑，抗风湿药治疗无效。

3. 结核感染过敏性关节炎　体内非关节部位有确切的结核感染灶，经常反复有关节炎表现，但一般情况良好，X线片显示无骨质破坏。水杨酸类药物治疗症状可缓解但反复发作，经抗结核治疗后症状消退。

4. 可能由病毒、疟疾、幽门螺杆菌感染等致病的淋巴瘤和肉芽肿伴关节炎约有10%的淋巴瘤和肉芽肿病例出现发热和急性多关节炎症状，且关节炎表现可先于外周血象的变化，可导致误诊、漏诊，其他淋巴瘤（白血病）和良性肉芽肿也有关节炎症状。

【防治措施与用药】

1. 病因治疗　针对病因病原彻底治疗。

2. 脓毒血症引起的迁徙性关节炎　①采集标本做药敏试验，选用敏感的抗菌药物，对病原体杀灭或抑制；②对症给予非甾体抗炎药物，如双氯芬酸、吡罗昔康、罗非昔布等；③重症患者短期内应用糖皮质激素，如泼尼松龙等。

3. 结核性关节炎或结核感染过敏性关节炎　应选用抗结核药物在最短时间内使痰菌转阴，减少结核病的传播；防止耐药菌株产生；达到完全治愈，避免复发。结核病的治疗原则是：①联合治疗，防止和减少细菌耐药性产生；②采用直观治疗或督导服药，即在医护人员、家庭成员或其他志愿者监督下服药，以保证患者完成疗程，达到彻底治愈，避免不规则治疗致病程迁延，细菌产生耐药性；③目前常用抗结核药为异烟肼、利福平、吡嗪酰胺、乙胺丁醇（或链霉素）在内的6个月；或包括异烟肼、利福平或吡嗪酰胺、乙胺丁醇（或链霉素）在内的8个月短程疗法；通在初始2个月加入乙胺丁醇（幼儿用链霉素）。对于耐药结核杆菌以及非结核分枝杆菌感染者，亦可选用氨硫脲、氨苯吩嗪、氧氟沙星或左氧氟沙星作为联合用药。近年来临床上已逐步推广应用的复方制剂，有含有异烟肼、利福平或前二者加吡嗪酰胺及对氨基水杨酸钠的复合制剂。

此外，尚可选择加用非甾体抗炎药物，重症患者短期内应用糖皮质激素（参见前述）。

4. 淋巴瘤和肉芽肿伴关节炎　①以化疗为主的化放疗结合的综合治疗；②生物治疗；③骨髓或造血干细胞移植等。

第二节　常见骨科疾病与用药

颈　椎　病

因椎间盘退变本身及其继发性改变刺激或压迫邻近组织，并引起各种症状者，称为颈椎病。本病属于以退行性变为主的疾病，其与多种因素密切相关。它起源于颈椎间盘的退变，其本身就可以出现许多症状和体征；若同时合并椎管狭窄，就有可能早期出现症状；也有可能早期没有症状，而在遇到外伤、过度屈伸等诱因后出现症状。在颈椎原发病变的基础上，会发生器质性、动力性的继发性改变。器质性的继发性改变包括髓核突出和脱出、韧带骨膜下血肿、骨刺形成、小关节增生和继发性椎管狭窄，动力性的改变包括颈椎不稳、椎间松动或错位、屈度增加等。动力性的改变也可成为器质性改变的间接原因。这些改变构成了颈椎病的实质。但颈椎的退行性变并不等于颈椎病，必须在颈椎病理改变的基础上，具备由此而引起的临床表现，诊断才能成立。

【临床表现与诊断要点】

依据临床表现，可将颈椎病分为：颈型、神经根型、脊髓型、椎动脉型和以上各型症状和体征并存的混合型颈椎病。颈型颈椎病表现为颈部局部症状，由于颈椎间盘和小关节退变，分布在纤维环及小关节囊的窦椎神经受刺激可产生颈部疼痛症状。另外，颈神经后支（如枕大神经等）受刺激也可引起颈项部肌肉僵硬。神经根型颈椎病的产生与髓核突出或脱出、椎体后缘骨赘形成、后纵韧带肥厚、钩椎关节及关节突关节的增生有关，主要表现为受压脊神经分布区的感觉运动异常。脊髓型颈椎病可由突出的椎间盘、骨赘形成、后纵韧带和黄韧带肥厚、椎节不稳等引起，通常合并椎管狭窄，表现为损害平面以下的感觉及上运动神经元损伤症状。钩椎关节增生压迫和颈椎节段性不稳刺激是椎动脉型颈椎病的主要发病原因。正、侧位 X 线颈椎片检查，CT 检查和 MRI 及超声检查可明确颈椎病变情况，有助于诊断。

【防治措施与用药】

颈椎病是一种慢性退行性疾病，其治疗也需要根据不同的病程以及不同的病理类型而有所不同。颈椎病的治疗分手术与非手术治疗两大方面，非手术治疗颈椎病的基本治疗方法是手术治疗的基础，又是术后康复的主要措施，但是对于病情不适于非手术疗法者，例如较重的脊髓型颈椎病、急性脊髓前中央动脉综合征等以及经正规非手术治疗病情加重者，应该行手术治疗，不应因保守疗法而延误病情。本节主要介绍颈椎病的非手术治疗。

非手术治疗的适应证有以下几个方面：①轻度颈椎间盘突出症及颈型颈椎病；②早期脊髓型颈椎病；③颈椎病的诊断尚未肯定而需一边治疗一边观察者；④全身情况差，不能耐受手术者；⑤手术恢复期的患者；⑥神经根型颈椎病。

1. 一般治疗　主要是纠正和改善睡眠以及工作中的不良体位，以减少慢性劳损和减轻原有症状。一般疗法是正规治疗的基础，对颈椎病的预防亦有重要的作用。

（1）调整枕头的高度　枕头的高低在维持睡眠时颈椎的曲线上起到至关重要的作用。对于椎体后缘髓核突出或有骨赘形成的患者，尤其伴有椎管发育性狭窄的，枕头不宜过高，防止过度前屈时硬膜囊拉紧向前方移位而受压。对于黄韧带肥厚、内陷致脊髓后方受压的，枕头可稍高，这样既可防止黄韧带内陷，又可增加椎管的有效容积而改善症状。

（2）纠正工作中的不良体位　工作中长时间屈颈是重要的慢性劳损

因素，长时间低头作业，使椎间盘内压力长时间高于正常，加速颈椎间盘的退变，并直接影响小关节及颈部肌肉和项韧带。定时改变头颈部体位、定期远视、调整工作台的高度或倾斜度、改善工作环境的照明等是减少慢性劳损的有效措施。在工作间隙，可自行牵引头颈部，以改善颈椎局部的不良状态。

2. 颈椎牵引　颈椎牵引能限制颈椎活动，解除颈部肌肉痉挛，增大椎间隙及椎间孔，减轻其对神经根的压迫，减轻椎间盘的压力，减轻突出物充血水肿，有利于回缩，亦可使小关节的嵌顿和错位得到纠正。

颈椎牵引有特殊的器械，依牵引时的体位分三种：坐式、卧式和携带式。患者可根据可用于治疗时间的多少选择合适的牵引方式。平卧位时患者可充分休息，颈部肌肉和韧带完全放松，颈椎处于生理屈度，因此卧式牵引最符合颈椎的生物力学原理。卧式牵引的方法为：患者卧床，床头放置滑轮，后枕及上颌部用枕领带兜住，牵引绳通过滑轮，牵引重量为1.5～2.0kg。每日牵引时间长短视病情而定，严重者可24h卧床牵引，轻者每日牵引1～2h即可，一般持续3～4周为1个疗程，牵引间隙宜戴颈托制动，巩固牵引效果。对于症状较轻的患者，根据需要亦可选用坐位牵引，牵引重量为6.5～7.5kg。另外，对于轻型的脊髓型颈椎病患者，在坐位牵引时，宜采用垂直牵引，保持牵引力均匀作用于颈椎。

3. 颈部制动　颈部制动可放松颈部肌肉，缓解因肌痉挛引起的疼痛，减轻对椎间盘的压力，延缓退变，稳定颈椎，减少退变增生的组织对颈神经和椎动脉的刺激。对颈椎的制动效果，头-颈-胸石膏背心最大，其次为颈-胸支架、颌-胸石膏围领，颈托的制动效果相对较小，但患者佩戴时比前者舒适。根据颈椎病的病情一般选用颈托，较重者用颌-胸石膏围领，一般无需较大范围的固定。颈部制动时间视病情而定，一般不少于3周，石膏固定者为6～8周。颈托固定可与牵引合用，以巩固牵引的疗效。

4. 理疗　理疗可增强局部血液循环，缓解肌肉痉挛，促进局部炎症吸收，从而使局部的疼痛和不适得以缓解。常用的颈部理疗方法有离子导入法、超短波、微波、红外线、中药熏蒸及局部热敷等。

5. 推拿按摩　在治疗前应当对病情有较全面的了解，手法必须得当，切忌粗暴，勿超过颈椎的生理限度，以免加速椎间盘退变，恶化颈椎节段性不稳，甚至增加颈部创伤，造成颈椎脱位致截瘫。对该病非手术治疗的确切效果有待进一步对照研究。

6. 运动疗法与手术治疗。

7. 药物治疗

阿司匹林[典][保甲] 常用于镇痛、解热、抗炎抗风湿、治疗关节炎和抗血栓等，对颈椎病患者，不仅有镇痛及减轻症状的效果，还能延缓病情的进展。对疼痛明显的患者，餐时与食物同服或用水冲服 0.3～0.6g，3 次/d；控制疼痛后且有血小板聚集（血黏度高）的患者，改为口服每次 75～150mg，1 次/d，疗程 10～15d。间歇几天后在需要时可重复用药。应注意胃肠道反应。

双氯芬酸钠[典][保乙] 用于缓解颈椎病的疼痛、酸胀等症状，成人口服肠溶片 25～75mg，3 次/d，疗效满意后逐渐减量；或口服缓释片（胶囊）50mg，1 次/d。症状控制后服用剂量不宜过大，疗程不宜过长；疗效满意后可改用双氯芬酸钠凝胶或乳膏，涂患处，3 次/d，每次用时依据病变范围及不同产品的浓度涂搽患部。亦可用肛用栓剂，遵医嘱。口服双氯芬酸常见的不良反应是胃肠道反应，如胃部不适、烧灼感、反酸、食欲缺乏、恶心等，停药或对症处理即可消失；其中少数可出现溃疡、出血、穿孔。水肿、少尿、电解质紊乱等发生率仅百万分之五；偶见肝酶一过性升高，极个别出现黄疸、皮疹、心律失常、粒细胞减少、血小板减少等，均呈可逆性。

罗非昔布[保乙] 用于有严重胃肠道溃疡、有出血史的慢性关节炎、颈椎病患者，成人开始口服 12.5mg，1 次/d。根据疗效和需要，可调整剂量，口服 25mg，1 次/d，疗效更佳。常见的不良反应有上呼吸道感染、腹泻、恶心、头痛、胃灼热、消化不良、上腹痛、下垂性水肿、高血压、眩晕、流感样综合征、尿道炎、鼻窦炎、腰痛、虚弱、支气管炎等；本品引起消化性溃疡和出血的风险虽比其他非甾体抗炎药（如阿司匹林）小，但也应警惕。

甲钴胺[保乙] 对于有麻木、疼痛或其他感觉异常的周围神经损害表现的患者，联合应用甲钴胺，可促进神经纤维修复，改善颈椎病症状。可口服 2 片（胶囊），1～3 次/d。

颈痛颗粒 活血化瘀，行气止痛。用于血瘀气滞、脉络痹阻所致神经根型颈椎病，症见颈部僵硬疼痛、肩背疼痛、上肢窜麻或窜痛者。开水冲服，每次 4g，3 次/d。

颈复康颗粒[典][保乙] 活血通络，散风止痛。用于风湿瘀阻所致的颈椎病，症见头晕、颈项僵硬、肩背酸痛、手臂麻木。开水冲服，1 次 1～2 袋（5g/袋），2 次/d，饭后服用。

颈痛灵药酒 滋补肝肾，活血止痛。用于肝肾不足、瘀血阻络所致颈椎病，症见颈部疼痛、活动不利。口服每次10～15ml，2次/d。

8. 颈椎病的预防措施 引起颈椎病的发病因素是多方面的，因此，颈椎病的预防也是多方面的。颈椎间盘的退变不可避免，却可以通过减少损伤等因素减缓其进展，从而预防颈椎病的发生。颈椎病的预防应该包括以下几个方面。

（1）保持良好的睡眠体位，合理用枕 良好的睡眠体位以及合适的枕头可以保持整个脊柱的生理屈度，放松颈项部的肌肉，减少劳损的机会；保证不增加椎间盘的压力，放松小关节；减少因过分牵张椎旁韧带引起的弹性下降，以及因此而导致相应椎节节段性不稳。睡眠最好采用侧卧或仰卧，以全身放松为佳。其中枕头的合理选用尤为重要，已有明确的证据表明高枕易致颈椎病。大部分人以自己的肩颌线或手掌的横径作为侧卧或仰卧时的用枕高度，为10～15cm，不宜过高或过低。对于已有颈椎病症状的患者，应遵循一般治疗的用枕原则。枕头的质地宜稍软，选用两头高、中间凹陷的塑形枕较合适。这种塑形枕可起到相对固定颈椎的作用。

（2）保持良好的姿势，避免长期低头工作 研究发现，长期伏案工作的人群患病率远远高于人群中平均患病率，并且患病率随低头指数的升高而增加。因此，保持良好的工作姿势，避免长时间低头，是预防颈椎病的重要环节。提倡在工作中定时休息，以减缓慢性劳损。另外，生活中的各种不良姿势也是引起椎旁软组织劳损，最终加剧颈椎病发展的原因。例如：看书、看电视时半卧位，将头靠在床栏上，形成屈颈屈背；俯卧位睡眠，将头偏向一侧形成扭颈；妇女带儿童睡觉，习惯于始终偏向一侧等。总之，保持脊柱的正常屈度，对于颈椎病的预防起到至关重要的作用；任何影响生理屈度的事件，都应当尽量减少。增加各种工作姿势的中间休息的机会，以延缓慢性劳损的进程。

（3）防治头颈部外伤 头颈部外伤可致颈椎及椎旁软组织损伤，直接或间接引起颈椎病。头颈部外伤一旦发生，应当及时检查和治疗。有些外伤不易引起注意。例如坐车时急刹车，头颈部突然前俯后仰造成的损伤；日常生活中，头颈部或肩背部被重力拍打可引起颈椎损伤；运动过程中，头颈部未做充分准备活动也可造成颈椎运动性损伤；此外，身体其他外伤过程中可有颈椎的隐性损伤等。对于日常生活中的这些损伤，应努力避免。一旦发生颈部外伤，应详细检查，早期颈部外伤若有椎旁肌压痛或X线显示椎体前有阴影者要引起高度重视。轻者可用石膏颈围制动，多数需住院牵引治疗。治疗软组织损伤的同时，应检查有无小关节错位，若有，则应一并处理。

(4) 积极治疗咽喉部急慢性炎症　流行病学调查认为，急慢性咽喉部炎症的时间和程度都与颈椎病的发生和程度密切相关。颈椎和咽喉部位置毗邻，咽喉部炎症可沿淋巴、血管扩展到颈部肌肉和关节，造成颈椎韧带松弛，肌张力降低，椎节内外平衡失调，诱发或加重颈椎病的发生和发展。防治咽喉部急慢性炎症，以及消除引发咽喉部急慢性炎症的因素，如吸烟、酗酒等，对防治颈椎病具有重要的临床意义。

腰腿痛

【临床表现与诊断要点】

腰腿痛是临床上最常见的症状之一。据估计，在总人口中有60%～80%曾有过腰腿痛，约15%患者因此暂时离开工作。在临床工作中，骨科门诊病例约有50%患者以腰痛为主诉来就医。尤其在军队人员中，由于运动量大，运动强度高，作业环境恶劣，休息缺乏规律性等因素，腰腿痛的发病率比总人群更高。基层部队训练伤的报道中，腰腿痛亦是一个主要症状。

腰腿痛的局部病因包括几方面：创伤是引起腰痛最常见的原因，包括急性创伤，例如腰椎骨折、脱位以及软组织的损伤，腰部韧带、腰肌等的扭伤，以及慢性损伤；炎症包括化脓性炎症和非化脓无菌性变态反应性炎症，如风湿热、类风湿关节炎、强直性脊柱炎等也是腰痛常见原因之一；肿瘤包括原发性或转移性肿瘤都会引起腰痛；退行性病变在老年人腰痛中较为多见；骨代谢性因素、骨质疏松可以引起脊柱变形及骨折。不为影像学所见的微小骨折，是老年人，特别是绝经后妇女腰腿痛的重要原因；另外，腰骶椎的先天性畸形也可以是腰痛的因素，特别到成年、老年，可出现明显的腰痛，如腰骶椎的脊椎裂、腰椎骶化或骶椎腰化、半椎体、蝴蝶椎、脊柱侧弯等。这些先天畸形可以引起韧带附着不稳定、不牢固、椎小关节和椎间盘的慢性损伤、肌肉韧带的生物力学不平衡等，从而引起腰痛。

在上述病因中，腰椎退行性变及损伤引起的腰肌劳损是腰腿痛，尤其是军队人员腰腿痛的重要原因。

正位和侧位X线腰部和下肢摄片可明确腰部骨科病情况。

【防治措施与用药】

(1) 腰腿痛的非手术治疗原则

① 边治疗边明确诊断：确诊前的对症处理是必要的，但不可长时间停留在“对症”水平上，尤其对已丧失劳动能力与影响基本生活的患者，应尽快作出诊断，采取相应的治疗措施。

② 消除原发痛点和解除肌肉痉挛：腰背痛患者常在某些肌肉、筋膜、韧带的附着点有特定的压痛点，这些压痛点可产生放射痛，产生保护性肌痉挛或肌肉紧张，肌痉挛又加重疼痛。疼痛和肌痉挛形成了一种恶性循环。消除原发痛点，可使疼痛减轻，缓解肌肉紧张，减轻对病变部位的牵拉，促进病变部位的恢复。

③ 纠正不良姿势：如上所述，腰椎是上身传导压力负荷至相对固定的骶椎的桥梁，负重最大。一个良好的姿势可以使人体各部位的位置能够处于保持各组相拮抗的肌群作用相互平衡。长期不良姿势可造成某一结构的过度不平衡的牵拉，引起劳损。

④ 重视首次治疗：防止转成慢性或反复发作。

⑤ 治疗与预防相结合：治疗腰腿痛只是缓解或暂时消除急性疼痛，而预防才是消除或避免腰腿痛的根本措施。

（2）非手术治疗的方法

① 一般治疗：包括休息、改善体位，是其他非手术治疗的基础，本身也可以改善症状，是当前治疗腰腿痛最为有效的措施。

a. 卧床休息、局部制动与腰背肌锻炼：无论何种原因引起的下腰痛，腰骶部均呈现创伤性或反应性炎症。因此，休息和制动是其恢复的基本条件。对于急性腰部扭伤或髓核脱出者尤为重要。早期应卧于垫有厚垫的木板床上，这样可使腰部维持正常的生理曲度。必要时保证卧床休息或予以牵引疗法，同时采用腰背支架（严重者可用石膏围腰）保护局部，以求能够减轻对神经根的刺激，缓解患者的症状。当病情好转，则开始有计划地进行腰背肌锻炼，逐渐增加数量和强度。当肌力恢复到正常的张力和强度时，去除支架（或石膏），逐渐恢复工作和家务劳动。

b. 良好的睡眠与休息体位：有不少患者腰痛症状于睡眠中或起床后诱发或加重，此主要是由于不良的体位，不仅未能使局部肌群放松休息，消除疲劳，反而继续保持甚至加重某些肌群以及诸关节的紧张状态。在睡眠与休息时采取仰卧，双髋及双膝呈屈曲状，下方垫一软枕的体位（截石位）。这时消除肌肉疲劳、恢复关节的紧张状态最为理想，但不是每个人都能接受的。可根据每个人的习惯不同而酌情仰卧或侧卧或半俯卧位，只要能使肌肉放松和关节处于正常的咬合状态即可。

c. 矫正不良的工作体位：从生物力学特点来看，腰骶关节处于人体负荷最大的中三角的底部。因此，任何不良工作体位与坐姿不仅增加局部的压力，而且可以增大肢体持物造成的力矩。这不仅可直接引起下腰痛，而且也是腰痛易于复发的重要因素。因此，在工作中，应该尽可能地减少不良姿势造成腰部负重的额外增加。应经常调整体位，不宜在某种不良体位持续过久，其中也包括家务劳动，尤其是搬运重物时，不宜直接由弯腰（膝关节伸直状）状态猛然站起。而应以先蹲下（屈膝、屈髋）、双手持重后将物体靠近身体逐渐站起（伸膝、伸髋）为妥。

② 理疗：理疗是利用自然因子（包括日光、矿泉水、热砂等以及声、光、电等人工方法）作用于机体损伤部位，发挥其消炎、镇痛、兴奋废用的神经肌肉、软化瘢痕、松解粘连、减少瘢痕等作用。

③ 封闭疗法：部位准确的封闭疗法对急慢性腰痛的效果显著。其主要作用在于以下几点。a. 镇痛，对神经末梢的麻醉作用阻止了局部病变向中枢传输的疼痛信号，切断恶性刺激的传导，阻断病理机制中的恶性循环，使神经系统得到休息、修复的机会；b. 消炎，改善受损部位的血供，消除肌肉、韧带、关节囊的无菌性炎症。常用的封闭药液有普鲁卡因、曲安西龙、维生素 B_{12} 等。对于浅部软组织的疼痛，可采用浅部封闭疗法，将封闭药液直接注入疼痛区病灶周围；对于小关节滑囊嵌顿、骨关节炎或其他小关节的疼痛，可从采用深部封闭疗，将封闭药液直接注入小关节囊周围或椎管内。

④ 支具：支具治疗的主要作用是制动和保护，使局部软组织在有利的环境下得到康复。适用于腰肌劳损、骨关节炎引起的腰痛，脊柱骨折、脱位后恢复期的疼痛，脊柱滑脱症、腰椎不稳症引起的疼痛等。常用的支具有胸腰椎支架、腰围、“钢背心”等。完成治疗后应在无禁忌时进行腰背肌恢复性功能锻炼。

⑤ 牵引治疗、针刺疗法和推拿按摩等。

⑥ 药物治疗：利用药物是治疗腰腿痛的常用方法之一，其主要作用是减轻和消除疼痛，从而使紧张和痉挛的肌肉松弛，以减轻肌肉对于局部病灶的牵拉，有利于局部损伤病灶的恢复。常用的药物有非甾体抗炎药、肾上腺皮质激素以及某些中成药等，其中阿司匹林、双氯芬酸钠、罗非昔布、甲钴胺等请参阅“颈椎病”。根据《中国药典》2010版、《基本医疗保险和工伤保险药品目录》品种，以下药物可对症选用。

布洛芬[典][保甲]　口服止痛：0.2～0.4g/次，每 4～6h 1次，成人用药最大限量一般为 2.4g/d；亦可将搽剂外用于患部，1～2 次/d。小儿酮减。非诺洛芬钙的作用同布洛芬（略）。

吡罗昔康（炎痛喜康）[典][保乙]　口服止痛：20mg，1次/d；或每次10mg，2次/d。

氯诺昔康[典][保乙]　口服止痛：每次8mg，2次/d，每日最大剂量16mg。

尼美舒利[典][保乙]　成人抗风湿，每次100mg，2次/d，餐后服；止痛，每次100mg，2次/d；直肠给药（栓剂）200mg，2次/d。12岁以上青少年常用颗粒剂或混悬剂，5mg/(kg·d)，分2～3次服。

水杨酸镁[典]　为非乙酰化水杨酸，适用于治疗各种关节炎。因不含钠离子，尤其适用于伴有高血压或心力衰竭的患者，亦可用于滑囊炎和风湿热。成人每次口服0.5～1.0g，3次/d。每日最大剂量为3～4g。

酮洛芬[典]　成人抗风湿、止痛或退热。每次口服25～75mg，2～3次/d。

洛索洛芬[典][保乙]　用于腰痛、类风湿关节炎、骨性关节炎、强直性脊柱炎、反应性关节炎的抗炎和镇痛治疗，每次口服60mg，3次/d；或1次顿服60～120mg，可酌情增减。

舒林酸[典][保乙]　尤其适用于老年人、肾血流量有潜在不足者的慢性关节炎，各种原因引起的疼痛，每次口服0.2g，1～2次/d，或遵医嘱。

美洛昔康[典][保乙]　适用于慢性关节病，如类风湿关节炎、骨性关节炎、脊柱关节病等。一般口服7.5～15mg，1次/d。

此外，尚可对症选用吲哚美辛（消炎痛）、安乃近、白芍总苷、贝诺酯、动物多肽注射液（限重度关节炎）、复方氨基比林（安痛定）、复方氯唑沙宗、粉防己碱、金诺芬、辣椒碱软膏（外用）、塞来昔布、氨基葡萄糖（各部关节炎）、酮咯酸（痛立克）以及中成药中的抗风湿和抗骨关节炎的各种制剂（如杜仲壮骨丸、腰痛宁胶囊、风寒双离拐片等）。

骨质疏松症

骨质疏松症是由各种原因所致的一组骨病。病理表现为单位体积内骨组织量减少，骨皮质变薄，海绵骨骨小梁数目及大小均减少，髓腔增宽，骨荷载功能减弱，常有腰背痛、四肢痛、脊柱畸形甚至骨折。多与遗传、内分泌因素、营养因素（蛋白质和钙、维生素C、维生素D不足或失衡）、缺少锻炼（活动）以及某些疾病（类风湿关节炎）、药物（长期使用肝素、抗癫痫药物）、酗酒、吸烟、咖啡摄入过多等密切相关。

骨质疏松症可分为以下三类。

第一类：原发性骨质疏松症在代谢性骨病中最常见，是一种重要的中老年性疾病，包括：①Ⅰ型绝经后骨质疏松；②Ⅱ型老年性骨质疏松。

第二类：继发性骨质疏松症，包括：①内分泌性疾病；②骨质增生性疾病；③药物性骨量减少；④营养缺乏性疾病；⑤慢性疾病（明显的实质器官疾病，结缔组织疾病）；⑥先天性疾病；⑦失用性骨丢失；⑧其他能引起骨质疏松的疾病和食物或因素。

第三类：特发性骨质疏松，如青少年骨质疏松症、成年人骨质疏松症。

【临床表现与诊断要点】

1. 原发性骨质疏松症多见于绝经后妇女及老年人。2005 年 10 月解放军出版社《军队干部健康体检指南》自我预诊法有重要参考价值，见表 10-2。X 线片和骨密度测定是诊断骨质疏松最常用的方法，进一步检查可进行血钙磷、碱性磷酸酶、24h 尿钙磷、骨密度、腰椎 X 线片、甲状旁腺激素、降钙素、维生素 D、原发疾病检查。

表 10-2　中国人原发性骨质疏松症生理年龄自我预诊法①

分类	临床表现		年龄/岁		峰值骨密度丢失百分率/%	相应骨峰值标准差的骨丢失
	征象	程度	男性	女性		
初期	无	—	64±8	49±7	＜12	＞1
轻度骨量减少	骨痛	＋	74±8	59±7	13～24	1～2
中度骨质疏松	骨痛或骨折	＋＋	84±8	69±7	25～36	2～3
重度骨质疏松	骨痛或骨折	＋＋＋	94±8	79±7	≥37	≥3

① 著者对该参数和文字略有微小修改。

2. 继发性骨质疏松症　常见因素有甲状腺或甲状旁腺功能亢进症、皮质醇增多症、慢性肝病、尿毒症、糖尿病、多发性骨髓瘤、骨转移癌、急性白血病、截瘫、肢体固定术后、酗酒、长期低钙饮食及某些药物等。

3. 特发性骨质疏松症　多见于 8～14 岁青少年或成年人，半数以上有遗传家族史。妇女妊娠及哺乳期所发生的骨质疏松也可列入本类。

上述三型轻症常无感觉，或仅有腰痛、四肢痛、乏力；重症者机体活动受限，日久下肢肌肉逐渐萎缩，或易骨折。骨折的部位以椎体、股骨颈及尺骨、桡骨远端较多见。椎体压缩性骨折引起身高缩短；椎体前部楔形骨折导致驼背，脊椎旁侧楔形骨折可导致脊柱侧突（弯）；引起胸廓畸形者可影响心肺功能。

【防治措施与用药】

1. 自幼就应摄入足够的钙量，注意营养，多吃含蛋白质的食物，多晒太阳，多运动；忌烟戒酒，避免使用糖皮质激素（如泼尼松等）、苯巴比妥等影响骨代谢的药物；积极治疗肾病、肝病、糖尿病等可影响骨代谢的慢性疾病。

2. 药物防治

（1）骨转移抑制药

性激素 雌激素可减少骨质吸收。①口服己烯雌酚或雌二醇 0.5～1mg/d，4 周后停药 1 周，有时在最后 5d 加用黄体酮。②尼尔雌醇（戊炔雌三醇），每 2 周服 2mg，每月加服甲羟孕酮（安宫黄体酮）4mg/d，连服 5～6d。③天然结合型雌激素，口服 0.625mg/d，或于后 14d 加服甲羟孕酮 5mg/d。有乳腺小叶增生者慎用。④经皮用雌二醇贴剂贴于臀部或腹部皮肤，每 24h 能释放雌二醇 50～10μg，1～2 次/周，3 周后改用甲羟孕酮 5～10mg，共 10d。⑤雌激素也可和十一烯酸睾酮等蛋白合成激素联用，可减少副作用、增加疗效，但应警惕男性化倾向。十一烯酸睾酮口服 40mg/d。性激素治疗绝经后骨质疏松的效果较好，可防止病情发展，但需定期妇科和乳腺检查。⑥替勃龙（利维爱）具有雌激素、雄激素、孕激素作用，一般口服 1.25～2.5mg/d。注意撤退性出血。

选择性雌激素受体拮抗药不引起子宫内膜和乳腺细胞增生，不增加致癌风险，具有雌激素的拮抗作用，对骨骼和心血管系统有雌激素激动剂作用，用于预防和治疗绝经后骨质疏松。可选用：①雷诺昔芬[保乙]30～150mg/d，可分次服用；②他莫昔芬[保甲]，10～20mg/d，口服。

二膦酸盐 抑制骨质吸收，防止骨丢失，使骨量增加，减少骨质疏松及其引起的骨折。可选用的制剂有羟乙膦酸盐[保乙]、氯膦酸盐（骨磷）[保乙]、帕米膦酸二钠[保乙]、阿伦膦酸钠（福善美）[保乙]、英卡膦酸钠等，均有各自的用法用量，应仔细阅读药品说明书，并在医师或药师指导下应用。

降钙素[保乙] 最适用于骨转换率增高的骨质疏松症患者或忌用雌激素的患者。可选用降钙素（密钙息），肌内注射剂量为每日或隔日 50U；

或鼻喷每次100～200U，宜两鼻孔交替使用。

依普黄酮（固苏桉） 为“植物雌激素”，用于绝经后妇女和老年性骨质疏松症，餐后服0.2g，3次/d。3～4个月为1个疗程。

（2）骨形成刺激药 可选用：①氟化钠40～60mg/d，可服长达1年，宜在必要时与钙剂和维生素D联合治疗；②同化激素，如癸酸诺龙和苯丙酸诺龙，只适用于男性骨质疏松，其副作用有肝毒性、男性化和血清脂蛋白异常、促发前列腺癌的危险；③甲状旁腺激素50～100μg/(kg·d)，国外连续注射6～24个月，椎体骨密度由32%增加到98%，疗效良好。

3. 骨矿化药物 常用各种钙剂，如活力钙、络力钙、钙尔奇D、舒糖酸钙、碳酸钙、葡萄糖酸钙以及维生素D。

4. 病因治疗。

5. 营养和体育疗法。

劳损性腰痛

腰椎周围有许多韧带和肌肉等软组织，对维持体位、增强脊柱稳定性、平衡性和灵活性均起到重要作用。腰部外伤、扭伤、劳损、退行性病变、炎症等和体位姿势不良等原因引起这些韧带、筋膜、肌肉、椎间关节滑膜等软组织发生病变时，可引发腰痛。本病门诊患者以30～50岁多见，提示与工作繁重、社会活动频繁的青壮年有关。

【临床表现与诊断要点】

临床主要表现分为急性和慢性。①急性腰部扭伤：有较明显的外伤史，伤后即感腰部剧痛，翻身活动时加剧，重者不能坐起、站立和行走。有时可扩散到臀部和大腿，但不扩散至小腿、脚。腰部损伤处有明显的固定性压痛，这是诊断和定位的主要依据。尚需检查下肢运动、感觉和反射，拍摄腰椎X线平片，甚至在压痛部位用0.5%～1%普鲁卡因（或利多卡因）做局部封闭试验等，以鉴别骨折、骨骼病变或椎间盘突出症等。②慢性腰部劳损：一般发病缓慢，病程较长，无明显的急性外伤史，有长期从事弯腰、坐位或其他不良姿势下工作而逐渐发病的经历。部分患者为急性腰部扭伤后没有接受及时合理的治疗而转为慢性腰痛。常感到腰部酸、胀、困、沉重和不适，活动多和劳累后加重，休息后减轻。不能久坐或久站，要经常变换体位。压痛一般较急性腰扭伤为轻，有的压痛局限，有的压痛范围广泛，有的无明确的固定压痛点。X

线平片一般无异常发现，诊断主要依靠病史和临床检查。

【防治措施与用药】

1. 预防是避免或减轻腰痛的关键 ①平时尽量保持正确的操作和体位，避免在一个固定的体位下长时间工作（劳动或学习）。②注意腰肌、腹肌锻炼，提高腰肌耐力和保护作用。③提倡和坚持工（课）间操。④及时妥善处理急性或初发性软组织性腰痛。⑤遵守各项工作条例和制度，劳逸结合，改进工作条件和防护措施，加强劳动保护。治疗以非手术方法为主，如休息、理疗、按摩、手法治疗、药物和局部封闭等。原则是消除病因、解痉止痛、协调平衡和防止复发。

2. 手术治疗 只适于少数非手术方法治疗无效而症状又比较严重的患者，如第3腰椎横突尖切除和软组织松解术等。

3. 非甾体抗炎药对症治疗 可选用阿司匹林[保甲]、双氯芬酸[保乙]、罗非昔布[保乙]、甲钴胺[保乙]、布洛芬[保甲]、吡罗昔康[保乙]、氯诺昔康[保乙]、尼美舒利[保乙]、水杨酸镁、酮洛芬、洛索洛芬、舒林酸[保乙]、美洛昔康[保乙]、酮咯酸（痛立克）等口服；亦可选用辣椒碱软膏（橡皮膏）患部外敷（参见“腰腿痛”）。

腰椎间盘突出症

腰椎间盘突出症是骨科的常见多发病，也是腰腿痛最常见的原因。青壮年患病率达半数以上。大多数腰痛合并坐骨神经痛是由腰椎间盘突出症引起的。腰椎间盘突出症一般是在椎间盘退变的基础上发生的，而外伤、压缩性骨折是发病的重要原因。腰4～5和腰5～骶1椎间盘承受的压力最大，容易发生退变和损伤，故发病率最高，约占本病总数的90％以上。

【临床表现与诊断要点】

椎间盘纤维环损伤本身可引起腰痛，突出物可刺激或压迫神经根或马尾神经，引起放射性下肢痛等神经功能损害的症状和体征，严重者可造成截瘫。多与劳动强度大及外伤有关。马尾神经损害者可有大小便功能障碍，男性可发生性功能障碍或阳痿等。根据病史、临床症状和检查，腰椎X线平片可诊断；CT对于椎间盘突出的诊断准确率为80％～92％，磁共振检查诊断比CT更高。

腰椎间盘突出的诊断应明确解决以下几个问题：①明确腰腿痛是否由本症引起；②确定椎间盘突出的平面和类型，有无合并疾病的存在

（如椎管狭窄和脊柱滑脱等）。

【防治措施与用药】

1. 治疗应根据具体病例分别采用非手术疗法或手术疗法。确诊后如无大小便功能障碍，广泛的肌力和感觉减退、瘫痪，均应采用非手术疗法，如卧硬床休息、牵引、药物等。

2. 手术适应证为：①症状重，影响生活和工作，经非手术疗法治疗无效者；或症状严重不能接受牵引等非手术方法治疗者。②有广泛的肌肉瘫痪、感觉减退以及有会阴部感觉减退、大小便功能障碍等马尾神经损害，有完全或部分瘫痪者。③伴有严重间歇性跛行者。④合并腰椎峡部裂和脊椎滑脱者。

3. 临床用药参考

（1）中成药

独活寄生合剂[典][保乙]　养血舒筋，祛风除湿，补益肝肾。用于腰椎间盘突出症，症见寒湿所致腰部酸冷而痛，转侧不利，遇阴雨天则痛加剧、头晕耳鸣、四肢乏力、怕冷喜温、舌淡苔白，脉细无力；腰椎骨质增生，腰肌劳损，强直性脊柱炎、阳痿等。口服：15～20ml/次，3次/d，用时摇匀。

与独活寄生合剂有相同功效的中成药，如腰痛宁胶囊、腰痹通胶囊，可对症选用。

（2）非甾体抗炎药　参见“腰腿痛”，可选用布洛芬[保甲]、吡罗昔康[保乙]、氯诺昔康[保乙]、水杨酸镁、酮洛芬、洛索洛芬、舒林酸[保乙]、美洛昔康[保乙]等。

腰椎管狭窄症

【临床表现与诊断要点】

本症是因椎管发生骨性或纤维性管腔狭窄，压迫神经根或马尾神经而引起腰痛、下肢痛、麻木、无力、间歇跛行等症状，严重者可出现下肢不同程度的瘫痪和大小便功能障碍。管腔狭窄多发生在腰4～腰5和腰5～骶1，主要由椎间盘突出、椎板和黄韧带增厚、关节突增生、椎体后缘骨质增生、退行性滑脱、峡部裂以及神经根粗大、充血、粘连等因素所致。腰椎管狭窄同时合并腰脊椎间盘突出者占80%～90%。除椎间盘突出病史外，本症多为中老年，病史较长。多有明显间歇跛行，在站立、行走及腰部过伸时加重。弯腰、下蹲或卧床后缓解，疼痛消失。骑自行车可无任何不适。诊断主要根据病史、临床症状和检查，腰椎 X 线平片。CT 和磁共振检查确诊率较高。

【防治措施与用药】

1. 手术治疗适应证为已形成腰椎管狭窄且症状较重者，椎管狭窄合并腰椎间盘突出症者，特别是存在马尾神经损伤或神经根损伤较重者，应尽早手术。手术处理要同时解决腰椎间盘突出和腰椎管狭窄两个问题，才能获得满意疗效。

2. 早期狭窄尚未形成持续性压迫者可先试行非手术治疗，如适当的卧床休息、骨盆牵引、理疗、腰带保护及使用抗炎药物等。

3. 非甾体抗炎药　与“腰腿痛”“腰椎间盘突出症”用药相同。

4. 中成药

腰疼丸[典]　行气活血，散瘀止痛。用于腰椎椎管狭窄症见腰部疼痛或酸痛、腰肌酸软、遇劳加重、腰部屈伸不利等；或下腰痛、腿痛、间歇跛行、腰肌劳损等。口服：9～18g（1～2 丸），2 次/d。

与腰疼丸功效相近的中成药，如壮骨关节丸、腰椎痹痛丸、腰痹通胶囊、壮腰健肾口服液（丸）亦可对症选用。

肩周炎（冻结肩）

肩周炎又称冻结肩、粘连性肩关节炎、五十肩等，是由肩关节周围软组织病变而引起肩关节疼痛和活动功能障碍性疾病。

【临床表现与诊断要点】

40 岁以上多见，左肩多于右肩。其特征是肩部疼痛和肩关节活动障碍逐渐加重，经数月甚至更长时间，多数患者疼痛逐渐消失，功能慢慢恢复，最后自愈。病因未明。可与冠心病、上肢骨折、颈椎病等有关；肩关节周围软组织退变（如肩峰下滑囊炎、冈上肌腱炎等），长时间侧卧抱肩也可诱发肩周炎。X 线平片有助于诊断，应排除肩部占位性病变等其他疾病。

【防治措施与用药】

1. 病变早期，应悬吊制动上肢，每天轻度活动肩关节数次，也可进行理疗、热敷和推拿按摩。在疼痛能忍受的情况下，积极有计划地进行肩关节主动功能锻炼。随着活动范围的增加，疼痛亦逐渐减轻。侧卧时避免抱肩。若经非手术治疗，肩关节功能仍无改善者，可在麻醉下进行手法松解。经长期非手术治疗无效者考虑手术治疗。

2. 中成药治疗

祛痹舒肩丸[典] 祛风寒、强筋骨、益气血、止痹痛。用于风寒湿闭阻、气血不足、肝肾亏虚所致的肩痹，症见肩部疼痛、日轻夜重，局部怕冷、遇热痛缓，肩部肌肉萎缩、肩周炎见上证候者。口服，7.5g/次，2次/d。尚可用具有舒筋活络的外用橡皮膏、搽剂等局部外敷。

伸筋丹胶囊[典] 舒筋通络，活血祛瘀，消肿止痛。用于肩周炎，每次口服7.5g（5粒），3次/d，饭后服用。

3. 非甾体抗炎药 参阅“腰腿痛”。

膝关节骨关节炎

膝关节骨关节炎是一种常见病，是引起膝关节疼痛的主要原因之一。其病理改变主要为局限性、进行性关节软骨破坏以及关节边缘骨赘形成。发病机制尚未完全阐明，常与创伤、过度负重、关节感染或炎症、软骨下骨坏死有关。

【临床表现与诊断要点】

早期症状主要是主动屈伸膝关节时引起髌骨下疼痛和摩擦感，而被动屈伸时可无症状，轻微外伤后即可出现反复性膝关节肿胀。随着病情逐步发展，膝关节出现内翻或外翻畸形，关节骨赘增大，疼痛加重，主动和被动活动范围逐步减少，但多无全身症状。站立位膝X线平片（前后位和侧位）有助于明确诊断。

【防治措施与用药】

1. 适当休息，尽量减少膝关节的负重和有害动作，可扶手杖行走。膝关节积液严重时应卧床休息、理疗。可每日进行直腿抬高练习15min。

2. 症状严重且有指征时可考虑手术治疗。

3. 急性发作时，可应用非甾体抗炎药内服或局部外用（如双氯芬酸[保乙]等）。关节腔内注射皮质激素虽可减轻症状，但可能加重关节破坏，应谨慎使用。

4. 中药如壮骨关节丸内服；止痛透骨膏、骨痛灵酊患部外敷（搽）。

第十一章 眼科、耳鼻咽喉及口腔、颌面部疾病

第一节 眼科疾病与用药

睑缘疖

睑缘疖俗称“针眼”，为睑缘的皮脂腺或睑板腺的急性化脓性炎症。

【临床表现与诊断要点】

临床表现有：①眼睑红肿，疼痛；②睫毛根部或睑结膜面红肿压痛，逐渐形成脓头；③病变近外眦者，附近球结膜水肿、充血，重症者可遮盖角膜；④血常规检查可有白细胞计数增高，中性粒细胞比例上升等。

【防治措施与用药】

1. 局部热敷。涂消炎眼膏，如红霉素眼膏[典][保甲]、金霉素眼膏[保甲]、四环素醋酸可的松眼膏[保甲]、妥布霉素眼膏[保乙]等，一般选用1种，早、晚各涂患部1次。在局部热敷后涂眼膏，消炎效果较好，如用妥布霉素/地塞米松眼膏，效果更好。必要时可选用氯替泼诺滴眼液，控制炎症。

2. 成熟切开排脓，如脓点在皮肤表面，切口应与睑缘平行；如在结膜面，则应与睑缘垂直切开。忌挤压脓（但可用消毒针头挑破脓头，

让脓汁自然流出，然后用消炎药水，如复方妥布霉素滴眼液冲洗脓疖），防治眼眶蜂窝织炎或海绵窦静脉炎。

3. 感染严重者应给予全身抗感染药。

睑缘炎

睑缘炎俗称“烂眼边”，为睑缘皮肤睫毛根部的一种慢性炎症。

【临床表现与诊断要点】

1. 自觉痒、干燥、疼痛。

2. 睑缘充血、糜烂、有鳞屑，或睫毛根部有结痂，去痂后可见小溃疡或小脓疱，睫毛易脱落、变稀疏。溃疡痊愈后形成瘢痕，牵引睫毛乱生，发生倒睫，重症者可使眼睑变短，发生兔眼。

3. 仅在内、外眦部发红、潮湿、糜烂，称为眦部睑缘炎。

【防治措施与用药】

1. 用温开水或生理盐水冲洗干净，把鳞屑、分泌物、脓痂除去。

2. 滴消炎药水，如利福平滴眼液[保甲]、氯霉素滴眼液[保甲]、庆大霉素滴眼液[保甲]，或氟米龙庆大霉素滴眼液[保乙]、环丙沙星滴眼液[保乙]、磺胺醋酰钠滴眼液[保乙]、林可霉素滴眼液[保乙]、诺氟沙星滴眼液[保乙]、妥布霉素或妥布霉素/地塞米松滴眼液[保乙]、氧氟沙星或左氧氟沙星滴眼液[保乙]、阿米卡星滴眼液[保乙]等，只需选用其中1～2种，交替滴入眼内1～2滴，4～6次/d。也可于患处涂消炎眼膏（参见“睑缘疖”）或1%氧化氨基汞眼膏，2次/d。必要时可用氟甲松龙（氟米龙）滴眼液[保乙]控制炎症。

3. 眦部睑缘炎用0.5%硫酸锌眼药水或眼膏有特效（沃古林眼药水含0.5%硫酸锌）。也可用前述消炎眼药水，如妥布霉素/地塞米松滴眼液，每次滴1～2滴于眼内，4～6次/d，效果良好。

泪点及泪小管狭窄或阻塞

【临床表现与诊断要点】

泪点及泪小管因感染、伤情或异物均可引起狭窄或阻塞。临床表现主要为溢泪。泪道冲洗可明确诊断。

【防治措施与用药】

1. 泪点狭窄或阻塞可行泪点扩张或咬切术。泪小管狭窄或阻塞可行插管术，结膜囊泪囊吻合术等。

2. 术后消毒，抗菌消炎，防治感染；可选用氟米龙庆大霉素滴眼液[保乙]、妥布霉素/地塞米松滴眼液[保乙]1～2滴，滴入眼和创口处，4～6次/d，直至痊愈。

慢性泪囊炎

由沙眼或其他原因引起鼻泪管阻塞时，泪囊有泪液滞留，继发细菌感染，即成慢性泪囊炎。鼻泪管阻塞可由沙眼或慢性鼻炎、鼻黏膜肥厚、鼻中隔偏曲、鼻息肉等疾病引起，多发生于女性成人或老年人。泪液滞留在泪囊内，细菌在泪囊内繁殖，常使黏膜感染。泪囊部皮肤红肿、疼痛，形成硬块，数日后化脓破溃。急性炎症后可形成泪囊瘘。

【临床表现与诊断要点】

临床主要表现为溢泪，遇冷风刺激时加重，挤压泪囊部有黏液或脓性分泌物自泪点溢出。慢性泪囊炎对眼健康是一种威胁，因经常有分泌物及细菌逆流到结膜囊内而引起结膜炎；当角膜受损伤时，易引起角膜溃疡或化脓性眼内炎。故内眼手术之前，必须检查有无泪囊炎，如有则应治疗，以免术后引起眼内感染。泪道冲洗可明确诊断，必要时可行X线泪囊碘油造影而确诊。

【防治措施与用药】

1. 注意眼部卫生，防治鼻部炎症，有助于消灭或减少发病。可将泪囊分泌物挤净，滴抗菌消炎眼药水（见“睑缘炎”）。

2. 冲洗泪道，冲洗后泪囊内注入消炎眼药水0.5～1ml，隔日1次或每周2次。冲洗泪道方法：将浸有0.5%丁卡因的棉签放在内眦部，嘱患者闭眼夹住，做上下泪点麻醉。用装有生理盐水5ml注射器接上改制的16号针头（剪掉其针尖，磨平，然后弯成直角形，现有市售成品），自下泪点垂直插入约1mm，继之将针头与睑缘平行向内眦部推进5～6mm后注入生理盐水。洗液由鼻腔或口腔流出，则证明泪道通畅，如由上下泪点反流，则说明泪道不通。

3. 发生急性炎症早期应热敷，已形成脓肿则切开引流，同时肌内注射抗生素，口服消炎药。

4. 手术治疗　宜行泪囊鼻腔吻合术，年老体弱或外伤后有严重瘢痕者，可行泪囊摘除术。

急性结膜炎

急性结膜炎是眼结膜的急性细菌性感染，俗称“火眼”“火巴眼”“红眼病”。

【临床表现与诊断要点】

1. 球结膜周边性充血，睑部及穹窿部结膜充血，组织模糊，结膜下可有点状或片状出血。

2. 伴有分泌物，自觉摩擦烧灼感。

3. 重症者可并发角膜浸润或溃疡，多位于角膜周边部。

4. 鉴别诊断　①睫状体充血：角膜周围充血显著，越向周边充血越轻；见于角膜溃疡、青光眼、虹膜睫状体炎。②周边充血：球结膜周边部充血显著，越近角膜周围充血越轻；见于结膜炎、沙眼。③参阅“急性虹膜睫状体炎”。

【防治措施与用药】

1. 选用抗菌消炎滴眼液滴眼，每次滴入眼内1～2滴，1次/h。睡前再用消炎眼膏涂眼。常用消炎滴眼液有利福平、氯霉素、庆大霉素、氟米龙庆大霉素、环丙沙星、磺胺醋酰钠、林可霉素、诺氟沙星、妥布霉素、妥布霉素/地塞米松、氧氟沙星或左氧氟沙星、阿米卡星滴眼液等；常用消炎眼膏有红霉素、金霉素、妥布霉素或妥布霉素/地塞米松、四环素或四环素醋酸可的松眼膏等。可酌情分别选1～2种交替滴眼治疗。必要时用氟甲松龙（氟米松）滴眼液[保乙]控制炎症。

2. 尚可用0.1%黄连素液滴眼，4次/d；或黄连20g煎水500ml洗眼。亦可用黄连7g、黄芩10g、龙胆10g煎服。可针刺风池、太阳、合谷，强刺激。禁戴眼罩。奥洛他定滴眼液对过敏性结膜炎有效。

3. 本病传染性很强，易在托儿所、幼儿园、学校等场所集体流行。主要通过接触眼分泌物而传播（染）。故避免用手揉眼，接触患眼后注意洗手；患者的洗脸用具、手帕等均需分开使用、煮沸0.5h消毒。必要时隔离治疗。

翼状胬肉

【临床表现与诊断要点】

1. 三角形的结膜皱襞，由睑裂部球结膜伸入角膜，重者可达角膜中央，影响视力。

2. 分进行性与非进行性两种，进行性胬肉逐渐长大，头部隆起，体部肥厚充血；非进行性处于相对静止状态，但不自行消退，头部不隆起，体部不充血。

【防治措施与用药】

1. 进行性者手术切除，术后涂四环素醋酸可的松眼膏，1～2 次/d，直至痊愈。但术后可复发，仍需对症治疗。

2. 非进行性翼状胬肉，无须处理。

沙　眼

沙眼是慢性传染性眼病，国内十分常见，尤其是卫生条件差、水源缺乏的农村发病率高。本病主要侵犯睑部及穹窿部结膜，可由瘢痕收缩而形成睑部畸形或引起角膜浑浊，重者可导致失明。

【临床表现与诊断要点】

1. 各期的患者一般无自觉症状，有继发感染或合并症时才有摩擦感、畏光、流泪等。因此，诊断主要靠客观检查。

第一期：睑部及穹窿部结膜组织模糊，血管辨认不清，结膜上皮增生肥厚，粗糙不平，呈绒毛样乳头增生，并由于淋巴细胞聚集而有半透明的半球状滤泡形成。乳头和滤泡为沙眼的活动性病变。

第二期：除活动性病变外，尚有瘢痕形成，轻者呈灰白色细线状或网状，使血管走行折断，重状呈灰白色片状或光滑的膜状。当活动性病变全部形成瘢痕时，沙眼即已痊愈，临床上不再诊断为沙眼。

2. 合并症　①内翻倒睫；②慢性泪囊炎；③角膜溃疡。

【防治措施与用药】

1. 患眼用消炎滴眼液或消炎眼膏　如 10%或 15%磺胺醋酰钠滴眼液[典][保乙]、利福平滴眼液[典][保甲]、盐酸四环素眼膏[典]或四环素醋酸可的松眼膏[典][保甲]、四环素泼尼松眼膏[保乙]、氯霉素滴眼液[典][保甲]、盐酸金霉素眼膏[典][保甲]、酞丁安滴眼液[典]等，眼药水滴入患眼内 1～2 滴，4～6 次/d；眼膏涂于下眼睑内，一次少许（然后闭目 1～2min，活动眼球，用手轻揉外眼皮肤，让眼膏均匀涂布于结膜和角膜上），早、晚各 1 次或遵医嘱。必要时可选用氟甲松龙（氟米龙）[保乙]或氟替泼诺滴眼液控制炎症。

2. 重症患者可口服上述消炎药。

3. 手术治疗　①滤泡多者做沙眼挤压术后，用消炎眼膏（见上文）

涂于下眼睑内；②乳头多者做沙眼摩擦术，术毕后涂上述消炎眼膏。③内翻倒睫数目少者做电解术，多者做内翻矫正术。

4. 群防群治，改善环境和个人卫生，注意眼保健；注意不用手揉眼，常洗晒毛巾、手帕；有沙眼者的毛巾、洗脸盆与无沙眼者分开，有条件时以流动水洗脸。

角膜溃疡

角膜溃疡是角膜上皮破损和细菌感染所致。角膜为透明、无血管、高度敏感的组织，如发生病变则有明显的自觉症状并影响其透明度。如病变在角膜的中央部，愈后形成瘢痕，严重影响视力。

【临床表现与诊断要点】

1. 疼痛、怕光、流泪。

2. 眼睑痉挛、睫状充血、角膜发生浑浊，初起时为灰白色浸润，稍隆起，表面无光泽，继后表层组织坏死脱落，呈灰白色凹陷，形成溃疡。严重者角膜穿孔。

【防治措施与用药】

1. 局部用消炎滴眼液、眼膏（见“急性结膜炎”“沙眼”）。尚可选用诺氟沙星滴眼液滴入结膜囊，一次1～2滴，6次/d；氧氟沙星滴眼液的效果略优于诺氟沙星滴眼液，与左氧氟沙星滴眼疗效相同（但剂量小1倍），3种喹诺酮药物均为医保乙类药品目录品种，疗效肯定，用法相同。

2. 重症者散瞳，由专科医生于结膜下注射抗生素。注射方法：用0.5%丁卡因滴眼液滴眼，每3min1次，共3次。用针头在近上、下穹隆部结膜下注射。注射时要避开血管，以免出血，并注意不可强行用力，以免刺伤巩膜。注射后滴上述消炎眼药水（见“急性结膜炎”“沙眼”）。

3. 戴眼垫，热敷。可试用重组人（牛）碱性成纤维细胞生长因子和重组人表皮生长因子滴眼液。

4. 全身治疗　给予抗感染药物，维生素A、维生素C等。

5. 有临床手术指征者，包括中央部白斑影响视力、幼年患病遗留角膜部分性白斑影响视力者，手术治疗。

6. 中医治疗　可服用明目蒺藜丸、开光复明片。

角 膜 炎

炎症主要发生于角膜，临床表现也主要在角膜，用药与结膜炎相同，参见“急性结膜炎”。眼膏可选用红霉素、金霉素、四环素醋酸可的松（泼尼松）眼膏及妥布霉素/地塞米松眼膏等；消炎眼药水可选用复方妥布霉素滴眼液、庆大霉素滴眼液、阿米卡星滴眼液、硫酸卡那霉素滴眼液、氯霉素滴液、其他喹诺酮类药物滴眼液。如果病原为单纯疱疹病毒引起的角膜炎，则应选用盐酸吗啉胍、碘苷、利巴韦林、阿昔洛韦、羟苄唑、酞丁安滴眼液等。若为细菌、病毒混合感染，则应交替应用抗病毒、抗细菌的药物滴眼液，每次 1～2 滴，6 次/d，直至痊愈。

角膜软化症

角膜软化症是维生素 A 缺乏所致的严重眼部疾病。多见于缺乏母乳的婴儿，或患慢性腹泻或急性传染病（如麻疹等）的患儿。

【临床表现与诊断要点】

1. 畏光，流泪，不愿睁眼。

2. 球结膜干燥、失去光泽、有色素增生。睑裂部球结膜上有三角形白色泡沫状斑。角膜失去光泽而变浑浊，重者发生灰色浸润而软化坏死，甚至角膜穿孔、虹膜脱出，严重影响视力，甚至完全失明。

【防治措施与用药】

1. 及时、尽早治疗。及早治疗可能会完全康复，晚治、不治则预后极差。

2. 局部治疗，可用消炎眼药水及眼膏预防感染，涂 0.25%～1%阿托品眼膏，热敷。

3. 全身治疗。①肌内注射维生素 A-D，每日 1ml（含维生素 A 25000U、维生素 D 2500U），直至症状消失为止。以后改为口服鱼肝油（或滴剂），10～15ml/d（或浓鱼肝油 10～20 滴）。②饮食保健。在可能条件下摄入富含维生素 A 的食物，如胡萝卜、番茄、枣、绿叶蔬菜、肝、瘦肉、蛋等。纠正厌食、偏食习惯。③试用中药治疗，如中药苍术粉，每服 4g，2 次/d；或服夜明砂，每服 10g，2 次/d。

4. 积极治疗原发病（基础疾病）。

5. 检查及局部用药时，勿向眼球内施加压力，以免引起角膜穿孔。

急性虹膜睫状体炎

引起急性虹膜睫状体炎的疾病分为全身性及局部性两方面。全身性原因主要有风湿热、结核性疾病、梅毒、淋病和病灶感染；局部性原因为外伤或角膜溃疡等。一般常查不出明确的病因。

【临床表现与诊断要点】

1. 患眼疼痛，畏光、流泪，视力减退。眼球有触痛。

2. 睫状体充血。虹膜肿胀，颜色加深，瞳孔缩小，对光反射迟钝，瞳孔缘与晶状体表面发生部分粘连，可使瞳孔缘不规则。前房液浑浊（病情轻时不易看出，需与对侧比较）。

3. 重症患者或反复发作者，可引起瞳孔缘大部分或全部粘连，房水不能流向前房，可发生继发性青光眼，甚至导致失明。

4. 鉴别诊断见表11-1。

表11-1 急性虹膜睫状体炎、急性充血性青光眼、急性结膜炎鉴别

鉴别点	急性虹膜睫状体炎	急性充血性青光眼	急性结膜炎
1. 疼痛	眼部疼痛，夜间尤甚	眼痛，伴有同侧剧烈偏头痛	摩擦感，无头痛
2. 视力	稍减退	极度减退	正常
3. 分泌物	无	无	有
4. 角膜	透明	浑浊、呈哈气后的玻璃状	透明
5. 瞳孔	缩小	散大	正常
6. 眼压	正常，有时稍降低或增高	增高，眼球坚硬如石	正常

【防治措施与用药】

1. 局部治疗　如散瞳、热敷。

散瞳：1%～2%阿托品滴眼液或眼膏，使睫状肌麻痹休息，减轻疼痛，并放大瞳孔以防虹膜粘连。具有散瞳作用的药物还有氢溴酸后马托品、托吡卡胺、复方托吡卡胺（含托吡卡胺、去氧肾上腺素各0.5%）。

滴0.5%可的松滴眼液，4次/d，或结膜下注射2.5%可的松注射液0.3ml，每5～7d1次。

热敷：3～4次/d。

2. 全身治疗　①病因治疗。②疼痛显著者，可口服非甾体消炎止痛药，如水杨酸钠（兼有抗风湿病作用）、对乙酰氨基酚、索米痛、氨基葡萄糖、吡罗昔康、罗非昔布、氯诺昔康、萘丁美酮、尼美舒利、塞来昔布、舒林酸等，均为《基本医疗和工伤保险药品目录》品种，疗效确切，既镇痛解热，又消炎，但各有优缺点，由专科医生针对患者病情对症选用。③异性蛋白疗法应遵医嘱。④口服泼尼松（强的松），开始日剂量20～30mg，以后根据病情逐渐减量，撤药。

老年性白内障

由于晶体蛋白质改变，使晶状体逐渐浑浊，称白内障，是老年人失明的主要原因。常见于50岁以后发病，多为双侧先后发病，发病率为60%～70%，70岁以上者可达80%。病因可与以下因素有关：生理性老化，表现为晶状体蛋白的氧化损伤；晶状体的营养和代谢障碍；遗传因素；生活环境及自然条件的影响。

【临床表现与诊断要点】

1. 早期可以没有任何症状，随晶体浑浊程度的加重，视力下降，视力逐渐丧失至眼前手动或光感。体格检查见不同程度的晶体浑浊和视力下降。裂隙灯检查可明确诊断。

2. 为便于选择手术时期，将病程分为2期。

（1）未成熟期　前房由于晶状体肿胀而变浅，晶状体浑浊呈灰蓝色。用手电筒斜照检查可看到晶状体皮质尚有部分透明区，显有半月形虹膜阴影。视力显著减退，有时可继发青光眼。

（2）成熟期　视力仅能辨出手动而分辨不出手指。前房恢复正常深度，晶状体完全呈灰白色浑浊，虹膜阴影消失。此期最适宜于手术治疗。术前必须检查光功能，光功能正常者才能考虑手术。

【防治措施与用药】

1. 成熟期白内障，宜行手术治疗置换晶体。糖尿病或有其他眼病合并白内障时，晶体置换术不宜太晚，以免延误治疗。超声乳化后小切口吸出白内障，然后植入人工晶状体为首选。

2. 针拨术是祖国医学中的一份宝贵遗产，值得进一步开发、推广和应用。

3. 对于防治白内障药物，其有效性争议很大。下面介绍的一些防治白内障药物，其确切疗效有待进一步观察和研究。

法可林滴眼液[典]　滴眼前将药片（每片含0.75～1mg）溶于所附溶剂（15～20ml）内，摇匀后滴入结膜囊，一次1～2滴，3～5次/d。

牛磺酸滴眼液[典]　滴入结膜囊，3～6次/d，每次1～2滴。

谷胱甘肽滴眼液[典]　将药片溶于溶剂后，滴入结膜囊，一次1～2

滴，4～8 次/d。滴眼液需低温贮放。

吡诺克辛钠滴眼液[典]　滴入结膜囊，每次 1～2 滴，3～4 次/d。

苄达赖氨酸滴眼液[典]　滴入结膜囊，每次 1～2 滴，3 次/d 或遵医嘱。滴后闭目 3～5min，使药液充分吸收。

玻璃酸钠（透明质酸钠）[典][保乙]　作为白内障手术、人工晶状体植入术、青光眼手术、角膜移植术和视网膜手术的房水和玻璃体的代用品；也可滴眼防治干眼症。给药前将注射液注入前房，0.5～0.75ml/次；或 0.1%溶液滴眼，每次 1～2 滴，4～6 次/d。

并发性白内障

因眼部其他病变而发生的白内障，称为并发性白内障。由于晶状体周围组织发生炎症或其他病理反应，其代谢物影响了晶状体的正常代谢，致使晶状体囊膜下发生浑浊。

【临床表现与诊断要点】

临床表现为视力逐渐下降加重。眼部可发现原发眼病特点，常引起并发性白内障的原发眼病，如严重的角膜炎、绝对期青光眼、葡萄膜炎、视网膜脉络膜炎、视网膜血管病变、视网膜剥离等。

【防治措施与用药】

进一步测眼压，前房角检查，玻璃体检查和超声波检查，明确原发眼病，积极治疗。病情稳定后根据病变情况做白内障手术。

防治白内障药物参阅“老年性白内障”。

中医治疗可服杞菊地黄丸、障眼明片等；于结膜囊滴入珍珠明目滴眼液或麝珠明目滴眼液，1～2 次/d。

青　光　眼

青光眼是由于眼压升高而引起视盘损害和视野缺损的一种致盲性眼病。

【临床表现与诊断要点】

1. 40 岁以上者青光眼发病率为 1%～2%，多见于老年人，双侧性，但两眼的发病可有先后，严重程度也常有不同。原发性青光眼是主要的青光眼类型，根据不同的解剖结构和发病机制，将原发性青光眼分为闭角型和开角型。原发性闭角型青光眼是由于房角关闭而引起眼压升高；开角型青光眼房角为宽角，眼压升高是由于房水排出通道的病变，使房水排出阻力增加所致。

2. 最典型和最突出的表现是视盘凹陷性萎缩、视野缺损、缩小，如不及时采取有效的治疗，视野、视力可全部丧失而失明。为便于治疗和选择手术时期，将病程分为3期。

(1) 前驱期　患者有时短暂性轻度发作。发作时视力稍减退，看灯光周围有彩色环，眼稍胀，头微痛，轻度睫状体充血，瞳孔稍开大，眼压稍增高。前述症状一般持续数小时，休息后恢复正常。如未经治疗，发作渐频繁，症状渐加重而转入急性发作期。

(2) 急性发作期　剧烈偏头痛，恶心、呕吐、眼球胀痛，视力极度减退，睫状体明显充血，角膜发雾呈哈气后的玻璃状，前房极浅，瞳孔开大，眼压很高。有的患者呈一次性急性发作后即失明。也有人转入慢性充血性状态而症状减轻，但以后仍常有急性发作，一次比一次重，最终失明。

(3) 绝对期　为本病的最后阶段，完全失明无光感。

【防治措施与用药】

1. 观察眼压，行视野和前房角镜、超声生物显微镜（UBM）、视网膜断层扫描仪-Ⅱ（HRT-Ⅱ）检查。治疗主要降低眼内压，根据病情进行药物治疗、激光治疗和手术治疗。

2. 临床用药参考如下。

(1) 降眼压药

毛果芸香碱滴眼液（眼膏、眼药膜）[典][保甲]　适用于原发性开角型（慢性单纯性）青光眼，原发性闭角型青光眼，某些继发性青光眼。也可用于激光虹膜切除术之前的缩瞳，使虹膜伸展便于激光打孔，以及防止激光手术后的反应性眼压升高。手术后或检眼镜检查后，用本品滴眼，以抵消睫状肌麻痹药或散瞳药的作用。①慢性青光眼：0.5%～4%滴眼液每次1滴，4次/d。②急性闭角型青光眼急性发作期：1%～2%滴眼液每次1滴，每5～10min滴眼1次，3～6次后改为1～3h滴1次，直至眼压降到预期水平。滴眼药水时用棉球压迫泪囊处，以免药物中毒。如无明显效果，应及时改用其他药物。注意：对侧眼每6～8h滴眼1次，以防对侧眼的闭角型青光眼发作。③若用眼膏，用2%毛果芸香碱眼膏，睡前涂入下结膜囊内。④若用本品药膜（每1小格含毛果芸香碱2.5mg），临睡前置入下结膜囊内1小格，每周更换1次。引起的调节痉挛和近视状态比滴药引起的轻，适用于年轻人和每日不能坚持滴眼药水的患者。

同类药物尚有水杨酸毒扁豆碱滴眼液和眼膏[典]，用于治疗原发性闭角型青光眼，偶用于开角型青光眼，或用于解除抗胆碱能药物的毒性；卡巴胆碱（氨甲酰胆碱、碳酰胆碱）[典]，滴眼剂用于治疗青光眼，注射剂用于人工晶状体植入、白内障摘除、角膜移植等需要缩瞳的眼科手术。

（2）肾上腺素受体激动药

可乐定[保乙]**与阿可乐定**（Apraclonidine）[典]　主要用于其他药物不能将眼压降到预定目标的某些青光眼患者，也用于某些眼科手术前后，防止手术诱发急性眼压升高。①治疗青光眼，0.5%滴眼液滴入结膜囊，2～3次/d，1次1滴。②防治激光手术前后的眼压升高：1%滴眼液滴入结膜囊，术前1h滴1滴，术后立即再滴1滴。

地匹福林[典][保乙]　用于治疗开角型青光眼、高眼压症、色素性青光眼、新生血管性青光眼和手术时止血，以及与麻醉药合用延长麻醉时间，也可用于散瞳和患者瞳孔散大的鉴别诊断。一般以滴眼液滴入结膜囊，1～2次/d，1次1滴。

酒石酸溴莫尼定[保乙]　用于治疗开角型青光眼，高眼压以及防治眼前节激光手术后的眼压升高。以其滴眼液滴入结膜囊，3次/d，1次1滴。

（3）β受体阻滞药

马来酸噻吗洛尔[典][保甲]　用于治疗各种青光眼，包括原发性开角型、闭角型青光眼，多种继发性青光眼和高眼压症。也可用于防治激光手术后诱发的高眼压反应。给药时滴入结膜囊，0.25%滴眼液，每次1滴，1～2次/d。如眼压已控制，可改为每日1次。如果未控制眼压，改滴0.5%滴眼液，每次1滴，1～2次/d；眼压控制后，可改为每次1滴，1次/d。如原用其他药物，在改用本品治疗时，原药物不宜突然停用，应自滴用本品第2日起逐渐停用。

盐酸卡替洛尔[典][保乙]　用于原发性开角型青光眼和高眼压症，也用于手术后眼压未完全控制的闭角型青光眼。以其滴眼液给药时滴入结膜囊，1～2次/d，每次1滴。1%溶液效果不理想，可改用2%溶液，用法相同。

美替洛尔[典]和**复方美替洛尔**[保乙]　用于治疗开角型青光眼，高眼压症和防止激光手术或白内障手术后的眼压升高。以其滴眼液给药时滴入结膜囊，1～2次/d，每次1滴。

同类药物尚有左旋布诺洛尔[典]、倍他洛尔[典]、酒石酸美托洛尔[典]等，作用机制和用法与噻吗洛尔基本相同。

(4) 碳酸酐酶抑制药

乙酰唑胺(醋氮酰胺)[典][保甲] 适用于急性闭角型青光眼；也可用于治疗开角型青光眼，但仅在局部降眼压药物控制不满意的情况使用；其他类型青光眼如晚期开角型或闭角型青光眼，先天性青光眼（不宜手术），外伤、葡萄膜炎等引起的继发性青光眼，青光眼-虹膜睫状体炎综合征以及内眼手术前后也可用乙酰唑胺降低眼压。成人口服用量：①开角型青光眼，首次250mg，1～4次/d，维持量应根据患者对药物的反应而定，个体化用药宜小剂量开始，250mg，2次/d。②继发性青光眼手术前降压，每次250mg，每8h 1次，一般2次/d，250mg/次可控制眼压。③闭角型青光眼急性发作时，首次500mg，以后每次125～250mg，每8h 1次维持。若肌内注射或静脉注射时将500mg乙酰唑胺溶于5～10ml注射用水静脉注射，或溶于2.5ml注射用水肌内注射；也可静脉注射250mg，肌内注射250mg，在2～4h内重复使用，继续治疗时根据患者反应改为口服用药。

小儿常用量：①口服，用于青光眼，2～3次/d，每次5～10mg/kg；或每日300～900mg/m^2，分2～3次服。②静脉或肌内注射，用于急性青光眼，每次5～10mg/kg，每6h 1次。

布林佐胺[保乙] 用于治疗原发性和继发性开角型青光眼、高眼压症，也可用于防治激光手术后的眼压升高。用前摇匀，滴入结膜囊1滴，2次/d或3次/d。

同类药物尚有双氯非那胺[典]、多佐胺[典]，其作用机制与适应证与乙酰唑胺类似。

(5) 前列腺素类似物

拉坦前列腺素[典] 用于治疗青光眼和高眼压症，以及其他各种眼压升高的情况。以滴眼液给药时滴入结膜囊，1次/d，每次1滴，最好睡前用。

3. 中医药 可服用复明片或于结膜囊内滴四味珍层冰硼滴眼液(珍视明滴眼液)，1～2次/d。

老年性黄斑变性

本病又称年龄相关性黄斑变性，是发达国家老年人低视力和目盲的首要原因，我国发病率亦有逐年上升趋势。多发生在45岁以上，双眼或单眼发病。病因可能与遗传、慢性光损害、营养失调、中毒、免疫性疾病等多种因素有关。

【临床表现与诊断要点】

临床表现为中心视力减退，分萎缩型（干性）和渗出型（湿性）。须进行荧光造影（FFA）和光学相干断层成像（OCT）检查进一步确诊。

【防治措施与用药】

1. 注意避免强烈光线损害，可能有一定的保护作用。

2. 渗出型合并黄斑部脉络膜新生血管患者可行激光治疗。近年应用光动力疗法治疗脉络膜新生血管取得较好效果。

3. 萎缩型目前无特效疗法，主要为一般的对症治疗，抗氧剂和锌剂可作为辅助治疗。

谷胱甘肽滴眼液[典]　由谷氨酸、胱氨酸和甘氨酸组成的三肽，能够保护含巯基的蛋白质和酶不被氧化。在正常晶状体内三肽含量丰富，谷胱甘肽对于参与晶状体代谢酶有保护和激活作用。使用时将药片溶于溶剂后，滴入结膜囊，每次1～2滴，4～8次/d，滴眼液需低温存放。联用可的松、地塞米松、氟甲松龙、泼尼松龙等滴眼液可能增效。

羧甲基纤维素滴眼液[典]　可缓解眼部干燥。使用时滴入结膜囊，按需要每次滴1～2滴。亦可联用前述的糖皮质激素滴眼液，可能有协同作用。

聚乙烯醇滴眼液[典]　用于缓解由于干眼症引起的不适症状，滴入结膜囊，3～4次/d，每次1～2滴。同时可口服鱼肝油胶丸，每日1丸。服用明目地黄丸对干燥性角膜结膜炎有一定临床效果。

缺血性视神经病变

【临床表现与诊断要点】

1. 前部缺血性视神经病变，又称缺血性视盘病变。是由于后睫状体动脉循环障碍造成视盘供血不足，使视盘急性缺血水肿。中老年人多见，常单眼或双眼先后发病。可能的病因有血管退行性改变，血管进行性炎性闭塞、血液成分黏稠度改变、血压过低、眼内压增高等。临床表现突然视力下降；查体以视盘水肿和视野缺损为特征。测眼压、血压，并行荧光造影（FFA）、视野检查及相关内科检查有助诊断。

2. 后部缺血性视神经病变，为筛板后至视交叉间的视神经血管发生急性循环障碍，因缺血导致的视神经功能损害。好发于老年人，单眼发病多见，可双眼受累。局部血管病变、血流动力学改变、血液成分异常是本病的主要病因。与眼压升高无关。临床表现为突然视力下降，视野缺损。眼底检查早期视盘正常，发病后4～6周出现原发性视神经萎缩。除测血压、荧光造影（FFA）和视野检查外。颈动脉造影可发现有眼动脉、颈动脉（颈内动脉、颈总动脉）狭窄或闭塞。

【防治措施与用药】

1. 定期上述相关检查，应尽早发现，尽早防治，避免发病。针对病因治疗。急性起病可行溶栓或血管内介入治疗。

2. 中医治疗

复方血栓通胶囊[典][保乙] 化瘀明目，益气养阴。用于治疗血瘀兼气阴虚证的视网膜静脉阻塞，症见视觉异常、眼底瘀血征象，神疲乏力、咽干、口干等；以及用于血瘀兼气阴两虚的稳定型劳累性心绞痛，症见胸闷痛、心悸、心慌、气短乏力、心烦口干。口服：1次3粒，3次/d。

丹红化瘀口服液[典] 化瘀明目。口服每次1～2支，3次/d，摇匀服用。

血栓通注射液[典] 临床用于暴盲。因眼脉瘀阻所致，症见外眼端好，视力骤降，两眼疼痛，甚至失明；舌质紫暗。视网膜中央静脉阻塞见上述证候者。肌内注射，每次100mg，1～2次/d。静脉滴注：每次200～400mg，以5%或10%葡萄糖注射液250～500ml稀释后缓慢静脉滴注，1次/d。

视网膜静脉分支阻塞

视网膜静脉分支阻塞是导致视力严重受损较常见的视网膜血管病之一。多见于50～60岁以上的中老年人，常为单眼发病。相关病因有高血压、动脉硬化、高脂血症、血液高黏度和血流动力学异常等。

【临床表现与诊断要点】

临床表现为视力下降，严重者视力减退较重。眼底检查视网膜静脉迂曲扩张，受累静脉出血、水肿和渗出。根据阻塞部位不同，分为视网膜中央静脉阻塞，视网膜半侧静脉阻塞和视网膜分支静脉阻塞。常见的并发症为黄斑囊样水肿，视盘及视盘新生血管形成，可导致视力明显下降，是致盲的重要原因。

【防治措施与用药】

1. 应进行荧光造影（FFA）检查，如发现视网膜毛细血管无灌注或新生血管可行激光治疗。应积极寻找病因治疗，以预防对侧眼发病。

2. 中医治疗　可选用复方血栓通胶囊、丹红化瘀口服液和血栓通注射液，参阅“缺血性视神经病变”。

糖尿病视网膜病变

糖尿病视网膜病变是糖尿病的重要并发症之一，也是糖尿病致盲的重要原因之一。其发病与糖尿病的病程及血糖控制情况密切相关。45%～58%糖尿病患者可发生本病（见“糖尿病”）。

【临床表现与诊断要点】

早期如病变尚未侵犯黄斑，视力可正常。如黄斑有微血管瘤，出血或渗出，根据病变大小视力有不同程度的降低。晚期如玻璃体积血，新生血管增殖，或视网膜脱离，则视力严重受损，甚至失明。临床分非增殖型（单纯型）Ⅰ、Ⅱ、Ⅲ期；增殖型Ⅳ、Ⅴ、Ⅵ期。

【防治措施与用药】

应进行荧光造影（FFA）检查。如果玻璃体积血无法做眼底检查，应行眼球B超检查。主要治疗为内科治疗及饮食控制糖尿病（见“糖尿病”）。

激光治疗适用于FFA显示大片无灌注区的Ⅲ期病变和有新生血管的增殖期病变。

复方血栓通胶囊[保乙]可改善和稳定糖尿病视网膜病变。成人可口服2～3粒，3次/d。或遵医嘱用。

高血压视网膜眼病

任何原因使血压增高，均可产生高血压视网膜病变以及脉络膜血管改变和视盘水肿。

【临床表现与诊断要点】

原发性高血压发生本病较常见，常发生于中老年人，多为慢性、进行性，其眼底改变发生率为64%～73.3%。高血压视网膜病变程度与血压升高程度、持续时间及血压升高速度密切相关。临床上将高血压视网膜病变分为Ⅰ、Ⅱ、Ⅲ、Ⅳ级；将视网膜动脉硬化亦分为Ⅰ、Ⅱ、Ⅲ、Ⅳ级；但高血压视网膜病变和视网膜动脉硬化的程度不一定平行。

【防治措施与用药】

1. 主要内科治疗高血压。

2. 对症选用眼科用药。

第二节 耳部疾病与用药

耳聋

耳聋程度轻重不同，轻者称“重听”，重者称“耳聋”。耳聋分为两种：一种是神经性耳聋（或称感音性聋），病变在内耳或听神经；另一种是传导性耳聋，病变在外耳和中耳。

婴幼儿时期，因各种原因严重损害听力，不能学习语言，以致既聋又哑，称为聋哑症。病因分先天性和后天性两类：①先天性，在胚胎发育时期内耳发育不全；②后天性，在传染病（如流脑、麻疹、脑炎、伤寒等）后，或链霉素等药物中毒后发生。

【临床表现与诊断要点】

1. 神经性耳聋　可于急性传染病、链霉素等药物中毒或受爆炸巨响的震动后发生。老年人耳聋亦属此类，多为双侧性，耳聋程度轻重不一。耳道和鼓膜正常。

2. 传导性耳聋　多由上呼吸道感染后发生卡他性中耳炎或化脓性中耳炎所致（见后述），常为轻度或中度重听。外耳道堵塞、闭锁，或鼓膜、中耳有病变。

【防治措施与用药】

1. 未成年人、孕妇、哺乳期妇女慎用或避免使用链霉素、红霉素，以防药物中毒性耳聋发生。从事爆破工作者注意劳动保护和五官保健。积极防治传染病。

2. 有用右旋糖酐 40 大剂量（2000～5000ml/d）静脉缓慢滴注治疗重听和突发性耳聋的临床病例，疗程 5～15d。有待于进一步研究、观察和评价。

3. 神经性耳聋　①针灸治疗有显著效果，哑门为主穴之一，穴位配方需临床辨证论治。聋哑症患者听力恢复后须配合语言训练。②发病时间不长者口服复合维生素 B 片，每次 1～2 片，3 次/d；可肌注维生素 B_{12}，50～200μg/d，肌内注射，1 次/d。

4. 传导性耳聋　①耵聍栓塞患者，先用耵聍液，或液体石蜡（食用植物油也可）滴耳数滴，1 次/d，1～3d 内可使耵聍软化，然后用耳钩钩出或镊子夹出，然后用温生理盐水冲洗耳道，洗净后拭干；注意勿损伤鼓膜。②积极治愈卡他性中耳炎（见后述）。③鼓膜内陷，行咽鼓管吹气，使空气进入咽鼓管，自觉有鼓胀感，可缓解重听。每日可自行练习数次。④治疗化脓性中耳炎（见后述）。

5. 中医治疗　①突发性耳聋用愈风宁心片（胶囊）；②神经性耳聋用耳聋左慈丸、耳聋丸、通窍耳聋丸、滋肾宁神丸。

卡他性（非化脓性）中耳炎

卡他性中耳炎是由于急性上呼吸道感染引起咽鼓管水肿，或因鼻咽部肿物压迫使咽鼓管阻塞所致。前者常为急性，但迁延或多次发作亦可变成慢性。后者亦多为慢性。

【临床表现与诊断要点】

1. 有上呼吸道感染病史，耳内微痛并有堵塞感、耳鸣、不同程度的听力减退。自听过强（听自己说话的声音特别响亮，像对大缸讲话似有回音）。

2. 鼓膜内陷，呈淡红色。中耳若积液，可看到液平面，此液面随头的前后运动而改变。慢性鼓膜增厚，有粘连。

【防治措施与用药】

1. 预防本病，尤其对于预防儿童耳聋有重要意义。主要防治鼻、鼻咽和口腔、咽喉部疾病。急性卡他性中耳炎应积极治疗，勿使迁延成慢性疾病。

2. 病毒性上呼吸道感染可合并轻度中耳炎表现，无须用抗生素，但如表现为急性耳部疼痛，或已有鼓膜穿孔伴流液时，则需要考虑急性细菌性中耳炎的临床诊断，可予以抗菌治疗。急性细菌性中耳炎的病原菌以肺炎链球菌、流感嗜血杆菌、卡他莫拉菌最为常见，三者约占病原菌的 80%，少数为 A 组溶血性链球菌、金黄色葡萄球菌等。初治宜口服阿莫西林，0.5～1.0g，3 次/d，疗程7～10d，以减少复发。中耳有渗液时采取标本做细菌培养及药敏试验。如流感嗜血杆菌，卡他莫拉菌及产 β-内酰胺酶菌株多见时，也可选用阿莫西林/克拉维酸钾口服，375mg，3 次/d 或每 8h 1 次。

3. 其他可选用复方磺胺甲噁唑和第一代、第二代头孢菌素口服。青霉素过敏患者除有青霉素过敏性休克史者外，确有用药指征时，可慎用头孢菌素。

4. 急性期过后可行咽鼓管吹气。

5. 去除病灶，如鼻窦炎、腺样体肥大、慢性扁桃体炎或慢性鼻咽部肿物等。

急性化脓性中耳炎

化脓性中耳炎俗称“耳底子”“灌耳心”，是化脓性细菌经咽鼓管或经穿破的鼓膜进入中耳而引起的化脓性感染。多发生在婴幼儿，尤其是上呼吸道感染或麻疹后。临床分急性和慢性，此处先论述急性化脓性中耳炎。

急性化脓性中耳炎是细菌感染引起的中耳黏膜化脓性炎症。病变主要位于鼓室，中耳其他部位也可受累。本病好发于儿童，多继发于急性上呼吸道感染后。细菌感染途径有咽鼓管途径、外耳道鼓膜途径和血行感染。主要通过咽鼓管途径感染。

【临床表现与诊断要点】

临床表现为耳痛、耳漏、听力减退，常伴有全身症状。检查见耳鼓膜充血、紧张部穿孔，可见脓性分泌物。初起常有发热、头痛、剧烈耳痛、耳聋，婴儿表现为烦躁不安，数日后鼓膜穿破，始见耳道有脓液。音叉检查及纯音测听后示传导性耳聋。根据临床症状（紧张部穿孔等），检查所见即可做出诊断。

【防治措施与用药】

1. 应用抗生素（见“卡他性中耳炎”）、抗过敏药物及黏液促排药。鼓膜完整时可应用2%酚甘油滴耳液消炎止痛。积极预防及治疗上呼吸道感染，积极治疗鼻部和咽部慢性疾病。发热者联用非甾体解热消炎止痛药，如阿司匹林、对乙酰氨基酚、吡罗昔康等。

2. 消除积脓，用棉棒拭净。也可用洗涤法，即患耳朝上，滴入3%过氧化氢液数滴，待1～2min后，患耳朝下，让药水流出。如此重复数次，最后拭净，再选用氧氟沙星滴耳液[典][保甲]或林可霉素滴耳液[典][保甲]滴耳。其他滴耳剂如复方醋酸曲安奈德滴耳液（抗炎、抗过敏反应作用较强而持久）[保乙]、环丙沙星滴耳液[典][保乙]、氯霉素氢化可的松滴耳液[保乙]（抗菌、抗炎、抗过敏）、氯霉素甘油滴耳液[保乙]（抗菌、收敛），以及洛美沙星[典][保乙]或左氧氟沙星滴耳液[保乙]等均可对症选用。

3. 急性期，除上述局部给药，给予敏感的磺胺类或抗菌药物口服或注射外，尚可中医治疗：柴胡、黄芩、栀子、生地黄、当归、白芍、防风、天花粉各10g，牛蒡子7g，连翘15g，甘草7g；小儿剂量减半；炎症反应明显者加龙胆、木通、泽泻、车前子，剧痛者加珍珠母、夏枯草。

4. 凡经上述治疗后，仍继续流脓且发臭，应考虑手术治疗。若耳后已形成脓肿，应先切开引流。

5. 预防。增强体质，积极预防上呼吸道感染，平时耳内勿灌进污水。患麻疹、猩红热等传染病时，应警惕并防止本病发生。

慢性化脓性中耳炎

慢性化脓性中耳炎是中耳黏膜、骨膜或深达骨质的慢性化脓性炎症。病变不仅位于鼓室，还常侵犯鼓窦、鼓突和鼓管。本病很常见。可分为单纯型、骨疡型和胆脂瘤型。

【临床表现与诊断要点】

临床表现为耳内反复流脓、鼓膜穿孔及听力减退。骨疡型鼓室内见有肉芽或息肉，胆脂瘤型鼓室内可见灰白色鳞片或豆渣样无定形物质，奇臭。音叉检查及纯音测听显示呈传导性或混合性耳聋。单纯型颞骨CT可正常；骨疡型颞骨CT可见鼓室、鼓窦和乳突内有软组织影；胆脂瘤型颞骨CT可见骨质破坏，边缘浓密、整齐。根据临床症状、检查所见，听力学及影像学检查即可做出诊断。鼓室见有肉芽或息肉诊断困难者，可行肿物活检确诊。

【防治措施与用药】

1. 参见“卡他性中耳炎”“急性化脓性中耳炎”。

2. 根据不同诊断和病症，对症专科手术治疗。

外耳湿疹

【临床表现与诊断要点】

外耳湿疹为发生于耳郭及外耳道皮肤的一种变态反应性疾病。多由于食物、药物或接触其他过敏物质引起，亦可由于中耳炎长期耳道流脓刺激引起，分为急性和慢性两类。急性者局部瘙痒严重，皮肤潮红，可见小丘疹、小水疱，水疱破溃后有黄水样分泌物，表皮糜烂，渗液多，并有黄色痂皮覆盖。慢性者亦为局部瘙痒，可有渗液，耳郭及外耳道皮肤增厚，表皮皲裂、脱屑、结痂。根据临床症状，检查所见即可做出诊断。

【防治措施与用药】

1. 湿疹易复发，治疗中应注意寻找可能病因，查过敏源，注意避免局部自行反复搔抓、挖耳。

2. 治疗同“湿疹”。

弥漫性外耳道炎

本病是外耳道皮肤或皮下组织广泛的急慢性炎症。为耳鼻喉科常见病，在潮湿的热带地区发病率很高。在挖耳、游泳进水、化脓性中耳炎长期脓液刺激、外伤或局部抵抗力低下时易发病。糖尿病、慢性肾炎等致身体抵抗力降低时也容易使外耳道感染，且不易治愈。根据病程可分为急性和慢性两类。

【临床表现与诊断要点】

急性弥漫性外耳道炎临床表现为耳痛、外耳道有分泌物流出，耳屏压痛，耳郭牵拉痛，外耳道弥漫性充血、肿胀、潮湿，外耳道内常见浆液性或脓性分泌物，可有耳周淋巴结肿痛。慢性弥漫性外耳道炎表现为耳痒不适，流少量分泌物，外耳道皮肤多增厚，有痂皮附着，可有少量分泌物积存。根据临床症状，检查所见，即可明确诊断。

【防治措施与用药】

1. 改变挖耳习惯，避免耳内进水，积极治疗糖尿病、肾病等引起机体免疫力下降的基础疾病。

2. 局部治疗　单纯红肿无疖肿破溃者用2%酚甘油棉签涂搽或滴耳；有炎症伴瘙痒者用氯霉素氢化可的松滴耳液[保乙]滴耳1～2滴，2～3次/d；用复方醋酸曲安奈德滴耳液[保乙]1～2滴滴耳，2～3次/d，有良好抗过敏、消炎和止痒的疗效。

3. 疖肿破溃者需专科处置。

分泌性中耳炎

分泌性中耳炎是以鼓室积液及听力下降为主要特征的中耳非化脓性炎性疾病。本病较常见，近年发病率呈上升趋势。小儿发病率比成年人高，是小儿听力下降的重要因素之一。主要病因有咽鼓管功能障碍、感染、过敏反应等。

【临床表现与诊断特点】

临床表现为耳内闷胀感或堵塞感、听力减退及耳鸣。有时头位变动可觉有听力改善，有自听增强。检查见鼓膜内陷，鼓膜呈粉红色，透过鼓膜可看到液平面。音叉检查及纯音测听示传导性耳聋，声导抗测试鼓室曲线为B型或C型。根据临床所见及B型或C型鼓室导抗图可明确诊断。必要时可行诊断性鼓膜穿刺术。

【防治措施与用药】

1. 需重视病因治疗，尤其是成年人分泌性中耳炎需警惕鼻咽癌可能。

2. 炎症显著者可选用林可霉素滴耳液[典][保甲]、氧氟沙星滴耳液[典][保甲]、环丙沙星滴耳液[典][保乙]、左氧氟沙星滴耳液[典][保乙]、氯霉素氢化可的松滴耳液；真菌感染者可用克霉唑滴耳液[保乙]；尚可选用氯霉素甘油滴耳液[保乙]、洛美沙星滴耳液[保乙]、酚甘油滴耳液等。

3. 对症处理。

第三节 鼻部疾病与用药

急性细菌性鼻窦炎（化脓性鼻窦炎）

鼻窦炎是鼻窦黏膜的非特异性炎症，为一种鼻科常见多发病。

【临床表现与诊断要点】

有感冒史或感冒后症状加重；早期或急性期可伴鼻堵塞、头痛、发热、上颌压痛、上牙痛。慢性者主要是脓性鼻涕增多；鼻涕呈黄绿色黏液脓性；分泌物来自鼻道。

急性细菌性鼻窦炎常继发于病毒性上呼吸道感染，以累及上颌窦者较多见。病原菌以肺炎链球菌和流感嗜血杆菌最为常见，二者约占病原菌的50%以上；卡他莫拉菌在成人和儿童患者中各占病原菌的10%和20%左右；尚有少数为厌氧菌、金葡菌、化脓性链球菌及其他革兰阴性杆菌。

【防治措施与用药】

1. 初始治疗宜选用肺炎链球菌、流感嗜血杆菌和卡他莫拉菌敏感的抗菌药物。在获知细菌培养及药敏试验结果后，必要时再加以调整。

2. 局部用血管收缩药，以利鼻窦内脓液引流。

3. 疗程 10～14d，以减少复发。

4. 用药参考　抗菌药物的选用与急性细菌性中耳炎相同，①初始宜口服阿莫西林[保甲]，如当地以流感嗜血杆菌、卡他莫拉菌、产 β-内酰胺酶菌株多见时，也可选用阿莫西林克拉维酸制剂[保乙]口服。②其他可选用药物有复方磺胺甲噁唑、第一代头孢菌素（头孢唑林[保甲]、头孢拉定[保甲]等）、第二代头孢菌素（头孢呋辛[保乙]、头孢匹胺[保乙]等）。③青霉素过敏患者除有青霉素过敏性休克史者外，确有用药指征时，可慎用头孢菌素。

羧甲唑林[保乙]　为拟肾上腺素药，有收缩血管作用，可减少血液渗出。常用于过敏等原因所致的急慢性鼻炎或鼻窦炎。滴鼻孔内，2～4滴/次，2次/d。使鼻腔引流，有利于鼻窦的引流。

复方呋喃西林麻黄碱滴鼻液（呋麻合剂）　既对局部黏膜有消炎作用，又对鼻黏血管呈收缩作用，多为医院内部制剂。滴入鼻孔内 1～2 滴，3～4 次/d。

止痛退热，可用复方阿司匹林[保甲]、安乃近[保甲]、罗非昔布[保乙]、氯诺昔康[保乙]等。

5. 中医治疗可选用鼻炎康[保甲]、藿胆丸[保甲]（片、滴丸）、鼻窦炎口服液[保乙]、通窍鼻炎颗粒（胶囊、片）[保乙]等，此外，医保乙类品种香菊胶囊（片）、辛芩颗粒（片）、鼻舒适片、鼻炎片（滴剂）等也有一定效果。

6. 若上述治疗 2 周未见效，有条件可行上颌窦穿刺术治疗。

鼻出血

【临床表现与诊断要点】

自发鼻出血，多数由于鼻中隔前下部黏膜的小血管破裂，少数是由于鼻腔肿瘤或高血压、血液病、“倒经”等。外伤、创伤出血不属于讨论之列。

【防治措施与用药】

1. 预防出血　①常反复鼻出血者，平时可滴油剂，如液体石蜡、复方薄荷滴鼻液、食用麻油、硼酸软膏及其他眼膏等。②内服止血药，如维生素 C 100mg，3 次/d；维生素 K 4mg，3 次/d；其他如云南白药、千柏鼻炎片等也可用。③积极治疗其他全身性基础疾病。

2. 出血时处理　①1∶1000肾上腺素或少许1%～2%丁卡因棉球（卷）鼻腔压迫止血；②嫩青蒿枝叶搓揉成团塞入鼻孔压迫止血；③为了防止再出血，可用少许50%硝酸银点灼出血处，再于表面涂以软膏。

清热凉血验方：生地黄50g、赤芍17g、牡丹皮14g、玄参10g、槐花27g、白茅根50g、藕节27g，水煎服，每日1剂。

萎缩性鼻炎（臭鼻症）

【临床表现与诊断要点】

病因不明。主要是鼻黏膜萎缩，有时鼻甲骨也萎缩。多自青年开始，无全身症状。自觉鼻内发干，鼻涕少，有暗色干痂，常有奇臭。嗅觉减退。偶有少量鼻出血。下鼻甲变小，鼻腔变宽，黏膜干燥。

【防治措施与用药】

目前尚难以根治。每日用温生理盐水冲洗鼻腔1次；滴用油剂，3次/d，如液体石蜡、鱼肝油、复方薄荷油滴鼻剂或食用麻油。

慢性鼻炎

慢性鼻炎是持续4周以上，或炎症反复发作的鼻黏膜及黏膜下的慢性炎症，常查不出明确的致病微生物。慢性炎症反应是体液和细胞介导的免疫机制的表达。本病很常见，可分为慢性单纯性鼻炎和慢性肥厚性鼻炎，两者病因相同，后者多由前者发展而来。致病因素：①局部因素，可因急性鼻炎反复发作或治疗不彻底演变所致；②全身因素，如贫血、糖尿病、慢性肝肾疾病的局部表现，或营养不良、内分泌失调等引起；③职业及环境因素，包括接触各种粉尘、化学物质和刺激性气体等，环境温度和湿度急剧变化也可致病。

【临床表现与诊断要点】

1. 常见鼻塞、多涕，可有鼻根部不适、胀痛、头痛、嗅觉减退。

2. 检查单纯性鼻炎可见鼻黏膜肿胀，表面光滑、湿润，一般呈暗红色，鼻黏膜柔软而富有弹性。探针轻压可凹陷，移开后立即恢复，麻黄碱收缩效果良好。总鼻道或下鼻道有黏液性或黏脓性分泌物。慢性肥厚性鼻炎检查见鼻黏膜增生、肥厚，呈暗红或淡紫红色，下鼻甲肥大或下鼻甲、中鼻甲均肥大，表面不平，呈结节状或桑葚红和淡紫红色，不易出现凹陷，即使出现凹陷也不易恢复，麻黄碱收缩效果差，总鼻道和

（或）下鼻道有浆液性或黏液性分泌物。根据临床症状，检查所见予诊断。

【防治措施与用药】

1. 必要时可行鼻窦 CT 检查排除鼻窦炎。

2. 药物治疗参阅“急性细菌性鼻窦炎（化脓性鼻窦炎）”。

3. 有手术指征时进行相应外科处理或激光治疗。

慢性鼻、鼻窦炎

慢性鼻、鼻窦炎是鼻窦黏膜的慢性炎症，为急性鼻、鼻窦炎未及时合理治疗迁延超过 8 周以上者。病因包括如下方面。①局部因素：鼻腔内疾病和鼻窦结构畸形，鼻中隔偏曲，鼻息肉或异物，肿瘤等堵塞鼻窦或窦口，阻碍了鼻窦引流和通气；邻近器官的感染病灶迁延或病菌直接感染鼻窦和鼻窦气压骤变等。②全身因素：如过敏性疾病、过度疲劳、受寒受湿、营养不良等引起全身抵抗力下降以及工作环境不卫生等。

【临床表现与诊断要点】

临床表现为鼻塞、多脓涕、头痛、嗅觉下降等，可有精神不振、易倦、头昏、记忆力减退等全身症状。检查见鼻黏膜慢性充血，肿胀或肥厚，中鼻甲肥大或息肉样变，中鼻道变窄、黏膜水肿或有息肉，中鼻道或嗅裂有脓性分泌物。鼻窦 X 线片或 CT 检查可见鼻窦窦腔高密度影。根据临床症状，检查所见及鼻窦 X 线片或 CT 检查即可明确诊断。

【防治措施与用药】

1. 一般炎症可先用敏感的抗菌药物、鼻用糖皮质激素、抗组胺药和黏液促排药保守治疗，无效者则需手术治疗。治疗儿童慢性鼻窦炎不推荐使用喹诺酮类药物，也不宜推荐多种抗生素联合使用。患儿可由有经验的医生选用清热、解毒的中医药治疗，可缓解病情，见后述。

2. 用药参考如下。

呋麻滴鼻剂（盐酸麻黄碱 10g、尼泊金 0.3g、0.01%呋喃西林液加至 1000ml） 用于鼻炎、鼻黏膜肿胀。滴鼻：3 次/d，避光保存。

呋可麻滴鼻剂（呋喃西林 0.02g、醋酸可的松 0.5g、盐酸麻黄碱 1g、尼泊金 0.03g、氯化钠 0.3g、呋喃西林 0.02g、吐温-80 2ml，水加至 100ml） 用于过敏性鼻炎、鼻窦炎。滴鼻，3 次/d。

复方苯海拉明滴鼻剂 用于过敏性鼻炎、鼻窦炎。滴鼻，3 次/d。

氯卡麻滴鼻剂（氯霉素2.5g、硫酸卡那霉素5g、盐酸麻黄碱10g、尼泊金0.2g、氯化钠9g，加水至1000ml） 用于鼻黏膜炎性肿胀。滴鼻，3次/d。

新可滴鼻剂（氢化可的松0.05g、硫酸新霉素0.45g、硼酸2g、吐温-80 0.1ml、硫柳汞0.002g，水加至100ml） 用于急慢性鼻炎、鼻窦炎。滴鼻，3次/d。

麻新滴鼻剂（硫酸新霉素0.5g、盐酸麻黄碱1g、尼泊金0.03g，水加至100ml） 用于慢性鼻炎，慢性中耳炎（除杀菌外，麻黄碱还可收缩鼻黏膜，有助于鼻窦及咽鼓管的引流）。滴鼻，3次/d。

以上鼻炎局部外用药，应对症选用。

3. 中成药 可对症选用《基本医疗保险和工伤保险药品目录》甲类品种，如鼻炎康片、藿胆丸（片、滴丸）；乙类品种，如鼻窦炎口服液、鼻通滴鼻剂（滴鼻）、鼻咽清毒颗粒、鼻炎滴剂、鼻炎片、鼻渊通窍胶囊（颗粒）、香菊胶囊（片）、辛芩颗粒、鼻舒适片等。

变应性鼻炎

变应性鼻炎是致敏个体再次接触变应原后由IgE介导的鼻黏膜变态反应性炎症，分间歇性和持续性两类。儿童和青壮年的发病率约占10%以上。变应原是诱发本病的直接原因。患者多为易感个体（特异体质）。季节性变应性鼻炎又称花粉症，主要由树木、野草、农作物在花粉播散季节播散到空气中的植物花粉引起；常年性变异性鼻炎主要由尘螨、屋尘、真菌、动物皮屑、羽绒等引起，某些食物性变应原（如牛乳、鱼虾、水果等）也可引起本病。

【临床表现与诊断要点】

临床表现为鼻痒、多次阵发性喷嚏、大量水样鼻涕和鼻塞。检查见鼻黏膜水肿、苍白，鼻腔有水样或黏液分泌物，鼻甲肿大，有时中鼻道可见鼻黏膜小息肉。发作期鼻分泌物涂片检查可见较多嗜酸粒细胞、变应原皮肤试验阳性，血清或分泌物特异性IgE抗体阳性。根据临床症状和变应原皮肤试验及相关检查，明确诊断。

【防治措施与用药】

1. 尽量避免变应原（少到花粉多的地方旅游）；应用抗组胺药和鼻用激素。

2. 用药参考 如呋可麻滴鼻剂、复方苯海拉明滴鼻剂（盐酸苯海拉明1.25g、盐酸麻黄碱5g、氯化钠7g、呋喃西林0.02g、吐温-80 10ml，水加至100ml）、新可滴鼻剂等均可选用，参阅“慢性鼻、鼻窦炎”用药。“慢性鼻、鼻窦炎”的中成药也可用于变应性鼻炎的辅助治疗。

鼻息肉

鼻息肉是鼻-鼻窦黏膜的慢性炎性疾病，以极度水肿的鼻黏膜在中鼻道形成息肉为特征。中年以上发病多见，男性多于女性，总发病率为1%～4%。病因不明，可能与慢性炎症和变态反应有关。

【临床表现与诊断要点】

主要症状有进行性鼻塞、鼻腔分泌物增多，多有嗅觉减退、头痛。好发于双侧，单侧少见。检查可见鼻腔内有一个或多个表面光滑、灰白色、淡黄色或淡红色如荔枝肉状半透明肿物，触之软，不痛，不易出血，鼻腔内可见到稀薄浆液性或黏液性分泌物。

根据上述症状和检查，可明确诊断。

【防治措施与用药】

可进行鼻窦CT检查，了解有无合并鼻窦炎。

有临床指征时，外科手术或激光治疗；配合抗炎药物防治感染，抗过敏治疗和对症治疗。

第四节 咽喉部疾病与用药

急性（细菌性）咽炎及急性扁桃体炎

急性咽炎是咽黏膜、黏膜下组织及其淋巴组织的急性炎症，常为上呼吸道感染的一部分；可单独发生，亦可继发于急性鼻炎，多发生于秋冬及冬春之交。病因有病毒感染、细菌感染及物理化学因素，如高温、粉尘、烟雾、刺激性气体等。急性扁桃体炎是腭扁桃体的急性非特异性炎症，往往伴有程度不等的咽黏膜和其他淋巴组织炎症，是一种很常见的咽喉部疾病，多见于儿童及青少年，常为慢性扁桃体炎的急性发作，在季节更替、气温变化时容易发病。乙型溶血性链球菌是本病主要致病菌，非溶血性链球菌、葡萄球菌、肺炎球菌、流感杆菌及腺病毒、鼻病毒、单纯疱疹病毒等也可引起本病。细菌和病毒混合感染者不少见，近年还发现有厌氧菌感染者。受凉、潮湿、过度劳累、烟酒过度、有害气体刺激、上呼吸道存在慢性病灶等因素可致机体抵抗力下降导致本病。

【临床表现与诊断要点】

1. 急性咽炎　临床表现为急性起病，初时咽部干燥，灼热，继有咽痛，吞咽时加重，疼痛可反射至耳部，严重者可有发热、头痛、食欲不振等全身症状。检查见口咽及鼻咽部黏膜呈弥漫性充血，腭弓、悬雍垂水肿，咽后壁淋巴滤泡和咽侧索红肿。细菌感染者，咽后壁淋巴滤泡中央可出现黄白色点状渗出物，颌下淋巴结可有肿大、触痛。

2. 急性扁桃体炎　临床表现为起病急，咽痛剧烈，吞咽困难，疼痛常反射到耳部。下颌淋巴结可有肿大，触痛。多有畏寒、高热、头痛、食欲下降、疲乏无力、周身不适等全身症状。检查见咽部黏膜呈弥漫性充血，以扁桃体及两腭弓最为严重，腭扁桃体肿大，表面可见黄白色脓点或在隐窝口处有黄白色，或灰白色点状豆渣样渗出物，可连成一片形成假膜。

3. 患者扁桃体有渗出物，颈淋巴结肿大，发热伴外周血象及中性粒细胞升高；如患者已出现猩红热样皮疹或有扁桃体周围脓肿，则可诊断为细菌性感染。

根据病史、临床症状、检查所见，可分别诊断咽炎、扁桃体炎。咽拭子镜检或细菌培养病原菌，主要为A组β型溶血性链球菌，少数为C组或G组β型溶血性链球菌者则可诊断为细菌性感染。

【防治措施与用药】

1. 急性细菌性咽炎、急性扁桃体炎诱因甚多，应注意锻炼身体，提高机体抵抗力。治疗需抗菌治疗：针对β型溶血性链球菌感染选用抗菌药物，给药前先留取咽拭子培养，有条件可做快速抗原检测试验（RADT）作为辅助病原诊断。由于溶血性链球菌感染后可并发非化脓性炎症（风湿热和肾小球肾炎），因此抗菌治疗以清除病灶中细菌为目的，疗程需10d。

2. 细菌性感染的用药原则。①青霉素为首选，可选用青霉素，也可肌注普鲁卡因青霉素或口服青霉素V，或口服阿莫西林，疗程均为10d。某些患者依从性差，预计难以完成10d治疗者，可用苄星青霉素单剂肌注。②青霉素过敏者可口服红霉素等大环内酯类（乙酰螺旋霉素、吉他霉素、阿奇霉素、克拉霉素、罗红霉素），疗程10d。③其他可选药物有口服第一代（头孢羟氨苄、头孢唑林、头孢拉定）或第二代头孢菌素（头孢丙烯、头孢呋辛、头孢克洛），疗程10d，但不能用于有青霉素过敏性休克史的患者。此外，磺胺类药物不易清除咽部细菌，A组溶血性链球菌对四环素类耐药者多见，这两类药物均不宜选用。

3. 病毒性感染者可对症试用金刚烷胺、利巴韦林、阿昔洛韦或阿糖腺苷等。更昔洛韦[保乙]的抗病毒效果较好。

4. 有临床指征者可考虑手术切除。

5. 炎症较轻者，可用口含片，如华素片[保乙]、双黄连含片[保乙]、银黄含片[保乙]；每次选用其中一种舌下含化1～2片，3～4次/d。金莲花润喉片[典]用于急喉痹、急乳蛾，含服1片，4～5次/d。

6. 中成药治疗参考

(1) 清热泻火　黄连上清丸（片、颗粒、胶囊）[保甲]、牛黄解毒丸(胶囊、软胶囊、片)[保甲]、牛黄上清丸（胶囊、片）[保乙]、牛黄清热胶囊[保乙]等。

(2) 清热解毒　穿心莲胶囊（片）[保甲]、清热解毒颗粒[保甲]、金莲花胶囊（片）[保乙]、金莲清热颗粒[保乙]、解热消炎胶囊[保乙]等。

7. 对症处理　①急性咽炎、扁桃体炎感染严重，有发热等全身症状者，可选用非甾体抗炎药，如阿司匹林[保甲]、吡罗昔康[保乙]、贝诺酯[保乙]、对乙酰氨基酚[保乙]、安乃近[保乙]、罗非昔布[保乙]等解热镇痛抗炎；②必要时可给予糖皮质激素，如泼尼松30mg，口服，1次/d，连用3d；或静脉给予地塞米松5mg，1～2次/d，连续3d。

慢性咽炎

慢性咽炎是咽黏膜、黏膜下组织及其淋巴组织的慢性炎症，常为上呼吸道慢性炎症的一部分。成年人发病多见，病程长，症状顽固，不易治愈。病因有：①局部急性咽炎反复发作转为慢性；上呼吸道慢性炎症刺激；物理化学因素，如粉尘、烟酒过度、有害气体、颈部放疗等均可致病。②全身性多种慢性疾病，如贫血、反流性食管炎、肝肾疾病等可诱发本病。

【临床表现与诊断要点】

主诉咽部不适感，如异物感、灼热感、发痒、刺激感及轻微疼痛等，可有刺激性咳嗽及恶心。检查见咽部充血呈弥漫性、血管扩张，咽后壁黏膜上黏附着黏稠分泌物，或黏膜肥厚，咽后壁可见较多颗粒状隆起的淋巴滤泡，咽侧索也有充血肥厚。

【防治措施与用药】

1. 注意消除各种致病因素，如治疗全身性疾病，避免刺激性食物及烟酒等。

2. 用药参考见“急性（细菌性）咽炎和鼻窦炎”。局部用药可用以下口含片舌下含服。

西地碘片（华素片）[典][保乙]　用于治于慢性咽喉炎、白色念珠菌感染性口炎、口腔溃疡、慢性牙龈炎、牙周炎症以及糜烂型扁平苔藓等。成人常用量：含化每次1.5mg，4～5次/d，或遵医嘱。

碘喉片[典]　用于急慢性咽炎、喉炎、扁桃体炎。含服，每次1片，每2～3h 1次。

薄荷喉片[典]　用于咽喉炎、扁桃体炎及口臭等。有清凉、止痛、防腐作用。每隔0.5～1h含服1片。

度米芬喉片[典]　用于急慢性咽喉炎、扁桃体炎、鹅口疮及口腔黏膜溃疡的辅助治疗。含服，每次1～2片，每2～3h含服1次。

慢性扁桃体炎

慢性扁桃体炎多由急性扁桃体炎反复发作或因隐窝引流不畅，窝内细菌、病毒滋生感染而演变为慢性炎症，是临床常见病。屡发急性扁桃体炎使隐窝内上皮坏死，细菌和炎性渗出物聚集其中，隐窝引流不畅，常是导致疾病发生、发展的重要原因，也可继发于猩红热、白喉、流感、鼻腔及鼻窦感染。

链球菌和葡萄球菌为本病主要致病菌。近年认为慢性扁桃体炎与自身变态反应有关。

【临床表现与诊断要点】

主诉有急性发作病史，平时可无明显自觉症状，或有咽内发干、发痒、异物感、刺激性咳嗽、口臭等轻微症状。若扁桃体过于肥大，可能出现呼吸、吞咽或言语共鸣的障碍，引起消化不良、头痛、乏力、低热等。检查见扁桃体腭弓慢性充血，隐窝口可见黄白色干酪样点状物，扁桃体大小不定，成人扁桃体多已缩小，但表面可见瘢痕，凹凸不平，与周围组织常有粘连，下颌角淋巴结常有肿大。根据临床症状、检查结果，可明确诊断。

【防治措施与用药】

1. 注意消除各种致病因素，如治疗全身性疾病，避免刺激性食物及烟酒等。

2. 反复发作应考虑手术切除。

3. 用药参考“急性（细菌性）咽炎及扁桃体炎”及“慢性咽炎”。

急性喉炎

急性喉炎是以声门区喉黏膜为主的急性弥漫性卡他性炎症，属上呼吸道感染的一部分。可单独发生，亦可继发于急性鼻炎、咽炎，或继发于急性传染病，是成人呼吸道常见急性感染性疾病之一。病因包括感染和职业因素，如吸入有害气体、粉尘，教师或演员、歌手用嗓过度或不当，急性传染病等。

【临床表现与诊断要点】

临床表现为声嘶、喉痛、喉分泌物增多，全身症状一般轻微，儿童较重，可有畏寒、发热、食欲缺乏等。常有急性鼻炎、咽炎的相应症状，少有吸气性呼吸困难。

检查见喉部黏膜呈弥漫性充血、肿胀，声带呈淡红色或鲜红色，有时可见声带黏膜下出血，或附有黏稠性分泌物，声带肿胀，游离缘变钝，发声时两侧声带不能闭紧。

【防治措施与用药】

1. 禁烟酒及刺激性食物，少讲话，以利于炎症消退。应用抗生素[参见“急性（细菌性）咽炎及扁桃体炎”]、激素及雾化吸入治疗。

2. 中成药治疗　可对症选用喉疾灵胶囊（片）、喉痛灵片（颗粒）、喉炎丸、喉症丸、喉康散、喉舒宁片、喉药散、六神丸等。

慢性喉炎

慢性喉炎主要发生于喉黏膜的慢性非特异性炎性病变，可累及黏膜下组织，多见于成人，是临床的常见病。可分为慢性单纯性喉炎、慢性增生性喉炎、慢性萎缩性喉炎。病因：①急性喉炎反复发作，未经适当治疗；②邻近部位炎症直接向喉部蔓延，或脓性分泌物刺激；③有害气体、粉尘、烟酒等长期刺激；④长期用嗓过度或不当；⑤胃、食管、咽反流及幽门螺杆菌感染；⑥全身性基础疾病；⑦自主神经功能失调；⑧其他，如维生素及微量元素缺乏或不平衡也可促发本病。

【临床表现与诊断要点】

临床表现为不同程度的声嘶、喉部分泌物增多，或干燥不适、异物感或微痛、阵发性咳嗽等。慢性单纯性喉炎检查见喉部黏膜呈弥漫性充血、声带呈浅红色或深红色，声带表面常见扩张的小血管，黏膜表面附着黏稠黏液，常在声门间形成黏液丝，杓间区黏膜充血增厚，发音时声门闭合不全。慢性增生性喉炎检查见喉黏膜广泛增厚，杓状软骨处黏膜及杓状会厌襞常增厚，以杓间区显著，常有稠厚的黏液聚集，声带充血、边缘圆厚、表面粗糙不平，可呈结节状或息肉，发音时声门闭合不全，声带也常肥厚。若为慢性萎缩性喉炎，检查可见喉黏膜充血、干燥、喉腔增宽，黄绿色脓痂常覆于声带后端、杓间区及室带等处，去除后可见喉黏膜深红色，干燥发亮如涂蜡状，声带变薄、松弛无力，发音时声带闭合不全。

【防治措施与用药】

1. 禁酒，忌烟和刺激性食物，避免过度用嗓；锻炼身体，提高机体抵抗力，积极治疗全身性基础疾病（如糖尿病、肝硬化、肾炎、风湿病、内分泌紊乱等）。

2. 中轻度可选中成药治疗，如喉疾灵胶囊（片）、喉痛灵片（颗粒）、喉炎丸、喉症丸、喉康散、喉舒宁片、喉药散、六神丸等内服或含化。

3. 咽喉部用药

1%或2%**碘甘油**[典]　咽部黏膜表面涂布，1～2次/d。

西地碘片[典][保乙]　含化1.5mg（1片）/次，3～5次/d。

碘喉片[典]　含服0.65mg（1片）/次，每2～3h 1次。

薄荷喉片[典]　每隔0.5～1h含1片，并徐徐咽下。

度米芬片[典]　含服1片（0.8mg），每次1～2片，每2～3h 1次。

扁桃体周脓肿

本病为腭扁桃体附近软组织化脓性感染。常发生于急性扁桃体炎之后。

【临床表现与诊断要点】

突然发生在一侧剧烈咽痛，伴发冷发热；张口困难，吞咽时疼痛显著。患者患侧颈部淋巴结肿胀压痛；患侧软腭红肿膨隆，一般经4d可形成脓肿。

【防治措施与用药】

1. 发病3d内按急性扁桃体炎处理。

2. 发病4d后，可切开引流，先用0.5%～1%聚维酮碘溶液（碘伏、碘伏、强力碘、碘力强)[典][保乙]含漱10ml维持1min，局部消毒，在软腭膨隆最显著处注射少许1%～2%普鲁卡因（复方盐酸阿替卡因、卡替卡因、丁卡因效果更好），然后用粗针头进行穿刺，如脓量太多或较多，可用激光刀切开，放出积脓，次日再用止血钳扩大切口放脓。每次术毕均用碘伏涂敷消毒、含漱。

3. 防止复发，可做扁桃体摘除术。

咽后脓肿

本病多发生于2岁以下小儿，由咽后襞黏膜下与颈椎前肌之间的咽后间隙急性化脓而形成。颈椎结核所引起的咽后脓肿，称为寒性脓肿。

【临床表现与诊断要点】

患儿多有上呼吸道感染，病情稍好又突然发热、咽堵塞，有呼吸和吞咽困难。常取头仰侧卧位。检查见咽后壁充血，并向前膨隆，颈部淋巴结肿大。寒性脓肿病程缓慢，有结核病的全身症状，颈椎局部压痛。

【防治措施与用药】

1. 在直视下，先用0.5%～1%碘伏[典][保乙]10ml含漱1min，再于患处涂敷消毒，然后用粗针头穿刺抽脓；如脓多，可切开，注意保持头低位，以防误吸脓液。寒性脓肿只能穿刺，不宜切开。术毕再用碘伏含漱和涂敷消毒。

2. 抗生素治疗参阅“急性（细菌性）咽炎及急性扁桃体炎”。

3. 如为结核寒性脓肿，应抗结核治疗，参见“肺结核病”。

4. 对症处理。

第五节 口腔、颌面部疾病与用药

口腔感染

口腔感染主要为口腔正常菌群和某些致病菌（如厌氧菌、草绿色链球菌和白色念珠菌等）的混合感染。包括牙周组织感染，如牙周炎、急性根尖周炎（牙周脓肿）、干槽症（拔牙后感染）、急性牙周脓肿等，以及口腔黏膜白色念珠菌感染等。

【防治措施与用药】

1. 早晚刷牙，饭后漱口。不刷牙，食物残渣长期积存于牙缝中，发酵产生大量乳酸，适宜乳酸杆菌生长，不仅造成口臭，而且严重时可使牙齿釉质脱钙，容易形成龋齿；尚易发生炎症，长期红肿，易出血，牙周组织损坏严重时可导致牙齿松动、脱落。正确的刷牙方法是：顺着牙齿长出的方向刷，上牙从上往下刷，下牙自下向上刷，舌侧面用牙刷的刷头部分顺刷，咀嚼面只需用牙刷前后推拉即可。

2. 养成良好的饮食习惯和咀嚼习惯，如睡前不吃东西，使用两侧牙齿咀嚼食物，以免偏废，并可使牙齿自然磨刷、养护。

3. 治疗原则　a. 以局部治疗为主，如清除牙石、菌斑，冲洗局部，切开引流清除感染的牙髓等。并注意口腔卫生，抗菌治疗为辅助治疗。b. 伴有发热等全身症状者，或患有糖尿病等基础疾病的患者在进行牙周病、牙体病治疗前后短期口服抗菌药物 3～7d。c. 必要时可局部使用抗菌制剂。

① 牙周炎、冠周炎：宜选阿莫西林[典][保甲]、甲硝唑[典][保甲]，可选乙酰螺旋霉素[保乙]、阿奇霉素[保乙]、罗红霉素[保乙]、克拉霉素[保乙]、琥乙红霉素、麦迪霉素[保乙]、交沙霉素等。

② 急性根尖周炎：宜选药同牙周炎，可选药为上述大环内酯类抗生素及克林霉素[保乙]。

③ 干槽症：局部用 0.5%、1%聚维酮碘溶液（碘伏、碘附）[典][保]直接涂于患处，2～3 次/d。尚可用 1%～3%过氧化氢（双氧水）擦拭患处，直至臭味消除，也可含漱 10ml，每次 1～3min，2 次/d。

④ 口腔黏膜白念珠菌感染：a. 宜选制霉菌素[典][保甲]局部应用，含服，一次 50 万 U，3 次/d，饭后含服并咽下，连用 14～30d。如不能耐受该药的特殊味道，或出现消化道症状，可在含化后将药吐出。尚可将 50 万 U 制霉菌素加入 100ml 鱼肝油，涂抹局部 3 次/d，连用 7～14d。还可含漱，250 万 U 制霉菌素，甘油 10ml，用蒸馏水加至 100ml，制成含漱液；每次含漱用 10ml，含漱 10min 后吐出，3 次/d，饭后含漱，连用7～14d。b. 可选氟康唑[典][保乙]，口服，50～100mg，每晚 1 次，首次加倍，连服 2～4 周。

颌面部感染

颌面部感染包括面部疖、痈、口腔颌面部蜂窝织炎、急性化脓性颌骨骨髓炎、婴幼儿颌骨骨髓炎等。主要的病原菌有葡萄球菌属、链球菌属、肠杆菌科细菌或消化链球菌、普雷沃菌、梭杆菌等厌氧菌；偶有铜绿假单胞菌等。

【防治措施与用药】

1. 治疗原则 ①尽早进行血液和脓液的病原微生物检查和药敏试验。②根据感染的来源和临床表现等，推断可能的病原菌，立即开始抗菌药物的经验治疗。③联合应用抗需氧菌和抗厌氧菌药物。初始治疗宜静脉给药；病情明显好转后可改为肌内注射或口服用药。④获知病原菌及药敏试验结果后，结合经验治疗的效果调整用药。⑤及时进行脓液引流，感染控制后给予局部处理。

2. 颌面部感染的病原治疗用药原则

金葡菌甲氧西林敏感菌属：宜选苯唑西林[保甲]、氯唑西林[保甲]；可选第一代头孢菌素，如头孢氨苄[保甲]、头孢拉定[保甲]、头孢唑林[保甲]、头孢羟氨苄[保乙]、头孢硫脒[保乙]、头孢替唑[保乙]等；克林霉素[保乙]、红霉素[保甲]等。严禁局部挤压和热敷面部疖、痈等。

金葡菌甲氧西林耐药菌属：宜选万古（去甲万古）霉素[保乙]±磷霉素[保乙]；可选万古霉素[保乙]或去甲万古霉素[保乙]±利福平[保乙]。

溶血性链球菌：宜选青霉素[保甲]、氨苄西林[保甲]、阿莫西林[保甲]；可选第一代头孢菌素[保甲]，红霉素[保乙]，克林霉素[保乙]。

肠杆菌科细菌：宜选第二代或第三代头孢菌素；可选喹诺酮类、氨基糖苷类（联合应用）。

厌氧菌：宜选克林霉素[保乙]、甲硝唑[保甲]；可选氨苄西林/舒巴坦[保乙]、阿莫西林/克拉维酸[保乙]。

铜绿假单胞菌：宜选头孢他啶[保乙]；可选羧苄西林、呋布西林[保乙]、替卡西林克拉维酸钾[保乙]；或喹诺酮类、氨基糖苷类（联合应用）。

牙周病

牙周病是常见的口腔疾病之一，患病率较高。发病主要与年龄、性别、口腔卫生状况以及地区有关。且男性患病率和严重程度均高于女性。口腔卫生不良造成菌斑、牙石及软垢的堆积，是影响牙周病流行和决定其破坏程度的重要因素。牙周病一般发病隐袭，病程缓慢；早期多无牙龈炎，无自觉症状，易被忽视；有症状时才就医，且已发展到较严重的程度，有的失去治疗机会而拔牙。此外，创伤性咬𬌗、食物嵌塞以及不良修复体；全身因素如内分泌因素、遗传、血液病、饮食与营养等也是致病因素之一。

【临床表现与诊断要点】

主要临床表现为牙龈炎症和出血，形成牙周袋。牙周袋是龈沟的病理性加深，也是牙周病最重要的病理改变之一；还有牙槽骨吸收，其类型有水平吸收和垂直吸收，使牙齿松动和移位；在正常情况下牙齿有一定的生理活动度，而牙周病的牙齿活动程度远远超出生理状况。

【防治措施与用药】

1. 早发现，早治疗，平时养成口腔卫生的良好习惯（参见“口腔感染”的防治措施与用药）。

2. 牙周病用药参考

金栀洁龈含漱液 清热解毒、祛风除湿、芳香辟秽、消肿止痛。用于牙龈炎、口腔溃疡及胃热或湿热所致的牙龈炎、牙周炎、牙龈出血、口腔溃疡、口臭、牙痛及口腔黏膜炎等；贝赫切特综合征、口角炎、根尖周炎、牙髓炎、龋齿等。含漱，10ml/次，每次含漱 3min，3 次/d；亦可用消毒棉签蘸药直接涂抹患部，每日数次。7～10d 为 1 疗程。

糖甾醇（牙周宁）片[保乙] 主要成分为米糠油中提取的未皂化物。用于牙周病引起的牙龈出血、牙周脓肿等病症。口服 6～8 片，3 次/d；维持量 2～4 片，3 次/d。

替硝唑[典][保乙] 用于口腔厌氧菌感染，成人口服 1g，1 次/d，首次加倍，一般疗程 5～6d，或根据病情决定。

甲硝唑[典][保甲] 用于口腔厌氧菌感染：①成人常用量口服 500mg，3 次/d，疗程 7d 或更长。口服一日最大剂量不超过 4g。②儿童常用口服剂量 20～50mg/(kg·d)，分 3 次服。③静脉滴注首剂 15mg/kg，继以 7.5mg/kg 维持，一次最大剂量小于 1g，每 8～12h1 次，静脉滴注时间在 1h 以上，疗程 7d 或更长。或遵医嘱。

西吡氯铵[保乙] 0.05％西吡氯铵溶液，外用漱口，3 次/d；或 0.1％西吡氯胺溶液，外用漱口，2 次/d。

牙周塞治剂（粉剂：氧化锌 40g、松香粉 60g、鞣酸 10g、白陶土 2.5g。液体：麝香草酚 2g、丁香油 100ml） 塞治牙周袋。

根尖周炎

根尖周炎是指局限于牙根尖周的牙骨质、根尖周围的牙周膜和牙槽骨等尖周组织的疾病。最常见的病因是由龋、牙髓病内的细菌及其内毒素通过根尖孔侵入根尖周组织所致，另外细菌也可通过牙体损伤处，如牙折、牙隐裂、牙楔状缺损等的牙本质小管侵入牙髓和根尖周组织。牙齿的不均匀磨损形成锐尖，发生咬𬌗性创伤，长期而缓慢的作用致使尖周组织损伤。牙𬌗面及切端重度磨损使牙髓外露、坏死，可造成慢性根尖周炎。

【临床表现与诊断要点】

临床将根尖周炎分为急性根尖周炎和慢性根尖周炎。急性根尖周炎的症状有自发性持续疼痛，咬𬌗时疼痛加剧，患者感到牙齿有伸长感，不敢咬𬌗。检查发现牙齿变色、松动。松动程度视炎症程度、有无疼痛和脓肿而各异。叩痛明显，患牙根尖部牙龈出现充血，触痛，温度和电活力试验牙髓多无反应。慢性根尖周炎一般无症状，叩诊时可有轻度疼痛，牙齿变色明显，温度及电活力试验牙髓无反应。偶有牙龈瘘管，瘘管内可能溢脓。慢性根尖周炎急性发作时会出现急性根尖周炎的症状。老年有时可出现根尖周脓肿。

X线片显示：急性根尖周炎时X线片上看不出根尖周的明显变化，而慢性根尖周炎急性发作性X线片上，可看到不同程度的牙槽骨破坏所形成的透光区。

【防治措施与用药】

1. 去除病因　降低患牙的咬𬌗，去除根管内坏死的牙髓组织，扩大、冲洗根管，开放引流，如有脓肿形成即要切开引流排脓，以清除急性炎症和疼痛。待疼痛缓解后进行根管治疗。慢性根尖周炎治疗以根管治疗为主。

2. 注意口腔生理卫生　参见“口腔感染”。

甲醛甲酚（40%甲醛10ml、甲酚10ml，95%乙醇5ml，配成棕褐色透明溶液）　用于严重感染或坏疽的根管。以棉签或小棉球蘸药密封于根管或髓腔中。

牙　髓　病

牙髓病是指牙髓组织的病变，包括牙髓炎、牙髓坏死和牙髓退变等。病因主要有：①厌氧菌和需氧菌从牙本质小管、牙周袋及牙髓暴露途径引起感染；②医源性因素；③𬌗面磨损；④全身性基础疾病（如糖尿病、白血病等）。

【临床表现与诊断要点】

1. 临床有急性牙髓炎和慢性牙髓炎之分，以慢性牙髓炎急性发作较多见。

（1）急性牙髓炎和慢性牙髓炎急性发作　表现为自发性疼痛，疼痛性质可为跳痛、尖锐痛；疼痛随时间延长而间隙时间逐渐缩短，演变为持续疼痛且更为剧烈。一般夜间比白天时严重，区分的能力逐渐下降。早期冷、热刺激加重疼痛，晚期冷水可缓解疼痛，热刺激可使疼痛加重。

（2）慢性牙髓炎　病因复杂，病程较长，可有冷热刺激痛，有时冷、热刺激可引发疼痛加重，并持续较长时间。患牙可有咬𬌗不适或有较轻度的叩痛，这表明根尖部牙周膜已被炎症波及。

2. 检查时可探及龋洞和发现近髓的牙体磨损。去除龋坏组织可见穿髓孔。温度测试敏感，可有轻度叩痛。去龋检查或去除充填物后，可见已穿髓。还可发现患牙有近髓腔的深龋或其他牙体硬组织的疾病，或牙冠有填充材料，或探查到深的牙周袋。探针有时可发现牙周穿孔。温度测试时，当刺激去除后，疼痛仍会持续一段时间。早期冷、热刺激均可引起疼痛加重，后期热刺激可加重疼痛，而冷刺激可缓解疼痛。患牙的牙髓炎症处于早期阶段对叩击检查无反应，如处于晚期可有轻度的垂直方向叩痛。

【防治措施与用药】

1. 养成口腔卫生的习惯（见口腔感染）。

2. 对急性牙髓炎或慢性牙髓炎急性发作，可在局麻下去除龋坏组织或充填材料，开髓，引流，丁香油棉球安抚、止痛。待疼痛缓解后再行根管治疗。金栀洁龈含漱液 10ml，含漱 3～5min，3 次/d，有较好的防治效果。

3. 用药参考

1%～3%过氧化氢溶液　适用于根管冲洗，口炎、牙周炎、冠周炎、牙髓炎和牙龈出血时止血。漱口和冲洗患处均可。

牙髓灭活剂　可选用三氧化二砷（砒霜，信石）；干髓剂可选用三聚甲醛糊剂；根管塑化液可选用酚醛树脂塑化液；根管消毒药可选用木馏油、碘仿糊剂、戊二醛（2.5%）、甲醛甲酚（40%甲醛 10ml、甲酚

10ml、95%乙醇 5ml，配成褐色透明溶液）、碘酚溶液、丁香油以及碘甘油等。

4. 中成药辅助治疗　如丁细牙痛胶囊[保乙]、复方牙痛酊[保乙]、牙痛一粒丸[典]、栀子金花丸[典]等口腔感染的各种炎症性牙痛内服或局部涂敷（复方牙痛酊）均有较好效果。齿痛消炎灵颗粒[典]疏风清热，凉血止痛，用于脾胃积热，牙龈肿痛；急性根尖周炎、智齿冠周炎、急性牙龈（周）炎及牙骨炎均有效。

龋　病

龋病亦称龋齿，是在以细菌为主的多种因素复合作用下（细菌、牙菌斑、食物以及牙所处的环境），牙体硬组织发生慢性进行性破坏的一种疾病，表现为无机质的脱矿和有机质的分解。龋病发病率高且分布极广，是口腔的一种常见病和多发病，是人类最普遍的疾病之一。常因病程缓慢，而被忽视。实际上，龋病给人类造成较大的危害，可引起牙髓病、根尖周病、颌骨的炎症等，甚至影响全身健康。

【临床表现与诊断要点】

1. 龋病的好发部位在恒牙列中，下颌第一磨牙患龋率最高，而下颌前牙患龋率最低。青年人恒牙龋损好发牙面以咬𬌗面居首位。老年人随年龄的增长，磨牙𬌗面磨损，牙尖和窝沟逐渐消失，使𬌗面成为一光滑面，食物不易存留，菌斑不易形成，发酵产酸的可能性降低，另外釉质表面氟含量逐年慢慢增加，抗酸能力加强使老年人𬌗面龋减少，而以根面龋为主。致龋微生物和根面牙骨质龋的放线菌多，尤其是黏放线菌。而好发于青年的光滑面龋则多为变形球菌引起。

2. 通过视诊、探诊和 X 线的检查等及温度刺激试验可明确诊断。

【防治措施与用药】

1. 培养和保持口腔卫生习惯　参见“口腔感染”。

2. 龋病的治疗以专科修复性治疗为主。

3. 用药参考

氟化钠甘油糊（又称氟膏）　内含氟化钠 75g，甘油加至 100g，充分研磨混合均匀。用于定期涂搽牙面，可防龋病。也可用于牙颈部过敏时的脱敏。

麝丁液（麝香草酚 1g，丁香油加至 50ml）　可用于牙周炎及龋洞等。用药液浸泡的线条送入牙周袋、龋洞内。消毒防腐作用较强，镇痛作用也较好。

口腔念珠菌病

念珠菌属隐球酵母种，其中有7种具有致病性，引起人类念珠菌病的主要是白色念珠菌病，占临床分离菌的60%～80%，次为热带念珠菌占12%～20%。土壤、医院内、正常人口腔（带菌率80%）和肠道均有白色念珠菌分布，当宿主（包括女性阴道）防御力下降时才诱发致病（故称条件或机会致病菌）。念珠菌入侵机体后能否致病，取决于念珠菌的毒力、数量、入侵途径与机体的适应性，机体的抵抗力及其他相关因素。由于广谱抗菌药物和免疫抑制药的广泛应用（滥用），发生菌群失调、免疫力下降，从而使内脏、皮肤、黏膜被真菌感染者呈上升趋势，口腔黏膜念珠菌病的发病率也相应增高。

【临床表现与诊断要点】

口腔念珠菌病按其发病部位可分为念珠菌口腔炎、唇炎、口角炎及慢性黏膜皮肤念珠菌病等。口腔内拭子和患病局部取样镜检和病菌培养，可明确诊断。

【防治措施与用药】

1. 培养和保持口腔卫生习惯　见“口腔感染”。

2. 抗念珠菌用药　主要应用制霉菌素[典][保甲]和氟康唑[典][保乙]，见“口腔感染”。对氟康唑耐药的念珠菌引起的严重侵袭性感染，可选用伏立康唑[保乙]、卡泊芬净[保乙]，由有经验的专科医师指导用药。

复发性阿弗他溃疡

复发性阿弗他溃疡又称复发性口腔溃疡，是最常见的口腔黏膜病，患病率约20%。

【临床表现与诊断要点】

1. 本病呈周期性复发且有自限性，为孤立的圆形或椭圆形浅表性溃疡。

2. 可能病因有　①免疫因素，患者免疫出现异常，T淋巴细胞免疫、体液免疫和自身免疫反应相关性较强。②遗传因素。③系统性疾病，如与胃溃疡、十二指肠溃疡、溃疡性结肠炎、局限性肠炎、肝胆疾病及由寄生虫引起的各种消化道疾病或功能紊乱密切相关。消化道功能紊乱约占本病诱因的1/3。④感染因素（尚有争议）。⑤环境因素（心理、生活、工作和社会环境改变）。⑥食物中缺乏锌、铁、硒等元素，或缺B族维生素（维生素B_1、维生素B_2、维生素B_6、维生素B_{12}）及叶酸等摄入不足，均与复发性阿弗他溃疡发病相关。

3. 根据病变程度，可将本病分为轻型、重型和疱疹样溃疡三种。

【防治措施与用药】

1. 对大而深的且长期不愈的溃疡，应警惕肿瘤的可能性，应做活检明确诊断。

2. 用药参考

口腔溃疡膜 由庆大霉素8万U，达克罗宁0.3g，倍他米松1mg，浓鱼肝油滴剂5滴，内服香精2滴，甘油15滴，糖精适量，羧甲基纤维素钠3g，蒸馏水50ml组成。用于口腔黏膜溃疡、干槽症，或拔牙后的创伤（口）愈合不良。

0.5%聚维酮碘溶液[典] 用于口腔溃疡。含漱：每次10ml，饭后含漱1min，3次/d。

口腔溃疡散[典] 清热、消肿、止痛。用于火热内蕴所致的口舌生疮、黏膜破溃、红肿灼痛；复发性口疮、急性口炎见上述证候者。用消毒棉签（球）蘸药粉搽敷患处，一日2～3次。

口腔溃疡药膜 可直接贴于口腔溃疡处，2～3次/d。

3. 注意饮食均衡营养，多吃一些富含B族维生素的粗粮食品、新鲜蔬菜；必要时可补充B族维生素和叶酸制剂。

口腔扁平苔藓

本病好发于中年人，女性多于男性。病因可能与精神因素、内分泌因素、免疫因素、感染因素等有关。

【临床表现与诊断要点】

病损可发生在口腔黏膜的任何部位，以颊黏膜最为多见（87.5%）、次为舌、龈、前庭、唇、口底等部位，病损多左右对称，表现为小丘疹连成的线状白色、灰白色花纹，类似皮肤损害的威肯姆线，属角化异常病损。白色花纹可组成网状、树枝状、环状或半球状等多种形状，也可表现为白色斑块状。病损区黏膜可能正常或发生充血、糜烂、溃疡、萎缩、水疱等。口内黏膜可出现多种多样病损，并可相互重叠和相互转变。患者多无自觉症状，常是偶然发现。

【防治措施与用药】

1. 保持心情舒畅愉快，维持心理健康，注意锻炼身体，提高机体抵抗力。

2. 用药参考

0.1%乳酸依沙吖啶溶液[典][保乙]　治疗各种唇炎、扁平苔藓、盘状红斑狼疮、多形渗出性红斑、药物过敏等唇部有厚痂糜烂的病损需要湿敷者。①含漱：0.1%溶液，每次10ml，3次/d，饭后口腔鼓颊含漱1～3min。②湿敷：0.1%浓度湿敷于病损处，每次20～30min，随时添加药液，勿使干燥，1～3次/d。③离子导入：0.1%依沙吖啶溶液，正极导入离子，有抗菌消炎作用。

沙利度胺[典][保乙]　适用于扁平苔藓、坏死性腺周炎、盘状红斑狼疮、贝赫切特综合征、肉芽肿性唇炎等。口服沙利度胺100mg，1次/d，连续服用2～3个月；或遵医嘱。本品有致畸作用，孕妇禁用；有生育计划的妇女慎用。

转移因子[典]　适用于扁平苔藓、复发性口腔溃疡、贝赫切特综合征、慢性盘状红斑狼疮、病毒感染、Sjögren综合征、慢性念珠菌病。皮下注射1mg，注射于腋窝或腹股沟的皮下，隔3d注射1次，10次为1个疗程。

聚肌苷酸-聚胞苷酸（聚肌胞）[典]　适应证同“转移因子”。肌内注射聚肌胞2mg，隔日1次，10～30次为1个疗程。

盐酸左旋咪唑[典]　适用于复发性口腔溃疡、贝赫切特综合征、扁平苔藓。口服每次50mg，3次/d，每周服3d停4d，2～3个月为1个疗程。

口疡灵膜剂　由青黛、硫酸新霉素、地塞米松、维生素B_{12}、白及胶浆组成。膜厚0.15～0.2mm。可直接贴于口疮、扁平苔藓糜烂处，3～5次/d。

维A酸[典][保乙]　用法用量见“口腔白斑病”。

口腔白斑症

口腔白斑症是口腔黏膜上以白色为主的损害，不具有其他任何可定义的损害特征，一部分口腔白斑可转化为癌。中年以上男性相对多见。

【临床表现与诊断要点】

好发于颊黏膜咬合线区域，舌部次之，唇、前庭沟、腭、牙龈也可发生。白斑病因与局部因素的长期刺激和某些全身因素有关。临床分为均质型、非均质型和溃疡型等。均质型为斑块状、皱纹纸状等；非均质型为颗粒状、疣状及溃疡状等。患者主观症状有粗糙感、味觉减退等。局部发硬、伴有溃烂时可出现自发痛及刺痛。

目前认为口腔白斑属癌前病变，发生癌变率为3%～5%。癌变高危因素见表11-2。

表11-2 口腔白斑癌变的高危因素

项目	高危因素
年龄	60岁以上或年龄较大
性别	不吸烟女性，特别是年轻女性患者，这种特发性白斑癌变可能性大
吸烟	吸烟时间长、量大者
部位	白斑位于舌缘、舌腹、口底、口角部位
类型	疣状、颗粒型、溃疡、糜烂型及伴有念珠菌感染者
病理	伴有上皮异常增生者，程度愈重者愈易恶变
病程	病程时间较长者
症状	有刺激性痛或自发性痛者

具有高危因素癌变倾向较大者，应严密观察，必要时可进行多次组织活检，尽早诊断，及时治疗。

【防治措施与用药】

1. 临床上将白斑分为临时性诊断和临床诊断两个阶段。发现白色黏膜斑块，又不能诊断为其他疾病时，即可下临时性诊断。如果去除某些局部因素后，经1～3个月观察病损仍然持续存在，即可明确诊断（临床诊断）；如为癌变则应有病理诊断。

2. 用药参考

维A酸[典][保乙] 又称维甲酸，适用于斑块型扁平苔藓、口腔白斑。局部外用霜剂或凝胶：先擦干局部病损，并隔离唾液，将0.1%～0.3%维A酸凝胶或乳膏（霜剂）涂于病损表面，1次/d。

3. 对症治疗。

牙本质过敏症

【临床表现与诊断要点】

1. 牙齿在受到外界因素如温度（冷、热）、化学物质（酸、甜）以及机械作用（硬性食品）的刺激时，引起的酸痛称为牙本质过敏症，属各种牙体疾病所共有的症状。发病机制目前用神经学说、牙本质纤维传导学说、流体动力学来解释发生过敏的原因，但尚有争议。

2. 凡能使釉质完整性受到破坏，牙本质暴露的各种牙体疾病，如磨耗、楔状缺损、龋病等均可使牙本质发生过敏症。但不是所有牙本质暴露的牙齿都出现牙本质过敏，一般认为牙本质暴露的时间、第三期牙本质形成的速度和一些全身性因素有关。

【防治措施与用药】

以封闭牙本质小管为主，方法简介如下。

（1）修复治疗　对反复药物脱敏无效者可考虑做充填术或人工冠修复。磨损严重的，可考虑牙髓治疗。

（2）激光治疗　一般所使用的激光为Nd：YAG激光。

（3）树脂类脱敏　用蘸有脱敏剂的毛刷反复涂搽过敏区域，等候30s，然后用气枪吹干表面至表面液体较干为止。

（4）药物脱敏　目前所使用的药物有氟化钠、氟化氨银、氯化锶、碘化银等，方法是蘸有药物的棉签（或棉球）反复涂搽过敏区域；基层甚至有用盐水、稀氨溶液、稀双氧水漱口脱敏，然后用温开水洗漱干净的方法，也有一定效果。必要时含咬花椒1粒，也有脱敏止痛的效果。

口腔单纯性疱疹

单纯性疱疹病毒对人体感染较常见，复发性疱疹性口炎发生率约占一般人群的1/3，且血清中有抗单纯疱疹病毒抗体存在（30%～90%）。人类是单纯疱疹病毒的天然宿主，口腔、皮肤、眼、神经等是易侵犯的部位。口腔单纯疱疹病毒感染者及病毒携带者为传染源，主要经飞沫、唾液及疱疹接触而致。

【临床表现与诊断要点】

单纯疱疹病毒感染所致口腔黏膜损害有原发性和复发性两种。

（1）原发性疱疹性口炎　以6岁以下儿童较多见，尤其是6个月至2岁者更多。

（2）复发性疱疹性口炎　是在原发性疱疹口炎愈合以后，不管病损的程度如何，有30%～50%的病例可能发生复合性损害，其特征是病损处总是起疱，常为多个成簇的疱；损害复发时，总是在原先发作过的位置，或邻近原先发作过的位置。诱使复发的因素包括阳光、局部的机械损伤，特别是轻度的发热，如感冒等，情绪剧烈变化也可能成为诱发、复发的因素。在复发的疱疹损害中，由于机体的免疫性使病损局限，并使病毒明显地受到抑制，全身反应较轻。

【防治措施与用药】

与皮肤科疾病“单纯疱疹”相同。

牙　石

【临床表现与诊断要点】

牙石是牙面和修复表面的矿化或正在矿化的菌斑及软垢，由唾液或龈沟液中的钙盐等无机盐逐渐沉积而成。根据其沉积的部位，以龈缘为界，牙结石可分为龈上结石和龈下结石。牙结石形成包括三个基本步骤：获得性薄膜形成，菌斑成熟和矿化物。前两个步骤实际上是菌斑的形成过程。牙结石的形成速度因人而异，同一个体口腔内不同牙位的沉积速度也不同，这与机体代谢、唾液成分、龈沟液成分、菌斑量、食物性质有关，如软而带黏性的食物易沉积成牙结石，牙齿排列不齐，牙面或修复体表面粗糙、口腔卫生、刷牙方式、牙膏品种（功效）等也常相关。菌斑矿化成结石，表面粗糙的牙结石又为菌斑的继续积聚提供良好的部位，故牙结石能加快菌斑的形成速度。龈下结石表面的菌斑，可促进龈沟液的渗出增加，随之形成牙结石所需的矿物质也增多。

牙结石与牙周病密切相关，牙结石的量与牙龈炎症之间呈正相关。牙结石的致病作用主要是由于它表面可形成未矿化的菌斑，刺激牙龈造成炎症，加之牙结石本身坚硬粗糙，对牙龈有机械性刺激。牙结石的多孔结构也容易吸附大量的细菌及其毒素，妨碍口腔卫生正常维护，故常引起牙龈出血、牙周袋加深、牙槽骨吸收和牙周病发展。

【防治措施与用药】

洁治术是去除龈上菌斑和牙结石的最有效的方法，可采用超声波洁牙和手术器械洁治。龈下刮治术是用比较精细的龈下刮治器刮除位于牙周袋内根面上的牙石和菌斑。

金栀洁龈含漱液，每次含漱 10ml，3 次/d，每次鼓颊含漱 5min 左右，有洁龈和去除菌斑的功效。

第十二章 皮肤科疾病

太田痣样斑

【临床表现与诊断要点】

主要分布于颧部，前额、鼻翼、鼻根、颞侧、眼睑的黄褐色、褐青色、蓝灰色斑点及斑片。好发于亚裔中青年女性，男性相对少见。据上海第九人民医院吴品茹、陈向东调查，上海市区太田痣样斑的人群患病率为 2.6%，女性患病率为 4.4%，远高于太田痣的患病率 0.22%。该病好发年龄在 35～59 岁。发病相关因素为长期无保护日晒，有 15.2% 的患者具有家族史。

【防治措施与用药】

本病尚无对健康有影响的证据。治疗目的是解决皮损对面部外观的影响，达到美容要求，解除内心烦恼。临床曾用皮肤磨削、冷冻疗法、干冰压迫法等，因出现不同程度的色素脱失、瘢痕等，已被现代激光治疗技术取代。激光能选择性损伤真皮中黑色素细胞，并被巨噬细胞分解而排出体外，疗效较好。尚可选用适合患者的防晒霜、护肤霜等保护皮肤，亦有辅助之效。

体癣（股癣）

体癣是指发生于平滑皮肤（除手足癣、花斑癣、叠瓦癣外）的浅部真菌病，体癣发生于股部上内侧者称为股癣。

【临床表现与诊断要点】

本病由浅表部真菌感染引起，常因接触患者和患癣宠物等发病；潮湿、多汗、衣着过紧和肥胖均可诱发。长期应用皮质激素或糖尿病、慢性消耗性疾病患者易患本病。初起为红色丘疹或丘疱疹，边缘逐渐扩展，中心自愈而成环状、半环状或多环状，边缘部有红色丘疹或红疱疹，伴有鳞屑；中心部炎症轻，伴脱屑及色素沉着。本病好发于面、颈、躯干等部位；股癣则发生于股部、臀部、会阴部及肛门周围。病程缓慢，往往夏季发作或加重，冬季减轻或消退。真菌镜检或培养阳性者即可诊断。反复发作或皮损面积较广泛者，应进行血糖检查，以排除糖尿病等内科疾病。

【防治措施与用药】

1. 保持皮肤干燥、清洁、透气，不共用毛巾、浴盆，及时治疗患癣的宠物。

2. 局部外用抗真菌药即可，皮肤损害广泛者可服抗真菌药。抗真菌药用法与用量参考如下。

盐酸氯康唑霜 外涂患处，2～3次/d。连用7～10d。

硝酸咪康唑霜[保乙] 外涂患处，1～2次/d。连用7～10d。或遵医嘱。

噻康唑霜 外涂患处，一般早晚各涂1次，连用7～10d。

硫康唑霜 外涂患处，早、晚各1次；轻症1周内治愈。重症治愈后继续治疗2～3周，以防复发。

特比萘芬[典][保乙] 口服250mg/d，疗程4～6周；外涂患部时用乳膏剂，1～2次/d，直至痊愈。

氟康唑胶囊[保乙] 口服用于重症感染，对深部真菌病亦有效，通常1次/d，每次50～100mg，共1～4周。警惕肝损害，遵医嘱用。

曲安奈德益康唑霜剂[保乙] 内含硝酸益康唑1%，曲安奈德0.1%；涂患处，早晚各1次。

咪康唑软膏[保甲] 涂患处，1～2次/d。

头癣与黄癣

【临床表现与诊断要点】

1. 本病为真菌（霉菌，癣菌）感染所致的头部癣病，主要发生于儿童。头癣至青春期可自愈，不留瘢痕。黄癣却不易自愈，常迁延至成年。

2. 头癣 病变大小不等，为散在的灰白色鳞屑斑，局部毛发折断，有的毛发根部有灰白色套状物，称为发鞘。少数病变潮红发炎，如化脓即称为脓癣。头癣应与干性皮脂溢相鉴别。

3. 黄癣　病变为围绕毛发的黄色碟形薄痂，称黄癣痂，多时可融合成片。病变部头发无光泽，易脱落；局部皮肤及毛囊萎缩，形成秃瘢，故又称为“秃疮”。

4. 取病发或黄癣，加10%氢氧化钾1滴，覆以盖片，加热轻压使之软化，镜检可见孢子或菌丝。

【防治措施与用药】

1. 注意隔离，衣帽用具加热消毒。每晚用温水肥皂洗头，吹干。早期发现、诊断和治疗。患者衣服及理发用具要消毒。

2. 抗真菌药物治疗（同体癣）。尚可交替应用碘伏和头癣软膏（或瘌痢头软膏）早、晚各涂患部1次，直至痊愈。小片损害，可人工拔发，涂上述药物。

3. 中医药治疗　①醋糟三两加青黛或绿色染料三钱，调匀，先将头发剃光洗净擦干，再将药涂于患处包扎，每3d换药1次，连涂3～4次。②30%川楝子软膏、10%雄黄水杨酸软膏或30%～50%大蒜软膏等均可试用。

手癣、足癣

手癣和足癣是皮肤癣菌侵犯掌跖、指（趾）而引起的浅部真菌感染性皮肤病。多由公用足盆、拖鞋等相互传染而得，尤以穿着不透气的皮鞋、球鞋、塑料鞋者容易发病。

【临床表现与诊断要点】

常见类型有水疱型、糜烂型和鳞屑角化型。

（1）水疱型　表现为手或足群集或散发性水疱，伴瘙痒，水疱可相互融合成环状。

（2）糜烂型　表现为指（趾）间浸渍、糜烂和渗出，有臭味，瘙痒。多汗症或穿不透气鞋的人较多见。

（3）鳞屑角化型　掌或跖皮肤角化，鳞屑、干燥、容易皲裂。进行真菌镜检或培养阳性即可诊断。

【防治措施与用药】

1. 应保持皮肤干燥、清洁、透气。不共用毛巾、拖鞋和足盆。避免长时间穿不透气的鞋袜，勤换、洗袜子。患足（手）用过的袜子、手套应洗净和消毒处理。

2. 治疗用药　同体癣（股癣），可选用盐酸氯康唑霜、硝酸咪康唑霜、噻康唑霜、硫康唑霜等外涂局部，1～2 次/d，7～10d 为 1 个疗程，临床治愈后可再用 7～10d，以防复发。用法用量请参阅体癣（股癣）。

曲安奈德益康唑霜剂[保乙]　用法用量请参阅“花斑癣”。

阿莫罗芬霜剂[保乙]　有 0.125%、0.25%、0.5%三种规格，涂患部 1 次/d，连续 1～6 周。

脚癣粉　内含水杨酸 50g、硼酸 10g、氧化锌 20g，滑石粉加至 100g。治疗足癣或足多汗症。脚洗净擦干后外用。

足光粉　内含水杨酸、苯甲酸、硼酸、苦参干膏。抗真菌、止痒、敛汗。主治各型手足癣。用前将 1 袋（16g）加入沸水 500～750ml 中搅匀成混悬液，当温度降至手足癣的皮肤可耐受时浸泡，开始计时 20～30min，必要时再加温浸泡。浸泡后表皮可出现自然脱落，属正常现象；浸泡后将足直接擦干，勿再以水清洗；注意鞋袜卫生，避免重复感染。

花斑癣

花斑癣俗称汗斑，是糠秕马拉色菌所致的一种慢性浅表性真菌病，与多汗、炎热、潮湿等因素有关，也与脂溢性皮炎、糠秕孢子菌毛囊炎、遗传过敏性皮炎有关。

【临床表现与诊断要点】

以青壮年较多见，在颈、胸、背、腋下等处呈现灰黄色、棕色、褐色或淡白色斑疹，散在或融合，边缘清楚，表面微微发亮，覆有糠秕样鳞屑。可有微痒，病程缓慢，夏季发作，冬季消退。真菌镜检发现糠秕孢子菌的菌丝和孢子即可诊断。

【防治措施与用药】

1. 应保持皮肤清洁、干燥、通风透气；勤洗澡，勤换内衣。

2. 外用抗真菌药治疗有效。参阅“体癣（股癣）”和“手癣、足癣”。

曲安奈德益康唑霜剂[保乙]　内含硝酸益康唑 1%，曲安奈德 0.1%。本品对皮肤真菌、隐球菌、念珠菌属（包括白色念珠菌、克鲁-斯念珠菌）、近平滑假丝酵母、热带假丝酵母、墨曲霉、烟曲霉、须毛癣菌、红色毛癣菌、糠秕孢子菌属均敏感；对花斑癣和湿疹均有效。每日早、晚各 1 次，将本品轻轻涂抹于患处或遵医嘱。

甲癣（甲真菌病）

由皮肤癣菌、酵母菌以及真菌引起的甲板或甲下组织感染称甲真菌病，甲癣指皮肤癣菌引起的甲病。甲癣常来源于手足癣，单独甲感染者常与甲板外伤有关。免疫功能低下、雷诺病、糖尿病、银屑病、细菌感染等情况下容易发生本病。

【临床表现与诊断要点】

患者甲板浑浊、增厚、脆裂、变形、淡灰色或淡灰白色或污秽褐色，甲床下角质增生，可伴有慢性甲沟炎。进行甲屑的真菌菌检和培养，阳性即可诊断。

【防治措施与用药】

1. 积极治疗手足癣、体股癣，预防本病的发生。本病重症可外科手术拔除病甲；但一般要求口服抗真菌药；外用药可作为辅助药或在损害小的时候长期使用（至痊愈）。

2. 内外科用药参考

灰黄霉素 治疗甲癣或足癣，成人常用量口服500mg，每12h 1次。疗程较长，应随时注意对神经系统、消化系统的不良反应，尤其是要防止肝肾损害，包括过敏反应、白细胞减少、肝毒性及蛋白尿，权衡利弊，在有经验的专科医师指导下治疗用药。

癣药玉红膏 解毒杀虫，止痒祛风。主治手、脚气及灰指甲。外用，涂1～2mm厚敷于病甲（刮薄后涂效更好）上，1～2次/d。

将病甲用热水泡软，用刀片刮薄，或贴紫角拔膏，1周后刮薄指（趾）甲，涂碘伏或5%碘酊。或涂复方安息香酸软膏后包扎，数日后刮薄指（趾）甲，再涂碘伏或5%碘酊，交替使用，直至痊愈。

糠秕孢子菌毛囊炎

糠秕孢子菌毛囊炎是由圆形和（或）卵圆形糠秕孢子菌引起的毛囊炎性损害。炎热、潮湿、多汗、皮脂腺分泌旺盛、糖尿病、应用皮质激素或抗生素可诱发。青壮年多见。

【临床表现与诊断要点】

表现为背、肩及胸部的毛囊性红色圆顶丘疹、直径2～4mm，间有脓疱，散在分布，伴有痒感。真菌镜检可见糠秕孢子菌的菌丝和孢子，结合临床表现可下诊断。

【防治措施与用药】

保持皮肤清洁，勤洗澡、勤换内衣。治疗体癣的外用抗真菌药对糠秕孢子菌毛囊炎也有效。

毛囊炎

毛囊炎为单个毛囊发生的急性或慢性化脓性炎症。葡萄球菌感染是常见病因，其他细菌也可致病。常在免疫功能低下或糖尿病、瘙痒性皮肤病等基础上发病；长期接触焦油或皮质激素制剂、搔抓、摩擦等也可诱发。

【临床表现与诊断要点】

临床典型症状为粟粒大毛囊性红色丘疹，逐渐形成丘脓疱疹，中心有一毛发贯穿，周围有明显红晕，破后排出少量脓液，继而结痂痊愈，一般不留瘢痕，自觉疼痛或微痒。反复发作者为慢性毛囊炎。发生于头皮的毛囊炎，愈后留下点状瘢痕和永久性脱发者，称为脱发性毛囊炎。发生于颈项部的毛囊炎，形成瘢痕疙瘩样增生者，称颈项部瘢痕疙瘩性毛囊炎。

真菌镜检，细菌培养有助于明确诊断；药敏试验有助于选用敏感的抗微生物制剂对症用药治疗。

【防治措施与用药】

1. 保持皮肤清洁卫生，避免搔抓、摩擦，增强机体抵抗力。

2. 糠秕孢子菌感染者用药同糠秕孢子菌毛囊炎。

3. 葡萄球菌等其他细菌感染者，建议用以下药物。

莫匹罗星（百多邦）**软膏**[保乙]　用于脓疱疮、疖病、毛囊炎等原发性皮肤感染，及湿疹合并感染，溃疡合并感染、创伤合并感染等继发性感染。外涂，3 次/d，5d 为 1 个疗程。必要时可重复 1 个疗程。患处可用敷料包扎或覆盖。

喷昔洛韦乳膏（夫坦乳膏）[保乙]　适用于病毒感染性毛囊炎，外涂患处，4～5 次/d，应尽早治疗。

除湿止痒洗液　外用治疗毛囊炎，适量涂抹患处，3～4 次/d；亦可用水稀释后（10 倍）洗浴，1 次/d。

皮肤康洗剂　用于毛囊炎，宜先用温开水洗净患处，涂抹药液

15min 后再用清水洗净，1～2 次/d。

老鹳草软膏 消炎解毒，收敛生肌。外用治疗皮肤小疮疖，涂敷患处，1 次/d。

疖及疖病

疖为葡萄球菌引起的急性化脓性深毛囊炎和毛囊周围炎，多发、复发性疖称为疖病。病原菌主要为金黄色葡萄球菌、表皮白色葡萄球菌也可引起。潮湿高温，卫生条件差，搔抓、皮肤损伤、免疫力低下时容易发病。

【临床表现与诊断要点】

临床特点为毛囊性丘疹、结节、红肿热痛，可形成脓肿。好发于头面、颈及臂部，初起为毛囊性红色丘疹，逐渐形成硬结，局部红肿热痛，数日后结节化脓变软，顶端发生脓疱，形成脓栓，破后有脓液流出，形成瘢痕而愈。可有淋巴结肿大；重者可伴有发热，畏寒等。发生于鼻部和唇部（周围）的疖，易引起海绵窦静脉炎及脑脓肿。严重时外周血白细胞总数及中性白细胞可升高。反复发作者应检查血糖等，以排除糖尿病、贫血等基础疾病。

【防治措施与用药】

1. 预防同毛囊炎，并积极治疗诱发疾病。皮损切忌挤压，尤其是发于上唇和鼻部的皮损。局部治疗可外用敏感的抗生素制剂；脓液形成后可切开排脓。全身治疗可口服、肌内或静脉注射抗生素，必要时取脓液进行细菌培养加药敏试验，选用敏感的抗微生物制剂。

2. 用药参考如下。

莫匹罗星（百多邦）**软膏**[保乙] 参阅“毛囊炎”。

有条件时取脓液进行细菌培养加药敏试验，选用敏感的抗生素，如红霉素软膏、四环素软膏、氧氟沙星软膏等。

小败毒膏 清热解毒，止痛。用于疖肿、疔疮、毛囊炎、毛囊周围炎、体表浅部脓肿等。口服：15g/d，2 次/d。阴虚疮疽等忌用。

过氧苯甲酰[保乙] 软膏剂（0.25%，5%，10%）；凝胶（0.25%，5%，10%）[典][保乙]。夏季可用于防治疖、痱子等；皮脂腺分泌过多而引起的痤疮。涂患处，2～3 次/d。

单纯疱疹

单纯疱疹是由单纯疱疹病毒（HSV）感染所致的急性疱疹性皮肤

病。HSV 可分为Ⅰ型和Ⅱ型。Ⅰ型感染引起唇部、面部等非生殖器部位的单纯疱疹；Ⅱ型主要感染生殖器部位的皮肤黏膜及新生儿，即生殖器疱疹。HSV 主要通过直接接触，亦可通过唾液污染的餐具间接接触，经皮肤黏膜破损处感染而发病。发热性疾病、胃肠功能紊乱、月经期、过度疲劳等机体抵抗力下降时可诱发。

【临床表现与诊断要点】

皮损好发于皮肤黏膜交界处，如口周、口角、鼻、眼、面颊部及外阴部位等，偶见手指等直接接触部位。局部先出现灼热、疼痛，继后出现水肿性红斑，其上群集有针头大小的水疱，易形成糜烂，数日后干燥结痂。1～2 周痊愈，易反复发生。

【防治措施与用药】

1. 避免诱发因素，生活规律，坚持经常性锻炼，提高机体免疫力，预防感冒可减少本病复发。接触患者时应采取适当防护措施，避免重复、交叉感染。

2. 防治用药参考如下。

板蓝根注射液 局部患处涂抹适量，1～2 次/d，连用 7～14d。

喷昔洛韦乳膏[保乙] 抑制 HSV Ⅰ型和Ⅱ型感染有效，外涂患处，4～5 次/d，应尽早治疗；7d 为 1 个疗程。

酞丁安搽剂 外涂患部，3～5 次/d，7d 为 1 个疗程，疗效较好。

阿昔洛韦（无环鸟苷）**霜剂**[典][保乙] 涂于患部，3～4 次/d，7d 为 1 个疗程。

重症患者可口服抗病毒药，如上述喷昔洛韦、阿昔洛韦等，通常每 4h 口服 1 次治疗剂量，7d 为 1 个疗程。中药板蓝根、大青叶、银花、连翘、金莲花等为主药组成的汤剂或成药，对 HSV 的抑制作用较好（强），可口服和外用。

带状疱疹

带状疱疹是由水痘-带状疱疹病毒引起的沿周围神经分布的群集疱疹和以神经痛为特征的一种皮肤病。对该病毒无免疫的人群被感染后，发生水痘或呈隐性感染而成为带病毒者。当患感染性疾病、肿瘤，放疗、化疗、月经期或过度疲劳等免疫功能减退时，潜伏于神经节内的病毒被激发活化，使神经节受累、相应感觉神经及其支配区皮肤出现症状。

【临床表现与诊断要点】

以春秋季多见，多见于老年人，可有低热、不适、乏力、皮肤刺痛或感觉过敏等前驱症状。可发于身体任何部位的一侧，沿单侧周围神经走向，呈带状分布的红斑、丘疹，在此基础上出现簇状小水疱，严重者有血疱和坏死，数日后干燥结痂，2～3 周痊愈。局部有不同程度的阵发性或持续性疼痛，可伴有灼热、麻木和瘙痒等感觉，年龄越大疼痛越剧烈，但有少数患者无症状。部分患者可有后遗神经痛。

【防治措施与用药】

1. 保持患部干燥、清洁，保护疱壁，避免继发感染。

2. 口服和静脉注射抗病毒药，止痛治疗。《中国带状疱疹治疗指南》选用了泛昔洛韦，《中国国家处方集》推荐了更昔洛韦作为带状疱疹的治疗药。临床验证喷昔洛韦也有效。

伐昔洛韦（万乃洛韦，明竹欣）**片**　适用于水痘-带状疱疹病毒及单纯疱疹病毒Ⅰ型、Ⅱ型感染。口服，每次 300mg，2 次/d。饭前空腹服用。成年带状疱疹患者推荐连服 7～10d，且在症状出现后 3d 内服用。

喷昔洛韦软膏、抗病毒作用机制与伐昔洛韦相同。局部外用，涂于患部，每 2h 涂 1 次，连续 4d。

阿昔洛韦（无环鸟苷）**片**[保甲]　用于带状疱疹病毒感染，口服 200mg，每 4h 1 次，或 1g/d，分 4～5 次服用，7d 为 1 疗程，可连用 2～3 个疗程。霜剂可涂搽患处，每日 4～5 次。

聚肌胞注射液　用带状疱疹，肌内注射 2～4mg，隔日 1 次；静脉滴注 100mg，每周 2 次，可连用 3 周。

此外，对带状疱疹有效的还有酞丁安、索立夫定等，均可对症选用。

间擦疹（皱褶红斑）

本病是发生在皮肤皱褶部位的急性炎症性皮肤病。由于皮肤皱褶处汗液浸渍，摩擦和微生物感染而发生。好发于湿热季节、地区或环境。婴儿、肥胖成人和生活不能自理的人发病率高。

【临床表现与诊断要点】

好发部位为腹股沟、阴囊与大腿接触之处，会阴、肛周、腹部、臂沟、颈部、腋窝及乳房下等皱褶处。局部潮红、充血、浸渍、糜烂、渗液。继发感染时有脓性分泌物。可伴有臭味，亦可继发念珠菌感染。

【防治措施与用药】

1. 保持局部皮肤干燥、清洁、透气，减少出汗，经常扑粉。

2. 外用药参考。

3%硼酸溶液 局部湿敷，1次/d。

有真菌感染者，局部外用抗真菌剂如克霉唑软膏[保甲]、苯甲酸软膏[保乙]、环吡酮胺软膏[保乙]、联苄唑软膏[保乙]、咪康唑霜[保乙]、莫匹罗星软膏[保乙]、特比萘芬霜[保乙]、酮康唑霜[保乙]、益康唑曲安奈德霜[保乙]等治疗。

稻农皮炎

【临床表现与诊断要点】

1. 尾蚴皮炎（俗称“鸭怪”“鸭屎疯”等） 在南方多由禽类（鸭、鹅）血吸虫尾蚴引起，在北方多由畜类（牛、羊）血吸虫尾蚴致病。一般在下水田后0.5h即可发生，水浸的局部发痒，随后发生红斑、丘疹、水疱、风团等损害，数日消退，少数有继发感染。

2. 浸渍糜烂型皮炎（俗称“烂手”“烂脚丫”） 下水数日即可发病，指（趾）缝浸软、发白、潮红糜烂，掌趾可有点状表皮剥脱。可能与皮肤长期浸水、机械性摩擦，水温高，水呈碱性等因素有关。城市水产品市场中的鱼贩也可患本病。

【防治措施与用药】

1. 消灭血吸虫尾蚴中间宿主丁螺（“椎实螺”），在稻田水深5～10cm时，每亩用硫酸铜500～1500g；或用6%吸湿性六六六粉与细砂或黄土按1∶10混匀，均匀撒入稻田，每亩7.5～10kg。或于播种、插秧前投入草灰（每亩50kg以上）作为底肥；或作业前6～12h撒入茶饼(20kg/亩)；或人工捕捞等。加强粪便管理，沼气池熟化后才施肥。改进劳动条件，如塑料膜育秧、个人防护（薄膜肢套）、涂用防护药膏(松香25.0g，凡士林加至100.0g）等。

2. 尾蚴皮炎 口服抗组胺药，如苯海拉明、氯苯那敏、赛庚啶、异丙嗪、氯雷他定、特非那定、西替利嗪均可选用。外涂止痒药，或新马齿苋洗净捣烂，局部涂敷。也可用鱼腥草捣烂，局部外敷。

3. 浸渍糜烂型皮炎 糜烂部位涂2%甲紫溶液或鞣酸软膏，继发感染者用0.1%～0.5%高锰酸钾溶液冲洗感染创面。

脓疱病（黄水疮）

脓疱病是由葡萄球菌或链球菌引起的化脓性皮肤病。通过接触传染，夏秋季常见，小儿多见，且有并发急性肾炎的可能。

【临床表现与诊断要点】

1. 皮疹初起为水疱，不久疱液呈脓性，继之结成黄色痂，痂下为糜烂面。好发于鼻、口周、颈、头皮及四肢等露出部位。

2. 注意与脓疱性湿疹鉴别　后者为多形性皮疹（斑、丘疹、水疱、糜烂，结痂等），呈弥漫性潮红，剧痒，经过延缓，易反复。

【防治措施与用药】

1. 注意皮肤卫生。积极治疗患者。对患者的衣物等棉织品应煮沸或蒸汽消毒，化纤制品应彻底洗净、日晒消毒。及时治疗小外伤或瘙痒性皮肤病。

2. 局部治疗　以1∶5000高锰酸钾液、3%硼酸溶液或1∶2000黄连素溶液清洗去痂后，涂以抗菌药膏，如复方依沙吖啶软膏、2%氧化氨基汞软膏，四环素或红霉素或氟哌酸软膏、复方黄连素软膏等。或用中药如黄水疮药、一扫光等；亦可用马齿苋、蒲公英或野菊花煎水洗后，将黄柏粉或二妙散等用植物油调敷。

3. 全身治疗　病程迁延或伴有发热，淋巴结炎，以及全身泛发皮损者可口服对病原菌有效的抗菌药物，宜选苯唑西林、氯唑西林、阿莫西林等；可选第一代头孢菌素、克林霉素、红霉素、复方磺胺甲噁唑等治疗。

接触性皮炎与湿疹

接触性皮炎是接触外界刺激物或致敏物后在皮肤黏膜接触部位发生的炎症性反应。湿疹是由多种内外因素引起的具有明显渗出倾向的皮肤炎症反应。接触性皮炎常有明确的外界接触史，多为急性经过，但长期反复接触致敏物者也可呈慢性经过。湿疹常常病因不明，以内因为主，急性发作，趋于慢性，易复发。致病因素（诱发物质）有纺织品、皮革、塑料、化工原料、药物、杀虫剂、化妆品、清洁洗涤剂、金属、首饰等，以及某些动物、植物及其他。皮肤斑贴试验可诊断接触性皮炎，并寻找致敏物质。

【临床表现与诊断要点】

1. 急性症状　湿疹皮损呈多形性，如红斑、丘疹、丘疱疹、水疱、糜烂、渗出。可发于身体任何皮肤，严重者可泛发全身。接触性皮炎在接触部位出现境界清楚的红斑、丘疹、丘疱疹，严重时红肿明显并出现水疱或大疱，甚至坏死。局部瘙痒或灼热。

2. 亚急性症状　红肿炎症减轻，皮损呈暗红色，水疱和糜烂逐渐愈合，渗出减少，可有丘疹、少量丘疱疹以及鳞屑，瘙痒和病情逐渐好转。遇诱因可再次呈急性发作，或时轻时重，经久不愈而发展为慢性。

3. 慢性症状　局部表现为暗红色浸润肥厚或苔藓样斑，色素异常和鳞屑等，瘙痒剧烈，影响睡眠。饮酒、搔抓、热水烫洗等可加重皮损。再次接触病因或受不良因素的刺激，可急性发作。

【防治措施与用药】

1. 积极寻找病因，避免接触过敏源和刺激物，避免过度或过勤洗浴。

2. 可口服抗组胺药，严重者口服皮质激素，合并感染者可口服抗生素。外用药治疗应分阶段进行：①急性期治疗以溶液、洗剂、霜剂为主；②亚急性期治疗以霜剂、油剂和糊剂为主；③慢性期治疗以油膏为主。以下药物可供临床对症选用时参考。

哈西奈德涂膜[保乙]　适用于接触性皮炎、湿疹、神经性皮炎、银屑病（牛皮癣）等。外用，涂于患处，2～3 次/d。

复方卤米松霜[保乙]　用于接触性皮炎、湿疹等。外用于患处，2 次/d，并轻轻揉擦。

复方吲哚美辛酊　用于接触性皮性、湿疹等。将药液滴于患处，以手指涂搽按摩 2min，或以棉球浸取药液涂于患处，并稍加按摩即可。

此外，对接触性皮炎、湿疹有效的药物尚有曲安奈德霜、复方曲安奈德霜、氢化可的松霜、益肤酰胺（净肤灵、益肤净）、氯倍他索（水剂、冷霜剂、油膏）等均可选用。

淤滞性皮炎

淤滞性皮炎是继发于下肢静脉高压的一种湿疹，常伴有静脉曲张和深静脉血栓性静脉炎。多见于中老年人。

【临床表现与诊断要点】

小腿远端出现褐色色素沉着及点状红斑、丘疹、丘疱疹、渗出、糜烂、结痂等湿疹表现，日久则硬化。常因外伤和感染而发生经久不愈的溃疡。进行肢体多普勒检查，寻找血管疾病是治疗的基础，必要时施行血管外科治疗才奏效。

【防治措施与用药】

1. 使用弹力绷带和弹力袜。外用弱效皮质激素，如氟轻松软膏，外涂患部，1～2 次/d。其他药物如复方卤米松霜、曲安奈德霜、复方曲安奈德霜、氢化可的松霜、氯倍他索外用制剂等均有效，用法用量请参见“接触性皮炎与湿疹”。

2. 避免站立和行走时间过久，经常抬高患肢，减轻静脉高压淤血。

3. 有临床指征和条件具备时，施行血管外科治疗。

干性湿疹

干性湿疹也称缺脂性湿疹，是以皮脂减少、皮脂干燥、干裂和细小脱屑为特点的皮肤病。

【临床表现与诊断要点】

常见于老年人和洗浴不当者，四肢尤其是小腿伸侧出现淡红斑、干燥、鳞屑、细小裂纹，伴有瘙痒。秋冬季多见，春夏季好转甚至痊愈。

【防治措施与用药】

1. 外用凡士林或羊毛脂、矿物油为基质的润肤剂，严重者可外用弱效皮质激素制剂（参见“淤滞性皮炎”）。

2. 避免热水烫洗、清洁剂和搓澡等刺激。

婴儿湿疹

【临床表现与诊断要点】

好发于面部、头皮，重者躯干四肢亦可发疹，剧痒。皮损呈多形性，易于反复。多伴有胃肠道功能障碍，如吐奶、腹泻或便秘。

【防治措施与用药】

1. 局部治疗　①清洁去痂。可用花生油去痂，或涂莫匹罗星（百多邦）软膏，1 次/d。②有渗出时用硼酸液湿敷，然后涂以复方依沙吖啶软膏（可用 15%氧化锌软膏加 1%黄连素或呋喃西林调匀代替）。无渗出者可用氟轻松软膏涂患处，或益康唑曲安奈德软膏、哈西奈德软膏、卤米松软膏等涂患处治疗。

2. 内服抗组胺药物，如苯海拉明、异丙嗪，1mg/kg，1次/d；并可服用镇静药、钙剂。同时治疗消化功能障碍，除去肠寄生虫，排除过敏源。

3. 调整饮食制度，按时哺乳，不要过饱。

4. 婴儿患湿疹时切勿接种牛痘。

疣

疣是由人乳头瘤病毒（HPV）感染所引起的皮肤病，包括寻常疣、扁平疣、跖疣及尖锐湿疣等。通过直接接触传染致病。外伤、免疫缺陷、免疫功能低下是发生感染的重要原因。病变特点因种类不同而异。

【临床表现与诊断要点】

1. 寻常疣（瘊子） 好发于手背、手指，也可见于头面部。形态大小不一，为针头至绿豆大的半球状角化丘疹，表面粗糙，坚硬，色灰黄或污褐色，表面可呈棘刺样，逐渐增大或融合，可因自身接种数目逐渐增多。病程漫长，亦有自然消退者。多无自觉症状或感觉轻微；出现于甲周的皮损称为甲周疣，可破坏指（趾）甲的生长，引起疼痛。

2. 扁平疣 又称青年扁平疣，好发于颜面、手背、前臂等处，为米粒到黄豆大小淡褐色或正常皮色扁平丘疹，圆形或多角形，表面光滑，数目众多，常密集，可沿抓痕呈条状排列。无自觉症状。

3. 跖疣 为发生于足跖部的寻常疣。跖外伤、摩擦、受压部位多见，皮疹在逐渐增大时由于压迫形成淡黄色或黄褐色角质斑块，表面粗糙，中央微凹，边缘为稍高的角质环，中心可见点状出血，可有疼痛和压痛。

4. 尖锐湿疣 又名性病疣，是HPV-6、HPV-11、HPV-16、HPV-18型病毒感染引起的一种常见性病。主要经性接触传播，少数由污染的日用品间接传播。潜伏期为1～8个月，平均3个月。好发于龟头、冠状沟、包皮内侧、尿道口、阴茎、肛周与直肠部、大小阴唇、宫颈、阴道、阴道口以及会阴、阴阜、腹股沟等部位。损害初起为柔软淡红色小丘疹，逐渐增大增多，表面凹凸不平，呈乳头或扁平疣状，可从针头至花生米大小不等；也可呈巨大菜花状，数目多少不一。醋酸白试验阳性。无明显自觉症状，巨大皮损长期不愈可发生生殖器癌。

一般无须进行实验室检查，但对尖锐湿疣，必要时可进行皮肤组织病理检查，且注意有无合并其他性病。

【防治措施与用药】

1. 寻常疣、跖疣可用激光、电烧、冷冻等治疗。扁平疣可用维A酸或酞丁安制剂治疗。尖锐湿疣亦可用某些药物治疗。

维A酸[保乙]　治疗扁平疣。口服10mg/次，2～3次/d；外用于患处：0.25%冷霜或软膏治疗痤疮、糠疹；0.1%冷霜或软膏治疗扁平疣，涂患处，2次/d。

酞丁安搽剂[典]　对尖锐湿疣也有一定的治疗作用，涂于患处，3次/d。

氟尿嘧啶软膏[保乙]　用于寻常疣、扁平疣，局部外用，1～2次/d。不可用于黏膜。

2. 尖锐湿疣以局部治疗为主，可选用二氧化碳激光，高频电刀电灼等，也可选用5%的氟尿嘧啶溶液或注射液，50%三氯醋酸溶液，10%～20%足叶草脂酊或0.5%足叶草素酊，或鬼臼毒素软膏（0.5%，5g∶25mg）等于患处外用。通常以牙签、棉签或玻璃棒蘸药液（软膏）后，均匀涂布于疣体表面，等待2～3min使药液（软膏、酊）挥发干燥。尽量少接触正常皮肤和黏膜。2次/d，连续3d。然后停用药观察4d为1个疗程。若疣体未消退，可同法重复治疗，最多不超过3个疗程。

氨基转移酶毒素　本品容易穿过细胞膜，能抑制正常皮肤角质生成细胞的分裂增殖，抑制细胞对核苷酸的摄取和DNA的合成。外用时通过抑制人乳头瘤病毒感染上皮细胞的分裂增殖，使之坏死脱落，起到治疗尖锐湿疣的作用。临床用于治疗外生殖器或肛门周围的尖锐湿疣。外用0.5%的酊剂、软膏剂涂患处，2次/d，连用3d；然后停用药观察4d为1个疗程。若疣体未见消退，可同法重复治疗，最多不超过3个疗程。

咪喹莫特　局部免疫反应调节药。乳膏剂外用治疗生殖器及肛门周围的尖锐湿疣。涂药前先将患处洗净、擦干，然后用棉签将本品均匀涂一层于疣体，保留6～8h后用清水将药物洗掉。睡前涂抹，隔日1次，8～12周为1疗程，最多不超过16周。

预防尖锐湿疣应避免不洁性交，不共用毛巾、浴巾和浴盆。

汗疱症

汗疱症又称出汗不良。是发生于掌跖、指（趾）屈侧皮肤的复发性水疱病。精神因素、局部刺激和过敏、癣菌感染等与本病有关。是一种皮肤的湿疹样反应。

【临床表现与诊断要点】

发于手掌、指（趾）屈侧和侧面，为粟粒至绿豆大深在性水疱，常成批出现，可有痒感。水疱 2～3 周消退后脱屑。病程慢性，常伴有手足多汗。容易复发，好发于春秋季节。

【防治措施与用药】

1. 避免局部刺激和过敏，减少手足出汗，去除病因。

2. 出水疱时外用皮质激素外用制剂，如氟轻松软膏、复方卤米松霜、曲安奈德霜、复方曲安奈德霜、氢化可的松霜、曲安奈德益康唑软膏以及氯倍他索水剂、冷霜剂、油膏剂。

3. 脱屑时外用润肤剂。

大疱性类天疱疮

本病是一种自身免疫性表皮下大疱性皮肤病，由于抗基底膜带抗体沉积于表皮基底膜，导致基底膜透明板损伤而形成水疱。

【临床表现与诊断要点】

多见于老年人，在正常皮肤或红斑基础上出现张力性水疱或大疱，疱壁厚、不易破裂，疱液清，尼氏征阴性。皮损全身对称分布，在四肢屈侧、腰腹、腋及腹股沟等处多见；有瘙痒及烧灼感，水疱破裂后糜烂面容易愈合，进行皮肤组织病理检查和免疫病理检查可确诊。

【防治措施与用药】

以支持疗法、使用皮质激素（如氢化可的松注射液）或免疫抑制药等全身治疗为主。

荨 麻 疹

荨麻疹是一种皮肤血管反应性瘙痒性皮肤病，以一过性风团为主要表现，严重者可出现过敏性休克和喉部水肿。病因复杂，包括有些食物或某些药物、花粉、动物皮毛、真菌孢子、尘螨、感染以及理化、动植物因素、精神因素、遗传因素等。

【临床表现与诊断要点】

常见类型包括以下几种。

（1）急性荨麻疹　突然出现大小不等红色或苍白色风团，形状不一，部位不定。瘙痒剧烈，严重者可出现过敏性休克，风团持续数分钟至数小时消退，瘙痒消失，不留痕迹，反复发作。急性荨麻疹应进行血常规、尿常规检查，除外感染性疾病。

（2）慢性荨麻疹　风团反复发作，迁延6周以上，甚至数年。慢性荨麻疹应进行过敏源检查或其他方面检查，有助于诊断。

（3）血管性水肿　又称巨大荨麻疹，好发于组织疏松部位，如口唇、舌、眼睑、外生殖器、喉部、手、足等。突然出现局限性肿胀，紧张发亮，边缘不清，压之无凹陷。持续数小时至2～3d消退。瘙痒较轻，有麻木胀感。常单发，也可与荨麻疹伴发。发生于喉部者，可引起窒息。

【防治措施与用药】

1. 去除病因，抗组胺药治疗，必要时皮质激素治疗。避免接触致敏物，保持室内清洁，去除螨虫。

2. 用药参考

盐酸安他唑啉　抗组胺药，用于荨麻疹。成人口服1片（100mg），3～4次/d。儿童每次半片，2～3次/d；幼儿每次半片，1次/d。或遵医嘱。

复方吲哚美辛酊　用于丘疹性荨麻疹，将药液滴于患处，以手指涂搽按摩2min左右，或以棉球浸吸药液涂于患处，并稍加按摩即可。

益肤酰胺（益肤净）**霜**　用于荨麻疹，外涂患处，早、中、晚各外涂患处1次。

乌蛇止痒丸[保乙]　用于皮肤瘙痒症、荨麻疹等。成人口服2.5g/次，3次/d。

药疹（药物性皮炎）

药物经口服、注射，或通过皮肤、黏膜吸收而进入体内，引起皮肤炎症反应，称为药物性皮炎或药疹。多数是由于机体对某种药物过敏所致。

【临床表现与诊断要点】

1. 既往有用药过敏史。发疹前1～2周内有用药史，或在用药过程中出现皮疹；停用可疑药物后症状逐渐好转。注射青霉素、链霉素、磺胺类药、克林霉素等的药疹往往先从注射部位开始发痒、出疹，并很快累及全身。但有的药疹仅局限于会阴（阴茎）、双肘及其他局部皮肤。

2. 固定性药疹多发于阴茎部，常破溃成糜烂面。发生于口唇及身体其他部位者为暗红色的红斑，中心可出现水疱，愈后留下紫褐色斑。

3. 根据疹型分析致敏药物　如荨麻疹型可由青霉素、磺胺类药、林可霉素、器官浸膏或动物成分药材、血清制剂类诱发；麻疹类型皮疹可由各种抗菌药物、磺胺类药或巴比妥类药引起；猩红热样皮疹常由汞剂、磺胺类药和水合氯醛等引起；固定性红斑可由巴比妥类药及含有该药的止痛片、磺胺类药、安替比林、酚酞（果导片）等引起。某些抗癌药、抗变态反应药本身也容易诱发过敏性药疹。

【防治措施与用药】

1. 停用一切可疑药物。禁用或慎用同族（类）药物或化学结构相类似的药物。多喝水以利药物排泄，或静脉滴注5%葡萄糖注射液；注意口腔卫生，防止继发感染。

2. 支持疗法　静脉注射高张葡萄糖液及大量维生素C（0.5～1.0g/d）。

3. 应用抗过敏药如苯海拉明、异丙嗪、氯苯那敏（扑尔敏）、西替利嗪、氯雷他定、特非那定、阿司咪唑、赛庚啶等。重者需口服或注射皮质激素，如口服泼尼松5～10mg，3～4次/d；或静脉滴注氢化可的松100～200mg/d，病情好转后应逐渐减量。

4. 局部用药可参照“湿疹”。

5. 告诉患者禁用的药物，要特别注意复方成药的成分，如对苯巴比妥过敏者就不能用索米痛片等药。在用药过程中发生皮疹应立即停用可疑药物。

日光皮炎

日光皮炎又称日晒伤，是日光强烈照射后引起的一种急性光毒性反应。其作用光谱主要是波长为290～320nm的中波紫外线（UVB）。反应的强弱与照射角度、时间、范围、环境、肤色和地理海拔高度不同而有差异。本病在光照强烈和炎热季节多见。

【临床表现与诊断要点】

日照后30min至十余小时光暴露部位出现边界清楚的水肿性红斑，

严重者可伴水疱和大疱，自觉灼热、疼痛，严重时可伴有发热、心悸、恶心、呕吐等中暑全身症状。

【防治措施与用药】

1. 避免阳光暴晒（直射），外用遮光剂及涂搽护肤防晒霜；适当户外活动，以增强皮肤对日光的耐受性。

2. 局部治疗以消炎、护肤为原则。全身治疗可口服抗组胺药、消炎止痛药，严重者可用皮质激素治疗。

痱

痱是高温潮湿环境中，出汗过多，蒸发不畅，堵塞汗孔，汗液潴留导致汗管破裂，汗液渗入周围组织引起刺激产生的浅表性炎症反应。临床有白痱、红痱、脓痱、深痱等。

【临床表现与诊断要点】

1. 白痱（晶形粟粒疹）　汗管堵塞部位最为浅表。皮损密集分布，发亮，针头大小的浅表性水疱，疱液清，无红晕，多于1～2d内吸收。多见于高热、大量出汗、长期卧床的患者。颈、躯干为好发部位。

2. 红痱（红色粟粒疹）　最常见。汗管堵塞发生于表皮螺旋形的汗管内。急性发病，成批出现。为针尖大小的丘疹或丘疱疹，周围有红晕。常成批发生在躯干，尤其是皱襞处、乳房下、小儿头面及臀部等。自觉轻度烧灼及刺痒感。

3. 脓痱　痱子顶端有无菌性或非致病性球菌小脓疱。以四肢屈侧及皱褶处较多见。

4. 深痱（痱毒）　汗管堵塞于真皮上层，为密集的非炎症性小水疱；出汗时增大，无汗时缩小。多见于热带或反复发生于严重红痱患者，可伴有中暑症状。

【防治措施与用药】

1. 保持皮肤清洁干燥，加强室内通风降温，衣着宽松透气，经常洗澡（沐浴）。勤洗（换）衣服，尤其内衣裤保持清洁、卫生。

2. 用药参考。

炉甘石洗剂[保甲]　含炉甘石15%，氧化锌5%；或炉甘石、氧化锌各8%；甘油2ml，氢氧化钙溶液加至100ml。有收敛及轻度防腐作用，用于痱子，急性、亚急性皮炎，湿疹及止痒。用前摇匀，外用局部患处涂搽，1～2次/d。

痱子粉 内含薄荷0.2g、水杨酸0.3g、硼酸20g、氧化锌10g、次没食子酸铋1g、滑石粉30g。治疗痱子及急性皮炎，湿疹。每日沐浴后擦干水渍，然后将痱子粉轻轻涂抹体表患部。

冻 疮

冻疮是寒冷和潮湿引起的末梢部位组织的局限性淤血性红斑疾病。自主神经功能紊乱、肢体血循环不良、手足多汗、缺乏运动、营养不良、贫血等均为冻疮的诱因。好发于气温－10℃以下或0℃左右的潮湿、多雾地区和阴湿、冷湿地区环境。春季自愈，冬季复发。

【临床表现与诊断要点】

表现为手足部、面颊、耳廓部等处局限性暗紫色水肿性红斑，皮温低、境界不清。严重者肿胀明显，可发生水疱、溃疡，遇热后瘙痒。愈后色素沉着或遗留萎缩性瘢痕。

【防治措施与用药】

1. 平时加强锻炼或活动，改善手、足、耳、面部皮肤末梢循环，注意保暖。

2. 全身治疗可口服扩张血管药物。

3. 局部外用活血化瘀、舒筋活络、扩张血管的中成药，防治冻疮的中西药制剂。

冻疮膏 含硼酸5g、樟脑3g、甘油5g，凡士林加至100g。外涂于冻疮皮肤表面，1次/d。皮肤已破溃的冻疮患部勿用，但可涂已破溃的患部周围。

2%～5%樟脑软膏 涂于未破溃的冻疮患部，1次/d。破溃时可外用红霉素、四环素等抗生素软膏。

1%辣椒酊、软膏 涂于未破溃的冻疮患部，1次/d。破溃时可外用抗生素软膏。

鸡 眼

鸡眼是足部皮肤长期受压和摩擦而发生的局限性圆锥性角质增生物。好发于足趾，偶见于手部。本病多由穿鞋窄小或足骨畸形，经常行走或站立而逐渐形成。

【临床表现与诊断要点】

多见于足跖中部，小趾外侧，趾内侧及趾背。皮损为境界清楚的绿豆至蚕豆大黄色圆锥形角质增生，表面光滑，与皮面平行或稍隆起。行走时疼痛或压痛明显。

【防治措施与用药】

1. 穿宽松合脚的鞋；矫正足畸形。

2. 鸡眼膏　含水杨酸 150g、磺胺嘧啶 50g、乳酸 50g、冰片 10g、朱砂 25g、淀粉 115g，研匀，加乙醇调成糊状。用于鸡眼患部，注意保护周围正常皮肤。

胼　胝

胼胝是掌跖长期受压和摩擦而发生的局限扁平角质增生性斑块。与足畸形、异常步态、穿不合脚的鞋以及某些职业有关。

【临床表现与诊断要点】

损害为局限性黄色扁平角质增生性斑块，质硬、皮纹清晰，边界不清，中央较厚，边缘较薄。好发于掌跖，常对称性。无自觉症状，严重时可有压痛。

【防治措施与用药】

1. 热水浸泡或洗澡泡软后用修脚小刀刮削掉老化的皮肤角化层，然后外用角质剥脱剂，如鸡眼膏或强威氏软膏患部外用治疗。

2. 预防同“鸡眼”。

手足皲裂

手足皲裂是指手足部皮肤因各种原因所致的干燥和皲裂表现。掌跖皮肤角层较厚，无皮脂腺，缺乏脂质润泽，容易干燥皲裂；再加长期摩擦、酸碱、有机溶剂刺激、真菌感染等均可诱发手足皲裂。老年人，鱼鳞病，掌跖角化症，角化性足癣等患者亦多发生手足皲裂。

【临床表现与诊断要点】

好发于足跟、足跖、手掌、手指屈侧等部皮肤。表现为皮肤干燥粗糙、角化肥厚，有长短、深浅不一的皲裂。活动时牵拉常导致皲裂增大或渗血，可伴有疼痛。以冬季发病较多。

【防治措施与用药】

1. 经常用护肤油、霜、软膏外搽手足部容易皲裂的皮肤。

2. 外用药参考。

尿素乳膏[典][保甲]　市售制剂尿素15g、甘油12ml、单脂酸甘油酯12g，基础膏加至100g研匀分装而成。与“三九皮炎平”的有效成分和作用相近。能促进角质与水结合，使皮肤软化，防止手足皲裂。每日涂搽数次。

复方水杨酸软膏或复方苯甲酸软膏（水杨酸3～6g，苯甲酸6～12g，凡士林加至100g）亦称强威氏或弱威氏软膏，用于皮肤真菌病、手足皲裂等。外搽患处，1～2次/d。

硅霜　含甲基硅油20ml，硬脂酸15g，羊毛脂2g，凡士林7g，羟苯乙酯0.1g，三乙醇胺2ml，甘油4ml，水50ml。防治皮肤皲裂，搽患处，1～2次/d。

玫瑰糠疹

玫瑰糠疹是一种自限性炎症性皮肤病。病因未明。青壮年多见，且春秋季发病率高。

【临床表现与诊断要点】

先在躯干或四肢某部出现一钱币大小圆形、椭圆形玫瑰色斑片，上覆糠秕样鳞屑，称母斑或先驱斑，亦有称之为“铜钱癣”。1～2周后，躯干及四肢近端陆续出现与母斑相似的较小红斑，皮损长轴与皮纹走向一致。一般4～6周可痊愈，很少复发。

【防治措施与用药】

1. 玫瑰糠疹为自限性疾病，可采用对症治疗，亦可采用紫外线照射治疗。

2. 对症用药参考。

甲氧沙林[保乙]　可用于玫瑰糠疹的治疗。外用搽剂（0.2%），或0.1%溶液、0.2%溶液、0.4%溶液，搽涂患处，1～2次/d。治疗期间不宜吃酸橙、无花果、香菜、芥菜、胡萝卜、芹菜等含呋喃香豆素类的食物，以免增加光毒性。

复方青黛胶囊（丸、片）[保乙]　清热凉血，解毒消斑。用于玫瑰糠疹，口服每次4粒，3次/d。丸、片剂看说明书，咨询医师、药师后服用。

日光性角化病

日光性角化病又称光线性角化病或老年性角化病，是常发生于中老年暴露部位的皮肤癌前病变，可发展成鳞癌。由长期日光照射、光线累积损伤皮肤所致。电离辐射、热辐射、沥青和煤焦油产物均可诱发本病。

【临床表现与诊断要点】

40～50岁开始发病，皮损随年龄增长而增多。好发于暴露部位，如面部、耳、手背、前臂等。皮损为粟粒至钱币大肤色、褐色或淡红色丘疹或斑片，上覆黏着性干燥鳞屑，不易剥离，边界不清。表面也可呈现硬性疣状增殖。发展缓慢，常无自觉症状。少数皮疹可出现糜烂、溃疡，并继发皮角或鳞癌，可伴有毛细血管扩张、色素沉着、皮肤干燥、萎缩等。必要时进行皮肤组织病理检查。

【防治措施与用药】

1. 及早诊断，治疗必须彻底。
2. 可采用激光、冷冻、电灼治疗。
3. 氟尿嘧啶软膏[保乙]患处局部涂抹，1～2次/d；或遵医嘱用。

银屑病（牛皮癣）

本病是一种以红色丘疹或斑块上覆盖多层银白色鳞屑为特征的慢性炎性皮肤病。发病机制未明，可能与感染、遗传、免疫、代谢、内分泌、精神创伤等因素有关。

【临床表现与诊断要点】

好发于头皮及四肢伸侧，也可泛发全身。皮损为红色丘疹或斑疹，上面覆有银白色鳞屑，刮除鳞屑后露出发亮的红色薄膜，刮除薄膜可见点状出血。皮疹逐渐扩大或融合成斑片，边界清楚。发生于头皮者，头发呈束状；发生于甲周时指甲可出现点状凹陷。病程长，持续数年或数十年，甚至迁延终生。症状冬重夏轻者多见，严重者全身皮肤呈弥漫性红斑，肿胀，炎症浸润明显，大量糠状脱屑，即为红皮病型银屑病。部分患者可伴有关节红肿疼痛、晨僵，活动受限及畸形，以小关节多见，称为关节病型银屑病。少数患者可在红斑基础上出现密集的针尖大至粟粒大的脓疱，称脓疱型银屑病。脓疱泛发者称为泛发性脓疱型银屑病；

局限于掌跖的称为掌跖脓疱型银屑病。

【防治措施与用药】

1. 增强体质，避免上呼吸道感染；生活规律，避免劳累和紧张，心情愉快，避免皮肤损伤；不盲目追求根治和速效方法，选用安全、有效的方法控制症状，减少复发，延长缓解作用。

2. 可采用光化疗法。

3. 药物治疗可口服中药，外用角质剥脱剂、维A酸制剂、皮质激素制剂等。严重者可口服维A酸类药、抗肿瘤药、免疫抑制药等。以下药物供临床选用时参考。

银屑灵 清热解毒，燥湿，活血。用于湿热蕴肤、瘀滞不通的银屑病（白疕），症见皮损呈红斑湿润，偶有浅表小脓疱，多发于四肢屈侧部位者。颗粒剂：口服，33g/次，2次/d或遵医嘱。

消银颗粒（片） 清热凉血，养血润肤，祛风止痒。用于血热风燥型白疕和血虚风燥型白疕，症见皮疹为点滴状，基底鲜红色、表面覆有银白色鳞屑，或皮疹表面覆有较厚的银白色鳞屑，较干燥，基底淡红色，瘙痒较甚者。颗粒剂：开水冲服，3.5g/次，3次/d，1个月为1疗程。片剂：口服5～7片，3次/d，1个月为1疗程。

阿维A酯[保乙] 临床用于严重的顽固型银屑病，局部及全身脓疱病，先天性鱼鳞癣和毛囊角化病。口服：开始0.75～1mg/(kg·d)，分2～3次，疗程2～4周，最大用量小于75mg/d；维持量0.5mg/(kg·d)。6～8周可获得明显疗效。若与地蒽酚、外用皮质激素、光化疗、紫外线疗法综合使用，可获取最佳疗效。

阿维A[保乙] 作用和效果与阿维A酯相同，剂量需个体化用药。开始每次25mg或30mg，1次/d；以后酌增剂量。最大剂量50mg/d。

地蒽酚软膏[保乙] 又名蒽林、蒽三酚软膏。用于治疗寻常型银屑病，斑秃等。涂患处，1次/d。

他卡西醇软膏（0.0002%） 外用于寻常型银屑病。涂患处，2次/d。有效后可减为1次/d。

甲氧沙林[保乙] 与黑光或长波紫外线合用于白癜风、银屑病、蕈样肉芽肿及玫瑰糠疹。成人白癜风或银屑病在接受长波紫外线（或日光）照射前2～4h服20～50mg，每周2～3次（至少间隔48h）。1h后最好用矿泉水浸洗全身20～30min，2h后紫外线照射，照射剂量从小量开始，以后逐渐增加，皮肤色淡者，首次量不超过10min，中等肤色者不得超过20min。以后根据红斑及压痛程度，每次延长2～5min。好转后还应长时间维持治疗。维持量改为每周1～2次至每月1～2次（逐渐递减）。照射前涂布外用洗剂。饮食禁忌参见“玫瑰糠疹”。

煤焦油软膏[保乙] 煤焦油5g、氧化锌5g、淀粉5g，单软膏加至100g。用于银屑病、慢性湿疹、神经性皮炎、扁平苔藓等，外涂患处，1～2次/d。

曲安奈德[典][保乙] 复方曲安奈德霜外用患处治疗牛皮癣、神经性皮炎、湿疹等，涂患处1～2次/d。

醋酸氟轻松软膏、乳膏[保乙] 涂敷于患处治疗湿疹、牛皮癣、皮肤瘙痒症等，起效快，止痒作用较好。先将皮肤洗净，然后薄薄涂于患处，可轻揉促其渗入皮肤，3～4次/d。

倍氯米松软膏[保乙] 作用强于醋酸氟轻松软膏，但每日用法只需1～2次。

多形性红斑

【临床表现与诊断要点】

多形性红斑皮损好发于手、足背、前背伸侧、口腔、会阴部、面部等。局部有烧灼感及痒感。皮肤损害呈散在性厚肿性红斑，中心暗红，稍凹下，可成为水疱。斑丘疹、水疱、大疱等皮疹常同时存在。典型病变为皮疹中央形成水疱，周围绕以暗红色晕，有如虹膜样外观。

【防治措施与用药】

1. 清除病灶　如治疗龋齿、慢性扁桃体炎等。

2. 内服抗组胺药，可选用氯苯那敏，4～8mg，3次/d；或苯海拉明50mg，2～3次/d；或西替利嗪10mg，1次/d；或氯雷他定5mg，1次/d；或赛庚啶1～4mg，2～3次/d。

3. 可试行静脉注射硫代硫酸钠（0.64g加注射用水10ml），1次/d。

4. 外用炉甘石洗剂，搽患处，3次/d。用前须摇匀。

结节性红斑

【临床表现与诊断要点】

表现为小腿急性红斑结节的疾病，既往可有风湿或结核史，多见于青年女性。发病前常有咽痛、发热、关节痛。皮损常见于小腿伸侧，为散在的皮下结节，圆形或卵圆形，境界清楚，有明显压痛，皮肤表面发红。应与硬红斑鉴别。硬红斑好发于小腿屈侧，数目少，损害较大较深，易于破溃，抗结核治疗有效。

【防治措施与用药】

1. 休息，抬高患肢。

2. 口服小剂量阿司匹林 75～150mg，1 次/d。

3. 有感染灶可选用抗菌药物治疗。

4. 皮肤完整未破溃的红斑可于患处涂搽氟轻松软膏，1 次/d，连用 7～10d，疗效显著，临床已观察到显效病例。卤米松乳膏外涂也有很好的疗效。

神经性皮炎

神经性皮炎是一种慢性瘙痒性皮肤病，以阵发性剧痒和皮肤苔藓样变为特征。与精神因素、局部摩擦刺激有关。

【临床表现与诊断要点】

神经性皮炎多见于中青年，好发于颈项、四肢伸侧、尾骶部。开始时瘙痒，搔抓后出现成群粟粒大小淡红色或肤色圆形、多角形扁平丘疹，逐渐融合成片，皮纹加深、皮脊隆起，苔藓样变，伴有抓痕，血痂和轻度色素沉着。阵发性瘙痒严重者影响睡眠。根据皮损的分布，有局限性神经性皮炎和播散性神经性皮炎之分。病程缓慢，反复发作，多迁延或经久不愈。

【防治措施与用药】

1. 生活规律，劳逸结合，心情开朗，消除（化解）精神紧张或抑郁；避免搔抓、摩擦、烫洗；避免辛辣、刺激性强的饮食和饮料。

2. 对症用药可选用抗组胺药、镇静药，外用止痒药、焦油类或皮质激素制剂，以下药物及其用法用量供参考。

煤焦油软膏[保乙]　煤焦油 5g、氧化锌 5g、淀粉 25g，单软膏加至 100g。用于神经性皮炎、慢性湿疹、银屑病、扁平苔藓等。外用涂搽患处，1～2 次/d。

湿毒清胶囊　养血润肤，祛风止痒。用于血虚风燥所致的瘙痒，症见皮肤干燥、脱屑、瘙痒，伴有抓痕、血痂、色素沉着；皮肤瘙痒症见上述证候者。口服每次 3～4 粒，3 次/d。

乌蛇止痒丸[保乙]　养血祛风，燥湿止痒。用于神经性皮炎瘙痒，每次口服 2.5g，3 次/d。

黑豆馏油[保乙]　2%～10%糊剂；5%硬膏；10%软膏。有止痒、溶解角质等作用，用于神经性皮炎、湿疹等。外用涂搽或贴敷，1～2 次/d，或遵医嘱。

皮肤瘙痒症

瘙痒症是一种只有瘙痒，无原发性皮肤损害的皮肤病。病因复杂，多认为与某些疾病有关，如肝肾疾病、感染性疾病、内分泌和代谢性疾病等，也与妊娠、药物（如血管紧张素转换酶抑制药卡托普利、伊那普利等用于降高血压时有少部分患者出现瘙痒而中止用药）或食物、环境、生活习惯、皮肤情况以及神经、精神因素有关。

【临床表现与诊断要点】

瘙痒常呈阵发性，尤以夜间为重。瘙痒的时间和程度不一。无原发疹，可伴有抓痕、血痂、肥厚，还可伴有烧灼、蚁行感。老年人因皮肤萎缩、干燥、粗糙，容易瘙痒，称为老年瘙痒症。泛发全身的瘙痒，称为全身性瘙痒症。局限于肛门、外生殖器和小腿等部位的瘙痒，称为局限性瘙痒症。

【防治措施与用药】

1. 避免搔抓、摩擦及烫洗等刺激，减少使用清洁剂的次数，浴后及时外涂润肤油。保护室内温度和湿度的稳定。

2. 治疗原发病　停用或酌情减量引起瘙痒的治疗药物，必要时改用具有同样治疗作用的其他药物替代治疗；停食引起瘙痒的食物。

3. 可口服抗组胺药、镇静药对症治疗；外用止痒剂、润肤剂和弱效皮质激素制剂。以下药物及其用法用量参考如下。

氟轻松软膏[保甲]　涂搽皮肤瘙痒处，1～2 次/d。

黑豆馏油软膏[保乙]　涂搽皮肤瘙痒处，2～3 次/d。

糠馏油软膏[保乙]　涂搽皮肤瘙痒处，2～3 次/d。

湿毒清胶囊　养血润肤，祛风止痒。口服每次 3～4 粒，3～4 次/d。

乌蛇止痒丸[保乙]　养血祛风，燥湿止痒。口服每次 2.5g，3 次/d。

消风止痒颗粒　清热除湿，消风止痒。用于风湿热邪蕴阻肌肤所致的湿疮、风疹瘙痒、小儿瘾疹，症见皮肤丘疹、水疱、抓痕、血痂，或见梭形或纺锤形水肿性风团，中央出现小水疱，瘙痒剧烈；湿疹、皮肤瘙痒症、丘疹性荨麻疹见上述证候者。口服：1 周岁以内 15g/d；1～4

岁 30g/d；5～9 岁 45g/d；10～14 岁 60g/d；15 岁以上 90g/d；均分 2～3 次服用，或遵医嘱。

寻常性痒疹

寻常性痒疹是一组伴剧烈瘙痒的风团丘疹性皮肤病。可能与变态反应有关。与遗传、精神因素、昆虫叮咬、气候变化、慢性病灶等也有一定关系。好发于成人，女性多见。

【临床表现与诊断要点】

常见于四肢伸侧、躯干。皮肤损害为小风团样丘疹、丘疱疹、风团很快消失，形成坚实的小丘疹。剧烈瘙痒，因搔抓常见抓痕、血痂、皮肤苔藓化、色素沉着等。病程缓慢，持续时间长。

【防治措施与用药】

1. 避免昆虫叮咬，忌搔抓、烫洗、搓澡。避免食用辛辣和刺激性强的食物。

2. 对症用抗组胺药（如氯苯那敏、苯海拉明、西替利嗪、去氯羟嗪、美喹他嗪、阿伐斯汀、氮䓬斯汀、氯马斯汀、咪唑斯汀、氯雷他定以及特非那定、非索非那定、赛庚啶、曲普利定等），镇静安眠药（如地西泮、艾司唑仑等），外用止痒药（参阅“皮肤瘙痒症”）和皮质激素制剂（复方醋酸地塞米松软膏、氟轻松软膏、倍氯米松软膏、复方曲安奈德软膏、哈西奈德软膏、卤米松霜剂等）。

结节性痒疹

结节性痒疹是一种慢性瘙痒性皮肤病。发病机制未明。多与遗传、精神刺激、昆虫叮咬、胃肠功能紊乱及内分泌障碍等有关。

【临床表现与诊断要点】

成人多见，好发于四肢伸侧，尤以小腿伸侧为多。初起为风团样丘疹，逐渐形成褐色半球状结节，豌豆至蚕豆大。表面明显角化呈疣状，坚实。数目不一，散在分布。瘙痒剧烈，皮肤可见抓痕、血痂、苔藓化和湿疹化。病程漫长，持续多年不愈。

【防治措施与用药】

1. 预防同寻常性痒疹，避免接触致敏物质（某些花粉、药物、食品），保持室内清洁（除螨虫）。

2. 口服抗组胺药（抗过敏药）和镇静安眠药，必要时口服沙利度胺。外用或皮损内注射皮质激素制剂。请参阅“皮肤瘙痒症”“寻常性痒疹”等。

过敏性紫癜（血小板减少性紫癜）

过敏性紫癜是一种毛细血管及细小血管的白细胞碎裂性血管炎，可伴不同程度的关节痛、腹痛，肾脏也可受累。病因复杂，可能与感染、食物及药物有关。

【临床表现与诊断要点】

任何年龄均可发病。多见于小腿内侧，广泛发作可累及四肢及躯干。皮损为成批发生的对称性针尖至黄豆大的可触及的红色瘀点或瘀斑，稍隆起，压之不褪色。部分皮损呈荨麻疹样或多形红斑样，可有血疱或坏死。经过 2～3 周，皮损颜色由暗红变黄褐色而消退，有时复发。可为自觉症状，伴有腹痛、消化道出血等胃肠道症状以及关节肿胀、疼痛等关节症状；可有血尿（尿血）、蛋白尿等肾脏异常。血常规检查若发现血小板计数减少，则为血小板减少性紫癜；伴有腹痛，大便潜血试验阳性则为胃肠型紫癜；尿常规有血尿、蛋白尿、管型尿为肾性紫癜。

【防治措施与用药】

1. 坚持锻炼身体，生活有规律，避免感染尤其是上呼吸道感染。

2. 针对病因治疗，注意休息。

3. 用药参考

维生素 C 片[保甲]　口服：100～200mg/次，3 次/d。

芦丁片　口服：1～2 片，3 次/d。

卡巴克洛（安络血，肾上腺色腙，卡络柳钠，安特诺新）[保乙]　用于过敏性、特发性紫癜。口服 2.5～5mg/次，3 次/d。或肌内注射：5～10mg/次，2～3 次/d。卡络磺钠：25～100mg，加入输液中滴注；或静脉注射：每次 25～50mg/次，1 次/d。

血康口服液　活血化瘀，消肿散结，凉血止血。用于血热妄行所致的皮肤紫斑；原发性及继发性血小板减少性紫癜见上述证候者。口服 10～20ml，3～4 次/d；小儿酌减，可连服 1 个月。

固本统血颗粒　温肾健脾，填精益气。用于阳气虚损、血失固摄所致的紫斑，症见畏寒肢冷、腰酸乏力、尿清便溏、皮下紫斑、其色淡暗；轻型肾性、血小板减少性紫癜见上述证候者。饭前开水服下，20g/

次，2 次/d，1 个月为 1 疗程。

色素性紫癜性皮肤病

本病是一组好发于小腿，以瘀点和色素沉着为主的慢性皮肤病。病因未明。其特点为多发于两下肢的紫癜，继而由含铁血黄素沉着形成色素沉着斑。

【临床表现与诊断要点】

1. 进行性色素性紫癜性皮炎　成年男性多见。初起为针头大红色瘀点，继之密集成片，逐渐向周围扩大，中间有黄褐色色素沉着，皮损内或其边缘反复发生新的红色瘀点，缓慢向上发展。仅轻度瘙痒或无症状。病程慢性化，有时可自愈。与家族遗传、静脉曲张、药物等因素有关。

2. 色素性紫癜性苔藓样皮炎　中年男性多见。皮损为细小红色丘疹，可融合成轻度苔藓化铁锈色斑片，伴有毛细血管扩张和紫癜。自觉瘙痒，病程慢性化，有的可自愈。

3. 毛细血管扩张性环状紫癜　多见于青年及成人。开始为针尖大红色瘀点，呈环状向外扩张。中央为含铁血黄素沉积的褐色斑，边缘为红色瘀点和毛细血管扩张。无自觉症状，或少数仅有局部轻微痛感、不适。

【防治措施与用药】

1. 注意休息。抬高患肢，避免长时间站立和行走。

2. 可对症口服维生素 C、芦丁、卡巴克洛以及中药治疗。请参阅“过敏性紫癜（血小板减少性紫癜）”。

老年性紫癜与黑子

老年性紫癜是由于老年人皮肤和皮下组织内血管脆性增加而引起的一种紫癜。因皮肤衰老、长期日光照射、皮质激素和轻微外伤所致。老年性黑子又称日光性雀斑样痣，是持续性、良性、散在、形状不一的色素沉着斑。长年受到强烈日光照射而发病。皮疹随着年龄而增加。50 岁以后 90%以上的人有此皮疹。

【临床表现与诊断要点】

老年性紫癜好发于手臂、前臂伸侧、前额、前胸等易受外伤的暴露部位。表现为轻微外伤、压迫和自然发生的暗紫色瘀点或瘀斑，大小不一，形态不规则，边界清，数周后自然消退，无自觉症状，伴有皮肤老化。

老年性黑子好发于中老年人，尤其是皮肤白皙者。多见于暴露于日光部位的皮肤，如手背，额部，也可见于肩部及上胸部中央处。皮疹为褐色、棕色的不规则小色素沉着斑，颜色一致，数目不等，日久可发展成为脂溢性角化病。无自觉症状，伴有其他慢性光化性退行性改变。

【防治措施与用药】

1. 老年性紫癜无须治疗。避免暴晒，预防衰老，防止外伤。

2. 老年性黑子亦应注意避免强烈日光照射。有临床指征时施行冷冻、激光等治疗有效。外出活动除遮阳外，尚可涂防晒霜。

维A酸氢醌霜（维A酸0.1g、氢醌5g、地塞米松0.1g，基础乳膏加至100g）[保甲]　用于治疗皮肤色素沉着，外涂搽患处，1～2次/d，效果较好。

注：基础乳膏的配方为硬脂酸300g，液状石蜡及凡士林的混合物500g，三乙醇胺80ml，甘油200ml，尼泊金乙酯2g，水920ml，硼砂2g，香精适量。加0.25%泼尼松（强的松）为泼尼松霜；加0.1%氟轻可的松为氟轻可的松霜；加盐酸苯海拉明2%及吐温-80、1%为苯海拉明霜；加2%伊曲康唑为伊曲康唑霜（抗真菌外用剂）；加2%～5%过氧化苯酰则为粉刺霜（治痤疮）。

白癜风

白癜风是一种后天获得性色素脱失性皮肤病，本病的病因尚不明了。可能病因有遗传、神经精神因素，黑色素细胞自身破坏，自身免疫因素等。

【临床表现与诊断要点】

任何年龄均可发病，表现为色素脱失斑，即白斑。发生部位、数目、大小和形状不一，多对称分布，也可单侧分布。境界多明显，白斑内发毛可变白。无自觉症状。慢性病程，皮疹缓慢扩大、增多，或静止不变，也可自行好转或痊愈。

【防治措施与用药】

1. 经常锻炼身体，生活有规律，避免精神创伤及劳累，避免外伤、暴晒，及时治疗其他皮肤病。

2. 病情稳定者可进行黑色素细胞移植治疗。

3. 口服或外用补骨脂素、皮质激素和中药治疗。以下药物及用法与用量供参考。

0.2%甲氧沙林搽剂（为氮酮、乙醇、甘油液）[保乙]　外用涂布于白癜风患处，1～2min 干后再涂 1 次，2h 后光照射，其后用肥皂水清洗皮肤并覆盖一次遮光膜。

甲氧沙林（8-甲氧补骨脂素、花椒毒素、敏白灵、制斑素）[保乙]　用于白癜风：成人在照射紫外线（日光）前 2～4h 服 20～40mg，每周 2～3 次（至少间隔 48h）。1h 后最好用矿泉水浸洗全身20～30min，2h 后紫外线照射，照射量从小量开始，以后逐渐增加，皮肤色淡者，首次量不得超过 10min；中等肤色者，不得超过 20min。以后根据红斑及压痛程度，每次延长 2～5min，如使用人工光源，时间应适当缩短。好转后还应长时间维持治疗。维持量改为每周 1～2 次至每月 1～2 次（逐减）。外用洗剂于照射前涂布。

白癜风丸　理气通经行滞，养血祛风。主治白癜风。口服，1～2 丸，2 次/d。

白灵片　活血化瘀、调和气血、养血祛风。用于白癜风，口服，4 片，3 次/d，开水送服；同时外搽白灵酊。

寻常性鱼鳞病

寻常性鱼鳞病是一种常染色体显性遗传病。常在婴幼儿期发病，经久不退。但可随年龄增加而改善。

【临床表现与诊断要点】

四肢伸侧或躯干有淡褐色鱼鳞状鳞屑，边缘轻度翘起，对称分布。常伴皮肤干燥、毛周角化、掌跖角化等症状。无自觉症状，冬重夏轻。

【防治措施与用药】

1. 避免热水烫洗、清洁剂和搓澡等刺激，经常外用润肤剂。

2. 可酌情应用以下药物。

尿素乳膏［尿素 15g、甘油 12ml、单硬脂酸甘油酯 12g、基础乳膏（硬脂酸 300g、液状石蜡及凡士林混合物 500g、三乙醇胺 80ml、甘油 200ml、尼泊金乙酯 2g、水 920ml、硼砂 2g、香精适量）加至 100g］[保乙]能促进角质与水结合，使皮肤软化，防止手足皲裂，对寻常型鱼鳞病有效。外涂患部，2～3 次/d。

鱼肝油软膏（鱼肝油 20ml、羊毛脂 5g、凡士林加至 100g） 用于鱼鳞病、慢性湿疹、射线皮炎等。外涂患处，1～2 次/d。

维 A 酸乳膏或软膏（0.025%；0.1%）[保乙] 外搽患处治疗鱼鳞病、毛囊角化症，2 次/d。

毛囊周角化病

毛囊周角化病又称毛发苔藓、毛发角化病，是一种慢性毛囊角化性皮肤病。可能与常染色体显性遗传有关。本病在青春期皮肤损害较明显。多见于青年及皮肤干燥者。

【临床表现与诊断要点】

好发于上臂和大腿伸侧，为针头大的毛囊性暗红色丘疹，其顶部有淡褐色角质栓，内含盘曲毛发，剥去角质栓，可见一个微小凹窝，并很快形成新的角质栓。皮疹散在或群集对称分布，互不融合呈鸡皮外观。冬重夏轻，无自觉症状。

【防治措施与用药】

与“寻常性鱼鳞病”相同。

雀　斑

雀斑为常见于面部的点状色素沉着斑。为常染色体显性遗传，日晒可诱发和加重。女性多于男性。

【临床表现与诊断要点】

好发于面、颈及手背。皮损为边界清楚的 3～5mm 的淡褐色至深褐色斑点，数目不定，夏重冬轻，无自觉症状。

【防治措施与用药】

1. 避免日晒，外出时涂搽遮光剂、防晒霜。

2. 可用脱色剂如 3%双氧水（过氧化氢）溶液、5%～10%氢醌霜等涂抹患处；必要时冷冻治疗。

黄 褐 斑

黄褐斑是发生于面部的黄褐色斑片，为一种常见的色素沉着性皮肤病。多发于中年妇女。常由内分泌障碍、慢性疾病、药物、化妆品、日晒及遗传等引起。

【临床表现与诊断要点】

常对称分布于颜面，呈淡褐色、黄褐色或淡黑色斑片，指盖至钱币大小或呈儿掌大小，形状大小不规则（有呈蝶状者对称分布于鼻），境界明显或模糊不清，表面光滑，无鳞屑，无自觉症状。

【防治措施与用药】

1. 特别注意防止日晒，外用遮光剂，少用化妆品。

2. 去除病因。

3. 可口服维生素C和维生素E、中药等（参阅“雀斑”）。

脂溢性皮炎

脂溢性皮炎是皮脂溢出部位的一种浅表性慢性皮炎。发病机制可能与遗传、性激素平衡失调，卵圆形糠秕孢子菌、痤疮丙酸杆菌有关；局部刺激、精神因素、B族维生素缺乏、胃肠道障碍等可加重病情。以青少年发病多见。

【临床表现与诊断要点】

好发于头皮、颜面、背、腋部、脐、会阴等部位，也可泛发全身。皮损为黄色斑片，上覆油腻性鳞屑或痂皮。严重者可有糜烂、渗出、厚痂；伴有不同程度瘙痒，成人为慢性病程，时轻时重。容易反复发作。

【防治措施与用药】

1. 保持心态平稳，生活规律，避免外界环境刺激，选用中性清洁剂，避免搔抓等。不吃辛辣、油腻、刺激性大的食物。

2. 局部治疗以减少皮脂、消炎、止痒为原则，可选用氢化可的松霜或酮康唑洗发香波等。可口服抗组胺药和B族维生素。以下药物供选用时参考。

搽头水（水杨酸10g、间苯二酚50g、蓖麻油50ml，乙醇加至1000ml） 除头屑，止痒。用于干性皮脂溢及脂溢性皮炎。沐浴擦干后，涂患处，2～3次/d。

复方硫黄洗剂（沉降硫3g、硫酸锌3g、20%樟脑醑25ml、甘油10ml、5%苯扎溴铵2ml，蒸馏水加至100ml） 用脂溢性皮炎，外涂搽患处，2～3次/d。

二硫化硒混悬液 用于头皮脂溢性皮炎。搽患部，1次/d。或遵医嘱。

酒 渣 鼻

酒渣鼻又称玫瑰痤疮，是一种发生于面部的红斑和毛细血管扩张性疾病。多于中年时期发病，病程长，不易治愈。本病发病原因尚不清楚。在皮脂溢出基础上，由于饮酒，食辣椒，饮浓茶、咖啡，激动，冷热刺激，胃肠功能紊乱，内分泌失调，病灶感染等多种内外因素作用，引起面部血管运动神经功能失调，逐渐导致毛细血管长期扩张。

【临床表现与诊断要点】

病情进展分为三期：①初期为红斑期，面中部特别是鼻、颊、眉间及颏部发生暂时性红斑，对称分布；以后逐渐形成持久性红斑和毛细血管扩张；②在红斑基础上出现痤疮样丘疹、小脓疱甚至结节，即为丘疹脓疱期；③晚期为鼻赘期，鼻部皮脂腺增大，结缔组织增生，形成多个紫红色分叶状大小不等结节或肿瘤状突起，导致鼻部肥大，凹凸不平，毛细血管扩张显著，毛囊口明显扩大，皮脂腺分泌旺盛，病程慢性，进展缓慢。

有人认为酒渣鼻与螨虫感染有关。

【防治措施与用药】

1. 生活规律，保持情绪平稳，保持外界温度与衣着相适应，防晒，少用化妆品，避免辛辣和过热食品的刺激，不饮酒，保持大便通畅。室内通风、清洁干净，消灭螨虫（清扫床下絮状物）。

2. 扩张的毛细血管可用激光、电解等治疗，鼻赘可采用外科手术治疗。

3. 可口服B族维生素、四环素、红霉素、甲硝唑等；必要时外用抗生素软膏（霜）。

新霉素二甲亚砜液　内含硫酸新霉素10g、二甲亚砜300ml，水700ml。外用治酒渣鼻毛囊炎及有感染的痤疮，外涂患处，3次/d。

肤螨灵霜　用于螨虫感染酒渣鼻，外用涂患处，1～3次/d。

润肤皮肤膏　外搽患处治疗酒渣鼻、粉刺等，2～3次/d。

复方硫黄洗剂　消炎、抗菌、抑制皮脂溢出，用于酒渣鼻、痤疮及脂溢性皮炎。涂患处，2～3次/d。

斑 秃

斑秃也称圆形脱发，是一种突然发生的局限性斑状脱发。脱发处无炎症，亦无任何自觉症状。病因可能与精神、内分泌、遗传、自身免疫性疾病有关。

【临床表现与诊断要点】

头发突然成片脱落，呈圆形或椭圆形，皮肤正常，边界清楚。无自觉症状，常为无意中或被他人发现。脱发区大小不等，数目不一，可逐渐扩大，增多或融合。头发全部脱落时称全秃。全身毛发均脱落，称为普秃。可伴有甲损害。病程可持续数月至数年，大多数患者可自愈，但普秃和全秃患者治疗较困难。

【防治措施与用药】

1. 注意生活规律，精神放松，心态平衡，保证睡眠。

2. 以针对病因治疗为主。可口服谷维素、地西泮和中药。严重者口服皮质激素。

3. 外用2%米诺地尔或皮质激素制剂等。

男性秃发

男性秃发又称早秃、脂溢性脱发，为成年男性的一种渐进性脱发。常有家族史，其发生可能与遗传和雄激素的影响有关。

【临床表现与诊断要点】

青春期后发病，头发缓慢变细、变软、稀疏、脱落。多先从前额两侧开始，逐渐向头顶延伸，最终头顶部头发可完全脱光，而枕、颞部头发仍正常。皮肤光滑，毛孔缩小或遗留少量毳毛。也有从头顶部开始脱发者。可伴有皮脂溢出或脂溢性皮炎，无自觉症状，偶有痒感，不影响健康。

【防治措施与用药】

可外用酮康唑香波洗剂洗头，每2～3d 1次。

外用2%米诺地尔霜或洗剂搽患部。

非那雄胺[保乙]　用于治疗良性前列腺增生和男性秃发（雄激素秃发）。口服5mg，1次/d，可长期服用。不良反应有乳房增大和压痛。偶见性功能障碍；偶有皮疹、口唇肿胀等过敏反应。可有中度至重度抑郁症临床表现。

虫咬皮炎

【临床表现与诊断要点】

有蚊、蚋、白蛉、臭虫、跳蚤、虱、螨类、毛虫（洋拉子）等虫类咬蜇史。皮肤局部形成丘疹或风团、体质敏感者可形成大风团，红肿、类似感染，但中心可见针头大瘀点，且有痒感、疼痛。

【防治措施与用药】

1. 内服抗组胺药，如苯海拉明、氯苯那敏、异丙嗪、氯雷他定、特非那定、西替利嗪等均可选用。可静脉注射葡萄糖酸钙。

2. 局部涂用炉甘石洗剂[保乙]，或清凉油，或风油精；亦可用新鲜马齿苋，或鱼腥草洗净沥干，捣烂外敷。

3. 毛虫蜇伤可用橡皮膏粘出毒毛。蚂蟥（水蛭）吸附于皮肤，可在其周围拍击，亦可用食盐置虫表面或用火柴烧灼，虫即退出，切勿用力牵拉。

蜂 蜇 伤

【临床表现与诊断要点】

有野蜂（毒蜂）或蜜蜂蜇史。局部红肿，可有水疱。剧烈疼痛，继而瘙痒。

【防治措施与用药】

1. 如有折断蜂刺，应拔除。

2. 内服抗组胺药（参见“虫咬皮炎”）。必要时可行局部普鲁卡因封闭。

3. 局部外用明矾水，或二味拔毒散（雄黄、枯矾各等份）研成细末，用茶水调敷。尚可用鲜马齿苋，或鲜鱼腥草洗净沥干，捣烂涂敷受损皮肤。

蜈蚣咬伤、蝎蜇伤

【临床表现与诊断要点】

有蜇咬史。局部红肿，蜈蚣咬伤有剧痒、疼痛，蝎蜇伤有剧痛。

蜈蚣咬伤可有淋巴管炎、淋巴结炎、头痛、恶心、呕吐等症状。

蝎蜇伤可有恶心、呕吐、流涎、肌肉疼痛、嗜睡、抽搐等，严重者肌肉痉挛。小儿偶有因呼吸麻痹、心肌麻痹而死亡者。

【防治措施与用药】

1. 用2‰～5‰氨水涂搽受损皮肤。蝎蜇伤可拔火罐或用口吸出毒液（口内无破损者）。

2. 皮损周围用0.25%普鲁卡因封闭。

3. 季德胜蛇药片溶于水，局部涂搽，3～4次/d。

4. 二味拔毒散（雄黄、枯黄各等份，研成细末）用茶水调敷，1次/d。

5. 可服用止痛药、镇静药。

第十三章 婴幼儿疾病

新生儿破伤风

新生儿破伤风是由于婴儿出生后处理脐带时消毒不严密，以致破伤风杆菌侵入脐部感染致病。

【临床表现与诊断要点】

1. 有用旧法接生史，或生产于不洁环境。

2. 一般在出生后4～7d发病（旧称“七风”）。

3. 病初症状为口紧，不能吮乳，继之颜面呈苦笑状，全身各部肌肉发生阵发性痉挛。轻微刺激可使痉挛发作或加重。

4. 体温一般不高，神志始终清楚。

【防治措施与用药】

主要环节为抗痉挛，注射破伤风抗毒素或破伤风人免疫球蛋白，维持营养，控制和预防感染。推行无菌接生法。未用无菌法接生者，可用碘酊消毒脐带，并及早肌注破伤风抗毒素1500～3000U。对脐带已脱落且局部干燥，无明显感染，则无须处理。如脐带未脱，脐轮有明显感染者可用碘伏或碘酊、75%乙醇消毒，再以3%过氧化氢清洗脐部。

破伤风抗毒素[保甲][典]　过敏试验阴性者，成人与儿童的治疗剂量相同，肌内注射或静脉注射，首次5000～200000U；以后视病情决定注射剂量与间隔时间，同时还可将适量的抗毒素注射于伤口周围的组织中。初生儿破伤风，24h内分次或1次肌内或静脉注射20000～100000U。皮下注射应在上臂三角肌处，同时注射疫苗时注射部位须分开。

破伤风人免疫球蛋白[典][保乙]　参考治疗用量：3000～6000U，可采用多点注射。尤其适用于对破伤抗毒素（TAT）有过敏反应者。

新生儿败血症

本病为新生儿严重的全身性感染性疾病。可由各种细菌引起，如金葡菌、表葡菌等凝固酶阴性葡萄球菌、大肠埃希菌、链球菌等。

【临床表现与诊断要点】

可于子宫内感染，但以出生后皮肤化脓感染及脐炎引起者多见。多于出生后第 3 日至第 2 周发病。发热（亦可无热），不爱吃奶，面发灰白，可有黄疸，往往肝、脾大。有时有脐炎及皮肤化脓感染。

【防治措施与用药】

新生儿败血症病情危急，一旦临床诊断确立，应即按原发病灶、免疫功能状况、发病场所及其流行病学资料综合考虑，选用适宜的抗菌药物治疗。

1. 及早进行病原学检查，在给予抗菌药物治疗前应留取血液及其相关标本送培养，并尽早开始抗菌药物的经验治疗。获病菌后进行药敏试验，按药敏试验结果调整用药。

2. 抗菌药物可单用，亦可联合用药，但在铜绿假单胞菌、肠球菌等细菌时需联合用药。疗程一般需用药至体温恢复正常后 7～10d，有迁徙病灶者需更长，直至病灶消失。必要时需综合辅助治疗。如给予足够的营养及水分［一般需 100～150ml/(kg·d)］。

3. 治疗初始阶段需静脉给药，以保证疗效；病情稳定后可改为口服或肌注。

4. 处理局部化脓灶，必要时切开引流。有脐炎时注意局部清洁消毒，保持干燥，可涂用碘伏、乙醇、红汞等。

根据《抗菌药物临床应用指导原则》，新生儿败血症的病原治疗用药参考如下。①金葡菌、表葡菌等凝固酶阴性葡萄球菌对甲氧西林或苯唑西林敏感者宜选苯唑西林或氯唑西林，可选头孢唑林等第一代头孢菌素、第二代头孢菌素（如头孢呋辛等），以及克林霉素、磷霉素钠。有青霉素类过敏者不宜用头孢菌素。②对甲氧西林或苯唑西林耐药者宜选万古霉素或去甲万古霉素联合磷霉素，可选异帕米星，阿米卡星联合磷霉素。③肠球菌属宜选氨苄西林或青霉素联合阿米卡星。④肺炎球菌宜选青霉素，可选阿莫西林、头孢噻吩、头孢唑林、头孢呋辛、红霉素、克林霉素。⑤大肠埃希菌宜选氨苄西林/舒巴坦或阿莫西林/克拉维酸，可选头孢噻肟、头孢曲松等第三代头孢菌素。⑥肺炎克雷伯菌属宜选第三代头孢菌素（如头孢曲松），可选 β-内酰胺类/β-内酰胺酶抑制药。⑦肠杆菌属、柠檬酸菌属、沙雷菌属宜选头孢吡肟，可选碳青霉烯类、β-内酰胺类/β-内酰胺酶抑制药。⑧不动杆菌宜选氨苄西林/舒巴坦，可选头孢哌酮/舒巴坦、碳青霉烯类。⑨铜绿假单胞菌宜选头孢他啶（第三代头孢菌素），可选哌拉西林/三唑巴坦或头孢哌酮/舒巴坦。⑩脆弱拟杆菌宜选甲硝唑或替硝唑，可选克林霉素、碳青霉烯类。⑪念珠菌属宜选两性霉素 B，可选氟康唑、氟胞嘧啶。氟胞嘧啶与两性霉素 B 联合用药，可酌减剂量，疗效增强，副作用减少或减轻。

新生儿硬肿症

【临床表现与诊断要点】

新生儿硬肿症的临床特征是皮肤和皮下组织变硬，多见于冬季或室温过低而保温不足的新生儿，未成熟儿更易发病。

诊断要点：①体温不升，不能吃奶；②皮肤变硬，先见于面颊部，后延及两肩、两大腿外侧及臀部，重者可波及胸部，影响呼吸；③多伴有其他感染性疾病。

【防治措施与用药】

1. 保暖　用棉被包好，周围放热水袋，但要避免烫伤。有条件的放在恒温保育箱内监护更好。寒冷季节应注意保暖。

2. 保证足够的水分和热量　如不能吸吮，可用鼻饲或用滴管慢慢喂奶。病重者可静脉补液，输 10%葡萄糖注射液（加 1/4 生理盐水），约 60ml/d。有条件时可考虑外周静脉输注小儿平衡型氨基酸制剂，如小儿复方氨基酸注射液（18AA-Ⅰ），开始时按 15ml/(kg·d)，相当于氨基酸约 1g/kg 体重，以后递增至 30ml/(kg·d)，疗程将结束时应注意逐渐减量，防止产生低血糖；或遵医嘱。

3. 激素治疗　口服泼尼松 1mg/(kg·d)，分 2～3 次服；或肌内注射可的松 3～5mg/(kg·d)，分 2～3 次注射；有条件时可静脉滴注氢化可的松 3～5mg/(kg·d)；一般给药 3～5d。

4. 并发感染时，可根据病菌情况，选用敏感的抗菌药物，参阅“新生儿败血症”。

佝偻病（软骨病）

本病是由于维生素 D 不足所致的骨骼系统改变为主的全身性疾病。

【临床表现与诊断要点】

1. 好发人群　多见于2岁以下小儿，在北方某些地区也可见于年龄较大的小儿。

2. 早期出现神经精神症状　多汗、夜惊、好哭、烦躁不安、肌肉松弛、发育迟缓。

3. 骨骼特征

（1）头部　颅骨软化（枕骨部按压时可凹陷，放手后恢复原状，犹如按乒乓球样，多见于出生后3～9个月）；方颅，前囟闭合延迟（即2岁以上还不闭合），乳牙迟出（即10个月以上还不出牙）。

（2）胸部　肋骨串珠（肋骨与软骨交界处膨大），郝氏沟（胸廓沿膈肌附着处内陷成沟），鸡胸。

（3）四肢　“手镯”征（手腕部呈钝圆形隆起），下肢畸形（“O”型腿、“X”型腿）。

【防治措施与用药】

1. 多在户外活动，多晒太阳（也是重要的预防措施）。

2. 维生素D　每日1万～2万U，重症可用2万～4万U，分2次口服，持续1～2个月。或先肌内注射维生素D_2 40万U或维生素D_3 60万U（一次即可），以后再给予口服剂量1个月。重症者间隔数日可重复肌内注射上述剂量，总剂量为80万～120万U。

3. 钙剂　和维生素D同时应用。一般可给乳酸钙或多种钙片，每次1片，3次/d。大量肌内注射维生素D时，在注射前应先给钙剂3d（通常用10%氯化钙5ml，4次/d），以免发生手足搐搦症。尚可选用龙牡壮骨颗粒、肾骨胶囊。

婴儿手足搐搦症

婴儿手足搐搦症多见于婴儿时期，主要由于缺乏维生素D使血清钙降低所致。

【临床表现与诊断要点】

多发生于1岁以内婴儿，尤以6个月以内婴儿为多见。冬春二季较常见。主要表现为全身惊厥，严重者可一日连续发作多次。发作间期患儿神情如常：如不伴有感染，一般不发热。少数患儿可发生喉痉挛，发作时呈吸气性哮吼，重者可发生窒息。常合并有轻度佝偻病（如颅骨软化）。母亲妊娠期间可有钙缺乏症状，如腰酸、小腿抽筋（即腓肠肌痉挛）。

【防治措施与用药】

1. 孕妇和乳母应晒太阳，多吃新鲜蔬菜。

2. 止惊厥　①苯巴比妥钠 8～10mg/kg，肌内注射；②水合氯醛 50mg/kg，口服或灌肠；③可针刺曲池、阳陵泉，强刺激。

3. 钙剂及维生素 D 治疗　①严重者可用 10%葡萄糖酸钙 10ml 静脉缓慢注射或臀部肌内注射。②同时应口服 10%氯化钙，20～30ml/d，分3～4 次口服，1～2 周后可改服钙片。③维生素 D：口服 5000～10000U/d。

婴幼儿营养不良

婴幼儿营养不良主要是由于母乳不足或喂养不当所致。感染性疾病（如长期腹泻）、慢性疾病、结核病等也常是致病原因。

【临床表现与诊断要点】

消瘦、虚弱、皮下脂肪减少甚至消失，尤以四肢、胸部最显著。常伴有维生素 A 缺乏症，表现为皮肤干燥，毛囊突出，结膜干燥等，重者角膜浑浊，甚至溃疡而失明。亦常合并口角炎，营养不良性水肿及贫血。

应详查是否合并感染性疾病，如长期腹泻、慢性痢疾、结核病等。

【防治措施与用药】

1. 改善喂养　婴儿期最好采用母乳喂养，如人工喂养，在牧区可选择牛、羊奶。如条件不许可，宜采用豆类制品，补充富含蛋白质的饮食；饮食宜逐渐增加，品种因地制宜，但应多样化，力使总热量供给充足。下列食品可供选择和参考。

（1）全脂牛奶、羊奶　营养价值较高。但需加糖（每 100ml 加糖 5～10g），完全吃牛羊奶的婴儿每日需要量约为 100ml/kg，加适量水煮沸后喂养。如无鲜奶，可用奶粉代替，1 份奶粉加 7 份水或米汤即可，每 100ml 含热量 310kJ（74kcal），适用于 4 个月以上婴儿。

（2）脱脂牛奶　将牛奶煮沸后冷却，去掉上层乳皮（即脂肪膜），反复 3 次即成。

（3）酸牛奶　将全脂奶或稀释奶煮沸消毒，冷却后慢慢滴入酸液，每 100ml 加 5%乳酸或 5%枸橼酸 5ml，边加边搅，稀释加酸时须按奶量计算应加入的酸液量；民间亦有 200ml 奶液加维生素 C 100mg（1

片）煮沸喂养的情况（适宜维生素C缺乏者）。制成的酸奶不可再加热。

（4）1/3奶　用牛奶1份，水或米汤2份，加蔗糖5%，每100ml含热量176kJ（42kcal），适用于早产儿或消化吸收不良婴儿。

（5）1/2奶　用牛奶、水或米汤各1份，加蔗糖5%，每100ml含热量222kJ（53kcal）；用于体重3kg以下及消化不良的婴儿。

（6）2/3奶　用牛奶2份，水或米汤1份，加蔗糖5%，每100ml含热量276kJ（66kcal），适用于体重4kg以上的婴儿。

（7）高压奶　将牛奶放在高压锅内用137kPa压力加温20～30min，使牛奶中的蛋白质和脂肪颗粒变小，呈浅（淡）棕黄色，既有消毒灭菌作用，又便于吸收利用。

酸牛奶、脱脂奶、高压奶适用于消化不良、结肠炎、痢疾、腹泻等患儿。

（8）豆浆　每500g（1斤）豆浆加盐0.5g、乳酸钙1.5g、淀粉10g、糖30g。从少量开始，每日需约150ml/kg体重。亦可用磨细黄豆粉（鱼粉）和婴儿粉、米粉、面粉等混合使用。

2. 婴儿辅助饮食　根据婴儿月份，酌情增加辅助食品，如橘子汁、蛋黄、奶糕、豆浆、饼干、烂粥、细碎面、肉泥、菜泥等易于消化的流体或糊状食物为宜。一般可在6～8个月开始加粥、青菜等。

3. 补充多种维生素　一般可用维生素C 50～100mg/d，复合维生素B 2～4片/d；如维生素A缺乏症，则给予鱼肝油口服（同时含有维生素D，有利于骨生长发育）或维生素A肌内注射（可同时加适量钙剂）。

4. 积极治疗并发症，如贫血、寄生虫病、感染性疾病等。

营养性小细胞贫血

小儿最常见贫血是由于饮食中缺乏造血的营养素，如亚铁、维生素B_{12}、叶酸所致营养不良性贫血，并主要分为以下2类。

① 营养性小细胞性贫血，主要由缺乏亚铁盐所致。

② 营养性大细胞性贫血，主要是缺乏维生素B_{12}或叶酸所致。

以上两类贫血可同时发生，即所谓营养性混合性贫血。

【临床表现与诊断要点】

1. 可见于任何年龄，但以1～2岁以下小儿多见。早产儿、人工喂养儿、辅食添加不足，偏食（不吃青菜）者易患此病。

2. 进行性面色苍白，指甲、睑结膜发白。肝脾常肿大，较重患儿软弱易倦，可有心脏杂音。

3. 血红蛋白及红细胞低于正常，尤以血红蛋白降低较明显。

【防治措施与用药】

1. 多吃含亚铁盐较多的食物，如青菜、水果（水果不能替蔬菜）、蛋黄等。

2. 以下两类药物联用效果较好。

硫酸亚铁（富马酸亚铁、枸橼酸亚铁、琥珀酸亚铁、葡萄糖酸亚铁、山梨醇铁、蔗糖铁、多糖铁复合物、右旋糖酐铁）[典][保甲、保乙] 口服，0.15～0.3g/次，2～3次/d，餐间服用。如服后发生腹泻，可稍减剂量；最好继续服用至贫血恢复后1个月左右。

维生素C[典][保甲] 口服，100mg/次，2次/d。

3. 如有感染或其他基础疾病，先控制感染并治疗基础疾病，否则单纯治疗贫血的疗效不理想。肾性贫血，可应用重组人红细胞生成素。

营养性大细胞贫血

【临床表现与诊断要点】

1. 6～18个月小儿多见。纯母乳喂养，未加辅食者发病率相应较高。

2. 进行性面色苍黄及指甲、睑结膜苍白。常有智力减退、活动能力减退（如本来会坐，病后又不会坐）、舌手震颤、甚至全身颤抖等神经系统症状。患儿多呈虚胖，头发干稀。

3. 血红蛋白及红细胞低于正常，尤以红细胞降低较明显。

【防治措施与用药】

1. 及时添加辅食，如粥（加瘦肉、鱼肉一起熬烂），青菜、蛋黄等。

2. 用药参考

维生素B_{12}[典][保甲] 以此药为主，每周肌内注射50～100μg 1～2次，约持续2～4周。

叶酸[典][保乙] 口服：5mg/次，3次/d。宜与维生素C、维生素B_{12}同用。

维生素C 口服：100mg/次，2～3次/d。与以上两药联用。

铁剂 与“营养性小细胞贫血”相同。

3. 如有感染或其他疾病，应彻底治疗。肾性贫血，可应用重组人红细胞生成素。

小儿消化不良症（婴儿腹泻）

本病见于2岁以下小儿，多发生于夏秋季，主要由于消化道感染（致病性大肠埃希菌、病毒或肠球菌等）或饮食不当所致。

【临床表现与诊断要点】

1. 主要症状为腹泻，一般每日几次至十余次。大便外观可呈稀水状，含有不消化的食物或奶瓣，或呈蛋花汤样，可有少许黏液，无脓血。常伴有呕吐，并可发热。

2. 根据病情进展，可有以下表现。

（1）脱水及代谢性酸中毒　酸中毒表现为呼吸增快，呼吸深长，呈叹息状。轻度脱水时眼窝稍凹，尿量略减（相当于体重的5%）。中度脱水时尿量减少，口黏膜干燥，眼窝明显凹陷，皮肤弹性较差（损失体重5%～10%）。重度脱水时尿量极少，眼窝极度凹陷，皮肤弹性极差，并伴有循环不良（约损失体重10%以上）。估计脱水程度以眼窝凹陷最为重要。

（2）神经系统症状　较重患者可出现萎靡，嗜睡或烦躁不安。

【防治措施与用药】

1. 饮食疗法　一般先禁食6～12h，以减轻胃肠负担。营养不良者或病情轻者禁食时间较短，重症禁食时间应较长。禁食期间用口服补液盐[保甲]（简称ORS，即氯化钠3.5g，氯化钾1.5g，碳酸氢钠2.5g或枸橼酸钠2.9g，无水葡萄糖20g，加开水配成1000ml），每日口服50ml/kg，治疗和预防轻度腹泻效果良好。禁食解除后，可逐渐增加易消化的饮食量。合理喂养，注意饮食卫生。

2. 小儿补液要点

①能口服的（不注射）可给予上述口服补液盐。一中碗水约200ml，0.5g食盐（约合一颗蚕豆大小），10g糖（约有一平汤匙）。②皮下注射法，用于脱水较重且静脉注射有困难者。可将液体缓慢注入患儿两大腿的前内侧，注射量40～50ml/kg体重，总量为200～300ml。注入的液体主要为0.9%氯化钠、5%葡萄糖注射液和小儿复方氨基酸注射液（18AA-Ⅰ和18AA-Ⅱ），后者宜静脉输液滴注。③静脉输液法，用于脱水较重者。常按补充累积损失阶段、维持阶段（维持损失量和生

理需要量）对症酌情补液。

补充累及损失量的多少，视脱水程度而定，矫正中度脱水需要80～100ml/kg，矫正重度脱水需100～120ml/kg。此量在8～12h内由静脉输入。输液成方传统配方：①生理盐水200ml，5%～10%葡萄糖液300ml，11.2%乳酸钠20ml（或以4%～5%碳酸氢钠40ml代替乳酸钠）。②生理盐水与5%～10%葡萄糖液等量配成的溶液、乳酸钠林格注射液、复方乳酸钠葡萄糖注射液等。有条件的可输注小儿复方氨基酸注射液，既补液，又兼有营养支持作用，但价格高。病情缓解后可改为口服补液盐。

由于年长儿体液总量相对减少，所以在补充累计损失量时，幼儿及儿童分别少补1/4及1/3。生理需要量的多少因年龄而异，婴儿为90～100ml/kg，幼儿为70～80ml/kg，儿童为50～60ml/kg（静脉输液配方：10%葡萄糖及生理盐水配成4∶1另加氯化钾使成0.15%溶液）。

3. 对症治疗　轻症可用乳酶生0.3g，每日口服3～4次。亦可选用其他肠道微生态药，如乳酸菌素、双歧杆菌活菌、双歧三联或四联活菌、地衣芽孢杆菌活菌制剂等。呕吐较重或烦躁不安者可口服或肌注氯丙嗪1mg/kg 1次。腹泻稍久且无中毒症状者，可用鞣酸蛋白0.15～0.3g，3～4次/d，口服。腹胀者可用肛管排气，无效时，皮下注射新斯的明。

4. 控制感染　小儿急性感染性腹泻的病原治疗用药选择参考如下。

（1）病毒性腹泻　病原为轮状病毒、诺瓦克样病毒、肠型腺病毒。宜选抗病毒药，如阿昔洛韦、利巴韦林、阿糖腺苷、胸腺素等，但疗效评价不一。

（2）细菌性痢疾　病原为志贺菌属。可选阿莫西林、呋喃唑酮、磷霉素、第一代或第二代头孢菌素、黄连素等。疗程5～7d。

（3）霍乱、副霍乱　病原为霍乱弧菌、El-Tor霍乱弧菌。可选用氨苄西林，纠正失水及电解质紊乱为首要治疗措施。

（4）沙门菌属胃肠炎　病原为沙门菌属。可选氨苄西林、磷霉素。轻症者予对症治疗。

（5）大肠埃希菌肠炎　病原菌为大肠埃希菌（产肠毒素性、肠致病性、肠侵袭性、肠出血性、肠黏附性）。可选用磷霉素治疗。轻症者予对症治疗。

（6）葡萄球菌食物中毒　病原为产毒金葡菌（产肠毒素）。轻症者予对症治疗；重症可选氨苄西林/舒巴坦、阿莫西林/克拉维酸治疗。

（7）空肠弯曲菌肠炎　病原菌为空肠弯曲菌。可选红霉素等大环内酯类。轻症对症治疗，重症及发病4d内患者用抗菌药物治疗。

（8）其他　少见的旅游者腹泻、抗生素相关性肠炎及假膜性肠炎（重症艰难梭菌）、耶尔森菌小肠结肠炎、阿米巴肠病、隐孢子虫肠炎、蓝氏贾第鞭毛虫肠炎等，均应对症选用敏感的抗微生物药治疗，并根据微生物培养和药物敏感试验结果，及时调整用药。

小儿轮状病毒腹泻

轮状病毒是引起婴幼儿秋冬季腹泻的主要病原体。该病毒在电镜下形态像车轮，故名。其传染性较强，在土壤、水、玩具、食物、衣物、空气、飞沫等介质中可存活数周，主要通过消化道传播，也有经呼吸道传播的报道。婴幼儿可通过接触被感染，病毒也可通过人与人接触进行传播。约95%轮状病毒感染发生在5岁以下的儿童，轮状病毒腹泻也是两岁以下婴幼儿发生严重腹泻的主要原因。

【临床表现与诊断要点】

1. 轮状病毒感染腹泻在我国多发于10～12月份，在3～5月份也有较高发生率。当婴幼儿被轮状病毒感染后，潜伏期为1～3d。

2. 主要早期症状　呕吐、体温38～39℃，继而出现腹泻，每天大约10次左右，个别可达20次。早期可有粪质，经数次腹泻后，大便呈水样或稀米汤样，无腥臭味，不含血或黏液。

3. 自然病程3～8d，平均5d左右，预后多良好。但也有重症者因大量失水，脱水而酸中毒，若抢救不及时而死亡。

【防治措施与用药】

1. 尽快纠正患儿脱水，补液治疗酸中毒，纠正电解质失衡。轻症可口服补液盐（配方为氯化钠3.5g、碳酸氢钠25g、氯化钾1.5g、葡萄糖20g，加温开水1000ml，口服），让患儿当水喝。

2. 重症患儿用静脉输液纠正脱水和酸中毒。

3. 口服轮状病毒疫苗预防感染及其腹泻经济而有效。

4. 抗生素对轮状病毒感染无效。患儿和家属不能滥用止泻药。可应用一些肠道微生态调节剂（如双歧杆菌、酪酸杆菌、乳酸杆菌等活性制剂）遵医嘱服用。也有试用新抗轮状病毒药的报道。

5. 注意日常饮食卫生和公共卫生教育。

小儿支气管肺炎

支气管肺炎是婴幼儿时期最常见的一种肺炎，肺部炎症呈弥散性小叶分布，由细菌、病毒或支原体（衣原体）等引起。

【临床表现与诊断要点】

相对于医院而言，目前将本病常分为社区获得性和医院获得性两大类，参见“急性细菌性呼吸道感染与用药”（“社区获得性肺炎”与“医院获得性肺炎”）。本书仅重点叙述小儿支气管肺炎的特点。

1. 发热、咳嗽、喘憋，重者可口唇青紫。两肺（尤其是脊柱旁）可听到较多中小水泡音。

2. 新生儿肺炎可不发热，而全身症状较明显，如面色发青，不吮奶，吐白沫。肺部体征不明显，仔细检查可有湿啰音。

3. 肺炎合并心力衰竭的诊断，如肺炎严重，心率快（160～180次/min），心音钝或出现奔马律，在短时间内肝脏明显增大，憋喘青紫加重，肺部啰音增多。

【防治措施与用药】

1. 治疗原则　及时经验性抗菌治疗，重视病情评估和病原学检查，初始经验性治疗要求覆盖本病最常见病原体（见后述）；抗菌疗程视病原体决定，肺炎链球菌和其他细菌肺炎一般疗程7～10d，肺炎支原体、衣原体感染10～14d，免疫健全宿主军团菌病10～14d。

2. 一般治疗　休息，补足丢失水分，进食（喂养）富于热量的流食（奶、代乳品、粥；有条件时可给予肠内营养剂，如短肽型肠内营养剂百普力、百普素，或平衡型整蛋白型肠内营养剂，如瑞素、安素、能全素、赫力广管饲），有临床指征时可考虑中/长链脂肪乳注射液，小儿复方氨基酸注射液肠外输注。室内应保持较高湿度，重症者应勤翻身，防褥疮。

3. 对症治疗　①退热：可用退热药（如阿司匹林或安乃近）口服，均为5～10mg/kg一次。安乃近注射液也可肌内注射或滴鼻用，但5个月以下婴儿忌用。②镇静：烦躁不安时可慎用氯丙嗪或异丙嗪，按1mg/kg口服或肌内注射，或口服苯巴比妥2～3mg/kg；或水合氯醛40mg/kg。③镇咳祛痰：咳重，痰多者可给复方甘草合剂每次每岁1ml，3～4次/d。④缓解呼吸困难，保持室内空气流通，新鲜，甚至给氧；哮喘重者可用氢化可的松静脉滴注，5mg/(kg·d)。⑤控制心力衰竭，慎用地高辛。⑥酌情输液、补液，能进食者，尽量口服。

4. 抗病原治疗，以下药物选择供参考。

（1）经验性治疗用药参考如下。

① 肺炎链球菌、肺炎支原体、嗜肺军团菌、流感嗜血杆菌感染：宜选用青霉素类（阿莫西林、氨苄西林）联用大环内酯类（红霉素等），可选第一代头孢菌素联用大环内酯类（如红霉素等）。

② 革兰阴性杆菌、金葡菌感染：宜选第一代或第二代头孢菌素联用大环内酯类；可选氨苄西林/舒巴坦或阿莫西林/克拉维酸联用大环内酯类。重症患者宜用第二代或第三代头孢菌素联用大环内酯类，或氨苄西林/舒巴坦，或阿莫西林/克拉维酸联用大环内酯类。

（2）根据微生物培养（镜检）和药物敏感试验，针对病原用药参考如下。

① 肺炎链球菌：宜选氨苄西林或阿莫西林；可选第一代或第二代头孢菌素。

② 流感嗜血杆菌：宜选氨苄西林或阿莫西林，及氨苄西林/舒巴坦，阿莫西林/克拉维酸；可选第一代或第二代头孢菌素。

③ 肺炎支原体、衣原体及军团菌属：宜选红霉素、阿奇霉素、罗红霉素等治疗。

④ 革兰阴性菌：宜选第二代或第三代头孢菌素；可选 β-内酰胺类/β-内酰胺酶抑制药。

⑤ 金葡菌（甲氧西林敏感）：宜选苯唑西林、氯唑西林；可选第一代或第二代头孢菌素、林可霉素、克林霉素。

⑥ 甲氧西林耐药菌：宜选万古霉素或去甲万古霉素；可选磷霉素、利福平等与万古或去甲万古霉素联用。

⑦ 肠杆菌科细菌：宜选第二代或第三代头孢菌素或联合氨基糖苷类；可选复方 β-内酰胺酶抑制药、碳青霉烯类。

⑧ 铜绿假单胞菌：宜选头孢哌酮联合阿米卡星；可选复方 β-内酰胺抑制剂或碳青霉烯类联合依替米星。

⑨ 不动杆菌属：宜选复方 β-内酰胺酶抑制药、碳青霉烯类，重症联合氨基糖苷类。

⑩ 真菌：宜选氟康唑，可选两性霉素 B 联用氟胞嘧啶。

⑪ 厌氧菌：宜选克林霉素、复方 β-内酰胺酶抑制药，可选甲硝唑、替硝唑。

手足口病

手足口病是由肠道病毒71型（EV71）和柯萨奇病毒A组16型（CoxA16）、埃可病毒（Echo）等多种肠道病毒引起的急性传染病，多由EV71型感染引起。仅2011年4～5月安徽省共报告手足口病1997例，死亡4人；全国70%的重症病例和90%以上的死亡病例均由EV71型病毒引发。柯萨奇病毒A16也常是手足口病的主要病原，例如云南省2010年70%的手足口病例由柯萨奇A16型病毒引起，30%由EV71型病毒引起，2011年刚好相反，由EV71型病毒引起的病例占七成多。近年来，手足口病发病率呈上升趋势，2008年5月1日起被列为法定丙类传染病。

【临床表现与诊断要点】

1. 手足口病多发生于学龄前儿童，多由上述病毒感染引起，尤以3岁以下患儿多见。主要表现为手、足、口腔等病位的斑丘疹、疱疹，少数病例可出现脑膜炎、脑脊髓炎、肺水肿、循环障碍等，其致死原因主要为脑干脑炎及神经源性肺水肿。个别患儿从就诊到死亡间隔时间不足1天，其重要原因是：危重患儿未及时就诊，患儿病症不典型，重症征兆不典型，临床接诊医生经验不足，未能及时识别并采取重症救治措施，基层医疗机构缺少呼吸机等重症救治设备。

最新研究提示：脊髓灰质炎疫苗接种对手足口病患者有一定保护作用。手足口病重症发生可能与脊髓灰质炎疫苗接种不规律（漏种）有关。

手足口病患者和隐性感染者均为传染源，主要通过消化道、呼吸道和密切接触等途径传播；和不注意卫生关系密切，个人及环境卫生差，是其主要危险因素。

2.《手足口病诊疗指南（2010年版）》西医诊断标准：手、足、口、臀部皮疹，伴或不伴有发热，排除口蹄疫、疱疹性咽喉炎、风疹、水痘等。中医诊断标准如下。①肺脾湿证：主症为发热，手、足和臀部出现斑丘疹、疱疹，口腔黏膜出现散在疱疹、咽红、流涎、神情倦怠、舌红或淡红，苔腻、脉数、指纹红紫。②湿热郁蒸证：主要症状有高热、疹色不泽、口腔溃疡、精神萎靡、舌红或绛、少津、苔黄腻、脉细数、指纹紫暗。

【防治措施与用药】

1. 对接触患者的小儿、体弱或免疫功能低下者，可注射丙种球蛋白、人免疫球蛋白或胎盘球蛋白，用量遵医嘱，以预防感染。

2. 在疫情流行季节，托幼机构、小学校等要进行晨检，卫生行政部门要抽查家托机构卫生工作并指导防治，疫情防控要特别注意疫情高发地区、高发场所和高发人群及院内传播，落实各项卫生防疫措施。必要时须集中患者隔离治疗，集中专家会诊救治，集中医药护理资源共享、综合利用。

3. 根据病情，对症处理，如退热、抗感染、补液等支持治疗。

4. 抗病毒用药参考，可试用阿昔洛韦（无环鸟苷）、喷昔洛韦、更昔洛韦（口服和皮肤患部外用，须遵医嘱）。

5. 中医药治疗　痰热清注射液 0.3ml/(kg·d)～0.5ml/(kg·d)，加入 5%或 10%葡萄糖注射液 100～250ml 中静脉滴注，最大剂量不超过 10ml，每日 2 次，联用 5d，可配合喷昔洛韦治疗。或将痰热清注射液 10～20ml 加温至 37℃，为患儿保留灌肠 30min，每天 2 次，5～10d 为 1 个疗程，效果较好。

6. 儿童接种脊髓灰质炎疫苗应规律规范，防止漏种。国产肠道病毒 T1 型活疫苗（人二倍体细胞）已上市，保护率达 97.3%。

小儿急性喉炎

本病多并发于上呼吸道感染。因小儿喉及声门小，黏膜疏松，容易发生水肿而导致喉梗阻。

【临床表现与诊断要点】

1. 发热，犬吠样咳嗽，声嘶，烦躁不安。

2. 呼吸困难较轻，有时有轻度喉鸣。但严重时出现呼吸困难、出汗，甚至发绀即吸气时出现三凹现象：即吸气时胸骨柄上凹、锁骨上凹和肋间隙向里陷入。

【防治措施与用药】

1. 保暖，蒸汽吸入，止咳，退热，多饮水。

2. 按照小儿急性细菌性上呼吸道感染的治疗原则，可针对 β 型溶血性链球菌感染选用抗菌药物。给药前先留样取咽拭子培养，有条件者可做快速抗原检测试验（RADT）作为辅助病原诊断。由于溶血性链球菌感染后可发生非化脓性并发症（风湿热和肾小球肾炎），因此抗菌治疗以清除病灶中细菌为目的，疗程需 10d。

3. 尽早抗菌治疗　①青霉素为首选，可选用青霉素[典][保甲]，也可肌注普鲁卡因青霉素[典][保甲]或口服青霉素V[典][保甲]，或口服阿莫西林，疗程均10d。某些患者依从性差，预计难以完成10d疗程者，可予苄星西林单剂肌注。②青霉素过敏患者可口服红霉素等大环内酯类，疗程10d。③其他可选用口服第一代（头孢氨苄[典][保甲]、头孢拉定[典][保甲]、头孢羟氨苄[典][保乙]）、第二代头孢菌素（头孢丙烯[保乙]、头孢呋辛[典][保乙]、头孢克洛[典][保乙]），疗程10d；但不能用于有青霉素过敏性休克史的患者。

4. 酌情慎用糖皮质激素治疗，可选用：①口服泼尼松1mg/kg，4～6h 1次；②重症用氢化可的松静脉滴注，2～3mg/kg，4～6h内滴完。一般应在4～6h内缓解，可于2～3d内逐渐减量停药。

5. 如出现明显三凹现象、烦躁不安、发绀，可考虑气管切开术。